LES

GRANDS ÉCRIVAINS

DE LA FRANCE

NOUVELLES ÉDITIONS

PUBLIÉES SOUS LA DIRECTION

DE M. AD. REGNIER

Membre de l'Institut

MÉMOIRES

DE

SAINT-SIMON

TOME VI

PARIS. — TYPOGRAPHIE A. LAHURE
Rue de Fleurus, 9

MÉMOIRES

DE

SAINT-SIMON

NOUVELLE ÉDITION

COLLATIONNÉE SUR LE MANUSCRIT AUTOGRAPHE

AUGMENTÉE

DES ADDITIONS DE SAINT-SIMON AU JOURNAL DE DANGEAU

et de notes et appendices

PAR A. DE BOISLISLE

Membre de l'Institut

Et suivie d'un Lexique des mots et locutions remarquables

TOME SIXIÈME

PARIS

LIBRAIRIE HACHETTE ET Cie

BOULEVARD SAINT-GERMAIN, 79

1888

MÉMOIRES

DE

SAINT-SIMON

(Fin de 1698.) Dot de Mademoiselle pour épouser le duc de Lorraine.

Aussitôt après la paix et la restitution[1] convenue de M. de Lorraine dans ses États, son mariage fut résolu avec Mademoiselle[2]. Sa dot fut réglée à neuf cent mille francs[3] du Roi, comptants en six mois, et quatre cent mille francs, moitié de Monsieur, moitié de Madame, payables après leur mort, et trois cent mille francs de pierreries : moyennant quoi, pleine renonciation à tout, de quelque côté que ce fût, en faveur de M. le duc de Chartres et de ses enfants mâles[4]. Cou-

1. Au sens de rétablissement, restauration, à peu près comme dans l'exemple de Calvin que Littré cite à l'historique de Restitution.

2. Cette stipulation des traités de Ryswyk a été annoncée dès 1697 (tome IV, p. 347-348), ainsi que la demande officielle dont il va être question sept lignes plus loin. Comme le *Mercure galant* le fit remarquer, ce mariage de 1698 fut la trente-troisième alliance conclue entre les maisons de France et de Lorraine, et peu s'en était fallu que le père de Léopold n'épousât la grande Mademoiselle ou sa sœur, en 1661.

3. Ici et dans les lignes suivantes, notre auteur se sert du sigle ff.

4. C'est la simple paraphrase de la nouvelle enregistrée par Dangeau, à la date du 30 octobre 1696, en ces termes : « Les articles du mariage

vonges[1] vint tout régler pour M. de Lorraine, puis fit la demande au Roi, ensuite à Monsieur et à Madame[2], et, dans la suite, présenta à Mademoiselle, de la part de son maître, pour quatre cent mille francs de pierreries[3]. Je ne sais si elle avoit su qu'elle auroit épousé le fils aîné de l'Empereur[4] sans l'Impératrice[5], qui avoit un grand crédit sur son

de Mademoiselle avec M. de Lorraine sont réglés. Le Roi donne à Mademoiselle trois cent mille écus, savoir : cent mille écus présentement, cent mille écus dans trois mois, et cent mille écus dans six mois. Monsieur lui assure, après sa mort, deux cent mille francs, et Madame deux cent mille francs, aussi après sa mort. On lui donne pour cent mille écus de pierreries. Elle renonce à la succession de Monsieur entièrement, et à la succession de Madame en faveur de M. de Chartres et de ses enfants mâles ; mais, s'il n'avoit que des filles, elle reviendroit à partage pour les biens de Madame. » (*Journal*, tome VI, p. 430.) Ce dernier détail a échappé à Saint-Simon. Louis XIV avait donné un pouvoir à ses ministres, le 4 août, pour régler le contrat de mariage, qui fut signé le 12 octobre. Ces deux pièces se trouvent aux Affaires étrangères, vol. *Lorraine* 46, n°s 45 et 81. La duchesse de Savoie avait reçu une pareille somme de trois cent mille écus en se mariant.

1. Tomes IV, p. 348, et V, p. 384. On trouve de longs détails sur ce personnage et sur sa famille dans le *Mercure* de juillet 1706, p. 215-225 et 369-371, et dans les *Mémoires de la Société d'archéologie lorraine*, tome XXIII, p. 378-380. C'est le 20 juin 1698 qu'il avait été créé grand chambellan du duc et bailli de Bar : *Mercure*, août 1698, p. 169.

2. Voyez notre tome IV, p. 348, note 4. Le volume du Dépôt des affaires étrangères coté *Lorraine* 47 contient (n° 57) l'instruction remise par le duc à M. de Couvonges, le 7 juin 1698, et un état des pièces à lui envoyées le 4 septembre. n°s 79-81.

3. *Journal de Dangeau*, tome VI, p. 431. Sur les pierreries de la nouvelle duchesse, voyez le *Mercure* d'octobre 1698, p. 273-274, et une pièce imprimée du temps (Bibl. nat., Lk² 1012), qui énumère les bijoux, évalués à douze millions, puis les « emmeublements, » évalués à vingt-quatre millions et comprenant cinquante lustres, vingt-quatre bassins, douze cassolettes de quatre pieds de haut, et tout un mobilier d'argent, comme était celui de Versailles avant 1689.

4. Ce fils aîné, l'archiduc Joseph, a été déjà nommé en 1693 (tome I, p. 112), à propos du mariage dont il sera parlé ci-après, p. 185. Né le 26 juillet 1678, couronné roi de Hongrie le 9 décembre 1687, il fut élu roi des Romains le 24 janvier 1690, devint empereur le 5 mai 1705, et mourut le 17 avril 1711.

5. Éléonore de Bavière-Neubourg, troisième femme de l'empereur

esprit, qui haïssoit extrêmement la France[1], et qui déclara qu'elle ne souffriroit point que son fils, déjà couronné[2], et de plus destiné à l'Empire, devînt beau-frère d'une double bâtarde[3] : elle ne fut pas si difficile sur le second degré, car ce même prince[4], en épousant la princesse d'Hanovre[5], devint[6] cousin germain de Madame la Duchesse[7]. Quoi qu'il en soit[8], Mademoiselle, accoutumée aux Lorrains par Monsieur, et même par Madame, car il faut du singulier partout, fut fort aise de ce mariage[9], et

Léopold et sœur des reines de Portugal et d'Espagne : tome III, p. 305.

1. Comparez la suite des *Mémoires*, tomes IX, p. 133, et XVI, p. 444, une Addition au *Journal de Dangeau*, tome X, p. 328, et les *Mémoires de Villars*, édition Vogüé, tome I, p. 202.

2. Couronné roi de Hongrie.

3. La duchesse de Chartres, fille doublement adultérine du Roi et de Mme de Montespan. Il a déjà été parlé (tome I, p. 60) de l'horreur des Allemands pour les mésalliances.

4. Ces trois mots sont en interligne.

5. Tome I, p. 112, et ci-après, p. 185.

6. Le manuscrit porte un *il*, biffé, et un *d*, non biffé, avant *devint*.

7. Madame la Duchesse, fille naturelle de Louis XIV, avait épousé le fils d'Henri-Jules de Bourbon-Condé et d'Anne de Bavière, laquelle était sœur de Mme de Hanovre, Bénédicte-Henriette de Bavière : voyez tome I, p. 110-111.

8. Villars dit en effet, en 1698 (éd. Vogüé, tome I, p. 208), que quelques ministres autrichiens lui avaient parlé de Mademoiselle pour le roi des Romains, quoique son prochain mariage avec Léopold de Lorraine fût déclaré; mais, ajoute-t-il, « ces vues n'étoient pas celles de l'Empereur, et, pour les faire réussir, il n'y avoit pas assez de liaison entre les deux souverains. »

9. Madame finit par se convaincre, et par convaincre aussi sa fille que celle-ci serait heureuse, que son futur époux avait un bon caractère, et que l'éloignement ne serait pas trop considérable. Le 13 février 1698, elle écrivait à la duchesse de Hanovre : « Ce qui me fait espérer que ce mariage fera le bonheur de ma fille, c'est qu'elle ne s'effraie pas de la pauvreté de son futur, quoi qu'on puisse lui en dire. Elle s'imagine quand même qu'elle sera heureuse avec lui.... » (Recueils Jaeglé, tome I, p. 187, et Rolland, p. 181.) Et, le 22 août, à la Raugrave : « Ma fille est tellement convaincue qu'elle sera heureuse avec le duc de Lorraine, que, moi-même, je me mets à l'espérer aussi. » (Recueil Jaeglé, tome I, p. 205.)

très peu sensible à sa disproportion de ses sœurs du premier lit[1]. Ce n'est pas que, mettant l'Espagne à part, je prétende que M. de Savoie soit de meilleure maison que M. de Lorraine; mais un État à part, indépendant, sans sujétion, séparé par les Alpes, et toujours en état d'être puissamment soutenu par des voisins contigus, avec le traitement par toute l'Europe de tête couronnée[2], est bien différent d'un pays isolé, enclavé et, toutes les fois que la France le veut, envahi sans autre peine que d'y porter des troupes, un pays ouvert, sans places, sans liberté d'en avoir[3], sujet à tous les passages des troupes françoises, un pays croisé par des grands chemins marqués[4] dont la[5] souveraineté est cédée[6], un pays enfin qui ne peut subsister que sous le bon plaisir de la France, et même des officiers de guerre ou de plume qu'elle commet dans ses provinces qui l'environnent[7]. Mademoiselle

1. La reine d'Espagne et la duchesse de Savoie.

2. Ci-après, p. 23, 28 et 190.

3. Aux termes du traité de Ryswyk, les places de Nancy, Bitche et Hombourg devaient être démantelées, celles de Marsal, Sarrelouis et Longwy laissées à la France. Le duc Léopold ne pouvait avoir d'autres troupes que ses gardes.

4. Voyez l'expression « une croisée de chemins » dans les *Mémoires de l'abbé Arnauld*, p. 496.

5. *La* est récrit en interligne, au-dessus d'un premier *la*, biffé.

6. Les traités de 1661 avaient stipulé l'ouverture d'un chemin pour passer de France en Alsace à travers la Lorraine. A Nimègue, on n'avait pas moins demandé que quatre chemins pour aller de Nancy en Champagne, en Alsace, en Franche-Comté et dans les Évêchés, lesquels, sur une demi-lieue de largeur, avec les villages situés dans ces limites, eussent appartenu à la France en toute souveraineté : c'était enlever à la Lorraine un territoire de cent cinquante lieues de long sur soixante-quinze de large, et Charles V avait refusé d'accepter ces conditions, non seulement en 1678, mais aussi en 1686. Beaucoup moins dure que le projet de Nimègue, la paix du 30 octobre 1697 n'avait plus stipulé que la simple faculté de passage sur un chemin allant de Metz en Alsace, avec reconnaissance de la souveraineté du roi de France.

7. On avait supprimé, à la suite de l'occupation de 1670, les parlements lorrains de Nancy et de Saint-Mihiel, les deux Chambres des comptes, et même, en 1685, les bailliages établis par Charles III, pour

n'alla point jusque-là : elle fut ravie de se voir délivrée de la dure férule de Madame, mariée à un prince dont, toute sa vie, elle avoit ouï vanter la maison[1], et établie à soixante-dix lieues de Paris au milieu de la domination françoise. Les derniers jours avant son départ, elle pleura de la séparation de tout ce qu'elle connoissoit[2]; mais on sut après qu'elle s'étoit parfaitement consolée dès la première couchée, et que, du reste du voyage, il ne fut plus question de tristesse[3].

faire entrer cette province dans le ressort du parlement de Metz. De plus, en 1681, Louvois avait mis l'administration aux mains de l'intendant placé par lui à Metz, et c'est seulement après sa mort, en septembre 1691, que Nancy, avec l'évêché de Toul, le Barrois et ce qu'on appelait les Pays réunis, avait eu un intendant particulier, M. Desmaretz de Vaubourg. En cédant la place au duc Léopold, M. de Vaubourg termina un mémoire sur son intendance qui devait faire partie de la collection destinée au duc de Bourgogne, et qui a été imprimé en 1858, par les soins de la Société d'archéologie lorraine; on y peut voir, non seulement quelle forme avait été donnée à l'administration du pays pendant cette occupation de vingt-huit ans, mais aussi quel était l'état des choses avant 1670 : la population avait diminué de deux tiers par le fait de l'invasion suédoise de 1632; le revenu du prince atteignait à peine deux millions. Voyez aussi le comte d'Haussonville, *Réunion de la Lorraine à la France*, tome IV, p. 39-40, M. Digot, *Histoire de Lorraine*, tome V, p. 397-408 et 441, l'*Histoire de Louvois*, tome I, p. 303-309, *Jean de Witt*, par M. Ant. Lefèvre-Pontalis, tome II, p. 48-50, etc.

1. De son côté, le duc Léopold manifestait un vif désir de voir arriver Mademoiselle. Il était, suivant les *Mémoires de Sourches* (tome VI, p. 201), bien fait, assez agréable de visage, avec un fort beau teint, de beaux yeux, un nez correct, le menton un peu long, la lèvre renversée à l'autrichienne. Voyez les portraits que Berey publia de lui et de la duchesse à l'occasion de leur mariage.

2. Madame écrivait, le 10 octobre : « Vous pouvez facilement vous figurer que j'ai le cœur gros, et plus envie de pleurer que de rire, car, ma fille et moi, nous ne nous sommes jamais quittées.... A tout instant, mes yeux se remplissent de larmes. Il faut que je les cache, afin qu'on ne se moque pas de moi, car, en ce pays-ci, on ne comprend pas qu'on aime les siens tendrement. » (Recueil Jaeglé, tome I, p. 208.)

3. Madame écrivait encore, au moment du départ : « Le Roi, le ro et la reine d'Angleterre, toutes les princesses, tous les ecclésiastiques, tous les courtisans, jusqu'aux gardes et aux suisses, tous les ambassa-

Voyage de Fontainebleau.

Douleur et deuil du Roi d'un enfant* de M. du Maine, qui cause un dégoût aux Princesses.

La cour partit pour Fontainebleau, et, six jours après, le roi et la reine d'Angleterre y arrivèrent[1], et on ne songea plus qu'au mariage de Mademoiselle. Quatre jours avant le départ pour Fontainebleau, M. du Maine avoit perdu son fils unique[2]. Le Roi l'étoit allé voir à Clagny[3], où il se retira d'abord, et y pleura fort avec lui. Monseigneur et Monsieur, l'un et l'autre fort peu touchés, y trouvèrent le Roi, et attendirent longtemps, pour voir M. du Maine, que le Roi sortît d'avec lui[4]. Quoique fort

deurs, le peuple, en un mot tous, tous ont pleuré à chaudes larmes. Seul, M. le Dauphin n'en a pas versé une seule : il assistait à la cérémonie comme à un spectacle.... » (Recueil Jaeglé, tome I, p. 209.)

1. Le 2 et le 8 octobre : *Dangeau*, tome VI, p. 431 et 434-435.

2. Louis-Constantin de Bourbon, prince de Dombes, né le 27 novembre 1695, et dont la naissance avait été considérée alors comme fort heureuse (Lavallée, *Lettres historiques de Mme de Maintenon*, tome I, p. 442; *Gazette d'Amsterdam*, année 1696, n° VII), avait été baptisé le 21 juillet 1697 (*Mercure* du mois, p. 292-296). Il mourut le 28 septembre 1698, dans la matinée même où devait se faire le baptême des enfants de Monsieur le Duc : *Journal de Dangeau*, tome VI, p. 429.

3. Le château de Clagny, à un quart de lieue environ du château de Versailles, avait été construit pour Mme de Montespan, entre 1675 et 1680, Mansart étant l'architecte, et le Nostre le dessinateur des jardins. Il y en a une vue, par J.-B. Martin, au musée de Versailles, n° 740. En 1685, le Roi en fit une donation en forme à la marquise, avec substitution au duc du Maine et à ses enfants, puis au comte de Toulouse et à sa descendance à venir. Mme de Montespan avait alors pourvu à l'entretien et joui du produit des fermages, qui s'élevait à vingt mille livres, et, depuis qu'elle avait quitté la cour, le duc du Maine logeait ses domestiques dans le château, dont la propriété lui fut confirmée lorsque sa mère mourut. Château, jardins, parc, etc., disparurent sous Louis XV, pour l'agrandissement du quartier Notre-Dame. M. Pierre Bonnassieux a écrit l'histoire de Clagny en 1881, et il en est beaucoup question dans le livre de feu M. Pierre Clément : *Madame de Montespan*. Saint-Simon parlera des splendeurs de cette résidence à propos de la prodigalité du Roi (tome XII, p. 82).

4. Dangeau dit (tome VI, p. 429) : « S. M. alla, l'après-dînée, voir M. du Maine à Clagny et y fut longtemps enfermé avec lui, et y pleura fort. M. du Maine est dans la dernière affliction. Monseigneur et Mon-

* Le manuscrit porte : *enfan*

au-dessous de sept ans, le Roi voulut qu'on en prît le deuil[1]. Monsieur desira qu'on le quittât pour le mariage, et le Roi y consentit. Madame la Duchesse et Mme la princesse de Conti crurent apparemment au-dessous d'elles de rendre ce respect à Monsieur, et prétendirent hautement ne le point faire. Monsieur se fâcha, le Roi leur dit de le quitter : elles poussèrent l'affaire jusqu'à dire qu'elles n'avoient point apporté d'autres habits. Le Roi se fâcha aussi, et leur ordonna d'en envoyer chercher sur-le-champ : il fallut obéir et se montrer vaincues; ce ne fut pas sans un grand dépit[2].

M. d'Elbeuf avoit tant fait, qu'il s'étoit raccommodé avec M. de Lorraine[3]. Il étoit, après lui et Messieurs ses frères[4], l'aîné de la maison de Lorraine[5], et, comme tel,

Tentatives * de préséance de M. de Lorraine sur

sieur y vinrent pendant que le Roi y étoit, et n'entrèrent qu'après que S. M. en fut sortie.... Mme la duchesse de Bourgogne.... alla chez Mme du Maine, où elle trouva Madame la Princesse. Mme du Maine étoit dans son lit; Madame la Princesse fit les honneurs. »

1. Dangeau dit (*ibidem*) : « On prendra le deuil de M. le prince de Dombes le lendemain qu'on sera arrivé à Fontainebleau, et on le portera quinze jours. On le porta de même, en 1694, pour Mlle du Maine, quoiqu'elle n'eût que quinze jours. Le Roi, Monsieur le Prince, Madame la Princesse, M. et Mme du Maine ne le porteront point, parce que les pères ne le portent point des enfants. » Comparez ce que Saint-Simon a déjà dit, quelques mois auparavant (tome V, p. 131-132 et Addition 251), à propos de la mort d'un enfant de M. de Conti, et nos notes.

2. Cela se passa à Fontainebleau, deux ou trois jours avant le mariage. Notre auteur ne fait encore que paraphraser ce que Dangeau en avait dit; comparez le récit conforme des *Mémoires de Sourches*, tome IV, p. 78.

3. Allusion à ce qui s'était passé lors de l'entrée de M. de Lorraine en France : tome V, p. 141.

4. L'évêque d'Osnabrück, dont il sera parlé plus loin (p. 17-18), un second frère, le prince Joseph, qui périt à Cassano en 1705, et l'abbé de Stavelo, qui sera mentionné à sa mort, en 1715 (tome XI, p. 402).

5. Comparez notre tome V, p. 20 et note 7. Les autres Lorrains étaient : Monsieur le Grand et ses quatre fils, le chevalier de Lorraine et M. de Marsan.

* Le manuscrit porte : *Tentavies*.

M. le duc de Chartres.

il fut chargé de la procuration pour épouser Mademoiselle[1]. Cette cérémonie enfanta un étrange prodige, qui fut d'abord su de peu de personnes[2], mais qui perça à la fin[3]. Il entra dans la tête des Lorrains de rendre équivoque la supériorité de rang de M. le duc de Chartres sur M. le duc de Lorraine, et ces obliquités[4] leur ont si souvent réussi, et frayé le chemin aux plus étranges entreprises, qu'il leur est tourné en maxime de les hasarder toujours. L'occasion étoit faite exprès pour leur donner beau jeu : il ne s'agissoit que d'exclure M. et Mme de Chartres de la cérémonie. Mademoiselle, fille ou mariée, conservoit son même rang de petite-fille de France, et, sans aucune difficulté, précédoit, après son mariage comme devant, les filles de Gaston, de même rang qu'elle[5], et les princesses du sang, toutes d'un rang inférieur au sien. Le chevalier de Lorraine, accoutumé[6] à dominer Monsieur, osa le lui proposer, et Monsieur, le plus glorieux prince du monde, et qui savoit le mieux et avec le plus de jalousie tout ce qui concernoit les rangs et les cérémonies[7], partialité à part pour les Lorrains, Monsieur y consentit. Il en parla à Monsieur son fils, qui lui témoigna sa surprise, et qui, fort respectueusement, lui déclara qu'il ne s'abstiendroit point de la cérémonie, et qu'il[8] y garderoit son rang au-dessus de Madame sa sœur. Monsieur, qui eut peur du Roi, si l'affaire se tournoit en aigreur,

1. *Journal de Dangeau*, tome VI, p. 427 et 439. Cette procuration est imprimée à la suite d'une relation imprimée du temps (Bibl. nat., Lk²1008), p. 41.

2. Le signe du pluriel a été ajouté après coup.

3. Feu M. d'Haussonville a fait remarquer la futilité de l'incident auquel Saint-Simon va prêter tant d'importance.

4. Mme de Sévigné (tome VIII, p. 184) dit aussi au figuré : « des chemins bizarres et obliques. »

5. Il n'y avait plus à la cour qu'une fille de Gaston d'Orléans, Madame la Grande-Duchesse.

6. Le signe du pluriel a été biffé après *accoutumé*.

7. Comparez son portrait en 1701 (tome III de 1873, p. 32-33).

8. *Il* est écrit en interligne.

fila doux[1], et tâcha d'obtenir de l'amitié et de la complaisance ce qu'il n'osoit imposer par voie d'autorité. Tout fut inutile, encore que Madame favorisât la proposition de Monsieur, parce qu'elle étoit en faveur d'un prince qu'elle regardoit comme allemand[2], et ils se tournèrent sourdement à la ruse[3]. Pendant toutes ces menées domestiques, M. de Couvonges se désoloit de la fermeté qu'il rencontroit sur beaucoup de points[4] qui tenoient M. de Lorraine fort en brassière[5] dans son État, principalement celui de l'exacte démolition des fondements même des fortifications de Nancy[6]. Dans le désespoir de rien obtenir par lui-même, il s'adressa à Mademoiselle, qui lui promit qu'elle y feroit de son mieux. Elle tint parole; mais elle ne fut pas plus écoutée que l'avoit été Couvonges[7]. Elle en conçut un tel dépit contre le Roi, qu'avec la même légèreté qui lui avoit fait embrasser cette affaire,

1. Littré (FILER 15°) cite de nombreux exemples de cette locution, empruntés, outre ceux de Saint-Simon, à Regnier, Costar, Scarron, Molière, Destouches.

2. On ne voit pas trace de cela dans sa correspondance.

3. Ce dernier membre de phrase est écrit en interligne.

4. Après *points*, l'auteur a peut-être effacé un point ou une virgule.

5. L'Académie et Littré n'admettent plus que le pluriel *brassières* pour cette locution, et même Littré, en citant le présent passage des *Mémoires*, a mis le pluriel, qui n'est pas dans le manuscrit. Ailleurs, Saint-Simon dit : « dans la brassière » (*Parallèle*, p. 252 ; Addition au *Journal de Dangeau*, tome XVII, p. 18), et : « en brassière » (*Mémoires*, tome V de 1873, p. 126); mais il s'est servi aussi du pluriel dans d'autres phrases que Littré a citées plus exactement.

6. Par la paix des Pyrénées et par le traité de Paris, il avait été déjà stipulé que ces fortifications seraient rasées à jamais, et leur démolition avait été exécutée aussitôt (*Gazette* de 1661, p. 555, 678, 958, 1156 et 1349); mais, lors de l'occupation française de 1670, on les avait rétablies, tandis qu'on démantelait les autres villes. Quoique le renversement de ces nouveaux murs, en 1698, ne parût à Vauban qu'une assurance pour « le dedans de la Lorraine » (Supplément aux *Oisivetés*, p. 68), les négociateurs de Ryswyk firent insérer au traité (art. 29) qu'on détruirait tout, sauf les portes, avant d'évacuer la Lorraine.

7. Deux régiments chargés de la démolition ne finirent ce travail que dans les derniers jours du mois d'août : ce qui retarda l'entrée du duc.

elle s'emporta avec Couvonges jusqu'à le prier de se hâter de la tirer[1] d'une cour où on ne se soucioit que des bâtards, sans réflexion aucune que toutes vérités, quoique exactes, ne sont pas bonnes à dire. D'autre part, il se trouva des gens bons et officieux qui lui dirent toutes sortes de sottises de M. de Lorraine et lui en firent une peur épouvantable, qui lui coûta plus de larmes que les regrets de son départ, mais qui, grâces à sa légèreté, se séchèrent, comme je l'ai déjà dit, dès la première journée[2].

Mariage de Mademoiselle.

Enfin[3], le dimanche 12 octobre, sur les six heures du soir, les fiançailles se firent dans le cabinet du Roi, en présence de toute la cour et du roi et de la reine d'Angleterre, par[4] le cardinal de Coislin, premier aumônier, le cardinal de Bouillon, grand aumônier, étant à Rome. Madame la Grande-Duchesse porta la queue de Mademoiselle[5]; M. d'Elbeuf, en pourpoint et en manteau, lui donnoit la main[6], et signa le dernier de tous le contrat de mariage. Le Roi et Mme la duchesse de Bourgogne, séparément, avoient[7] été voir Mademoiselle avant les fiançailles, et il y eut beaucoup de larmes répandues[8]. Les

1. *Latirer*, en un seul mot, dans le manuscrit. — 2. Ci-dessus, p. 5.

3. Voyez les récits du mariage dans le *Mercure*, octobre 1698, p. 259-280 (reproduit par les éditeurs de Dangeau); dans le Supplément au *Corps diplomatique* de Du Mont (Cérémonial de Sainctot), tome IV, p. 292-293; dans les *Mémoires de Sourches*, tome VI, p. 79-80, et dans le *Journal de Dangeau*, que suit toujours notre auteur, tome VI, p. 439-440. Il existe aussi une relation du temps, très circonstanciée : Bibl. nat., Lk[2] 1008.

4. *Par* remplace *Mme la*, effacé du doigt.

5. Comme tante de la mariée : *Journal*, tome VI, p. 431.

6. Selon Dangeau et le *Mercure*, M. de Couvonges donnait la main gauche. M. d'Elbeuf avait un habit de drap d'or à fleurs de pourpre, avec un superbe manteau doublé de même.

7. Avant *avoient*, Saint-Simon a biffé *l'*, et il a également biffé un second *séparément* après *Mlle*.

8. *Journal*, p. 438-439 : « Après que le Roi fut sorti de chez Mme la duchesse de Bourgogne[a], il alla chez Mademoiselle, qui fondit en larmes,

[a] Réception de Mme de Heemskerck, racontée dans notre tome V, p. 8-10.

rois et toute la cour entendirent le soir une musique[1]; le souper ne fut qu'à l'ordinaire de tous les jours. Mademoiselle ne parut plus de tout le reste du jour après la cérémonie, et le passa à pleurer chez elle, au grand scandale des Lorrains. Le lendemain[2], sur le midi, toute la cour s'assembla chez la reine d'Angleterre[3], dans l'appartement de la Reine mère[4], comme cela se faisoit tous les jours tant qu'elle étoit à Fontainebleau, tous les voyages; les Princesses n'y osoient manquer, Monseigneur et toute la famille royale pareillement, et Mme de Maintenon elle-même, et toute habillée en grand habit : on y attendoit le Roi, qui y venoit tous les jours prendre la reine d'Angleterre pour la messe, et qui lui donnoit la main[5] tout le chemin allant et revenant, et faisant toujours passer le roi d'Angleterre devant lui[6]. Ce ne fut

et le Roi en sortit fort touché et fort attendri. Mme la duchesse de Bourgogne y alla aussitôt après, et les pleurs recommencèrent de part et d'autre, si bien qu'à peine purent-elles se parler, et Mme la duchesse de Bourgogne en sortit sans s'asseoir, et entra chez Mme de Maintenon pleurant encore. Le Roi lui dit de ne point se contraindre, et qu'il avoit aussi pleuré en quittant Mademoiselle. » Ces détails se retrouvent en partie dans l'article du *Mercure*, fourni peut-être par Dangeau. Saint-Simon omet tout ce qui est relatif aux fiançailles elles-mêmes, ainsi qu'à la signature du contrat. On en peut voir quelque chose, soit dans le *Journal*, soit dans les *Mémoires de Sourches*, qui parlent aussi de l'émotion et des pleurs de tous les assistants (tome VI, p. 80).

1. Cette musique était destinée par Lalande aux entr'actes d'une comédie nouvelle.

2. Le 13 octobre (*Journal*, tome VI, p. 440-441). La princesse avait vingt ans ce jour même.

3. Ce détail n'est pas dans le *Journal*, mais dans le *Mercure*.

4. Voyez notre tome III, p. 274 et note 4.

5. Au sens de « donner la droite. » Voyez ci-après, p. 18.

6. Sur le cérémonial usité à Fontainebleau à l'égard de LL. MM. BB., voyez le *Journal de Dangeau*, tomes IV, p. 179, VI, p. 435, et VII, p. 150-158, les *Mémoires de Saint-Simon*, tome XII, p. 186, et le *Mercure*, octobre 1698, p. 252-258; sur les égards et le respect que Louis XIV affectait pour eux, les *Mémoires de Sourches*, tome II, p. 333-336 et 340-342, et le *Journal de Dangeau*, tomes V, p. 254, XI, p. 432, XII, p. 80, etc.

donc ce jour-là que le train de vie ordinaire, si ce n'est que Mademoiselle y fut amenée par le duc d'Elbeuf, vêtu comme la veille. Un moment après qu'elle y fut arrivée, on alla à la chapelle en bas[1], où M. le duc de Chartres alla[2] et demeura; mais ce fut inutilement pour son rang. Mademoiselle n'y pouvoit être dans le sien; elle étoit entre le prie-Dieu du Roi et l'autel, sur un fort gros carreau, à la droite duquel il y en avoit un fort petit pour M. d'Elbeuf, représentant M. de Lorraine[3]. Le cardinal de Coislin dit la messe et les maria[4]; aussitôt après laquelle on se mit en marche, dans laquelle[5] les Princes alloient comme tous les jours devant le Roi, et les Princesses derrière[6]. A la porte de la chapelle, le Roi, le roi et la reine d'Angleterre et les princesses du sang embrassèrent Mme de Lorraine, et l'y laissèrent[7]. M. d'Elbeuf la remena chez elle se déshabiller, et tout fut fini en ce moment. Mme la duchesse de Chartres demeura à la tribune, quoique toute habillée. C'étoit elle dont le rang eût

1. Tome V, p. 396, note 3. Les *Mémoires de Sourches* disent : « la chapelle de Fréminet. »

2. La première lettre d'*alla* est une *s* corrigée en *a*. Ensuite *mais ce* est écrit sur *et*, suivi d'autres lettres illisibles.

3. Ce détail n'est pas dans le *Journal*. Le *Mercure* dit : « Mademoiselle et M. le duc d'Elbeuf se mirent sur des carreaux au-devant du prie-Dieu où étoient les deux rois et la reine d'Angleterre. » Les *Mémoires de Sourches* (tome VI, p. 80) disent que le duc d'Elbeuf n'avait point de carreau. Tous les personnages, leurs places et leurs costumes sont très distincts sur les frontispices d'almanachs de grandes dimensions qui furent gravés pour l'année suivante.

4. Quelques jours auparavant, les mathurins et les Pères de la Mission s'étoient disputés à qui assisteroit le cardinal comme curé de Fontainebleau : *Mémoires de Sourches*, tome VI, p. 77. Il y eut aussi quelques difficultés pour la signature du cardinal et du curé assistant : relation de Sainctot, dans le Supplément au *Corps diplomatique* de Du Mont, tome IV, p. 292-293.

5. Dans laquelle marche : voyez ci-après, p. 163, note 5.

6. Ce détail manque encore dans le *Journal*.

7. Le *Journal*, le *Mercure* et les *Mémoires de Sourches* disent qu'il y eut encore à ce moment une émotion générale.

été marqué, en revenant le long de la chapelle, au-dessus de Mme de Lorraine : ce qui fut évité par là. Toute la cour en parla fort haut ; mais, à ce qu'étoit Mme de Chartres et à la façon dont elle avoit été mariée, que pouvoit-elle faire contre la volonté de Monsieur et de Madame? C'étoit à M. le duc de Chartres à soutenir cet assaut et à la faire venir en bas. La fin répondit mal au commencement que j'ai raconté, et le Roi, toujours embarrassé avec Monsieur et Madame sur sa fille, n'osa user de son autorité. Mais ce qui fut évité en public ne le fut pas en particulier : j'appelle ainsi un lieu public, mais où la cour n'étoit pas. Mme de Lorraine dîna chez Monsieur avec Madame et M. et Mme la duchesse de Chartres, qui, tous deux, prirent toujours partout le pas et la place à table sur elle ; et Monsieur, apparemment embarrassé du grand murmure qui s'étoit fait de Mme de Chartres à la tribune et qui avoit duré toute la cérémonie, s'expliqua tout haut, à son dîner, qu'il ne savoit pas ce qu'on avoit voulu imaginer, que M. de Lorraine n'avoit jamais prétendu disputer rien à M. de Chartres, et que lui-même ne l'auroit pas souffert[1]. Après dîner, Monsieur monta[2] dans un carrosse du Roi, avec sa fille, Mme de Lillebonne et les siennes[3],

1. Dangeau dit (p. 441) : « Ensuite Mme de Lorraine s'alla déshabiller, puis dîna chez Monsieur, où étoient M. le duc de Chartres et Mme la duchesse de Chartres, qui prit toujours le pas devant elle. M. de Lorraine ne songe pas à leur disputer, et Monsieur s'en expliqua publiquement. » Le *Mercure* (p. 269) dit seulement : « Monsieur, Madame, M. le duc et Mme la duchesse de Chartres et Mme la duchesse de Lorraine allèrent, par la cour, dans l'appartement de Madame, où ils dînèrent ; puis ils partirent sur les trois heures, pour aller à Paris. » Les *Mémoires de Sourches* mentionnent le fait comme Dangeau (tome VI, p. 81) : « On sut.... que le duc de Chartres, contre le sentiment de beaucoup de gens, s'étant trouvé partout avec la duchesse de Lorraine pendant son séjour à Paris, avoit toujours pris la droite sur elle. »

2. La première lettre de *monta* semble en corriger une autre.

3. Mme de Lillebonne n'avait avec elle que sa fille non mariée. Elle emportait une instruction qu'on trouve aux Affaires étrangères, vol. *Lorraine* 48, n° 82.

et Mme de Marey[1], gouvernante de Mademoiselle; Madame dans son carrosse, avec ses dames, et M. le duc de Chartres dans le sien, avec des dames de la cour de Monsieur; et s'en allèrent à Paris. Mme la duchesse de Chartres, sous prétexte d'incommodité, demeura à Fontainebleau[2].

Division de préséance entre les Lorraines.

Cette cérémonie fit un schisme parmi les Lorraines[3]: Mme de Lillebonne prétendit les précéder toutes comme fille du duc Charles IV de Lorraine; Mme d'Elbeuf la douairière[4], et cela soit dit une fois pour toutes parce que la femme du duc d'Elbeuf[5] ne paroissoit jamais,

1. La comtesse de Marey, déjà mentionnée dans la note 2 de la page 29 du tome III, était Marie-Louise Rouxel de Grancey, née le 6 mars 1648, fille d'honneur de la Reine en 1664, mariée le 11 novembre 1665 à son cousin Joseph Rouxel, comte de Marey, qui mourut glorieusement sur les remparts de Candie en juillet 1668. Mme de Chartres l'avait en vain demandée comme dame d'honneur dès le lendemain de son mariage; mais elle avait succédé à sa mère, la maréchale de Grancey, comme gouvernante de Mademoiselle, en mai 1694. Elle remplit ensuite les mêmes fonctions auprès des enfants de M. le duc de Chartres, jusqu'en juin 1710, se retira alors volontairement, refusa la place de dame d'atour de la duchesse de Berry, et mourut à Paris le 8 mai 1728. Mme de Marey avait passé pour être la maîtresse de Monsieur le Prince (Henri-Jules); elle et sa sœur gouvernaient la maison de Monsieur, et on les surnommait « les Anges. » La duchesse de Lorraine conserva toujours une sincère affection pour son ancienne gouvernante. Il est à remarquer que Saint-Simon, qui parle très souvent et très particulièrement de celle-ci, passe sous silence les galanteries de sa jeunesse, dont Bussy a écrit le roman.

2. Dangeau dit (p. 441) : « Après le dîner, Monsieur monta dans un carrosse du Roi avec Mme de Lorraine, qu'il ramena à Paris. Madame monta dans un autre carrosse avec Madame la Grande-Duchesse, et M. de Chartres monta dans son carrosse avec des dames. Mme la duchesse de Chartres, qui ne se porte pas bien, demeura ici. »

3. Il a déjà été dit que pareil « schisme » entre les mêmes princesses s'était produit au mois de janvier précédent, à propos de la « révérence en mante sur la mort de la reine-duchesse » (tome V, p. 20-21). Dangeau ne parle point de celui-ci. Nous verrons plus loin (p. 65) la même expression de « schisme » employée pour les ducs.

4. La fille du maréchal de Navailles.

5. Anne-Charlotte de Rochechouart, fille du duc de Vivonne, sœur de la seconde abbesse de Fontevrault et de Mmes de Castries et de

Mme d'Elbeuf, dis-je, se moqua d'elle, et, comme veuve de l'aîné de la maison en France[1] et du frère aîné de M. de Lillebonne, se rit[2] de sa belle-sœur et l'emporta malgré les pousseries[3] et les colères dont Mme de Lillebonne, quoique fort inutilement, ne se contraignit pas. Il y avoit eu sur cela force pourparlers, où[4] la duchesse du Lude s'étoit assez mal à propos mêlée, qui n'aboutirent qu'à aigrir, et renouveler les propos de la bâtardise de Mme de Lillebonne, qui se vouloit toujours porter pour légitime, et qui en fut mortellement offensée. Je ne sais ce qui arriva à Mme d'Armagnac sur tout cela; mais elle demeura à la tribune avec ses filles et sa belle-fille[5].

Départ de la duchesse de Lorraine, et son voyage

La Ville, mais sans le gouverneur, alla saluer Mme de Lorraine au Palais-Royal[6]. Elle en partit le jeudi 16 octobre[7], dans un carrosse du Roi, dans lequel montèrent avec elle Mme de Lillebonne, chargée de la conduire, ses deux filles[8], Mmes de Marcy, de Couvonges[9] et de Rathsamhausen[10], une Allemande favorite de Madame

Canaples, mariée le 28 janvier 1677 à Henri de Lorraine, duc d'Elbeuf, mais séparée de son mari. Elle mourut le 28 avril 1729, à soixante-neuf ans. Ç'avait été une femme fort aimable : voyez le *Mercure* de 1677, janvier-mars, p. 104-107, et les *Lettres de Mme de Sévigné*, tome V, p. 246.

1. Comparez notre tome V, p. 20.

2. *Rit* est en interligne, sur *moqua*, biffé. Ensuite, le *p* d'*emporta* corrige un *b* ou une *f*.

3. Nous avons eu *poussades* dans le tome V, p. 223.

4. *Où* est écrit en interligne, sur *de*, biffé.

5. La duchesse de Valentinois, Mlle d'Armagnac et la comtesse de Brionne.

6. *Journal de Dangeau*, tome VI, p. 442. Le gouverneur de Paris était le duc de Gesvres, ci-après, p. 244.

7. Voyez l'article du *Journal* (p. 443), que suit encore notre auteur, celui des *Mémoires de Sourches*, tome VI, p. 81, le *Mercure*, p. 270, etc.

8. Erreur déjà signalée plus haut, p. 13, note 3.

9. Catherine-Diane de Beauvau (tome IV, p. 348, note 2), seconde femme de M. de Couvonges, avait eu pour premier mari le marquis de Bassompierre, fils de la première femme de celui-ci. Elle épousa en troisièmes noces un chambellan de Léopold, et mourut sans postérité en 1754.

10. Saint-Simon écrit : *Rotzenhausen*, comme Dangeau et comme les

et mère d'une de ses filles d'honneur[1]. Desgranges, maître des cérémonies, l'accompagna jusqu'à la frontière, et elle fut servie par les officiers du Roi[2]. A Vitry[3], où elle coucha, M. de Lorraine vint, inconnu, voir souper Mme la duchesse de Lorraine[4], puis alla chez Mme de Lillebonne[5], qui le présenta à Madame son épouse. Ils furent quelque temps tous trois ensemble; puis il s'en retourna[6]. En arrivant à Bar[7], ils furent remariés[8] par

Tracasseries de rangs à Bar.

premiers éditeurs de la correspondance de Madame. Rathsambausen est un fief alsacien des environs de Markolsheim, et le nom patronymique des deux dames dont il est parlé ici était de Vithiermin, selon l'*État de la France*, 1698, tome II, p. 118. Voyez une généalogie incomplète de la maison de Rathsamhausen dans *l'Alsace noble*, par Lehr, tome III, p. 3-15.

1. La mère, amie d'enfance de Madame, qui l'appelait Léonore, était d'une jovialité imperturbable : voyez le recueil Brunet, tome I, p. 398-399, et le recueil Jaeglé, tomes I, p. 168 et 301, et II, p. 20, 148, 180 et 329. En qualité de protestante, ses fiefs d'Alsace avaient été confisqués et donnés à Chamlay; mais elle abjura en 1693, et Madame lui fit avoir une pension de trois mille livres, puis prit Mlle de Rathsambausen comme fille d'honneur, en juin 1695. Celle-ci passa au service de la duchesse de Lorraine en septembre 1698, avec cinq autres filles d'honneur et une dame du lit; mais, en 1714, elle s'enfuit pour abjurer le catholicisme, et le Roi exigea que Madame cessât toutes relations avec elle. La mère, au contraire, conserva la faveur de Madame et de Louis XIV, qui la faisait même venir à Marly ou dans les voyages de la cour. Elle vivait encore en 1718, et était alors très affligée des désordres d'une autre fille, Mme de Bernholdt, débauchée, faussaire, voleuse, etc. (Correspondance de Madame et *Journal de Dangeau*.)

2. Ceci est dit par Dangeau (p. 442) à la date du 14.

3. Vitry-le-François. — Cet épisode du voyage est plus longuement raconté par Dangeau (p. 449); comparez le livre du feu comte d'Haussonville, tome IV, p. 50, la *Gazette d'Amsterdam*, n° LXXXIX, etc.

4. Il lui avait fait défendre d'admettre personne à sa table, pas même Mme de Lillebonne : *Mémoires de Sourches*, tome VI, p. 84.

5. Le manuscrit porte : *Lislbonne*.

6. Ils se retrouvèrent officiellement le 25, à Sermaize, sur la frontière du Barrois.

7. Capitale du duché de Barrois, avec une Chambre des comptes et un bailliage ressortissant au parlement de Paris : ci-après, p. 24 et 26-27.

8. Le 25 octobre.

des abbés déguisés en évêques[1], au refus du diocésain[2], qui voulut un fauteuil chez M. de Lorraine[3]. Monsieur le Grand, le prince Camille, un de ses fils, le chevalier de Lorraine et M. de Marsan y étoient déjà[4]. L'évêque d'Os-

1. L'office fut célébré par M. de Riguet, grand prévôt de Saint-Dié et grand aumônier de Lorraine, qui, en effet, avait droit aux insignes épiscopaux : croix, rochet, camail, mitre, etc.

2. M. de Bissy, évêque de Toul : tome V, p. 36-37. Bar, simple doyenné de ce diocèse, avait une cure desservie par un prêtre séculier et par trois religieux bénédictins de Saint-Mihiel.

3. Les douze derniers mots ont été écrits après coup en interligne. — L'évêque n'obtint pas le fauteuil, comme le rapporte la *Gazette d'Amsterdam* (1698, n° XCIV), à propos de l'audience de M. de Meuse, dont il sera parlé ci-après, p. 22. « ....On marque de Lorraine, dit-elle, que Madame la duchesse traite M. le duc de Lorraine d'*Altesse Royale*, et, à son exemple, tous les gens de sa cour, et que, dans les visites que ce prince reçoit, il se met sur un pied plus élevé que ses prédécesseurs. Il y a néanmoins des lettres qui disent qu'il a donné la main et le fauteuil à M. l'évêque de Metz; mais d'autres lettres y contredisent et ajoutent que, l'évêque de Toul lui ayant écrit pour savoir s'il seroit reçu de même qu'il l'avoit été autrefois de Charles IV, le duc de Lorraine avoit fait assembler son Conseil pour en délibérer, dans lequel on avoit résolu de répondre à l'évêque que c'étoit un honneur qu'il étoit libre au prince de faire à qui il voudroit. » Voici ce que Dangeau raconte, mais seulement à la date du 5 novembre (p. 455) : « J'appris que Mme la duchesse de Lorraine, arrivant à Bar-le-Duc, descendit à l'église, où le primat de Nancy fit les cérémonies du mariage. Ce devoit être l'évêque de Toul; mais ce prélat prétendoit avoir un fauteuil devant M. de Lorraine, qui n'a pas voulu le lui donner. Il y a longtemps que les ducs de Lorraine songent à faire Nancy évêché; mais l'évêque de Toul s'y est toujours opposé, et Rome n'a voulu faire aucun changement là-dessus. » C'était en effet une ancienne visée, chez les ducs de Lorraine, de faire faire de leurs États un ou plusieurs diocèses indépendants; mais la France avait toujours contrecarré ces démarches, et il se trouvait que certaines parties du pays appartenaient aux évêchés de Metz, de Toul et de Verdun, d'autres à ceux de Langres, de Châlons et de Besançon, d'autres encore aux diocèses de Trèves et de Bâle. En fait de bénéfices ecclésiastiques, le duc ne nommait qu'aux deux chapitres de Nancy. M. de Bissy prit plus tard sa revanche en dénonçant le code Léopold au saint-siège et en forçant le duc de le réformer (1711).

4. *Journal de Dangeau*, tome VI, p. 447-448.

nabrück[1], frère de M. de Lorraine, s'y trouva aussi, et mangea seul avec eux[2]. Ce fut une autre difficulté. Comme souverain par son évêché, M. de Lorraine vouloit bien lui donner un fauteuil; mais, comme à son cadet, il ne lui donnoit pas la main[3]. Comme frère, nos Lorrains lui auroient déféré bien des choses; mais cette distinction du fauteuil[4] les blessa extrêmement. Cela fit bien de la tracasserie, et finit enfin par les mettre à l'unisson : M. d'Osnabrück se contenta d'un siège à dos, et

1. Charles-Joseph-Jean-Antoine-Ignace-Félix de Lorraine, né à Vienne le 24 novembre 1680, avait été nommé par le Pape, dès le mois de mai 1690, coadjuteur du grand prieuré de Castille, et par le grand maître de Malte, en juin de la même année, grand-croix de cet ordre. Élu évêque d'Olmütz en juillet 1694, il était passé au siège d'Osnabrück le 14 avril 1698 (*Gazette*, 1698, p. 126 et 210), et eut l'abbaye de l'Isle-en-Barrois. Il devint coadjuteur, puis archevêque-électeur de Trèves en 1711, et mourut à Vienne, le 4 décembre 1715. Il y a un portrait de lui, très jeune, dans le ms. Clairambault 1112, fol. 399 v°. — Depuis la paix de Münster, Osnabrück, en Westphalie, était un évêché *alternant*, c'est-à-dire alternativement protestant et catholique ; il rapportait cinq cent mille livres.

2. Dangeau dit (p. 452) : « Tous les princes et princesses de la maison de Lorraine soupèrent avec elle (la duchesse royale). Les autres jours, LL. AA. RR. mangent seules; il n'y a que Monsieur d'Osnabrück qui mange avec eux, comme souverain. »

3. Sur le cérémonial de « la main, » voyez les *Écrits inédits de Saint-Simon*, tome V, p. 150, et les instructions pour Seignelay, dans les *Lettres de Colbert*, tome III, 2e partie, p. 32. « Il faut bien, dit Colbert, qu'il prenne garde de ne point prendre la main chez les ambassadeurs, c'est-à-dire qu'il faut qu'il donne toujours la droite aux ambassadeurs chez eux, quelques instances pressantes qu'ils lui fassent du contraire, d'autant que le Roi leur a défendu de donner la droite à aucun de ses sujets, et qu'ainsi ce seroit offenser le Roi, s'il en usoit autrement. » Littré indique ce sens au mot MAIN 48°.

4. Mme de Genlis rapporte que le salon des princes du sang était meublé de canapés et de fauteuils rangés le long des lambris, mais qu'on ne se servait que de chaises à long dos, très commodes ; seule, la maîtresse de la maison avait son fauteuil au coin de la cheminée, et encore, par politesse, ne s'y asseyait-elle que pour recevoir une femme titrée à qui on donnait un fauteuil pour sa première présentation. (*Dictionnaire des étiquettes*, tome I, p. 188.)

les quatre autres en eurent de pareils, moyennant quoi ils mangèrent avec M. et Mme de Lorraine[1]. Ce siège à dos fut étrange devant une petite-fille de France : les princes du sang n'en ont pas d'autre devant elles; mais il passa, et de là vint que les ducs en prétendirent lorsqu'ils passèrent depuis par cette petite cour, ce qui fut rare, et que M.[2] de Lorraine en laissa prendre, et en prit[3] devant Madame sa femme, d'autant plus volontiers, et manger sa noblesse[4] avec elle, que cette confusion ôtoit l'égalité marquée avec lui, sans laquelle aucun duc n'eût pu le voir. Je dis *égalité* parce qu'il étoit raisonnable que ceux de sa maison lui déférassent la main[5] et ce qu'il vouloit : ce qui ne pouvoit pas régler les autres. Aucun duc de Guise[6], jusqu'au gendre de Gaston inclus[7], n'a

1. Tout cela est emprunté, mais avec des altérations sensibles, à Dangeau, qui dit (p. 455-456) : « J'appris que Monsieur le Grand, Messieurs ses frères et le prince Camille, son fils, soupant à Bar avec M. et Mme de Lorraine, eurent des chaises à dos. Monsieur d'Osnabrück, qui avoit un fauteuil et à qui M. de Lorraine donna la droite, prétendoit, étant chez lui et donnant à souper aux princes lorrains venus de France, avoir un fauteuil de même, et ne leur donner que des chaises à dos et ne leur pas donner la main; mais, avant que d'aller chez lui, ils négocièrent sur cela, et enfin Monsieur d'Osnabrück consentit à leur donner la main et à ne prendre qu'une chaise à dos comme eux chez lui, M. de Lorraine n'y étant pas. Si Monsieur d'Osnabrück ne se fût regardé que comme frère de M. de Lorraine, ces princes n'auroient fait aucune difficulté sur les traitements qu'il auroit voulu leur faire; mais, voulant être traité comme prince-évêque d'Allemagne, ils ont voulu les mêmes honneurs qu'un autre évêque d'Allemagne leur auroit faits. »

2. L'abréviation *M* est en surcharge sur *en*, biffé.

3. *Et en prit* est écrit en interligne, et, plus loin, l'apostrophe manque à *d'autant*.

4. Et laissa manger sa noblesse.

5. C'est-à-dire lui cédassent la droite (ci-dessus, p. 18 et note 3). Littré eût dû citer cet exemple, ou celui qu'on trouvera p. 23, dans l'article DÉFÉRER 1° et 4°, au sens d'accorder par condescendance.

6. Voyez un long passage de l'article du duché d'ÉPERNON, dans le tome V des *Écrits inédits de Saint-Simon*, p. 311 et suivantes, sur la réserve prudente des ducs de Guise à l'endroit du corps ducal.

7. Louis-Joseph de Lorraine; tomes I, p. 24, II, p. 96, III, p. 59-62.

jamais fait difficulté de toute égalité avec les ducs, et, en même temps, n'a jamais donné la main chez lui à aucun de la maison de Lorraine. C'est un fait singulier, que je tiens et de ducs et de gens de qualité qui l'ont vu. Ces tracasseries firent que Monsieur le Grand et les trois autres[1] qui avoient compté accompagner M. et Mme de Lorraine jusqu'à Nancy[2] prirent congé d'eux à leur départ de Bar et s'en revinrent[3]. Mme de Lillebonne et ses filles[4] allèrent avec eux et y passèrent l'hiver. Le Roi ne laissa pas de trouver ce dossier fort mauvais devant sa nièce, et M. d'Elbeuf, qui alla à Nancy quelque temps après que M. et Mme de Lorraine y furent établis, en sut bien faire sa cour et dire au Roi qu'il se garderoit bien, devant Mme de Lorraine, de prendre un autre siège qu'un ployant[5], qui est ce que les petites-filles de France donnent ici aux ducs et aux princes étrangers[6]. Monsieur le Grand en fut fort piqué[7].

1. Le prince Camille, le chevalier de Lorraine et M. de Marsan.

2. L'entrée solennelle du duc et de la duchesse dans leur capitale se fit le 8 novembre. Ce fut, comme le mariage, un sujet d'almanach pour 1699.

3. Le manuscrit porte : *revirent.*

4. *Journal de Dangeau*, tome VI, p. 454. Même observation que ci-dessus, p. 13. Mlle de Lillebonne revint au commencement de l'hiver.

5. Tome III, p. 2 et note 1.

6. Comparez les *Écrits inédits*, tome III, p. 151 et 152. Voici quelle était la gradation des sièges : le fauteuil à bras avec frange, *idem* sans bras avec frange, *idem* sans bras ni frange ; la chaise à dos à bras, *idem* sans bras ; le pliant, et le tabouret. Voyez le *Nouveau Traité de la civilité françoise*, de 1695, chap. II et VI, et diverses notes de M. Livet sur les *Précieuses.*

7. C'est aussi pour cette raison que, l'année suivante, Monsieur, Madame et leur fils renoncèrent à aller en Lorraine, le duc Léopold prétendant avoir devant eux une chaise à bras, et Monsieur voulant ne concéder que la chaise à dos, ou bien que tout le monde s'assît sur des tabourets. Voyez une lettre de Madame, dans les recueils Jaeglé, tome I, p. 241, et Brunet, tome I, p. 41-42 ; comparez la *Gazette d'Amsterdam*, 1699, Extr. LXVIII. Il avait été tout d'abord convenu que la duchesse de Ventadour ne serait pas du voyage, le Roi ne voulant pas que « les grands de son royaume fussent moins bien traités que les princes étrangers. » (*Dangeau*, tome VII, p. 125, avec l'Addition 270.)

Couronne bizarrement fermée et *Altesse Royale* usurpées par ce duc de Lorraine. [*Add.* St-S. 271]

Le jour du mariage[1], Couvonges présenta, de la part de M. de Lorraine, son portrait enrichi de diamants à Torcy, qui avoit dressé le contrat de mariage. On fut surpris de la couronne qui surmontoit ce portrait[2] : elle étoit ducale[3], mais fermée par quatre bars[4], ce qui, aux fleurs de lis près, ne ressembloit pas mal à celle que le Roi avoit fait prendre à Monseigneur[5]. Ce fut une invention toute nouvelle, que ses pères n'avoient pas imaginée, et qu'il mit partout sur ses armes[6]. Il se fit donner en même temps l'*Altesse Royale* par ses sujets[7], que nul autre ne [*Add.* St-S. 272]

1. Ceci est encore tiré du *Journal de Dangeau*, tome VI, p. 443 : « Le jour du mariage de Mademoiselle, M. de Couvonges donna à M. de Torcy un portrait de M. de Lorraine enrichi de diamants, avec une couronne fermée. Ce prince la porte comme cela depuis qu'il est rétabli dans ses États. » Les *Mémoires de Sourches* (tome VI, p. 80-81) disent que M. de Couvonges dut faire intervenir le Roi pour que M. de Torcy acceptât ce cadeau, sans doute à cause de la couronne. En retour, on donna à M. de Couvonges une boîte à portrait valant onze mille cinq cents livres, et d'autres à MM. de Barrois et de Meuse (ms. Arsenal 4267, p. 55).

2. Voyez l'appendice II. — 3. C'est-à-dire sommée de feuilles d'ache.

4. Le bar ou barbeau, poisson long d'eau douce, était le meuble principal des armoiries parlantes de l'ancienne maison de Bar, dont les Lorraine-Vaudémont avaient hérité par le testament de René d'Anjou (1474). Ces armes s'énonçaient ainsi : « D'azur, semé de croisettes recroisettées au pied fiché d'or, à deux barbeaux courbés et adossés de même, dentés et allumés d'argent. » Outre la nouveauté des bars, Saint-Simon oublie de dire que le cercle de la couronne supportait des croix doubles de Lorraine alternant avec les feuilles d'ache : voyez les descriptions des sceaux de Lorraine et de Bar, soit dans l'*Histoire généalogique*, soit dans l'*Inventaire des sceaux conservés aux Archives nationales*, n°s 796-811, et l'almanach de 1699 qui a pour sujet principal ce mariage de Lorraine (Cabinet des estampes, HISTOIRE, 13 octobre 1698).

5. La couronne du Dauphin était fermée par quatre dauphins dont les têtes s'appuyaient sur le diadème, et dont les queues, relevées au centre, supportaient une fleur de lis. L'usage de la couronne fermée pour le Roi lui-même n'était devenu définitif que sous Henri II ; les enfants de France n'avaient qu'un cercle sommé de huit fleurs de lis, et les princes du sang, un cercle sommé de quatre fleurs de lis seulement.

6. Comparez l'appendice II, p. 513, et l'article du duché de GUISE, dans les *Écrits inédits*, tome V, p. 47.

7. Saint-Simon a biffé en marge de cet endroit une manchette ainsi

lui voulut accorder, qui fut une autre nouvelle entreprise[1]; et Meuse[2], qu'il envoya remercier le Roi de sa part après son mariage, n'osa jamais lui en donner ici[3]. Je ne sais s'il voulut chercher à s'égaler à M. de Savoie, et sa chimère de Jérusalem à celle de Chypre[4]; mais

conçue : « Nouveauté de l'*Altesse* à ceux qui ne sont pas souverains, et, à ceux-ci, de la *Sérénissime*. » Il est revenu plusieurs fois sur cette usurpation des ducs de Lorraine, contre laquelle même il fit un mémoire en 1717 (vol. 44 de ses Papiers, *France* 199, fol. 155-158) : voyez ses Additions au *Journal de Dangeau*, tome XVII, p. 207 et 209, et la suite des *Mémoires*, tomes VI, p. 363, et XIV, p. 337-346. En 1699, dès qu'une première occasion se présenta, les ducs et pairs et les princes du sang firent faire des mémoires contre le titre que venait de prendre Léopold : Arch. nat., KK 600, p. 513-578.

1. De plus, il fit donner à la princesse qu'il venait d'épouser le titre de *duchesse royale :* voyez le *Journal de Dangeau*, tome VI, p. 447.

2. Maximilien II de Choiseul, marquis de Meuse et de Germiny, colonel d'infanterie, que le duc Léopold avait fait premier gentilhomme de sa chambre, conseiller d'État et grand bailli de Saint-Mihiel, pour qui il érigea la terre de Sorcy en comté le 18 janvier 1701, et qui mourut au mois de mai suivant.

3. Ce membre de phrase, depuis *et Meuse*, est écrit en interligne. — Voici ce que dit Dangeau, les 19 et 20 novembre (p. 462 et 463) : « Le Roi, le matin, donna audience à Versailles au marquis de Meuse, envoyé de M. de Lorraine, qui s'en retourne auprès de son maître. A l'audience qu'il eut de Mme la duchesse de Bourgogne, il commença à dire : « Son Altesse Royale mon maître ». Je ne sais s'il s'est servi de ce terme-là en parlant au Roi ; ceux qui étoient derrière S. M. ne l'ont point entendu.... Le Roi a dit que M. le marquis de Meuse, en parlant de M. de Lorraine, ne l'avoit traité que d'*Altesse* dans les compliments qu'il fit au Roi, à Monseigneur et à Mgr le duc de Bourgogne. Le Roi même l'avoit fait avertir de ne pas traiter son maître d'*Altesse Royale* dans les compliments qu'il feroit ici de sa part. » Comparez la citation de la *Gazette d'Amsterdam*, n° XCIV, rapportée ci-dessus, p. 17, note 3. — Les *Mémoires de Sourches* (tome VI, p. 90) racontent de plus que le marquis, en entrant dans le cabinet, qui était tout garni de glaces et de miroirs, commença par faire trois révérences à l'image du Roi, croyant être devant le Roi lui-même, et qu'il fallut que celui-ci l'appelât pour dissiper cette erreur.

4. Ces deux titres royaux étaient réunis dans la maison de Lusignan depuis la fin du douzième siècle ; Louis Ier, duc de Savoie, ayant épousé en 1432 Anne de Lusignan, fille aînée du roi Jean II, leur fils, Louis,

M. de Savoie en avoit au moins quelque réalité par le traitement d'ambassadeur de tête couronnée déféré[1] aux siens à Rome, à Vienne, en France, en Espagne[2] et par-

comte de Genève, se maria en 1458, avec Charlotte de Lusignan, héritière de Chypre, et fut couronné roi de Chypre et de Jérusalem; mais un frère naturel de Charlotte s'empara de Chypre; sa veuve, Catherine Cornaro, mit l'île au pouvoir des Vénitiens, et Charlotte de Lusignan ne put que léguer un vain titre à son neveu le duc de Savoie; encore fut-il négligé par les successeurs de celui-ci jusqu'à Victor-Amédée Ier, qui le reprit en 1633, pour traiter d'égal à égal le cardinal-infant (*Moréri*). Victor-Amédée II fit faire en 1698, à propos du titre d'*Altesse Royale* et du traitement dû à ses ambassadeurs, un grand mémoire, qu'on imprima en 1701, et qui est assez longuement analysé dans le *Journal des Savants* de 1702, p. 558-564. Quant aux droits ou à la « chimère » de Jérusalem que Léopold de Lorraine remit au jour en 1700, ses ancêtres en avaient hérité, en même temps que du Barrois, de René d'Anjou, roi titulaire des Deux-Siciles et de Jérusalem, lequel les tenait de la reine Jeanne; mais ils avaient cessé de les porter dès 1508 : voyez un mémoire de MM. Briand et Lepage, dans les *Mémoires de la Société d'archéologie lorraine*, année 1885.

1. Ci-dessus, p. 19, note 5. — On a vu que le duc de Savoie, qui avait ce traitement en France depuis la Régence (*Motteville*, tome IV, p. 136), avait prétendu recevoir l'*Altesse Royale* dans l'acte de remise de sa fille aux envoyés de Louis XIV : tome III, p. 270, note 1, et p. 508.

2. Voyez notre tome III, p. 132-134 et 544, et, outre les documents indiqués en note à cet endroit, la *Gazette de Loret*, tome II, p. 171, 18 mars 1656, et le *Journal de Dangeau*, tome II, p. 61. C'est en 1690 que l'Empereur, moyennant finance à ce qu'il semble, avait consenti à traiter Victor-Amédée comme roi de Chypre : *Gazette*, années 1689, p. 547, et 1690, p. 173. Mais il était encore en instance pour que ses ambassadeurs eussent la *Sala Regia* à Rome : pièce d'avril 1699, Arch. nat., K 1327, n° 34. A Venise également, il négociait : copie des *Dépêches*, filza 193, p. 437-439. Saint-Simon a déjà dit (tome V, p. 274) qu'il avait pris la qualification d'*Altesse Royale* « sous prétexte d'avoir épousé des petites-filles de France. » C'est le principal argument de la publication de 1698 indiquée ci-dessus. Il y est dit que la maison de Savoie a reçu des princesses de toutes les couronnes ou leur en a donné, qu'elle compte huit alliances avec les empereurs d'Orient et d'Occident, deux avec les rois de Castille et de Léon, trois avec ceux de Portugal, et autant avec les rois de Sicile, une avec chacune des dynasties d'Aragon, d'Angleterre, d'Écosse, de Bohême et de Pologne. « Mais, par-dessus tout, le sang de la maison de Savoie est tellement mêlé avec celui de France, qu'il

tout, où[1] jamais on n'avoit ouï parler de simples ambassadeurs de Lorraine[2]. Cette clôture de couronne, pour être ingénieuse et de forme agréable pour un orfèvre, étoit mal imaginée[3] : M. de Lorraine[4], comme duc de Lorraine, étoit un très médiocre souverain, mais souverain pourtant sans dépendance ; comme duc de Bar, il l'étoit aussi, mais mouvant et dépendant de la couronne[5], et toutes ses justices à lui, à plus fortes raisons[6] celle de tous les Barrois[7], soumises au parlement de Paris ; et ce fut des armes de Bar qu'il fit la fermeture de sa couronne. Ce ridicule sauta aux yeux. Ses pères ont eu l'honneur d'être gendres de rois et d'empereurs[8] : un, du roi de Danemark[9]; un autre, de notre Henri II[10]; et le père de

n'y a pas eu deux maisons dans le monde qui se soient unies par un si grand nombre d'alliances réciproques, etc. » (*Journal des Savants*, 1702, p. 559 ; Papiers du P. Léonard, Arch. nat., K 1327, n° 36.)

1. La virgule, avant cet *où*, a été ajoutée après coup par Saint-Simon.

2. Néanmoins, le duc de Lorraine prétendait que ses ancêtres avaient ce titre quand ceux de Victor-Amédée n'étaient que ducs de Maurienne.

3. Comparez les deux fragments inédits que nous donnons à l'Appendice, n° II.

4. Comparez, pour ce qui suit, le tome VI de 1873, p. 363 ; les Additions au *Journal de Dangeau*, tomes VI, p. 252-253, IX, p. 397-399, et XVII, p. 209 ; les *Écrits inédits*, tomes III, p. 69-70, V, p. 246, VI, 97, etc., et ce qui a déjà été dit de l'*Altesse* dans notre tome V, p. 39, fin de note, et p. 270-274.

5. Ci-après, p. 27. — 6. *Forte* est au singulier, et *raisons* au pluriel.

7. De toutes les seigneuries comprises dans le duché de Bar. Voyez la *Carte historique du duché de Bar*, publiée par Chevillard à l'occasion de l'hommage de 1699.

8. Comparez la suite des *Mémoires*, tome XIV, p. 337 et 338. — Il fait allusion aux alliances de Frédéric III, mort en 1303, avec une fille du roi Thibaud Ier de Navarre ; de Frédéric V avec Élisabeth d'Autriche, fille de l'empereur Albert Ier (1304) ; de Charles Ier avec Marguerite de Bavière, fille de l'empereur Robert III (1393) ; de Ferry II avec Yolande d'Anjou, fille du roi René (1444) ; du duc Henri avec Catherine de Bourbon, sœur d'Henri IV (1599), etc.

9. François, cinquième aïeul du duc Léopold, épousa en 1540 Chrétienne de Danemark, fille du roi Christiern II et d'Élisabeth d'Autriche.

10. Charles II ou III, fils des précédents, épousa en 1558 Claude de

M. de Lorraine étoit gendre et beau-frère d'empereurs[1], et mari d'une reine douairière de Pologne[2]. C'étoit, de plus, un des premiers capitaines de son siècle, un des plus capables du Conseil de l'Empereur son beau-frère, et qui avoit le plus sa confiance, et d'autorité et de crédit à sa cour et dans tout l'Empire, duquel, ainsi que de l'Empereur, il étoit feld-maréchal ou généralissime[3], avec une réputation bien acquise en tout genre et singulièrement grande. Jamais il ne s'étoit avisé, non plus que ses pères, ni de couronne autre que la ducale, ni de l'*Altesse Royale*. Moi et un million d'autres hommes avons vu sur les portes de Nancy[4] les armes des ducs de Lorraine, en pierre, avec la couronne purement ducale[5] et le manteau ducal[6], apparemment comme ducs de Bar, car, en Allemagne, dont la Lorraine tient fort sans en être, les manteaux de duc ne sont pas usités autour des armes. Ce

France, seconde fille du roi Henri II, qui, né le 31 mars 1518, avait succédé, le 31 mars 1547, à François Ier, et mourut le 10 juillet 1559.

1. Charles IV ou V, mort en 1690, épousa en 1678 Marie-Éléonore d'Autriche (tomes III, p. 306, et IV, p. 334 et 348-349), fille de Ferdinand III et tante du futur empereur Joseph (ci-dessus, p. 2).

2. Nous avons vu qu'elle était veuve du roi Michel Wiecnowiecki, et qu'on l'appela, après son second mariage, la reine-duchesse.

3. Les feld-maréchaux n'étaient pas tout à fait l'équivalent de nos maréchaux de France. Au-dessus d'eux, quand les circonstances l'exigeaient, on plaçait un feld-maréchal général des armées de l'Empereur et de celles de l'Empire : tels furent le prince de Bade, le prince Eugène, Marlborough.

4. On a de jolies vues des portes de Nancy par Israël Silvestre. La porte Royale, dans la vieille ville, ne datait que de l'occupation française; dans la ville neuve, les démolisseurs de 1698 laissèrent debout les trois portes Saint-Jean, Saint-Nicolas, en partie, et Saint-Georges. Sur la porte Saint-Nicolas, construite entre 1600 et 1611, le buste du duc Charles III était accompagné des armes pleines de Lorraine, avec la couronne et deux aigles comme supports. Les armes étaient de même sur les autres portes des seizième et dix-septième siècles; mais la Révolution les a détruites. Voyez un article de M. Léon Germain, dans le *Bulletin monumental*, année 1883, p. 5-28.

5. Avant ce mot, Saint-Simon a biffé un premier *ducale*.

6. Tome III, p. 210, note 5.

duc-ci le quitta aux siennes. Je ne sais ce que sont devenues ces armes sur les portes de Nancy, où je n'ai pas été depuis ce[1] mariage[2]. Ces entreprises furent trouvées ridicules, on s'en moqua; mais elles subsistèrent et tournèrent en droit[3]. C'est ainsi que s'est[4] formé et accru en France le rang des princes étrangers, par entreprises, par conjonctures, pièce à pièce, ainsi que je l'ai déjà fait remarquer[5]. Cette couronne étoit surmontée d'une couronne d'épines d'où sortoit une croix de Jérusalem[6] : c'étoit, pour ne rien oublier, enter[7] le faux sur le trop foible. Ce foible, qui étoient[8] les bars, fut tôt ressenti par ce duc. Sa justice principale[9] à Bar s'avisa, dans l'ivresse de ces grandeurs nouvellement imaginées, de nommer le Roi, dans quelques sentences, *le roi très chrétien*[10]. L'avocat général Daguesseau représenta au Parlement la nécessité de réprimer cette audace, ce furent ses

1. *Le* corrigé en *ce*.
2. Comparez la notice du duché de Guise, dans le tome V des *Écrits inédits*, p. 46 et 47.
3. L'Empereur avait donné un brevet d'*Altesse Royale* à Léopold avant que celui-ci quittât Vienne, mais en ne le motivant que d'une communauté d'origine entre leurs deux maisons, et le Conseil du duc fit réformer ce diplôme en octobre 1700, avec mention des Bouillon, des Boulogne, de saint Arnoul et de Charlemagne : Noël, *Mémoires pour servir à l'histoire de Lorraine*, note 54 du tome II.
4. La première lettre de *s'est* corrige un *a*.
5. Voyez tome V, p. 272-274 et 288, et ailleurs.
6. On distingue la croix (de Hongrie, plutôt que de Jérusalem) adoptée par René Ier, mais non la couronne d'épines, sur les écus et testons frappés par Léopold.
7. Nous avons déjà rencontré cet emploi d'*enter :* tomes I, p. 90 et 99, et III, p. 191. Comparez une Addition à *Dangeau*, tome XIII, p. 376.
8. Accord du verbe, non avec le sujet singulier, mais avec l'attribut pluriel.
9. Le bailliage et la prévôté, présidés par le lieutenant général : voyez le *Journal de Dangeau*, tome VII, p. 109, et la *Gazette d'Amsterdam*, 1699, n° LIII et Extr. Saint-Simon se sert de l'article de Dangeau.
10. On sait que cette qualification servait à désigner le roi de France dans les textes diplomatiques internationaux. L'*Art de vérifier les dates* dit que ce fut le pape Paul II qui commença à l'accorder à Louis XI.

propres termes[1], et d'apprendre aux Barrois que leur plus grand honneur consistoit en leur mouvance de la couronne[2]. Sur quoi, arrêt du Parlement, qui enjoint à ce tribunal de Bar diverses choses, entre autres de ne jamais nommer le Roi que *le Roi* seulement, et ce à peine de suspension, interdiction, et même privation d'offices : à quoi il fallut obéir. M. de Lorraine en fit excuse et cassa celui qui l'avoit fait[3].

Avant de quitter les étrangers[4], il faut dire que la jalou- Venise obtient

1. On ne trouve que les expressions d' « abus » et d' « entreprise téméraire » dans le réquisitoire de Daguesseau, qui fut publié avec l'arrêt du Parlement, et qui a été inséré au tome I de ses *Œuvres*, p. 226-229. *Audace* n'est pas non plus employé par Dangeau.

2. Situé entre la Lorraine, le comté de Luxembourg et la Champagne, le Barrois, fief immédiat des rois de Germanie et des empereurs d'Allemagne, ne fut qu'un comté jusqu'au milieu du quatorzième siècle, et devint un duché en 1354 : article de M. L. Germain dans les *Mémoires de la Société d'archéologie lorraine*, année 1885. C'est sous Philippe le Bel, en 1302, que le comte Henri fut obligé de rendre hommage à la France pour la partie de ses États qui se trouvait à gauche de la Meuse, et qu'on appela dès lors le Barrois mouvant ou royal : voyez notre tome IV, p. 339, note 2, et la suite des *Mémoires*, tome V, p. 226. A partir de 1419, le Barrois avait été réuni au duché de Lorraine et les rois de France y avaient exercé les droits régaliens; mais Charles IX, étant beau-frère du duc Charles, avait réduit cette jouissance, trop facilement, dit Pierre Dupuy, au seul hommage, avec ressort des appels au parlement de Paris.

3. *Journal de Dangeau*, tome VII, p. 119, 22 juillet 1699. — La dernière phrase de Saint-Simon paraît, d'après la couleur de l'encre, avoir été ajoutée après coup dans un blanc du manuscrit.

4. Cet épisode est encore emprunté à Dangeau (tome VI, p. 461-462, 18 novembre 1698) : « Le Roi donna audience à l'ambassadeur de Venise (Erizzo), qui prit congé de lui.... Le prince Camille le mena à l'audience. C'est la première fois que l'ambassadeur ordinaire de la République a été conduit par un prince; mais, quand la République envoyoit un ambassadeur extraordinaire, on lui faisoit l'honneur de lui donner un prince pour le conduire. » Dangeau avait résumé, à la date du 11 (p. 458), les exemples et raisons allégués par Venise. Le mémorial même d'Erizzo se trouve à la Bibliothèque nationale, dans le ms. Ital. 886, p. 677-696, et l'on peut suivre sa correspondance, sur cette affaire, dans la copie des *Dépêches vénitiennes*, filza 191; le récit de

du Roi le traitement entier de tête couronnée pour ses ambassadeurs.

sie de Venise contre Savoie sur le traitement de leurs ambassadeurs, par la prétention réciproque de la couronne de Chypre[1], ne cessa de faire instance d'avoir les mêmes avantages sur le traitement entier de tête couronnée[2] qu'on venoit d'accorder à l'ambassadeur de Savoie depuis le mariage de Mme la duchesse de Bourgogne, et ils l'obtinrent en ce temps-ci[3].

Grande opération au maréchal de Villeroy.

Le maréchal de Villeroy, si galand encore à son âge, si paré, d'un si grand air, si adroit aux exercices[4], et qui se piquoit tant d'être bien à cheval et d'y fatiguer plus que

l'audience où il remercia le Roi est dans la filza 192, fol. 1 et 2. Comparez les *Mémoires de Sainctot*, ms. Fr. 14117, fol. 643-651 (imprimé dans le Supplément au *Corps diplomatique*, tome IV, p. 51-52); ceux *de Breteuil*, Bibl. de l'Arsenal, mss. 3859, p. 359, et 3860, p. 148; les Papiers du P. Léonard, Arch. nat., K 1326, n° 13; la *Gazette* du 22 et du 29 novembre 1698, p. 464 et 475, etc.

1. C'est à cette compétition qu'a trait le mémoire cité p. 22, note 4.

2. Ci-dessus, p. 23.

3. C'est Erizzo qui, le premier, avait donné l'exemple de faire visite aux bâtards (tome II, p. 113) : de là peut-être le succès de ses revendications; mais, pour pallier la concession, on affecta de le qualifier d'ambassadeur extraordinaire dans ses certificats de congé. Plus anciennement encore, un de ses prédécesseurs avait obtenu que le régiment des gardes prît les armes et battît aux champs quand il arrivait à Versailles, ce qui ne se faisait point pour les ambassadeurs de Savoie et de Hollande (*Sourches*, tome I, p. 216 et note 2).

4. Comparez tomes III, p. 79, note 4, et IV, p. 7. Jadis rival du Roi pour la danse, et longtemps appelé *le Petit marquis* et *le Charmant*, célèbre aussi pour ses bonnes fortunes ou ses galanteries (voyez une lettre de lui au prince de Vaudémont, 17 mars 1722, dans la *Revue des Documents historiques*, 1879, p. 35-37), Villeroy avait réellement conservé presque tous ses avantages, et les contemporains l'attestent unanimement. Gaignières dit, comme Saint-Simon, que c'était encore, à cinquante ans, le galant le mieux fait et le plus couru des dames, le meilleur danseur de la cour (Chansonnier, ms. Fr. 12 691, p. 467 et 484). A soixante-quatre ans, l'auteur du recueil inédit de Caractères de l'année 1703 (Musée Britannique, ms. Addit. 29 507, fol. 19 v° et 20) assure qu'après avoir été, dans sa jeunesse, un des hommes les mieux tournés de la cour, il est toujours fort beau pour son âge, avec une taille bien prise et le poil noir, et que jamais homme ne fut plus propre à figurer dans un bal ou un carrousel. L'autre recueil de Caractères si

personne, courut si bien le cerf à Fontainebleau[1], sans nécessité, qu'il manifesta au monde deux grosses descentes[2], une de chaque côté, dont personne ne s'étoit jamais douté, tant il les avoit soigneusement cachées[3]. Un accident terrible le surprit à la chasse ; on eut peine à le rapporter à bras. Il voulut dérober à la cour le spectacle de cette sorte de honte pour un homme si bien fait encore[4], et si fort homme à bonnes fortunes[5] : il se fit emporter dès le lendemain, sur un brancard, à Villeroy[6], puis gagner la Seine, et à Paris en bateau[7]. Mareschal[8], fameux

souvent imprimé à partir de 1702 dit que le maréchal « tire plus de vanité de briller dans un carrousel, dans une revue, par son habit, par le harnois de son cheval, qu'il n'ambitionne la gloire de donner une bataille, de former un siège. » (Appendice de la *Relation* de Spanheim, p. 401). Plus tard encore, Voltaire, qui ne le connut qu'au temps de la Régence, le représentait de souvenir comme « un homme d'une figure agréable et imposante, très brave, très honnête homme, bon ami, magnifique en tout. » (*Siècle de Louis XIV*, chap. xviii.)

1. A la chasse du 24 octobre : *Journal de Dangeau*, tome VI, p. 449.

2. Nom vulgaire de la hernie : voyez notre tome I, p. 170. Dangeau appelle cela (p. 450) une *bubonocèle*.

3. Il n'y a rien de ceci dans Dangeau : mais les *Mémoires de Sourches* disent en effet (tome VI, p. 85) que le maréchal portait un bandage herniaire depuis quarante ans, et ils ajoutent quelques détails.

4. La virgule est entre *fait* et *encore*, dans le manuscrit.

5. On voit dans les correspondances du temps (*la Marquise d'Huxelles*, p. 175-176) qu'il avait une petite maison à la Ville-l'Évêque.

6. Il reste quelques bâtiments de ce château, qui est voisin de Claye, sur la rivière d'Étampes (dép. Seine-et-Marne), et on en a la description dans l'*Histoire du Gâtinais*, par D. Morin, p. 406. L'extérieur n'offrait rien de remarquable ; mais les peintures et les meubles de l'intérieur, les parterres, les fontaines, les antiques du parc, avec sa grande héronnière, en faisaient une belle résidence. Le vieux maréchal y avait reçu la Reine mère, le 27 juin 1661, et la cour le 5 octobre suivant. Un pavillon avait été brûlé en 1687. Nous verrons Louis XIV y passer ou y séjourner encore plusieurs fois, par amitié pour son favori.

7. Félix avait conseillé d'opérer sur place ; mais le maréchal voulut risquer le voyage en voiture, puis en bateau à partir de Frémont.

8. Georges Mareschal, né à Calais en 1658, d'un officier étranger qui était au service de la France, fut reçu maître en chirurgie en 1688, puis chirurgien en chef de la Charité, fut consulté en 1696 pour l'anthrax du

chirurgien, lui fit la double opération avec un succès qui surprit les connoisseurs en cet art, et le rappela à la vie, qu'il fut sur le point de perdre plus d'une fois[1]. Le Roi parut s'y intéresser beaucoup. Il y gagna la guérison radicale de ses deux descentes.

Mort de Boisseleau.

Pendant qu'on étoit à Fontainebleau[2], on apprit la mort de Boisseleau[3] dans une terre où il s'étoit retiré lieutenant général[4]. Il avoit été capitaine aux gardes, et s'étoit acquis une grande réputation en Irlande par l'admirable et longue défense de Limerick[5] assiégé par le prince

Roi, devint son premier chirurgien en juin 1703, eut une charge de maître d'hôtel en 1706, la noblesse en 1707, le cordon de Saint-Michel en 1723, et mourut à Bièvres, le 13 décembre 1736. Nous le verrons soigner Saint-Simon en 1704, puis lui rendre des services à la cour et lui fournir des anecdotes. Il avait la réputation d'un homme aussi honnête qu'habile dans son métier, surtout pour la taille. Voyez une notice imprimée dans le dossier 42 650 des *Pièces originales*, au Cabinet des titres, fol. 11.

1. Bessier et Triboulleau l'assistèrent dans cette opération, qui, en effet, fut considérée comme une merveille de chirurgie, et que le maréchal subit très vaillamment (Bibl. nat., copie des *Dépêches vénitiennes*, filza 191, p. 398-400; *Mémoires de Sourches*, tome VI, p. 85-88; *Gazette d'Amsterdam*, 1698, n[os] XC-XCII).

2. Le 15 octobre : *Journal de Dangeau*, tome VI, p. 442.

3. Tome I, p. 271-272. — Boisseleau mourut le 8 octobre dans la terre dont il portait le nom : *Mercure* de novembre, p. 283-284. Il avait perdu en 1690 sa femme, Françoise-Angélique Choart des Brosses, sœur du surintendant de la maison de la Dauphine (*Mémoires de Sourches*, tome II, p. 123, note 1).

4. Il n'était que maréchal de camp, depuis deux ans. Cette erreur ne vient point de Dangeau.

5. Tome I, p. 272, note 1. Sur ce célèbre siège, ou plutôt sur les deux sièges successifs que subit Limerick, voyez la *Gazette*, année 1690, p. 476, 498-500, 522, 531-532 et 535-548, et année 1691, p. 605-607, 628 et 639-642; la relation du premier siège, par Boisseleau lui-même, reproduite dans l'Appendice des *Mémoires de Sourches*, tome III, p. 512-517; l'*Histoire de Guillaume III*, par Macaulay, tome II, p. 160 et suivantes, et par M. de Lort-Sérignan, p. 412-416; l'*Histoire de Louvois*, par M. Rousset, tome IV, p. 428-430; la correspondance de l'intendant Fumeron, à la bibliothèque Mazarine, mss. 2298 et 2299, etc. Les *Mémoires de Dumont de Bostaquet*, émigré protestant, p. 280 et suivantes, sont défavorables à Boisseleau.

d'Orange en personne, par laquelle il retarda longtemps la conquête de toute cette île[1].

Mort de la comtesse d'Auvergne.

La femme du comte d'Auvergne[2] mourut aussi chez elle, à Berg-op-Zoom[3]. Elle étoit fille unique et héritière d'un prince de Hohenzollern[4] et de l'héritière de Berg-op-Zoom[5]. C'étoit une femme de bonne mine, qui imposoit, d'un esprit doux et poli, au-dessous du médiocre, mais

1. Ce n'est qu'après son départ, et à la suite d'un nouveau siège, que les défenseurs de Limerick durent capituler. On a faussement appliqué à Boisseleau ce passage des *Caractères*, chap. DE L'HOMME, tome II, p. 299 : « Certains personnages qui ont une fois été capables d'une action noble, héroïque.... »

2. Henriette-Françoise de Hohenzollern avait épousé Frédéric-Maurice de la Tour, comte d'Auvergne, par contrat du 1er décembre 1661 (Baluze, *Histoire de la maison d'Auvergne*, tome II, p. 848), et avait été naturalisée en France, avec son fils Henri-Emmanuel, en 1690. Elle mourut le 17 octobre 1698, empoisonnée, disait-on, par le thé : voyez une lettre de Racine, dans ses *Œuvres*, tome VII, p. 302. Dangeau parle de cette mort dès le 19 (p. 445). Baluze a publié la lettre de condoléance que le roi Guillaume écrivit au mari (tome II, p. 849).

3. Berg-op-Zoom (Saint-Simon écrit tantôt : *Berg ob Zoom*, et tantôt : *Berg op Zom*) est une ville du Brabant, érigée en marquisat par Charles-Quint, et dont les Hollandais s'étaient emparés en 1567; mais les revenus en avaient été laissés aux représentants des anciens seigneurs. Pendant la guerre de Hollande, Guillaume III ayant prononcé la confiscation des terres que le comte d'Auvergne possédait par sa femme dans ce pays, la France avait donné au comte, comme compensation, l'investiture de la principauté d'Orange; à la paix de 1678, il était rentré en possession du marquisat, et de même en 1697, par l'article 7 de la paix avec la Hollande. C'est ainsi qu'y passant l'année 1698, il rencontra Bonrepaus et se montra très hospitalier pour le fils de Racine attaché alors à cet ambassadeur.

4. Eitel-Frédéric, VIIe du nom, prince de Zollern, fils aîné du comte Jean-Georges, de la branche de Sigmaringen, fait prince de l'Empire en 1623, mourut en 1662, sans postérité masculine.

5. « Élisabeth, par la grâce de Dieu, princesse douairière de Zollern, comtesse de Bergh, marquise de Bergues sur le Zoom, baronne d'Hedel, dame de Borchulict, etc., et baronne héréditaire de la duché de Gueldres et comté de Zutphen. » (Baluze, *ibidem*, p. 848.) Le *Moréri* (art. HOHENZOLLERN) lui donne à tort le nom de *Marie*, et fait encore de plus grosses erreurs à l'article BERG-OP-ZOOM. — Comparez la suite des *Mémoires*, tome V de 1873, p. 105.

d'une vertu, d'un mérite et d'une conduite rare, dont elle ne se démentit jamais, et dont elle eut bon besoin toute sa vie[1].

Mort de l'abbé d'Effiat. [*Add. St-S. 278*]

L'abbé d'Effiat[2] mourut en même temps, dans un beau logement à l'Arsenal[3] que lui avoit donné le maréchal de la Meilleraye[4], grand maître de l'artillerie, son beau-frère[5]. Il étoit fils du maréchal d'Effiat[6] et d'une Fourcy[7], frère

1. Saint-Simon a ainsi noté cette mort dans la table de son manuscrit du *Journal de Dangeau*, octobre 1698 : « Mort de la comtesse d'Auvergne, chez elle, à Berg-op-Zoom, fille unique de Frédéric, prince d'Hohenzollern, et d'Élisabeth (*sic*), marquise de Berg-op-Zoom. La comtesse d'Auvergne avoit été mariée en 1660, et étoit d'une grande et douce vertu. » Dangeau parle encore de la succession de la comtesse en 1699 (tome VII, p. 109), et nous allons voir bientôt son mari convoler en secondes noces : ci-après, p. 136.

2. Jean Coiffier-Ruzé d'Effiat, né en 1622, fut nommé en 1635 prieur du Val-Saint-Éloi à Longjumeau, eut les abbayes de Saint-Sernin de Toulouse (1640) et de Trois-Fontaines en Champagne, refusa l'archevêché de Toulouse, et mourut le 18 octobre 1698 (*Journal de Dangeau*, tome VI, p. 444, avec Addition). Son épitaphe est dans la *Gallia christiana*, tome VII, col. 868.

3. Voyez notre tome V, p. 90, note 3. Dangeau parle (tome VII, p. 447) de la maison que l'abbé occupait dans l'enclos de l'Arsenal, et que M. d'Antin convoitait.

4. Charles de la Porte : tome I, p. 153.

5. Le maréchal avait épousé Marie Coiffier, sœur de l'abbé.

6. Antoine Coiffier, dit Ruzé, marquis d'Effiat, de Chilly et de Longjumeau, l'un des favoris du cardinal de Richelieu, fut d'abord ambassadeur en Angleterre pour le mariage de la reine Henriette (1624-1625), ce qui lui valut le cordon du Saint-Esprit, puis devint surintendant des finances en 1626, gagna à la Rochelle et dans la guerre de Piémont le bâton de maréchal de France (6 janvier 1631), eut les charges de sénéchal et de gouverneur du Bourbonnais, de l'Auvergne et de l'Anjou, fut mis à la tête de l'armée d'Alsace en 1632, et mourut à Lutzelstein (la Petite-Pierre), le 27 juillet, âgé de cinquante et un ans. C'est lui qui releva le nom et les armes de la famille Ruzé, comme héritier de son grand-oncle maternel le secrétaire d'État Ruzé de Beaulieu. Voyez l'*Histoire des favoris*, par Beauvais-Nangis, p. 112 et suivantes. Les *Mémoires de Saint-Simon* (tome XI, p. 238 et 239) parleront de l'origine de cette famille et des personnages qui vont être seulement mentionnés ici.

7. Marie de Fourcy, fille d'un surintendant des bâtiments, épousa M. d'Effiat le 30 septembre 1610, et ne mourut que le 17 janvier 1670,

de Cinq-Mars[1], grand écuyer de France, décapité à Lyon avec M. de Thou[2], 12 septembre 1642, sans avoir été marié, et du père du marquis d'Effiat[3] premier écuyer de Monsieur et chevalier de l'Ordre, qui, à quelques legs près, eut tout ce riche héritage[4]. L'abbé d'Effiat avoit soixante-dix ans[5], et toute sa vie avoit été fort galant et fort du grand monde[6]. Tout vieux et tout aveugle qu'il

étant restée veuve trente-huit ans, avec un grand renom de piété et de charité (*Gazette* de 1670, p. 96).

1. Tome I, p. 182, notes 3 et 4.

2. François-Auguste de Thou, fils aîné de l'historien et frère de l'ambassadeur, appelé dès l'âge de dix ans à succéder à son illustre père comme grand maître de la bibliothèque du Roi, et reçu conseiller au Parlement en 1624, maître des requêtes en 1631, n'avait que trente-cinq ans lorsqu'il fut décapité à Lyon, pour n'avoir pas révélé la conspiration ourdie par Cinq-Mars. Voyez ce que Saint-Simon dit des deux amis et de leur fin tragique dans le *Parallèle*, p. 201-212. On priva alors l'abbé d'Effiat de ses bénéfices, comme ne vivant pas selon Dieu : *Lettres du cardinal de Richelieu*, tome VII, p. 128, 138 et 148.

3. Antoine Coiffier, dont nos *Mémoires* (tome I, p. 66) ont déjà dit le grand crédit sur Monsieur, et dont ils reparleront, avait pour père Martin Coiffier-Ruzé, lieutenant de Roi en basse Auvergne, mort en 1644.

4. Selon *Dangeau* (p. 446) et la *Gazette d'Amsterdam*, n°s LXXXVII et LXXXVIII, la succession montait à huit cent mille livres, sur lesquelles les legs devaient en prélever deux ou trois cent mille. Il y avait pour plus de cinquante mille écus de vaisselle d'or, et le produit des bénéfices de l'abbé allait à quarante mille livres. On prétendit qu'il avait été empoisonné par ses gens, à qui il laissait des legs considérables : Arch. nat., MM 824, fol. 56 v°. Son héritier était prodigieusement avare

5. Soixante-dix-sept ans, et non soixante-dix : voyez l'épitaphe rapportée dans la *Gallia christiana*.

6. Ses relations avec la marquise de Courcelles, et surtout avec Ninon, sont bien connues : voyez Walckenaer, *Mémoires sur Mme de Sévigné*, tome IV, p. 160 et suivantes. C'est lui aussi qui s'intitulait le « mari de Mme de Sévigné. » Il avait été question, en 1671, sans doute par forme de plaisanterie, de lui faire épouser Mlle de la Bazinière, qui devint Mme de Nancré. Exilé pour sa mauvaise conduite, en 1674, avec l'abbé de Belesbat, MM. d'Olonne, de Vassé et de Vineuil, il se retira dans l'ancienne terre de Rancé, à Véretz (notre tome V, p. 296, note 2), et ce fut alors qu'il y reçut Mme de Sévigné (*Lettres*, tome IV, p. 133, et *Mémoires*, par Walckenaer, tome V, p. 259). Quoique cette rési-

étoit devenu, il en étoit encore tant qu'il pouvoit, et avoit la manie, quoique depuis plus de vingt ans aveugle, de ne le vouloir pas paroître : il étoit averti, et retenoit fort bien les gens et les meubles qui étoient dans une chambre, les plats qu'on devoit servir chez lui et leur arrangement, et se gouvernoit en conséquence comme s'il eût vu clair. On avoit pitié de cette foiblesse et on ne faisoit pas semblant de s'en apercevoir. Il avoit de l'esprit, la[1] conversation agréable, savoit mille choses, et étoit un fort bon homme.

Mort de la duchesse Lanti.

La duchesse Lanti[2] mourut aussi à Paris, d'un cancer qu'elle y avoit apporté de Rome dans l'espérance d'y trouver sa guérison[3]. On a vu ailleurs qui étoit son mari[4] et qu'elle[5] étoit sœur de la duchesse de Bracciano, qui fit son mariage. Elle n'avoit rien[6], et Lanti se trouva fort honoré d'épouser une la Trémoïlle sœur d'une femme qui, à tous égards, tenoit le premier rang dans Rome et qui lui procura l'ordre du Saint-Esprit. Elle laissa des enfants[7], et le Roi fit donner à sa fille, qu'elle avoit amenée, de quoi s'en retourner à Rome[8].

dence fût délicieuse, il s'estima heureux de pouvoir en revenir en 1678 : Arch. nat., O[1] 22, fol. 258.

1. *La* est écrit en surcharge sur *et u*[*ne*].

2. Louise-Angélique de la Trémoïlle-Noirmoutier : tome III, p. 2-3.

3. Dangeau annonce son arrivée et sa maladie le 10 mai 1698, ses derniers moments le 15 novembre, et sa mort le 25 (tome VI, p. 345, 460 et 465). Comparez l'article nécrologique du *Mercure*, décembre 1698, p. 240-247. Le corps de la duchesse fut porté des Bénédictines du Chasse-Midi aux Célestins, et son cœur à Rome. Le *Mercure* donna des fragments du discours prononcé à la présentation du corps.

4. Tomes III, p. 2-3, et V, p. 41.

5. *Quelle*, sans apostrophe, par mégarde, dans le manuscrit.

6. Coulanges, qui la connut beaucoup à Rome et qui parle d'elle dans ses *Mémoires* (p. 152-154), lui prête des yeux assez beaux, une bonne mine, et les manières les plus engageantes.

7. Les *Mémoires* parleront du fils à plusieurs reprises, surtout au tome XVIII, p. 102-104 ; comparez un passage de l'article Royan, dans les *Duchés vérifiés sans pairie* (Affaires étrangères, vol. *France* 219, fol. 198 v°), et les Additions 136 et 137, dans notre tome III, p. 340.

8. C'est Dangeau qui donne ce détail le 17 décembre : tome VI,

La chancelière le Tellier[1] mourut enfin à plus de quatre-vingt-dix [ans][2], ayant conservé sa tête et sa santé jusqu'à la fin, et grande autorité dans sa famille, à qui elle laissa trois millions de bien[3].

Mort de la chancelière le Tellier.

M. de Pomponne perdit l'abbé Arnauld[4], son frère. C'étoit un homme fort retiré et grand homme de bien[5],

Mort de l'abbé Arnauld.

p. 477. — Marie-Anne-Césarine Lanti della Rovere épousa en 1712 le duc d'Havré Croÿ, et mourut à Paris, le 16 avril 1753, à soixante-huit ans, ayant été dame du palais de la reine d'Espagne. Il sera parlé aussi d'elle dans la suite des *Mémoires*.

1. Élisabeth Turpin, fille d'un intendant de Languedoc, mariée le 12 février 1629 à Michel le Tellier, devenue veuve en 1685, et morte à Paris, le 28 novembre 1698 : voyez le *Journal de Dangeau*, tome VI, p. 464 et 466; les *Mémoires de Sourches*, tome VI, p. 91 et 94-95; la *Gazette d'Amsterdam*, n° XCIX; le *Mercure* du mois de décembre, p. 247-254, etc.

2. Près d'entrer dans sa quatre-vingt-onzième année, dit Dangeau.

3. Le chiffre est donné par Dangeau. Dans la table de sa copie manuscrite du *Journal*, Saint-Simon a porté cette mort dans les termes qui suivent : « Mort de la chancelière le Tellier, à quatre-vingt-dix ans, à Paris, la tête entière, qui laisse trois millions, et qui, depuis son veuvage, donnoit tous les ans cent cinquante mille livres aux pauvres. » Les *Mémoires de Sourches* (tome VI, p. 94-95) disent qu' « elle avoit toujours demandé à Dieu deux choses : la première, de conserver le jugement jusqu'à la mort, et la seconde, de mourir le vendredi; et Dieu lui accorda ces deux grâces, sans doute à la prière des pauvres, auxquels elle avoit fait toute sa vie de prodigieuses charités, leur ayant donné quelquefois jusqu'à soixante mille livres par an. » Elle et son mari laissaient huit cent mille livres à leur fils l'archevêque de Reims, donnaient quatre cent mille livres à chacun des trois enfants de leur gendre le duc d'Aumont, et instituaient légataires universels les six enfants de leur fils aîné Louvois.

4. Antoine Arnauld (Saint-Simon écrit ici : *Arnaud*, et : *Arnauld*, dans les manchettes), second fils d'Arnauld d'Andilly, né en 1616 et élevé par Barcos, servit d'abord aux gardes, puis aux carabins, et devint capitaine d'infanterie, mais se fit prêtre en 1643, alla à Rome avec son oncle Henri Arnauld, eut l'abbaye de Chaumes, grâce à Pomponne, en 1674, et mourut à Paris, dans la nuit du 11 au 12 décembre 1698, âgé de quatre-vingt-deux ou trois ans : *Journal de Dangeau*, tome VI, p. 474; *Gazette d'Amsterdam*, 1698, n° CII.

5. Voyez son portrait dans les *Mémoires sur Mme de Sévigné*, par

qui n'avoit jamais fait parler de lui dans les affaires du fameux Arnauld, son oncle[1]. Il vivoit dans un bénéfice qu'il avoit[2].

Le Roi refuse de porter le deuil d'un fils du prince royal de Danemark.

Le prince royal de Danemark[3] perdit son fils[4]. Cette cour fit tout ce qu'elle put pour engager la nôtre d'en porter le deuil ; mais le Roi ne voulut point avoir cette complaisance : il ne portoit le deuil que des têtes couronnées ou des princes qui étoient ses parents[5], et il n'avoit point de parenté avec la maison d'Oldenbourg, qui est celle des rois de Danemark[6].

Baron de

Bonneuil, introducteur des ambassadeurs, étoit mort il

Walckenaer, tome II, p. 100 et 101, les *Mémoires de Brienne* (1828), tome I, p. 16 et suivantes, et ses propres *Mémoires*, qui s'étendent de 1634 à 1675, et qui, publiés pour la première fois en 1756, figurent dans les collections générales.

1. Tome V, p. 285. — Cependant l'abbé Arnauld, ayant passé un certain temps à Port-Royal, était resté attaché aux solitaires. Il avait aussi des liaisons intimes avec plusieurs femmes, même galantes ; parmi elles figurait la belle duchesse de Brissac, sœur de Saint-Simon, et on a une lettre par laquelle elle le félicita, en 1677, d'avoir écrit ses *Mémoires*.

2. Dangeau dit : « C'étoit un homme fort retiré, que nous ne voyions point en ce pays ici. Il avoit l'abbaye de Chaumes, qui vaut huit ou dix mille livres de rente, et qui est dans le diocèse de Sens. » Chaumes est tout proche de la terre de Pomponne.

3. Ce prince, né le 11 octobre 1671, succéda à son père Christian V (tome IV, p. 53) le 4 septembre 1699, sous le nom de Frédéric IV, et mourut le 12 octobre 1730. Il avait épousé une princesse de Mecklembourg. Il était venu *incognito* à la cour de France en 1693.

4. Christian, né le 28 juin 1697, mort le 11 octobre 1698.

5. C'est encore Dangeau qui dit cela (tome VI, p. 461, 17 novembre) : « Le fils du prince royal de Danemark est mort ; il n'avoit que deux ans. L'envoyé en doit donner part au Roi ces jours ici. Il auroit bien souhaité que le Roi leur fît l'honneur d'en porter le deuil ; mais on ne le portera point, car il n'est point parent du Roi, et S. M. ne le prend que pour les têtes couronnées ou pour ceux qui ont l'honneur d'être ses parents. » Comparez notre tome V, p. 131, note 6. Nous verrons bientôt, p. 247, le titre de *Majesté* refusé au même roi.

6. Christian ou Christiern Ier de Holstein, élu roi de Danemark en 1448 et fondateur de la dynastie, descendait des comtes d'Oldenbourg, en Westphalie, qu'on disait issus du saxon Witikind.

y avoit cinq ou six mois[1]. C'étoit un fort honnête homme, différent de Sainctot[2], à qui son père[3], seul introducteur[4], avoit vendu la moitié de sa charge[5]. Le père et le fils entendoient fort bien leur métier[6]. Breteuil[7], qui, pour être[8]

Breteuil est fait introducteur des ambassadeurs sa rare

1. Michel Chabenat de Bonneuil (Saint-Simon écrit : *Bonnœil*), décédé le 16 juillet 1698, à cinquante ans : *Journal de Dangeau*, tome VI, p. 385, et *Mémoires de Sourches*, tome VI, p. 46. Suivant ces derniers *Mémoires*, il mourut d'avoir épousé une très belle personne, « petite femme tout à fait ridicule, » dit Mme de Sévigné (*Lettres*, tome VI, p. 364).

2. Tome V, p. 5-11 et 16-19.

3. Étienne Chabenat, seigneur de Bonneuil-sur-Marne, vicomte de Savigny, etc., ancien commis de d'Hémery, énormément enrichi sous la Fronde (*Choix de Mazarinades*, par Moreau, tome I, p. 120 ; *Historiettes de Tallemant des Réaux*, tome IV, p. 433 et 447). C'était, dit Tallemant (tome II, p. 13), le dévot de la cour.

4. Pourvu d'abord d'une des deux charges d'introducteur, celle de M. de Brûlon, le père y avait réuni celle de M. de Berlize en mars 1671, et avait obtenu la survivance pour son fils en février 1674, moyennant cent vingt mille livres données à M. de Lionne. Quand il était mort, le 24 avril 1680, le fils avait eu une retenue définitive, le 25 septembre 1680 (Arch. nat., O[1]24, fol. 243), puis, en septembre 1682, un brevet d'assurance de quarante mille écus.

5. C'est Bonneuil lui-même, et non son père, qui avait vendu la charge du semestre de juillet à Sainctot, en 1691.

6. Ils avaient rédigé des mémoires de 1659 à 1695, dont on fit un *Traité en abrégé du conducteur des ambassadeurs et princes étrangers*. Le manuscrit en a passé de nos jours dans deux ventes (catalogue Béhague, n° 167, et catalogue des libraires Morgand et Fatout, novembre 1880, n° 6497). C'est peut-être le même texte qui se trouve aux Affaires étrangères, dans le vol. *France* 1835, et à la bibliothèque de l'Arsenal, dans le ms. des *Mémoires de M. de Breteuil*, dont il va être parlé (ms. Arsenal 3859, p. 415-460). J'ai indiqué dans notre tome V, p. 5, note 6, d'autres recueils analogues sur les mêmes matières de cérémonial diplomatique.

7. Louis-Nicolas le Tonnellier, baron de Breteuil, septième fils de l'ancien contrôleur général des finances, avait acquis en février 1677 une charge de lecteur du Roi, et avait fait une mission à Parme, à Modène et à Mantoue de 1682 à 1684. Il se retira de la cour en octobre 1715, et mourut à Paris, le 24 mars 1728, dans sa quatre-vingt-unième année. Rigaud avait fait son portrait en 1692, et le musée d'Orléans en possède un autre, daté de 1701.

8. *Estré*, par mégarde, dans le manuscrit.

ignorance, et du marquis de Gesvres. [*Add. St-S.* 274]

né à Montpellier[1] pendant l'intendance de son père[2], se faisoit appeler le baron de Breteuil[3], eut cette charge d'introducteur au retour de Fontainebleau[4]. C'étoit un

1. Quoique Montpellier ne fût ni la capitale du Languedoc, ni le siège du parlement de cette province (voir la belle carte du gouvernement par Jaillot), et ne possédât qu'un des deux bureaux des finances et un simple évêché, c'était la résidence ordinaire de l'intendant, même de préférence à Toulouse, et ce fut sa résidence définitive à partir de Bâville[a]. Mais, dans son Addition au *Journal de Dangeau*, tome VI, p. 80, Saint-Simon avait dit tout le contraire : « Sa baronnie étoit d'être né à Toulouse pendant que son père y étoit intendant, et la vieille chimère que ceux qui y naissent ont le titre de baron. » C'est en janvier 1647 que M. de Breteuil père partit pour le Languedoc (*Journal d'Ol. d'Ormesson*, tome II, p. 881) ; son fils naquit le 15 septembre 1648, et il fut nommé intendant à Paris le 12 août 1653.

2. Louis le Tonnellier de Breteuil, seigneur de Boissette, Mons et Raville, fils d'un directeur des finances, fut successivement conseiller au parlement de Bretagne (1632) et à celui de Paris (1637), maître des requêtes (1644), intendant en Languedoc, Cerdagne et Roussillon (1646), intendant à Paris (1653), contrôleur général des finances (1657), conseiller d'État semestre (1666), commissaire de la chambre de Saint-Lazare (1673), conseiller d'État ordinaire (1680), et mourut à Paris, le 18 janvier 1685, âgé de soixante-seize ans.

3. Les le Tonnellier passaient pour être originaires de Breteuil-sur-Noye, dans l'arrondissement actuel de Clermont (département de l'Oise), entre Montdidier, Crèvecœur et Conty. Louis-Nicolas se qualifiait baron dès l'époque où il alla en Italie comme envoyé du Roi ; mais, en 1690, il voulut régulariser les choses en achetant fort cher la terre de Preuilly, qui conférait le titre de premier baron de Touraine et de chanoine porte-étendard de la basilique de Saint-Martin (*Journal de Dangeau*, tome VII, p. 77)[b], et où l'on voit encore les tombeaux de ses descendants. Du reste, les autres branches de cette famille avaient un marquisat, celui de Fontenay-Trésigny, érigé en 1691 pour l'intendant des finances, frère aîné du baron et père du futur secrétaire d'État de la guerre sous Louis XV, et une baronnie, celle d'Écouché, dont le titulaire, conseiller de grand'chambre, mourut le 16 avril 1698.

4. Comparez le *Journal de Dangeau*, tome VI, p. 464, et les *Mémoires*

[a] Pendant un temps, il y eut deux intendants ou commissaires extraordinaires, l'un pour le haut Languedoc, l'autre pour le bas.

[b] Il prit alors le titre de baron de Preuilly, première baronnie de Touraine (Arch. nat., Y 278, fol. 337), et, en août 1711, il obtint l'autorisation de porter le nom de Breteuil seul, sans celui de Tonnellier ou avec celui de Preuilly (Arch. nat., X^1A 8709, fol. 46 v°).

homme qui ne manquoit pas d'esprit, mais qui avoit la rage de la cour, des ministres, des gens en place ou à la mode[1],

de Sourches, tome V, p. 245-246. La famille de Bonneuil eût voulu conserver cette charge (semestre de janvier); mais M. de Breteuil obtint l'agrément du Roi, et il fut pourvu par retenue du 29 novembre 1698 (Arch. nat., O[1] 42, fol. 243 v°). Il raconte ainsi sa nomination dans ses *Mémoires* (ms. Arsenal 3860, p. 1) : « Le dimanche matin 23 novembre 1698, le Roi m'a donné la charge d'introducteur des ambassadeurs vacante par la mort de Bonneuil, et m'a ordonné de payer cent vingt mille livres pour acquitter le brevet de retenue de pareille somme que Bonneuil avoit. Et en même temps, S. M. m'a donné un brevet de retenue de la moitié de cette somme. (*En marge :* M. de Sainctot, qui a l'autre moitié de la charge, l'a achetée deux cent quarante-six mille livres et un pot-de-vin. Je n'en ai pas donné parce qu'on n'en paye point pour les charges vacantes par mort.) » En rapportant les mêmes faits, Dangeau dit que le revenu de la charge dépassait douze mille livres; les gages étaient de six cents livres, et les appointements de neuf mille. M. de Breteuil eut un brevet d'assurance de quatre-vingt-dix mille livres de plus en 1704, et il resta dix-huit ans en fonctions. Il a laissé des *Mémoires*, dont deux copies sont à la bibliothèque de Rouen et à celle de l'Arsenal; une troisième, mutilée par un récent incendie, appartient à la famille. Le texte en doit être conforme aux procès-verbaux que l'auteur remettait, à la fin de chaque semestre, entre les mains du Roi. Des fragments assez nombreux ont été publiés dans *le Magasin de librairie*, tomes I et II : voyez une note des éditeurs du *Journal de Dangeau*, tome XVIII, p. 387 et 388.

1. Fort étourdi, aussi hâbleur que bavard, selon Gaignières (Chansonnier, ms. Fr. 12 692, p. 9), il a été placé par la Bruyère dans le chapitre du Mérite personnel (*Caractères*, tome I, p. 446), sous le nom de Celse qui est d'un rang médiocre, etc. : « Il sait les bruits communs, les historiettes de la ville ; il ne fait rien, il dit ou il écoute ce que les autres font, il est nouvelliste.... » On connaît ses liaisons avec Mlle de Périgny, femme de chambre de la Reine, avec Mme de Lionne, et surtout avec la présidente Ferrand, dont il fit, dit-on, imprimer les lettres en 1691, et qui, elle-même, avait écrit leurs aventures sous le titre d'*Histoire des amours de Cléante et de Bélise*. Son premier mariage avec une cousine, Mlle de Caumartin-Mormant, ne fut pas moins romanesque, et on se moqua beaucoup de lui lorsqu'il se remaria, à quarante-neuf ans (16 avril 1697), avec la fille du comte de Froullay. C'est de ce second mariage que vinrent Émilie, marquise du Châtelet, et le père du ministre de Louis XVI, dont la descendance a eu la pairie dans notre siècle. De nombreuses lettres du baron de Breteuil ont été insérées par M. Éd. de Barthélemy dans *les Corres-*

et surtout de gagner de l'argent dans les partis[1] en promettant sa protection[2]. On le souffroit et on s'en moquoit. Il avoit été lecteur du Roi[3], et il étoit frère de Breteuil conseiller d'État et intendant des finances[4]. Il se fourroit fort chez M. de Pontchartrain, où Caumartin,

pondants de la marquise de Balleroy, et M. Eugène Asse a édité de nouveau, en 1880, les *Lettres de la présidente Ferrand.*

1. On appelait *partis* les traités passés par des compagnies de financiers, d'où leur surnom de *partisans*, avec le contrôleur général des finances et le Conseil, pour débiter des créations nouvelles d'offices, exploiter des fermes, faire des aliénations de droits ou de domaines, des recouvrements d'impôts ou de taxes à forfait ou en régie, placer des gages héréditaires ou des augmentations de gages, etc., le tout moyennant des remises et des intérêts d'avance.

2. Nous aurons plus d'une fois l'occasion d'expliquer comment les gens en crédit et bien placés à la cour se faisaient de gros profits à présenter et patronner les propositions des partisans.

3. On a déjà vu, à propos de Dangeau et de Bonrepaus, ce qu'étaient les deux charges de lecteur de la chambre du Roi, quels furent leurs titulaires depuis 1668, et combien elles valaient (tomes III, p. 185, et IV, p. 280). Breteuil fut pourvu, en remplacement du président de Mesmes, le 23 février 1677 (Arch. nat., O[1] 21, fol. 58), et il paya cette acquisition cent dix-huit mille livres, « à cause du brevet d'affaires, » disent les *Mémoires de Sourches* (tome I, p. 75, note 2), qui ajoutent qu'auparavant il avait fait fonction de premier commis auprès de Seignelay, par pure amitié, puis s'était brouillé avec ce ministre; que d'ailleurs il avait beaucoup de feu, d'esprit et de lecture. Le poste d'envoyé extraordinaire qu'il occupa ensuite en Italie (voyez la *Gazette* de 1682, p. 661-662) ne lui fut pas favorable : il dut demander son rappel, sous prétexte de mauvaise santé, mais sans doute parce qu'il ne pouvait s'entendre avec le duc de Mantoue (copie des *Dépêches vénitiennes*, filza 172, p. 227), et que ses affaires étaient en mauvais état (*Sourches*, tome V, p. 245-246, note 5). En 1696, il vendit la charge de lecteur à l'abbé de Vaubrun, mais conserva le logement et les entrées.

4. François le Tonnellier de Breteuil, né le 15 septembre 1638, conseiller au Parlement en 1661, maître des requêtes en 1671, chargé de l'intendance de Picardie et d'Artois en 1674, de celle de Flandre en 1683, et de l'intendance de l'armée pendant la campagne de 1684; pourvu d'une commission d'intendant des finances dans cette même année 1684; nommé conseiller d'État semestre dès le mois de janvier suivant, par la faveur de Mme de Maintenon, promu conseiller ordinaire en janvier 1697, privé de son intendance en juin 1701, et mort le 10 mai 1705.

son ami et son parent[1], l'avoit introduit[2]. Il faisoit volontiers le capable, quoique respectueux, et on se plaisoit à le tourmenter. Un jour, à dîner chez M. de Pontchartrain, où il y avoit toujours grand monde, il se mit à parler et à décider fort hasardeusement[3]. Mme de Pontchartrain le disputa[4], et, pour fin, lui dit qu'avec tout son savoir elle parioit qu'il ne savoit pas qui avoit fait le *Pater*[5]. Voilà Breteuil à rire et à plaisanter, Mme de Pontchartrain à pousser sa pointe, et toujours à le défier et à le ramener au fait. Il se défendit toujours comme il put, et gagna ainsi la sortie de table. Caumartin, qui vit son embarras, le suit en rentrant dans la chambre, et, avec bonté, lui souffle : « Moyse. » Le baron, qui ne savoit plus où il en étoit, se trouva bien fort, et, au café[6], remet le

1. Par sa première femme, Mlle le Fèvre de Caumartin-Mormant.

2. Les *Mémoires de Sourches* disent en effet : « Il avoit langui longtemps jusqu'à ce que, le comte de Pontchartrain étant entré dans le ministère, Caumartin, qui étoit son favori, lui fit connoître le baron, comme leur parent commun, et, le ministre lui ayant accordé toute sa protection, il devint bientôt fort riche, et obtint du Roi la charge d'introducteur des ambassadeurs. » (Tome VI, p. 91, note 4; comparez tome V, p. 245, note 5.)

3. Littré ne cite, de *hasardeusement*, que des exemples du seizième siècle, de Montaigne, la Noue, Aubigné; mais il est dans Furetière.

4. Littré remarque que « *disputer quelqu'un*, pour dire : lui faire querelle, n'est pas dans le *Dictionnaire de l'Académie*, mais est du langage familier et autorisé par quelques écrivains. » Furetière ne le donne point.

5. Cette anecdote se retrouve aussi dans l'Addition placée ici, n° 274; mais, en 1707 (tome V de 1873, p. 122), Saint-Simon en mettra une analogue sur le compte de Gramont mourant. On voit, en 1708, Mme de Maintenon se plaindre de ce que les enfants des écoles d'Avon ne savent pas qui a fait le *Pater* (*Lettres* publiées en 1806, tome III, p. 40). — C'est dans l'Évangile selon saint Mathieu, chap. VI, vers. 9-13, qu'est rapportée la scène de Jésus-Christ enseignant à ses disciples l'oraison dominicale, comme la meilleure des prières.

6. Sur le commencement de la mode du café (Saint-Simon écrit : *caffé*), voyez le *Mercure* de février 1687, p. 239-242, et de juin 1699, p. 262-272, les livres de Spon (1671), de Dufour (1685), de Blégny (1687), de Galland (1699), et la *Correspondance administrative*, publiée

Pater sur le tapis, et triomphe. Mme de Pontchartrain alors n'eut plus de peine à le pousser à bout, et Breteuil, après beaucoup de reproches du doute qu'elle affectoit, et de la honte qu'il avoit d'être obligé à dire une chose si triviale, prononça magistralement que personne n'ignoroit que c'étoit Moyse qui avoit fait le *Pater*. L'éclat de rire fut universel. Le pauvre baron, confondu, ne trouvoit plus la porte pour sortir; chacun lui dit son mot sur sa rare suffisance. Il en fut brouillé longtemps avec Caumartin, et ce *Pater* lui fut longtemps reproché[1].

Son ami le marquis de Gesvres, qui quelquefois faisoit le lecteur[2] et retenoit quelque mot qu'il plaçoit comme il pouvoit, causant un jour dans les cabinets du Roi et admirant en connoisseur les excellents tableaux qui y étoient, entre autres plusieurs crucifiements de Notre-Seigneur[3] de plusieurs grands maîtres[4], trouva que le

par Depping, tome II, p. 575, 739 et 740. Il y a aussi dans le Chansonnier, ms. Fr. 12 695, p. 99-101, une chanson très curieuse, imprimée en 1711, sur ses propriétés et sur la manière de le préparer. Beaucoup de personnes, et Saint-Simon lui-même, lui attribuaient des effets dangereux. Nous trouvons en 1676 (Arch. nat., O[1] 3713, fol. 9) un brevet de chocolatier, faiseur ordinaire de caffé (*sic*), de tay (*sic*), et de toutes sortes de liqueurs, donné par la Reine à Jean de Herrera. En 1699, Paris avait déjà de nombreuses « maisons de caffé, » et il fallut y défendre les jeux de hasard. On voit, par ce que Saint-Simon dit ici, que l'usage de prendre le café au sortir de table existait déjà avant 1700. Nicole n'y manquait pas (*Port-Royal*, par Sainte-Beuve, tome V, p. 240), et M. Babeau a rappelé récemment (*le Bourgeois d'autrefois*, p. 300-301) que Boileau aimait à discuter, après dîner, en prenant le café sous une tonnelle.

1. L'aventure arriva peut-être au baron de Breteuil; mais la Bruyère paraît l'attribuer à un autre dans sa lettre de 1695 (*Œuvres*, tome III, 1re partie, p. 241) : « Le *Pater noster* est cette oraison dont M. le Nostre fait tant de cas, qu'il en veut savoir l'auteur. » Du célèbre jardinier, tel que Saint-Simon le peindra bientôt, pareille ignorance est vraisemblable.

2. La locution *faire le lecteur* doit être prise ici au sens de : se piquer de lecture. Voyez FAIRE 39°, dans *Littré*.

3. *N. S.*, en abrégé, dans le manuscrit.

4. Félibien ne signale qu'une *Descente de croix* sur la cheminée de la chambre du lit (salon de Mercure). Le Roi avait fait placer dans son cabinet, en 1684, un *Portement de croix*, chef-d'œuvre du vieux Mignard.

même en avoit fait beaucoup, et tous ceux qui étoient là. On se moqua de lui, et on lui nomma les peintres différents, qui se reconnoissoient à leur manière. « Point du tout, s'écria le marquis; ce peintre s'appeloit INRI[1]. Voyez-vous pas son nom sur tous ces tableaux? » On peut imaginer ce qui suivit une si lourde bêtise, et ce que put devenir un si profond ignorant.

Abbé Fleury; ses commencements, ses premiers progrès; comment fait évêque de Fréjus.

On a vu en son temps la disgrâce, puis la mort de d'Aquin, premier médecin du Roi[2]. Il avoit un frère[3] évêque de Fréjus, qui étoit un homme fort extraordinaire; il demanda à se défaire de son évêché en faveur de son neveu[4]. Tout fut bon au Roi pourvu qu'il se démît[5], et l'abbé d'Aquin, d'ailleurs, avoit plu au Roi dans l'exercice de son agence du clergé[6]. L'oncle ne fut pas

1. *Jesus Nazarenus Rex Judæorum.*

2. Tomes I, p. 284-288, et III, p. 85.

3. Luc d'Aquin, chanoine de Saint-Étienne de Toul, nommé évêque de Saint-Paul-Trois-Châteaux en 1678, de Fréjus en 1680, démissionnaire en 1697, mort le 2 mars 1718, à soixante-dix-sept ans.

4. Louis d'Aquin (1667-1710) : tome I, p. 286, note 2. Le *Dictionnaire critique* de Jal (p. 61) le dit né le 26 février 1666, et non le 20 mai 1667, comme je l'ai indiqué, conformément d'ailleurs à l'âge de quarante-trois ans qu'on lui donnait lors de sa mort. Il fut tenu sur les fonts baptismaux, le 11 novembre 1669, par le grand Condé et la Reine. On a un mauvais portrait de lui, gravé par Gantrel.

5. La *Gazette d'Amsterdam* (1697, n° v) dit que l'évêque, ayant été invité à rentrer dans son diocèse, préféra se démettre au profit de son neveu. Comparez le *Journal de Dangeau*, tome VI, p. 52-53, les *Mémoires de Sourches*, tome V, p. 229, et surtout les *Mémoires de l'abbé le Gendre*, p. 211-214, qui rapportent que l'oncle, très mal famé pour son avarice, et même pour ses mœurs, consentit à se démettre parce que son neveu lui faisait craindre un procès et lui offrait d'ailleurs une belle compensation; mais on prit soin, de concert avec M. de Noailles, de lui faire signer une renonciation pure et simple, et il n'eut pas les abbayes de Saint-Denis de Reims et de la Séauve-Majeure, qu'il avait cru que Louis d'Aquin lui abandonnerait.

6. Voyez ce qui a été dit de ses qualités en 1693 : tome I, p. 286 et Addition 60. Il avait pris possession des abbayes abandonnées par son frère aîné n'ayant que douze ans (*Gallia christiana*, tome XIV, col. 654), et, selon les *Mémoires de Sourches* (tome II, p. 1), il avait eu le talent

longtemps d'accord avec lui-même, et il vexa tellement et si mal à propos son neveu, qu'il abdiqua Fréjus pour n'avoir point à lutter contre son oncle[1]. Le Roi approuva

de rendre les petites pour en avoir de plus grosses, et d'obtenir toujours le *gratis* de ses bulles. — Les deux agents généraux du clergé, ecclésiastiques du second ordre, étaient nommés tous les cinq ans, avant chaque assemblée, par les deux provinces ecclésiastiques à qui ce choix revenait à tour de rôle. On prorogeait quelquefois leurs pouvoirs. Ils en retiraient quatre-vingt ou cent mille livres, et avaient titre, rang et séance de conseiller d'État, avec les gages de quinze cents livres. Leurs fonctions étaient d'ailleurs très lourdes, en même temps que très délicates, et ils devaient en rendre un compte exact. Leurs papiers forment, aux Archives nationales, un fonds considérable, qui complétera la suite imprimée des *Procès-verbaux*, lorsqu'on l'aura classé. L'abbé d'Aquin, élu à l'agence par une faveur tout exceptionnelle et avec dispense du Pape, car il n'avait pas l'âge d'être prêtre, fit preuve de beaucoup d'esprit, de facilité à parler et d'érudition, mais aussi d'une gravité pédantesque et d'une fierté insupportable (*Mémoires de l'abbé le Gendre*, p. 111-112; *Mémoires de Sourches*, tome V, p. 229, note 2). C'est alors, comme Saint-Simon nous l'a raconté à l'année 1693, que le père, dans son avidité insatiable, osa demander pour ce fils l'archevêché de Tours, et, qu'en causant lui-même sa propre disgrâce, il retarda l'avancement de l'abbé : comparez les *Mémoires de Sourches*, tome IV, p. 281-283.

1. Le Roi avait cependant fait rendre un arrêt du Conseil tout en faveur du neveu, le lundi 28 avril 1698 (Arch. nat., E 1907, fol. 81). Il est dit dans cet arrêt que la nomination de Louis d'Aquin par brevet du 6 janvier 1697 a été faite régulièrement sur la démission de son oncle et en réservant à celui-ci, sur les revenus de Fréjus, une pension de trois mille livres, outre sept autres mille livres sur les abbayes du nouvel évêque; que c'est seulement à la veille du sacre qu'il a formé une vaine opposition par acte de sergent, puis a écrit au Pape que sa démission n'avait pas été libre et qu'il y avait lieu de casser les bulles de son successeur; qu'il a même envoyé des lettres pastorales en ce sens dans le diocèse, mais que le Pape a déclaré son recours injuste et calomnieux; que l'opposition qu'il a encore adressée au chapitre de la cathédrale de Fréjus, le 22 juin 1697, est nulle, et que le nouvel évêque doit être mis en possession par les soins de l'intendant de la province. Deux mois avant cet arrêt, l'ancien évêque avait été exilé à Carhaix, et son frère, le médecin ordinaire, à Brive, « le Roi étant fort mécontent de la conduite de l'évêque et des conseils que lui a donnés son frère, qu'on prétend qui le gouvernoit » (*Journal de Dangeau*, tome VI, p. 300; Arch. nat., O[1]42, fol. 35 v° et 36). L'un et l'autre

fort ce procédé, et trouva celui du vieil évêque extrêmement mauvais. Séez[1] vint à vaquer tout à propos[2], et fut donné au neveu[3], et en même temps l'oncle eut ordre de désemparer de Fréjus[4] et de laisser les lieux libres. Voilà donc Fréjus tout à fait vacant[5].

L'abbé Fleury[6] languissoit après un évêché depuis longues années; le Roi s'étoit buté[7] à ne lui en point don- [*Add. S^tS. 275 et 276*]

furent tenus très sévèrement dans leur relégation, et elle ne cessa qu'en 1711 pour l'ancien évêque. C'est sur la fin du mois d'octobre 1697 que le neveu envoya sa démission (*Journal*, p. 430).

1. Sur cet évêché, voyez notre tome III, p. 63-64.

2. Par la mort de M. Savary : voyez plus loin, p. 201, et le *Journal de Dangeau*, tome VI, p. 398, 17 août 1698.

3. Dans la distribution de la Toussaint : *Journal*, tome VI, p. 430 et 432. L'évêché de Séez valait beaucoup moins que celui de Fréjus; mais, comme l'observe Dangeau, Louis d'Aquin n'avait pas besoin d'un gros revenu, étant fort riche par son père. La *Gallia christiana* ne dit mot des raisons de cette translation d'un siège à l'autre. Une petite partie des papiers de l'évêque est conservée à la Bibliothèque nationale, ms. Lancelot 20, fol. 1-59.

4. Littré n'a pas relevé cet emploi de *désemparer* avec un complément indirect; nous le trouverons plus tard avec un complément direct.

5. Ce diocèse, borné au N. par celui de Riez, au S. par la Méditerranée, à l'E. par le diocèse de Grasse, à l'O. par ceux d'Aix et de Toulon, renfermait quatre-vingt-huit paroisses, six chapitres, une seule abbaye d'hommes, et rapportait environ vingt-cinq mille livres. Saint-Simon écrit : *Fréjuls*, conformément à l'étymologie latine : *Forum Julii.* Ailleurs, il qualifiera ce siège de « trou solitaire. »

6. André-Hercule de Fleury, né à Lodève le 22 juin 1653, prit le grade de docteur en théologie à Paris, devint aumônier de la Reine en 1675, puis aumônier du Roi le 6 septembre 1678, abbé de la Rivoure en décembre 1691, évêque de Fréjus en novembre 1698. Il se démit de ce siège en janvier 1715, eut l'abbaye de Tournus au mois de juin suivant, et la charge de précepteur du jeune Roi en septembre, fut élu membre de l'Académie française en avril 1717, puis membre honoraire de l'Académie des sciences (1721) et de celle des inscriptions (1725), devint abbé de Saint-Étienne de Caen en 1721, grand aumônier de la Reine, cardinal, ministre d'État et surintendant des postes en 1726, mais refusa de prendre le titre de premier ministre, fut nommé proviseur de la Sorbonne et supérieur du collège de Navarre en 1729, et mourut à Issy, le 29 janvier 1743.

7. *Se buter* à faire quelque chose, au sens de s'obstiner avec entê-

ner : il n'estimoit pas sa conduite et disoit qu'il étoit trop dissipé, trop dans les bonnes compagnies, et que trop de gens lui parloient pour lui. Il l'avoit souvent refusé, le P. de la Chaise y avoit échoué, et le Roi s'étoit expliqué qu'il ne vouloit plus que personne lui en parlât davantage. Il y avoit quatre ou cinq ans qu'après une longue espérance, le pauvre abbé étoit tombé dans cette espèce d'excommunication, et il la comptoit d'autant plus sans ressource qu'il avoit essayé la faveur naissante de Monsieur de Paris, qui n'avoit pas mieux réussi que les autres : en sorte que le pauvre garçon ne savoit que devenir[1]. Il étoit sans bien et presque sans bénéfices[2]; il[3] étoit trop petit compagnon pour quitter sa charge par dépit, et, la garder aussi sans espérance, c'étoit le dernier mépris. Son père[4] étoit receveur des décimes[5] du diocèse de Lodève; il s'étoit fourré parmi les valets du

tement, est encore admis par l'Académie. Saint-Simon écrit : *butter*.

1. Sur son origine et ses débuts, voyez un morceau anonyme intercalé dans les *Mémoires du duc de Luynes*, tome V, p. 237-243, et que nous reproduisons à l'Appendice, n° III, ayant quelques raisons de le croire de Saint-Simon. Comparez le livre de M. l'abbé Verlaque : *Histoire du cardinal de Fleury et de son administration* (1878), ou une autre histoire écrite en 1750 par l'abbé de Ranchon, et conservée au Cabinet des manuscrits, mss. Nouv. acq. franç., n°s 2076-2077.

2. Son unique abbaye valait environ huit mille livres.

3. Avant *il*, le manuscrit porte un *et* biffé.

4. Selon l'acte de baptême en date du 14 juillet 1653, le père s'appelait Jean de Fleury, seigneur de Dio, et la mère était dame Diane de la Treille. C'est une sœur, Marie de Fleury, qui porta leur nom dans la famille de Rosset de Rocozel, où il fut érigé en titre ducal pour un neveu du cardinal. Dans le dossier Fleury, au Cabinet des titres, dossier bleu n° 7085, le père et le grand-père sont simplement qualifiés *nobles*, ce qui ne signifiait pas grand'chose en Languedoc. Selon M. l'abbé Verlaque, le père avait vingt-cinq mille livres de rente.

5. Les décimes étaient une taxe proportionnelle payée annuellement au Roi par les ecclésiastiques de toutes sortes, bénéficiers ou communautés érigées en titre de bénéfice, qui avaient un revenu ordinaire et perpétuel et qui n'étaient pas exemptés pour cause de pauvreté. Sur le recouvrement des décimes, et sur les charges de receveur établies dans chaque diocèse, voyez l'*Encyclopédie méthodique — Finances*,

cardinal Bonsy, dont il avoit obtenu la protection du temps de sa faveur à la cour et qu'il pouvoit tout en Languedoc[1]. L'abbé Fleury étoit fort beau et fort bien fait dans sa première jeunesse, et en a conservé les restes toute sa vie[2] : il plut fort au bon cardinal ; il voulut en prendre soin[3] ; il le fit chanoine de l'église de Montpellier[4],

tome I, p. 467-470. — Dans son Addition (n° 276), Saint-Simon attribue au père du futur cardinal, non pas la qualité de receveur des décimes, mais celle de receveur des tailles, comme le fait aussi l'avocat Barbier dans son *Journal*, tome I, p. 431. La *Gallia christiana* (tome I, col. 445) le dit seulement né à Montpellier (*sic*), *ex nobili genere*. La généalogie insérée au premier registre de l'*Armorial général* de d'Hozier mentionne un brevet de conseiller d'État qui aurait été donné au père le 26 avril 1661.

1. Voyez ce qui a déjà été dit de ce « roi du Languedoc, » tome III, p. 325-328. C'est en 1673 qu'il passa de l'archevêché de Toulouse à celui de Narbonne, dont l'évêque de Lodève, Charles-Antoine de la Garde de Chambonas, était suffragant. On remarquera que c'est le père, et non le fils, qui « se fourra parmi les valets du cardinal Bonsy. »

2. On a de nombreux portraits de lui, gravés par les meilleurs artistes du temps, d'après les maîtres les plus célèbres. Rigaud, entre autres, le peignit en 1705, pour la somme de cent cinquante livres, et ce portrait fut gravé par Drevet, puis par Chéreau. Une lettre de l'année 1699, que cite M. l'abbé Verlaque (p. 9), dit que le jeune prélat était alors très bien fait, avec un visage fort agréable, des traits réguliers, une belle tête, peu de taille, mais un port noble et majestueux ; qu'on lui reconnaissait beaucoup de netteté d'esprit, de réserve dans le langage et de décence dans les mœurs ; qu'il était tendrement aimé de M. de Pomponne et de Mascaron.

3. Comparez ce que Saint-Simon dira dans le portrait du cardinal de Bonsy (tome III de 1873, p. 427) : « Fleury, receveur des décimes du diocèse de Lodève, s'insinua dans le domestique du cardinal, parvint jusqu'à lui, et à lui oser présenter son fils, qui plut tellement à cette Éminence italienne, qu'il en prit soin, etc. » D'Argenson, dans ses *Mémoires* (tome II, p. 273-277), rapporte que les premiers protecteurs du jeune abbé furent Daguesseau père et Bâville, intendant de la province, et l'on voit dans les *Mémoires du président Hénault*, p. 85, que le cardinal conserva toujours une vive gratitude pour les Lamoignon.

4. Le chapitre de l'église cathédrale Saint-Pierre de Montpellier comptait vingt-quatre chanoines majeurs, créés par le pape Paul III en 1536. La nomination aux canonicats appartenait au chapitre lui-même. Le jeune Fleury y avait eu un oncle ; plus tard, en souvenir de son

où il fut ordonné prêtre en 1674[1], après avoir fait à Paris des études telles quelles, dans un grenier de ces petits collèges à bon marché[2]. Le cardinal Bonsy, qui étoit grand aumônier de la Reine, se fit une affaire de lui en faire avoir une charge d'aumônier : ce qui parut assez étrange[3]. Sa figure adoucit les esprits ; il se trouva discret, doux, liant ; il se fit des amies et des amis, et se fourra dans le monde sous la protection du cardinal Bonsy. La Reine mourut, et le cardinal obtint pour lui une charge d'aumônier du Roi[4]. On en cria beaucoup ; mais on s'accoutume à tout : Fleury, respectueux, et d'un

séjour parmi ces chanoines, il donna une horloge à leur église. Voyez l'*Histoire ecclésiastique de Montpellier*, par Aigrefeuille, p. 199-200.

1. En 1679, et non 1674, selon M. l'abbé Verlaque.

2. Voyez les notices des quarante ou cinquante collèges de Paris dans le tome III du *Moréri*. Selon M. l'abbé Verlaque, ce fut l'oncle chanoine de Montpellier qui fit entrer Fleury aux collèges de Navarre et d'Harcourt. Le *Dictionnaire de Moréri* dit : « Mené à Paris à l'âge de seize ans, il fit ses humanités au collège des Jésuites et sa philosophie au collège d'Harcourt, où il soutint des thèses en latin et en grec, dans lesquelles il exposa avec beaucoup de savoir les principaux dogmes des philosophes d'Athènes. Destiné à l'état ecclésiastique, il fut reçu et installé chanoine de l'église de Montpellier en 1668, et revint la même année à Paris pour y continuer ses études. Il commença sa licence en 1676 ; mais il ne prit que longtemps après le bonnet de docteur.... »

3. Après *étrange*, Saint-Simon a changé une virgule en point, et plus loin il a écrit, sans virgules : *discret doux liant*. — Selon M. l'abbé Verlaque, c'est Bossuet qui, comme premier aumônier de la Reine, aurait fait nommer Fleury. Le *Moréri* dit : « Introduit à la cour, il obtint une charge d'aumônier de la Reine à l'âge de vingt-deux ans, n'étant pas encore prêtre. » Cette nomination serait donc de 1675. La Reine avait un aumônier ordinaire, qui touchait cent quatre-vingts livres de gages et huit cents livres pour sa nourriture, et quatre aumôniers par quartier, qui n'avaient que cent cinquante livres de gages, « bouche en cour » et un valet. Marie-Thérèse sollicita pour l'abbé de Fleury la députation du clergé : on a (Arch. nat., O[1] 3714, fol. 89) la lettre qu'elle écrivit à cette occasion à plusieurs évêques, et en effet il entra à l'assemblée de 1680.

4. En 1678, et non après la mort de Marie-Thérèse. Il vendit cette charge en août 1699.

esprit et d'une humeur qui avoit su plaire, d'une figure qui plaisoit peut-être encore plus, d'une modestie, d'une circonspection, d'une profession qui rassuroit, gagna toujours du terrain, et il eut la fortune et l'entregent d'être d'abord souffert[1], puis admis dans les meilleures compagnies de la cour, et de se faire des protecteurs ou des amis illustres des personnages principaux, en hommes et en femmes, dans le ministère et dans les premières places ou dans le premier crédit[2]. Il étoit reçu chez M. de Seignelay ; il ne bougeoit de chez M. de Croissy, puis de chez M. de Pomponne[3] et M. de Torcy, où, à la vérité, il étoit, comme ailleurs, sans conséquence et suppléoit[4] souvent aux sonnettes avant qu'on en eût l'invention[5]. Le maréchal et la maréchale de Villeroy l'avoient très souvent, les Noailles extrêmement[6], et il eut le bon esprit de se lier étroitement avec ce qu'il y avoit de meilleur et de

1. Nous avons déjà eu l'expression *entregent de cour* (tome III, p. 193) ; mais, ici, on remarquera le verbe régi par *entregent* et le déterminant. Littré ne cite aucun exemple analogue.

2. Dans la notice (Appendice, p. 515-516), il est dit que ce furent d'abord Fénelon et ses amies que l'abbé cultiva, puis les Noailles, Mme de Caylus, Valincour, le maréchal de Villeroy.

3. Voyez ci-dessus, p. 47, note 2. Pomponne et Torcy dirigeaient alors les affaires étrangères à la place de Croissy.

4. Saint-Simon écrit : *suppleeoit.*

5. Voyez, dans les *Mémoires sur Mme de Sévigné*, par Walckenaer, tome I, p. 472-475, des dissertations sur les demoiselles (comme la veuve Scarron, dans notre tome III, p. 484) qui servaient à appeler les gens avant l'invention des sonnettes, et sur les diverses conséquences que Saint-Simon tire de cette invention. Dangeau explique (tomes VII, p. 202, et VIII, p. 297) ce qu'on appelait vers 1700 « dîner à la clochette » : point de domestiques dans la salle, rien qu'une petite table auprès de la grande, portant des verres et des assiettes de rechange, le vin, l'eau, et une clochette pour appeler au besoin. Furetière disait, dix ans auparavant : « On a une sonnette sur un bureau ou dans un cabinet, pour appeler ses gens. » Saint-Simon écrit : *sonette.*

6. Faut-il sous-entendre « l'aimoient » avant *extrêmement*, qui ne va guère avec *l'avoient?* — Il est parlé de l'attachement de Fleury pour le maréchale de Noailles, mère du duc, dans les *Mémoires de Noailles*, p. 282.

plus distingué parmi les aumôniers du Roi, comme les abbés de Beuvron[1] et de Saint-Luc[2], et avec d'autres de son métier qui lui faisoient honneur[3]. Le maréchal de Bellefonds, le vieux Villars, Mme de Saint-Géran, M. et Mme de Castries, il ne sortoit point de chez eux, et passoit ainsi une vie très agréable, et très honorable pour lui[4]; mais le Roi n'avoit pas tort de n'y trouver rien d'ecclésiastique, et, quoiqu'il se conduisît fort sagement, il étoit difficile que tout en fût ignoré[5]. Il en étoit donc là, et sans moyen quelconque d'avancer ni de reculer, fort plaint du gros du monde, mais sans secours pour sortir de ce bourbier, lorsque Fréjus vaqua[6]. Monsieur de

1. Odet d'Harcourt, né le 26 novembre 1658, nommé aumônier du Roi le 23 mars 1685, abbé de Moutiers, en Champagne, en novembre 1691, mourut au camp devant Namur, le 25 juin 1692. Coulanges, qui le vit à Rome en 1689, comme conclaviste du cardinal de Bonsy, dit que c'était un homme aimable et de beaucoup de mérite, qui, assurément, aurait fait son chemin (*Mémoires*, p. 82). « Un homme de la première qualité, qui avoit su accommoder beaucoup d'agrément et de délicatesse d'esprit avec de très bonnes mœurs et une conduite digne de sa profession » (*Mémoires de Sourches*, tome IV, p. 74-76, 80 et 82). Selon Dangeau, on regretta beaucoup sa mort prématurée.

2. Louis d'Espinay de Saint-Luc, nommé abbé de Saint-Georges de Boscherville en 1677, mourut d'une chute de cheval à la chasse, le 7 octobre 1684 : voyez le *Journal de Dangeau*, tome I, p. 58-59, et *Bossuet précepteur du Dauphin*, par Floquet, p. 446-447. C'est en donnant à l'abbé de Beuvron la charge d'aumônier de l'abbé de Saint-Luc que le Roi déclara qu'il ne voulait plus qu'on en fît trafic.

3. Il accompagna le cardinal de Janson, en 1690, à Rome, où Coulanges le vit comme l'abbé de Beuvron (*Mémoires* p. 207), et ce fut au retour qu'il reçut l'abbaye de la Rivoure. En juin 1688, il avait été obligé de se faire faire la grande opération, à l'étonnement de tout le monde, « car il paroissoit avoir un corps très bien disposé, » disent les *Mémoires de Sourches* (tome II, p. 172), dont l'annotateur a ajouté assez inexactement : « C'étoit un garçon d'une famille de Paris, qui avoit du mérite et des talents pour le monde. »

4. Il fut même un temps où les Castries le logèrent chez eux.

5. Comparez les tomes XI, p. 67, et XV, p. 319, sur « ses plus qu'obscurs commencements, ses progrès par cause plus que louche, etc. »

6. Voyez le *Journal*, tome VI, p. 452, avec Addition de Saint-Simon.

Paris[1], qui l'en vit touché jusqu'aux larmes, en prit si généreusement pitié, que, malgré les défenses du Roi, il se hasarda de faire encore une tentative. Elle fut mal reçue, et de façon à fermer la bouche à tout autre; mais le prélat fit effort de crédit et de bien-dire[2] pour représenter au Roi que c'étoit déshonorer et désespérer un homme, et sans une cause éclatante à quoi on s'en pût prendre, et insista si fortement et si longtemps, que le Roi, d'impatience, lui mit la main sur l'épaule, et le serrant et le remuant : « Ho bien ! Monsieur, lui dit-il, vous le voulez donc, que je fasse l'abbé Fleury évêque de Fréjus, et, malgré toutes les raisons que je vous ai dites et redites, vous insistez sur ce que c'est un diocèse au bout du Royaume et en pays perdu ! Il faut donc vous céder pour n'en être plus importuné; mais je le fais à regret, et souvenez-vous bien, et je vous le prédis, que vous vous en repentirez[3]. » Ce fut de la sorte qu'il eut Fréjus, arraché par Monsieur de Paris à la sueur de son front et de toute la force de ses bras[4]. L'abbé Fleury fut comblé de joie et de reconnoissance pour un service si peu attendu, et qui le tiroit de[5] l'état du monde le plus cruel et le plus violent, auquel il ne voyoit point d'is-

1. Le futur cardinal de Noailles.

2. D'habileté à parler, à persuader. Furetière donne cette locution, qui est restée dans le *Dictionnaire de l'Académie*.

3. Comparez la phrase du Roi dans l'Addition 276. La notice (Appendice, p. 516) semble dire qu'on avait d'abord donné Séez à Fleury. Voltaire raconte (*Siècle de Louis XIV*, ch. XXVII), d'après Fleury lui-même, que le Roi s'excusa auprès de celui-ci d'avoir tant tardé à le nommer, dans les mêmes termes que jadis il avait employés à l'égard de Mme Scarron sollicitant une pension.

4. On voit en effet, par une lettre de Mme de Maintenon à l'archevêque, que l'abbé de Fleury n'était pas considéré comme « une personne à être sitôt évêque, » et que sa nomination fut absolument une marque de la condescendance du Roi pour M. de Noailles (*Correspondance générale*, tome IV, p. 297, lettre que Lavallée a datée à tort du 2 novembre 1699). Les *Mémoires de d'Argenson* en disent autant.

5. *De* corrige *du*.

sue[1]; mais le Roi fut prophète, et bien plus qu'il ne pensoit, mais d'une toute autre sorte. Le nouvel évêque se pressa le moins qu'il put de se confiner à Fréjus. Il fallut pourtant bien y aller[2]. Ce[3] qu'il y fit pendant quinze ou seize ans n'est pas de mon sujet[4]; ce qu'il a fait depuis, cardinal et plutôt roi absolu que premier ministre, c'est ce que tous les historiens ne laisseront pas ignorer à la postérité[5].

Prince de Conti gagne définitivement son procès contre

M. le prince de Conti, plus heureux, et peut-être plus actif au Parlement qu'en Pologne[6], gagna enfin définitivement[7] son grand procès contre Mme de Nemours, pour les biens de Longueville[8], dans le milieu de décembre,

1. *D'issue* est en interligne, au-dessus de *d'espérance*, biffé. Ensuite le manuscrit porte un point, et la première lettre de *Mais* corrige *le*.

2. Nommé le 1er novembre 1698, Fleury n'eut ses bulles qu'en avril 1699, à cause des dissentiments qui subsistaient entre les deux d'Aquin, et il n'alla prendre possession de son siège qu'en janvier 1701.

3. *Ce* corrige *et*. Le point qui précède a été ajouté après coup.

4. N'avait-il donc pas encore l'intention de raconter la Régence et la minorité de Louis XV?

5. Comparez ci-après, p. 321, et voyez quelques lignes des CONSIDÉRATIONS PRÉLIMINAIRES qui sont en tête des *Mémoires*, tome I, p. 12, ainsi que toute la partie des *Mémoires* relative à la Régence et deux Additions au *Journal de Dangeau*, tomes XVI, p. 365, et XVIII, p. 49-50.

6. Voyez notre tome IV.

7. Ici et dans la manchette, *diffinitivement*. C'est toujours l'orthographe de Saint-Simon; mais elle était généralement abandonnée pour *définitivement* depuis le commencement du dix-septième siècle.

8. Saint-Simon n'a raconté que « le commencement de leurs combats, » la première instance terminée par l'arrêt du 10 janvier 1696 au profit du prince de Conti (tome III, p. 5-7); quoique ayant eu encore l'occasion d'en dire deux mots à propos du voyage de Pologne (tome IV, p. 137 et 192), il a passé sous silence les deux jugements rendus depuis lors dans le même sens, le 1er août 1697 (*Journal de Dangeau*, tome VI, p. 163; *Gazette d'Amsterdam*, 1697, nos LIX, LX et LXIII) et le 15 mars 1698 (*Journal*, p. 312; *Gazette d'Amsterdam*, n° XXIV; *Œuvres de Daguesseau*, tome III, p. 403), pour arriver tout de suite au jugement définitif du 13 décembre 1698, qui mit à néant l'appel de Mme de Nemours, et dont le *Journal* (p. 474) rend compte en ces termes, que notre auteur va reproduire avec une inexactitude de chiffres : « M. le prince de Conti gagna son grand procès contre Mme de

et, de vingt-trois juges, eut vingt voix[1]. Outre treize ou quatorze cent mille francs qui lui furent adjugés[2], ses prétentions sur Neuchâtel devinrent bien plus considérables[3]. Mme de Nemours.

Le Roi, dans cette fin d'année[4], résolut d'entreprendre trois grands ouvrages, qui auroient dû[5] même être faits depuis longtemps[6] : la chapelle de Versailles[7], l'église[8] des

Nemours, à la grand'chambre. De vingt-trois juges, il en a eu vingt et un pour lui. On croit qu'il tirera du gain de ce procès-là la valeur de treize ou quatorze cent mille francs, et cela lui donne encore de grandes prétentions sur la principauté de Neuchâtel, ce qui seroit bien plus considérable que ce qu'il a gagné.... » Comparez la *Gazette d'Amsterdam*, n° CII, et les *Œuvres de Duguesseau*, tome III, p. 630-633, où l'arrêt est reproduit.

1. Selon les *Mémoires de Sourches*, tome VI, p. 100, les deux voix contraires furent celles du frère du maréchal Catinat et de l'abbé Brisard; quant au premier président, ne voulant pas opiner, « il se contenta de dire que la duchesse de Nemours méritoit d'être dépouillée de la succession à cause du mauvais choix qu'elle avoit fait de son héritier. »

2. Quoiqu'il se soit encore servi ici de l'abréviation ou sigle ʰ, c'est-à-dire *lb*, équivalant à *livres*, il a écrit *adjugés* au masculin, comme *comptants* à la page 1.

3. Voyez la suite p. 105.

4. C'est le 19 et le 20 décembre 1698, c'est-à-dire six et sept jours après le jugement du procès Conti-Nemours, que Dangeau parle de ces « grands ouvrages » (*Journal*, tome VI, p. 477).

5. *Deus* (sic), avec accord, par mégarde, dans le manuscrit.

6. Depuis 1688, à cause de la guerre, les dépenses des bâtiments avaient été considérablement réduites.

7. Il a déjà dit un mot du projet de bâtir cette chapelle (tome II, p. 12) en remplacement de celle qui avait été élevée en 1682 pour suppléer à l'insuffisance de la chapelle primitive. Elle ne fut finie et bénite qu'en 1710 : voyez *le Château de Versailles*, par M. Dussieux, tome II, p. 107-109. Pour le moment, Dangeau dit seulement (p. 478) : « Le Roi veut achever de bâtir la grande chapelle qui est ici, et on commencera lundi à mettre les ouvriers en besogne; on change quelque chose au premier dessein qu'on avoit fait, et on abattra une partie de ce qu'il y a de bâti. » La *Gazette de la Haye* de 1699, n° 46, dit que les récollets, qui devaient la desservir, obtinrent qu'on la revêtît de pierre de liais, au lieu de marbre, à cause du froid.

8. *Églises*, avec l'*s* biffée.

Invalides[1], et l'autel de Notre-Dame de Paris[2]. Ce dernier étoit un vœu de Louis XIII fait lorsqu'il n'avoit plus le temps de l'accomplir, et dont il avoit chargé son successeur, qui avoit été plus de cinquante ans sans y songer[3].

Mme de Blanzac rappelée.

Il permit aussi à Mme de Blanzac[4] de reparoître à la cour et de voir Mme la duchesse de Chartres, qui en eut une grande joie[5]. Celle de la maréchale de Rochefort

1. Le secrétaire d'État de la guerre s'engagea à donner une somme annuelle de quarante-cinq mille livres pendant six ans (*Dangeau*, tome VI, p. 477). Mansart dirigea les travaux, comme ceux de Versailles; ils ne furent terminés qu'en 1706.

2. Dangeau dit (p. 477) : « Le Roi a fait donner une somme d'argent considérable à Messieurs de Notre-Dame de Paris pour un autel; c'étoit un vœu qu'avoit fait le feu Roi. » Il ajoute, deux jours plus tard, que le vœu de Louis XIII ne s'élevait qu'à trois cent mille livres, mais que le Roi en a donné cinq cent mille, et augmentera même cette somme, s'il en est besoin. Cette générosité, selon l'ambassadeur vénitien, fut due aux instances de l'archevêque de Paris et de Mme de Maintenon. Le chapitre de la cathédrale vint en remercier le Roi.

3. Louis XIII, qui s'était déjà fait représenter par Philippe de Champaigne, en 1634, offrant sa couronne à la mère de Jésus-Christ, rendit, le 10 février 1638, une déclaration solennelle par laquelle il vouait son royaume à la Vierge en reconnaissance de la grossesse d'Anne d'Autriche, s'engageait à faire construire un nouveau maître-autel dans le chœur de Notre-Dame, et instituait la procession annuelle du 15 août. En juillet 1685, Louvois passa marché pour un autel orné de quatre colonnes de bronze doré, de quatre colonnettes d'argent, de six anges d'argent, etc., avec un tabernacle d'or pur pesant deux cents marcs : ce travail devait être fait en trois ans et coûter trois cent vingt mille livres (*Gazette de Leyde*, 4 janvier et 2 août 1685); mais on n'y donna pas suite. Enfin, le 7 décembre 1699, Robert de Cotte commença les travaux, qui amenèrent une importante découverte d'autels gallo-romains dans le terrain même du chœur, et Mansart exposa, dès le mois d'avril suivant, un modèle à quatre colonnes torses d'ordre composite, qui fut essayé, en présence du Roi, le 20 mai 1701, mais si unanimement critiqué, qu'on suspendit l'entreprise jusqu'en 1708, et elle ne fut achevée qu'en 1714, par de Cotte fils. Voyez, au Cabinet des estampes, Histoire, décembre 1699, une suite de plans et de vues. L'autel a été rétabli de notre temps, avec les deux statues de Louis XIII, par Coustou, et de Louis XIV, par Coysevox.

4. Tome III, p. 172 et Addition 167.

5. Ceci est abrégé du *Journal de Dangeau*, tome VI, p. 481, d'après

fut tôt après troublée par l'apoplexie de son fils, dont il eut attaques sur attaques[1]. C'étoit fort peu de chose, à la valeur près[2], et un jeune homme excessivement débauché.

Éclat et séparation de Barbezieux et de sa femme. [Add. S^t^S. 277]

M. de Barbezieux finit l'année par un éclat dont il se seroit pu passer[3]. Il avoit, comme on l'a vu, épousé Mlle d'Alègre[4]; il la traitoit comme un enfant et ne se contraignoit pas de ses galanteries et de sa vie accoutumée[5]. M. d'Elbeuf, comme on a vu encore, en fit l'amoureux à grand bruit, pour insulter Barbezieux[6]. La jeune

lequel le Roi répondit à M. de la Rochefoucauld, le 27 décembre, qu'il avait seulement entendu interdire à Mme de Blanzac de voir la duchesse de Chartres, et qu'il lui en rendait la permission. Cependant il fallut encore, en juillet 1699, que Mme de Maintenon renouvelât cette bonne nouvelle (*Journal*, tome VII, p. 120). Comparez les *Lettres de Mme de Sévigné*, tome X, p. 443, et *la Marquise d'Huxelles*, p. 331.

1. Dangeau dit, le 27 : « Cette nouvelle a fait un sensible plaisir à la maréchale de Rochefort, sa mère... » ; puis, le 28 (p. 481) : « Le marquis de Rochefort tomba le matin en apoplexie ; on l'en fit revenir à force de remèdes, et il en eut encore une violente attaque le soir. Sa pauvre mère n'a pas joui longtemps du plaisir, etc. » Comparez les *Mémoires de Sourches*, tome VI, p. 103. Nous verrons ce marquis succomber à de nouvelles attaques en 1701 et laisser toute sa fortune à Mme de Blanzac.

2. Il avait eu un duel avec Souvré, en mars 1691, devant Strasbourg (*Journal de Dangeau*, tome III, p. 297; Chansonnier, ms. Fr. 12 690, p. 275), s'était comporté à Steinkerque comme un « fort joli et fort brave garçon, » selon le maréchal de Luxembourg, et avait été blessé à Nerwinde et à Charleroy : voyez notre tome III, p. 181, note 4.

3. *Journal de Dangeau*, tome VI, p. 468, avec Addition de Saint-Simon, et p. 471-473. Comparez les *Mémoires de Sourches*, tome VI, p. 98-100.

4. Le 11 janvier 1696 : tome III, p. 8. Depuis, Mme de Barbezieux avait été attachée à la duchesse de Bourgogne (tome IV, p. 303).

5. Littré cite deux exemples de Mme de Sévigné de *se contraindre de* avec un substantif ou un verbe pour complément indirect, mais aucun de Saint-Simon.

6. C'est de la duchesse de Villeroy, sœur de Barbezieux et tout nouvellement mariée, qu'il a raconté que le duc d'Elbeuf avait « trouvé plaisant de faire l'amoureux » en 1695, alors que Barbezieux n'était pas encore remarié (tome II, p. 245-246). — M. d'Elbeuf avait à se venger du ministre, qui s'était vanté de lui avoir pris une maîtresse (*Nouveau*

femme, piquée de la conduite de son mari à son égard, crut de mauvais conseils et rendit son mari jaloux[1]. Il s'abandonna à cette passion : tout lui grossit[2], il crut voir ce qu'il ne voyoit point, et il lui arriva ce qui n'est jamais arrivé à personne, de se déclarer publiquement cocu, d'en vouloir donner les preuves, de ne le pouvoir, et de n'en être cru de qui que ce soit. On n'a jamais vu homme si enragé que celui-là de ne pouvoir passer pour cocu. Tout ce qui se trouva ne fut qu'imprudences, étourderies et folie d'une jeune innocente sottement conseillée, qui veut ramener par où on les égare[3]; et ce fut tout. Mais Barbezieux, furieux, ne fut plus capable de raison[4] : il pria d'Alègre[5], par un courrier qu'il lui dépêcha en Auvergne, de revenir sur-le-champ, et la lettre fut si bien tournée, que d'Alègre, qui n'étoit pas un habile homme, ne douta pas que ce ne fût pour quelque grand avancement que son gendre lui procuroit. Il fut donc étrangement surpris en arrivant, quand il apprit de quoi il s'agissoit[6]. Les séparer, il le falloit bien dans la crise

siècle de Louis XIV, tome IV, p. 191-193), et il eut soin de dire que c'était faire un grand honneur à des bourgeois tels que les le Tellier. Nous avons déjà eu l'occasion de constater quelle était sa réputation comme menteur et escroc : un vrai goujat, dit Mme de Caylus.

1. Le Chansonnier fait allusion à une rencontre qu'elle eut, en 1697, chez la duchesse d'Albret, avec M. d'Elbeuf déguisé en astrologue. Cette liaison ayant fait d'autant plus de bruit que la jeune femme avait été élevée très dévotement, son mari voulut un jour voir un papier qu'elle tenait à la main, le lui arracha, et, croyant y trouver des preuves de commerce criminel, il la souffleta. Il fallut que le Roi intervînt. (Chansonnier de Gaignières, ms. Fr. 12 692, p. 293, 299 et 365.)

2. Tout grossit pour lui, à ses yeux, dans son esprit.

3. Qui croyait ramener son mari par ce qui est un motif à l'aide duquel on égare souvent les « jeunes innocentes. » Voyez l'Addition, p. 444.

4. Sa brutalité et son caractère fantasque n'étaient que trop bien connus : Chansonnier, ms. Fr. 12 690, p. 153.

5. Yves, marquis d'Alègre : tomes II, p. 169, et III, p. 8.

6. Dangeau dit, à la date du 3 décembre (tome VI, p. 468-469) : « Le matin, à Versailles, le Roi donna audience dans son cabinet à M. le marquis d'Alègre, qu'on a fait venir en poste d'Auvergne, où il

où l'affaire étoit tombée : Mme de Barbezieux étoit prisonnière chez son mari et malade[1]; le mari prétendoit qu'elle la faisoit, et vouloit la mettre dans un couvent[2]; le père et la mère la vouloient garder chez eux[3]. Enfin, après un grand vacarme, et pour fort peu de chose, le Roi, fort importuné du beau-père et du gendre, décida que Mme de Barbezieux iroit chez son père et sa mère[4] jusqu'à entière guérison, après laquelle ils la mèneroient dans un couvent en Auvergne. Pour le bien, Barbezieux le remit tout entier, et s'en rapporta à d'Alègre de ce qu'il con-

étoit depuis quelque temps. Le bruit se répandit de quelques brouilleries entre M. et Mme de Barbezieux, qui est à Paris, malade chez Mme sa mère, et on croit, quand elle sera guérie, qu'elle entrera dans un couvent du consentement du marquis d'Alègre, son père. » Comparez *la Marquise d'Huxelles*, p. 176 et 177, et les *Lettres de Mme Dunoyer*, lettre XII, éd. 1738, tome I, p. 123-127.

1. On prétendit que Barbezieux l'avait empoisonnée, et le père profita de cette circonstance pour instruire le Roi des dérèglements de son secrétaire d'État : voyez la lettre indiquée ci-dessus de Mme Dunoyer et les Papiers du P. Léonard, Arch. nat., MM 828, fol. 18 v°.

2. Saint-Simon écrit toujours, à l'ancienne forme : *convent*.

3. Dangeau dit, le 6 décembre (p. 471-472) : « Il y a quelque changement aux affaires de Mme de Barbezieux. M. d'Alègre, son père, croit devoir songer à justifier sa fille : ainsi il ne convient plus de ce dont il étoit d'abord convenu avec M. de Barbezieux, et il a donné au Roi des attestations des médecins sur la maladie de sa fille. » D'autre part (p. 474 et 476), le duc d'Elbeuf « se justifia de son mieux, aussi bien que la marquise, » et l'archevêque de Reims (le Tellier) intervint pour son frère, « de sorte que cette affaire faisoit un prodigieux bruit dans le monde, et qu'on ne parloit d'autre chose. » (*Sourches*, tome VI, p. 99.) Mme de Barbezieux était réellement malade, et, lorsqu'elle partit enfin au mois d'août suivant, elle dut s'arrêter dès Villejuif (*ibidem*, p. 278).

4. Jeanne-Françoise de Garaud de Donneville, fille d'un président au parlement de Toulouse, mariée le 30 août 1679, morte à Paris, le 28 mai 1723, étant âgée de soixante-cinq ans. Voyez, sur les prodigalités et les frasques de cette dame, avec qui Saint-Simon entretint des relations assez suivies, le commencement de l'Addition 277, p. 444, une autre Addition au *Journal*, tome X, p. 239, le tome XIX des *Mémoires*, p. 106, et les *Lettres de Mme de Sévigné*, tomes VI, p. 67, et VII, p. 269-270. Charles de Sévigné avait voulu l'épouser. Dévote exaltée, elle était en relations avec Fénelon.

viendroit pour l'éducation et l'entretien de ses deux filles[1]. On plaignit fort d'Alègre, et sa fille encore plus, et on tomba rudement sur Barbezieux[2]. Ce qu'il fit encore de plus mal, ce furent les niches de toutes les sortes qu'il s'appliqua depuis à faire à d'Alègre[3], et d'y employer l'autorité et le crédit de sa charge[4].

1699. M. le duc de Berry chevalier de l'Ordre. Mort du duc de Brissac.

M. le duc de Berry fut nommé chevalier de l'Ordre le premier jour de cette année, et fut reçu à la Chandeleur[5].

Le duc de Brissac mourut à Brissac[6] le premier ou le second jour de cette année[7]. Il étoit frère unique de la maréchale de Villeroy et mon beau-frère, sans enfants de ma sœur, avec qui il avoit très mal vécu, comme je

1. Marie-Madeleine, qui épousa en 1717 François, duc d'Harcourt et Louise-Françoise-Angélique, qui épousa le duc d'Albret en 1718. Voyez *les Mariages dans l'ancienne société*, par M. Bertin, p. 330 et suivantes. Il y avait en outre un fils.

2. Mme Dunoyer parle d'une lettre, « la plus belle du monde, » que Fénelon écrivit à Mme d'Alègre, du sort qui poursuivait les filles de celle-ci dans leurs mariages, et du caractère dangereux de M. d'Elbeuf.

3. Il fallut que le Roi intervînt plusieurs fois auprès du marquis d'Alègre, qui eut une attaque d'apoplexie le 1er janvier 1699, pour qu'il se décidât à ne pas intenter un procès à Barbezieux et à faire partir sa fille (*Dangeau*, tome VII, p. 17 et 347).

4. M. d'Alègre, qui, jadis, avait eu du crédit par son premier gendre Seignelay, ne passa lieutenant général qu'après la mort de Barbezieux, et, en toute occasion, les Louvois lui témoignèrent de la rancune (*Dangeau*, tome XVII, p. 124 et 130). Il finit par rentrer en partie dans la succession de ses petits-enfants, et se remaria presque aussitôt après la mort de sa femme, quoique ayant alors plus de soixante-dix ans.

5. *Journal de Dangeau*, tomes VI, p. 483, et VII, p. 1 et 19. C'est ainsi que quatre princes avaient été reçus à la Pentecôte de 1686, portant le costume de novice : habit blanc à l'antique, capot de velours noir chamarré de pierreries, et toque de même, à « masses » de héron (*Mémoires de Sourches*, tome I, p. 395-397). C'est peut-être de 1699 que date le portrait du duc de Berry gravé par G. Edelinck d'après de Troy.

6. Tomes I, p. 207, note 3, et II, p. 70.

7. Si Saint-Simon ne donne pas plus exactement la mort de son beau-frère, c'est que Dangeau, qui la sut le 3 janvier (tome VII, p. 2; comparez tome VI, p. 482, les *Mémoires de Sourches*, tome VI, p. 105-

l'ai dit au commencement de ces *Mémoires*[1]. Il n'en eut point non plus de la sœur de Verthamon[2], premier président du Grand Conseil[3], qu'il épousa pour son grand bien[4], qu'il mangea si parfaitement que, n'y ayant pas même de douaire ni de reprises pour elle, elle continua à vivre, comme elle faisoit depuis longtemps, chez son frère[5], qui lui donnoit jusqu'à des souliers et des chemises. Elle étoit bossue[6], avec un visage assez agréable, et beaucoup d'esprit et fort orné, qui l'étoit encore plus[7], et beaucoup de douceur et de vertu. M. de Brissac savoit beaucoup, et avoit infiniment d'esprit, et des plus agréables[8], avec une

106, et le recueil de la *Correspondance de Madame*, par M. Jaeglé, tome I, p. 213), n'indique pas de date. Le duc, né à Brissac le 16 mars 1645, y était mort d'une fluxion de poitrine le 29 décembre 1698, et ses obsèques se firent le 31 : voyez l'*Inventaire sommaire des archives du département de Maine-et-Loire*, série E, tome II, p. 373, 376 et 391, la *Gazette* de 1699, p. 24, et l'article nécrologique du *Mercure*, janvier 1699, p. 221. Dans sa notice sur ce duc de Brissac (Appendice, n° IV), Saint-Simon a bien daté la mort; mais, quant à l'âge, il a mis d'abord *42*, puis *53* ans.

1. Tome I, p. 22; comparez p. 206-207, etc.

2. Tome I, p. 210, note 1. — 3. Tome IV, p. 3 et 4.

4. Le contrat, du 14 juillet 1684, fut passé chez le notaire Wasselin : *Dictionnaire critique* de Jal, p. 431. Sur le mariage, qui se célébra à la campagne le 20 juillet, voyez *Dangeau*, tome I, p. 35, 37 et 38. Mlle de Verthamon était petite-fille du chancelier d'Aligre.

5. M. de Verthamon acheta en 1689 l'hôtel de la rue d'Orléans qui avait appartenu à la duchesse de Valentinois et aux Bouillon, et qu'on vient de démolir en 1887.

6. Comparez la suite des *Mémoires*, tome XVII, p. 210. Les *Mémoires de Sourches* (tome I, p. 276, note 7) et les *Lettres de Mme de Sévigné* (tomes II, p. 23, et VIII, p. 474; recueil Capmas, tome II, p. 435-436) parlent aussi de la taille contrefaite de cette seconde duchesse et de sa situation difficile à la cour. Au contraire, la sœur de Saint-Simon était de belle tournure, avec beaucoup de charme dans l'ensemble et dans le jeu des traits : voyez, dans la *Vie de Mignard* (1730), p. 95-96, ce que l'abbé de Monville a dit du portrait que ce peintre fit d'elle, et que notre auteur fit racheter en 1729 (*Nouvelles archives de l'art français*, 1872, p. 314-315).

7. Qui était encore plus agréable.

8. Mme de Scudéry disait de lui en 1678 : « En vérité, il a bien de l'esprit, et, hors qu'il méprise un peu trop le bien et les dignités, je

figure de plat apothicaire, grosset, basset[1] et fort enluminé[2]. C'étoit de ces hommes nés pour faire mépriser l'esprit et pour être le fléau de leurs maisons; une vie obscure, honteuse, de la dernière et de la plus vilaine débauche[3], à quoi il se ruina radicalement à n'avoir pas de pain longtemps avant de mourir[4], sans table, sans équipage, sans rien jamais qui ait paru, sans cour, sans guerre[5], et sans avoir jamais vu homme ni femme qu'on pût nommer[6].

connois peu de gens qui aient plus de mérite. Il connoît fort bien le monde, sans l'avoir guère vu; les voyages lui ont fait une sorte d'esprit et une conversation très agréable.... » Mais Bussy ne lui pardonnait pas de n'être point allé à la guerre pour rétablir sa maison. (*Correspondance*, tome IV, p. 60 et 64.)

1. *Grosset basset*, sans virgule. Littré ne donne *basset* que comme substantif; mais il se trouve dans Furetière comme adjectif, au sens de taille médiocre, qu'il a ici. Quant à *grosset*, Furetière ne le donne pas.

2. A vingt-quatre ans, la goutte lui avait déjà fait des pieds d'éléphant (*Correspondance de Bussy*, tome I, p. 173).

3. Comparez tome I, p. 209.

4. Il essaya de trouver la pierre philosophale (*Archives de la Bastille*, tomes V, p. 462, et VI, p. 61 et 64). Un factum de Charnacé, qui remonte à 1670, l'accuse d'avoir voulu donner toute sa fortune, dans les conditions les plus extraordinaires, au chevalier du Bellay (ms. Clairambault 1140, fol. 123 et suivants; Cabinet des titres, dossiers du cabinet d'Hozier, Cossé). Par un arrêt du Conseil du 21 juillet 1696 (Arch. nat., E 1896), on voit que toutes ses terres étaient frappées de saisie réelle. Mlle de Verthamon, en l'épousant, avait dégagé une partie du patrimoine de Brissac; mais ils étaient séparés de biens.

5. Sans paraître à la cour ni aux armées. Il avait fait cependant, à grands frais, la campagne de Hongrie.

6. Comparez la notice inédite que nous donnons à l'Appendice, n° IV. On peut voir pourquoi et comment M. de Brissac fut exclu de la promotion de l'Ordre de 1688, dans l'Addition 6 (tome I, p. 318), dans notre tome V, p. 571, et dans les *Mémoires de Sourches*, tome II, p. 296. Madame a fait, en quelques lignes, un récit de la fin du duc qui confirme absolument et justifie le jugement de son beau-frère : « Le duc de Brissac..., qui, sa vie durant, n'a pas cru en Dieu et a toujours mené une vie déréglée et débauchée, avait une peur affreuse de la mort. Il a fait venir un Italien qui avait été son favori, et, devant tout le monde, il l'a prêché, lui disant qu'il eût à laisser ses débauches et à demander pardon à Dieu de ce qu'ils avaient fait ensemble. Il a

Cossé[1] étoit fils du frère cadet[2] de son père[3], mort chevalier de l'Ordre[4]. Il avoit épousé depuis plusieurs années[5] une fille de Béchameil[6] qui étoit surintendant de Monsieur, sœur de la femme de Desmaretz[7] neveu de M. Colbert, chassé et longtemps exilé à sa

fait une confession publique, puis s'est remis à prêcher et à manifester un vif repentir de sa vie passée. Il est mort au milieu des plus grandes terreurs. Mme de Chaulnes a été pleurée de tous (ci-après, p. 91), le duc de Brissac de personne. Ses propres parents rient de sa mort. » (Recueil Jaeglé, tome I, p. 213.) Voyez ci-après, Additions et corrections.

1. Artus-Timoléon-Louis, comte de Cossé, que nous avons vu prendre à Nerwinde par les alliés : tome I, p. 263.

2. Louis-Timoléon, baron de Montjean, puis comte de Cossé, ondoyé le 5 décembre 1626 à Brissac, maréchal de camp en 1650, lieutenant général des armées et de l'artillerie au département de Flandre en 1653, gouverneur de Mézières en 1660, pourvu en 1661 de la charge de premier ou grand panetier, après la mort de son frère aîné, et fait chevalier des ordres; mort à Dormelles, le 22 janvier 1677. Voyez son article nécrologique dans le *Mercure* de cette année, tomes I, p. 82-83, et VII, p. 186. Il se distingua à Lens, où il commandait l'artillerie, à Rethel, aux sièges de Dunkerque et de Gravelines, etc.

3. Louis de Cossé, duc de Brissac : tome III, p. 196. Il avait épousé, le 3 mai 1644, Marguerite de Gondy, fille du second duc de Retz.

4. En cette qualité, Saint-Simon lui a consacré un article des *Chevaliers du Saint-Esprit*, vol. 34 de ses Papiers (*France* 189), fol. 125.

5. Contrat du 9 avril 1692, signé par toute la cour : Arch. nat., Y 259, fol. 466, et M 614, n° 23. Le duc de Brissac s'était opposé à cette alliance (*Journal de Dangeau*, tome IV, p. 58); la mariée avait trois cent mille livres de dot. Voyez un article du *Mercure*, avril 1692, p. 149-164, sur le mariage, sur les deux familles, et sur la charge de premier ou grand panetier. Quelques jours après, le 21 avril, la duchesse de la Meilleraye, si orgueilleuse de l'antiquité fabuleuse des Cossé, fit don à son neveu d'une rente de dix mille livres : Arch. nat., Y 259, fol. 317 v°. Marie-Louise Béchameil, devenue ainsi duchesse de Brissac, ne mourut que le 2 avril 1740, à soixante-dix-sept ans.

6. Tome II, p. 203. Les Béchameil étaient de noblesse toute récente : le père du surintendant, libraire à Rouen, avait fait une faillite ou une banqueroute, puis était venu à Paris et y avait mieux réussi (mss. Clairambault 648, p. 377, 664, fol. 732, et 754, p. 315; Papiers du P. Léonard, Arch. nat., MM 818, p. 326). Le surintendant avait acquis du crédit par son mariage avec une Colbert, morte le 3 avril 1686.

7. Nicolas Desmaretz, né le 10 septembre 1648, d'abord commis de

mort[1], et de Nointel[2] que Monsieur fit faire intendant en Bretagne[3], puis conseiller d'État.

Difficultés à succéder à la dignité de duc et pair de Brissac.

J'appris cette mort à Versailles, où j'étois presque toujours. Je compris aussitôt que Cossé trouveroit des difficultés à être duc de Brissac par le fonds de la chose même, et par la sottise de bien des ducs[4]. Je sentis en même temps combien il importoit à la durée des duchés qu'il le fût, et je me hâtai, dès le lendemain matin, d'en parler à M. de la Trémoïlle, à M. de la Rochefoucauld et à quelques autres, que je persuadai si bien, qu'ils me promirent d'appuyer Cossé tant qu'ils pourroient, et de prendre même fait et cause pour lui, si cela devenoit nécessaire[5]. Je ne m'étois pas trompé à ne pas perdre de

son oncle Colbert, fut pourvu d'une charge de conseiller au Parlement en 1672, devint maître des requêtes en 1674, intendant des finances et conseiller d'État semestre en 1678, fut disgracié en 1683, revint aux affaires en 1703, comme directeur des finances, puis comme contrôleur général des finances en 1708, fut disgracié de nouveau après la mort de Louis XIV, et mourut à Paris, le 4 mai 1721. Il avait épousé, le 22 février 1673, Madeleine Béchameil, qui mourut à Paris, le 14 juin 1725, âgée d'environ soixante-dix ans.

1. Saint-Simon racontera tous ces faits en 1700, et nous en ferons alors l'historique d'après des documents restés inédits jusqu'ici.

2. Louis Béchameil, marquis de Nointel, fut successivement substitut du procureur général (1669), conseiller au Parlement (1670), maître des requêtes (1674), commissaire en Bretagne (1678-79), intendant à Tours (1680), à Châlons (1689) et en Bretagne (1691-1705), conseiller d'État semestre (1700), conseiller d'État au conseil de commerce (1708), inspecteur général des vivres des armées (1709), conseiller d'État ordinaire (1712), et mourut le 31 décembre 1718, à soixante-neuf ans. Saint-Simon parlera plusieurs fois de lui et de son père.

3. Voyez notre tome IV, p. 16, note 6.

4. Comparez la suite des *Mémoires*, tome IV, p. 333-336.

5. Dangeau ne parle point de l'intervention de Saint-Simon. « Mme la maréchale de Villeroy, dit-il à la date du 3 janvier, apprit ici la mort du duc de Brissac, son frère. Elle renoncera à sa succession, qui aussi bien est fort mauvaise : il a laissé plus de dettes que de biens ; mais elle donne encore par là moyen à M. de Cossé, son cousin, de se porter pour héritier sous bénéfice d'inventaire, afin de pouvoir prétendre par là à avoir la terre de Brissac, sans quoi il ne peut être duc. On espère

temps. Le soir même, comme on attendoit le coucher du Roi, le duc de Rohan parut dans le salon, devenu[1] depuis la chambre du Roi[2]; il vint à moi, et me dit que plusieurs ducs l'avoient vu à Paris sur la prétention de Cossé,

qu'il s'accommodera de cette terre avec les créanciers. Son père étoit fils de celui pour qui la terre fut érigée en duché sous Louis XIII : ainsi, la chose est favorable. » Les *Mémoires de Sourches* disent, à la même date (tome VI, p. 105) : « On eut nouvelle que le duc de Brissac étoit mort de maladie à Brissac, ce qui mettoit le comte de Cossé, son cousin germain, en grand mouvement, car il prétendoit que la duché lui appartenoit moyennant qu'il rachetât la terre, qui étoit saisie réellement. Il disoit qu'il avoit de l'argent comptant pour la retirer. (*En note :* Moyennant Béchameil, son beau-frère [*lisez :* beau-père].) » — Ce qui est étonnant d'autre part, c'est que Saint-Simon, en s'étendant si complaisamment sur son rôle personnel, ne dise mot d'une démarche de la tante de M. de Cossé, qui fut sans doute décisive, et que les *Mémoires de Sourches* mentionnent, à la date du 6 janvier (tome VI, p. 106) : « Ce soir-là, la maréchale de la Meilleraye, tante du défunt duc de Brissac et du comte de Cossé, vint saluer le Roi avec son neveu, et lui parla en sa faveur pour la duché. Le Roi répondit qu'il feroit rapporter cette affaire en sa présence, et qu'il seroit ravi de lui faire plaisir. Cela donna de grandes espérances à cette famille; mais ce n'étoit pas encore une chose faite. » Dangeau, dont notre auteur a toujours le *Journal* sous les yeux, parle aussi de cette visite (tome VII, p. 5) et dit : « La réponse du Roi, fut fort gracieuse, si bien qu'on ne doute pas qu'il n'ait la duché de Brissac en s'accommodant avec les créanciers. » Comme on l'a indiqué plus haut, c'est cette maréchale qui, plus entichée que personne de la noblesse de sa famille, avait cependant aidé son neveu à épouser la fille de Béchameil.

1. *Devenue*, avec l'*e* biffé.

2. Louis XIV, comme son père, avait couché jusqu'alors dans une partie de la pièce qui devint l'OEil-de-Bœuf, et dont l'autre partie, communiquant avec les appartements de la Reine, s'appelait la chambre des Bassans. La décoration de ces pièces avait été finie en novembre 1684 (*le Moniteur*, année 1855, p. 11 et 43). En juillet 1701, son lit fut transféré dans la pièce contiguë, qui faisait exactement le centre du château primitif (salle n° 124), et qui était auparavant son grand salon, le « salon où le Roi s'habille, » dit Dangeau. Trois fenêtres donnaient sur la cour de Marbre, trois baies sur la galerie. Voyez le *Catalogue du musée de Versailles*, par Soulié, tome II, p. 197-199, et *le Château de Versailles*, par M. Dussieux, tome I, p. 230-233 et 244-248, et plan 5. Comparez ci-après, p. 83 et 392

dont on ne doutoit pas, qu'ils étoient fort résolus à s'y opposer, et l'avoient prié[1] de m'en parler de leur part[2]. Le duc de Gramont s'étoit aussi chargé de m'en parler, et à plusieurs autres. Il s'étendit sur l'avantage de gagner un rang d'ancienneté et de diminuer le nombre des ducs. Je lui répondis que j'étois surpris que lui, qui étoit plus instruit que ceux dont il me parloit, eût pu se laisser prendre à leurs raisons; qu'il étoit, à la vérité, fort à desirer que les rangs d'ancienneté parmi les ducs ne fussent pas troublés par des chimères et des prétentions qui n'avoient que du crédit[3], comme celle de M. de Luxembourg et plusieurs autres[4], et qu'il plût au Roi de ne plus prodiguer si facilement cette dignité, mais que, de chercher à l'éteindre sur un issu de mâle en mâle d'un duc, c'étoit l'éteindre un jour sur nous-mêmes, puisqu'il n'y avoit aucun de nous à qui cela ne pût arriver dans sa maison en plusieurs façons; que je croyois, au contraire, qu'il étoit d'un intérêt très principal de conserver le plus longuement qu'il étoit possible les duchés dans les maisons où elles étoient, et pour l'honneur de la dignité et pour l'intérêt des maisons, quand c'étoit une succession de mâle en mâle, et non pas des extensions chimériques par des femelles[5] ou par des parentés masculines qui ne sortoient point de celui en faveur duquel le duché étoit érigé[6]; que le cas de Cossé étoit simple: que son père étoit fils puîné et frère puîné des ducs de Brissac[7], et lui cousin

1. *Prié* est écrit en interligne, au-dessus de *chargé*, biffé.

2. La *Gazette de Rotterdam* du 19 janvier dit en effet que les ducs sont fort divisés, M. de la Rochefoucauld et ses amis se déclarant pour le prétendant, le duc de Rohan et quelques autres contre lui.

3. Qui ne reposaient que sur le crédit personnel de tel ou tel duc.

4. Allusion à leur procès contre MM. de Luxembourg, en 1693-95.

5. Voyez notre tome II, p. 65-66 et notes.

6. C'est-à-dire par la transmission à des collatéraux mâles dont la branche s'était détachée de la tige commune avant la création du duché-pairie.

7. Louis-Timoléon de Cossé (ci-dessus, p. 61), frère puîné de Louis, duc de Brissac, mort en 1661, était fils cadet de François, second duc

germain de celui qui venoit de mourir, par conséquent en tout droit et raison de l'être, et nous en tout intérêt de l'y aider; qu'à l'égard du rang, je ne pouvois m'empêcher de lui dire que c'étoit une raison misérable, et qu'autant qu'il[1] étoit insupportable de céder à des chimères, ou à des entreprises, ou à des nouveautés, autant étoit-il agréable de suivre une règle honorable entre nous de précéder ses cadets[2], et de n'avoir aucune peine à avoir des anciens, et à leur céder partout[3]. M. de Rohan n'étoit pas à un mot[4], ni aisé à persuader: après avoir écouté ses répliques[5], et qu'il eut[6] vu que je ne me rendois point, il me dit d'un ton plus haut que lui et ces[7] Messieurs auroient beaucoup de déplaisir, si je ne voulois pas être des leurs[8], mais que leur résolution étoit prise d'intervenir contre Cossé et de demander que le duché-pairie de Brissac fût déclaré éteint[9]. A ce mot, je le pris par le bras, et lui répondis que, si lui et ces Messieurs tenoient bon, nous verrions donc un schisme, parce que j'avois

de Brissac (1621), premier panetier et lieutenant général au gouvernement de Bretagne (1638), mort à Pouancé, le 3 décembre 1651, dans sa soixante-dixième année, et enterré à Brissac le 26 avril suivant, dont l'historiette est dans *Tallemant des Réaux*, tome I, p. 488-491.

1. Littré cite de nombreux exemples de cette tournure avec *autant que* au premier membre de phrase; mais il n'en a relevé aucun de Saint-Simon. Il dit que cette façon de parler a un peu vieilli et ne peut plus s'employer que dans la poésie ou la prose élevée.

2. Les ducs d'érection moins ancienne.

3. Comparez le mémoire que nous donnons à l'Appendice, n° V, et qui date du vivant du duc de Brissac, en un temps où il était question qu'il se démît au profit de son cousin.

4. Cette locution ne se trouve pas dans Furetière. Littré cite uniquement cet exemple de Saint-Simon, et lui donne le sens de : ne pas se laisser imposer silence. C'est, plus proprement : n'être pas homme à conclure d'un mot, sans débattre davantage, comme dans *la Farce de Pathelin*, en langage de commerce : « Voulez-vous à un mot? — Oui. — Chacune aune vous coûtera vingt et quatre sols. »

5. Après que j'eus écouté ses répliques. — 6. *Eust*, dans le manuscrit.

7. *Ses* corrigé en *ces*. — 8. *Leur*, sans le signe du pluriel.

9. Ni Dangeau, ni Sourches ne disent mot de ce projet.

parole de MM. de la Trémoïlle, de Chevreuse, de la Rochefoucauld, de Beauvillier, et de plusieurs autres, de prendre, si le cas y échéoit, fait et cause[1] pour Cossé, et qu'on verroit alors qui auroit plus de raison et meilleure grâce, de ceux qui soutiendroient la conservation de la dignité au descendant si proche, et de mâle en mâle, de celui pour qui elle avoit été érigée, ou de ceux [qui] en voudroient porter l'éteignoir sur lui[2], et en donner l'exemple pour leur postérité à eux-mêmes. M. de Rohan fut bien étonné à ce propos : j'en profitai, et lui proposai d'en parler à ceux que je lui venois de nommer, qui étoient à Versailles, et qu'il trouveroit si aisément sous sa main. Le Roi vint se déshabiller, et finit notre conversation. Elle fut efficace. Je la rendis le lendemain à ceux que j'avois gagnés, qui me promirent de nouveau de prendre fait et cause. Ils s'en expliquèrent à d'autres fortement : tellement que les ducs de Rohan, de Gramont, et les autres qui avoient pris la résolution de s'opposer à Cossé, n'osèrent pousser leur pointe, ni même en parler davantage. Je pouvois, quoique fort jeune, avoir quelque poids dans cette affaire, après ce qui s'étoit passé en celle de M. de Luxembourg[3]. Le duc de Brissac est plus ancien que moi[4], et je n'avois aucune habitude avec Cossé, qui étoit un bavard fort borné et fort peu compté[5], qui avaloit du vin avec force mauvaise compagnie, et n'en voyoit pas fort ordinairement de bonne. Son cousin

1. Saint-Simon a écrit par mégarde : *causé*, puis a biffé l'accent.

2. Littré n'a pas relevé cette locution figurée, dont le sens est d'ailleurs clair : faire éteindre le duché, non pas dans le comte de Cossé, mais à son détriment; voyez ci-après, p. 69, ligne 7. Furetière ne donne point *éteignoir* au figuré.

3. Allusion aux services éminents qu'il croyait avoir rendus aux ducs dans leur procès contre le maréchal de Luxembourg.

4. Il y avait deux duchés entre Brissac et Saint-Simon, ceux de Chaulnes et de Richelieu.

5. Saint-Simon, ayant d'abord écrit : *compter et*, a biffé la lettre *r* et la conjonction, et a mis un accent sur *compté*.

avoit trop étrangement vécu avec ma sœur et avec mon père pour que je pusse m'intéresser à sa maison par rapport à elle, et j'étois depuis plusieurs années en procès avec M. de Brissac et ses créanciers pour la restitution de la dot de ma sœur[1]. C'étoient là des raisons de meilleur aloi que celles que le duc de Rohan m'avoit alléguées, et qui ne pouvoient être contrebalancées par la maréchale de Villeroy, dont je fus depuis ami intime, mais avec qui alors je n'étois guères encore qu'en connoissance, et en aucune avec son mari; mais l'intérêt général me détermina, et me toucha assez pour hasarder ma dette. Cossé, qui sut l'obligation qu'il m'avoit, accourut me remercier et m'offrir de me mettre hors d'intérêt sur ce procès[2], que j'avois déjà gagné une fois[3], et qu'on avoit renouvelé par des chicanes. Il m'en pressa même; mais je ne le voulus pas, parce que tous les créanciers de son cousin lui auroient pu faire la même loi sur cet exemple, comme beaucoup même firent sans cela : il n'auroit pu y suffire, ni atteindre à la propriété de Brissac, essentielle pour en recueillir la dignité. Je sentois bien ce que je hasardois avec une succession ruinée, ventilée[4], en proie aux frais

1. Il a déjà dit plusieurs fois que sa sœur l'avait institué pour légataire universel en 1683 (testament du 11 juillet), et il racontera en 1705 les péripéties et l'issue de son procès (tome IV de 1873, p. 333 et suivantes), en faisant valoir de nouveau son désintéressement, sa généreuse conduite de l'année 1699, et en expliquant le fond du litige avec des détails et des chiffres.

2. Dans le récit de 1705 (tome IV, p. 334), il donne l'explication de cette offre : « M. de Cossé.... me proposa de passer un acte par lequel il s'engageoit pour mes cinq cent mille livres (*trois cent mille que réclamaient les représentants du duc de Brissac, et deux cent mille que Saint-Simon prétendait lui être dues par eux*)..., afin de me mettre hors d'intérêt.... »

3. Tome I, p. 210, note 2.

4. Ici et en plusieurs autres endroits (tomes XIII, p. 106 et 377, et XVI, p. 111), notre auteur emploie *ventiler*, non pas dans son sens juridique d'évaluer une portion d'un tout sur le prix total, mais au sens de mettre ce tout en discussion et, par conséquent, en danger d'être divisé, dispersé à tous les vents, détruit.

et aux chicanes, et à Cossé lui-même, à[1] qui il resteroit peu ou point de bien après s'être épuisé pour une acquisition si essentielle, où chaque intéressé le rançonneroit; mais la même considération générale de la conservation des duchés dans les maisons me fit aussi courir volontairement le hasard de ce qui pourroit arriver de ce procès.

[*Add. St-S. 278*] Cossé avoit bien des difficultés à surmonter : il falloit être propriétaire du duché de Brissac par succession, non par acquisition, et, pour cela, avoir la renonciation de la maréchale de Villeroy et de ses enfants, qu'ils donnèrent aussitôt[2], et, ce qui fut le plus long et le plus difficile, s'accommoder avec un monde de créanciers du feu duc de Brissac, et à leur perte, parce que les biens ne suffisoient pas. Outre ces embarras domestiques, la chose, en soi, en portoit avec elle : il n'étoit point le vrai héritier, et il ne le devenoit que par la renonciation de la maréchale de Villeroy et de ses enfants; il étoit donc, par cette raison, très équivoque que le duché ne fût pas éteint, parce que la règle des grands fiefs est que le mort saisit le vif sans intervalle[3]; et ce vif n'étoit point lui, mais la maréchale de Villeroy, et ses enfants après elle, incapable, comme femelle, de recueillir ni transmettre une dignité purement masculine, ce qui en opéroit l'extinction. Par conséquent, la renonciation de cette femelle pouvoit très bien n'avoir

1. Cet *à* est écrit en surcharge sur un *p*.

2. L'acte de renonciation du maréchal, de sa femme et de leurs trois fils mineurs est imprimé dans l'*Histoire généalogique*, tome IV, p. 318. Il porte les dates du 8 et du 9 janvier 1699. Le dimanche 8, le Roi, qui savait déjà les intentions de la famille et les premières démarches de Cossé, fit demander d'urgence, au premier président du Parlement, un mémoire juridique sur la question (Depping, *Correspondance administrative*, tome II, p. 271).

3. Par le fait même de la mort, l'héritier se trouve saisi immédiatement de la succession, sans qu'il soit besoin d'une mise en possession, nécessaire et indispensable pour un simple légataire. *Saisir* est au sens de mettre quelqu'un en saisine, en possession. Sur cet axiome du droit féodal, voyez *les Établissements de saint Louis*, avec commentaire de M. Paul Viollet, tome IV, p. 213-215.

pas plus d'effet en faveur de Cossé que la succession qu'elle abandonnoit en avoit sur elle, c'est-à-dire la tradition[1] de la terre sans la dignité, puisqu'elle ne pouvoit pas donner ou abandonner autre chose que ce qu'en acceptant la succession elle recevroit, qui étoit la terre, non[2] la dignité, dont son sexe la rendoit incapable, et conséquemment l'éteignoit en sa personne, la succession passant nécessairement par elle, soit qu'elle l'acceptât ou qu'elle y renonçât. A ces raisons on pouvoit encore ajouter que ces successions de dignité en collatéral étoient de droit étroit[3], et qu'il ne pouvoit dépendre d'une volonté de particulière de faire un homme duc, ou de l'empêcher de l'être : ce qui arrivoit pourtant en ce cas par l'acceptation ou par la renonciation de la maréchale de Villeroy. On ne peut nier la force de ces arguments; mais la réponse se trouvoit écrite dans les lettres d'érection de Brissac[4], qui étoient « pour le maréchal de Brissac[5] et pour tous ses hoirs sortis de son corps, et de degré en degré, en légitime mariage, et successeurs mâles[6] ». Ainsi son second fils, père de Cossé[7], et sa postérité masculine étoit appelée[8] au défaut de la postérité masculine aînée. Le cas arrivoit, et il étoit clair que l'intention du roi conces-

1. *Tradition*, au sens primitif de délivrance, remise, transmission.

2. *Mon*, dans le manuscrit.

3. De droit strict, rigoureusement conforme au texte de la loi.

4. Elles sont dans l'*Histoire généalogique*, tome IV, p. 310-317.

5. Charles II de Cossé, maréchal et duc de Brissac, qui mourut à Rennes le 13 novembre 1621. C'est lui qui, après avoir été l'un des plus vaillants soutiens de la Ligue, et étant gouverneur du Poitou et de Paris pour le duc de Mayenne, remit la capitale aux mains du roi légitime, le 22 mars 1594. Henri IV reconnut ce service par le bâton de maréchal (1594), le collier de l'Ordre (1595) et la lieutenance générale de Bretagne (1596); la Régence y ajouta le duché-pairie (1611).

6. Les termes mêmes sont : « Pour en jouir et user par lui, et, après son décès, ses hoirs et successeurs mâles seigneurs dudit Brissac. »

7. Le père de Cossé n'était pas second fils du maréchal, mais bien du fils de celui-ci, François, duc de Brissac, ci-dessus, p. 64, note 7.

8. Ainsi, au féminin singulier, s'accordant seulement avec *postérité*.

seur[1] étoit que tout mâle sorti par mâle du maréchal de Brissac recueillît à son rang d'aînesse la dignité de duc et pair. Il est vrai que, par *successeur*, la nécessité étoit imposée d'avoir la terre; mais, puisqu'on ne pouvoit nier la volonté du roi concesseur être telle qu'elle vient d'être expliquée, la conséquence suit évidemment en faveur de la renonciation. Mais ce n'étoit pas là tout : l'érection appeloit bien les collatéraux; mais l'enregistrement du Parlement les avoit exclus[2], et c'étoit au Parlement à qui l'on avoit affaire, non pas contentieusement[3] avec des parties, mais pour recevoir Cossé en qualité de duc de Brissac et de pair de France après que les affaires liquidées avec les créanciers l'auroient mis en état de s'y présenter. Je n'avois eu garde de laisser sentir au duc de Rohan aucune de ces difficultés. Celle des créanciers, qui étoit publique, l'avoit occupé, lui et les ducs qui s'étoient voulu opposer, et ils n'avoient envisagé qu'en gros et à travers un brouillard celle de la nécessité de la renonciation de la maréchale de Villeroy. Je fus le conseil[4] de Cossé, non sur les discussions des créanciers, mais sur ce qui regardoit intrinsèquement[5] la succession à la dignité; il venoit presque tous les jours chez moi, ou y envoyoit, tant que l'affaire dura, qui ne fut pas sans épines fré-

1. C'est le seul exemple de ce mot, que Littré ne signale point ailleurs, et qui n'est pas dans Furetière.

2. Voyez, dans l'*Histoire généalogique*, tome IV, p. 314-316, les pièces de l'enregistrement qui fut obtenu le 8 juillet 1620, après une longue résistance, mais qui n'excluait les collatéraux que s'ils n'étaient pas en même temps possesseurs de la terre ducale.

3. Adverbe peu usité, qu'on cite de Rabelais. Furetière le définit : « Avec grande contention et opiniâtreté. » Mais, ici, le sens est : en question contentieuse et jugée contradictoirement entre deux parties.

4. La première lettre de *conseil* est un *C* majuscule corrigé en minuscule ordinaire. Comparez le récit du tome IV de 1873, p. 335 : « Je devins le chef de son Conseil.... »

5. Outre cet exemple de l'adverbe *intrinsèquement* pris au sens d'arguments intrinsèques, Littré en cite un de Martin du Bellay. Il ne se trouve pas dans Furetière.

quentes et fortes, et qui passa la révolution[1] de cette année[2].

A la suite de ce récit de pairie, j'en ferai un autre, à peu près de[3] la même matière[4], sur ce qui arriva le 6 janvier chez Mme la duchesse de Bourgogne, à l'audience de M. le comte de Jersey[5], ambassadeur d'Angleterre[6]. Je serois trop long et sortirois du dessein de ces *Mémoires*, si j'entreprenois d'expliquer l'origine, les entreprises et les progrès du rang et des prétentions de la maison de Lorraine en France, et, à son exemple, de celui des princes étrangers[7]. Pour me rabattre au fait[8] dont il s'agit, il suffira de savoir qu'aux cérémonies de la cour,

Entreprises lorraines.

1. L'achèvement de cette année, considérée comme une révolution périodique, et non comme un laps de temps distinct.

2. C'est seulement en mars 1700 que nous verrons le Parlement admettre le comte de Cossé à siéger comme duc de Brissac.

3. *De* est écrit en interligne au-dessus de *sur*, biffé.

4. Le fond de ce second récit est encore pris dans le *Journal de Dangeau*, tome VII, p. 3-5, où Saint-Simon avait placé une Addition.

5. Édouard Villiers, petit-neveu de Buckingham, grand écuyer de la reine Marie en 1688 et lord régent d'Irlande, avait été élevé à la pairie comme vicomte Villiers et baron de Hoo en 1690, et il venait de figurer parmi les plénipotentiaires du congrès de Ryswyk, lorsque Guillaume III l'appela à remplacer son beau-frère Portland auprès de Louis XIV (29 avril 1698). C'est à cette occasion qu'il fut créé comte de l'île de Jersey. Il fit son entrée solennelle dans Paris le 4 janvier 1699. Rappelé à Londres dès le mois d'avril suivant, pour devenir secrétaire d'État, il passa grand chambellan en juin 1700, conserva les mêmes fonctions sous la reine Anne, et fut aussi maréchal d'Angleterre et membre du conseil privé. Il allait être déclaré garde du sceau privé le 6 septembre 1711, lorsqu'une attaque l'emporta.

6. Il avait d'abord écrit : « A l'audience de M. et de M[e] de Jersey, Amb. d'Angl., qu'ils eurent tout de suitte, la femme la p[re] dans la chambre de M[e] la Duch. de Bourg[e], et le mari dans le gr[d] cabinet qui est devant la chambre. » Après coup, il a biffé *et de M[e]*, ainsi que tout ce qui suivait *Angl.*, et a écrit *le comte* au-dessus d'*et de M[e]*.

7. C'est ce qu'il a fait avec plus de suite dans ses *Duchés-pairies* et dans les divers mémoires sur la maison de Lorraine que nous avons déjà eu occasion d'indiquer et de citer. Voyez ci-après, p. 418-425.

8. Cette locution ne signifie pas, comme l'a dit Littré, changer tout à coup de propos, mais revenir au fait principal, s'y restreindre.

entrées, mariages des Rois, baptêmes, obsèques[1], il y a eu souvent des disputes entre les duchesses et les princesses étrangères pour la préséance, que les Rois ont cru de leur intérêt de laisser subsister sans les décider, pour entretenir une division qu'ils se sont crue utile[2] : à quoi ce n'est pas ici le lieu de répondre. Dans l'ordinaire de la vie, comme cercles, audiences, comédies, en un mot tous les lieux journaliers et de cour et de commerce du monde[3], jamais il n'y en avoit, et, entre elles, elles se plaçoient indifféremment comme elles se rencontroient. La Reine
[Add. St-S. 279] avoit des dames du palais duchesses et princesses[4] : Mmes. de Chevreuse, de Beauvillier, de Noailles, et plusieurs autres duchesses[5] ; la princesse de Baden[6], sœur du

1. Rappelons que, outre le *Cérémonial françois* des Godefroy, Saint-Simon avait fait faire ou avait fait lui-même, pour son usage personnel, des copies et des extraits des recueils officiels qui servaient à régler les cérémonies d'après les précédents.

2. *Crus utiles*, dans le manuscrit, comme si ces deux mots eussent dû s'accorder avec le régime indirect *se*, et non avec le régime direct *division que*.

3. Les lieux où la cour se réunit journellement, et ceux où les courtisans, en dehors des réunions officielles, se rencontrent comme gens du monde. Littré eût dû relever cet emploi de *journalier*.

4. Nous trouverons une répétition presque textuelle des dix lignes qui vont suivre, en 1710, à propos de la nomination de Mme de Saint-Simon au poste de dame d'honneur de la duchesse de Berry (tome VIII, p. 2-3), et la première rédaction en est dans les *Changements arrivés à la dignité de duc et pair* (1711), tome III des *Écrits inédits*, p. 197.

5. Ici, le manuscrit porte un point, comme sept lignes plus loin, avant *Me d'Armagnac*.

6. Louise-Chrétienne de Savoie-Carignan, née le 1er mai 1627, mariée le 15 février 1654, à Paris, avec Ferdinand-Maximilien, marquis ou prince de Bade, et restée veuve le 8 octobre 1669. Elle habitait depuis longtemps en France avec les princesses de Carignan ; mais on l'exila à l'occasion du mariage du prince de Carignan sourd-muet, en novembre 1684, et elle ne revint qu'un an plus tard à Paris, où elle mourut le 7 juillet 1689. Elle était « cousine remuée de germaine du
[Add. St-S. 280] Roi et tante de la Dauphine à la mode de Bretagne » (*Journal de Dangeau*, tome II, p. 425, avec Addition de Saint-Simon, p. 426), et Mademoiselle faisait grand cas d'elle : voyez ses *Mémoires*, tome I, p. 208,

comte de Soissons, tante paternelle de l'autre[1] et du prince Eugène devenu depuis si fameux, fille de Mme de Carignan[2] princesse du sang vivante et à Paris et à la cour[3], mère du prince Louis de Baden qui s'est illustré à la tête des armées de l'Empereur et de l'Empire[4], et dont la fille[5] a épousé M. le duc d'Orléans[6], petit-fils de Monsieur, longues années depuis ; Mme d'Armagnac la même dont il va être ici question, Mlle d'Elbeuf[7], et d'autres encore. Jamais de dispute, et jamais, entre elles, elles n'ont pris garde à rien ; et cela avoit toujours duré ainsi jusque vers la fin de la vie de Mme la Dauphine-Bavière, que la princesse d'Harcourt commença la première

On donnait à son mari le titre de prince, par courtoisie, quoique le père n'eût que celui de margrave ou marquis. Comparez la suite des *Mémoires*, tomes III de 1873, p. 301, et V, p. 116, et une Addition au *Journal de Dangeau*, tome IV, p. 102, et le *Mercure*, août 1689, p. 75-104.

1. Sœur d'Eugène-Maurice (mort en 1673) et tante de Louis-Thomas (1657-1702).

2. Marie de Bourbon, seule héritière survivante de Charles, comte de Soissons et de Dreux, mort en 1612 : voyez ce qui a été dit d'elle dans notre tome II, p. 124.

3. Voyez la *Relation* de Spanheim, p. 79, 99-100, 110, 121 et 443, et les *Mémoires de Mme de Motteville*, tome II, p. 454. Sa hauteur et ses prétentions finirent par éloigner d'elle toutes les dames de la cour de Savoie. — La première rédaction de 1711 (*Écrits inédits*, tome III, p. 197) montre bien que ceci s'applique à la mère, Mme de Carignan, puisqu'il dit de Mme de Bade : « fille d'une princesse du sang actuellement vivante.... »

4. Voyez, dans nos premiers volumes, les campagnes du Rhin.

5. Auguste-Marie-Jeanne de Bade, née à Rastadt le 10 novembre 1704, mariée le 13 juillet 1724 au duc d'Orléans qui suit, mourut à Paris le 8 août 1726.

6. Louis, né à Versailles le 4 août 1703, titré d'abord duc de Chartres, puis duc d'Orléans après la mort du Régent, son père, fut déclaré premier prince du sang en 1724, six mois avant son mariage, et mourut chez les Génovéfains le 4 février 1752.

7. Nous avons vu figurer aux bals de 1697 une demoiselle d'Elbeuf, qui ne pouvait être que la jeune Suzanne-Henriette mariée sept ans plus tard au duc de Mantoue. Ici, il s'agit de sa tante paternelle, Marie-Marguerite-Ignace de Lorraine, nommée dame du palais de Marie-Thérèse, et morte sans alliance, le 7 août 1679, à cinquante ans.

à devenir hargneuse, et Mme d'Armagnac aussi[1]. La première avoit peu à peu gagné toute la protection de Mme de Maintenon[2], avec qui Brancas[3], son père, avoit été longtemps plus que bien, et il falloit à Mme de Maintenon une raison aussi forte pour pouvoir prendre en faveur une personne qui en étoit aussi peu digne[4]. Comme toutes celles de peu qui ne[5] savent rien que ce que le hasard leur a appris, et qui ont longtemps langui dans l'obscurité avant que d'être parvenues, Mme de Maintenon étoit éblouie de la principauté, même fausse, et ne croyoit pas que rien le pût disputer à la véritable. La maison de Lorraine n'ignoroit pas cette disposition. Monsieur le Grand balançoit qui que ce fût dans l'esprit du Roi, et le chevalier de Lorraine, qui avoit infiniment d'esprit, et tout celui des Guises, avoit Monsieur en croupe[6], à qui le Roi, qui ignoroit beaucoup de choses, se rapportoit fort ordinairement sur tout ce qui fait partie du cérémonial[7]. Ce fut donc par l'avis du chevalier de Lorraine que sa belle-sœur et la princesse d'Harcourt commencèrent à entreprendre[8]. Il compta avec raison avoir affaire aux per-

1. Comparez les *Brouillons des projets concernant les ducs et pairs*, dans les *Écrits inédits de Saint-Simon*, tome III, p. 328.

2. Comparez la suite des *Mémoires*, tomes III, p. 346, et XII, p. 92.

3. Tome I, p. 104, note 1. Charles, comte de Brancas, nommé chevalier d'honneur de la Reine mère, à la place du duc d'Uzès, en juin 1661, mourut à Paris, le 8 janvier 1681, âgé de soixante-trois ans. C'est *le Distrait* dont parlent Tallemant des Réaux, la Bruyère, Mme de Sévigné, et tant d'autres contemporains : voyez la suite des *Mémoires*, tomes III, p. 412, et XII, p. 92, une Addition au *Journal de Dangeau*, tome IX, p. 236, et les notices sur les *Ducs et pairs vérifiés existant en 1725*, dans les Papiers de Saint-Simon, vol. 51 (*France* 206), fol. 81. Il était frère cadet du duc de Brancas-Villars.

4. Voyez ce qu'il a déjà dit dans le tome III, p. 179.

5. *Ne* est écrit deux fois.

6. Cette expression a déjà passé dans le tome V, p. 247. On la trouve dans le *Journal de Pierre de l'Estoile*, tome X, p. 275.

7. Comparez le tome III de 1873, p. 32-34.

8. Littré cite de nombreux emplois d'*entreprendre* pris absolument, comme ici.

sonnes du monde les moins unies, les moins concertées[1], les moins attentives, qui ne s'apercevroient de rien qu'après coup, qui ne sauroient, par ces défauts, comment se défendre : sur quoi le passé lui répondoit de l'avenir, car c'est de la sorte[2] que, de conjonctures, d'entreprises et pièce à pièce, que[3] leur rang s'est formé et maintenu[4], et qu'il prétendoit l'étendre et l'agrandir. Il comptoit encore ou que, de guerre lasse, on les laisseroit faire, ou qu'à force de disputes, avec les appuis que je viens d'expliquer et la prédilection constante de la Reine mère pour les princes dont il étoit resté quelque chose au Roi, ils tireroient toujours avantages de ces disputes en partie, et peut-être en tout, par l'importunité. Ils avoient la princesse de Conti, auprès de Monseigneur, à leur disposition, par Mme de Lillebonne et ses filles, et par les mêmes immédiatement, qui eurent enfin toute sa confiance[5]. Avec tout cela, ils ne firent, pour ainsi dire, que ballotter[6] dans ces commencements : l'état de Mme la Dauphine, toujours mourante, retranchoit beaucoup d'occasions, et il y en eut encore beaucoup moins depuis sa mort, jusqu'à ce que Mme la duchesse de Bourgogne commençât à tenir une cour. Ils ne vouloient[7] pas se hasarder sous les yeux du Roi qu'ils n'eussent essayé

1. Littré n'a pas relevé cet exemple du participe *concerté* s'appliquant à des personnes unies par un accord, un concert parfait. Nous avons eu (tome I, p. 277) : « concerter avec quelqu'un. »

2. Après *sorte*, le manuscrit porte une lettre biffée.

3. Cette répétition de la conjonction est bien dans le manuscrit, et nous avons déjà dit qu'elle était commune au temps de Saint-Simon.

4. Comparez ci-dessus, p. 26.

5. C'est-à-dire que Mme de Lillebonne et ses filles, qui avaient obtenu d'abord l'appui de la princesse, disposaient, non seulement d'elle auprès de Monseigneur, mais aussi de Monseigneur lui-même, dont elles avaient enfin gagné la confiance : voyez notre tome II, p. 184.

6. *Ballotter* (il écrit : *balotter*) est pris au sens figuré de *peloter*, signifiant au propre, comme nous l'avons vu dans le tome IV, p. 233, renvoyer la balle d'un camp à l'autre avant de faire une partie réglée.

7. Le manuscrit porte : *vouloit*, au singulier, après *ils*, au pluriel.

ailleurs, et qu'ils ne l'eussent accoutumé à leurs entreprises; mais elles se produisirent hautement dès le lendemain de son mariage, au premier cercle qu'elle tint[1]. Les princesses ne se mirent plus au-dessous des duchesses; après, elles prétendirent la droite, et l'eurent souvent par leur concert et leur diligence. Ils[2] avoient affaire à une dame d'honneur[3] qui craignoit tout, qui vouloit être l'amie de tout le monde, qui n'ignoroit pas la prédilection de Mme de Maintenon, qui trembloit devant elle, et qui, basse et de fort peu d'esprit, se trouvoit toujours embarrassée, et n'y savoit[4] d'issue qu'en souffrant tout et laissant tout entreprendre[5]; et l'âge de Mme la duchesse de Bourgogne ne lui permettoit ni de savoir ce qui devoit être, ni d'imposer.

Étrange hardiesse de la princesse d'Harcourt le jour de la première audience de mylord Jersey chez Mme la duchesse de Bourgogne.

Tel étoit l'état des choses à cet égard quand les Lorrains, lassés de leurs foibles avantages de diligence et de ruse, où ils se trouvoient quelquefois prévenus, résolurent d'en usurper de plus réels, et se crurent en état de les emporter. Soit hasard ou de dessein prémédité, le leur éclata à la première audience que Mylord Jersey eut[6] de Mme la duchesse de Bourgogne le mardi 6 janvier de cette année[7]. De part et d'autre, les dames arrivèrent avant

1. Il n'en a rien dit en parlant de ce cercle du 8 décembre 1697: tome IV, p. 316.

2. Les princesses et leurs conseillers.

3. La duchesse du Lude.

4. *Sçavoit* est écrit en interligne, sur *trouvoit*, biffé.

5. Voyez, dans nos tomes III, p. 310, et IV, p. 304-306, quels griefs notre auteur avait déjà contre la dame d'honneur.

6. Ici encore, comme au commencement de ce récit, Saint-Simon avait d'abord écrit: « Mylord Jersey et sa fe eurent. » — Cette fois, il écrit *mylord*, à l'anglaise.

7. Outre le récit de Dangeau, que suit notre auteur, nous avons celui des *Mémoires de Sourches* (tome VI, p. 106), qu'il faut transcrire ici en regard des détails que Saint-Simon va donner : « Le 6, le milord Jersey, conduit par le comte de Brionne, eut sa première audience publique du Roi dans la chambre de S. M., avec les cérémonies accoutumées. Le même jour, il alla aussi chez Monseigneur et chez toute la maison

qu'on pût entrer. Les duchesses, qui s'étoient trouvées les plus diligentes[1], se trouvèrent les premières à la porte, et entrèrent les premières; la princesse d'Harcourt et d'autres Lorraines suivirent. La duchesse de Rohan[2] se mit la première à droit. Un moment après, avant qu'on fût[3] assis et comme les dernières arrivoient encore, titrées et non titrées (et il y avoit grand nombre de dames[4]), la

royale. Mais son audience chez la duchesse de Bourgogne donna lieu à une terrible querelle entre les duchesses et les princesses de la maison de Lorraine. Comme on avoit fait deux rangs de sièges pliants des deux côtés du fauteuil de la duchesse de Bourgogne, les duchesses, étant arrivées les premières, remplirent toutes les places du côté droit. Ensuite quelques princesses lorraines, étant arrivées, prirent les premières places du côté gauche; après elles vint la duchesse de Rohan, qui, ne trouvant plus de place du côté des duchesses, alla s'asseoir immédiatement après la dernière princesse. Enfin la princesse d'Harcourt arriva, qui dit à la duchesse de Rohan de se ranger pour lui faire place. La duchesse, surprise de ce compliment, lui répondit qu'elle ne savoit pourquoi elle venoit la choisir pour lui faire une insulte; mais la princesse d'Harcourt poussa tout d'un coup le siège de la duchesse hors de sa place et y plaça le sien, sur lequel elle s'assit brusquement. Cela fit un grand bruit dans l'assemblée, et ensuite dans la cour. Les ducs s'en plaignirent hautement, l'affaire fut portée au Roi; mais il ne voulut rien décider, et dit seulement que cela n'arriveroit plus. » Ce récit est à comparer avec la version officielle de l'introducteur des ambassadeurs qui se trouve dans les *Mémoires de Breteuil*, ms. Arsenal 3860, p. 8-36. La *Gazette de Rotterdam*, du 19 janvier, dit seulement : « La princesse d'Harcourt usa de violence pour faire déloger la duchesse de Rohan, qui avoit pris la première place. On dit que les ducs leurs époux prennent part à la guerre, et veulent présenter un placet au Roi pour lui demander justice. »

1. Le manuscrit ne porte qu'une virgule après *diligentes*, et point avant *qui s'estoient trouvées;* mais, en comparant ce récit avec celui des *Mémoires de Sourches*, il ne paraît point douteux que Saint-Simon n'ait voulu dire que toutes les duchesses, et non pas seulement un certain nombre d'entre elles, avaient fait plus de diligence que les princesses étrangères.

2. Fille de M. de Vardes : tome II, p. 86.

3. *Fut*, et non *fust*, dans le manuscrit.

4. M. de Breteuil dit qu'il y avait vingt-deux princesses et duchesses au cercle.

princesse d'Harcourt se glisse derrière la duchesse de Rohan, et lui dit de passer à gauche; la[1] duchesse de Rohan répond qu'elle se trouvoit bien là, avec grande surprise de la proposition. Sur quoi, la princesse d'Harcourt n'en fait pas à deux fois[2], et, grande et puissante comme elle étoit[3], avec ses deux bras lui fait faire la pirouette, et se met en sa place. Mme de Rohan ne sait ce qui lui arrive, si c'est un songe ou vérité, et, voyant qu'il s'agissoit de faire tout de bon le coup de poing, fait la révérence à Mme la duchesse de Bourgogne et passe de l'autre côté, ne sachant pas trop encore ce qu'elle faisoit, ni ce qui lui arrivoit : dont toutes[4] les dames furent étrangement étonnées et scandalisées. La duchesse du Lude n'osa dire mot, et Mme la duchesse de Bourgogne, à son âge, encore moins, mais sentit l'insolence et le manque de respect. Mme d'Armagnac, et ses fille et belle-fille[5], qui vouloient aussi la droite à l'audience de l'ambassadeur, qui se donnoit dans la pièce qui précédoit celle du lit, où on étoit[6], contente de l'expédition qu'elle venoit de voir, se tint vers la porte de ces deux pièces, qui étoit le côté gauche de celle du lit, y fit asseoir ses fille et belle-fille, quoique après les duchesses, dit qu'il y avoit trop de monde, et s'en alla dans la pièce de l'audience garder la droite, et se mit dans le cercle[7] qui étoit arrangé tout prêt, vers le bas bout de la droite. La toilette finie, on passa

1. *La* est écrit en surcharge sur *ce[lle-ci]*.

2. Locution déjà rencontrée dans notre tome III, p. 285, et que Littré a relevée là.

3. Son portrait est dans la suite des *Mémoires*, tome III, p. 346 et 351.

4. *Tout* corrigé en *toutes*.

5. Le dernier *fille* avait été d'abord écrit au pluriel, par mégarde. Il s'agit de Mlle d'Armagnac et de la comtesse de Brionne ; celle-ci, qui, toujours malade, paraissait à peine à la cour, et dont Saint-Simon ne parlera que pour annoncer sa mort, était Marie-Madeleine d'Espinay de Broon, riche héritière de Bretagne, mariée le 23 décembre 1689 (contrat du 19 : Arch. nat., Y 256, fol. 38), et morte le 12 décembre 1714.

6. Il a oublié de dire qu'on n'en était qu'à la toilette de la princesse.

7. Le cercle de pliants, aux deux côtés du fauteuil de la princesse.

dans la pièce de l'audience. Mme de Saint-Simon étoit grosse de six semaines ou deux mois[1]. Elle étoit venue tard, et des dernières du côté gauche, tellement que, lorsqu'on se leva, elle n'eut qu'un pas à faire pour gagner la pièce de l'audience. Ce brouhaha d'y passer[2] étoit toujours assez long; elle se trouvoit mal et ne pouvoit se[3] tenir debout. Elle alla donc s'asseoir, en attendant qu'on vînt, sur le premier tabouret qu'elle y trouva du cercle tout arrangé, et, comme le côté droit de ce cercle étoit le plus près de la porte des deux pièces, elle se trouva à deux sièges au-dessus de Mme d'Armagnac, mais celle-ci tournée en cercle et en dedans, et Mme de Saint-Simon en dehors, tournée le visage à la muraille, de manière qu'elles étoient toutes deux comme adossées. Mme d'Armagnac, qui vit qu'elle se trouvoit un peu mal, lui offrit de l'eau de la Reine d'Hongrie[4]. Comme on se mit à passer un peu après, elle lui dit qu'étant la première arrivée, elle ne croyoit pas qu'elle voulût se mettre au-dessus d'elle. Mme de Saint-Simon, qui ne s'étoit mise là qu'en attendant, ne répondit[5] point, et, dans le moment même, s'alla mettre de l'autre côté, où elle s'assit même avant qu'on fût rangé, et fit mettre une duchesse devant elle pour la cacher jusqu'à ce qu'on fût placé[6].

1. Il annoncera l'accouchement p. 220.

2. A remarquer cet emploi de *brouhaha* (Saint-Simon écrit : *brouhahas*) avec le régime *de passer*.

3. *Se* surcharge *de*.

4. Mme de Sévigné professait beaucoup de gratitude pour ce réconfortant, dont on prétendait que s'était bien trouvée certaine vieille reine de Hongrie, et qu'il semble qu'on employait aussi contre les brûlures (*Mémoires de Choisy*, p. 557). C'est le sieur la Faveur, démonstrateur de chimie à Montpellier, qui en était le principal fabricant, et il avait son dépôt chez Daumont, marchand privilégié suivant la cour, rue de la Huchette : voyez des annonces dans la *Gazette de Leyde*, 27 juillet et 21 décembre 1684, et dans la *Gazette de la Haye*, 1699, n° 35 et 39.

5. *Répondit* est écrit en surcharge sur *répliqua*.

6. L'attitude de Mme de Saint-Simon, motivée d'ailleurs par sa grossesse, explique ce que dit Dangeau (p. 3) : « Il y eut deux disputes entre

J'appris ce qui s'étoit passé à la toilette, et je sus par des dames du palais que Mme la duchesse de Bourgogne étoit fort bien disposée, et qu'elle comptoit d'en parler au Roi et à Mme de Maintenon. Je crus qu'il étoit important de ne pas souffrir un affront et à propos d'en tirer parti. Nous conférâmes quelques-uns ensemble. Le maréchal de Boufflers alla parler à M. de Noailles, et moi à M. de la Rochefoucauld, au retour du Roi, qui étoit allé tirer[1]. L'avis fut que M. de Rohan devoit, le lendemain matin, demander justice au Roi, sans être accompagné, parce que le Roi craignoit et haïssoit tout ce qui sentoit un corps[2]. J'allai aussi voir M. de la Trémoïlle, qui alloit souper chez le duc de Rohan, à la ville, qui n'avoit point de logement[3], et M. de la Trémoïlle[4] me promit de le disposer à ce que nous desirions. Comme j'étois au souper du Roi, Mme de Saint-Simon m'envoya dire de venir sur-le-champ lui parler dans la grand cour[5], où elle m'attendoit dans son carrosse : j'y allai. Elle me dit qu'elle venoit d'être avertie par Mme de Noailles, sortant

les princesses et les duchesses qui étoient au cercle : la plus légère fut entre Mme d'Armagnac et la duchesse de Saint-Simon ; il y en eut une un peu plus forte entre la princesse d'Harcourt et Mme la duchesse de Rohan, qui sortit de sa place. » Notre auteur ne racontera qu'en 1700 (suite du tome II, p. 294-295, et Addition au *Journal*, tome VII, p. 285) quelles furent les conséquences de ce conflit pour Mme d'Armagnac.

1. Le Roi chassait à tir dans ses parcs une fois ou deux par semaine, de préférence les jours de fête, où il n'y avait pas d'ouvriers sur le terrain. Voyez *le Château de Versailles*, tome II, p. 177-192, et l'*Histoire de la chasse en France*, par M. le baron Dunoyer de Noirmont, tomes I, p. 202-211, et III, p. 250-253. Saint-Simon parlera des chasses en faisant le portrait du Roi.

2. Tout ce qui ressemblait à une démarche concertée entre confrères, à une ligue de corps.

3. C'est-à-dire que le duc de Rohan, n'ayant pas de logement au château, car nous avons déjà vu qu'il n'était point en faveur, habitait une maison de la ville, peut-être l'hôtel qui est aujourd'hui le n° 6 de la rue des Réservoirs : *Histoire de Versailles*, par M. le Roi, tome I, p. 32.

4. Ces quatre mots sont en interligne, sur un second *qui*, biffé.

5. *Grd court*, sans accord, dans le manuscrit.

de chez la duchesse du Lude, qui[1] l'avoit trouvée sortant de chez M. de Duras, qui étoit l'appartement joignant[2], que les trois frères lorrains avoient été au tirer du Roi; qu'ils s'y étoient toujours tenus tous trois tous seuls, séparés de tout ce qui y étoit : et peu de gens avoient la liberté d'y suivre le Roi[3], et aucun de l'approcher, excepté le capitaine des gardes en quartier, qui étoit le duc de Noailles; qu'ils avoient paru disputer entre eux, et M. de Marsan le[4] plus agité; qu'enfin, après un long débat, Monsieur le Grand les avoit quittés, s'étoit avancé au Roi, lui avoit parlé assez longtemps; que M. de Noailles avoit entendu que c'étoit une plainte qu'il faisoit de ce qu'à l'audience du matin Mme de Saint-Simon avoit pris la place de Mme d'Armagnac et s'étoit mise au-dessus d'elle : à quoi le Roi n'avoit pas distinctement répondu, et fort en un mot; après quoi, Monsieur le Grand étoit allé rejoindre ses frères, et étoit toujours demeuré en particulier avec eux. Mme de Saint-Simon, bien étonnée de l'étrange usage qu'ils faisoient de la chose du monde la plus simple et la plus innocente, et du mensonge qu'ils y ajoutoient, conta ce qui lui étoit arrivé à Mme de Noailles, qui fut d'avis que j'en fisse parler au Roi[5] le soir même. Ces Messieurs, fort embarrassés de soutenir ce que la princesse d'Harcourt avoit fait à la duchesse de Rohan, en quelque disgrâce qu'eussent toujours vécu le[6] duc de Rohan et elle, et qui craignoient des plaintes au Roi, saisirent ce qui étoit arrivé à Mme de Saint-Simon pour se plaindre les premiers et tâcher de compenser l'un par l'autre.

Noir artifice des Lorrains, que je mis au net avec le Roi le soir même.

1. *Que*, avec l'abréviation ordinaire, corrigé en *qui*.
2. On avait donné à la duchesse du Lude, en 1694, l'ancien logement du maréchal de Bellefonds (*Dangeau*, tome V, p. 123).
3. Voyez le *Journal de Dangeau*, tome XIV, p. 269. C'était aussi, sous le règne suivant, une grande faveur de voir Louis XV tirer, et surtout de tirer dans ses chasses, soit au fusil, soit au pistolet (*Mémoires de Luynes*, tome I, p. 245, 355 et 358).
4. L'article est écrit en interligne. — 5. *Au Roy* est écrit en interligne.
6. *Le* corrige par surcharge *son* [*mari*].

Voilà un échantillon de l'artifice de ces Messieurs, et d'un mensonge public et dont toute l'audience étoit témoin. Cet artifice, tout mal inventé qu'il fût, me mit en colère. J'allai trouver M. de la Rochefoucauld, qui voulut absolument que je parlasse au Roi à son coucher[1]. « Je le connois bien, me dit-il; parlez-lui hardiment, mais respectueusement. Ne touchez que votre affaire; n'entamez point celle des ducs, et laissez faire M. de Rohan demain : c'est la sienne. Croyez-moi, ajouta-t-il, des gens comme vous doivent parler eux-mêmes : votre liberté et votre modestie plairont au Roi; il l'aimera cent fois mieux. » J'insistai; lui aussi. Je voulus voir si le conseil partoit du cœur ou de l'esprit, et je lui proposai de monter vite chez M. le maréchal de Lorge, et que je l'engagerois à parler. « Non encore un coup, non, reprit le duc; cela ne vaut rien : parlez vous-même. Si, au petit coucher[2], j'en puis trouver le moyen, je parlerai à mon tour. » Cela me détermina. Je remonte chez le Roi, et voulus m'avancer au duc de Noailles, qui sortoit de prendre l'ordre[3]. Il ne jugea pas devoir paroître avec moi[4], et me dit, en passant, de parler au coucher. Boufflers, à qui Noailles avoit conté l'affaire, m'en dit autant, et qu'il ne s'avanceroit

1. « Ce moment en étoit un de lui parler pour les privilégiés. Alors tous sortoient quand ils en voyoient un attaquer le Roi, qui demeuroit seul avec lui. » (*Mémoires*, tome XII, p. 182.)

2. Comme Saint-Simon l'explique dans le passage du tome XII qu'on vient de citer, il ne restait au petit coucher que « les grandes et secondes entrées ou brevets d'affaires. » Voyez l'*État de la France*, 1687, tome I, p. 237, et 1698, tome I, p. 301-306.

3. Comparez le même passage des *Mémoires*, tome XII, p. 182, et l'Addition 243, dans notre tome V, p. 347, ou l'*État de la France*, année 1698, tome I, p. 280, 286 et 301. Quand tout le monde sortait après le grand coucher, le capitaine des gardes en quartier et celui des Cent-Suisses, le colonel du régiment des gardes françaises et le colonel général des Suisses, ou le colonel du régiment des gardes suisses, venaient prendre du Roi l'ordre, ou plutôt le mot du guet, qui était presque toujours un nom de saint.

4. Le manuscrit porte *me moy*.

point pour prendre l'ordre que je n'eusse parlé[1]. Je m'approchai de la cheminée du salon, et, quand le Roi vint, je me contentai de le voir aller se déshabiller. Comme il eut donné le bonsoir, et qu'à son ordinaire il se fut retiré le dos au coin de la cheminée pour donner l'ordre tandis que tout ce qui n'avoit pas les entrées sortoit, je m'avançai à lui, et lui aussitôt se baissa pour m'écouter en me regardant fixement. Je lui dis que je venois d'apprendre tout à l'heure la plainte que Monsieur le Grand lui avoit faite de Mme de Saint-Simon, que rien au monde ne me touchoit tant que l'honneur de son estime et de son approbation, et que je le suppliois de me permettre de lui conter le fait; et tout de suite j'enfile ma narration telle que je l'ai faite ci-dessus, et sans en oublier une seule circonstance. Je m'en tins là suivant le conseil de M. de la Rochefoucauld, je n'ajoutai aucune plainte ni des Lorrains ni de Monsieur le Grand, et je me contentai de lui avoir donné, par le simple et véritable exposé du fait, un parfait démenti. Le Roi ne m'interrompit jamais d'un seul mot depuis que j'eus ouvert la bouche. Quand j'eus fini, il me répondit : « Cela est bien, Monsieur, » d'un air très gracieux et content; « il n'y a rien à cela, » en souriant avec un signe de tête comme je me retirois. Après quelques pas faits, je me rapprochai du Roi avec vivacité, je l'assurai de nouveau que tout ce que je lui avois avancé était vrai de point en point, et je reçus la même réponse[2]. L'heure de parler au Roi étoit tellement indue, les spectateurs avoient trouvé le discours si long et si actif de ma part, et si bien reçu à l'air du Roi, que leur curiosité étoit extrême de savoir ce qui

1. On ne peut s'empêcher de voir, dans l'attitude des ducs à l'égard de Saint-Simon, une crainte que celui-ci ne compromît leur cause pour une vétille qui lui était toute personnelle. Comparez ses rodomontades de 1696, auxquelles M. de Lorge dut couper court : tome III, p. 251-253.

2. Comme en ce qui concerne les ducs, ne dirait-on pas que l'ardeur de Saint-Simon dans cette affaire paraissait au Roi lui-même intempestive et déplacée?

m'avoit pu engager à une démarche si peu usitée, quoique la plupart se doutassent bien en gros qu'il s'agissoit de l'affaire du matin. Beaucoup de courtisans attendoient dans les antichambres. Le maréchal de Boufflers prit l'ordre, et me trouva avec le duc d'Humières. Je leur rendis ma conversation. Je fis ensuite quelques tours par rapport à Mme la duchesse de Bourgogne[1], et je m'en allai après chez le duc de Rohan comme je l'avois promis. Ma conversation avec le Roi avoit déjà couru partout à cause de l'heure indue où je l'avois eue[2]. Ils ne m'attendoient plus, et avoient envoyé chez moi le fils du duc de Rohan[3], pour tâcher d'en apprendre quelque chose. Ils me pressèrent là-dessus : la présence du duc d'Albret me retint, et celle encore de la comtesse d'Egmont[4]. Enfin, après bien des assurances et des instances, il fallut les satisfaire, et je m'y portai pour donner courage au duc de Rohan. Ce qu'il fallut essuyer de disparades[5] de sa

1. Pour entretenir la princesse dans ses dispositions favorables : ci-dessus, p. 80, et ci-après, p. 87.

2. Dangeau dit (p. 3) : « Les maris, de part et d'autre, parlèrent au Roi le soir, et il paroît que les dames qui commencent ces disputes-là ne font pas bien leur cour à S. M. » C'est sur cette phrase, insuffisante au gré de Saint-Simon, qu'il a fait l'Addition 279 indiquée ci-dessus, p. 72.

3. Ce fils était sans doute l'aîné, Louis-Bretagne de Rohan-Chabot, qu'on appelait le prince de Léon, né le 26 septembre 1679 et mort le 10 août 1738, sans avoir servi autrement que comme mousquetaire, ni avoir marqué à la cour, à cause de certaines aventures que les *Mémoires* raconteront.

4. Mlle de Cosnac : tome IV, p. 59.

5. M. Tamizey de Larroque, dans trois notes successives du tome I des *Lettres de Jean Chapelain*, p. 468, 532 et 625, a signalé l'exemple le plus ancien, selon lui, de *disparate*, que Saint-Simon écrit toujours : *disparade*, et qu'il emploie comme substantif féminin, au sens d'incartade, de sortie ou action capricieuse et déraisonnable. *Disparade* est l'orthographe conforme à l'étymologie espagnole et à la règle qui, selon les lexicographes du dix-septième siècle, faisait terminer en *ade* les mots tirés ou imités d'une langue méridionale, comme *bravade*, *boutade*, *rodomontade*, *algarade*, etc. Le *Dictionnaire de Trévoux* donne *disparade* et *disparate*, mais le premier comme un synonyme de disparition

part ne se peut imaginer, avec une déraison surnageante[1] à désoler. A la fin pourtant, il promit de parler au Roi le lendemain comme nous le voulions, et je les quittai là-dessus, à trois heures[2] après minuit.

Le lendemain, de bonne heure, je retournai voir le maréchal de Boufflers pour qu'il instruisît M. de Noailles, et je fus rendre compte de ma soirée à M. le maréchal de Lorge, qui n'en savoit pas un mot, et à qui, jusque-là, je n'avois pas eu le temps d'en parler. Il alla aussi dire au Roi ce dont je venois de le prier; et cependant je me montrai fort chez le Roi, où je vis le maréchal de Villeroy très animé, tout ami intime qu'il fût[3] des trois frères et beau-frère de l'aîné[4]. J'envoyai cependant messages sur messages au duc de Rohan, pour l'avertir des moments et le presser de venir. Enfin il arriva comme le Roi alloit sortir de la messe[5]; il se mit à la porte du cabinet, et quelques ducs avec lui. Comme le Roi approcha, il s'avança. Le Roi le fit entrer, et le mena à la fenêtre de son cabinet; et la porte se ferma aussitôt, en sorte qu'il demeura seul avec le Roi. Les maréchaux de Villeroy, Noailles, Boufflers, et quelques autres ducs, se tinrent à la porte. Je crus en avoir assez fait, et je regardois de la cheminée du salon, toute cette pièce entre eux et moi, mais dans la même. Cela dura près d'un petit quart d'heure. Le duc de Rohan sortit fort animé, le duc de Noailles ne fit qu'entrer et sortir pour prendre l'ordre, et

Plainte du duc de Rohan au Roi, qui ordonne à la princesse d'Harcourt de demander pardon à la duchesse de Rohan, et qui l'exécute en public chez Mme de Pontchartrain.

tombé en désuétude, le second comme signifiant l'inégalité de conduite.

1. Il y a un emploi analogue de *surnageant*, au figuré, dans l'Addition au *Journal de Dangeau*, tome XIV, p. 231. Littré cite sans explication. Voyez ci-après, p. 147, 282 et 404.

2. *3 h.*, en abrégé, comme toujours, dans le manuscrit.

3. *Fut*, et non *fust*, dans le manuscrit.

4. Le grand écuyer comte d'Armagnac, beau-frère du maréchal de Villeroy, le chevalier de Lorraine et le comte de Marsan.

5. « Allant et revenant de la messe, chacun lui parloit qui vouloit, après l'avoir dit au capitaine des gardes, si ce n'étoit gens distingués, et il y alloit et rentroit par la porte des cabinets dans la galerie. » *Mémoires*, tome XII, p. 173.)

tous vinrent à moi à la cheminée; puis nous sortîmes dans la chambre du Roi, où nous nous mîmes en tas à la cheminée. Là, le duc de Rohan nous rendit sa conversation, où rien ne fut oublié : il demanda justice, sur sa femme[1], de la princesse d'Harcourt, s'étendit sur les entreprises des Lorrains et l'impossibilité d'éviter des querelles continuelles; il fit valoir le respect violé à Mme la duchesse de Bourgogne par la princesse d'Harcourt et gardé par la duchesse de Rohan, expliqua bien le fait de Mme de Saint-Simon et de Mme d'Armagnac, et le noir et audacieux artifice des Lorrains pour se tirer d'affaire par ce faux change[2] : en un mot, parla avec beaucoup de force, d'esprit[3] et de dignité. Le Roi lui répondit qu'il l'avoit laissé dire pour en être encore mieux informé par lui; qu'il l'étoit dès la veille par Mme la duchesse de Bourgogne, par la duchesse du Lude, qui lui avoient dit les mêmes choses; qu'il l'avoit été le soir par moi, et ce matin encore par M. le maréchal de Lorge, et qu'il nous en avoit parfaitement crus[4] l'un et l'autre; qu'il louoit fort le respect et la modération de Mme de Rohan, et trouvoit la princesse d'Harcourt fort impertinente. Il s'expliqua en termes durs sur les Lorrains[5], et, par deux fois, l'assura qu'il y mettroit ordre, et qu'il seroit content[6]. Je sus ensuite par mes amies du palais que Mme de

1. C'est-à-dire de l'affront fait à sa femme; comparez p. 130, lignes 14 et 15.

2. Nous avons déjà eu, non seulement *donner le change* (tome II, p. 8), mais aussi, avec addition d'un adjectif qualificatif, *prendre un dangereux change* (tome II, p. 239).

3. Le manuscrit ne porte pas de virgule entre *force* et *d'esprit*.

4. *Cru*, sans accord, dans le manuscrit.

5. Les quatre premières lettres de *Lorrains* surchargent *Roha[ns]*.

6. Ceci est presque copié de Dangeau, qui dit, le 7 (p. 4-5) : « M. le duc de Rohan, qui n'avoit pu parler hier au Roi sur le démêlé arrivé entre la princesse d'Harcourt et Mme sa femme, lui a parlé aujourd'hui avant qu'il partît pour Marly. Le Roi lui a dit que Mme de Rohan avoit été fort sage, et qu'il donneroit de si bons ordres à l'avenir, que pareils démêlés n'arriveroient plus. » Rien de Mme de Saint-Simon.

Saint-Simon avoit été servie à souhait par Mme la duchesse de Bourgogne et qu'il y avoit eu une dispute assez forte entre le Roi et Mme de Maintenon, qui obtint à toute peine[1] que la princesse d'Harcourt, qui alloit toujours à Marly[2], n'en fût pas exclue le lendemain. Mme[3] d'Armagnac et ses filles et belle-fille[4], qui s'étoient présentées, pas une n'y fut[5].

Toute cette journée se passa encore en mesures. Le lendemain, le Roi alla à Marly[6]. Mme la duchesse de Bourgogne n'y couchoit pas encore; mais elle y alloit tous les jours. Nous demeurâmes tard à Versailles, pour la bien instruire par ce qui l'environnoit. Elle fit merveilles le lendemain. La princesse d'Harcourt essuya du Roi une rude sortie, et Mme de Maintenon lui lava fort la tête : en sorte que, tout le voyage, ce fut autre nature, la douceur et la politesse même, mais avec la douleur et l'embarras peints sur toute sa personne. Ce ne fut pas tout : elle eut ordre de demander pardon, en propres termes, à la duchesse de Rohan, et ce fut encore à Mme de Maintenon à qui elle dut que ce ne fût pas chez la duchesse, et qui fit régler que, n'ayant point de logement, la chose se passeroit en plénière compagnie chez Mme de Pontchartrain. En même temps, la duchesse du Lude eut ordre du Roi

1. La même expression se rencontre dans la *Gazette* de 1672, p. 1229 : « Se sauver à toute peine. » Nous ne croyons pas qu'elle ait été connue de Littré ; Furetière ne la donne point.

2. Comparez la suite des *Mémoires*, tome III de 1873, p. 349 et 351.

3. *M*, dans le manuscrit.

4. Ici, *filles* est bien au pluriel (Mme de Valentinois et Mlle d'Armagnac), et Saint-Simon, qui avait mis au pluriel, par mégarde et incorrectement, *belle filles*, a encore biffé l'*s* finale.

5. La première lettre de *fut* semble corriger un *p*. — Pour montrer « comment la cour se gouvernoit alors pour ces sortes de voyages particuliers, » l'auteur des *Mémoires de Sourches* a reproduit (tome VI, p. 113-115) la liste dressée par le Roi lui-même le 20 janvier 1699. Dangeau (tome VII, p. 28) cite Saint-Simon parmi les danseurs qui y allèrent le mois suivant.

6. Le Roi était parti pour Marly dès le 7, à deux heures.

de déclarer à la maison de Lorraine que le mariage de M. de Lorraine ne leur donnoit rien de plus, et *ne leur faisoit pas d'un fétu*[1]; ce fut l'expression. Elle s'en acquitta, et, deux jours après le retour de Marly[2], la duchesse de Rohan se rendit à heure prise chez Mme la Chancelière[3], où il y avoit beaucoup de dames et de gens de la cour à dîner. La princesse d'Harcourt y vint, qui lui fit des excuses, l'assura qu'elle l'avoit toujours particulièrement honorée, et qu'en un mot elle lui demandoit pardon de ce qui s'étoit passé. Mme de Rohan reçut tout cela fort gravement, et répondit fort froidement. La princesse d'Harcourt redoubla de compliments, lui dit qu'elle savoit bien que ce devroit être chez elle qu'elle auroit dû lui témoigner son déplaisir, qu'elle comptoit bien aussi d'y aller s'acquitter de ce devoir, et lui demander l'honneur de son amitié : à quoi si elle pouvoit réussir, elle s'estimeroit la plus heureuse du monde. C'étoit là tomber d'une grande audace à bien de la bassesse : dire poliment ce que le Roi avoit prescrit auroit suffi ; mais elle étoit si battue de l'oiseau[4], qu'elle crut n'en pouvoir trop dire pour en faire sa cour. Et voilà comme sont les personnes qui en sont enivrées ! Elles se croient tout permis, et, quand cela bâte mal[5], elles[6] se croient perdues et se roulent dans les dernières soumissions pour plaire et pour se raccrocher. Telle fut la fin de cette étrange histoire, qui nous donna enfin repos.

1. Ne leur faisait pas plus qu'un fétu de paille. Voyez l'explication de Furetière.

2. Le Roi revint le samedi 10, au soir. Ce serait donc le 12 ou le 13 que la scène d'excuses aurait eu lieu ; mais Dangeau n'en parle pas.

3. C'est par distraction qu'il donne à Mme de Pontchartrain le titre de chancelière, qu'elle n'eut que neuf mois plus tard : ci-après, p. 283.

4. Voyez, dans les *Lettres de Mme de Sévigné*, tome VI, p. 333, la même locution, qui subsiste encore aujourd'hui dans le langage familier.

5. Quand l'affaire ne réussit pas à leur gré. Littré a relevé trois exemples de cette locution dans Saint-Simon et plusieurs dans les écrivains du seizième siècle.

6. *Elle*, au singulier, dans le manuscrit.

Pendant le voyage de Marly, j'appris que Monsieur le Grand, outré de ce que leur entreprise leur étoit retombée à sus[1] en plein, se plaignoit de ce que, parlant au Roi et au monde, je lui avois donné un démenti. Dès le même jour que le Roi retourna à Versailles, j'y allai; j'affectai de me montrer partout, et de me donner licence parfaite en propos sur le grand écuyer et sur sa famille. Je m'attendis[2] à quelque sortie brusque de sa part ou de la leur en me rencontrant; ma réponse aussi étoit toute prête, et ma résolution prise de leur parler si haut que ce fût à eux à courir; mais, tout brutal et tout furieux qu'il étoit, et toute piquée qu'étoit sa famille, aucun d'eux ne s'y commit. Je fus même surpris que, l'ayant tôt après rencontré, il me salua le premier; mais, de cette époque, nous sûmes de part et d'autre à quoi nous en tenir.

Sept ou huit jours après[3], la comtesse de Jersey[4] eut sa première audience de Mme la duchesse de Bourgogne[5]. Les duchesses y eurent la droite, et les Lorraines la gauche, et mêlées entre elles[6]. Elles s'étoient avisées depuis quel-

1. Littré, en citant ce passage et disant que *retomber à sus* y était employé pour *tourner contre*, avait d'abord suspecté l'exactitude du texte à cause de la double préposition *à sus;* mais il est revenu plus tard sur cette hésitation, dans son Supplément, ayant trouvé dans une lettre du cardinal de Richelieu : « me mettre à sus des calomnies. »

2. Peut-être a-t-il voulu écrire *attendois*, puisque les verbes suivants sont à l'imparfait. A la ligne suivante, *ma* corrige peut-être *ma[is]*.

3. Le mardi 13 janvier : *Journal de Dangeau*, tome VII, p. 8. Voyez les *Mémoires de Breteuil*, ms. Arsenal 3860, p. 37-43.

4. Barbara, fille de William Chaffinch, *closet-keeper* du roi Charles II. Elle était catholique, mais se fit protestante en juillet 1700. Après la mort de son mari, elle revint en France, et finit par épouser en secret le Clermont-Chaste que nous avons vu chasser à cause de Mlle de Choin (tome II, p. 186-190) : voyez une Addition sur ce personnage dans le tome XV du *Journal*, p. 13; elle ne se retrouve pas dans les *Mémoires*.

5. Il a déjà été parlé des audiences des ambassadrices dans le tome V, p. 8-10 et notes.

6. M. de Breteuil dit (ms. Arsenal 3860, p. 39) : « Sur deux lignes à droite et à gauche étoient sur des tabourets les princesses du sang, les duchesses et les princesses de la maison de Lorraine, les duchesses

que temps de se déplacer par aînesse, comme font les princesses du sang. Le Roi le leur avoit fait défendre ; elles y étoient encore revenues, et le Roi l'avoit trouvé très mauvais. Il vint à cette audience pour saluer l'ambassadrice, comme cela se fait toujours à pareilles audiences[1]. Après l'avoir saluée, il demeura au milieu du cercle, auprès d'elle, regarda et considéra[2] le cercle de tous les côtés, puis dit tout haut que ce cercle étoit fort bien arrangé comme cela[3]. Ce fut une nouvelle mortification aux Lorrains.

Places des princesses du sang au cercle et lieux arrangés. [*Add. St-S. 281*]

En ce même cercle, Madame la Princesse étoit à la tête des duchesses, en retour comme elles, et coude à coude de la première ; Madame la Duchesse étoit de même à gauche, à la tête des Lorraines. Les princesses du sang avoient essayé de se mettre en face du cercle et lieux arrangés[4], à distance de Mme la duchesse de Bourgogne, mais sur la même ligne qu'elle. Le Roi l'avoit trouvé fort mauvais et défendu : il n'y a que les fils et filles de France qui se placent de la sorte, même le Roi et la Reine y étant, et les petits-fils et les petites-filles de France dans les deux coins, à demi tournés, ni en face du tout[5], ni entièrement de côté; et le Roi voulut que cela fût de même pour Mme la duchesse de Bourgogne; et cela avoit toujours été ainsi avec Mme la Dauphine-Bavière[6].

étant à la droite ce jour-là ; et, comme le nombre en étoit grand, il y avoit une ligne de tabourets en retour vis-à-vis Mme de Bourgogne. »

1. Comparez l'audience de Mme de Heemskerck, tome V, p. 9.

2. La dernière lettre de *considéra* semble corriger *at* ou *a et*.

3. Dangeau ne dit rien de cet incident.

4. Ces trois derniers mots ont été écrits en interligne, sans doute lorsque l'auteur a fait la manchette, où ils se trouvent aussi. Ils signifient évidemment que le cérémonial des cercles devait être appliqué à toutes les réunions où les places étaient arrangées, disposées à l'avance.

5. Tout à fait en face. Voyez *Littré*, Tout 27°.

6. Dangeau dit (p. 8) : « Le cercle fut fort beau et fort nombreux; les duchesses eurent la droite ; Madame la Princesse étoit à leur tête, et, de l'autre côté, Madame la Duchesse, à la tête des princesses de Lorraine. Le Roi ne veut pas que les princesses du sang soient au cercle

Mort de la duchesse de Chaulnes.

La duchesse de Chaulnes mourut dans tous les premiers jours de cette année[1], n'ayant pu[2] survivre son mari plus de quelques mois[3]. Ils avoient passé leur vie dans la plus intime union. C'étoit[4], pour la figure extérieure, un soldat aux gardes, et même un peu suisse, habillé en femme[5] : elle en avoit le ton et la voix, et des mots du bas peuple; beaucoup de dignité, beaucoup d'amis, une politesse choisie, un sens et un desir d'obliger qui tenoient lieu d'esprit, sans jamais rien de déplacé, une grande vertu, une libéralité naturelle et noble, avec beaucoup de magnificence, et tout le maintien, les façons, l'état et la réalité d'une fort grand[6] dame, en quelque lieu qu'elle se trouvât, comme M. de Chaulnes l'avoit de même d'un fort grand seigneur[7]. Elle étoit, comme lui,

à côté de Mme la duchesse de Bourgogne. » C'est là que Saint-Simon a placé l'Addition n° 281.

1. Dans les tout premiers jours, tout au commencement de l'année. — Cette mort arriva le 5 janvier, à Paris : voyez le *Journal de Dangeau*, tome VII, p. 3; les *Mémoires de Sourches*, tome VI, p. 105-106; la *Gazette d'Amsterdam*, 1699, n° VII; le *Mercure*, mois de janvier 1699, p. 236-238, et mois de mars, p. 132-133. La *Gazette d'Amsterdam* place la mort au 6, et donne, ainsi que le *Journal* et les *Mémoires de Sourches*, quelques détails que Saint-Simon n'a pas jugé à propos de relever, sur un legs, ou plutôt un fidéicommis extrêmement considérable, laissé par la duchesse à l'abbé de Scudéry, pour le restituer à M. de la Frette.

2. *Pu* est écrit en surcharge sur *pas*.

3. Nous l'avons vu mourir le 5 septembre 1698 : tome V, p. 342.

4. Les premières lettres de *c'estoit* corrigent peut-être *av[ec]*.

5. Il a dépeint également le mari avec « la corpulence, l'épaisseur, la pesanteur, la physionomie d'un bœuf » (tome II, p. 114).

6. *Grd*, en abrégé et sans le féminin, comme celui qui vient deux lignes plus loin devant *seigneur*.

7. Comparez, pour le mari, nos tomes I, p. 266-267, et II, p. 63 et 114-115. Il a dit ailleurs de la duchesse (*Duchés éteints*, dans les *Écrits inédits*, tome VI, p. 45) : « C'étoit une femme de fort bon sens, qui avoit beaucoup de vertu et de dignité, et qui se faisoit fort respecter avec un langage et des manières hautes et grossières, et qui, avec cela, se faisoit fort aimer. C'étoit d'ailleurs une figure de Suisse. » Les *Lettres de Mme de Sévigné* ne font que confirmer ce double jugement sur le mari et la femme. Est-ce bien elle que Somaize a appelée CLIDARIS

adorée en Bretagne, et fut pour le moins aussi sensible que lui à l'échange forcé de ce gouvernement[1]. On a vu ailleurs qui elle étoit, et de qui veuve en premières noces[2], et sans enfants de ses deux maris. Elle ne fit que languir et s'affliger depuis la mort de M. de Chaulnes, et ne voulut presque voir personne dans le peu qu'elle vécut depuis[3].

Mort de Chamarande père.

Le bonhomme Chamarande[4] la suivit de fort près[5], universellement estimé, considéré et regretté[6]; j'en ai suffisamment parlé ailleurs[7] pour n'avoir rien à y ajouter

dans le *Dictionnaire des Précieuses* (éd. Ch. Livet, tomes I, p. 54-55, et II, p. 198) : « Précieuse de premier rang et qui, soit pour la naissance, soit pour la beauté, soit pour l'esprit, ne le cède pas à une autre.... Elle n'est mal avec personne, tant la douceur de son esprit a de correspondance à celle de ses yeux » ? Comme écriture et comme orthographe, rien n'égale l'incorrection de ses lettres.

1. Cela a déjà été dit en 1695, lors de l' « échange forcé, » et en 1698, lors de la mort du mari, tomes II, p. 256, et V, p. 342-346.

2. C'est à propos de son premier mari, Saint-Maigrin, qu'il a été parlé d'elle dans notre tome I, p. 204. Comparez l'article CHAULNES dans les *Écrits inédits*, tome VI, p. 45, et voyez, sur le second mariage, la *Gazette poétique* de Loret, tome II, p. 35 et 39. Sa mère, cousine du surintendant Servien, avait épousé en secondes noces le père des MM. de la Frette (tome V, p. 101-102), et elle était sœur de la mère du duc de Beauvillier. Leur père, M. le Féron, conseiller au Parlement, ne pouvait faire remonter sa noblesse au delà de deux ou trois degrés : notes de d'Hozier, dans le ms. Clairambault 754, p. 283.

3. Sur sa fin héroïque, voyez la *Correspondance de Madame*, recueil Jaeglé, tome I, p. 213, et le dernier des articles du *Mercure*.

4. Clair-Gilbert d'Ornaison, comte de Chamarande, qui avait été premier valet de chambre du Roi, puis premier maître d'hôtel de la Dauphine : tome I, p. 193.

5. Le 25 janvier 1699 : *Journal de Dangeau*, tome VII, p. 14.

6. Il « mourut à Versailles d'une goutte remontée, étant âgé de près de quatre-vingts ans, dont il en avoit passé les quinze derniers presque sans sortir de la chambre et avec de cruelles incommodités. Il fut regretté de tous les courtisans de l'ancienne cour, qui avoient souvent éprouvé combien son esprit étoit pénétrant et combien son cœur étoit bien placé. » (*Mémoires de Sourches*, tome VI, p. 116-117.)

7. Tome II, p. 211-212, à propos de la nomination de son fils comme inspecteur d'infanterie. Comparez la notice qu'il lui a consacrée comme

ici[1]. Il avoit une assez bonne abbaye[2], chose avec raison devenue dès lors si rare aux laïques[3].

Villacerf[4] essuya un grand dégoût par le désordre qui se trouva dans les fonds des bâtiments[5]. Un nommé

premier maître d'hôtel, et que nous reproduisons à l'Appendice, n° VI.

1. Successivement porte-parasol du cardinal de Richelieu, galant de la Beauvais, affidé de Mazarin, confident des premières amours du Roi, aussi bien que de sa liaison définitive avec Mme de Maintenon, il avait eu une participation active à bien des intrigues de cour. Louis XIV lui avait donné, en 1681, comme premier maître d'hôtel, le titre de conseiller d'État, avec une pension de trois mille livres, et il avait un appartement à Versailles. En 1688, Chamarande avait fait une donation, avec substitution, au profit de son fils : Arch. nat., Y 31, fol. 277, et Y 252, fol. 486.

2. L'abbaye de Saint-André-de-Fontenay, de l'ordre de Saint-Benoît, au diocèse de Bayeux, dont il fut pourvu en 1677 après le fils de Beringhen, qui épousait Mlle d'Aumont, et où il eut pour successeur Daniel Huet. Elle valait six mille cinq cents livres selon Expilly, douze à treize mille selon Dangeau (tome VII, p. 69) et la *Gazette de Rotterdam*, 1699, n° 6, mais avec une charge de trois mille livres de pensions à prélever.

3. Voyez l'Addition au *Journal de Dangeau*, tome XIV, p. 294, sur les la Rochefoucauld abbés laïques. — Il semble que cette dernière phrase de deux lignes a été ajoutée après coup par Saint-Simon, dans un blanc qui restait à la fin du paragraphe.

4. Édouard Colbert, marquis de Villacerf, surintendant des bâtiments : tome III, p. 27-28. — On remarquera que Saint-Simon a oublié d'indiquer en « manchette » marginale le sujet de ce nouveau paragraphe; c'est évidemment parce que le paragraphe précédent, sur Chamarande, avec l'addition qui vient d'être indiquée, remplit exactement deux lignes du manuscrit, sans qu'un blanc quelconque signale ensuite à une revision superficielle le changement de sujet.

5. *Journal de Dangeau*, tomes VI, p. 481, et VII, p, 3, 10, 13, 45 et 80. Comparez les *Mémoires de Sourches*, tome VI, p. 112, la *Gazette d'Amsterdam*, correspondance de Paris du 23 octobre 1699, le *Mercure*, janvier 1699, p. 243-249, etc. C'est à la prière de son cousin Colbert qu'il avait été nommé, le 2 août 1686, inspecteur général des bâtiments, avec seize mille livres d'appointements et des frais de courses (Arch. nat., O¹ 1055, p. 405). Ses fonctions de premier maître d'hôtel de la Reine ne l'avaient pas préparé à ce service; il était d'ailleurs presque sexagénaire, mais ne devait faire qu'une besogne d'auxiliaire auprès du surintendant Louvois, recevant ses ordres et les transmettant

Mesmyn[1], son principal commis, en qui il se fioit de tout, abusa longtemps de sa confiance. Les plaintes des ouvriers et des fournisseurs, longtemps retenues par l'amitié et par la crainte, éclatèrent enfin : il fallut répondre et voir clair. Villacerf, dont la probité étoit hors de tout soupçon et qui s'en pouvoit rendre le témoignage à lui-même, parla fort haut; mais, quand ce fut à l'examen, Mesmyn s'enfuit, et il se trouva force friponneries[2].

(*Mémoires de Sourches*, tome I, p. 429 et 432). Louvois étant venu à mourir, la surintendance avait été donnée à Villacerf, mais par simple commission, le 28 juillet 1691, après réorganisation du service (Arch nat., O^1 35, fol. 216 ; *Journal de Dangeau*, avec Addition de Saint-Simon, tome III, p. 372-373 ; *Mémoires de Sourches*, tome III, p. 444-445). Nous rejetons à l'Appendice, n° VII, une note sur la surintendance.

1. Pierre Mesmyn, premier commis des bâtiments : *État de la France*, 1698, tome I, p. 318. Il n'est point mentionné dans la correspondance de Colbert; mais, dans les *Comptes des bâtiments du Roi*, publiés par M. J. Guiffrey, on voit qu'il était commis à quinze cents livres dès 1687. Ce ne peut être, à raison des dates, le Mesmin dont Conrart parle en 1652 comme ayant couru de grands risques à l'hôtel de ville (*Mémoires*, p. 578) : « Homme d'honneur, homme de lettres et homme d'affaires tout ensemble, porté de curiosité et de zèle pour le bien public. »

2. Le commis, ayant commencé lui-même par parler fort haut, avait obtenu que le Roi lui nommât des commissaires pour examiner les accusations dont il était l'objet, et pour lui faire faire réparation par les accusateurs. Mais beaucoup de griefs furent trouvés véritables par le duc de Beauvillier et Chamillart, et, le Roi néanmoins ne voulant pas faire d'esclandre, M. de Villacerf, sur les instances de sa famille et pour sa propre justification, commença par ôter au coupable la charge de commis des bâtiments et celle de secrétaire du premier maître d'hôtel de la duchesse de Bourgogne; puis il demanda des poursuites. Le 21 janvier, on sut que Mesmyn, après avoir essayé de fuir, s'était constitué prisonnier au For-l'Évêque, et que peut-être on lui ferait son procès. (*Journal de Dangeau*, tome VI, p. 480-481, et tome VII, p. 13 et 45 ; *Mémoires de Sourches*, tome VI, p. 112.) Dangeau dit encore, en mai 1699 (tome VII, p. 80), que des accusations nouvelles ont été portées contre Mesmyn, toujours prisonnier, et que le Roi les fait examiner ; puis il n'en parle plus. Sans doute la mort de Villacerf (ci-après, p. 324) arrêta les procédures ; mais son commis resta en prison, car, le 28 mai 1702, il écrivait du For-l'Évêque au ministre, demandant d'être remis en liberté et se réclamant de l'évêque de Metz (ms. Clairam-

Villacerf en conçut un si grand déplaisir, qu'il se défit des bâtiments[1]. Le Roi, qui l'aimoit, mais qui jugeoit que sa tête n'étoit plus la même, lui donna douze mille livres de pension outre ce qu'il en avoit déjà, et accepta sa démission[2], et, à peu de jours de là, donna les bâtiments à Mansart[3], son premier architecte, qui étoit neveu du fameux architecte Mansart[4], mais d'une autre famille :

bault 1170, fol. 133). Une note de Clairambault au pied de sa lettre fait connaître qu'il passait pour être un bâtard de M. de Villacerf, lequel possédait une seigneurie de Saint-Mesmyn. De là, sans doute, les hésitations et le désespoir du surintendant, qui écrivit plusieurs fois en faveur du prisonnier, et qui eut pour toute réponse qu'il devait s'estimer heureux qu'on ne l'eût pas jugé (Arch. nat., O[1] 43, fol. 130 v° et 190 v°). Nous devons faire remarquer que Louvois avait découvert de semblables malversations en prenant possession de la surintendance après Colbert : *Archives de la Bastille*, tome VIII, p. 249-252.

1. Dangeau dit (tome VII, p. 3) : « Le 6 janvier, on sut que le bonhomme Villacerf avoit envoyé au Roi sa démission de la surintendance des bâtiments, l'état misérable de sa santé ne lui pouvant plus permettre de faire cette charge. Le Roi lui a fait une réponse très obligeante, et dans laquelle il loue fort son procédé. » Nous donnons dans l'appendice VII la lettre écrite au nom du Roi.

2. *Journal de Dangeau*, tome VII, p. 10; *Gazette d'Amsterdam*, 1699, n° v; Papiers du P. Léonard, Arch. nat., M 757, p. 141-142. La pension fut annoncée le 14, et le brevet expédié le 15.

3. Jules Hardouin-Mansart, né à Paris le 16 avril 1646, fils de Raphaël Hardouin, peintre ordinaire du Roi, et de Marie Gaultier, nièce de François Mansart, mourut à Marly le 11 mai 1708. Voyez le *Dictionnaire de Jal*, p. 832, et le *Dictionnaire des Architectes français*, par Lance, tome II, p. 103-112, où sont rectifiés plusieurs des détails que Saint-Simon va donner ici, ou qu'il donnera plus tard, surtout à l'époque de la mort de Mansart; comparez une Addition au *Journal de Dangeau*, tome XII, p. 134-135. C'est lui qui avait construit l'hôtel où nous avons vu Saint-Simon épouser Mlle de Lorge.

4. François Manchard, dit Mansart, né à Paris le 23 janvier 1598, fils d'un charpentier du Roi, mort dans sa maison de la rue Payenne, le 23 septembre 1666, et enterré à l'église Saint-Paul. Sur lui et sur ses œuvres, comme sur ses spéculations financières et ses prétentions nobiliaires, voyez les *Hommes illustres qui ont paru en France*, par Perrault, tome I, p. 87-88, le *Dictionnaire des Architectes français*, tome II, p. 100-103, et es *Archives de l'art français*, 2e série, tome II

il s'appeloit Hardouin, et, pour s'illustrer dans son métier, où il n'étoit pas habile[1], il prit le nom de son oncle[2],

(1862), p. 242-266. Il n'avait que le titre d'architecte et ingénieur ordinaire du Roi, celui de premier architecte étant alors porté par le Vau, et, à l'exception du bâtiment de l'église du Val-de-Grâce, ses principaux ouvrages, églises, hôtels ou châteaux, furent faits pour des particuliers; ses prétentions inadmissibles ne permirent pas à Colbert de lui confier la construction de la façade du Louvre. C'est à lui qu'on doit les toits brisés qui ont reçu le nom de *mansardes*.

1. Comparez la suite des *Mémoires* (tome V de 1873, p. 459), où le portrait, repris plus à fond, sera commenté de même.

2. Le P. Léonard répète en plusieurs endroits (Arch. nat., M 757, p. 142, et MM 826, fol. 11) que ses dérèglements et le défaut d'emploi l'avaient réduit à travailler à la journée, mais que, devenu héritier du nom de Mansart, il changea de conduite, se perfectionna, prit surtout du crédit auprès de Louvois et de Mme de Montespan, et se rendit indispensable faute de meilleur architecte; comparez les *Mémoires de Sourches*, tome I, p. 316. Ses travaux à l'hôtel de Vendôme et au château de Saint-Germain-en-Laye lui valurent une place à l'académie d'architecture (22 novembre 1675), puis (septembre 1682) des lettres d'anoblissement pour « l'inclination et l'habileté dans les plus beaux arts devenue une vertu héréditaire dans la famille, » le titre de premier architecte du Roi[a], une des trois charges d'intendant et ordonnateur des bâtiments, jardins, arts et manufactures (18 janvier 1685), qui rapportait six mille livres et que le Roi paya pour lui, les provisions d'inspecteur général des bâtiments, à la mort de Louvois (28 juillet 1691), valant dix mille livres; et enfin, en avril 1693, pour la construction du dôme de l'hôtel des Invalides, il eut le cordon de Saint-Michel. Dangeau raconte (tome VII, p. 6) comment le Roi lui apprit à lui-même et notifia aux courtisans sa nomination au poste de surintendant. La commission fut expédiée le 7 janvier 1699 (Arch. nat., O[1] 43, fol. 40 v°), avec ces considérants : « .... Vous avez donné des preuves suffisantes de la connoissance parfaite que vous avez eue dès votre jeunesse dans les arts, et de l'expérience que vous vous êtes acquise dans l'architecture par le grand nombre de beaux ouvrages que vous avez conduits par nos ordres dans nos châteaux et jardins de Versailles[b], Trianon, Marly,

[a] On ne trouve pas sa nomination aux fonctions d'architecte, ni à celles de premier architecte. Les lettres d'anoblissement, en septembre 1682, disent qu'il a cette dernière qualité « pour avoir la direction des bâtiments du Roi, dont il fait les fonctions depuis neuf ans. » Lance s'est donc trompé en reculant la nomination jusqu'en 1686.

[b] On lui devait la grande galerie, la chapelle, les orangeries, la grande et la petite écurie.

et fut meilleur et plus habile et heureux courtisan que le vieux Mansart n'avoit été architecte[1].

Saint-Germain et Chambord, et l'hôtel royal des Invalides, et autres ouvrages célèbres[a], dans tous lesquels tout ce qui été fait avec le plus de perfection, tant en architecture qu'aux canaux, fontaines, aqueducs, piédestaux, vases et ornements de marbre et de bronze, a été exécuté sur vos dessins : ce qui vous a rendu le plus capable et le plus intelligent de tous ceux que nous avons employés pour nos bâtiments, et vous a fait rechercher pour tout ce qui a été entrepris de plus grand en ce genre dans notre royaume; et nous sommes persuadé que vous aurez la même capacité et la fidélité et affection que nous pouvons desirer pour l'économie et l'administration des fonds que nous destinons en nos bâtiments, en sorte que nous espérons trouver en vous toutes les qualités nécessaires aux fonctions de cette charge. » Selon les *Mémoires de Sourches* (tome VI, p. 107, note 1), on avait considéré comme prétendant à la succession de Villacerf le contrôleur général Pontchartrain, le premier écuyer Beringhen et l'intendant le Peletier de Souzy. Mansart, par gloriole, donna trois cents louis d'or aux officiers de la chambre, quand il prêta serment aux mains du Roi, et, lors de sa réception à la Chambre des comptes, il prit rang, comme Louvois en 1683, au-dessus du doyen des maîtres; plusieurs ducs et pairs ou chevaliers de l'Ordre assistaient à cette séance. D'autre part, il pria le Roi de lui laisser la charge de premier architecte, « comme étant celle par le moyen de laquelle il avoit été assez heureux de rendre des services qui lui avoient attiré une si haute récompense. » (*Gazette d'Amsterdam*, 1699, n° VI.) Cela valait encore dix-huit mille livres, selon le *Journal de Dangeau*, tome XII, p. 134. Un article inséré au *Mercure*, à l'occasion de la nomination du 7 janvier 1699, a été reproduit par les éditeurs du *Journal*, tome VII, p. 5.

1. Avant la guerre, il avait déjà fait porter à des chiffres inconnus jusque-là les dépenses des bâtiments; sa promotion à la surintendance fit remonter ce budget aux dépens de ceux de la guerre et de la marine, et l'on vit aussitôt s'émettre toutes sortes de projets nouveaux, outre les trois entreprises dont il a été parlé plus haut, comme une addition de douze pavillons à Marly, une fontaine monumentale représentant le mont Olympe, deux gros pavillons à placer entre les encoignures du corps de château de Versailles et les ailes, l'achèvement du nouveau Louvre et de la couverture de ce palais, la construction d'une salle de théâtre, l'aplanissement de la montagne de Luciennes qui privait de vue Marly, la réparation de la rosace méridionale de Notre-Dame, la construction d'un pont pour communiquer avec l'île Saint-Louis, etc.

[a] Le château de Clagny, les deux places des Victoires et de Vendôme.

Problème brûlé par arrêt du Parlement.

Il parut un livre intitulé *Problème*[1], sans nom d'auteur, qui fit un grand vacarme[2] : l'auteur consultoit[3], par toutes les plus malignes raisons pour et contre[4], savoir lequel on devoit croire, sur des questions théologiques, de M. de Noailles évêque-comte de Châlons, ou du même M. de Noailles archevêque de Paris[5]. Il prétendoit que ce prélat étoit devenu contraire à lui-même et avoit dit blanc et noir sur les mêmes questions, favorablement[6] aux jansénistes, étant à Châlons, et défavorablement, étant à Paris[7]. Ce fut le premier coup qui lui fut porté; il ne douta

1. Ici et dans la manchette, Saint-Simon avait d'abord écrit : *Cas de conscience*, qu'il a biffé ensuite, en écrivant en interligne : *Problème*. L'affaire du *Cas de conscience*, qui fit tant de bruit en 1703, et dont l'histoire fut publiée en 1705 (catalogue des livres de Saint-Simon, n° 86), a, sans doute, une connexité assez étroite avec celle du *Problème*, puisque l'une et l'autre sont des épisodes de la lutte contre le jan sénisme; mais on va voir à quelle confusion cette connexité a entraîné notre auteur.

2. Rohrbacher, *Histoire universelle de l'Église catholique*, tome XI, p. 206; Daguesseau, *Œuvres*, tome XIII, p. 195-198; Bruzen de la Martinière, *Histoire de Louis XIV*, tome V, p. 180-182; *Mémoires de l'abbé le Gendre*, p. 242-246; *Mémoires chronologiques et dogmatiques*, par l'abbé d'Avrigny, à la date du 10 janvier 1699, etc.

3. Examinait, demandait, discutait en forme de consultation réglée.

4. « Écrit d'autant plus dangereux qu'il est composé avec un grand sens, qu'il n'y a ni injure ni emportement, et que l'auteur semble ne prendre aucun parti. » (*Mémoires de l'abbé le Gendre*, p. 242.)

5. C'est à peu près le titre du libelle, qui parut à la fin de 1698, en un cahier de seize pages in-8°, sans couverture, et qui eut deux éditions : *Problème ecclésiastique proposé à M. l'abbé Boileau de l'Archevêché, à qui l'on doit croire, de Messire Louis-Antoine de Noailles évêque de Châlons en 1695, ou de Messire Louis-Antoine de Noailles archevêque de Paris en 1696.*

6. Saint-Simon avait d'abord, par mégarde, écrit ici, et, à la ligne suivante : *défavorablement*. Au premier, il a biffé *dé*, et, au second, il l'a biffé aussi, encore par mégarde, puis l'a rétabli en interligne.

7. A Châlons, le 23 juin 1695, M. de Noailles avait approuvé le livre publié sur le *Nouveau Testament* par le P. Quesnel, qui prétendait que les cinq propositions censurées de Jansénius s'y trouvaient en plusieurs endroits ; devenu archevêque de Paris, il avait censuré, par une ordonnance du 20 août 1696, comme contenant les mêmes propositions, l'ou-

pas qu'il ne lui vînt des jésuites. Sa doctrine étoit fort différente de la leur, et jamais il n'avoit été bien avec eux[1]; il étoit devenu archevêque de Paris sans eux[2]; toutes ses liaisons de prélats et d'ecclésiastiques étoient contraires aux leurs; l'affaire de Monsieur [de] Cambray étoit une nouvelle matière de division entre eux, d'autant plus sensible aux jésuites, qu'ils n'osoient toucher cette corde-là, qui les avoit pensé perdre[3] : c'en étoit plus qu'il n'en falloit pour persuader Monsieur de Paris que ce livre si injurieux étoit sorti de leur boutique[4]. Ils eurent

vrage intitulé : *Exposition de la foi catholique touchant la grâce et la prédestination*, dont l'auteur était feu Martin de Barcos, neveu de Saint-Cyran, et qui souleva une vive polémique.

1. Saint-Simon nous a déjà dit (tome II, p. 359) que c'est pour se donner « une exclusion certaine par les jésuites » de la candidature à l'archevêché de Paris qu'il « se hâta de joindre son approbation à celle de tant d'autres évêques au livre des *Réflexions morales* du P. Quesnel. » C'est exactement ce que rapporte l'abbé Dorsanne au début de son *Journal... de l'affaire de la Constitution*, tome I, p. 1 et 2.

2. Voyez nos tomes II, p. 360, et IV, p. 80 et 83, et comparez la suite des *Mémoires*, tome VII, p. 138. « Les jésuites ne lui pardonneront pas de s'être élevé au siège de Paris sans leur participation, » lisons-nous dans une lettre de 1696 : *Lettres de Mme de Maintenon*, éd. 1806, tome II, p. 177.

3. Tome IV, p. 82-89.

4. On attribua le *Problème* au P. Doucin, au P. Gerberon, au P. Daniel ou au P. Souastre, de la même compagnie. Ce dernier l'avait fait imprimer en Flandre et en avait fait la distribution; mais l'archevêque le croyait plutôt sorti de la plume du P. Daniel, « l'Achille de sa Compagnie envers et contre tous » (*Mémoires de l'abbé le Gendre*, p. 244-245), et il ne voulut pas agréer les dénégations de ce Père, non plus que celles du provincial et du supérieur de la maison professe. Le chancelier Daguesseau, qui fit condamner le *Problème*, raconte que, plus tard, le bénédictin dom Thierry de Viaisnes, étant en prison, se reconnut pour l'auteur du libelle de 1698. D'autre part, l'abbé Dorsanne prétend que le P. Souastre se plaignit d'avoir été puni pour le P. Doucin, véritable auteur; mais, selon une correspondance adressée de Paris à la *Gazette de Rotterdam* le 13 février 1699, l'imprimeur de Lille qui s'était chargé de faire faire l'impression à Bruxelles remit à l'intendant Bagnols des épreuves corrigées de la main d'un jésuite de Lille, qui ne pouvait être que le P. Souastre.

beau protester d'injure en public et en particulier, et aller lui témoigner leur désaveu[1] et leur peine qu'il prît cette opinion d'eux : ils[2] furent froidement écoutés, et comme des gens qui ne persuadoient pas, mais qu'on vouloit bien faire semblant de croire. Le livre fut condamné et exécuté au feu par arrêt du Parlement[3], et les jésuites, contre qui tout se souleva, en burent toute la honte, et ne le pardonnèrent jamais à Monsieur de Paris. Au bout d'assez longtemps, le pur hasard lui fit trouver le véritable auteur du *Problème*[4], et avec de telles preuves, que l'auteur même demeura convaincu jusqu'à ne pouvoir le désavouer[5]. Il n'étoit pas loin, puisqu'il logeoit[6] dans l'Archevêché : c'étoit un docteur de beaucoup d'esprit, d'une grande érudition[7], et qui avoit toujours vécu

1. *Désaveu* corrige *déses[poir]*.

2. *Il*, au singulier, dans le manuscrit.

3. C'est tout ce que dit Dangeau (15 janvier, tome VII, p. 10), sans même nommer le *Problème* : « On a fait brûler ces jours ici, à Paris, par la main du bourreau, un livre qui étoit fort injurieux à M. l'archevêque de Paris, et M. le premier président n'a pas voulu que cela se fît seulement par la police : il a fait donner là-dessus un arrêt du Parlement, afin de rendre la condamnation plus authentique. » L'abbé le Gendre (*Mémoires*, p. 243) rapporte qu'il assista à l'exécution, qui, par une dérogation en faveur de l'archevêque, eut lieu sur le parvis de Notre-Dame, le 15 janvier. Voyez le récit du *Mercure*, janvier 1699, p. 255-266, et deux articles de la *Gazette d'Amsterdam*, 1699, n°s VI et VII, ainsi que le texte de l'arrêt rendu en Parlement, le 10 janvier, sur requête de l'avocat général Daguesseau, qui a rendu compte de l'affaire (tome XIII, p. 195-198) et contenant des citations suffisantes pour faire connaître le caractère et les tendances du *Problème*.

4. Ici encore, *Problème* remplace *Cas de conscience*, biffé.

5. En 1706 (tome IV de 1873, p. 373-374), Saint-Simon expliquera quelles étaient ces preuves : « Les brouillons originaux et plusieurs lettres à ce sujet, de la main de ce Boileau, furent trouvés dans l'abbaye d'Hautvillers, » et « envoyés au cardinal de Noailles.... Boileau ne les put, ni osa méconnoître. »

6. *Logeoit* est écrit en interligne, au-dessus d'*estoit*, biffé.

7. Parmi ses ouvrages imprimés figurent une vie de la sainte duchesse de Liancourt mise en tête du règlement fait par elle pour sa petite-fille (Paris, 1698), et sa correspondance sur différents sujets de morale

en très homme de bien[1]; il s'appeloit Boileau[2], différent de l'ami de Bontemps qui a souvent prêché devant le Roi[3], et différent encore du célèbre poète[4] et de l'auteur des *Flagellants*[5]. Monsieur de Paris, qui cherchoit à s'at-

et de piété, augmentée de notre temps des lettres qu'il avait écrites à M. de Noailles, l'évêque de Châlons. D'autres œuvres sont restées inédites.

1. Voyez les exemples cités par Littré à l'article HOMME 17°.

2. Jean-Jacques Boileau, né en Agenais vers 1649, était fils d'un apothicaire. Reçu docteur en théologie, il commença par faire l'éducation des frères du duc de Chevreuse (voyez un acte du 28 janvier 1688, Arch. nat., Y 252, fol. 187 v°), puis fut appelé à une cure dans son pays par l'évêque, M. Joly, qui l'avait élevé, mais la quitta à cause de sa mauvaise santé, et alla alors rejoindre à Paris l'archevêque de Noailles. Nous verrons qu'après avoir rempli longtemps les fonctions de secrétaire intime de ce prélat, il se retira dans un canonicat de l'église Saint-Honoré, et il mourut le 10 mars 1735. M. Tamizey de Larroque a publié, en 1877, des *Notes sur la vie et les ouvrages de l'abbé J.-J. Boileau;* mais, en ce qui concerne ses conclusions sur le *Problème*, il convient de tenir compte de quelques observations faites par M. A. Gazier, dans un article bibliographique de la *Revue historique*, tome VI, 1878, p. 473-474, observations qui sont favorables aux jansénistes, et de très bonnes notes du P. Léonard, Arch. nat., M 758, AUTEURS. Fénelon aimait, mais craignait ce personnage, qui avait essayé de le tirer du « guyonnisme » : voyez sa *Correspondance*, tome VII, p. 312-317, 319-332, 337-340. Sainte-Beuve a donné une notice du temps sur ce Boileau et sur ses deux homonymes, dans le tome VI, p. 59, de *Port-Royal*.

3. Charles Boileau, fait prieur de la Faye et abbé de Beaulieu en 1693, reçu membre de l'Académie française en 1694, et mort à Saint-Victor, le 4 mai 1704, à cinquante-six ans : voyez la suite des *Mémoires*, tome IV, p. 98. L'abbé le Gendre raconte (*Mémoires*, p. 12) que c'est en élevant les enfants du greffier Jacques, qui était allié du premier valet de chambre, que Boileau se fit de celui-ci un puissant protecteur, et Racine ne l'appelle jamais que Boileau-Bontemps dans ses lettres. Le 8 avril 1694, il avait prêché à la cour sur l'humilité : voyez un article du *Mercure*, reproduit par les éditeurs du *Journal de Dangeau*, tome IV, p. 472, note, et les Papiers du P. Léonard, Arch. nat., M 762, 1re partie des HOMMES ILLUSTRES. En 1700, le Roi le choisit pour prêcher l'Avent, sans que M. de Noailles indiquât son nom. On a publié de lui, en 1712, des *Pensées choisies*, et il est également l'auteur de l'oraison funèbre de Monsieur prononcée à Saint-Eustache, le 26 novembre 1701.

4. Boileau-Despréaux : ci-après, p. 173.

5. Jacques Boileau, frère du précédent, né le 16 mars 1635, docteur

tacher des gens de bien les plus éclairés pour l'aider dans la grande place qu'on le força de remplir[1], avoit pris ce M. Boileau chez lui, le[2] traitoit avec tous les égards et toute la confiance qu'il auroit pu témoigner à son propre frère, et le tenoit à ses dépens[3]. Boileau étoit un homme sauvage[4] qui se barricadoit dans sa chambre, et qui n'ouvroit qu'à ceux qui avoient le signal de lui de frapper un certain nombre de coups, et encore à certaines heures[5].

de la maison et société de Sorbonne (1662), doyen de l'église cathédrale de Sens et grand vicaire de l'archevêque (1667), chanoine de la Sainte-Chapelle (1693), mort doyen de la Faculté de théologie le 1er août 1716. Sur ses ouvrages, voyez le *Moréri*, tome II, 2e partie, p. 21 et 22. Le livre dont parle Saint-Simon : *Historia flagellantium, seu de recto et perverso flagrorum usu apud Christianos*, fut imprimé en 1700, puis traduit, et donna lieu à de nombreuses critiques. Il aimait les matières singulières, et les traitait dans un latin encore plus singulier. C'était un homme tout de feu, plus savant et plus connu que Boileau de l'Archevêché, dit l'abbé le Gendre (*Mémoires*, p. 278). Nous avons son portrait par Horthemels et Desrochers. On l'appelait *le petit docteur*, à cause de sa taille.

1. Voyez les *Mémoires de l'abbé le Gendre*, p. 217. — Tous les contemporains présentent Boileau comme l'auteur ou l'inspirateur des actes qui émanaient de l'archevêché, et notamment de la condamnation d'août 1696, qui ralluma la guerre entre jansénistes et molinistes racontée par Sainte-Beuve au tome VI de son *Port-Royal*. On estimait dès ce temps-là que l'archevêque eût dû le renvoyer; mais, d'autre part, sa façon d'écrire était assez goûtée de beaucoup de gens.

2. Avant *le*, Saint-Simon a biffé *et*.

3. Se chargeait de son entretien, de sa subsistance, etc.

4. Voyez d'autres emplois de *sauvage*, avec un sens un peu différent, dans nos tomes III, p. 184, et V, p. 51, et dans une Addition au *Journal de Dangeau*, tome XVII, p. 262.

5. Saint-Simon répétera encore en 1701 (tome II de 1873, p. 441) que l'abbé vivait ainsi, claquemuré et solitaire, dans le cloître de Saint-Honoré; jadis, selon Sainte-Beuve (*Port-Royal*, tome III, p. 362), ç'avait été un janséniste du beau monde, directeur de beaucoup de gens de distinction, et ses lettres ne sont point celles d'un sauvage. Un des informateurs du P. Léonard disait en 1691 (Arch. nat., M 758) : « Il est visité par les plus habiles gens, et même de qualité, quoique logé fort haut (à l'hôtel de Luynes). Quand M. Nicole ne peut pas donner conseil sur quelque chose, il le renvoie à M. Boileau. Il est valétu-

Il ne sortoit de ce repaire que pour aller à l'église ou chez M. l'archevêque, travailloit obscurément, vivoit[1] en pénitent fort solitaire, avoit une[2] plume belle, forte, éloquente, et beaucoup de suite et de justesse. Qui eût cru que le *Problème*[3] fût sorti de celle-là[4]? Monsieur de Paris en fut touché extrêmement. On peut juger que ce docteur délogea à l'heure même[5], et qu'il n'eût pas été diffi-

dinaire, fort simple et humble. » Plus tard, devenu le conseiller de l'archevêque, quand il allait prêcher quelque part, les gens de qualité y venaient encore en foule. Peut-être la disgrâce le changea-t-elle.

1. Avant *vivoit*, Saint-Simon a biffé *et*.

2. Les deux mots *avoit une* sont écrits en interligne, au-dessus d'*et sa*, biffé. Plus loin, les mots *et beaucoup de suite et de* sont aussi en interligne, au-dessus de *suivie avec*, biffé.

3. Ici encore, *Problème* est écrit en interligne, au-dessus de *Cas de conscience*, biffé. Ensuite le manuscrit porte *fut*, et non *fust*, à l'imparfait du subjonctif, comme nous l'avons déjà constaté plusieurs fois.

4. Comment le libelle, dédié à « M. l'abbé Boileau de l'Archevêché » (ci-dessus, p. 98, note 5), eût-il pu venir de la plume de ce même Boileau? Voyez les lettres que Du Guet lui écrivait en 1696 : Sainte-Beuve, *Port-Royal*, tome VI, p. 58-64.

5. Ceci achève de prouver que Saint-Simon avait d'abord écrit tout le paragraphe en parlant du *Cas de conscience* (parce que Dangeau, dans son article du 15 janvier 1699, n'avait pas nommé le livre), et non point du *Problème*. A la revision, s'apercevant que l'affaire du *Cas de conscience* était bien postérieure, et qu'en 1699 il s'agissait du *Problème*, il a seulement substitué le titre de ce dernier libelle au titre de l'autre, sans se préoccuper autrement du fond de son récit, dont tous les détails s'appliquent au *Cas de conscience* de 1701-1703 : retraite de l'abbé Boileau gratifié d'un canonicat à Saint-Honoré, triomphe des jésuites, découverte des originaux soi-disant écrits de la main de Boileau. C'est alors en effet, en 1703, et Saint-Simon l'a bien dit dans une Addition sur M. du Charmel, ami de Boileau (tome XI du *Journal*, p. 30)[a], quoiqu'il se soit ensuite trompé ici et dans le passage des

[a] « Il étoit ami intime d'un M. Boileau qui avoit élevé le comte d'Albert et le chevalier de Luynes, qui ne retinrent pas longtemps ses instructions, et qui logeoit alors depuis longtemps à l'Archevêché, avec toute la confiance du cardinal de Noailles. Le fameux *Cas de conscience* qui brouilla ce cardinal avec les jansénistes tomba fort sur ce M. Boileau, qui fut si fortement accusé d'y avoir eu part, que le cardinal, outré contre lui, s'en défit sans bruit par un canonicat de Saint-Honoré qui vaqua tout à propos, et que Boileau fut trop heureux de prendre, et dans lequel il a passé le reste d'une très longue vie, fort retiré dans son cloître Saint-Honoré. »

cile à Monsieur de Paris de le faire enfermer pour le reste de ses jours[1]. Il prit un parti bien contraire, et bien digne d'un grand évêque : il vaqua[2] à peu de jours de là un canonicat de Saint-Honoré, qui sont fort bons[3]; il le lui donna[4]. Boileau, qui n'avoit pas de quoi vivre[5], l'accepta, et acheva de se déshonorer. Il n'étoit pas content de ce que Monsieur de Paris ne levoit pas bouclier pour les jansénistes, et qu'il ne mît pas tout son crédit à faire tout ce qu'ils auroient voulu[6] : c'est ce qui lui fit faire ce livre, dont les jésuites surent bien triompher.

Mémoires (tome IV de 1873, p. 373-374) où il a fait rentrer l'Addition, c'est alors que la rupture se produisit entre cet abbé et son protecteur, comme le racontent les *Mémoires de l'abbé le Gendre*, p. 255-259. La simple constatation des ratures de notre manuscrit et de la substitution d'un titre à l'autre donne l'origine de toute cette erreur, pressentie par M. Gazier. Ayant devancé les temps par inadvertance, et croyant avoir parlé du *Cas de conscience*, Saint-Simon ne fera plus qu'une allusion, en 1709 (tome VII, p. 138), à « la découverte du véritable auteur, » et, dans la table autographe de son manuscrit, il a maintenu, avec référence au présent passage de 1699, cet article : « CAS DE CONSCIENCE. Ce que ce fut. Brûlé par arrêt du Parlement. »

1. Par sentence de l'autorité ecclésiastique.

2. *Vaca* surchargé en *vaqua*.

3. L'église Saint-Honoré, aujourd'hui détruite, était une des « quatre filles de l'Archevêché. » Son chapitre comptait un chantre et onze chanoines, à la collation, par moitié, de l'archevêque et du chapitre de Saint-Germain-l'Auxerrois. Le revenu de chaque canonicat était de cinq mille livres, année commune, avec logement dans le cloître.

4. Ce fut vers la Noël de 1703 que Boileau eut ce canonicat, vacant par la mort de M. Sibour; il en prit possession le 14 janvier suivant, et fut chargé des fonctions curiales et du catéchisme. Un article parut sur lui, dans le *Mercure* de janvier 1704, p. 269-273, et on possède la lettre de remerciements qu'il écrivit à M. de Noailles.

5. Il avait refusé un bénéfice de deux mille livres et n'en possédait qu'un de six ou sept cents, avec une pension égale des Chevreuse.

6. Quand, plus tard, on reproduisit les mêmes accusations de jansénisme contre M. de Noailles, il répondit très fermement qu'il n'était pas plus fauteur des jansénistes que janséniste lui-même, et que, quant à l'abbé Boileau, loin d'avoir eu de la peine à se séparer de lui, il en avait eu beaucoup à le garder à partir d'une certaine époque. « Je ne le fis, disait-il, que pour attendre l'occasion de lui donner de quoi

Voyage de Mme de Nemours, du prince de Conti et des autres prétendants à Neuchâtel.

M. le prince de Conti, ayant gagné son procès contre Mme de Nemours[1], songea à en tirer la meilleure pièce, qui étoit Neuchâtel[2]. Pour abréger matière, il engagea le Roi à envoyer M. de Torcy de sa part à Mme de Nemours, lui faire diverses propositions, qui toutes aboutissoient à ne point plaider devant Messieurs de Neuchâtel, à l'en laisser jouir sa vie durant, et à faire avec sûreté qu'après elle cette principauté revînt à M. le prince de Conti. Mme de Nemours, qui avoit beaucoup d'esprit et de fermeté, et qui se sentoit la plus forte à Neuchâtel[3], vint dès le lendemain parler au Roi, refusa toutes les propositions, et, moyennant qu'elle promit au Roi de n'employer aucune voie de fait, elle lui fit trouver bon qu'elle allât à Neuchâtel soutenir son droit[4]. M. le prince de Conti l'y suivit[5],

vivre, ce qui ne dura que quelques mois; et, pour réprimer la malignité de certaines gens qui répandoient sur cela de mauvais discours contre moi, j'eus l'honneur de m'en expliquer dans le temps avec le Roi, et S. M. fut contente de ma disposition. Je conviens cependant que c'est un malheur pour moi de l'avoir eu pendant quelque temps dans ma maison; je l'ai avoué souvent. Mais ce devroit être aussi un mérite pour moi de l'avoir renvoyé et avoir rompu si absolument commerce avec lui; car on saura aisément, si on s'en informe, que je ne le vois que dans les temps où la bienséance l'oblige de se montrer, et jamais que des moments.... » (*Correspondance administrative sous Louis XIV*, tome IV, p. 267-279.)

1. Ci-dessus, p. 52-53.

2. La souveraineté de Neuchâtel en Suisse : tome II, p. 228, où nous avons eu tort d'écrire : *Neufchâtel*, conformément à l'orthographe de Saint-Simon, mais non à celle du pays, et où l'on a vu que la duchesse de Nemours, en choisissant le chevalier de Soissons pour héritier, lui avait fait prendre le titre de prince de Neuchâtel.

3. C'est par la protection du roi Guillaume qu'elle avait été envoyée en possession, comme ayant droit de Rodolphe de Hochberg.

4. Tout cela est résumé de deux articles du *Journal de Dangeau*, tome VII, p. 6 et 7, aux dates des 9 et 10 janvier 1699. Comparez, entre autres ouvrages, l'*Histoire des troupes suisses*, par Zurlauben, tome VII, p. 263-264 et 296-304.

5. Ou plutôt l'y précéda : « Le matin (17 janvier), M. le prince de Conti prit congé du Roi pour s'en aller à Neuchâtel, et, le soir, après le souper, le Roi fit entrer en son cabinet Mme de Nemours, qui vint prendre aussi congé du Roi pour faire ce voyage. » (*Ibidem*, p. 10-11.)

Matignon[1] y alla aussi, et enfin les ducs de Lesdiguières et de Villeroy, qui tous y prétendoient droit après Mme de Nemours[2]. Ces trois derniers descendoient des deux sœurs de M. de Longueville[3] grand-père de Mme de Nemours : les deux ducs, de l'aînée[4], mariée au fils aîné[5] du maréchal de Retz[6], et M. de Villeroy n'y prétendoit que du même droit et après M. de Lesdiguières[7]; la cadette[8], mariée au fils du maréchal de Matignon[9]. Le

1. Jacques III, comte de Matignon-Torigny, chevalier de l'Ordre et lieutenant général de Normandie : tome II, p. 134.

2. « Mme la duchesse de Lesdiguières a parlé au Roi aussi, qui trouve bon qu'elle et MM. de Matignon soutiennent les droits qu'ils prétendent avoir sur Neuchâtel. » (*Dangeau*, p. 11.) C'est seulement deux mois plus tard que le *Journal* (13 mars, tome VII, p. 45) annonce le départ du duc de Villeroy, envoyé par son père afin de défendre les intérêts de la maréchale pour le cas où le jeune duc de Lesdiguières mourrait sans enfants.

3. Léonor d'Orléans, duc de Longueville (tome V, p. 200), avait eu pour fils Henri Ier, duc de Longueville, né le 27 avril 1595 et mort le 11 mai 1663, prince souverain de Neuchâtel, chevalier des ordres, gouverneur de Picardie, puis de Normandie.

4. Antoinette d'Orléans, qui, devenue veuve de M. de Belle-Isle (ci-dessous) en 1596, se fit religieuse feuillantine à Toulouse, puis fut nommée malgré elle coadjutrice de Fontevrault, et n'obtint qu'en 1617 la permission de quitter cette maison pour se mettre à la tête d'une nouvelle congrégation du Calvaire, à Poitiers, où elle mourut le 25 avril 1618, âgée de quarante-sept ans.

5. Charles de Gondy, marquis de Belle-Isle, né en 1569, pourvu du généralat des galères dès 1579, et tué en 1596, dans une tentative contre le Mont-Saint-Michel, après avoir pris une part active aux guerres civiles. C'est le trisaïeul de la duchesse de Nemours.

6. Albert de Gondy : tome V, p. 224.

7. Le jeune duc de Lesdiguières était, par sa mère, le représentant direct, au septième degré, d'Antoinette d'Orléans, tandis que Marguerite de Cossé-Brissac, maréchale de Villeroy (tome I, p. 22), n'était que petite-fille d'Henri de Gondy et arrière-petite-fille de M. de Belle-Isle. Son frère le duc de Brissac, beau-frère de notre auteur, avait posé également sa candidature à la souveraineté : voyez une lettre qu'il écrivit aux Neuchâtelois, Arch. nat., KK 599, p. 139.

8. Éléonor d'Orléans-Longueville, comtesse de Torigny : tome II, p. 34.

9. Comparez la suite des *Mémoires*, tome V de 1873, p. 282, où les

vieux Mailly[1] et d'autres gens se firent ensuite un honneur d'y prétendre par des généalogies tirées aux cheveux[2]. Il y a eu sur cette grande affaire des factums curieux de tous ces prétendants[3]. Le public désintéressé jugea en faveur de M. de Lesdiguières. On les peut voir[4] avec satisfaction. Je ne m'embarquerai pas dans le[5] détail de cette célèbre et inutile dispute, où un tiers sans droit[6]

filiations et les prétentions sont exposées plus en détail. Voici comment le *Moréri* résume la situation (art. NEUFCHASTEL) : « .... Le comte de Matignon se prétendoit être le plus proche héritier de la ligne d'où la souveraineté de Neufchastel étoit venue dans la maison d'Orléans-Longueville, parce que son frère étoit fils d'Éléonor d'Orléans, l'une des filles de Léonor d'Orléans, duc de Longueville, comte de Neufchastel ; et Jeanne-Françoise-Paule de Gondy, duchesse douairière de Lesdiguières, lui disputoit cette hérédité parce que Catherine de Gondy, sa mère, étoit fille de Henry de Gondy, qui avoit pour mère Antoinette d'Orléans, sœur aînée de la susdite Éléonor ; et à elle se joignoit la maréchale de Villeroy, comme sa plus proche parente et plus habile à lui succéder, étant fille de Louis de Cossé, duc de Brissac, et de Marguerite-Françoise de Gondy, tante de la duchesse de Lesdiguières. » Nous verrons plus tard que Mme de Lesdiguières céda ses droits à la maréchale de Villeroy, dont les héritiers laissèrent tout à M. de Matignon pour cent mille écus.

1. Louis-Charles, marquis de Mailly-Nesle : tome I, p. 88, et ci-après, p. 160. Sa femme, Jeanne de Monchy-Montcavrel, était issue de Jean II de Chalon, comte de Joigny.

2. Ces autres prétendants étaient, outre la marquise de Mailly, l'électeur de Brandebourg, le marquis d'Alègre, le comte de Barbanson et le prince de Montbéliard : voyez la suite des *Mémoires*, tome V, p. 282 et 285-287, et l'article déjà cité du *Moréri*. Le roi Guillaume d'Angleterre et le margrave de Bade-Dourlach émirent aussi des prétentions, ainsi que le prince de Carignan, et enfin que le bâtard à qui Mme de Nemours avait fait prendre le titre de prince de Neuchâtel : *Journal de Dangeau*, tome VI, p. 475, et tome VII, p. 11.

3. Voyez, aux Archives nationales, les pièces réunies par le P. Léonard, K 1323, n°s 17-47, et les cartons de documents diplomatiques, K 601-605.

4. Les factums. La Bibliothèque nationale en possède beaucoup.

5. *Le* corrige *ce[tte]*.

6. L'électeur de Brandebourg, « comme héritier des princes d'Orange de la maison de Nassau, chez lesquels tous les biens de celle de Chalon étoient passés par le testament de René de Nassau, fils de Claude de Chalon. » (*Moréri*.) On objectait que René de Nassau, n'ayant eu

mangea l'huître et donna les[1] écailles aux prétendants[2].

Paix de Carlowitz.

Je ne m'engagerai pas non plus dans la discussion des affaires des Impériaux et des Turcs; je me contenterai de dire que l'Empereur, qui avoit grand besoin de la paix, l'eut avec eux au commencement de cette année[3], par le traité de Carlowitz[4], où la Pologne et la république de Venise furent[5] compris[es], assez avantageuse pour l'état présent des affaires[6], mais où Venise se plaignit amèrement de l'Empereur[7], et, après quelques mois, ne pouvant mieux, la signa[8].

ni la substitution des biens de la maison de Chalon, ni la possession de Neuchâtel, n'était pas en droit de disposer de cette souveraineté.

1. *Les* est écrit en surcharge sur *l'é[caille]*.

2. Allusion à la fable IX du livre IX de la Fontaine. — Les *Mémoires* raconteront l'affaire, avec un détail suffisant, en 1707; mais il va encore en reprendre quelques incidents ci-après, p. 205.

3. Le 26 janvier 1699 : ce n'était qu'une trêve de vingt-cinq ans. Un mois auparavant, les ambassadeurs de Pierre le Grand avaient signé une trêve de deux ans; la Pologne eut une paix perpétuelle.

4. Carlowitz ou Carolstadt, ville située au confluent de deux rivières, sur la frontière de l'Autriche et de la Croatie, servait de boulevard avancé contre les Turcs. Les conférences s'y tenaient depuis le 13 novembre 1698 (*Journal de Dangeau*, tome VI, p. 468); comparez la *Gazette* et les feuilles françaises publiées à Amsterdam, Rotterdam, Leyde, etc.

5. *Fut* corrigé en *furent*. Par mégarde, Saint-Simon a écrit ensuite *compris*, sans accord avec les deux sujets féminins.

6. Voyez le texte dans le *Corps diplomatique* de Du Mont et l'analyse dans le n° XIX de la *Gazette d'Amsterdam*. Cette paix, « la plus magnifique et la plus heureuse que la maison d'Autriche ait jamais faite avec les Sultans » (*Mémoires de Villars*, tome I, p. 214), fut la dernière œuvre du chancelier Kinsky.

7. Les Vénitiens, ayant remporté une victoire navale en septembre, voulaient conserver les hauteurs qui couvrent l'isthme de Corinthe et se refusaient à démanteler Lépante, Prevese et Romiglia. Dès l'origine (*Dangeau*, tome VI, p. 477), ils avaient été très mécontents des façons d'agir de la cour de Vienne, où, comme le dit Saint-Simon (comparez les *Mémoires de Villars*, tome I, p. 65), on était très pressé d'avoir la paix.

8. Le traité particulier de la République, signé comme les autres le 26 janvier, fut ratifié le 7 février (*Journal de Dangeau*, tome VII, p. 56

Il y avoit cinq ou six mois que le roi d'Espagne, hors de toute espérance d'avoir des enfants et dans une infirmité de toute sa vie qui s'augmentoit à vue d'œil[1], avoit

Prince électoral de Bavière héritier et nommé tel

Gazette d'Amsterdam, n° XXIV et Extr. XXXVIII; *Corps diplomatique* de Du Mont, tome VII, 2e partie, p. 459). La copie des *Dépêches vénitiennes* (filza 192, p. 60, 67, 76-77, 113 et 127) contient de très curieuses lettres d'Erizzo sur la situation particulière faite aux Vénitiens, qui prétendaient que l'Empire ne cherchait qu'à maintenir la guerre en permanence entre eux et la Turquie, comme un dérivatif. Voici comment l'ensemble de l'œuvre des négociateurs de Carlowitz a été apprécié par M. le marquis de Courcy, dans son livre récent sur *la Coalition de 1701*, tome I, p. 201-202 : « Ce traité est l'acte le plus sage et le plus utile du long règne de Léopold. La paix vient d'être signée à Ryswyk; l'Empereur peut faire la guerre à la Turquie avec toutes les forces de l'Allemagne, la Porte ne l'ignore pas : elle accepte la médiation de la France et de la Hollande, et subit sans murmurer la loi du vainqueur. Elle abandonne à l'Autriche la Transylvanie, l'Esclavonie, toute la Hongrie en deçà de la Save, excepté Temeswar et Belgrade; aux Russes, une partie de la rive droite du Dniéper, ainsi que la ville d'Azof sur la mer Noire; à la Pologne, toutes les conquêtes que Mahomet IV avait faites sur Michel Koributh, c'est-à-dire la Podolie et l'Ukraine; aux Vénitiens, Égine et la Morée. Elle s'engage en outre à ne plus donner aucune assistance aux magnats rebelles. Désormais, une barrière puissante protégera l'Autriche contre les incursions des Ottomans, et l'insurrection hongroise, frappée au cœur, cessera d'être un péril pour la monarchie des Habsbourgs. »

1. Dès 1682, on considérait Charles II comme très malade de plusieurs affections, particulièrement de la boulimie (Papiers du P. Léonard, Bibl. nat., ms. Fr. 10 265, fol. 5 v°); mais il était beaucoup plus gravement atteint depuis cinq ou six ans, et diverses rechutes avaient fait croire souvent à une fin prochaine, bien que, par moments, il fût encore capable de tuer six loups en un jour (*Gazette* de 1699, p. 42) : voyez le *Journal de Dangeau*, tomes IV, p. 274, V, p. 476, VI, p. 12, 34, 65, 73, 143, 145, 236, 312, 324, 394, etc. Dans l'été de 1699, il y eut également une rechute, puis une amélioration momentanée (*ibidem*, tome VII, p. 84, 126, 130 et 147); le bruit même se répandit (p. 183), comme dans les années précédentes, que le roi pourrait avoir des enfants, malgré les médecins, et une nouvelle de grossesse de la reine courut encore en juillet 1700 (p. 347). La *Gazette d'Amsterdam* et les autres feuilles de Hollande donnaient constamment des détails circonstanciés sur cette question si importante pour l'Europe entière. Comparez notre tome IV, p. 289, note 3.

de la monarchie d'Espagne, et sa mort.

voulu fixer la succession de sa vaste monarchie[1], indigné qu'il étoit de tous les projets de la partager après lui qui lui revenoient sans cesse[2]. La reine sa femme avoit beaucoup de crédit sur son esprit[3], et elle-même étoit entièrement gouvernée par une Allemande qu'elle avoit amenée avec elle, qu'on appeloit la comtesse de Berlepsch[4], et qui

1. L'Espagne, les Deux-Siciles, le Milanais, les présides de Toscane, Flandres, la Sardaigne et la meilleure partie de l'Amérique.

2. Notre auteur fait allusion probablement au traité passé entre Louis XIV et l'empereur Léopold le 19 janvier 1668, aux nouveaux pourparlers engagés à Vienne en 1686, à l'article secret signé entre l'Angleterre et l'Autriche le 12 mai 1689, et enfin à certaines ouvertures faites tout récemment par Portland. Mais ce qui est étonnant, c'est qu'il n'ait pas parlé du traité conclu entre Guillaume III et Louis XIV, le 11 octobre 1698, pour attribuer l'Espagne seule au prince électoral de Bavière, et partager les provinces italiennes entre l'Autriche, représentée par l'archiduc Charles, et la France, représentée par le Dauphin : voyez l'article de M. le marquis de Vogüé sur *Villars diplomate*, dans la *Revue des Deux Mondes*, 15 septembre 1886, p. 301, le *Corps diplomatique* de Du Mont, tome VII, 2e partie, p. 442, l'ouvrage du baron Sirtema de Grovestins, tome VII, p. 115-214 et 449-460, et tout le premier livre de l'ouvrage de feu M. Hermile Reynald (1883) : *Louis XIV et Guillaume III, histoire des deux traités de partage et du testament de Charles II d'après la correspondance inédite de Louis XIV.* Son omission vient-elle de ce que, le traité ayant été passé dans le plus grand secret, Dangeau n'en a rien dit dans le *Journal?*

3. Il a déjà parlé en 1697 du crédit absolu de la reine sur son mari : tome IV, p. 289. Sur sa constitution, son caractère, ses tendances allemandes et antifrançaises, on peut consulter avec fruit les relations des ambassadeurs vénitiens C. Ruzzini (1695), P. Venier (1698), Alvise Mocenigo (1702), dans le tome II de la 1re série des *Relazioni*, p. 559-569, 621, 625-629, 682-685, ainsi que les mémoires du diplomate autrichien Harrach ou des diplomates anglais Dunlop et Stanhope, l'*Historia de España*, par don M. la Fuente, tome XVII, p. 221 et 268-282, la correspondance de M. d'Harcourt publiée par feu M. Cél. Hippeau dans *l'Avènement des Bourbons au trône d'Espagne*, etc.

4. On défigurait en *Berlips* (orthographe de Saint-Simon) et *Berleps* (voyez notre tome IV, p. 540), ou *Perleps* et *Perlips*, le véritable nom de cette intrigante, Marie-Gertrude Wolff de Guttenberg, comtesse de Berlepsch, que l'électeur de Bavière entretenait chèrement pour agir en faveur de son fils : voyez une note de M. de Vogüé dans le tome I de son édition des *Mémoires de Villars*, p. 197. Saint-Simon racontera

amassoit pour elle et pour les siens[1] des trésors à toutes mains[2]. Cette reine étoit sœur de l'Impératrice ; mais en même temps elle l'étoit, comme elle, de l'électeur palatin[3], par conséquent parente[4] et de même maison de l'électeur de Bavière[5]. Malgré la haine des deux branches électorales depuis l'affaire de Bohême[6], on crut que l'amour de la maison l'avoit emporté sur celui des proches, et que la reine, menée par la Berlepsch, avoit eu grand part à la disposition du roi d'Espagne[7]. Il fit un testament[8], par

en 1700 son expulsion de Madrid ; elle se retira à Prague, et y mourut abbesse d'un chapitre séculier.

1. Elle avait pour auxiliaire un fils, le baron ou comte de Berlepsch, archimandrite de Saint-Sauveur de Messine, qui, amené à Madrid comme page de chasse du frère de la reine, était devenu favori de celle-ci. Elle le fit nommer, en avril 1699, conseiller de cape et d'épée au conseil de Flandres, et on l'envoya en mission à Bruxelles et à Vienne (*Gazette*, année 1699, p. 388, 400, 423 et 472 ; *Mémoires de Sourches*, tome IV, p. 363 ; *Gazette d'Amsterdam*, n° XXXIX ; *Gazette de la Haye*, n° 77 ; Dépôt des affaires étrangères, vol. *Espagne* 82, fol. 153, etc.).

2. Locution déjà employée de même dans le tome III, p. 193. — Sur l'avidité de la Berlepsch, voyez le livre de feu M. Hippeau, t. I, p. LVIII, et les *Mémoires de Louville*, tome I, p. 77-78.

3. Jean-Guillaume-Joseph de Bavière-Neubourg : tome III, p. 303. Comparez la suite des *Mémoires*, tome XIII, p. 58.

4. La première lettre de *parente* surcharge *d[e]*.

5. Ils avaient pour auteur commun Louis *le Vieil*, mort en 1294.

6. Il a déjà été parlé de Frédéric V, duc de Bavière et électeur palatin, qu'on avait dépouillé de ses États en 1621, pour les donner à Maximilien Ier, de la branche Wilhelmine, grand-père du duc actuel. Par le traité de Westphalie, la branche électorale avait été rétablie dans sa dignité, mais en créant un huitième électorat pour la branche cadette.

7. Ayant testé une première fois en faveur du prince électoral de Bavière en 1696, il s'était ensuite laissé circonvenir par la reine, et avait déchiré ce testament et promis de tout léguer à l'archiduc Charles pourvu que l'Empereur le soutînt contre la France.

8. Testament du mois de novembre 1698, fait aussitôt que la conclusion du traité du 11 octobre eut été connue de Charles II. Voyez, dans la *Gazette d'Amsterdam* de 1698, n° CIV, comment cet acte fut remis entre les mains du conseil d'État espagnol. C'est le 16 que la nouvelle en arriva à Versailles (*Journal de Dangeau*, tome VI, p. 476) et l'on

lequel il appela à la succession entière de toutes ses couronnes et États le prince électoral de Bavière, qui avoit sept ans[1]. Sa mère[2], qui étoit morte, étoit fille unique du premier lit de l'empereur Léopold et de Marguerite-Thérèse[3], sœur du roi d'Espagne, tous deux seuls du second lit de Philippe IV[4] et de la fille de l'empereur Ferdinand III[5] : je dis seuls parce que tous les autres sont morts sans alliance[6]. La Reine[7] épouse de notre Roi étoit par cette raison, seule du premier lit du même Philippe IV et d'une fille de notre roi Henri IV[8], et sœur aînée de père du roi d'Espagne et de l'Impératrice mère de l'électrice de Bavière, dont le fils, en faveur duquel ce testament se fit, étoit en effet le véritable héritier de la mo-

peut juger quel effet elle produisit, soit en France, soit à Vienne, par les dépêches de l'ambassadeur vénitien : Bibl. nat., filza 192, p. 33-37, 55 et 65.

1. Joseph-Ferdinand-Léopold-Antoine-Caïetan-Jean-Adam-Simon-Thaddée-Ignace-Joachim-Gabriel, né à Vienne le 28 octobre 1692, mort le 6 février 1699. Trois autres enfants de l'électeur de Bavière étaient morts jeunes.

2. Marie-Antoinette-Josèphe-Bénédicte-Rosalie-Pétronille d'Autriche, première femme de l'Électeur, née le 18 janvier 1669, mariée le 15 juillet 1685, morte le 24 décembre 1692.

3. Marguerite-Thérèse, fille du roi Philippe IV, mariée le 5 décembre 1666, morte le 11 mars 1673. La même année, son mari prit pour seconde femme une fille de l'archiduc Ferdinand-Charles, et, en 1676, il se remaria en troisièmes noces avec Éléonore de Bavière-Neubourg.

4. Philippe IV d'Autriche, arrière-petit-fils de l'empereur Charles-Quint, né le 8 avril 1605, devenu roi après la mort de Philippe III, le 31 mars 1621, et mort le 17 septembre 1665.

5. Ferdinand III d'Autriche, né le 13 juillet 1608, fait roi de Hongrie en 1625, roi de Bohême en 1627, devenu empereur d'Allemagne en 1637, mort le 2 avril 1657, eut de son premier mariage avec Marie-Anne, fille du roi Philippe III d'Espagne, quatre fils, dont un seul survécut, l'empereur Léopold, et une fille, Marie-Anne, que nous avons vue mourir reine mère d'Espagne en 1696 (tome III, p. 86).

6. Il doit avoir sous les yeux, en rédigeant ceci, le *Moréri*, art. AUTRICHE.

7. Marie-Thérèse d'Autriche.

8. Voyez le même tableau de parenté dans notre tome III, p. 88.

narchie d'Espagne[1], si on a égard aux renonciations du mariage du Roi et de la paix des Pyrénées[2]. Dès que ce testament fut fait, le cardinal Portocarrero[3] le dit en grand

1. C'est en vertu de ce droit reconnu que, lorsque Portland était venu négocier à Paris, le vieux Gourville lui avait conseillé de faire passer la succession espagnole au prince électoral, comme c'était déjà la pensée du roi Guillaume.

2. La renonciation d'Anne d'Autriche n'était pas contestable, tandis que celle de Marie-Thérèse n'avait été sanctionnée ni par un vote des Cortès, ni par le payement de la dot de cette reine, qui, en outre, était mineure lors de son mariage[a]. L'habileté de Mazarin et de Lionne avait été de prévoir le non-payement, par suite l'invalidation, d'où devaient sortir les guerres de Louis XIV et l'avènement des Bourbons au trône espagnol : voyez Mignet, *Négociations relatives à la succession d'Espagne*, tome I, p. 27-158. Dès 1670, Gourville pouvait poser avec succès la candidature future du petit duc d'Anjou qui vivait alors. En 1685, Louis XIV avait protesté contre le projet qu'on prêtait à l'Espagne de donner les Pays-Bas à l'archiduchesse femme de l'électeur de Bavière, et qui frustrait les droits naturels et légitimes du Dauphin; il avait même armé à ce propos, et enfin, dans l'instruction donnée en 1698 à Villars (recueil Sorel, p. 131), Pomponne disait : « Si le droit de succéder à tant d'États se décidoit par les seules règles de la justice, il est certain que Mgr le Dauphin seroit aussitôt reconnu comme le seul et le véritable héritier. » L'Empereur, quoi qu'il en dît, ne venait qu'en arrière d'un degré, non seulement sur le Dauphin, fils de la sœur aînée, et sur le prince électoral, petit-fils de la sœur cadette, mais même sur Louis XIV, fils de la fille aînée de Philippe III.

3. Louis-Emmanuel-Fernandez Boccanegra-Portocarrero et Mendoza, fils du marquis d'Almenara, pourvu d'abord du décanat de l'église de Tolède et nommé cardinal par Clément IX, en 1669, devint archevêque de Tolède en septembre 1677, évêque de Palestrina en décembre 1697, et fut successivement vice-roi de Sicile, ambassadeur à Rome, lieutenant général de la mer, deux fois régent d'Espagne, etc. Louis XIV lui donna l'Ordre en 1703. Il mourut à Madrid, le 14 septembre 1709, âgé de soixante-quatorze ans. Son rôle à la cour de Madrid, comme chancelier de Castille, primat de toutes les Espagnes et premier des grands du royaume (titres annexés à l'archevêché de Tolède), était de

[a] Mazarin faisait bon marché de toutes ces conventions. Dès 1646, époque où Mme de Motteville (tome I, p. 294) rapporte que la mère de Louis XIV songeait aux probabilités de la succession d'Espagne, le cardinal disait : « L'Infante étant mariée à S. M., nous pourrions aspirer à la succession des royaumes d'Espagne, quelque renonciation qu'on lui en fît faire. » (Mignet, *Négociations relatives à la succession d'Espagne*, tome I, p. 33.)

secret au marquis d'Harcourt[1], qui dépêcha Digulleville[2] au Roi avec cette nouvelle[3]. Le Roi, ni lors, ni depuis qu'elle fut devenue publique, n'en parut pas avoir le plus léger mécontentement. L'Empereur n'en dit rien aussi : il espéroit bien cette vaste succession et réunir dans sa branche tous les États de sa maison; mais son Conseil avoit ses ressources accoutumées[4]. Il n'y avoit pas longtemps qu'il s'en étoit servi pour se défaire de la reine d'Espagne fille de Monsieur, qui n'avoit point d'enfants et qui prenoit à son gré trop de crédit sur le roi son mari[5]; le prince électoral de Bavière mourut fort brusquement les premiers jours de février[6], et personne ne douta que ce ne

contrecarrer les tendances allemandes de la reine et d'empêcher le démembrement de la monarchie : voyez l'Extraordinaire XXVIII de la *Gazette d'Amsterdam* de 1698 ; c'est d'ailleurs ce que Saint-Simon expliquera en 1700, ainsi que les mesures prises précédemment par Charles II au profit de la maison d'Autriche, et celles qui aboutirent à la désignation d'un des petits-fils de Louis XIV pour recueillir l'héritage.

1. Ambassadeur de France à Madrid. Le Roi lui avoit ordonné d'urgence, le 17 juillet 1698, de prendre des mesures à tout événement.

2. Saint-Simon écrit : *d'Igulville*, et Dangeau : *Diguilville*. C'est Nicolas Lesdo, seigneur de Digulleville (dép. Manche, cant. Beaumont-Hague), qui était major du régiment de Normandie depuis 1690, et qui refusa, en 1701, de quitter ce corps, où il servait depuis trente-cinq ans, pour remplacer Guiscard à l'ambassade de Stockholm. Il devint inspecteur général de l'infanterie en 1702, brigadier en 1703, et mourut le 26 octobre 1715.

3. *Journal de Dangeau*, 16 décembre 1698, tome VI, p. 476. Le courrier reçut une gratification de mille livres le 9 mars suivant.

4. Voyez tous les forfaits que Saint-Simon attribue à ce « politique » conseil dans la suite des *Mémoires*, tomes IV, p. 269, et VII, p. 93. Les procès-verbaux des délibérations existent encore aux archives impériales-royales de Vienne, et ils ont été utilisés par M. Gaedeke.

5. Déjà dit en 1697 : tome IV, p. 287 et notes.

6. Voyez les articles du *Journal*, 8 et 9 février 1699, tome VII, p. 22, et les *Mémoires de Torcy*, p. 538-539. Dès le 4 février, le correspondant de la *Gazette d'Amsterdam* avait annoncé (n° XII) que le jeune prince était indisposé depuis quelques jours; après une amélioration sensible, la fièvre, mal soignée, revint très violente, fut suivie, le jeudi 5, d'un grand vomissement, et se termina par la mort le vendredi matin (n° XIII). Comparez la *Gazette de Leyde*, nouvelles extraordinaires

fût par l'influence du Conseil de Vienne[1]. Ce coup remit l'Empereur dans ses premières espérances, et plongea l'Europe dans la douleur et dans le trouble des mesures à prendre sur l'ouverture de cette prodigieuse succession, que chacun regardoit avec raison comme ne pouvant pas être éloignée[2].

IXe électorat reconnu.

Presque en même temps[3], le neuvième électorat érigé en faveur du duc d'Hanovre, qui avoit causé tant de mouve-

du 2 février, et les dépêches de l'ambassadeur Erizzo (filza 192, p. 79-80 et 83); il y est rendu compte de l'autopsie. Sur le faire-part de l'Électeur, on prit le deuil à Versailles (*Journal*, tome VII, p. 28, 30 et 54).

1. Il est vrai que des bruits d'empoisonnement circulèrent partout, et l'Électeur lui-même accusa formellement Léopold; mais le dernier historien de celui-ci, Onno Klopp, a réfuté cette calomnie : voyez le livre de feu M. Reynald, tome I, p. 214-238. Si l'on en croit la Beaumelle (*Mémoires de Mme de Maintenon*, éd. 1789, tome V, p. 6), Valincour (ci-après, p. 179), devenu historiographe en titre, aurait été tout aussi affirmatif que Saint-Simon sur ce point, mais sans preuves d'ailleurs, et il aurait imputé cette mort du prince à la cour de Vienne, « de tout temps infectée des maximes de Machiavel et soupçonnée de réparer par ses empoisonneurs les fautes de ses ministres. »

2. « Ce jeune prince, dit Dangeau, seroit regretté de tout le monde; on le regardoit comme le fondement de la paix de l'Europe.... Le Roi, à son coucher, nous parla fort de la mort de ce petit prince, et parut le regretter et plaindre beaucoup M. l'Électeur, son père. » (*Journal*, tome VII, p. 22.) Et Villars écrivait plus tard, dans ses *Mémoires* (éd. Vogüé, tome I, p. 220) : « On reçut à Vienne une nouvelle bien importante pour l'Europe entière, mais surtout pour les cours de France et de Vienne : c'étoit la nouvelle de la mort du prince électoral, regardé comme l'héritier de la monarchie d'Espagne. Ainsi cette couronne n'avoit plus que deux concurrents, fondés en droit, mais animés par tout ce qui est le plus propre à exciter la gloire et l'ambition dans l'âme de deux grands princes. » La correspondance d'Erizzo et la *Gazette de Leyde*, correspondance de Madrid, 26 février, donnent des détails très intéressants sur l'effet douloureux dont parlent Villars et notre auteur. On peut voir aussi une lettre du Roi à M. d'Harcourt et un mémoire sur la succession dans le volume *Espagne* 82, fol. 31 et 89-98, au Dépôt des affaires étrangères.

3. En effet, c'est presque immédiatement après la nouvelle de la mort du prince électoral que Dangeau (p. 23, 11 février) annonce que l'investiture du neuvième électorat a été donnée le 9 janvier au duc Georges-Louis de Brunswick-Hanovre.

ments dans[1] l'Empire et qui étoit entré dans la guerre et dans la paix[2], fut reconnu par une partie de l'Allemagne et de l'Europe[3].

Mort du[*] célèbre chevalier Temple. [Add. St-S. 282]

L'Angleterre, presque en même temps, perdit dans un simple particulier un de ses principaux ornements, je veux dire le chevalier Temple[4], qui a également figuré

1. La première lettre de *dans* semble corriger un *e*.

2. Qui avait été un des éléments de la guerre et une des questions débattues lors de la conclusion de la paix. Voyez, dans le *Corps diplomatique* de Du Mont, tome VII, 2e partie, p. 306-307, le recès du 22 mars 1692 par lequel l'Empereur avait conféré un neuvième électorat, non au duc régnant de Brunswick-Zell, Georges-Guillaume, mais à son frère puîné, Ernest-Auguste, évêque d'Osnabrück et père du futur roi Georges-Louis[a]. Les péripéties successives par où l'affaire était passée depuis lors peuvent se suivre dans la *Gazette*, année 1692, p. 420, 433, 496, 540, 552, 576, 601, 612, 624-625, 638-639 et 650, et année 1693, p. 16, 27-29, 40, 53, 87, 88, 112, 172, 196, 207, 208, 269, etc., dans le *Journal de Dangeau*, tomes III, p. 17, et IV, p. 163, 208, 210, 216, etc., et enfin dans l'instruction donnée sur ce point à Villars, en 1698 (recueil Sorel, p. 139-140). Ernest-Auguste était mort le 3-4 février 1698, sans que la ligue des Princes correspondants eût approuvé le recès impérial et admis le nouvel électeur de Hanovre dans le collège électoral : son fils et successeur, qui avait rendu de grands services à Léopold, obtint promptement l'investiture ; mais ce fut seulement en 1708 que la diète de Ratisbonne le reconnut et l'admit comme électeur.

3. Saint-Simon, ayant d'abord écrit : « reconnu partout et enfin par le Roy », a biffé cette fin de phrase à partir de *tout*, et a écrit le nouveau texte au-dessus, en interligne. — Nous verrons, en 1700, Louis XIV s'allier avec « une partie de l'Allemagne » pour protester contre cette création d'un neuvième électorat faite contrairement aux traités de Westphalie et comme conséquence du mariage du roi des Romains, dont il va être parlé ci-après, p. 185.

4. Sir William Temple, fils aîné d'un historien de la rébellion irlandaise, naquit à Londres en 1628, commença par voyager à l'étranger, puis fut élu député de l'Irlande, entra dans la diplomatie vers 1665, fut créé baronnet et envoyé en Allemagne, à Bruxelles, et enfin en Hollande, où il conclut, en 1668, la Triple alliance, qui lui valut le titre d'ambassadeur extraordinaire ; mais il se retira quand l'entente se

[a] C'est le recueil de documents formé par Leibnitz, pendant son séjour à Hanovre comme conservateur de la bibliothèque et historiographe des ducs, qui contribua à faire créer le nouvel électorat.

[*] *De* surchargé en *du*.

avec la première réputation dans les lettres et dans les sciences[1], et dans celle de la politique et du gouvernement, et qui s'est fait un grand nom dans les plus grandes ambassades et les premières médiations de paix générale[2]. C'étoit, avec beaucoup d'esprit, d'insinuation, de fermeté et d'adresse, un homme simple d'ailleurs, qui ne cherchoit point à paroître, et qui aimoit à se réjouir et à vivre libre en vrai Anglois, sans aucun souci d'élévation, de biens, ni de fortune[3]. Il avoit partout beaucoup d'amis, et des amis illustres, qui s'honoroient de son commerce. Dans un voyage qu'il fit[4] en France pour son plaisir[5], le

fit entre Charles II et la France, ne revint aux affaires que lors du revirement de 1674, arrangea alors le mariage de Guillaume d'Orange avec la princesse Marie, négocia ensuite la paix à Nimègue, et prit sa retraite définitive en 1681, pour faire du jardinage et écrire. Il mourut à Moor-Park, le 27 janvier (5 février) 1699.

1. Outre une partie de ses *Mémoires*, qui va de 1672 à 1679 (publiée dès 1692 et traduite en français), on a sa correspondance diplomatique, publiée aussitôt après sa mort, et divers ouvrages politiques; mais, quoi qu'en dise Saint-Simon, il ne s'occupa pas de sciences.

2. Dangeau écrit, le 25 février 1699 (tome VII, p. 32) : « On mande de Londres que le vieux M. Temple est mort; c'étoit un homme fort connu par ses ambassades et par les livres qu'il a composés. » James Mackintosh a dit que Temple était le modèle des négociateurs, joignant une politesse et une adresse rares à la plus parfaite honnêteté, et que son mérite n'était pas moins grand comme homme d'État à l'intérieur. Comme écrivain, il fit faire de vrais progrès à la prose anglaise.

3. Son désintéressement se manifesta en toute circonstance, surtout lors de la révolution de 1688, où il refusa de rien accepter des orangistes; mais, quant au caractère, il y aurait bien des réserves à faire, car c'était, dit-on, un homme haineux, envieux, plein d'orgueil, et d'un égoïsme très grossier : voyez l' « essai » que Macaulay a écrit sur lui en 1838.

4. Ce commencement de phrase est écrit en interligne, au-dessus d'*Il fit un tour*, biffé.

5. Le chevalier Temple ne fit qu'un seul voyage en France, alors qu'il était très jeune, avant 1650, et il se montra toujours très malintentionné pour les Français. L'anecdote que Saint-Simon va raconter pourrait donc d'autant moins s'appliquer à lui, qu'il n'était pas contemporain du duc de Chevreuse et ne s'occupait point de mécanique. Évidemment notre auteur a fait confusion entre le père et le fils : celui-ci,

duc de Chevreuse, qui le connoissoit par ses ouvrages, le vit fort. Ils se rencontrèrent un matin dans la galerie de Versailles, et les voilà à raisonner machines et mécaniques. M. de Chevreuse, qui ne connoissoit point d'heures quand il raisonnoit, le tint si longtemps, que deux heures sonnèrent. A ce coup d'horloge, M. Temple interrompit M. de Chevreuse, et, le prenant par le bras : « Je vous assure, Monsieur, lui dit-il, que, de toutes les sortes de machines, je n'en connois aucune qui soit si belle, à l'heure qu'il est, qu'un tourne-broche, et je m'en vais tout courant[1] en éprouver l'effet ; » lui tourna le dos, et le laissa fort étonné qu'il pût songer à dîner.

Trésor inutilement cherché pour le Roi chez l'archevêque de Reims.

Des ministres aussi désintéressés que celui-là sont bien rares. Les nôtres n'en avoient pas le bruit[2]. Il vint des avis au Roi, et fort réitérés, qu'il y avoit huit millions enterrés dans la cour de la maison du feu chancelier le Tellier[3]. Le Roi, qui n'en voulut rien croire, fut pourtant bien aise que cela revint[4] à l'archevêque de Reims, à qui

qui avait épousé une sœur du traitant Rambouillet, vécut longtemps à Paris ; et ce qui achève de prouver l'erreur, c'est que Saint-Simon, ayant à faire une Addition sur le père, l'a mise, non en 1699, mais en 1689, en regard de l'article où Dangeau (tome II, p. 388-389) raconte la mort tragique de ce fils, noyé dans la Tamise alors qu'il venait d'être nommé secrétaire d'État de la guerre. C'était, selon les *Mémoires de Sourches* (tome III, p. 86-87), un homme bien fait, adroit et spirituel.

1. Les trois premières lettres de *courant* surchargent *à l'h[eure]*.

2. N'avaient pas la réputation d'être désintéressés.

3. Il prend cette anecdote dans le *Journal de Dangeau*, tome VII, p. 19 et 21, mais copie mal le chiffre, qui est de dix-huit millions. D'autres contemporains disent : dix millions. — Le Chancelier avait toujours passé pour très ménager, quoique devenu énormément riche (*Mémoires de M. d'Artagnan*, tome III, p. 315-316). L'hôtel qu'il avait occupé depuis 1655 était dans la rue des Francs-Bourgeois, au Marais, auprès des Hospitalières Saint-Gervais, et il est curieux que ce soit dans un hôtel de la rue Vieille-du-Temple tout voisin, celui des d'Effiat, qu'on a trouvé, en 1882, un trésor d'or monnayé du quinzième siècle, qui, sans valoir plusieurs millions, ne laissait pas d'être considérable : voyez notre tome IV, p. 269, note de note.

4. *Revint*, sans l'imparfait, dans le manuscrit, peut-être par mégarde.

étoit la maison et qui y logeoit[1], et se rendit aisément à la prière qu'il lui fit de faire fouiller partout en présence de Chamillart, intendant des finances[2]. On bouleversa tous les endroits que la donneuse d'avis indiqua; on ne trouva rien : on eut la honte de l'avoir crue, et elle eut[3] la prison pour salaire de ses avis[4].

1. On a vu plus haut, p. 35, que la chancelière le Tellier, mère de l'archevêque, venait de mourir.

2. Ci-après, p. 297.

3. Ce second *eut* est ajouté en interligne.

4. Tous ces détails sont tirés de Dangeau. Comparez les *Mémoires de Sourches*, tome VI, p. 123, la *Gazette d'Amsterdam*, 1699, n° xv, et les Papiers du P. Léonard, dont le récit (Arch. nat., M 757, p. 153-154, et MM 828, fol. 15 v°) est ainsi conçu : « La femme d'un maçon ayant assuré depuis quelque temps le P. Avril, jésuite, qu'elle avoit autrefois aidé son mari à cacher une très grande quantité d'or en espèces dans un endroit souterrain de la maison de feu M. le Tellier, chancelier de France, rue des Francs-Bourgeois, à Paris, ledit P. Avril, le croyant, en avertit le P. de la Chaise, confesseur du Roi, qui en informa S. M. Ce prince, par manière d'entretien, dit, ces jours passés, à M. l'archevêque de Reims, fils dudit chancelier : « On parle que j'aurai quelque trésor à « partager avec vous. » Ce prélat, comprenant bien ce que le Roi vouloit dire, témoigna que S. M. lui faisoit plaisir de lui parler de cette affaire, étant bien aise de l'éclaircir au plus tôt, ne doutant pas que ce ne fût un faux bruit que les ennemis de sa famille publioient pour rendre odieuse la mémoire de Monsieur son père en lui imputant une action si criminelle après tant de grâces et de bienfaits reçus de S. M., et pria instamment le Roi de nommer quelqu'un pour assister de sa part à la recherche de ce trésor, qu'il vouloit faire incessamment; et sur ce que le prince refusoit de le faire, n'ajoutant pas foi à cela, Monsieur de Reims insista fortement, en sorte que S. M. nomma M. Chamillart, intendant des finances. Vendredi, 6e de ce mois, l'un et l'autre se rendirent dans ladite maison, où étoit déjà la femme du maçon, qui ayant indiqué l'endroit où devoit être le prétendu trésor, les ouvriers qu'on avoit fait venir exprès travaillèrent sans rien trouver. On leur fit faire la recherche dans tous les lieux circonvoisins; ils creusèrent même, et dans les fondements et dans la terre, jusqu'à l'eau, mais sans rien trouver. La femme du maçon, pour sa récompense, a été mise en pénitence à l'hôpital de la Salpêtrière. On dit que cette femme avoit averti de la cache de ce trésor, plus d'un an auparavant, M. de Barbezieux, ministre et secrétaire d'État, petit-fils de M. le Chancelier, et quelques autres; ils disent qu'ils avoient fait fouiller sans rien trou-

Mort du chevalier de Coislin. [*Add. St-S.* 288]

Les honnêtes gens[1] de la cour regrettèrent un cynique[2] qui vécut et[3] mourut tel au milieu de la cour et du monde, et qui n'en voyoit que ce qui lui en plaisoit : ce fut le chevalier de Coislin[4], frère du duc et du cardinal de ce nom, et frère de mère, comme[5] eux, de la maréchale de Rochefort[6]. C'étoit[7] un très honnête homme de tous points, et brave, pauvre[8], mais à qui son frère le cardinal n'avoit jamais laissé manquer de rien, et un homme fort extraordinaire, fort atrabilaire[9] et fort incommode. Il ne sortoit presque jamais de Versailles, sans jamais voir le Roi, et avec tant d'affectation, que je l'ai vu, moi et bien d'autres, se trouver par hasard sur le passage du Roi, gagner au pied[10] d'un autre côté. Il avoit quitté le service mal traité par M. de Louvois, ainsi que son frère, à cause de M. de Turenne, à qui il s'étoit attaché et qui l'aimoit[11]. Il ne

ver. » Nous verrons de même, en 1703, chercher, sans plus de succès, un trésor caché par Louvois à Meudon.

1. *Honnêtes gens* au sens de ce temps-là, comme cinq lignes plus loin : voyez ci-après, p. 170, note 8.

2. Il écrit : *cinique*. — 3. L'abréviation d'*et* semble corriger *t[el]*.

4. Charles-César du Cambout : tome I, p. 82. Né en 1641 et admis dans l'ordre de Malte dès le 12 juin 1645, il mourut à Versailles, le 13 février 1699, étant malade et condamné depuis plusieurs mois : *Journal de Dangeau*, tomes VI, p. 437, et VII, p. 14 et 24-25 ; *Mémoires de Sourches*, tome VI, p. 77 et 124.

5. La première lettre de *comme* surcharge *d[e]*.

6. Cette parenté a été expliquée presque au début des *Mémoires*.

7. Comparez ce que Saint-Simon dit de lui dans la notice du duché de COISLIN (*Écrits inédits*, tome VI, p. 242 et 245) : un brave et honnête homme, mais rustre volontaire, dur et farouche, ne voyant jamais le Roi quoique à Versailles, etc. Son éloge est dans le *Nécrologe de Port-Royal*, de 1723, p. 80, où on lui a donné par erreur le titre de duc.

8. Il n'avait qu'une commission de gouverneur et capitaine des ville et château de Gien, renouvelable de trois en trois ans, et, n'étant point chevalier profès, il ne pouvait obtenir une commanderie.

9. Les dictionnaires du dix-septième siècle définissent *atrabilaire* : « Mélancolique, qui est d'un tempérament où la bile noire domine. »

10. Littré n'a pas relevé dans Saint-Simon cette locution, qu'il cite de Scarron et de Thomas Corneille, et qui est maintenue par l'Académie.

11. Saint-Simon a déjà parlé de l'animosité de Louvois contre Tu-

l'avoit, de sa vie, pardonné au ministre, ni au maître, qui souffroit cette folie par considération pour ses frères. Il logeoit au château dans l'appartement du cardinal, et mangeoit chez lui, où il y avoit toujours fort bonne compagnie. Si quelqu'un lui déplaisoit, il se faisoit porter un morceau dans sa chambre, et, si, étant à table, il survenoit quelqu'un qu'il n'aimât point, il jetoit sa serviette, et s'en alloit bouder ou achever de dîner tout seul. On n'étoit pas toujours à l'abri de ses sorties, et la maison de son frère fut bien plus librement fréquentée après sa mort, quoique presque tout ce[1] qui y alloit fût fait à ses manières, qui mettoient souvent ses frères au désespoir, surtout le cardinal, qu'il tyrannisoit[2]. Un trait de lui le peindra tout d'un coup[3]. Il étoit embarqué avec ses frères, et je ne sais plus quel quatrième, à un voyage du Roi, car il le suivoit toujours, sans le voir, pour être avec ses frères et ses amis. Le duc de Coislin étoit d'une politesse outrée, et tellement quelquefois, qu'on en étoit désolé[4]. Il complimentoit donc sans fin les gens chez qui il se trouvoit logé dans le voyage, et le chevalier de Coislin ne sortoit point d'impatience contre lui. Il se trouva une bourgeoise

renne. Les Coislin eussent pu en éviter les contre-coups par leur proche parenté avec la maréchale de Rochefort, si bonne amie du ministre; mais ils n'étaient pas bien avec elle (*Écrits inédits*, tome VI, p. 244).

1. La première lettre de *ce* surcharge *y*.

2. Saint-Simon a écrit : *tiranisoit*.

3. D'autres rédactions de cette anecdote se trouvent dans l'article Coislin déjà cité (*Écrits inédits*, tome VI, p. 242), où elle est bien plus piquante, et dans l'Addition à Dangeau sur le duc de Coislin, tome V du *Journal*, p. 146. Saint-Simon la tenait probablement du duc lui-même, comme plusieurs autres dont il parle dans son mémoire de 1711 sur les *Changements arrivés à la dignité de duc et pair* (*Écrits inédits*, tome III, p. 41, 43, etc.).

4. Comparez le portrait du duc dans la suite des *Mémoires*, tome III de 1873, p. 305-307, les *Écrits inédits*, tome VI, p. 240, 242 et 260, et les *Mémoires de M. d'Artagnan*, tome III, p. 461. Les *Mémoires de Sourches* parlent aussi (tome V, p. 373, note 4) des scrupules de tous les Coislin à l'endroit du cérémonial, soit pour eux-mêmes, soit pour autrui.

d'esprit, de bon maintien et jolie, chez qui on les marqua[1]. Grandes civilités le soir, et le matin encore davantage. Monsieur d'Orléans, qui n'étoit pas lors cardinal, pressoit son frère de partir; le chevalier tempêtoit : le duc de Coislin complimentoit toujours. Le chevalier de Coislin, qui connoissoit son frère et qui comptoit[2] que ce ne serait pas sitôt fait, voulut se dépiquer, et se vengea bien. Quand ils eurent fait trois ou quatre lieues, le voilà à parler de la belle hôtesse et de tous les compliments; puis, se prenant à rire, il dit à la carrossée que, malgré toutes les civilités sans fin de son frère, il avoit lieu de croire qu'elle n'auroit pas été longtemps fort contente de lui. Voilà le duc de Coislin en inquiétude, qui ne peut imaginer pourquoi, et qui questionne son frère. « Le voulez-vous savoir? lui dit brusquement le chevalier de Coislin; c'est que, poussé à bout de vos compliments, je suis monté dans la chambre où vous avez couché; j'y ai poussé une grosse selle tout au beau milieu sur le plancher, et la belle hôtesse ne doute pas à l'heure qu'il est que ce présent ne lui ait été laissé par vous, avec toutes vos belles politesses. » Voilà les[3] deux autres à rire de bon cœur, et le duc de Coislin en furie, qui veut prendre le cheval d'un de ses gens et retourner[4] à la couchée déceler le vilain, et se distiller en honte et en excuses. Il pleuvoit fort, et ils eurent toutes les peines du monde à l'en empêcher, et bien plus encore à les raccommoder. Ils le contèrent le soir à leurs amis, et ce fut une des bonnes aventures du voyage. A qui les a connus, il n'y a peut-être rien de si plaisant.

Mort de la Feuillée.

Le bonhomme la Feuillée[5], lieutenant général, grand-croix de Saint-Louis et gouverneur de Dôle, etc., qu'on

1. Chez qui on marqua leur logement : voyez tome V, p. 357-359.
2. *Compoit* corrigé par surcharge en *comptoit*.
3. *Les* corrige *ces*.
4. *Retourné* corrigé en *retourner*, mais en conservant l'accent aigu.
5. Pierre-François du Ban, comte de la Feuillée, mort le 12 mars 1699, à quatre-vingts ans.

a vu ci-devant le Mentor de Monseigneur en Flandres[1], mourut bientôt après, dans une grande estime de probité, de valeur et de capacité à la guerre[2].

M. de Monaco ambassadeur à Rome; ses prétentions sans succès.

M. de Monaco partit dans ces temps-ci pour Rome[3]: il[4] avoit accepté l'ambassade étant à Monaco, d'où il étoit venu recevoir ses ordres et ses instructions[5]. On a vu ci-

1. Tome II, p. 139 et 140. Voyez le *Journal de Dangeau*, tomes III, p. 146, 152, 211, 228, IV, p. 483, et VII, p. 44-45.

2. C'est en 1673-74 qu'on lui avait donné successivement Vesoul, Châtillon-sur-Seine, Gray et Dôle, et, bien que les fortifications de Dôle eussent été rasées, il y avait conservé les appointements de gouverneur. « Il avoit toujours eu beaucoup de réputation dans la cavalerie, dit Dangeau, et le Roi lui avoit fait l'honneur de le choisir pour se tenir auprès de Monseigneur dans les jours d'occasion, et cela durant les deux dernières campagnes qu'il a faites. » L'annotateur des *Mémoires de Sourches* dit de lui, en 1690 (tome III, p. 220, note 1) : « Un des plus anciens et des meilleurs officiers du Royaume, et dont le Roi lui-même dit qu'il auroit voulu racheter les années.... C'étoit un homme de fortune, que son mérite avoit élevé. » A cause de sa mauvaise santé, on avait dû le remplacer en 1694. Son article est dans le tome IV de la *Chronologie militaire* de Pinard, p. 303-304.

3. *Journal de Dangeau*, tome VII, 13 février 1699, p. 25, avec Addition, et p. 26.

4. Avant *il*, Saint-Simon a biffé *dont*.

5. Sur cette nomination, qui remontait au mois d'août 1698, mais que Saint-Simon a oublié d'annoncer en parlant des difficultés rencontrées par le cardinal de Bouillon dans sa mission, voyez le *Journal de Dangeau*, tome VI, p. 380, 391 et 395, le recueil de *Lettres inédites de Mme des Ursins*, publié par M. Geffroy, p. 31, une lettre du cardinal de Bouillon, 14 octobre 1698, publiée dans les *Archives de la Bastille*, tome IX, p. 80, et enfin celle-ci, que le prince lui-même écrivit de Menton, le 21 août, au fils de M. de Pontchartrain : « .... Je n'en eus la certitude qu'hier au soir par une dépêche que je reçus de M. le marquis de Torcy, et je fais partir ce matin un gentilhomme pour qu'il aille en faire des très humbles remerciements à S. M. de ma part.... Sur toutes choses, il a ordre de vous bien dire encore combien je suis pénétré de toutes vos bontés, et la passion extrême que j'ai d'en pouvoir mériter la continuation.... Trouvez bon que je vous demande par avance de vouloir bien être mon protecteur auprès de Monsieur votre père pour tout ce qui aura relation à mon ambassade. Je l'entreprendrai par là plus gaiement, et vous obligerez, Monsieur, un homme qui est incapable de vous manquer jamais en rien, et qui est, au-dessus

Monseigneur des secrétaires d'État et aux secrétaires d'État. [*Add. St-S. 284*]

devant[1] qu'il avoit obtenu le rang de prince étranger au mariage de son fils, en 1688, avec une fille de Monsieur le Grand, chose à quoi ses pères n'avoient jamais pensé, et qu'il fut, le dernier jour de la même année, chevalier de l'Ordre en son rang d'ancienneté parmi les ducs[2]. Il prétendit que M. de Torcy, avec qui il alloit avoir un commerce de lettres nécessaire et continuel, lui écrivît *Monseigneur*[3] comme les secrétaires d'État l'écrivent aux Lorrains et aux Bouillons, et il l'obtint tout de suite[4]. Quand le Roi en parla à Torcy, il fut bien étonné et se récria fort : il s'appuya principalement[5] sur ce que MM. de Rohan, dont le rang de prince étranger est antérieur à celui de M. de Monaco[6], n'avoient point ce traitement des

de tous les autres, votre très humble et très obéissant serviteur. » (Bibl. nat., ms. Clairambault 1226, fol. 142-143.) Le prince n'arriva que le 26 novembre à Versailles. Ses instructions furent signées le 28 janvier 1699 ; elles se trouvent en original au Dépôt des affaires étrangères, vol. *Rome* 392. Cette nomination avait été demandée à la fois par le cardinal de Bouillon, qui ne pouvait rester chargé des affaires, et par Mme des Ursins et les Noailles. Les appointements furent de soixante-douze mille livres ; mais l'équipage du prince lui revint à cent mille écus de plus qu'il ne recevait : il avait vingt carrosses à six et huit chevaux, trois livrées, dont l'une coûtait cent mille livres, et cent hommes de livrée, outre une infinité d'autres domestiques.

1. Tomes III, p. 21-23, et IV, p. 28.

2. Ce dernier détail n'a pas été donné jusqu'ici ; mais il se trouve dans l'Addition 6, relative à la promotion de 1688, tome I, p. 321, dans un fragment des *Légères notions.... des chevaliers du Saint-Esprit* donné au tome V, p. 574-575, et dans le procès-verbal officiel, *ibidem*, p. 581.

3. Voyez ci-après, p. 126-131, ce que notre auteur dit de cette formule. Saint-Simon écrit : *Mgr*, en abrégé, ici et dans la suite, sauf en un seul endroit.

4. « M. de Monaco a demandé au Roi, en partant, que MM. les secrétaires d'État, en lui écrivant, le traitassent de *Monseigneur ;* c'est un honneur qui n'a jamais été dans sa maison ; mais il le demande parce qu'il assure qu'on fait cet honneur-là à des maisons égales à la sienne. » (*Journal de Dangeau*, tome VII, p. 25, 13 février.) On voit que Dangeau ne dit pas que le Roi eût rien accordé.

5. *Sur* corrigé par surcharge en *principalement*.

6. Voyez notre tome V, p. 222 et suivantes.

secrétaires d'État, et frappa si bien le Roi par cette distinction qu'il a constamment refusée à Mme de Soubise, qu'il l'emporta[1]. A son tour, M. de Monaco fut bien surpris lorsque le Roi lui dit que M. de Torcy lui avoit allégué des raisons si fortes qu'il n'avoit pu s'empêcher de s'y rendre. M. de Monaco insista sur le dégoût et de la chose et du changement; mais le Roi tint ferme, et le pria de n'y plus songer. M. de Monaco, outré, partit brouillé avec Torcy, et l'effet de cette brouillerie se répandit sur toute son ambassade, au détriment des affaires, qui en souffrirent beaucoup[2]. Arrivé à Rome[3], il se mit à prétendre l'*Altesse*, ce qu'aucun de ses pères n'avoit imaginé[4]. On a vu, à propos du cordon bleu donné à

1. « Le Roi régla qu'il n'y auroit aucun changement sur la manière dont les secrétaires d'État écrivoient à M. de Monaco; ils ne l'ont jamais traité de *Monseigneur*, ni lui, ni ses pères. » (*Journal de Dangeau*, 15 février, p. 26.)

2. Le P. Léonard écrivait dans ses notes, le 5 avril 1699 : « L'on assure que la raison pour laquelle le prince de Monaco, que le Roi a nommé pour son ambassadeur à Rome, ne part point de Monaco, où il est depuis du temps, pour se rendre auprès du Pape, est que la cour romaine ne veut pas lui donner le titre d'*Altesse* ainsi qu'il prétend comme prince. On lui a fait connoître que ce n'est point l'usage des cardinaux : ainsi il n'insiste plus là-dessus, mais bien sur le titre de *Monseigneur*, qu'il prétend de M. de Torcy, ministre et secrétaire d'État pour les affaires étrangères, lorsqu'il lui écrira : ce que ce ministre refuse de faire. » (Arch. nat., M 757, p. 172-173.) Le volume des Affaires étrangères coté *Rome* 392 contient une lettre du 18 février par laquelle Torcy notifia à M. de Monaco qu'on se bornerait à lui écrire comme on l'avait fait de tout temps aux Rohans, et la réponse très soumise du prince, datée de Nevers, le 20 février. Torcy disait que, pour les Bouillons, on avait agi tantôt d'une façon, tantôt de l'autre.

3. Il arriva à Rome le 20 juin 1699, fit son entrée le 27, et eut sa première audience publique le 4 juillet.

4. Cette nouvelle prétention ne se produisit qu'au bout de six mois; du moins Dangeau n'en parle que le 3 février 1700 (tome VII, p. 242, avec Addition déjà placée dans notre tome III, sous le nº 136). Comme Saint-Simon, il blâme l'ambassadeur de n'avoir pas voulu accorder l'*Excellence* aux chefs des maisons attachées à la France à moins qu'ils ne le traitassent lui-même d'*Altesse*.

Vaïni[1], que le cardinal de Bouillon y eut la même prétention, et ne put jamais la faire réussir : il traversa celle de M. de Monaco, et n'y eut pas grand peine. Personne ne voulut tâter de cette nouveauté, et lui, qui n'en voulut pas démordre, passa le reste de sa vie dans une grande solitude à Rome, ce qui gâta encore beaucoup les affaires dont il étoit chargé, et brouillé de plus avec le cardinal de Bouillon[2] ; et voilà le fruit des chimères et de leurs concessions[3].

Pour venir au fonds de la prétention sur les secrétaires d'État, il n'est pas douteux qu'ils écrivoient *Monseigneur* à tous les ducs[4]. J'ai encore, par le plus grand hasard du monde, trois lettres à mon père, lors à Blaye, de M. Colbert[5]. Par la matière, quoique peu importante, et mieux encore par les dates, on voit qu'il écrivit la première n'étant encore que contrôleur général, mais en chef, après la disgrâce de M. Foucquet[6], et que, lorsqu'il écrivit

1. Tome V, p. 38-40.

2. Le membre de phrase : « et brouillé, etc. », est écrit en interligne, sans qu'on sache au juste s'il doit être rattaché à ce qui se trouve au-dessus : « qui n'en voulut pas démordre », ou à ce qui est au-dessous : « dont il estoit chargé ».

3. Tout cet article, ainsi que les considérations historiques qui vont suivre sur le *Monseigneur*, se retrouve en première rédaction dans la notice sur le duché de Valentinois, tome VI des *Écrits inédits*, p. 97-98.

4. Furetière dit qu'on ne donne le *Monseigneur* qu'aux ducs et pairs, aux archevêques et évêques, et aux présidents à mortier. Sur l'emploi particulier à l'égard des ducs et des princes, comparez d'autres articles de Saint-Simon dans les *Projets de gouvernement*, p. 119, dans le mémoire sur les *Changements arrivés à la dignité de duc et pair*, tome III des *Écrits inédits*, p. 142-145 et 176-177, et dans la suite même des *Mémoires*, tomes V, p. 104-105, IX, p. 34-35, et XII, p. 18-19, et, au début, dans la biographie de Claude de Saint-Simon (notre tome I, p. 162 ; comparez les *Écrits inédits*, tome VI, p. 30). Il a déjà parlé (tome II, p. 135) du *Monseigneur* que le Roi faisait donner aux maréchaux de France.

5. Cette anecdote reviendra au moins trois fois, dans les passages qui viennent d'être cités, tomes V, p. 104-105, IX, p. 35, et XII, p. 17.

6. Dans la première de ces trois redites, il précise : « Trois lettres,

les deux autres, il étoit contrôleur général, secrétaire d'État ayant le département de la marine[1], et ministre d'État[2]. Je ne sais comment elles se sont conservées[3]; mais

des 2 novembre 1663, 13 septembre 1665, 5 février 1666, de M. Colbert, alors ministre et contrôleur général des finances, qui avoit le même cérémonial que les secrétaires d'État, et qui le fut en 1669, à mon père, à Blaye qui lui écrit *Monseigneur* dessus, dedans, et au bas en marquant son nom. » Cette chronologie des fonctions de Colbert est inexacte: comme je l'ai dit ailleurs (tome V, p. 453, note 2), il débuta avec le simple titre d'intendant des finances, et prit séance en cette qualité, au conseil royal, le 16 mars 1661, six mois avant la disgrâce de Foucquet (*Gazette* de 1661, p. 272; *Gazette poétique* de Loret, tome III, p. 334; *Lettres de Colbert*, tome II, p. 749-750; Walckenaer, *Mémoires sur Mme de Sévigné*, tome II, p. 239). Le titre de contrôleur général existait alors, mais avec des attributions bien moindres, et l'on n'y joignit celles du surintendant et celles des trois intendants qui l'aidaient jusque-là que quatre ans plus tard, lorsque Colbert reçut, le 12 décembre 1665, la commission dont le texte a été publié dans ses *Lettres*, tome VII, Appendice, p. 402-403. Colbert n'étant donc qu'intendant des finances avant cette date, il ne pouvait faire autrement que d'écrire *Monseigneur* aux gens titrés; c'est ainsi que, donnant cette qualification en 1662 au duc d'Arpajon, il ne traite plus le duc de Saint-Aignan que de *Monsieur* en 1673 (*Lettres de Colbert*, tomes II, p. 226, et III, p. 492), comme un surintendant l'aurait fait.

1. La marine était jointe jusque-là au département du secrétaire d'État des affaires étrangères; ce fut Lionne qui consentit, moyennant une indemnité pécuniaire, à ce qu'elle en fût détachée au profit de Colbert, et celui-ci, qui venait de succéder, le 18 février 1669, comme secrétaire d'État de la maison du Roi, à M. de Guénegaud du Plessis, et qui, du reste, dirigeait toutes les affaires de la marine, des galères, des consulats, des manufactures, des haras, etc., en fait depuis 1662, officiellement depuis 1666, fut pourvu du nouveau département par un règlement royal du 7 mars 1669. (*Lettres de Colbert*, tomes II, p. 453 et 455, et III, p. 104.)

2. Je n'ai pu indiquer la date exacte de l'entrée de Colbert au conseil d'en haut comme ministre d'État; j'ai dit seulement (tome V, p. 453, note 2) que Chapelain lui donnait ce titre dès le mois de juin 1664.

3. Il n'existe rien de Colbert dans le recueil de lettres au duc Claude de Saint-Simon (Bibl. nat., ms. Fr. 8564) que nous avons déjà utilisé pour sa biographie, mais seulement des lettres de le Tellier, de Louvois, de Lionne, de M. de la Vrillière, où il n'est traité que de *Monsieur*, avant comme après 1660, tandis que les simples particuliers, comme Lenet,

toutes trois, et dedans et dessus, traitent mon père de *Monseigneur*. M. de Louvois est celui qui changea ce style, et qui persuada au Roi qu'il y étoit intéressé parce que ses secrétaires d'État parloient en son nom et donnoient ses ordres[1]. Il parloit sans contradicteur à un roi jaloux de son autorité, qui[2] n'aimoit de grandeur que la sienne, et qui ne se donnoit pas le temps, ni moins encore la peine de la réflexion sur ce sophisme. M. de Louvois étoit craint, chacun avoit besoin de lui, les ducs n'ont jamais eu coutume de se soutenir : il écrivit *Monsieur*[3] à un, puis à un autre, après à un troisième; on le souffrit; après, cela fit exemple, et le *Monseigneur* fut perdu[4]. M. Colbert ensuite l'imita[5] : il n'y avoit pas plus de raison de s'offenser de l'un que de l'autre, on avoit aussi souvent besoin de lui que de M. de Louvois, et cela s'établit[6]. La même raison combattit pour les deux autres secrétaires d'État[7], qui, bien que moins accrédités, étoient secrétaires d'État comme les deux premiers, et soutenus

Saint-Paul, Guiscard, lui donnaient le *Monseigneur*. Une lettre de Colbert, du 31 août 1675, a été publiée par P. Clément (*Lettres de Colbert*, tome III, p. 558-559), mais sans les formules initiales et finales, et même en supprimant une locution de politesse respectueuse : « Je vous prie de prendre la peine de m'en donner avis. » Dans le registre de copies d'où cette pièce est tirée (Arch. de la marine, *Dépêches* de 1675, fol. 303), elle commence seulement par l'abréviation *Mr*.

1. Une première rédaction de ce qui va suivre sur Louvois se trouve dans la grande Addition sur Louis XIV (*Dangeau*, tome XVI, p. 24-25), et une amplification dans la suite des *Mémoires*, tome V, p. 104-105.

2. Il y a un *et* biffé avant *qui*. — 3. *Mr*, en abrégé, dans le manuscrit.

4. Dès le temps de Louis XIII, Sublet de Noyers était trop puissant pour ne pas agir ainsi : voyez *Richelieu et la monarchie absolue*, par M. le vicomte d'Avenel, tome III, p. 55-56.

5. Voyez, ce qui a été dit p. 126, note 6, des usages antérieurs. Il faut ajouter qu'en 1665 et 1666, Louvois, à peine associé à son père, ne pouvait encore imposer ses volontés; c'est Colbert qui était tout-puissant.

6. Comparez le passage du tome III des *Écrits inédits*, p. 142-145.

7. Le secrétaire d'État des affaires étrangères (Lionne, Pomponne, Croissy, etc.) et le secrétaire d'État des affaires de la R. P. R. (la Vrillière et Châteauneuf).

d'eux en ce style; et la chose fut finie. M. de Turenne, alors en grande splendeur, et brouillé avec M. de Louvois, mit tout son crédit à se faire conserver le *Monseigneur* que les secrétaires d'État lui avoient donné, et à son frère, depuis leur rang de prince étranger obtenu par l'échange de Sedan et par la faveur du cardinal Mazarin, qui se jeta entre leurs bras[1] : cette continuation du même style à un homme aussi principal dans l'État devint une grande distinction pour sa[2] maison, qu'il eut grand soin d'y faire comprendre[3]. Cette planche fit à plus forte raison le plain-pied de la maison de Lorraine[4]. Celle de Rohan n'étoit alors qu'au passage[5], et n'osa, par conséquent, ni se parangonner[6] aux deux autres, ni se mettre à dos des ministres aussi accrédités, et depuis n'a pu les réduire à changer leur style avec elle. La facilité avec laquelle M. de Louvois fit ce grand pas lui ouvrit une plus vaste

1. Tome V, p. 250 et 266

2. *Sa* corrige un autre mot ou un commencement de mot.

3. En effet, sa correspondance, publiée par le général de Grimoard, et qui prouve son ingérence dans toutes les affaires d'État pendant près de quinze ans, comprend des lettres de le Tellier, puis de Louvois, avec le *Monseigneur*. Les lettres originales sont aux Archives nationales, dans le carton R² 58.

4. Saint-Simon écrit : *pleinpied*, en un mot; voyez tome II, p. 275. — Il dira plus tard (tome V, p. 104) : « Il n'osa toucher à la maison de Lorraine, toute brillante du grand mariage de M. de Guise, de la mémoire toute récente du comte d'Harcourt, de la faveur de Monsieur le Grand, son fils, ni s'exposer aux cris de Mlle de Guise, si haute et si considérée, moins encore à ceux de Monsieur, possédé par le chevalier de Lorraine. »

5. Il a expliqué que tous les privilèges de cette maison princière lui venaient de la faveur de Mme de Soubise; auparavant, elle n'en était qu'à préparer son passage sur cette planche où la maison de Lorraine avait passé de plain-pied à la suite des Bouillon.

6. Ce verbe (de l'espagnol ou de l'italien *paragone*, terme de comparaison?), que nous retrouverons au même sens de mettre en parallèle, en égalité d'estime, est maintenu par le *Dictionnaire de l'Académie française*, mais comme un terme vieux. Il n'est pas dans Furetière. Littré en cite un autre exemple de Saint-Simon, à côté de ceux de Montaigne et de Paré.

carrière : bientôt après, il exigea tant qu'il pût d'être traité de *Monseigneur*[1] par ceux qui lui écrivoient. Le subalterne subit aisément ce joug nouveau : quand il y eut accoutumé le commun, il haussa peu à peu, et, à la fin, il le prétendit de tout ce qui n'étoit point titré[2]. Une entreprise si nouvelle et si étrange causa une grande rumeur ; il l'avoit prévu, et y avoit préparé le Roi par la même adresse qui lui avoit réussi à l'égard des ducs. Il se contenta d'abord de mortifier ceux qui résistèrent, et, bientôt après, il fit ordonner par le Roi que personne non titré ne lui écriroit plus que *Monseigneur*. Quantité de gens distingués en quittèrent le service, et ont été poursuivis dans tout ce qu'ils ont pu avoir d'affaires jusqu'à leur mort. La même chose qui étoit arrivée sur le *Monseigneur* aux ducs des autres secrétaires d'État[3] leur réussit de même à tous quatre pour se le faire donner comme M. de Louvois[4] ; et le rare est que ni lui ni les trois autres ne l'ont jamais prétendu ni eu de pas un homme de robe[5]. Ils poussèrent après jusqu'à l'inégalité de la souscription[6]

1. Ici, ce mot est en toutes lettres.

2. Ce qui n'était point princes ou ducs. Dans sa table des *Mémoires* (tome XX, p. 477), il a fait cet article : « SECRÉTAIRES D'ÉTAT. Usurpent par violence de n'écrire plus *Monseigneur* à la plupart de ceux à qui ils l'écrivoient, de se le faire écrire par tous les gens de qualité non titrés, qui ne leur avoient jamais écrit que *Monsieur*, et de s'arroger un style égal ou supérieur avec tout le monde, ce qui n'avoit jamais été. »

3. Sur le *Monseigneur* que les secrétaires d'État refusaient aux ducs : comparez un tour analogue ci-dessus, p. 86, lignes 4 et 5.

4. On trouve cependant, dans la correspondance des secrétaires d'État, nombre d'exceptions à cette règle. Les gens de qualité, de bonne noblesse, ne donnaient que le *Monsieur*. En succédant à Colbert, Claude le Peletier déclara qu'il ne voulait le *Monseigneur* de personne.

5. De la haute robe, gens de Parlements et de cours supérieures, maîtres des requêtes, intendants de province. Quant aux ducs et pairs, selon leur formulaire conservé par Clairambault (ms. 718, p. 91-95), ils écrivaient aux secrétaires d'État en commençant la première ligne par *Monsieur*, et mettant ensuite un seul mot au bout de cette ligne ; et ils souscrivaient : « Votre bien humble et très affectionné serviteur. »

6. Dans la première rédaction de cet article (*Écrits inédits*, tome III,

avec tout ce qui n'est point titré, et même avec les évêques et archevêques[1], excepté les pairs ecclésiastiques; et tout leur a fait joug[2].

Fauteuil de l'abbé de Cîteaux

Une autre dispute fit en ce même temps quelque bruit[3]. Monsieur d'Autun[4], président-né des états de Bour-

p. 176-177) : « Après l'introduction du terme de *Monsieur* au lieu de celui de *Monseigneur*, le passage à l'égalité des souscriptions ne fut pas difficile. » Dans la grande Addition sur Louis XIV (*Dangeau*, tome XVI, p. 24-25), il dit que Louvois souscrivait ses lettres : « Votre très humble et très affectionné. » Sur ces formules de souscription, voyez encore les *Écrits inédits*, tome III, p. 429.

1. Bien entendu, les prélats continuèrent aussi à ne donner que le *Monsieur* aux ministres. Saint-Simon racontera qu'ils n'avaient pris eux-mêmes le *Monseigneur* que vers le milieu du dix-septième siècle, par une délibération qui fit rire d'eux (tome VI de 1873, p. 359).

2. Cet exemple de *faire joug* est cité par Littré, mais avec une erreur (*suscription* pour *souscription*); il y a de plus un exemple de Regnier. La locution n'est pas dans Furetière. — Dans sa redite du tome V, p. 105, Saint-Simon a mis seulement : « Il n'y eut plus personne qui ne portât ce joug, auquel les secrétaires d'État ajoutèrent encore l'inégalité des souscriptions pour tout ce qui n'étoit pas titré. Cela a duré jusqu'à l'éclipse des secrétaires d'État à la mort de Louis XIV. » Les intendants eux-mêmes en arrivèrent à ne plus donner le *Monseigneur* aux ducs; M. de Luynes raconte (tome XIII, p. 333-334) qu'on voulut les y contraindre sous Louis XV.

3. *Journal de Dangeau*, 10 avril 1699, tome VII, p. 62. Comparez les *Mémoires de Sourches*, tome VI, p. 144; la *Correspondance générale de Mme de Maintenon*, tome IV, p. 298 (lettre mal datée) et 306; la *Correspondance de Bussy-Rabutin*, tome VI, p. 65, et surtout le livre de M. J.-Henri Pignot : *Un évêque réformateur sous Louis XIV; Gabriel de Roquette, évêque d'Autun, sa vie, son temps*, etc. (1876), où ce procès de 1699 est raconté en détail, tome II, p. 409-429.

4. Gabriel, abbé de Roquette, né à Toulouse en 1623, pourvu successivement de l'abbaye de Grandselve, du prieuré de Charlieu et de celui de Saint-Denis-des-Vaux, vicaire général du prince de Conti comme abbé de Cluny, fut nommé à l'évêché d'Autun le 1er mai 1666, conserva ce siège jusqu'à sa démission, en juillet 1702, et mourut le 23 février 1707. Il aura son portrait dans la suite des *Mémoires*, tome V, p. 133-134. Par l'article que la *Gallia christiana* lui a consacré (tome IV, col. 429-430), on voit facilement que c'était un homme aussi processif avec ses voisins ou ses inférieurs, que violent contre les religionnaires. Son évêché, comptant plus de six cents paroisses, rapportait à peine

aux états de Bourgogne.

gogne[1], disputoit depuis quelque temps à l'abbé de Cîteaux d'avoir un fauteuil dans cette assemblée[2]. Cet honneur, selon lui, n'étoit dû, dans le clergé[3], qu'aux évêques, et non pas à un moine, quoique chef d'un grand ordre[4]. Monsieur de Cîteaux, à qui cela s'adressoit, alléguoit[5] la dignité de son abbaye, dont l'autorité s'étendoit dans tout le monde catholique, et son ancienne possession,

une trentaine de mille livres, mais donnait une grande autorité dans l'ancienne province Lyonnaise, avec des prérogatives qui remontaient jusqu'aux premiers temps du christianisme, les titres de doyen de cette province et d'administrateur-né du siège vacant, le droit de *pallium*, etc.

1. Voyez notre tome IV, p. 247, note 9, et un mémoire de l'année 1698 publié dans la *Correspondance administrative*, par Depping, tome I, p. 418-421. Les représentants du clergé à ces états étaient les évêques d'Autun, Chalon, Auxerre, Dijon et Mâcon, dix-neuf abbés, vingt-deux doyens et députés, soixante-douze prieurs. « M. l'évêque d'Autun, dit le mémoire de 1698, se prétend président-né des états; il est fondé pour ce droit sur un arrêt du Conseil de 1658[a] et sur sa possession. M. l'évêque de Chalon siège après lui.... »

2. « Les évêques sont assis dans des fauteuils. Après les évêques siègent les abbés, sur des sièges à dos et sur des formes, savoir : M. l'abbé de Cîteaux.... » (*Ibidem*, p. 418.)

3. C'est-à-dire parmi les représentants du clergé aux états.

4. L'abbaye de Cîteaux, au diocèse de Chalon, fondée dans le onzième siècle par des bénédictins de Solesmes, sous la règle de Saint-Benoît réformée, avait donné rapidement naissance à une telle multiplicité de maisons semblables dans toute la chrétienté, qu'on en compta jusqu'à dix-huit cents d'hommes et quatorze cents de femmes. L'abbé électif était chef et supérieur général, non seulement de tout l'ordre, mais aussi des ordres militaires de Calatrava, d'Alcantara et de Montesa en Espagne, d'Avis et du Christ en Portugal. Seul de tous les généraux d'ordre, il prêtait serment entre les mains du Roi lui-même; il siégeait au parlement de Dijon, comme premier conseiller, depuis 1578, avait le premier rang à Rome parmi les généraux d'ordre, et tenait du Pape de pleins pouvoirs pour officier pontificalement, pour porter les insignes épiscopaux, bénir des abbés et abbesses, ordonner des diacres et sous-diacres, etc. Il avait un revenu de quatre-vingt mille livres et menait un très grand train, souvent même vivait luxueusement.

5. L'*u* d'*alléguoit* a été ajouté après coup en interligne.

[a] Arrêt du 3 avril 1658, rendu contre l'évêque de Chalon et confirmé plusieurs fois au siècle suivant : voyez *Expilly*, tome I, p. 385-386.

que Monsieur d'Autun traitoit de vieil abus. Il y eut sur cela force factums de part et d'autre[1]. L'abbé de Cîteaux se trouvoit lors une fort bonne tête, et fort apparenté dans la robe : il s'appeloit M. Larcher[2], et qui n'oublia pas de faire souvenir le chancelier Boucherat qu'il comptoit deux grands-oncles paternels[3] parmi ses prédécesseurs, chose, bien qu'élective[4], qui le flattoit d'autant plus que sa famille, toute nouvelle, n'avoit rien de mieux à se vanter[5]. Le Roi, à la fin, voulut juger l'affaire au conseil de

1. Nombre de ces factums sont conservés à la Bibliothèque nationale; du reste, M. Pignot en a utilisé plusieurs dans son récit. Celui dont il est question, en 1687, dans la correspondance de Bussy avec Mme de Sévigné (*Lettres*, tome VIII, p. 47), ne pouvait venir que du précédent abbé, à qui l'évêque avait fait enlever son fauteuil en 1671.

2. Nicolas Larcher, docteur de Sorbonne et prieur de la Boissière, élu abbé de Cîteaux le 27 mars 1692, mort octogénaire le 14 mars 1712. La *Gallia christiana* (tome IV, col. 1018-1019) parle, non seulement de la cause gagnée par lui en 1699, comme on va le voir, mais d'un précédent arrêt qu'il avait obtenu en 1695, pour les immunités des ordres réguliers. Il était très riche par lui-même. Sa famille, issue d'un notaire (1456) et d'un receveur de la ville de Paris (1502), s'était anoblie par la Chambre des comptes et avait obtenu l'érection du marquisat d'Esternay en 1653. Comme alliances importantes, ils n'en avaient guère que deux en 1698, avec le premier président de la Cour des aides, M. le Camus, et avec le surintendant Villacerf, qui l'un et l'autre avaient épousé une Larcher. M. Larcher, intendant de Champagne, avait pour femme une Rioult de Douilly, parente de Mme de Saint-Simon : voyez notre tome III, p. 24, note 4.

3. Saint-Simon avait d'abord écrit : « son oncle paternel et son frère ». Il a barré *son* et *et son frère*, a écrit en interligne *deux grands*, et a ajouté une *s* à la fin de *paternel*, mais en oubliant de faire de même à *oncle*. — Les deux Boucherat auxquels il fait allusion sont : 1° Nicolas Ier, député par l'ordre de Cîteaux, comme procureur général, au concile de Trente, puis élu abbé le 13 décembre 1571, et mort le 12 mars 1586; 2° son neveu Nicolas II, élu abbé en 1604, mort le 8 mai 1625. C'est Nicolas Ier qui obtint le titre de premier conseiller au parlement de Dijon.

4. Il n'y a pas d'apostrophe entre l'abréviation de *que* et *élective*. — C'est le chapitre de Cîteaux qui élisait l'abbé, sous la surveillance de l'autorité royale : voyez les *Mémoires de Luynes*, tome IX, p. 105.

5. Voyez ci-après, p. 250, l'article nécrologique du chancelier Bou-

dépêches[1]. Monsieur le Prince, gouverneur de Bourgogne[2], et Ferrand[3], intendant de la province, furent consultés; leur avis fut favorable à Monsieur de Cîteaux, qui gagna son procès[4].

Mme de Saint-Géran rappelée.

Le retour de Mme de Blanzac à la cour, que M. de la Rochefoucauld avoit obtenu tout à la fin de l'année dernière[5], fut d'un bon augure à une autre exilée[6]. Mme de Saint-Géran, en femme d'esprit comme on l'a vu ici en son temps[7], n'avoit point voulu profiter de la liberté qui lui avoit été laissée dans son éloignement de la cour[8]: elle s'étoit retirée à Rouen, dans le couvent de Bellefonds, ainsi nommé des biens que la famille du maréchal de

cherat. — M. Pignot nous apprend que l'abbé de Cîteaux trouva son principal appui dans le rapporteur, qui était le secrétaire d'État Châteauneuf. Cette question de préséance avait fini par prendre les proportions d'une affaire d'État, où il s'agissait de la hiérarchie et de la discipline de l'Église.

1. La notice sur ce conseil est dans l'Appendice du tome V, p. 464-482.

2. Voyez notre tome IV, p. 247-250. Le gouvernement valait une soixantaine de mille livres de rente, une centaine avec le casuel; mais chaque tenue d'états coûtait soixante-quinze mille livres au prince (*Mémoires de Luynes*, tomes III, p. 125, et XI, p. 482). Les originaux des brevets de gouverneur donnés successivement aux Condés se conservent aux Archives nationales, dans les cartons K 536 et 537.

3. Antoine-François Ferrand, baptisé à Saint-Séverin de Paris le 19 avril 1657, pourvu d'une charge de conseiller au Châtelet en 1677, et, en 1683, de celle de lieutenant particulier au même siège, que son père avait occupée, nommé maître des requêtes en 1690, intendant à Dijon en 1694, à Rennes en 1707, quitta la province en septembre 1715, pour venir siéger au conseil de marine, puis au conseil de commerce, comme maître des requêtes, passa enfin conseiller d'État par expectative, en août 1719, et mourut à Paris le 3 janvier 1731. Un grand nombre de lettres de lui sont analysées ou publiées dans la *Correspondance des Contrôleurs généraux des finances avec les intendants des provinces*.

4. L'arrêt, rendu le 10 avril 1699, sous la signature de Boucherat, se trouve aux Archives nationales : voyez notre tome V, p. 475, note 2.

5. Ci-dessus, p. 54.

6. *Journal de Dangeau*, 7 mars 1699, tome VII, p. 42.

7. Tome III, p. 319-322.

8. Pour quelques soupers trop gais faits chez Madame la Duchesse, à sa maison du Désert, alors qu'elle était en grand deuil de son mari.

Bellefonds y a faits, et du nombre de ses sœurs et de ses parentes qui y ont été supérieures et religieuses[1]. Mme de Saint-Géran avoit passé sa jeunesse chez le maréchal de Bellefonds[2] et chez la vieille Villars, sa tante[3] : ce fut la retraite qu'elle choisit, et d'où elle ne sortit pas une seule fois[4]. Elle avoit beaucoup d'amis à la cour, qui firent si bien valoir sa conduite[5], qu'elle fut rappelée, accueillie comme en triomphe[6], et incontinent après logée au château[7], et de tout mieux qu'auparavant,

1. Déjà dit en 1696 : tome III, p. 322.

2. Elle était d'origine normande comme les Bellefonds : voyez la suite des *Mémoires*, tome X, p. 167.

3. La mère du maréchal de Villars : tomes I, p. 80, et V, p. 91-92.

4. Dangeau dit : « Elle avoit toujours mandé que, n'étant point à la cour, tous lieux lui étoient égaux. »

5. Voyez sa défense dans une lettre de Coulanges reproduite par M. Éd. de Barthélemy (*la Marquise d'Huxelles*, p. 173-174) : « La pauvre diablesse n'a jamais fait de tort qu'à elle-même.... » En 1687, on s'attendait chaque jour à la voir chasser : *Mémoires de Sourches*, tome II, p. 88.

6. « Le 9 mars, disent les *Mémoires de Sourches* (tome VI, p. 137), on sut que le Roi avoit permis à la comtesse de Saint-Géran et à la comtesse de Caylus de revenir à la cour, avec cette différence néanmoins que la première avoit reçu avec joie cette permission, et que la seconde l'avoit refusée. » Mme de Maintenon écrit seulement, le 19 juillet 1698 (*lisez :* 1699), à l'archevêque de Paris : « Mme de Saint-Géran est revenue aussi vive pour la cour qu'elle en étoit partie. » (*Correspondance générale*, tome IV, p. 240.) Il a déjà été dit un mot de ses relations avec Mme de Maintenon (tome III, p. 321, note 2) ; cependant, comme on parle souvent des lettres que la Beaumelle prétend qu'elle écrivait à la marquise, il n'est pas hors de propos de rappeler ici une autre lettre, authentique celle-là, de Mme de Maintenon à l'archevêque de Paris (recueil Geffroy, tome I, p. 267), où sont parfaitement établis le peu de sympathie et le très peu de relations qu'il put jamais y avoir entre ces deux dames. Toutefois, lorsqu'elle revint « en triomphe, » ce fut chez Mme de Maintenon que la duchesse du Lude la mena, et elle y vit le Roi, « qui la reçut très favorablement et lui dit qu'il falloit tout oublier. » (*Gazette de la Haye*, 1699, n° 28.)

7. « Comme elle n'a plus de logement ici, dit Dangeau, le comte de Tessé lui en prêtera un aux écuries de Mme la duchesse de Bourgogne. » Six mois plus tard, on lui donna l'appartement de Mme de Venel, dont

mais, de sa part, avec plus de précaution et de sagesse[1].

Mariage du comte d'Auvergne avec Mlle de Wassenaer.

Le comte d'Auvergne, qui n'étoit ni d'âge ni de figure à être amoureux[2], l'avoit été toute sa vie, et l'étoit éperdument de Mlle de Wassenaer[3] lorsque sa femme mourut[4]. Il vint aussitôt après demander permission au Roi de l'épouser et de l'amener en France[5]. La grâce étoit singulière, pour ne rien dire de la bienséance si fort blessée dans cette précipitation[6]. Mlle de Wassenaer étoit hollandoise, d'une maison ancienne, chose rare en ce pays-là, et fort distinguée parmi le peu de noblesse qui y est demeurée[7], par conséquent calviniste : il étoit donc contre

le Roi n'avait pas disposé jusque-là (*Journal*, tome VII, p. 164; lettre de Coulanges dans les *Lettres de Mme de Sévigné*, tome X, p. 446).

1. Saint-Simon, quoique particulièrement lié avec Mme de Saint-Géran, fréquentant beaucoup sa maison et tirant parti de ses relations, ne parlera plus d'elle que très incidemment; mais il a dit quelques mots de ses dernières années d'existence « dans la fleur de la cour » et de sa mort aux filles de Sainte-Marie du faubourg Saint-Jacques, dans les deux notices sur M. de Saint-Géran que nous avons insérées à l'Appendice du tome III, p. 389-392.

2. « C'étoit un fort gros homme.... Il ne ressembloit pas mal à un sanglier, et toujours amoureux, etc. » (Tome V de 1873, année 1707, p. 349.) Il avait cinquante-sept ans en 1699. Nous avons vu (tome V, p. 33-34) que c'était un des servants de Mme de Quintin.

3. Élisabeth, fille cadette de Pierre, baron de Wassenaar (plutôt que *Wassenaer*), seigneur de Sterrenberg, colonel du régiment des gardes hollandaises, etc., et d'Anne d'Aarssen, épousa le comte d'Auvergne le 1er avril 1699, à la Haye, et mourut le 16 septembre 1704, sans enfants, à trente-quatre ans.

4. Ci-dessus, p. 31.

5. Dangeau dit, le 16 février (tome VII, p. 27) : « Le bruit commence à se répandre que M. le comte d'Auvergne songeoit à retourner incessamment en Hollande pour se marier avec Mlle [d'Aremberg] (*sic*), de la maison de Vassenaer (*sic*). C'est une fille de mérite, qu'il aime depuis longtemps et qui n'a pas de bien. Elle est calviniste; mais on croit qu'elle se fera catholique. M. le comte d'Auvergne eut une audience du Roi vendredi, et apparemment ce fut pour lui parler de cette affaire. »

6. Son veuvage ne remontait qu'à quatre mois.

7. Une longue généalogie des Wassenaar, remontant au onzième siècle, est dans le *Moréri*, avec la biographie du plus célèbre, le sei-

tous les édits et déclarations du Roi, depuis la révocation de l'édit de Nantes et l'expulsion des huguenots, d'en épouser une, et contre toutes les règles que le Roi s'étoit prescrites, et qu'il avoit exactement tenues, d'en souffrir la demeure en France. Le Roi avoit passé sa vie à être amoureux, Mme de Maintenon aussi : le comte d'Auvergne les toucha par la similitude, et leur dévotion par l'espérance[1] de gagner une âme à Dieu en procurant la conversion de cette fille, ce qui ne se pouvoit que par ce mariage[2]. Il obtint donc tout ce qu'il demanda, et s'en retourna au plus vite l'épouser et la ramener en France[3]. Elle parut à Paris et à la cour mériter l'amour d'un plus jeune cavalier, et sa vertu, sa douceur et sa conduite charmèrent, encore plus que sa figure, et le public et la famille même du comte d'Auvergne, jusqu'à ses enfants[4], avec qui elle accommoda leurs affaires, et mit la paix entre eux[5]. On verra bientôt qu'elle ne tarda pas à se convertir, mais de la meilleure

gneur d'Opdam, amiral de Hollande, qui se fit sauter dans le combat naval du 4 juillet 1665.

1. L'*a* d'*espérance* surcharge une *n*, et, plus loin, *la* corrige *l'*.

2. « Le Roi a permis à M. le comte d'Auvergne d'épouser Mlle d'Aremberg-Vassenaer (*sic*) sans qu'elle changeât de religion, et elle pourra demeurer en France comme les autres étrangères protestantes. Le Roi ne veut pourtant pas que cet exemple-là puisse tirer à conséquence, et l'on espère même que, le mariage fait, la comtesse d'Auvergne sera bientôt catholique. M. le comte d'Auvergne doit partir dans quinze jours pour aller achever cette affaire-là en Hollande. » (*Journal de Dangeau*, tome VII, p. 42-43, 8 mars 1699.)

3. « M. le comte d'Auvergne épousa en Hollande, le premier jour de ce mois, Mlle d'Aremberg-Vassenaer. Elle est encore huguenote ; mais on ne doute pas qu'elle ne se convertisse, et il l'amène incessamment en France. » (*Ibidem*, p. 60-61, 7 avril ; comparez la *Gazette d'Amsterdam*, n° XXVIII.) Selon les *Mémoires de Sourches* (tome VI, p. 162), la comtesse prit son tabouret le 4 juin, et parut fort aimable, quoique point jeune.

4. Quatre fils, dont deux furent d'Église, le troisième seulement se maria, et le quatrième mourut grand bailli de l'ordre de Malte, comme nous le verrons, et trois filles, qui furent toutes religieuses.

5. Ceci est encore pris du *Journal*, p. 109 et 340. Un arrêt du Conseil du 18 juillet 1699 (Arch. nat., E 1910) fait connaître l'état des dettes du comte et de sa première femme.

foi du monde, et après s'être donné tout le temps et tout le soin d'être bien instruite et pleinement convaincue[1].

Ambassade de Maroc.

Une ambassade du roi de Maroc[2] que Saint-Olon[3], envoyé du Roi en ce pays-là[4], en ramena[5], amusa tout

1. Cette conversion se fit le 17 avril 1700 (*Journal*, tome VII, p. 289); mais les *Mémoires* n'en parleront, avec des circonstances merveilleuses, qu'au temps de la mort de la comtesse, en 1704.

2. Muley-Ismaël, né en 1646 et arrivé au trône en 1672, après ses deux frères. Ce monarque, d'une cruauté et d'une barbarie sans égales, mourut le 22 mars 1727. Il se qualifiait empereur d'Afrique, roi de Maroc, de Fez, de Sousse et de Tafilet, seigneur de Dara, de Guinée, etc.

3. François Pidou de Saint-Olon, né le 18 avril 1641, était fils d'un commis du traitant Louis le Barbier, entrepreneur de la nouvelle enceinte de Paris en 1633, qui était mort contrôleur général des domaines. Lui-même était vétéran gentilhomme ordinaire de la chambre du Roi (4 juin 1672), conseiller de Monsieur, commandeur et greffier des ordres de Saint-Lazare et du Mont-Carmel. Quoique mal vu à cause de son extraction, il avait eu une première mission diplomatique en 1673, puis avait fait les fonctions d'envoyé à Gênes de 1682 à 1684 (ses rapports et sa relation sont conservés à la bibliothèque de l'Université, mss. 55 et 56, à l'Arsenal, ms. 4760, et à la Bibliothèque nationale, ms. Ital. 894, fol. 228), avait ensuite été nommé commissaire auprès des ambassadeurs de Siam en 1684, puis avait été chargé de surveiller le Nonce pendant sa détention de 1688 et 1689, avait été attaché de même à l'ambassadeur de Savoie en 1690, et enfin avait été envoyé auprès du roi de Maroc en 1693. Par la suite, il eut encore deux ou trois missions dont il est rendu compte dans son article biographique du *Moréri*, au nom de Pidou, d'après la notice insérée par Dreux du Radier au *Journal de Verdun*. Il mourut le 27 septembre 1720. On a de lui une traduction de l'ouvrage italien de Gian-Paolo Marana : *les Événements les plus considérables du règne de Louis le Grand* (1690), qui est attribuée aussi à Saint-Mayole, une autre de l'*Espion dans les cours des princes chrétiens* (1688), et des lettres conservées à la bibliothèque Mazarine, mss. 2294 et 2860, et à l'Arsenal, mss. 6546 et 4760.

4. Sur l'état du Maroc au temps de Louis XIV, voyez la *Relation d'un voyage fait dans la Mauritanie*, par Roland Fréjus, de Marseille (1666), l'*Histoire des conquêtes de.... Mouley-Ismaël*, par G. Mouëtte (1683), la relation de Saint-Olon lui-même, publiée dès 1694, par ordre du Roi, sous le titre de : *État présent de l'empire de Maroc*, et un autre texte conservé au Cabinet des manuscrits, ms. Fr. 10 778.

5. Il était revenu d'Afrique depuis plusieurs années, et ne ramena l'ambassade que de Brest, où on l'avait envoyé la recevoir.

Paris à aller voir ces Africains[1]. C'étoit un homme de bonne mine et de beaucoup d'esprit, à ce qu'on dit, que cet ambassadeur[2]. Le Roi fut flatté de cette démarche d'un barbare[3], et le reçut comme il est usité pour ces

1. Il écrit : *Affriquains.*

2. Il s'appelait Abdallah ben'Aïscha, et était amiral de Salé. Arrivé à Paris le 10 février 1699, il eut sa première audience le 16, et prit congé le 26 avril. Comme introducteur, le baron de Breteuil a fait un long récit de son séjour à Paris, et ce récit a été imprimé dans le *Magasin de librairie*, tome I, p. 127-133 ; il est à comparer avec cinq articles du *Mercure*, du mois de février au mois de juin. Abdallah n'avait, selon la *Gazette d'Amsterdam* (1699, n° XVII), que dix-neuf personnes de suite, et ses présents ne furent pas évalués à plus de quelques centaines de livres ; il fallut même que le Roi lui donnât trois mille louis pour faire quelques libéralités. Néanmoins, la curiosité amena grande foule à l'hôtel des Ambassadeurs, dont on avait eu soin de retirer tout le beau mobilier, et les graveurs d' « actualités, » Trouvain et Mariette, firent deux estampes de l'ambassadeur avec sa suite, dînant à la turque et assistant à une représentation de la Comédie. Les *Mémoires de Sourches* (tome VI, p. 126) le dépeignent comme un grand et gros homme de bonne mine, vêtu d'habits assez simples, sauf une grande capote de velours noir à fond de satin. Dangeau rapporte à plusieurs reprises que les commissaires français vantèrent beaucoup son intelligence et sa souplesse d'esprit ; mais M. de Breteuil le dit très avare et sordide, et prétend que c'est par peur d'être pris de nouveau par les vaisseaux chrétiens, ayant déjà été emmené une fois en Angleterre, qu'il avait demandé à venir traiter en France à la faveur d'une trêve de huit mois. Il avait dû jadis sa liberté au duc d'York : retrouvant ce prince monarque détrôné à Versailles, il manifesta une touchante douleur de cette déchéance (*Dépêches vénitiennes*, filza 192, p. 125).

3. *Dun Barbare*, dans le manuscrit, avec l'apostrophe rejetée sur l'*u* de *dun*. Muley-Ismaël avait déjà envoyé, en 1681, une ambassade à la suite de laquelle un traité de paix avait été signé à Versailles, le 29 janvier 1682 (*Mémoires de Sourches*, tome I, p. 68, 69 et 77 ; *Gazette* de 1682, p. 31-32, 106 et 142 ; Supplément au *Corps diplomatique*, tome IV, p. 103). Malgré ce traité, les hostilités avaient recommencé, comme toujours, de la part des corsaires de Salé, et, Saint-Olon étant venu, à la demande même de leur roi, pour faire un traité de commerce, Muley-Ismaël avait rétracté la lettre écrite par lui et empêché toute négociation. Aussi, quand le nouvel ambassadeur était arrivé sur un vaisseau de M. de Château-Renault, celui-ci et Saint-Olon avaient eu injonction de ne point l'amener à Versailles avant qu'il fût convenu du traité.

ambassadeurs non européens[1], turcs ou moscovites jusqu'au czar Pierre Ier[2]. Torcy et Pontchartrain[3], qui furent ses commissaires, crurent en être venus à bout, lorsqu'il dédit et Saint-Olon et l'interprète, et qu'il ne voulut plus de commerce avec eux, prétendant qu'ils l'avoient engagé sans qu'il leur eût rien dit qui les y pût conduire[4]. Cela fit un assez étrange contraste le jour même d'une conférence à Versailles, où il étoit venu avec eux de Paris, et ne voulut jamais les remmener[5]. Il déclara qu'il ne feroit point la paix, et on fut longtemps à le ramener et à finir avec lui un traité[6].

1. *Européens*, dans le manuscrit. — En ces cas d'ambassades exotiques, le Roi recevait, non plus dans la ruelle de sa chambre, mais sur son trône, dans les grands appartements (*État de la France*, 1698, tome I, p. 274).

2. Cette audience eut lieu le lundi matin 16 février : *Journal de Dangeau*, tome VI, p. 24 et 27. De beaucoup plus amples détails se trouvent dans le Supplément au *Corps diplomatique* (texte de Sainctot), tome IV, p. 112-114, dans le procès-verbal du baron de Breteuil reproduit par le *Magasin de librairie*, dans le *Mercure* du mois de février, p. 215-272, dans les *Mémoires de Sourches*, tome VI, p. 125-128, et dans la copie des *Dépêches vénitiennes*, filza 192, p. 96-99, avec le texte de la harangue de l'ambassadeur.

3. Pontchartrain fils, qu'on appelait encore Maurepas, et qui était survivancier du département de la marine.

4. Tout cela est pris du *Journal de Dangeau*, p. 63-64 et 73 (avril 1699). Comparez la suite des articles du *Mercure*, mai, p. 63-92, 216-219, et juin, p. 123-128, la *Gazette de la Haye*, nos 32, 33 et 38, et la relation du baron de Breteuil, p. 145-153.

5. « L'ambassadeur, qui travailla l'après-dînée avec les commissaires du Roi, a désavoué M. de Saint-Olon d'une partie des choses qu'il avoit avancées de sa part, et s'est mis si fort en fureur contre lui, qu'il n'a pas voulu retourner avec lui à Paris en même carrosse. M. de Saint-Olon, qui prétend avoir bien entendu, s'est montré le plus sage, et s'en est retourné en son particulier à Paris. » (*Journal de Dangeau*, p. 73.) L'interprète dont parle Saint-Simon était Pétis de la Croix.

6. Il n'y eut point de traité conclu, parce que le Roi ne voulut consentir à la restitution réciproque des esclaves de part et d'autre qu'en donnant homme pour homme, et l'ambassadeur s'embarqua à Brest, le 25 mai, en témoignant sa désolation et des craintes pour sa propre vie, si la France déclarait la guerre à son maître. Ce qui est encore plus

Torcy entroit dans tout[1] sous Pomponne, son beau-père, qui lui facilitoit souvent de porter lui-même les dépêches au Conseil[2]. A force d'y entrer de la sorte pour des moments, le Roi, content de sa conduite, lui dit enfin de s'as-

Torcy ministre. Bizarrerie de serments.

étonnant que cette erreur de Saint-Simon, c'est son oubli, ici et dans le reste des *Mémoires*, de la demande en mariage que, peu de temps après, le roi de Maroc fit de la princesse douairière de Conti, demande qui est mentionnée tout au long dans le *Journal de Dangeau*, à la date du 26 décembre 1699 (tome VII, p. 218), et à propos de laquelle notre auteur a fait cependant l'Addition déjà placée dans notre tome IV, n° 216, sur une offre antérieure de la main de cette princesse au prince Guillaume d'Orange. Il est parlé aussi de la demande en mariage de 1699, si « ridicule » selon l'expression de Dangeau, dans les *Mémoires de Sourches*, tome VI, p. 214, qui disent que Mme de Conti crut à une mystification de Monseigneur, dans la relation du baron de Breteuil (*Magasin de librairie*, tome I, p. 154-156), dans les *Mémoires de Mme de Caylus*, p. 497, dans une lettre de Madame (recueil Brunet, tome I, p. 45), dans les *Lettres de Mme Dunoyer*, tome I, p. 204, dans la *Gazette d'Amsterdam* de 1700, n°s I, II et XXV, dans les *Dépêches vénitiennes*, filza 193, p. 570-571, etc. On en fit des chansons (*Nouveau siècle de Louis XIV*, tome IV, p. 132-134), des libelles comme la *Relation historique de l'amour de l'empereur de Maroc pour Mme la princesse douairière de Conti* (Cologne, 1700); ç'a été même, en 1841, l'objet d'un mémoire de M. R. Thomassy, intitulé : *De la politique maritime de la France sous Louis XIV, et de la demande que Muley-Ismaël, empereur de Maroc, adressa.... pour obtenir en mariage la princesse de Conti.* Déjà un portrait de la princesse porté en Amérique avait produit des effets analogues : voyez notre tome IV, p. 212, note 6.

1. Dans toutes les affaires d'État : voyez nos tomes III, p. 141-144, et IV, p. 269.

2. Au conseil d'État ou d'en haut, spécialement consacré aux affaires diplomatiques et politiques, comme on l'a expliqué dans l'Appendice du tome V, p. 437-464. Avant l'arrangement de 1696, Torcy, quoique survivancier de son père, n'était pas encore admis au Conseil : c'était, au besoin, le duc de Beauvillier qui rendait compte des affaires étrangères (*Mémoires de Sourches*, tome IV, p. 448); Torcy y travailla avec le Roi, pour la première fois, mais non d'une façon réglée, en juillet 1697 (*Journal de Dangeau*, tome VI, p. 158; *Mémoires de Sourches*, tome V, p. 332). C'est son beau-père qui avait demandé pour lui cette grâce, comme nécessaire au bon ordre et à la conduite des affaires, par un placet du 3 mars 1697 (Dépôt des affaires étrangères, vol. *France* 305, fol. 81-82).

seoir et de demeurer[1]. Cet instant[2] le constitua ministre d'État[3]. Il est impossible que le secrétaire d'État des affaires étrangères ne le soit, à moins d'être doublé par un père ou un beau-père[4]: toute sa fonction consiste aux dépêches étrangères[5] et aux audiences qu'il donne aux ambassadeurs et autres ministres étrangers[6]; il faut donc qu'il rapporte les affaires et les dépêches au Conseil, et, dans ce conseil, il n'entre que des ministres[7]. Torcy avoit entre trente-quatre et trente-cinq [ans] alors[8]; il avoit voyagé, et fort utilement, dans toutes les cours de l'Europe[9]; il étoit sage, instruit, extrêmement me-

1. Selon Dangeau (tome VII, p. 43 et 148), c'est à la fin de janvier 1699 que Torcy fut déclaré ministre et eut voix délibérative; depuis lors, assis au bout de la table, vis-à-vis du Roi, il lut les dépêches des ambassadeurs et les réponses préparées à la suite de chaque séance. En mars, l'auteur des *Mémoires de Sourches* (tome VI, p. 138) écrit encore : « Le 14, on disoit plus que jamais que le marquis de Torcy étoit ministre, et bien des gens s'empressoient à lui en faire des compliments, aussi bien qu'à sa famille; mais ils ne vouloient pas les recevoir. »

2. *Instant* est en interligne, sur *moment*, biffé, et *ce* a été corrigé en *cet*.

3. Voyez notre tome V, p. 455 et 456.

4. Dangeau dit (p. 43), à propos de la nomination de Torcy : « La qualité de ministre est presque attachée à la charge de secrétaire d'État des étrangers, que M. le marquis de Torcy a; cependant la grâce que le Roi lui vient d'accorder est d'autant plus considérable qu'il n'a que] trente-trois ans. » On peut voir Torcy à l'œuvre dans son *Journal*, que M. Frédéric Masson a publié, et qui rend compte de presque toutes les délibérations importantes du Conseil.

5. C'est-à-dire à la correspondance avec les représentants de la France à l'extérieur et aux relations avec les puissances étrangères.

6. Sur ces audiences qui se donnaient le mardi, comme aujourd'hui encore, voyez la *Relation de la cour de France en 1690*, par Spanheim, p. 213. J'ai déjà dit qu'on en conservait le memento au Dépôt des affaires étrangères, dans la série qui portait autrefois le nom de *France vert;* c'est un document de premier intérêt pour l'histoire courante de la diplomatie. En regard, on peut placer les dépêches que chaque ambassadeur ou envoyé adressait à son souverain après l'audience.

7. Voyez notre tome V, Appendice, p. 447.

8. Il était né le 14 septembre 1665.

9 J'ai déjà indiqué dans le tome III, p. 141, note 2, ces missions,

suré[1] : tout applaudit à cette grâce[2]. Il est plaisant que les plus petites charges aient toutes un serment, et que les ministres d'État n'en prêtent point, qui, sur tous autres, y devroient être obligés[3]. C'est une de ces singularités dont on ne voit point de raison[4], puisque ceux qui ont le plus de charges sur leur tête, dont ils ont prêté serment de chacune, en prêtent encore un nouveau, s'ils obtiennent une nouvelle charge. En petit, les intendants des provinces, qui en sont despotiquement les maîtres[5], n'en

dont la première remontait à 1684. C'est en revenant de la dernière, au conclave de 1689 (*Mémoires de Coulanges*, p. 70-150), qu'il avait obtenu la signature (*Journal de Dangeau*, tome III, p. 230).

1. Dès sa plus tendre jeunesse, on le trouvait « trop sage pour un homme de son âge » (*Mémoires de Gourville*, p. 593), et ses thèses de philosophie avaient été extrêmement brillantes (*Gazette*, 1680, p. 496).

2. Les diplomates contemporains s'accordent à louer les débuts de Torcy. C'est Erizzo qui dit (*Relazioni*, série FRANCIA, tome III, p. 593-594) qu'on le pourrait souhaiter plus accommodant pour recevoir les affaires et donner les réponses, mais qu'il est absolument véridique et inattaquable comme franchise. C'est Ézéchiel Spanheim qui écrit, dans ses notes de 1701 ou 1702, qu'il deviendra un des plus grands ministres que la France ait jamais vus : « Beaucoup d'esprit ; honnête homme, estimé de tout le monde, estimé du Roi. » C'est encore l'auteur des *Caractères de la cour de France* de 1702 (éd. originale, p. 49 ; éd. Éd. de Barthélemy, p. 36) qui dit : « Moins âgé que sage, laissant une bonne idée à tous ceux qui l'approchent, digne de devenir quelque jour un grand ministre, si l'expérience cultive sa belle éducation.... Il est en bon train, et il a de quoi s'y maintenir. Sa plus grande passion est de servir son prince. » C'est aussi l'auteur des Caractères inédits de 1703 (Musée Britannique, ms. Addit. 29 507, fol. 32 v° et 33) : « .... S'il est entièrement dévoué au service de son maître, son maître a beaucoup de confiance en lui. Il est prompt, expéditif, mais prudent et prévoyant.... Il deviendra une des meilleures têtes du Royaume.... »

3. Voyez notre tome V, Appendice, p. 456, où j'ai indiqué divers endroits dans lesquels Saint-Simon reviendra sur cette idée, et ci-après, Appendice, p. 495. Comparez le *Journal de Dangeau*, tome XII, p. 445.

4. C'est sans doute parce que les ministres n'avaient point de lettres de nomination en forme, et n'étaient déclarés tels, comme il a été dit plus haut, que par une invitation purement verbale.

5. On a déjà expliqué ce pouvoir absolu des intendants et ses inconvénients dans l'appendice XXV du tome III. Dans son mémoire de 1711

prêtent point non plus[1], tandis que les plus petits lieutenants de Roi de province, inconnus dans leur province[2], où souvent ils n'ont jamais mis le pied[3], souvent encore aussi peu connus partout ailleurs, et qui, en toute leur vie, n'ont pas la plus légère fonction[4], prêtent tous serment, et entre les mains du Roi[5].

sur la *Dignité de duc et pair* (*Écrits inédits*, tome III, p. 145), Saint-Simon dit que l'intendant a « un pouvoir qui le fait justement redouter de qui que ce puisse être; tout passe par lui dans une province, tout lui est renvoyé; consulté en tout, exécuteur de tout.... » Mais c'est surtout comme destructeurs de la noblesse qu'il les exècre : voyez les *Écrits inédits*, tomes III, p. 144-145, et IV, p. 36-38, et l'Addition au *Journal de Dangeau* sur Louis XIV, tome XVI, p. 39. Beaucoup des contemporains de Saint-Simon protestaient aussi contre le rôle absorbant, et funeste selon eux, de l'intendance. On a souvent répété le mot dit par Law dans un moment d'épanchement : « Ce royaume de France est gouverné par trente intendants,... de qui dépend le bonheur ou le malheur des provinces, leur abondance ou leur stérilité, etc. » (*Mémoires du marquis d'Argenson*, éd. Jannet, tome I, p. 165-166.)

1. Les intendants n'avaient qu'une commission essentiellement révocable.

2. C'est par un édit de février 1692 que l'on avait créé, au profit des « gentilshommes distingués par leur naissance, par leurs services ou par ceux de leurs ancêtres, » cent charges de lieutenant de Roi, comme il y en avait déjà, mais sans finance, en Normandie et en Bretagne[a]. Ces charges, que quelques écrits du temps appellent mal à propos « sous-lieutenances de Roi, » se vendaient une quarantaine de mille livres et avaient deux mille livres d'appointements, avec l'hérédité (*Dangeau*, tomes IV, p. 25 et 197-198, IX, p. 340; *Sourches*, tome IV, p. 10; *Gazette d'Amsterdam*, 1692, p. 59, 83 et 128). Leur fonction était de suppléer les gouverneurs et lieutenants généraux de province, presque toujours absents, ou incapables, ou indifférents, pour la police, la convocation et la tenue des assemblées publiques, le commandement des garnisons ou des troupes cantonnées, le maintien de la discipline militaire, etc.

3. Ils y résidaient pourtant plus que certains lieutenants généraux.

4. Il reviendra en 1715 (tome XI, p. 338-340) sur ces charges, qui, selon lui, ne furent levées que par des gens de très petite noblesse, ou même de roture, pour « se recrépir. »

5. Le premier serment fut prêté ainsi le 30 avril 1692, et les droits

[a] Les lieutenances de Bretagne, qui furent alors érigées en titre d'office, étaient tout autre chose.

Reneville, lieutenant des gardes du corps, disparu. Permillac se tue. [Add. S^t-S 285

On vit en ce temps-ci, à six semaines ou deux mois de distance[1], deux cruels effets du jeu. Reneville[2], lieutenant des gardes du corps, officier général distingué à la guerre, fort bien traité du Roi et fort estimé des capitaines des gardes[3], disparut tout d'un coup, sans avoir pu être trouvé nulle part, quelque soin qu'on prît à le chercher[4]. C'étoit un homme d'esprit, qui avoit un maintien de sagesse qui imposoit[5]. Il aimoit le jeu ; il avoit perdu ce qu'il ne pouvoit payer, il étoit homme d'honneur : il ne put soutenir son infortune[6]. Douze ou quinze ans après, il fut reconnu

payés s'élevèrent à cent cinquante louis d'or neufs (*Sourches*, tome IV, p. 10 ; *Dangeau*, tome IV, p. 66). Ces serments se recevaient sans grande cérémonie : voyez l'*État de la France* de 1698, tome I, p. 274-279, les *Mémoires de Luynes*, tomes II, p. 12, et XV, p. 416, et une note des *Mémoires de Sourches*, tome VI, p. 111.

1. *Journal de Dangeau*, tome VII, p. 51, 21 mars 1699, et p. 83, 13 mai.

2. Jean-Baptiste de Limoges, comte de Reneville (Saint-Simon écrit : *Raineville* dans le texte, *Reineville* à la marge, et Dangeau : *Reyneville*), était premier capitaine et major du régiment Royal, quand le Roi l'avait choisi pour passer enseigne à la 3e compagnie des gardes du corps (1677). Il avait été promu lieutenant de sa compagnie en 1681, brigadier de cavalerie en 1690, maréchal de camp en 1696. Il était d'une famille normande et frère d'un chevalier de Saint-Saens qui passait pour avoir excité la jalousie de Monsieur, et qui était mort en 1692. On l'avait fait bailli du pays de Caux en 1676. Il avait épousé une Montholon, qui ne mourut qu'en 1723.

3. Il était de la compagnie commandée par le beau-père de notre auteur. Blessé à Leuze, remarqué pour sa belle conduite à Namur et à Steinkerque, il avait conduit la maison du Roi à Nerwinde et enfoncé l'ennemi, et avait pris une part brillante aux campagnes suivantes.

4. « Reyneville... est absent depuis un mois ; il n'est ni à sa garnison, où il devroit être parce qu'il est de mois, ni dans ses terres, ni à Paris. Sa famille est fort en peine de lui, et on craint qu'il n'ait pris quelque parti d'extrémité. Pour moi, je crois qu'il est à la Trappe ou à Septfonds. » (*Dangeau*, tome VII, p. 51.) Selon les *Mémoires de Sourches*, tome VI, p. 140, il avait quitté son quartier à Beauvais, en envoyant ses gens l'attendre dans ses terres, et était parti tout seul à cheval.

5. Homme bien fait et de mérite, dit l'annotateur des *Mémoires de Sourches*.

6. C'est une des hypothèses recueillies par les *Mémoires de Sourches*,

par hasard dans les troupes de Bavière, où il étoit allé se jeter pour avoir du pain et vivre inconnu[1]. Permillac[2] fit bien pis, car il se tua un matin dans son lit, d'un coup de pistolet dans la tête, pour avoir perdu tout ce qu'il n'avoit pas; ni ne pouvoit avoir, ayant été gros et fidèle joueur toute sa vie[3]. C'étoit un homme de beaucoup d'esprit, et jusque-là de sens, que ses talents et sa distinction avoient avancé à la guerre; bien gentilhomme d'ailleurs[4], et fort au gré de tous les généraux, ayant toujours eu la con-

qui parlent aussi (tome VI, p. 207, novembre 1699) de la fuite d'un capitaine aux gardes, pour le même motif.

1. C'est M. le Gall qui annonça à Versailles, en 1704, que Reneville servait l'Électeur comme aide de camp[a] (*Dangeau*, tome X, p. 56, avec Addition de Saint-Simon). Pinard (*Chronologie militaire*, tome VI, p. 307-308) le fait mourir le 1er septembre 1708; mais, dès sa disparition, on le considéra comme décédé, et sa veuve (*sic*) obtint des lettres d'État contre ses créanciers : Arch. nat., E 1910, 18 novembre 1699.

2. Déjà nommé en 1694, comme maréchal des logis de la cavalerie dans l'armée de M. de Lorge, où Saint-Simon le connut : tome II, p. 162. Il s'appelait Louis de Belcastel, seigneur de Permillac.

3. Dangeau, comme les autres, donne ce motif du suicide (*Journal*, tome VII, p. 83). Dans sa table manuscrite du *Journal*, Saint-Simon a mentionné la mort de Permillac, avec ces expressions : « Brave, bon officier d'esprit et galant homme, qui se tue de désespoir d'avoir plus que tout perdu au jeu. » Les vingt-deux mille livres de sa charge, vendue peu avant, avaient été ainsi absorbées. Le suicide eut lieu le 13 mai. Quelques jours plus tard, la *Gazette d'Amsterdam* (Extr. XLII) recevait cette nouvelle : « Un officier de la maison du Roi, ayant perdu au jeu tout ce qu'il avoit, alla solliciter S. M. de lui permettre de vendre sa charge. Le Roi lui en demandant la raison, il lui déclara son malheur, avoua sa foiblesse, et dit qu'il vouloit payer ses dettes et se retirer dans les déserts pour faire pénitence le reste de sa vie. Mais S. M. eut la bonté de lui dire qu'elle ne vouloit pas qu'il quittât le service, et qu'elle payeroit ses dettes, espérant qu'il seroit plus sage à l'avenir. » Voyez les Additions et corrections.

4. Il était depuis plus de vingt ans grand maître des eaux et forêts de Barrois, et appartenait à une bonne famille originaire de Rouergue. Son frère cadet s'était aussi établi en Lorraine, et, de ses deux fils, l'un fut chambellan du duc Léopold, l'autre bailli d'épée de Metz.

[a] Nous verrons de même le comte d'Albert passer au service de ce prince.

fiance du général de l'armée où il faisoit supérieurement le détail de la cavalerie, et toujours avec la meilleure compagnie de l'armée. Il servoit toujours sur le Rhin. Il avoit pris de l'amitié pour moi, et moi pour lui. Tout le monde le plaignit, et je le regrettai fort[1].

Condamnation à Rome du * livre de l'archevêque de Cambray.

L'affaire de Monsieur de Cambray touchoit à son terme, et faisoit plus de bruit que jamais[2]. Ce prélat faisoit tous les jours quelque nouvel ouvrage pour éclaircir et soutenir ses *Maximes des saints*[3], et y mettoit tout l'esprit imaginable. Ses trois antagonistes y répondoient chacun à part. L'amertume, à la fin, surnagea de part et d'autre, et, à l'exception de Monsieur de Paris, qui se contint toujours dans une grande modération, Monsieur de Cambray et Messieurs de Meaux et de Chartres se traitèrent fort mal[4]. Le Roi pressoit le jugement à Rome, où, fort mécontent de la conduite du cardinal de Bouillon à cet égard[5], il crut

1. Madame écrivait, le 19 mai (édition allemande de Stuttgart, p. 141) : « Depuis cet hiver, il y a quatre vaillants officiers qui ont pris le parti de s'ôter la vie. Le dernier, qui s'est tué avec son pistolet, était un Lorrain, M. de Permillac. Ce semblait être un homme distingué. Il m'avait apporté, il y a six semaines, une lettre de ma fille, et était gentilhomme de la chambre chez le duc. Ces quatre officiers n'eussent-ils pas mieux fait de s'en tenir à l'existence allemande?... »

2. Voyez ci-dessus, tome V, p. 169-176 et 328.

3. Surtout pour répondre aux nouvelles lettres et mémoires de ses adversaires : voyez le *Journal de Dangeau*, fin de 1698, tome VI, p. 332, 350, 371, 373-374 et 402-403. Une des dernières publications de Fénelon, intitulée : *Les principales propositions du livre des* Maximes des Saints *justifiées par des expressions plus fortes des saints auteurs*, arriva trop tard à Rome, et le Pape en exprima un vif regret.

4. Nous avons vu figurer, il y a peu de temps, dans un catalogue de vente de M. Eugène Charavay, la minute du dernier mémoire préparé pour le Roi par Bossuet, et destiné à la cour de Rome, en forme d'ultimatum, faisant craindre des « résolutions convenables, » si le Pape prolongeait la situation « par des ménagements qu'on ne comprend pas. »

5. Dangeau dit, à la date du 19 mars 1699 (tome VII, p. 50) : « On rend le mauvais office à M. le cardinal de Bouillon de dire qu'il n'a pas

* *Du* surchargé *de l*.

hâter l'affaire en donnant à Mme de Levis[1] le logement de Monsieur de Cambray à Versailles et défendant à ce prélat de plus prendre la qualité de précepteur des enfants de France, dont il lui avoit déjà ôté les appointements[2], et le fit dire au Pape et à la congrégation établie pour juger. En effet, le cardinal de Bouillon, lié, comme on l'a vu ci-dessus[3], avec Monsieur de Cambray, ses principaux amis et les jésuites, quoique chargé des affaires du Roi à Rome et recevant ordres sur ordres de presser le jugement et[4] la condamnation de Monsieur de Cambray, mettoit tout son crédit à le différer et à éviter qu'il fût condamné[5]. Il en

Conduite du cardinal de Bouillon.

trop pressé la conclusion de cette affaire, et qu'il s'est montré trop ami de cet archevêque. »

1. La fille du duc de Chevreuse, mariée en 1698 : tome V, p. 24-25.

2. Dangeau dit seulement, le 13 janvier (tome VII, p. 8) : « Le Roi a donné à Mme la marquise de Levis l'appartement qu'avoit M. l'archevêque de Cambray, qu'on a rayé de dessus l'état depuis deux jours. » Mais les *Mémoires de Sourches* sont plus explicites (tome VI, p. 111) : « Ce jour-là (16 janvier), le Roi dit au duc de Chevreuse qu'il avoit donné à sa fille, la marquise de Levis, l'appartement de l'archevêque de Cambray, et qu'il l'avoit fait rayer sur l'état pour ses appointements de précepteur du duc de Bourgogne, dont il lui avoit fait défense de prendre à l'avenir la qualité. Le duc de Chevreuse eut peine à se remettre en apprenant du Roi même le malheur de son ami, et n'eut pas plus de force qu'il lui en falloit pour remercier le Roi de la grâce qu'il faisoit à sa fille. » Quant aux appointements, Fénelon les abandonnait depuis l'établissement de la capitation.

3. En 1697 : tome IV, p. 76 et 81-83.

4. *Et* surcharge *de*.

5. Voyez notre tome V, p. 114-115, 145-146. Dans un morceau de date antérieure (*Écrits inédits*, tome IV, p. 453-454; comparez l'Addition 127, dans notre tome II, p. 414), Saint-Simon spécifie les clauses d'un marché fait entre Fénelon et le cardinal : « Tout fut promis à l'abbé (*Fénelon*) du côté de Rome, dès que le Roi y voudroit donner la plus légère ouverture; tout fut promis au cardinal pour le soutenir envers et contre tous pendant son absence et le tenir bien averti. Fénelon, dans la posture où il se trouvoit, se comptoit cardinal dès que Bouillon seroit à Rome; et le sceau de ces promesses réciproques fut la coadjutorerie de l'abbaye de Cluny, régulière et chef d'ordre, pour l'abbé, aujourd'hui cardinal d'Auvergne, non religieux de vœux ni de mœurs, et qui avoit lors vingt-trois ou vingt-quatre ans. »

reçut des reproches du Roi fort durs[1], qui ne lui firent pas changer de conduite au fonds, mais qui lui firent chercher des excuses et des couleurs[2]; mais, quand il vit enfin qu'il n'y avoit plus à reculer, il ne rougit point d'être solliciteur[3] et juge en même temps, et de solliciter contre les ordres du Roi, directement contraires, en faveur de Monsieur de Cambray, pour qui l'ambassadeur d'Espagne sollicitoit aussi au nom du roi son maître[4]. Ce ne fut pas tout : le jour du jugement[5], il ne se contenta pas d'opiner

1. Voyez notamment des lettres du mois de novembre dans la publication de M. l'abbé Verlaque, p. 41 et 46, la lettre du 23 décembre dans la *Relation du quiétisme*, tome II, p. 182, et, dans le volume *Rome* 389, au Dépôt des affaires étrangères, la lettre de justification écrite par le cardinal le 17 décembre, et la réponse du Roi, 31 décembre, n°s 283 et 294. L'abbé Bossuet et la princesse des Ursins ne cessaient de dénoncer le cardinal comme un mauvais Français, faible ministre et serviteur infidèle du Roi, essayant de dérouter le sentiment public par des nouvelles favorables à Fénelon. « Ces faussetés, qui paroissent ridicules en France, ne laissent pas, disait la princesse, de faire impression sur ces gens-ci, qui sont ignorants, et qui ne sauroient d'ailleurs s'imaginer qu'un ministre puisse si hardiment tromper son maître. » (Lettre au duc de Noailles, 16 septembre 1698, dans les *Archives de la Bastille*, tome IX, p. 78.) La correspondance de Fénelon ne permet pas de douter que le cardinal ne fît effectivement tous ses efforts pour entraver le jugement, ou du moins pour éviter une flétrissure à l'auteur des *Maximes*, tout en protestant, dans ses lettres à Torcy et au Roi, de ses efforts pour obtenir la solution désirée, comme l'abbé Phélippeaux le raconte, avec tant d'emportement, dans la dernière partie de sa *Relation du quiétisme*.

2. Il y a des lettres justificatives du cardinal dans le tome IX des *Archives de la Bastille*, p. XVII et 71, dans la *Correspondance de Fénelon*, tomes IX, p. 124-126 et 293-295, X, p. 414-416 et 421, XI, p. 63, etc.

3. Les quatre dernières lettres de ce mot en surchargent d'autres illisibles; peut-être avait-il écrit d'abord : *sollicicat*[*eur*].

4. C'était alors le cardinal del Giudice qui faisait les fonctions, non pas d'ambassadeur, mais de chargé des affaires d'Espagne.

5. Nous avons déjà parlé des travaux de la congrégation et des consulteurs qui avaient été chargés de faire l'examen préalable, et dit que l'exposition du travail de ceux-ci avait commencé devant les cardinaux et le Pape en juin 1698, pour finir en septembre. On peut suivre les

pour Monsieur de Cambray de toute sa force, mais il essaya d'intimider les consulteurs, il interrompit les cardinaux de la congrégation, il s'emporta, il cria, il en vint aux invectives, de manière que le Pape, instruit de cet étrange procédé et scandalisé à l'excès, ne put s'empêcher de dire de lui : « *È un porco ferito*, c'est un sanglier blessé. » Il s'enferma chez lui à jeter feu et flammes, et ne put même se contenir quand il fut obligé de reparoître[1]. Le Pape prononça[2] la condamnation[3], qui fut dressée en forme de constitution[4], et où la cour de Rome,

progrès lents de l'affaire dans la double correspondance de l'abbé Bossuet avec son oncle, et de l'abbé de Chantérac avec Fénelon, ainsi que dans la *Relation* de l'abbé Phélippeaux et dans la correspondance de Mme des Ursins avec le duc de Noailles (*Archives de la Bastille*, tome IX, p. 76-90). La *Gazette d'Amsterdam* donnait des bulletins curieux dans presque tous ses Extraordinaires. L'abbé Phélippeaux dit que le cardinal de Bouillon envoyait lui-même les bulletins de ce genre à un des gazetiers de Hollande; les lettres au Roi et à Torcy se trouvent au Dépôt des affaires étrangères.

1. Tous ces détails sont évidemment pris de la *Relation* de l'abbé Phélippeaux, qui raconte plusieurs scènes analogues (tome II, p. 189-191, 197-198, 211, 213, 215-216; comparez la *Gazette d'Amsterdam*, n° XXVIII, et la *Gazette de Leyde*, correspondance de Paris du 14 mars); mais c'est à la suite d'une scène bien antérieure, du 23 octobre 1698, que le Pape dit à un ami de Bossuet qui lui expliquait toute l'intrigue du cardinal de Bouillon : « Cet homme ne vient nous voir que pour nous quereller. Quand il nous parle, il est comme un sanglier blessé, *come un porco ferito*. » (*Relation*, tome II, p. 148.) Mais *porco* signifie pourceau, et non sanglier, qui se dit *cignale* en italien.

2. Les cinquième et sixième lettres de *prononça* sont écrites en surcharge sur d'autres lettres.

3. C'est le jeudi 12 mars que le Pape fit enfin lire et expédier le décret, qui, contresigné par le cardinal Albani, fut affiché le 13.

4. On appelait *constitution* un décret pontifical relatif à quelque question de foi, de morale ou de discipline ecclésiastique, et expédié soit en bulle, soit en bref. Ici, ce fut, comme le disait l'abbé de Chantérac, un bref simple de *motu proprio*, scellé de l'anneau du pêcheur (voyez notre tome V, p. 403, note 4), tandis que les adversaires de Fénelon eussent voulu avoir une bulle comme celle qui avait condamné Molinos et éviter le *proprio motu*, qui créait une difficulté pour l'enregistrement en France. Mais le Pape, par compassion, ou même

sûre de l'impatience du Roi de[1] la recevoir, inséra des termes de son style que la France n'admet point[2]. Le Nonce, qui la reçut par un courrier, la porta aussitôt au Roi, qui en témoigna publiquement sa joie. Le Nonce parla au Roi entre son lever et la messe; c'étoit un dimanche 22 mars[3]. Le Roi, revenant de la messe, trouva

par sympathie pour le condamné, refusa de faire plus. Voyez la *Relation* de l'abbé Phélippeaux, tome II, p. 200 et 228-231, la *Gazette d'Amsterdam*, n° XXVIII, correspondance de Paris, 30 mars, et les lettres de Mme des Ursins, que l'archevêque Noailles communiquait au Roi et à Mme de Maintenon (Bibl. nat., ms. Fr. 6919, fol. 147-156).

1. *De* est écrit en interligne.

2. « Il y a quelque chose dans la forme de cet envoi, et dans les termes mêmes dont il est conçu, qui auroit pu être autrement et plus selon le goût de S. M., et il paroît qu'elle n'est pas contente de ceux qui ont gouverné ses affaires à Rome dans cette occasion. On ne demande rien de plus pour le fond; mais la forme ne plaît pas. » (*Journal de Dangeau*, 4 avril 1699, tome VII, p. 59.) La *Gazette de Leyde* releva le fait (correspondance de Paris, 27 mars) : « Voilà, disait-elle, la jurisdiction d'Innocent XII bien établie pour la France, et c'est cette fois que les Romains diront qu'il n'y a qu'à attendre et que les François se jettent dans de grandes extrémités! »

3. L'abbé Bossuet se hâta d'envoyer une copie par un M. Madot, qui, quoique commensal du cardinal de Bouillon, trouva moyen de devancer son courrier, et arriva le dimanche 22. On connut aussitôt les termes du bref; le Roi même fit tout de suite passer un duplicata à Mme de Maintenon, en lui exprimant son espoir que l'affaire était finie et ne ferait plus de peine à personne (*Journal*, p. 51 et note); mais c'est seulement le 4 ou le 5 avril que le Nonce vint remettre officiellement au Roi un exemplaire de l'impression de Rome, accompagné d'une lettre du cardinal Spada (Papiers du P. Léonard, Arch. nat., M 757, p. 170-171) : « Le Roi témoigna au Nonce être fort touché de ce que le Pape n'avoit daigné lui écrire sur cette affaire, après lui avoir écrit jusqu'à quatre fois combien il l'avoit à cœur; qu'il croit avoir satisfait à sa conscience et à ce qu'il devoit à la religion. Mais, puisque le Pape avoit si mal répondu à ses bonnes intentions, n'ayant pas même commis à qui que ce soit l'exécution de son bref, il verroit les mesures qu'il auroit à prendre. Le Nonce, voyant le chagrin où étoit le Roi, n'osa lui proposer l'affaire de la Régale, ni la réception du concile de Trente, qu'il avoit différé de proposer jusqu'à ce temps, comme le croyant très favorable. Le Nonce a écrit au cardinal Spada le mécontentement du Roi, et lui a marqué qu'il avoit oublié de faire faire au Pape ce qu'il lui avoit marqué

M. de Beauvillier dans son cabinet, pour le conseil qui alloit se tenir[1]. Dès qu'il l'aperçut, il fut à lui, et lui dit[2] : « Eh bien ! M. de Beauvillier, qu'en direz-vous présentement? Voilà Monsieur de Cambray condamné dans toutes les formes. — Sire, répondit le duc d'un ton respectueux, mais néanmoins élevé, j'ai été ami particulier de Monsieur de Cambray, et je le serai toujours; mais, s'il ne se soumet pas au Pape, je n'aurai jamais de commerce avec lui. » Le Roi demeura muet, et les spectateurs en admiration d'une générosité si ferme d'une part, et d'une déclaration si nette de l'autre, mais dont la soumission ne portoit que sur l'Église[3].

Belle réponse du duc de Beauvillier au Roi.

Rome, à même de faire pis, montra par la condamnation même qu'elle étoit plus donnée au Roi qu'appesantie sur Monsieur de Cambray. Vingt-trois propositions du[4] livre des *Maximes des saints* y furent qualifiées téméraires, dangereuses, erronées[5], mais *in*

dans sa lettre du mois de décembre dernier, qui étoit qu'on fît à Rome ce qu'on avoit fait dans la condamnation des propositions de Jansénius. »

1. Le conseil d'État d'en haut : voyez tome V, p. 457-459.

2. Ces trois mots sont écrits en interligne.

3. C'est-à-dire sur le côté purement religieux et dogmatique de l'affaire. Cette anecdote n'est pas dans le *Journal*, où on ne trouve que celle de M. de la Rochefoucauld, rapportée ci-après; mais d'ailleurs, dans sa soumission aux décisions du Roi et de l'autorité ecclésiastique (voyez notre tome V, p. 144-157, 161-165), soumission dont on savait d'avance que Fénelon lui-même donnerait l'exemple, le duc de Beauvillier sut conserver toujours une attitude très digne, en même temps qu'affectueuse pour son ami condamné. Nous avons la lettre qu'il lui écrivit aussitôt après la notification de la bulle, et la réponse de l'archevêque (*Correspondance de Fénelon*, tome X, p. 446 et 449).

4. *Du* surcharge *y f[urent]*.

5. « Il y a vingt-trois propositions qualifiées avec les mots de *dangereuses*, de *téméraires* et d'*erronées*. » (*Dangeau*, p. 51.) Le texte latin du bref porte : « Propositiones, sive in obvio earum verborum sensu, sive attenta sententiarum connexione, temerarias, losas, scandmale sonantes, piarum aurium offensivas, in praxi perniciosas, ac etiam erroneas. » Dans la clause finale, il était dit que le saint-siège n'entendait approuver aucune des autres propositions contenues dans le livre. L'Extraordinaire du n° XXVIII de la *Gazette d'Amsterdam* ren-

globo[1], et le Pape excommunie[2] ceux qui le liront ou le garderont chez eux[3]. Monsieur, qui étoit venu de Paris dîner avec le Roi, en sut la nouvelle en arrivant. Le Roi lui en parla pendant le dîner avec une satisfaction qui s'épanchoit, et encore à M. de la Rochefoucauld, en allant au sermon, qui répondit fort honnêtement sur Monsieur de Cambray, comme ne doutant pas qu'il ne se soumît[4] : c'étoit un personnage bon à faire à l'égard de gens dans cette situation dont il n'avoit jamais été ami[5].

ferme de curieuses observations sur ce dispositif de l'arrêt. La même gazette publia dans son n° XXIX une traduction intégrale du bref, avec les références qu'il ne donnait pas aux pages du livre condamné. Le texte, en français, ne fut imprimé que beaucoup plus tard dans le *Mercure* (juillet 1699, p. 176-180); le texte latin vient d'être reproduit, en dernier lieu, dans l'Appendice du tome VI des *Mémoires de Sourches*, p. 369-372.

1. L'*n* d'*in* paraît avoir été écrite en surcharge sur une *l*. Cette expression latine équivaut à nos locutions *en masse* et *en bloc*.

2. Cet indicatif présent trahit l'emprunt fait à Dangeau.

3. Le 27 mars, MM. de Beauvillier et de Chevreuse remirent leurs exemplaires à l'archevêque de Paris (*Catalogue des autographes de feu M. Rathery*, n° 96; *Correspondance de Fénelon*, tome X, p. 446).

4. « Le Pape excommunie tous ceux qui le liront ou qui le garderont chez eux. Le Roi dit cette nouvelle à Monsieur à son dîner, et M. de la Rochefoucauld, à qui le Roi en parla en allant au sermon, tint des discours très honnêtes sur Monsieur de Cambray, assurant S. M. qu'il se soumettroit sans hésiter. On prétend même que sa lettre pastorale sur ce sujet est déjà faite, parce qu'il y a déjà quelque temps qu'il prévoit la condamnation. » (*Dangeau*, p. 51-52.) On voit que notre auteur s'est borné à ajouter six mots sur la satisfaction visible du Roi, et à supprimer la dernière phrase, pour y substituer ce qui va suivre. Si nous nous en rapportons à la lettre écrite tout aussitôt à Mme de Maintenon, le Roi devait être plus content de voir l'affaire finie, qu'heureux de la condamnation en elle-même.

5. Il a désigné particulièrement M. de la Rochefoucauld, en 1698 (tome V, p. 156), comme travaillant à la ruine du parti Beauvillier-Chevreuse, ou du moins la souhaitant. Cependant on lit dans la *Gazette de la Haye*, n° 29 : « Le procédé du duc de la Rochefoucauld, qui n'a point voulu renoncer à l'amitié qu'il a toujours eue pour ce prélat, est loué et approuvé par tous les honnêtes gens, qui ne sont pas moins édifiés de ce qu'il a plusieurs fois dit que, connoissant Monsieur de

Soumission illustre de l'archevêque de Cambray*.

Monsieur de Cambray apprit presque en même temps son sort dans un moment qui eût[1] accablé un homme qui auroit eu en soi moins de ressources. Il alloit monter en chaire[2]; il ne se troubla point: il laissa le sermon qu'il avoit préparé, et, sans différer un moment de prêcher, il prit son thème sur la soumission due à l'Église; il traita cette matière d'une manière forte et touchante, annonça la condamnation de son livre, rétracta son opinion qu'il y avoit exposée, et conclut son sermon par un acquiescement et une soumission parfaite au jugement que le Pape venoit de prononcer. Deux jours après[3], il publia un mandement fort court, par lequel il se rétracta, condamna son livre, en défendit la lecture, acquiesça et se soumit de nouveau à sa condamnation, et, par les termes les plus concis, les plus nets, les plus forts, s'ôta tous les moyens d'en pouvoir revenir. Une soumission si prompte, si claire, si publique, fut généralement admirée[4]. Il ne laissa pas de se trouver des censeurs[5] qui auroient voulu qu'il eût comme[6] copié la constitution, et qui se firent moquer d'eux.

Cambray pour un fort honnête homme, candide, sincère et de bonnes mœurs, il ne doutoit point de sa soumission. »

1. *Eust* corrige une ou deux lettres illisibles.

2. Le 25 mars, jour de l'Annonciation.

3. Le 9 avril, quinze jours après le sermon.

4. « M. l'archevêque de Cambray a fait un mandement par lequel il défend à tout son diocèse de lire son livre. On est content ici de son mandement. » (*Dangeau*, tome VII, p. 63, 12 avril; comparez les *Mémoires de Sourches*, tome VI, p. 143 et 160 et Appendice, p. 372-374, et la *Gazette d'Amsterdam*, n° XXXIII, l'*Histoire universelle de l'Église*, par Rohrbacher, tome XI, p. 215, le tome X de la *Correspondance de Fénelon*, lettres de mars 1699 à MM. de Beauvillier, de Chantérac, etc.)

5. Les deux premières lettres de *censeurs* surchargent une lettre illisible.

6. Au-dessus de ce mot *comme*, écrit en toutes lettres, et non *co^e*, selon l'usage ordinaire de l'auteur, on voit une croix cantonnée de quatre points, qui se trouve répétée à la marge. Nous ne pouvons décider si elle vient de Saint-Simon lui-même, ou des premiers éditeurs,

* Dans la *Table alphabétique générale* : « Soumission de Fénelon, prompte, pleine, illustre. Pensées et desseins de ses amis. »

Monsieur de Meaux, qui étoit à la cour[1], reçut les compliments de tout le monde, qui courut chez lui en foule. Monsieur de Chartres étoit à Chartres, où il demeura, et Monsieur de Paris montra une grande modération. Mme de Maintenon parut au comble de sa joie[2].

La difficulté fut après sur l'enregistrement au Parlement[3], à cause de la forme de cette bulle et des termes qui s'y trouvoient contraires aux libertés de l'église gallicane[4], libertés qui ne sont ni des nouveautés, ni des concessions ou des privilèges, mais un usage constant d'attachement à l'ancienne discipline de l'Église, qui n'a point fléchi aux usurpations de la cour de Rome, et qui ne l'a point laissée empiéter comme elle a fait sur les églises des autres nations[5]. On prit donc un expédient pour mettre tout à couvert sans trop de retardement : ce fut une lettre du Roi à tous les métropolitains de son royaume, par laquelle il leur mandoit d'assembler chacun ses suffragants pour

Acceptation du jugement du Pape

qui ont surchargé de signes et d'annotations les pages du manuscrit.

1. Bossuet avait fait aussi un mandement; mais Dangeau ne parle point de lui dans cette année-là.

2. Les égards du Roi dans sa manière d'annoncer la nouvelle semblent indiquer que Mme de Maintenon était loin d'éprouver une pareille joie, et qu'elle ne put surtout en laisser voir les témoignages.

3. Voyez tome V, p. 271, note 3. Depuis le Concordat, cet enregistrement était nécessaire pour qu'une bulle fût exécutable en France.

4. Dès le mois de novembre 1698, le Roi s'était plaint très aigrement au cardinal de Bouillon que le Pape songeât à introduire dans la condamnation des « termes entièrement contraires aux maximes et aux libertés de l'église de France » (*Lettres* publiées par M. l'abbé Verlaque, p. 46), et le cardinal, dans ses lettres du 13 mars 1699, se félicita hautement d'avoir évité tout inconvénient de ce genre.

5. Notre auteur, qui a déjà dit un mot des prétentions de la cour de Rome (tome IV, p. 72 et 106), répétera bien des fois cette profession de foi gallicane, mais surtout en 1711 (tome IX, p. 27; comparez les *Projets de gouvernement du duc de Bourgogne*, p. 197-198). A ce propos, Michelet a dit (*Histoire de France*, tome XIV, Notes, p. 312) : « Saint-Simon... se croit gallican. Il s'intéresse à Port-Royal, et il est ami des jésuites. Il les défend contre Noailles.... Ami de Beauvillier et des amis de Fénelon, il ne l'est pas moins de leur adversaire le chancelier Pontchartrain. »

par les assemblées d'évêques par métropoles, en jugeant. Enregistrement au Parlement.

prononcer sur la condamnation que le Pape venoit de faire du livre des *Maximes des saints* de Monsieur de Cambray, de la constitution duquel il leur envoya en même temps un exemplaire[1]. L'obéissance fut d'autant plus prompte que cette sorte d'assemblée par provinces ecclésiastiques sentoit fort les conciles provinciaux, quoique limitées[2] à une matière, et que l'interruption de ces sortes de conciles, dont les évêques avoient abusé en y mêlant pour leur autorité force affaires temporelles, étoit un de leurs plus grands regrets[3]. Par ce tour, nos évêques furent censés examiner le livre et la censure, et n'adhérer[4] au jugement du Pape que comme juges eux-mêmes de la doctrine, et jugeant avec lui. Ils en firent des procès-verbaux,

1. Cette circulaire, expédiée le 22 avril (Arch. nat., O¹ 43, fol. 110 v°), fut connue en cour le 28; voyez le *Journal de Dangeau*, p. 74, que Saint-Simon suit encore, et les *Mémoires de Sourches*, tome VI, p. 149 et Appendice, p. 373-374 (texte). La *Gazette d'Amsterdam* l'annonça dans son n° XXXVII (de Paris, 1er mai), en ajoutant : « Si cette affaire a beaucoup fait parler de Monsieur de Cambray, on n'en parle pas moins à l'occasion d'un petit livre qui s'imprime, dont on le fait auteur. Il a pour titre : *Continuation du IVe livre de l'Odyssée d'Homère ou Aventures de Télémaque*. C'est une espèce de roman, dans lequel il n'y a point d'intrigues amoureuses, qui est parfaitement bien écrit et rempli de quantité de beaux préceptes pour un jeune prince qui doit parvenir à la couronne. On dit que ce prélat l'a composé lorsqu'il étoit auprès des enfants de France. Ce qui paroît n'est que le tiers de l'ouvrage, qui fait fort souhaiter de voir le reste. » Le texte de la lettre royale du 22 fut publié dans la feuille suivante, n° XXXVIII.

2. Ce féminin pluriel s'accorde avec l'idée d'*assemblées* au pluriel, quoique l'auteur ait écrit *cette sorte d'assemblée* au singulier. Comparez notre tome IV, p. 65, note 2.

3. Les conciles provinciaux devaient, d'après un canon du concile de Nicée, se tenir chaque année au printemps et à l'automne, pour surveiller la discipline ecclésiastique, et ils furent très fréquents au moyen âge; mais cette institution, quoique renouvelée formellement par le concile de Trente, avait disparu peu à peu. Ils étaient cependant nécessaires depuis que l'assemblée du clergé de 1682 avait déclaré que le jugement du Pape ne devenait irrévocable qu'après le consentement de l'Église.

4. Par mégarde, il a écrit : *m'adhérer*.

qu'ils envoyèrent à la cour[1], et, de cette manière, il n'y eut plus de difficulté, et le Parlement enregistra la condamnation de Monsieur de Cambray en conséquence de l'adhésion des évêques de France en forme de jugement[2].

Procédé de l'archevêque de Cambray et de l'évêque de Saint-Omer

Monsieur de Cambray subit ce dernier dégoût avec la même grandeur d'âme qu'il avoit reçu et adhéré à sa condamnation[3]. Il assembla ses suffragants comme les autres métropolitains, et y trouva de quoi illustrer sa patience comme il avoit illustré sa soumission[4]. Valbelle[5], évêque de

1. L'assemblée de Paris se tint le 9 mai, et l'on en connut le résultat le 14, « tel que le Roi l'auroit pu dicter » (*Sourches*, tome VI, p. 154). Il tendait « à faire recevoir cette constitution par rapport à la doctrine qui est condamnée, quoique d'ailleurs il y ait quelque chose à redire aux expressions et au style de la bulle, et que S. M. sera suppliée d'interposer son autorité pour la faire recevoir dans tout le Royaume. » (*Gazette d'Amsterdam*, n° XLII; dans les n°s XLII, XLV et XLVI est le texte du procès-verbal.) Les autres procès-verbaux des provinces de Toulouse, de Reims, d'Albi, d'Arles, de Rouen, etc., furent livrés de même à la publicité (Extraordinaires suivants et placards du temps). L'ambassadeur vénitien Pisani envoya à son sénat le procès-verbal complet de Paris, avec des remarques sur l'habileté de M. de Noailles à faire accepter un bref au lieu d'une bulle : copie des *Dépêches*, filza 193, p. 59-60 et 87-120.

2. L'enregistrement de la déclaration du Roi (4 août) pour l'exécution du bref pontifical n'eut lieu que le 14 août, sur un réquisitoire très gallican de Daguesseau et avec les réserves qu'il demandait quant à « l'extérieur et l'écorce de la constitution, » c'est-à-dire sans approbation de la clause de *proprio motu*, ni de la défense de lire le livre condamné « même à l'égard de ceux qui ont besoin d'une mention expresse. » (*Gazette d'Amsterdam*, n°s LXIX, LXXII et Extr.; *Gazette*, p. 408.) Dangeau en parle à la date du 21 (tome VII, p. 134). Dans une note jointe plus tard au *Journal* (p. 58-59), le duc de Luynes a qualifié le réquisitoire du 14 de « monument immortel de la solidité des maximes de l'Église de France, qui honorera à jamais la mémoire de M. Daguesseau. » Le Pape s'en montra très offensé.

3. *Condemnation*, dans le manuscrit.

4. *Journal de Dangeau*, p. 90-91; *Sourches*, tome VI, p. 160.

5. Louis-Alphonse de Valbelle de Montfuron, des comtes de Marseille, docteur de Sorbonne, agent du clergé en 1675 (voyez son rapport de 1680 dans les Preuves du tome V des *Procès-verbaux du clergé*, p. 166-176), aumônier du Roi en 1669, maître de son oratoire en 1682, avait

en l'assemblée provinciale*.

Saint-Omer, Provençal ardent à la fortune[1], n'eut pas honte, comptant plaire, d'ajouter douleur à la douleur : il proposa dans l'assemblée qu'il n'y suffisoit pas de condamner le livre des *Maximes des saints*, si on n'y condamnoit pas en même temps tous les ouvrages que Monsieur de Cambray avoit faits pour le soutenir. L'archevêque répondit modestement qu'il adhéroit de tout son cœur à la condamnation de son livre des *Maximes des saints*, et qu'il n'avoit pas attendu, comme on le savoit, cette assemblée pour donner des marques publiques de son entière soumission au jugement qui avoit été rendu, mais qu'il croyoit aussi qu'il ne devoit pas l'étendre à ce qui n'étoit point jugé ; que le Pape étoit demeuré dans le silence sur tous les écrits faits pour soutenir le livre condamné ; qu'il croyoit devoir se conformer entièrement au jugement du Pape en condamnant comme lui le livre qu'il avoit condamné, et demeurant comme lui dans le silence sur tous les autres écrits à l'égard desquels il y étoit demeuré. Il n'y avoit rien de si sage, de si modéré, ni de plus conforme à la raison, à la justice et à la vérité, que cette réponse. Elle ne satisfit point Monsieur de Saint-Omer, qui vouloit se distinguer et faire parler de lui : il prit feu, et insista par de longs et violents raisonnements, que Monsieur de Cambray écouta paisiblement sans rien dire. Quand le Provençal fut épuisé, Monsieur de Cambray dit qu'il n'avoit rien à ajouter à la première réponse qu'il avoit faite à la proposition de Monsieur de Saint-

été nommé évêque d'Alet en 1677, de Saint-Omer en 1684. Il mourut le 29 octobre 1708, âgé de soixante-cinq ou soixante-huit ans.

1. C'est le petit freluquet, courtisan, flatteur, soupeur, habitué de l'Opéra, etc., dont il est parlé dans les *Lettres de Mme de Sévigné*, tomes VI, p. 535, VII, p. 6, etc., au temps où il occupait le siège d'Alet. On a des lettres que lui écrivit Fénelon, dans le tome X de la *Correspondance*. La *Gallia christiana* (tome III, col. 480) fait l'éloge de ses fondations

* Dans la *Table alphabétique générale* (tome XX, p. 215) : « Procédé admirable de Fénelon, infâme de Valbelle.... »

Omer : ainsi, que c'étoit aux deux autres prélats à décider, à l'avis desquels il déclaroit par avance qu'il s'en rapporteroit sans répliquer. Messieurs d'Arras[1] et de Tournay[2] se hâtèrent d'opiner pour l'avis de Monsieur de Cambray, et imposèrent avec indignation à Monsieur de Saint-Omer, qui ne cessa de murmurer et de menacer entre ses dents[3]. Il se trouva fort loin de son compte : le gros du monde

1. L'évêque d'Arras était alors Guy de Sève, dit de Rochechouart, baptisé à Saint-Sulpice le 21 juin 1640, abbé de Saint-Michel-en-Thiérache en 1663, docteur de Sorbonne en 1666, évêque d'Arras depuis 1670. Avant l'assemblée, Fénelon lui exprima son étonnement que, comme ancien de la province, il n'eût pas encore fait connaître son opinion. Il se démit en 1721, et mourut à la fin de décembre 1724.

2. François de Caillebot de la Salle, frère du marquis, docteur en théologie, abbé de Plaimpied de 1666 à 1674, et de Rebais en 1672, aumônier du Roi en 1686, évêque de Tournay en 1690, démissionnaire en 1705, eut alors l'abbaye de la Couture du Mans, et mourut à Rebais, en décembre 1736, presque octogénaire.

3. La lettre de Fénelon à l'abbé de Chantérac, datée du 29 mai, prouve au contraire qu'il fut forcé de ratifier le vote de la majorité ; seul, après la séance, l'évêque d'Arras protesta contre toute extension du jugement du Pape. La *Gazette d'Amsterdam* consacra (nos XLIX et L) un long article et deux Extraordinaires entiers au compte rendu de cette assemblée de la province de Cambray, qui dura du 24 au 26 mai. A la fin, l'évêque de Saint-Omer ayant avancé que la suppression des écrits subsidiaires était de droit, comme ayant paru sans autorisation, Fénelon répliqua qu'aucune règle de ce genre n'existait pour le cas d'un livre qu'on qualifiait d'erroné *respective*. « MM. les évêques de Tournay et d'Arras ne voulurent point écrire leurs raisons, s'étant contentés de les dire de vive voix en opinant, et M. l'archevêque conclut, comme président, à la pluralité de voix, quoique contre son sentiment, que le Roi seroit très humblement supplié d'ordonner que ces écrits seront et demeureront supprimés. L'assemblée résolut ensuite de faire à S. M. de très humbles remerciements..., etc. » Le correspondant ajoutait : « On voit par ce procès-verbal quelle est l'étendue de la soumission de M. l'archevêque de Cambray à l'autorité du saint-siège. Il confirme ce qu'il avoit déjà déclaré par son mandement, c'est-à-dire qu'il adhère au bref du Pape et condamne tant le livre que les vingt-trois propositions, simplement, absolument et sans aucune restriction. Il exhorte son clergé à une soumission sincère et à une docilité sans réserve, de peur que l'on altère insensiblement la simplicité de l'obéissance au saint siège, dont il veut donner l'exemple jusqu'au dernier soupir de sa vie,

s'éleva contre lui, la cour même le blâma, et, quand il y reparut, il n'y trouva que de la froideur parmi ceux même qu'il[1] regardoit comme ses amis, et qui ne l'étoient ni de Monsieur de Cambray ni des siens.

Mort du comte de Mailly;

Il mourut en ce même temps[2] un des hommes de la cour qui avoit le nez[3] le plus tourné à une grande fortune : ce fut le comte de Mailly[4]. Il étoit fils du vieux Mailly et de *la Bécasse*[5], qu'on appeloit ainsi à cause de son long nez[6], qui

et enfin il déclare qu'il ne met aucune borne à sa soumission. Sur quoi, M. l'évêque de Saint-Omer lui ayant objecté que ce discours ne sembloit opérer qu'une soumission de respect, et non une soumission intérieure, Monsieur de Cambray relève fortement cette objection et proteste de nouveau, de toute l'étendue de son cœur, qu'il a renoncé à toute pensée d'expliquer son livre, qu'il préfère à ses foibles lumières l'autorité du saint-siège, et que, bien qu'il ne pût avouer, contre sa conscience, qu'il eût jamais cru aucune des erreurs qu'on lui avoit imputées, mais qu'au contraire il eût cru que son livre, avec les correctifs, ne pouvoit signifier l'erreur ni la favoriser, il renonce pourtant à son jugement, pour se conformer à celui du saint-père, prêt à augmenter sa soumission, si S. S. la trouve défectueuse. On ne sauroit porter la soumission plus loin, et l'on voit aussi que, nonobstant les réflexions des évêques sur la manière dont ce prélat recevoit le bref, l'assemblée a été édifiée de ses sentiments. » Bossuet avait empêché le Pape de déclarer, dans le bref du 12 mars, que ni lui ni les cardinaux n'entendaient condamner en même temps les écrits subsidiaires.

1. Saint-Simon a écrit *que* à la fin de la page 181 de son manuscrit, et, par mégarde, l'a répété au commencement de la page 182.

2. Le 5 avril 1699 (et non le 6, comme nous l'avons imprimé au tome I, p. 88, note 3, d'après les généalogistes) : *Journal de Dangeau*, tome VII, p. 57 et 59-60; comparez les *Mémoires de Sourches*, tome VI, p. 142. L'annonce de cette mort, dans le *Journal*, suit immédiatement celle de la remise du bref au Roi. — Quoique le défunt eût trente-sept ans, ce doit être lui qui avait été tenu sur les fonts, le 24 mai 1668, par le Roi et Mademoiselle (*Gazette*, p. 504). Nous avons dit sa parenté avec Saint-Simon (tome IV, p. 304, note 8, et Addition).

3. Saint-Simon écrit : *nés*.

4. Voyez ce qu'il a déjà dit des Mailly en 1692, tome I, p. 88-90.

5. Louis-Charles, marquis de Mailly-Nesle, et Jeanne de Monchy-Montcavrel (*ibidem*).

6. *Lettres de Mme de Sévigné*, tome VIII, p. 288 et 500; Chansonnier, ms. Fr. 12 619, p. 312.

étoit devenue seule héritière de la riche branche de Montcavrel de la maison de Monchy[1], dont les Hocquincourts[2] faisoient une autre branche[3]. Le père et la mère, quoi[que] gens[4] de grande qualité et de beaucoup d'esprit tous deux, n'ont guères été connus que par le nombre de procès qu'ils ont su gagner, la belle maison vis-à-vis le pont Royal qu'ils ont bâtie, et les grands biens qu'ils ont amassés et acquis, étant nés l'un et l'autre fort pauvres[5]. Le marquis de Nesle, leur aîné, étoit mort maréchal de camp, de ses blessures au siège de Philipsbourg, en 1688, et n'avoit laissé qu'un fils et une fille[6] de la dernière de l'illustre

1. Saint-Simon écrit : *Montchi*. — La généalogie des diverses branches de cette maison est dans le *Moréri*, dans le premier registre de l'*Armorial général* de d'Hozier et dans le *Dictionnaire de la Noblesse* de la Chenaye des Bois. Saint-Simon en a parlé à propos du marquis de Montcavrel fait chevalier de l'Ordre en 1663 : *Légères notions.... des chevaliers du Saint-Esprit*, vol. Saint-Simon 34 (*France* 189), fol. 114. Montcavrel était une terre voisine d'Étaples (dép. du Pas-de-Calais) et rapportant quinze mille livres, que M. de Mailly se fit céder par son beau-frère, à charge de payer les dettes des Monchy, et qui fut érigée en marquisat de Mailly en 1691, quoiqu'il existât encore un marquis de Montcavrel, du nom de Jean-François de Monchy. Du reste, les alliances entre ces deux familles étaient déjà fort nombreuses, et comme enchevêtrées les unes dans les autres.

2. Hocquincourt est une terre de Picardie (arr. Abbeville).

3. Cette branche, celle du maréchal de France tué en 1658, n'était plus représentée en 1699 que par Mme de Feuquière et par un abbé; deux autres fils étaient morts à l'armée en 1690 et 1692.

4. Ici, le changement d'encre indique un temps d'arrêt dans la rédaction ou la transcription du manuscrit.

5. Tout cela a déjà été raconté en 1692 (tome I, p. 88). Le *Moréri* dit : « C'est lui (le marquis) qui rétablit la grandeur de sa maison par sa prudence, par sa bonne conduite et par son mariage.... avec Jeanne de Monchi (*sic*), fille de Bertrand-André de Monchi, marquis de Montcavrel, et de Marguerite Aux-Épaules, dite *de Laval*, marquise de Nesle..., ayant traité avec son beau-frère pour les marquisats de Nesle et de Montcavrel et grand nombre d'autres terres, moyennant un million soixante-cinq mille livres.... Il fit aussi bâtir l'hôtel de Mailly, à Paris, près le pont Royal, et le château de Nesle.... » Saint-Simon devait avoir cet article sous les yeux.

6. *Et une fille* est ajouté en interligne.

maison de Coligny[1], belle comme le jour, qu'il avoit épousée malgré père et mère[2], et le comte de Mailly, dont il s'agit ici, leur quatrième fils[3]. On a vu[4] comme Mme de Maintenon en fit le mariage avec Mlle de Saint-Hermine, fille d'un de ses cousins germains[5], lorsque j'ai parlé du mariage de Mme la duchesse de Chartres, dont elle fut dame d'atour, et ensuite de Mme la duchesse de Bourgogne[6]. Mailly étoit un homme bien fait, d'un visage agréable, mais audacieux comme étoit son esprit

1. Cette maison, établie en France depuis Louis XI, et que l'on disait issue des anciens comtes de Bourgogne, avait fourni deux maréchaux, un lieutenant général de l'infanterie française, deux amiraux, un cardinal, etc. Voyez le livre de Jean du Bouchet : *Preuves de l'histoire de l'illustre maison de Coligny* (1622), et la généalogie imprimée dans le *Moréri*, dans le dictionnaire de la Chenaye des Bois, etc.

2. C'est encore une redite de ce qui a été raconté au tome I, p. 89, du marquis et de la marquise de Nesle. Sur ce mariage, voyez un article du *Mercure*, décembre 1687, p. 29-33.

3. *Leur 4e fils* a été ajouté en interligne; mais la phrase est incomplète : peut-être faudrait-il un second *étoit* avant ces trois mots. — Louis de Mailly était en effet puîné des deux frères d'Église dont il sera parlé plus bas, et non second fils du marquis. Il portait le titre de chevalier quand son mariage se fit.

4. En 1692.

5. Après avoir d'abord écrit : « d'un cousin germain », Saint-Simon a ajouté *de ses* en interligne et mis *germain* au pluriel, mais non *cousin*. La première lettre de *lorsque*, qui vient ensuite, corrige un *d*. — Nous avons fait observer, en 1692, que Saint-Simon avait tort de dire que ce Saint-Hermine était « cousin issu de germain » de Mme de Maintenon : on voit qu'il ne fait plus la même erreur. Hélie, marquis de Saint-Hermine, était mort en décembre 1687 (*Dangeau*, tome II, p. 84), et non en 1677, comme on le lit dans *la France protestante*, tome IX, p. 108. Sur le mariage de sa fille, voyez les *Mémoires de Sourches*, tome II, p. 62-63. Le Roi donna au marié une place de menin et la pension de six mille livres, à la mariée cent mille livres et (ms. Arsenal 4267, p. 137) des pendants de diamants et deux boucles d'oreilles valant plus de dix-sept mille livres; mais ces bijoux furent volés par un soldat dès le mois de septembre suivant, et on ne les retrouva que d'une façon assez extraordinaire (Arch. nat., O[1] 31, fol. 188 v°; *Mémoires de Sourches*, tome II, p. 86; *Dictionnaire critique*, p. 1282).

6. En 1696 : tome III, p. 172.

et sa conduite[1]. Il avoit été élevé auprès de Monseigneur, et c'étoit celui pour qui ce prince avoit témoigné[2], et depuis conservé la plus constante affection et la plus marquée. C'étoit même à qui l'auroit de son côté de M. le prince de Conti et de M. de Vendôme[3]. Beaucoup d'esprit, de grâces, un grand air du monde, de la valeur[4], une ambition démesurée, qui l'auroit mené bien loin, et à laquelle il auroit tout sacrifié. Il avoit trouvé le moyen, à son âge, de plaire au Roi, et Mme de Maintenon le regardoit comme son véritable neveu. Rien moins, avec tout cela, que bas avec personne : les ministres et les généraux d'armée le comptoient; mais, pour ne s'y pas méprendre, il falloit s'attendre qu'il tourneroit toujours à la faveur et à tout ce qui pouvoit le conduire. Il avoit été de fort bonne heure menin de Monseigneur et mestre de camp général des dragons, qu'il vendit[5] au duc de Guiche dès qu'il fut maréchal de camp[6]. Il avoit neuf mille livres de pension personnelle, et sa femme[7] douze

1. Comparez ce portrait avec celui de 1692, tome I, p. 90.

2. *Tesmoigné* est en interligne, au-dessus de *marqué*, biffé.

3. Nous avons vu (tome II, p. 285-291) quelle rivalité il y avait entre ces deux princes pour obtenir les bonnes grâces de l'héritier du Roi. Modifiant son idée, Saint-Simon dira plus tard (tome VIII, p. 274) que Mailly et d'Antin « étoient en petit les deux rivaux de faveur, comme en grand M. le prince de Conti et M. de Vendôme. »

4. *De* surcharge *et*. — Nous avons déjà parlé (tome IV, p. 150, note 1) des services militaires de M. de Mailly, à propos de sa belle conduite au siège de Barcelone. A Steinkerque aussi, au dire de M. de Luxembourg, il avait fait preuve de valeur et de tête (*Journal de Dangeau*, tome IV, p. 144, note).

5. Charge qu'il vendit. Comparez pareille ellipse dans notre tome II, p. 211, et une autre tournure ci-dessus, p. 12.

6. En mars 1696 : *Dangeau*, tome V, p. 382. C'est en février 1692 que le Roi avait choisi M. de Mailly, quoique servant dans l'infanterie, pour acheter la charge de Tessé, sur le pied de deux cent mille livres; au mois d'août suivant, il lui avait donné un justaucorps à brevet, et, au mois de novembre, il avait porté sa pension à neuf mille livres.

7. Au-dessus de *femme* et à la marge, on distingue une croix ou un sautoir cantonné de points, de même que plus haut, p. 154, sur *comme*,

mille[1], outre leurs emplois. Il étoit frère de l'archevêque d'Arles et de l'évêque de Lavaur[2]. Nous avions dîné chez M. le maréchal de Lorge, à un grand repas qu'il donnoit à Mylord Jersey[3] parce que l'intérêt de Mylord Feversham[4], son frère, lui faisoit cultiver les ambassadeurs d'Angleterre. Mailly étoit extrêmement de mes amis; après dîner, nous retournâmes ensemble à Versailles. Mon carrosse rompit entre Sèvres[5] et Chaville, à ne pouvoir[6] être raccommodé de longtemps: nous prîmes le parti d'achever le voyage à pied[7]; mais il lui prit une subite fantaisie de retourner à Paris, quoi que je pusse faire pour l'en détourner[8]. Il prit par les bois de Meudon pour n'être point vu et pour arriver dans le quartier des Incurables, où logeoit une créature qu'il entretenoit. Moi, je gagnai Versailles par Montreuil[9], pour n'être pas aussi rencontré. Je ne sais si cette traite à pied lui aigrit l'humeur de la goutte qu'il avoit quelquefois; mais, dans la nuit, il fut pris auprès de sa demoiselle, si vivement et si subitement, par la gorge,

Il en sera encore ainsi trois autres fois, p. 210, 240 et 241. Ce signe se retrouvera aussi sur la locution *percer les nuits*.

1. Six mille livres données à l'occasion de son mariage, et autant comme dame d'atour de la duchesse de Chartres (*Journal de Dangeau*, tomes IV, p. 27, et VI, p. 99).

2. Déjà dit aux tomes I, p. 89, et IV, p. 304-305. L'évêque de Lavaur s'appelait Victor-Augustin : né à Paris le 21 octobre 1655, et second fils du marquis, il n'avait été baptisé que le 21 mai 1672, à l'abbaye Saint-Victor, où il était novice, et il était prieur de la même maison quand le Roi le nomma évêque de Lavaur, 15 août 1687, aussitôt après le mariage du comte. Il mourut à Montpellier, le 23 décembre 1712.

3. Le nouvel ambassadeur anglais, qui venait d'apprendre son rappel à Londres : ci-dessus, p. 76.

4. Louis de Durfort-Blanquefort : tome IV, p. 54.

5. Saint-Simon écrit : *Sève*, comme on le disait alors.

6. Avant *pouvoir*, il a biffé *se*.

7. La première lettre de *pied* corrige une *l*.

8. La distance était de plus de deux lieues.

9. Aujourd'hui divisé en grand et petit Montreuil. L'hôtel de Saint-Simon, à Versailles, était situé sur l'avenue de Saint-Cloud : voyez notre tome I, p. 490.

qu'elle crut qu'il alloit étouffer. Il ne dura que deux fois vingt-quatre heures, sans avoir pu être transporté[1]. Sa femme y étoit accourue[2] : Mme de Maintenon, dès qu'elle la sut veuve, alla elle-même à Paris la chercher, et la ramena dans son carrosse extrêmement affligée[3]. Elle eut pour ses enfants[4] les neuf mille livres de pension qu'avoit son mari[5], et, sur l'exemple de Mme de Béthune[6], dame d'atour de la Reine, elle servit au bout de ses six semaines[7]. Il fut peu regretté à la cour, et même dans le monde; mais la perte fut grande pour sa maison.

Thury[8], frère cadet du marquis de Beuvron, mourut De Thury;

1. Il était chez un baigneur, dit la *Gazette de la Haye*, n° 31, et on le saigna huit ou dix fois. Nous verrons, en 1700 (tome II de 1873, p. 417), Barbezieux mourir de même, et, s'il faut en croire Mme Dunoyer (lettre XXXVIII, tome II, p. 40), par le fait de la même femme galante.

2. Dangeau dit d'abord, le 3 avril (p. 57) : « Mme de Mailly s'en alla en diligence à Paris; son mari, qui s'est trouvé fort mal, l'a envoyé prier de venir. »

3. La mort arriva le 5 au matin, et, tout de suite, M. d'Ayen se fit donner le justaucorps à brevet qu'avait M. de Mailly. Le 8, dit Dangeau (p. 59 et 61), Mme de Maintenon alla chercher la veuve, et, dès son retour à Versailles, la duchesse de Bourgogne se rendit chez elle; elle y retourna encore le jour suivant.

4. Il avait trois fils et trois filles, que nous retrouverons par la suite.

5. *Journal de Dangeau*, tome VII, p. 62.

6. La comtesse de Béthune, sœur du duc de Saint-Aignan, femme du collectionneur et mère de l'ambassadeur (tome III, p. 310), « si longtemps dame d'atour de la Reine, si fort et toujours sa favorite, et si considérée par elle-même, par son beau-père et par son mari. » (Suite des *Mémoires*, tome IV de 1873, p. 18.) C'est en 1665 qu'elle devint veuve.

7. Dangeau dit, le 24 mai 1699 (tome VII, p. 89) : « Mme de Mailly a vu le Roi chez Mme de Maintenon et va recommencer à servir Mme la duchesse de Bourgogne. Il y a six semaines que son mari est mort. Mme de Béthune, dame d'atour de la Reine, six semaines après la mort de son mari, recommença aussi à reservir la Reine. »

8. Louis d'Harcourt, devenu marquis de Thury et de la Motte par son mariage avec une cousine germaine de même nom que lui, avait été gouverneur de Falaise et lieutenant des chevau-légers de la Reine mère (1658); mais il ne possédait plus ni charge ni gouvernement. Il mourut à Paris, le 17 avril 1699, après une longue maladie (*Journal de Dangeau*, tome VII, p. 64 et 68), laissant un fils unique, dont les *Mémoires*

aussi. On le voyoit assez souvent à la cour; c'étoit un homme fort appliqué à ses affaires; ni lui, ni son frère n'avoient guères servi. Il étoit resté un vieux conte[1] d'eux du temps qu'ils étoient à l'armée. Ils se promenoient à la tête du camp; il tomba une pluie assez douce après une longue sécheresse : « Mon frère, s'écria l'un, que de foins! — Mon frère, que d'avoine! » répondit l'autre. On le leur a souvent reproché.

De Frontenac; On eut nouvelle[2] de la mort du comte de Frontenac[3] à Québec, où il étoit pour la seconde fois gouverneur général depuis près de dix ans[4]. Il avoit tellement gagné la confiance des sauvages la première fois qu'il eut cet emploi, qu'on fut obligé de le prier d'y retourner[5]. Il y fit

ne parleront qu'en 1721 (tome XVII, p. 263; comparez une note identique de Gaignières dans son Chansonnier, ms. Fr. 12 690, p. 341).

1. Saint-Simon, ayant d'abord écrit par mégarde : *compte*, a biffé le *p*, mais sans corriger l'*m* en *n*.

2. Le lendemain de la mort de Thury : *Dangeau*, tome VII, p. 69.

3. Louis de Buade-Frontenac, comte de Palluau, filleul du roi Louis XIII, mourut à Québec, le 28 novembre 1698, âgé de soixante-dix-huit ans. Voyez son article nécrologique dans le *Mercure*, avril 1699, p. 253-256. Après avoir fait son éducation militaire en Hollande, il s'était distingué à Hesdin, à Arras, à Aire, à Collioure, avait obtenu à vingt-trois ans le commandement du régiment de Normandie, qu'il avait mené à Orbitello (1646), où il avait eu un bras cassé, et avait été nommé alors maréchal de camp. En 1669, il était allé, sous le patronage de Turenne, prendre du service chez les Vénitiens, pour la défense de Candie.

4. Sa première nomination remontait au 6 avril 1672. En 1684, des incidents amenés par son caractère atrabilaire et jaloux l'avaient fait rappeler; mais le Roi, sur les instances du maréchal de Bellefonds, lui avait rendu sa commission en 1689 : *Mercure*, juin 1689, p. 280, et avril 1690, p. 255-263. Les gouvernement et lieutenance générale de Nouvelle-France, Acadie, Terre-Neuve et autres terres de l'Amérique septentrionale valaient plus de trente mille livres, dit Dangeau. On appelait aussi cette charge une vice-royauté. M. de Grignan avait songé à s'en faire pourvoir en 1672 (*Lettres de Mme de Sévigné*, tome III, p. 7).

5. Voyez la correspondance que Colbert entretint avec lui pendant son premier séjour, dans le tome III, 2e partie, des *Lettres*, p. 533 à 649, *passim*. Outre l'*Histoire et description générale de la Nouvelle-*

toujours parfaitement bien[1], et ce fut une perte[2]. Le frère de Callières[3] commandoit sous lui, et lui succéda. M. de Frontenac s'appeloit Buade[4]; son grand-père[5] avoit été gou-

France, du P. Charlevoix, qui raconte son gouvernement (tomes I et II), l'historien américain Fr. Parkmann lui a consacré un livre, en 1877, sous le titre de : *Count Frontenac and New-France under Louis XIV*, et M. Pierre Margry a publié une partie de ses papiers dans les tomes I à III des *Découvertes et établissements.... dans.... l'Amérique septentrionale*. Le nom de Frontenac fut conservé dans ces régions par un fort que le gouverneur avait bâti à l'endroit où le fleuve du Saint-Laurent sort du lac Ontario, et qui a été remplacé par la ville de Kingston.

1. Un de ses plus beaux succès avait été la défense de Québec contre les Anglais, en 1691. M. Parkmann prouve, par des citations de contemporains, qu'il était adoré des Français comme des indigènes.

2. M. de Villette le marin, l'intendant Champigny de Noroy et plusieurs lieutenants généraux ou maréchaux de camp se mirent sur les rangs pour recueillir cette succession : *Mémoires de Sourches*, tome VI, p. 147.

3. Il a été longuement parlé de cet écrivain diplomate en 1696 (tome III, p. 279 et 293-301). Son frère, le chevalier de Callières, ancien capitaine au régiment de Navarre, fut pourvu le 20 avril 1699 du gouvernement, dont il faisait l'*intérim* pour la seconde fois (*Journal de Dangeau*, tome VII, p. 69 et 70). Après avoir eu la gloire de jouer un beau rôle dans les entreprises du découvreur Cavelier de la Salle, le chevalier s'était distingué, soit comme gouverneur de Montréal depuis 1684, soit comme commandant en second de plusieurs expéditions contre les Iroquois ; il était venu en France proposer un plan pour la conquête des établissements anglais, mais sans pouvoir le faire accepter, avait concouru ensuite à la défense de Québec et à l'expédition de 1696 contre les Onondagas, et avait reçu un grade de chef d'escadre des galères (*Gazette* de 1694, p. 72) et la croix de Saint-Louis. Devenu gouverneur, il parvint à conclure une paix générale avec les Iroquois, en 1700. Il mourut à Québec, le 16 mai 1703, universellement regretté : *Gazette*, 1703, p. 371 ; *Journal de Dangeau*, tome IX, p. 246 ; *Mercure*, septembre 1703, p. 260-265. Le P. Charlevoix fait un grand éloge de lui.

4. Saint-Simon suit en ce moment l'*Histoire généalogique*, tome IX, p. 151. Plus tard, en revenant sur les Frontenac (tome V de 1873, p. 123), il affectera de les rapprocher d'un Roger de Buade huissier de l'ordre du Saint-Esprit en 1641 : l'*Histoire généalogique* ne parle pas de cette relation de parenté ; mais, d'après le dossier bleu n° 3522 du Cabinet des titres, fol. 3 et 14, Roger était un neveu d'Antoine, qui suit.

5. Antoine de Buade, comte de Frontenac, gentilhomme de la chambre,

verneur de Saint-Germain, premier maître d'hôtel du Roi, et chevalier de l'Ordre en 1619[1]. Celui-ci étoit fils d'une Phélypeaux nièce et fille de deux secrétaires d'État[2], et il étoit[3] frère de Mme de Saint-Luc dont le mari étoit chevalier de l'Ordre et lieutenant général de Guyenne[4], fils du maréchal de Saint-Luc[5] et père du dernier Saint-Luc[6],

fait capitaine de Saint-Germain-en-Laye le 27 juin 1594, premier maître d'hôtel du Roi le 16 juillet 1607, etc. C'était un des confidents d'Henri IV; mais on le disait d'une avidité insatiable. Il donna à la reine Marie de Médicis les premières notions de littérature française. Son portrait est dans les mss. Clairambault 1133, fol. 203, et 1233, fol. 106.

1. A ce titre, Saint-Simon lui a consacré une notice dans ses *Chevaliers du Saint-Esprit*, vol. 34 (*France* 189), fol. 105 v°, d'après l'*Histoire généalogique*. On la trouvera ci-après, aux Additions et corrections.

2. Anne Phélypeaux, baptisée le 9 novembre 1595, mariée à Henri de Buade, baron de Palluau, le 28 janvier 1613, et morte en 1632, était nièce de Paul Phélypeaux, seigneur de Pontchartrain, dont il sera parlé plus loin, p. 268, et fille de Raymond Phélypeaux, seigneur d'Herbault, secrétaire d'État après son frère Pontchartrain (ci-après, p. 268), dont les trois autres filles se marièrent dans les maisons de Villeroy, d'Huxelles et d'Humières. Un portrait de cette comtesse de Frontenac a été gravé, d'après la toile n° 3508 du musée de Versailles, pour le tome X de l'édition des *Mémoires* publiée en 1840.

3. Ici, l'écriture de Saint-Simon change et indique une suspension de travail, peut-être causée par l'obligation de se reporter à une autre généalogie.

4. Anne de Buade-Palluau, mariée en 1643 à François II d'Espinay, marquis de Saint-Luc et comte d'Estelan, lieutenant général de Guyenne en 1641, maréchal de camp en 1647, lieutenant général des armées en 1650, chevalier des ordres en 1661, gouverneur du Périgord et de Montauban, mort en avril 1670, qui a sa notice dans les *Chevaliers du Saint-Esprit* (vol. *France* 189), fol. 123 v°. La marquise mourut à Paris le 10 janvier 1665.

5. Timoléon d'Espinay, marquis de Saint-Luc, fils du favori d'Henri III, chevalier des ordres en 1619, gouverneur de Brouage, vice-amiral, et enfin maréchal de France (1628) et lieutenant général de Guyenne; mort à Bordeaux, le 12 septembre 1644. Lui aussi a sa notice dans les *Chevaliers du Saint-Esprit* (vol. *France* 189), fol. 103.

6. François III, né le 6 mars 1645, enseigne des gendarmes du Roi en 1670, capitaine sous-lieutenant de 1673 à 1675, mourut le 9 juillet 1694, à cinquante ans, ne laissant qu'une fille. En 1672, le Roi lui

mari d'une Pompadour[1] sœur de Mme d'Hautefort[2]. C'étoit un homme de beaucoup d'esprit, fort du monde, et parfaitement ruiné[3]. Sa femme[4], qui n'étoit rien et dont le père s'appeloit la Grange-Trianon[5], avoit été belle et galante, extrêmement du grand monde, et du plus recherché[6]. Elle et son amie Mlle d'Outrelaize, qui ont passé leur vie logées

avait donné le régiment de Normandie. Nous avons placé dans le tome II (p. 229, note 4, et Addition 102) une Addition écrite par Saint-Simon à l'occasion de sa mort.

1. Marie de Pompadour, qui fut la compagne de la mère de Saint-Simon chez la duchesse d'Angoulême : tome I, p. 211.

2. Marie-Françoise, marquise de Pompadour et vicomtesse de Rochechouart, épousa, par contrat du 6 mars 1687, François-Marie, marquis d'Hautefort, lieutenant général et chevalier des ordres, et mourut sans postérité, le 16 septembre 1726, à soixante-dix-huit ans environ.

3. On avait prétendu, lors de son départ pour la Nouvelle-France, que le Roi craignait qu'il ne plût trop à Mme de Montespan (*Nouveau siècle de Louis XIV*, tome IV, p. 40).

4. Anne de la Grange-Trianon : tome V, p. 90.

5. Charles de la Grange, seigneur de Trianon et de Neuville, maître des comptes de 1625 à 1655, qui avait pour femme Marguerite Blanquet, fille d'un trésorier de France. Les *Historiettes de Tallemant des Réaux*, tome VII, p. 130-131, racontent comment Mlle de la Grange se maria malgré son père, et l'on a en effet des lettres de celui-ci au ministre Chavigny, protestant contre cette union alors qu'elle était déjà faite (Dépôt des affaires étrangères, vol. *France* 1591, fol. 18). Jal a connu l'acte de mariage, signé par les Saint-Luc et les Béthune comme témoins (*Dictionnaire critique*, p. 622).

6. Mlle de Montpensier, dont elle fut la compagne inséparable pendant la Fronde, et qu'elle décida à commencer ses *Mémoires* en 1653, dit qu'elle était alors jolie et spirituelle. Anne d'Autriche redouta, dit-on, que son fils n'en devînt amoureux. Saint-Simon en racontera plus à l'année 1707. On sait que, parmi les lettres de Mme de Maintenon altérées ou fabriquées par la Beaumelle, il y en a dix à Mme de Frontenac (éd. Lavallée, tome II, p. 119-132) : leur authenticité serait volontiers admise par certains critiques, parce que la plus compromettante aurait été mise en circulation dès 1751, avant la publication de la Beaumelle, par Voltaire, qui dit que Mme de Frontenac était cousine de Mme de Maintenon ; mais cet argument ne suffit pas pour détruire les démonstrations concluantes de la fausseté de ces lettres que l'on doit à Walckenaer, à Lavallée, à M. Geffroy, et nous ne trouvons nulle part trace de parenté entre les deux dames.

ensemble à l'Arsenal, étoient des personnes dont il falloit avoir l'approbation; on les appeloit *les Divines*[1]. J'en ai dit quelque chose à propos du nom d'*Orondat* du vieux Villars[2]. Un si aimable homme et une femme si merveilleuse ne duroient pas aisément ensemble : ainsi le mari n'eut pas de peine à se résoudre d'aller vivre et mourir à Québec, plutôt que mourir de faim ici en mortel auprès d'une *Divine*[3].

De Racine. [*Add. St-S. 286*]

Presque en même temps[4] on perdit le célèbre Racine[5], si connu par ses belles pièces de théâtre[6]. Personne n'avoit plus de fonds d'esprit, ni plus agréablement tourné[7]; rien du poète dans son commerce, et tout de l'honnête homme[8],

1. « En effet, elles exigeoient l'encens comme déesses, et ce fut, toute leur vie, à qui leur en prodigueroit. » (Suite des *Mémoires*, tome V de 1873, p. 122.)

2. Voyez notre tome V, p. 89 et 90.

3. Dans notre tome V, p. 335, il a comparé Mme d'Espinoy et ses deux sœurs à une mortelle entre une déesse et une nymphe.

4. Le 21 avril, et non le 22, comme on l'a dit souvent.

5. Racine a déjà été nommé en 1694 comme « polissant » les factums du maréchal de Luxembourg : tome II, p. 59.

6. Dans sa table manuscrite du *Journal de Dangeau*, il dit : « Racine, si connu par ses ouvrages de théâtre. » Il avait l'édition des œuvres de Racine publiée en 1713, chez Barbin.

7. Dangeau dit (tome VII, p. 70) : « Le pauvre Racine mourut à Paris. C'étoit un homme de mérite et illustre par ses ouvrages. Il travailloit à l'histoire du Roi; il étoit de l'Académie françoise. Je n'ai jamais connu d'homme qui eût tant d'esprit que celui-là. » La *Gazette* annonça cette mort (p. 204) en termes bien plus élogieux. Il était, dit-elle, « autant recommandable par sa piété que par son esprit, son savoir et son génie merveilleux, qui feront passer ses ouvrages et son nom à la postérité, comme d'un des plus rares hommes de ce siècle. »

8. Locution prise dans l'acception du dix-septième siècle, que nous avons déjà rencontrée plus d'une fois : voyez notamment tome IV, p. 7 et 522. C'est ainsi que tout Paris qualifia l'acteur Varlet de la Grange quand il mourut (*Mercure*, mars 1692, p. 226). Mme de Sévigné, disant de son fils, en 1672 (tome III, p. 95), que ses lettres sont « d'une manière que, si on les trouve jamais dans ma cassette, on croira qu'elles sont du plus honnête homme de mon temps, » ajoute en forme d'explication : « Je ne crois pas qu'il y ait un air de politesse et d'agrément pareil à celui qu'il a pour moi. » Le duc du Maine écrit, en 1727, que le seul

de l'homme modeste, et, sur la fin, de l'homme de bien[1]. Il avoit les amis les plus illustres à la cour[2], aussi bien que parmi les gens de lettres : c'est à eux à qui je laisse d'en parler mieux que je ne pourrois faire[3]. Il fit pour l'amusement du Roi et de Mme de Maintenon[4], et pour exercer les demoiselles de Saint-Cyr[5], deux chefs-d'œuvre[6]

caractère qu'il professe est celui d'honnête homme (Alfred Baudrillart, *les Prétentions de Philippe V à la couronne de France*, p. 43). Les « honnêtes gens » seuls pouvaient entrer aux Tuileries (*Lettres de Colbert*, tome VII, p. CLXXXIX). Voltaire parle des « honnêtes gens » que la controverse dégoûte, au chapitre XXXVI du *Siècle de Louis XIV*.

1. Voyez la notice biographique de J. Racine, par M. Paul Mesnard, en tête du tome I des *Œuvres* de notre collection, éd. 1885, p. 75-90. C'est en 1677 que Racine se sépara de la Champmeslé et renonça à des attaches illicites pour épouser Mlle de Romanet; mais, avant cette date aussi bien qu'après, Racine eût été incapable de composer certaines épigrammes grossières qu'on lui a parfois attribuées, notamment contre le Roi et Mme de Maintenon. Le très curieux portrait de lui qui se trouve dans l'Appendice de la *Relation* de Spanheim, p. 402-403 (publié en premier lieu dans l'*Athénæum français*, 1856, p. 566), commence ainsi : « M. de Racine a passé du théâtre à la cour, où il est devenu habile courtisan, dévot même[a].... »

2. Il n'avait d'abord qu'un office de trésorier de France à Moulins; ce fut seulement en décembre 1690 que le Roi lui donna une charge de gentilhomme ordinaire de la chambre, dont il se démit trois ans plus tard au profit de son fils Jean-Baptiste, et, afin de régulariser sa situation nobiliaire et d'en assurer les privilèges à sa famille, il acheta en 1696 une charge de secrétaire du Roi (*Musée des Archives*, nos 902 et 903).

3. Parmi les écrivains du temps de Racine, Perrault, l'abbé d'Olivet, Valincour, Boileau sont ceux qui l'ont fait le mieux connaître; mais les mémoires laissés par son fils Louis l'emportent sur tous les autres documents biographiques, quoiqu'on les sache suspects en plus d'un endroit.

4. Peut-être notre auteur s'est-il servi, pour ce qui va suivre, de l'article RACINE du *Moréri*.

5. Mme de Maintenon l'avait chargé de reviser, avec Boileau, le texte des constitutions de cet établissement; il assistait aux prises d'habit, les demoiselles chantaient ses cantiques, etc.

6. Il a écrit : *chef d'œuvres*.

[a] L'éditeur moderne de la *Relation* a pris soin de faire toutes réserves sur l'origine de la série de « caractères » qui en forme l'Appendice; cependant rien ne s'oppose à ce que celui de Racine soit de Spanheim lui-même.

en pièces de théâtre, *Esther* et *Athalie*[1], d'autant plus difficiles qu'il n'y a point d'amour et que ce sont des tragédies saintes, où la vérité de l'histoire est d'autant plus conservée que le respect dû à l'Écriture sainte n'y[2] pourroit souffrir d'altération[3]. La comtesse d'Ayen et Mme de Caylus[4], sur toutes, excellèrent à la[5] jouer devant le Roi et le triage[6] le plus étroit et le plus privilégié, chez Mme de

1. La première représentation d'*Esther* eut lieu à Saint-Cyr, le 26 janvier 1689. Selon le mot de Mme de Sévigné, Racine s'était surpassé pour Dieu; cependant le succès fut bien moindre à la lecture sur l'imprimé, et, par crainte de trop de dissipation, on ne joua que six fois à Saint-Cyr. Quant à *Athalie*, après une lecture intime chez M. de Chandenier en 1690, il n'y eut que des espèces de répétitions à Saint-Cyr, puis quelques représentations, en petit comité, dans la chambre de Mme de Maintenon (janvier-février 1691). Cette demi-obscurité, exigée, dit-on, par les scrupules de l'évêque de Chartres, nuisit au succès (voyez le Chansonnier, ms. Fr. 12 690, p. 267-274); cependant la pièce fut encore jouée par les demoiselles à Saint-Cyr, en 1697, pour la princesse de Savoie, et, en février 1699, elles obtinrent un grand succès chez Mme de Maintenon, moins grand toutefois que celui de la reprise faite en 1702 par des princes et des courtisans. Saint-Simon en parlera à cette date. C'est seulement le 5 mars 1716 que les Comédiens français jouèrent *Athalie*. Voyez les notices de M. Mesnard sur ces deux pièces, dans le tome III des *Œuvres de J. Racine*.

2. *N'y* est écrit en surcharge sur *ne*.

3. La même idée a été exprimée par Du Guet, au sortir de la lecture chez le marquis de Chandenier : « L'Écriture y brille partout, et d'une manière à se faire respecter par ceux qui ne respectent rien; » et surtout par Mme de Sévigné : « Racine s'est surpassé; il est pour les choses saintes comme il étoit pour les profanes. La sainte Écriture est suivie exactement dans cette pièce.... Tout y est simple, tout y est innocent, tout y est sublime et touchant. Cette fidélité de l'Histoire sainte donne du respect.... » (Notice sur *Athalie*, par M. Mesnard, p. 551-552 et 584-586.) Fénelon ne trouvait rien de comparable, même dans Sophocle.

4. Marthe-Marguerite le Valois de Villette de Mursay, née à Niort en 1671, convertie au catholicisme en 1680, par les soins de Mme de Maintenon, sa tante à la mode de Bretagne, mariée par elle à Jean-Aimé, comte puis marquis de Caylus, le 14 mars 1686, et morte le 15 avril 1729. C'est l'auteur des *Souvenirs* que nous citons souvent, et Saint-Simon parlera beaucoup d'elle, avec une grande admiration.

5. A quelle pièce, *Esther* ou *Athalie*, le pronom *la* se rapporte-t-il?

6. Littré cite cet exemple de *triage*, emprunté à l'*Anti-Ménagiana :*

Maintenon[1]. A Saint-Cyr, toute la cour y fut plusieurs fois admise, mais avec choix[2]. Racine fut chargé de l'histoire du Roi conjointement avec Despréaux[3], son ami[4]. Cet em-

« La variété et la cohue lui plaisent comme le triage plaît aux autres. » Il n'est pas, avec cette acception, dans Furetière, qui emploie le verbe *trier*, tandis que Saint-Simon, nous l'avons déjà vu, écrit : *trayer*.

1. La comtesse d'Ayen ne parut que dans la reprise d'*Athalie* en 1702, tandis que Mme de Caylus, nouvellement mariée lorsqu'*Esther* fut donnée en 1689, mais merveilleusement douée pour la récitation et pour le théâtre, y dit d'abord le prologue de *la Piété*, puis, dans les représentations suivantes, joua successivement plusieurs rôles, avec « des tons ravissants inconnus à la Champmeslé. » Saint-Simon vantera plus tard son talent de diction. Mme de Sévigné rapporte qu'on finit par la trouver trop touchante et par l'écarter de la scène ; le duc de Villeroy se montrait des plus passionnés pour elle.

2. Mme de Miramion, huit jésuites et quelques évêques virent *Esther*, et Fénelon assista à une répétition d'*Athalie*. Il n'y avait guère que deux cents places à donner dans la salle de Saint-Cyr.

3. Nicolas Boileau, surnommé Despréaux, né le 1er novembre 1636, avocat au Parlement en 1656 prieur de Saint-Paterne pendant un temps, se consacra tout entier à la poésie à partir de 1660, devint historiographe du Roi en 1677, membre de l'Académie française en 1684, pensionnaire de l'Académie des inscriptions en 1688, et mourut le 13 mars 1711. Sa liaison intime avec Racine remontait à 1663 environ.

4. Il a déjà été parlé de Racine historiographe (tome II, p. 59 et note 7). Charles Perrault nous apprend que, vers 1663, la naissante Académie des médailles et des inscriptions avait entrepris de préparer une histoire officielle du Roi, et avait délégué les soins de la rédaction à François Charpentier ; mais ces Messieurs, dirigés par Colbert, qui avait tenu lui-même, depuis 1661, un journal des actions du Roi, se bornèrent à faire une suite de devises et de médailles. Les fonctions et le titre d'historiographe appartenaient alors à Mézeray, à qui Pellisson fut adjoint vers 1667, et ce dernier avait déjà écrit des morceaux importants, lorsque Mme de Montespan, irritée, dit-on, de ce qu'il lui avait fait perdre un procès considérable au Conseil, suggéra au Roi de faire composer son histoire sur un nouveau plan, et lui désigna, pour ce travail, Racine et Boileau. Cela se passait en 1677 (notice de M. Mesnard, en tête des *Œuvres*, éd. 1885, p. 106 et 113-121). Mais personne ne prit cette nomination au sérieux, comme l'attestent un passage des *Mémoires de l'abbé de Choisy* (p. 553), le portrait de Racine qui est à la suite de la *Relation* de Spanheim, p. 403, les *Mémoires de l'abbé le Gendre*, p. 205, le *Nouveau siècle de Louis XIV*, tome IV,

ploi, ces pièces dont je viens de parler, ses amis lui acquirent des privances[1]. Il arrivoit même quelquefois que le Roi n'avoit point de ministres chez Mme de Maintenon, comme les vendredis[2] : surtout quand le mauvais temps de l'hiver y rendoit les séances fort longues, ils envoyoient chercher Racine pour les amuser[3]. Malheureusement pour lui, il étoit sujet à des distractions fort grandes[4]. Il arriva qu'un soir qu'il étoit entre le Roi et Mme de Maintenon, chez elle, la conversation tomba sur les

Sa funeste distraction.

p. 420, etc. Si les deux poètes-historiens, « Messieurs du Sublime, » comme on les appelait, rédigèrent quelque chose, ce qui est possible, puisque le Roi se fit lire des morceaux de leur travail dès 1685 et leur donna de grosses gratifications en 1677 et en 1688, tout périt en 1726, dans l'incendie de la maison de leur successeur Valincour; il ne nous est resté que des fragments sans importance ni liaison, ou des relations militaires. Mme de Maintenon avait fait régler la pension de Racine à quatre mille livres et celle de Boileau à deux mille, avec des gratifications, les entrées, le logement, etc.

1. C'est en 1663 que Saint-Aignan l'avait introduit à la cour, et il écrivait alors, au sortir d'un lever : « Je suis à demi courtisan; mais c'est, à mon gré, un métier assez ennuyant. » Avant même d'avoir une charge de gentilhomme ordinaire, il alla à Marly (*Dangeau*, tome II, p. 478). Il avait, comme Chamlay, des entrées spéciales au petit lever; en 1696, il obtint un appartement à Versailles, et, lorsque le Roi eut un anthrax, il fit coucher le poète dans sa propre chambre, pour qu'il lui lût les *Vies de Plutarque*, quoique ce ne fût pas sa fonction. C'est à cette faveur que fait allusion le portrait attribué à Spanheim (*Relation*, p. 403) : « Pour un homme venu de rien, il a pris aisément les manières de la cour. Les comédiens lui en avoient donné un faux air : il l'a rectifié, et il est de mise partout, jusques au chevet du lit du Roi, où il a l'honneur de lire quelquefois, ce qu'il fait mieux qu'un autre. Le duc et la duchesse est ravie de l'avoir à sa table ou après son repas, pour l'interroger sur plusieurs choses qu'elle ignore[a].... »

2. Jour consacré exclusivement aux affaires religieuses, et où personne ne travaillait avec le Roi, que son confesseur.

3. Ces séances intimes avaient eu lieu d'abord chez Mme de Montespan : voyez un passage piquant des mémoires de Louis Racine, dans le tome I des *Œuvres*, p. 288.

4. Nous reportons à l'Appendice, n° VIII, le commentaire et la réfutation de l'anecdote qui va suivre.

[a] Ceci doit se rapporter à Chantilly, où on l'attirait comme à Versailles.

théâtres de Paris. Après avoir épuisé l'Opéra, on tomba sur la Comédie[1]. Le Roi s'informa des pièces et des acteurs, et demanda à Racine pourquoi, à ce qu'il entendoit dire, la Comédie étoit si fort tombée de ce qu'il l'avoit vue autrefois. Racine lui en donna plusieurs raisons, et conclut par celle qui, à son avis, y avoit le plus de part, qui étoit que, faute d'auteurs et de bonnes pièces nouvelles, les Comédiens[2] en donnoient d'anciennes, et, entre autres, ces pièces de Scarron[3] qui ne valoient rien et qui rebutoient tout le monde. A ce mot, la pauvre veuve rougit, non pas de la réputation du cul-de-jatte[4] attaquée, mais d'entendre[5] prononcer son nom, et devant le successeur[6]. Le Roi s'embarrassa ; le silence qui se fit tout d'un coup réveilla le malheureux Racine, qui sentit le puits dans[7] lequel sa funeste distraction le venoit de précipiter. Il demeura le plus confondu des trois, sans plus oser lever les yeux ni ouvrir la bouche. Ce silence ne laissa pas de durer plus que quelques moments, tant la surprise fut dure et profonde. La fin fut que le Roi renvoya Racine, disant qu'il alloit travailler. Il sortit éperdu et gagna comme il put la chambre de Cavoye : c'étoit son ami[8], il lui conta sa sottise. Elle fut telle, qu'il n'y avoit point à

1. Quoique Saint-Simon n'ait écrit ni l'un ni l'autre des mots *opéra* et *comédie* avec des initiales majuscules, il est évident qu'il parle de l'Opéra ou Académie royale (ci-après, p. 387) et de la Comédie-Française, qui, formée par la réunion des deux troupes de Molière et de l'hôtel de Bourgogne, sous le titre de « Comédiens ordinaires du Roi, » était installée depuis 1689 dans la rue des Fossés-Saint-Germain, aujourd'hui rue de l'Ancienne-Comédie.

2. Les deux dernières lettres de *comédiens* sont ajoutées après coup.

3. Le mari de Françoise d'Aubigné : tomes I, p. 80, note 3, et III, p. 167.

4. C'est un des quolibets injurieux que notre auteur adresse le plus volontiers à la mémoire de ce premier mari.

5. *D'entendre* est écrit en surcharge sur *de l'enten*[*dre*].

6. Louis XIV, second époux de Françoise d'Aubigné.

7. Les deux premières lettres de *dans* surchargent *où*.

8. Voyez notre tome II, p. 60. Ch.-G. Étienne a fait en 1815 une comédie en vers intitulée : *Racine et Cavois* (sic).

la pouvoir raccommoder[1]. Oncques depuis[2] le Roi ni Mme de Maintenon ne parlèrent à Racine, ni même le regardèrent. Il en conçut un si profond chagrin, qu'il en tomba en langueur, et ne vécut pas deux ans depuis[3]. Il les mit bien à profit pour son salut. Il se fit enterrer à Port-Royal-des-Champs[4], avec les illustres habitants duquel il avoit eu des liaisons dès sa jeunesse, que sa vie poétique avoit même peu interrompues[5], quoiqu'elle fût bien éloi-

1. Il écrit : *racomoder*.

2. Locution du vieux temps, déjà rencontrée au tome I, p. 44 et 218.

3. Sa maladie était un abcès au foie (*Sourches*, tome VI, p. 139 et 148). Au bout de quarante-cinq jours de souffrances, il mourut le mardi 21 avril, entre trois et quatre heures du matin [a], dans sa maison de la rue des Marais : voyez les lettres reproduites dans le tome VII de ses *Œuvres*, p. 323-327.

4. Nous avons déjà eu à parler de cette célèbre maison (tome V, p. 397, note 5), « Thébaïde, paradis, désert, où toute la dévotion du christianisme s'était rangée, » suivant l'expression de Mme de Sévigné, amie, elle aussi, et admiratrice des solitaires. Jamais Racine ne s'était caché de sa gratitude pour eux et pour les religieuses, même chez Mme de Maintenon, où ils étaient fortement suspects de tendances au jansénisme. Vers la fin de sa vie, dans le même sentiment, il avait écrit un *Abrégé de l'histoire de Port-Royal*, défendu les religieuses auprès de Mme de Maintenon, fait l'office d'intermédiaire pour elles auprès de l'archevêque, etc., et c'est pure méchanceté que ce mot du comte de Roucy : « Il ne s'y serait pas fait enterrer de son vivant. » Par un testament du 10 octobre 1698, il avait demandé que son corps ne parût pas indigne d'aller reposer aux Champs, près de la tombe de M. Hamon, malgré la vie scandaleuse qu'il avait menée jadis et le peu de profit qu'il avait tiré de l'excellente éducation de cette maison. Conformément à son vœu, le corps, après avoir passé une nuit à Saint-Sulpice, fut porté aux Champs, dans le cimetière extérieur, où Boileau fit placer une épitaphe de sa composition. Quand vint l'expulsion de 1710, le cercueil de Racine, comme ceux de quelques célèbres solitaires, fut transporté à Saint-Étienne-du-Mont, et l'épitaphe fut employée dans le dallage de l'église de Magny-l'Essart, d'où elle a été rapportée seulement en 1818, mais pour subir encore des translations (Guilhermy, *Inscriptions du diocèse de Paris*, tome I, p. 126-128).

5. *Interrompue*, au singulier, dans le manuscrit.

[a] Cela explique comment Dangeau a porté cette mort à la fin de la journée du 20 (tome VII, p. 70).

gnée de leur approbation[1]. Le chevalier de Coislin[2] s'y étoit fait porter aussi auprès de son célèbre oncle M. de Pontchâteau[3]. On ne sauroit croire combien le Roi fut piqué de ces deux sépultures[4].

Mort du duc de la Force. [Add. St-S. 287]

Le duc de la Force[5], qui mourut dans ce même temps[6], ne fit pas tant de vuide et de regrets nonobstant sa naissance et sa dignité. C'étoit un très bon et honnête homme[7],

1. Au sortir du collège de la ville de Beauvais, Racine avait dû à sa proche parenté avec plusieurs religieuses de Port-Royal de passer trois ou quatre ans aux Champs, où enseignaient alors Lancelot et Nicole, Antoine le Maître et Hamon. Quand il travailla pour le théâtre, la désolation fut aussi grande chez ses anciens maîtres que dans la maison de Paris : on lança contre lui excommunication sur excommunication, Nicole alla jusqu'à le qualifier d' « empoisonneur public, » et il riposta à ces condamnations avec une aigreur qui sentait l'ingratitude. C'est pour se réconcilier avec les solitaires, comme avec sa propre conscience, qu'il finit par renoncer à la scène profane. Sainte-Beuve a traité longuement toute cette partie de sa vie dans le tome VI de *Port-Royal*, p. 83-157.

2. Ci-dessus, p. 120.

3. Sébastien-Joseph du Cambout, dit l'abbé de Pontchâteau, né à Coislin le 29 janvier 1634, neveu à la mode de Bretagne des deux cardinaux de Richelieu, beau-frère de MM. d'Épernon et d'Harcourt, oncle des trois Coislin, embrassa avec succès l'état ecclésiastique, et, pourvu dès 1640 des abbayes de Saint-Gildas-aux-Bois, de la Viéville et de Geneston, commença néanmoins par vivre dans le monde et par voyager à travers toute l'Europe, et chercha même à se marier ; mais enfin il se décida à suivre l'exemple de Messieurs de Port-Royal à partir de 1662, fit chez eux l'office de jardinier, vécut errant et proscrit pendant quelques années, et revint mourir à Paris le 27 juin 1690 (*Nécrologe de Port-Royal*, p. 254-262 ; Sainte-Beuve, *Port-Royal*, tomes V, p. 248-269, et VI, p. 300-356). Saint-Simon a fait de lui, dans la notice du duché de COISLIN (tome VI des *Écrits inédits*, p. 231-232), un éloge qui n'est pas passé dans les *Mémoires*.

4. Cependant le Roi donna son agrément pour l'inhumation.

5. Jacques-Nompar de Caumont : tome II, p. 18.

6. Cette mort, qui arriva le 19 avril, au château de la Boulaye (notre tome II, p. 111, note 2), est annoncée par Dangeau (tome VII, p. 70 et 71) le 21 et le 22, c'est-à-dire immédiatement après la mort de Racine.

7. Quand on avait procédé à l'information pour recevoir M. de la Force duc et pair, le 5 février 1678, le marquis de Saint-Simon, oncle de notre auteur, avait été l'un des témoins déposants, avec le duc de la Rochefoucauld et le comte de Vaillac (Arch. nat., K 616, n° 19).

et rien de plus[1], qui, à force d'exils, de prisons, d'enlèvements de ses enfants, et de tous les tourments dont on s'étoit pu aviser, s'étoit fait catholique[2]. Le Roi eut soin de le bien faire assister pour qu'il mourût tel[3]. Sa femme[4], enfin, avoit eu permission de se retirer en Angleterre et d'y jouir de son bien[5]; elle y fut en estime

1. « Un très pauvre homme, » a-t-il dit dans une Addition sur Mme du Roure, fille du duc et maîtresse de Monseigneur : voyez notre tome II, p. 136-138.

2. C'était presque le seul grand seigneur qui fût resté protestant. Cette abjuration, suivie de celle de ses fils, eut lieu en mai 1686, après une courte reclusion à Saint-Magloire (*Gazette*, p. 290 ; *Sourches*, tome I, p. 398); mais Spanheim dit (*Relation*, p. 45) qu'elle n'avait pas été sincère, et, en juillet 1689, au grand étonnement de la cour, qui crut qu'on soupçonnait le duc de relations criminelles avec le maréchal de Schonberg ou avec les huguenots sortis du Royaume (*Sourches*, tome III, p. 117-118), M. de la Force avait été mis à la Bastille, puis, en avril 1691, transféré à Saint-Magloire. Sur les mesures rigoureuses qu'on avait prises contre la famille, et sur les dernières années de sa vie, voyez les Papiers du P. Léonard, Arch. nat., MM 825, fol. 17, et les documents du temps extraits des registres de la secrétairerie de la maison du Roi qui ont été imprimés, soit dans la *Correspondance administrative*, par Depping, tome IV, p. 350, 394-394, 426-428, 464, 478-487, soit dans le *Bulletin de la Société de l'Histoire du Protestantisme français*, années 1854, p. 64-76, 450-459 et 560, et 1855, p. 67-75, 161-171, 298-308 et 477-479, soit encore dans le *Dictionnaire critique* de Jal, p. 590. La *Gazette d'Amsterdam* publia, à l'occasion de la mort du duc (Extr. xxxvi), un fragment du testament qu'il avait fait en 1689, lors de sa détention à la Bastille, et l'on trouvera à l'Appendice du présent volume, n° IX, quelques lettres écrites par lui, ou sur lui, au ministre.

3. A la fin de 1698, un exempt avait été installé près de lui, avec le P. Bordes comme catéchiste, et ses domestiques emprisonnés, ses fils éloignés, etc. Le *Mercure* annonça sa mort en ces termes (avril 1699, p. 261) : « M. le duc de la Force est mort.... avec tous les sentiments d'un bon catholique, quoiqu'il soit né dans la religion prétendue réformée et qu'il ait été des derniers à se convertir. Il étoit petit-neveu du maréchal de la Force.... » Dangeau dit : « Le Roi nous ajouta que ce duc mouroit bon catholique.... »

4. Suzanne de Beringhen : tome V, p. 58.

5. C'est inexact. La duchesse, encore plus persévérante que son mari, avait été successivement mise aux arrêts, privée de ses enfants, détenue dans un couvent, envoyée au château d'Angers, exilée à la Bou-

et en considération, et y eut le rang de duchesse[1].

Peu après la mort de Racine, Valincour[2] fut choisi pour travailler à l'histoire du Roi, en sa place, avec Despréaux[3].

Valincour mis à l'histoire

laye, toujours sans succès. Quinze jours avant que le duc ne mourût, on la séquestra ; lui décédé, on la mena dans un couvent d'Évreux, et on ne la rendit à son fils, le duc de Caumont, qu'à condition qu'elle se convertirait, ou qu'elle sortirait du Royaume dans quinze jours. Ce fut M. de Pontchartrain qui alla lui signifier cette alternative : ayant préféré l'exil, elle partit le 18 mai, en compagnie de Milady Jersey, femme de l'ambassadeur, et arriva le 28 à Londres, où elle avait une sœur et où le roi Guillaume et la princesse de Danemark lui firent grand accueil (*Gazette d'Amsterdam*, n°s XXXIX, XLII et XLVI; *Gazette de la Haye*, n° 46 ; *Journal de Verdun*, 1699, 1re partie, p. 256; Papiers du P. Léonard, Arch. nat., M 757, p. 178-179). Elle eut un logement à Saint-James, où l'ambassadeur Tallard alla lui rendre visite, et elle y mourut le 25 mai 1731. — A propos du mariage de son fils aîné en 1698, j'ai dit (tome V, p. 298, note 6) que la mère de Saint-Simon l'avait suppléée auprès de ses enfants plus jeunes, avec l'agrément du Roi, pendant la persécution de 1686. Notre auteur, âgé alors de onze ans, devait bien se souvenir de ce fait.

1. Déjà dit en 1698 : tome V, p. 58.

2. Tome III, p. 291 et note 4.

3. Cette nouvelle figure dans le *Journal de Dangeau* à la date du 1er mai (tome VII, p. 76) : « M. de Valincour, qui est attaché à M. le comte de Toulouse, a été choisi pour aider à M. Despréaux, qui, par la mort de Racine, se trouvoit seul chargé de l'histoire du Roi. Despréaux l'écrira seul; mais M. de Valincour l'aidera, et c'est Despréaux qui a prié le Roi de le lui donner pour l'aider. » Voyez le récit de Boileau, à qui le Roi avait tout d'abord annoncé qu'ils auraient souvent des conversations de deux heures dans son cabinet (*Œuvres de J. Racine*, tome VII, p. 329-330; *Correspondance de Boileau et Brossette*, p. 62-63 et 427). Valincour succéda à Racine, en qualité de membre de l'Académie française, le 27 juin suivant. Comme historiographe, ou, selon l'expression d'un homme d'esprit, comme « résident de M. Despréaux auprès de S. M. très chrétienne, » il faut reconnaître que Valincour n'avança guère les choses dans les douze années que dura cette collaboration, et il l'avoua lui-même, lorsque Boileau mourut, à Mme de Maintenon, sa protectrice; mais il s'occupa davantage de l'Académie française[a] et de la seconde édition du *Dictionnaire*, dont il rédigea la Préface en 1718, ainsi que Jérôme de Pontchartrain le lui avait pré-

[a] On peut dire que sa principale œuvre historique est le tableau qu'il a tracé de la guerre de la ligue d'Augsbourg dans son discours de réception.

du Roi en la place de Racine.

Je ne sais quelle connoissance il avoit eue[1] auprès de Mme de Montespan : ce fut par elle qu'il fut mis auprès de M. le comte de Toulouse dès sa première jeunesse reconnue[2], et, bientôt après, fut secrétaire général de la marine[3]. C'étoit un homme d'infiniment d'esprit et qui savoit extraordinairement[4], d'ailleurs un répertoire d'anecdotes

dit ou souhaité dès 1694. Une partie des quelques papiers qui restèrent après lui semble avoir passé par les mains de la Beaumelle : ci-dessus, p. 115, note 1.

1. *Eu*, sans accord, par mégarde.

2. Dès que Louis XIV eut reconnu ses bâtards encore tout jeunes.

3. Valincour, très jeune, s'étant fait connaître par sa *Critique de la Princesse de Clèves*, puis par une *Vie de François de Lorraine, duc de Guise*, Racine, Boileau, Bossuet, dont il était le favori, lui firent donner par Mme de Montespan une place, non de précepteur, comme on pourrait le croire sur le récit de Louis Racine, mais de gentilhomme à la suite du comte de Toulouse (1681). Celui-ci, nommé amiral, se l'attacha définitivement comme secrétaire de ses commandements et comme secrétaire général de la marine (11 octobre 1688), et il remplit en outre les mêmes fonctions de secrétaire général auprès du prince quand il eut d'abord le gouvernement de la Guyenne (1689), puis celui de la Bretagne et la présidence du bureau des prises (1695). Quoique ses papiers aient péri en 1726, dans un incendie, les Archives nationales possèdent encore quelques séries de documents sur le conseil des prises, qu'il dirigeait, et un volume de sa correspondance pour le gouvernement de Bretagne. Un recueil de mémoires sur des sujets de marine, en deux volumes, a été possédé et utilisé par le P. Adry, puis par Monmerqué. Mais on a surtout une grande abondance de lettres écrites par lui aux différents ministres, au contrôleur général, à Clairambault, au cardinal Gualterio, au président Bouhier, etc.

4. Il fut non seulement membre de l'Académie française, mais aussi associé de celle des inscriptions et membre de celle des sciences, ainsi que de la Crusca. De très jolies fables de sa composition se trouvent dans divers recueils, entre autres *le Rossignol en cage*, qu'on a attribué à la Fontaine, et, quoique constamment affairé et chargé de mille besognes, il resta toujours fidèle à la poésie comme à l'antiquité classique. M. Oscar de Vallée, dans son livre sur *le Duc d'Orléans et le chancelier Daguesseau* (p. 256-257), a dit de lui : « Valincour n'est pas un grand esprit, ni un grand écrivain, non plus qu'un grand savant, ni un grand politique ; mais il a mis dans les lettres, dans les sciences, dans la politique, un esprit si juste, tant de goût, de sens et de droiture, que ses plus illustres contemporains l'ont pris pour ami et pour juge... »

de cour, où il avoit passé sa vie dans l'intrinsèque[1] et parmi la compagnie la plus illustre et la plus choisie[2], solidement vertueux et modeste, toujours dans sa place, et jamais gâté par les confiances les plus importantes et les plus flatteuses; d'ailleurs très difficile à se montrer, hors avec ses amis particuliers, et peu à peu, très longtemps, devenu grand homme de bien[3]. C'étoit un homme doux, gai, salé[4] sans vouloir l'être, et qui répandoit naturelle-

On sait que Boileau lui dédia sa XIe satire, sur l'*Honneur*, et qu'il a fait de lui le type de l' « honnête homme. » « Il l'était en effet, dit M. de Vallée, et il le paraissait. Il en avait le fond et la forme, les sentiments et les manières, sans prétention, sans rudesse, sans misanthropie. » Comparez son article, extrêmement élogieux, dans le *Moréri*. Saint Simon aura encore une phrase sur lui en 1718 (tome XV, p. 472).

1. Nous retrouverons *intrinsèque* pris ainsi comme substantif au sens d'intérieur ou d'intimité, et on l'a aussi dans les *Mémoires de Luynes* (tome XI, p. 32) : « L'intrinsèque des domestiques. » Sous la régence d'Anne d'Autriche, Nicolas Goulas disait (ses *Mémoires*, tomes I, p. 377, et II, p. 217) : « Être intrinsèque à quelqu'un. » Le mot n'est pas dans Furetière : il était évidemment pris de l'italien *intrinseco*, qui s'employait de même. Nous avons eu ci-dessus, p. 70, *intrinsèquement*.

2. Les plus illustres de ses amis furent, avec Racine, Boileau et Bossuet, le futur cardinal de Fleury, le P. de la Tour, Cavoye, Pontchartrain fils, les deux Daguesseau, et beaucoup d'autres membres de cette société qu'on suspectait de tendances jansénistes parce qu'elle visait à l'observation du programme de l' « honnête homme. » Saint-Simon se lia aussi avec Valincour; on a quelques pièces de leur correspondance, et il tira de lui des « anecdotes de cour, » comme nous le verrons par la suite.

3. *Très longtemps*, sans doute, veut dire très lentement. — Voltaire est probablement le seul qui ait suspecté le désintéressement de Valincour. « Il n'eût pas fait une assez grande fortune, dit-il dans le *Catalogue des écrivains du siècle de Louis XIV*, s'il n'eût été qu'homme de lettres. » Quant à Racine fils, s'il est allé jusqu'à traiter de grand misérable et de fat personnage le successeur de son père, c'est parce que certains passages de la note biographique dressée par Valincour sur la demande de leurs amis communs, et communiquée à l'abbé d'Olivet, ne lui convenaient point. Le *Moréri* vante grandement sa probité, ses vertus chrétiennes, et cet accueil si franc qui faisait de sa maison de Saint-Cloud comme une succursale de l'Académie française.

4. Mme de Sévigné disait (tome VI, p. 37), d'un confesseur rigide

ment les grâces dans la conversation, très sûr et extrêmement aimable, qui avoit su conserver la confiance du Roi, être considéré de Mme de Maintenon, et ne lui être point suspect en demeurant publiquement attaché à Mme de Montespan jusqu'à sa mort, et à tous les siens après elle[1]. M. le comte de Toulouse avoit aussi toute confiance en lui, quoique parfaitement brouillé[2] avec M. d'O et sans nul commerce ensemble[3]. On[4] ne l'en estimoit pas moins, quoique lui-même estimât fort peu ce gouverneur de la personne et de la maison de son maître[5].

Mort

Un saint et savant évêque finit aussi ses jours[6], Barrillon[7],

qui voulait qu'on payât ses dettes avant de s'amuser : « C'est un homme bien *salé !* » Ce n'est pas le sens où Saint-Simon a déjà employé ce mot, comme ici, en parlant de traits plaisants, piquants et méchants (tomes I, p. 81, II, p. 208, et III, p. 7 et 174); Littré cite aussi un exemple de Voltaire. L'emploi n'est pas dans Furetière; mais il y en a plusieurs exemples dans d'autres lettres de Mme de Sévigné.

1. Six lettres écrites par lui à Mme de Maintenon et insérées dans le recueil de la Beaumelle dénotent une aisance d'allures allant parfois jusqu'au badinage, mais tempérée par la discrétion de l'homme de cour, et surtout par une gratitude profonde, car elle le sauva plus d'une fois des accusations de jansénisme. Une pièce du Chansonnier (ms. Fr. 12 625, p. 49) nous le montre, en 1701, au milieu des familières de la marquise, dînant dans une garde-robe tandis qu'on offrait un grand repas à la duchesse de Bourgogne dans la chambre voisine.

2. C'est Valincour, et non le comte de Toulouse, qui était brouillé.

3. Voyez ce qui a déjà été dit du marquis et de la marquise d'O en 1696, tome III, p. 199-204, et ce qui va être dit ci-après, p. 357. Leur caractère était tout l'opposé de celui de Valincour.

4. *On*, sans doute M. d'O, et peut-être sa femme aussi, quoique non nommée.

5. Le médiocre portrait de Valincour donné à l'Académie française, selon l'usage, est aujourd'hui à Versailles, n° 2944, et il a été gravé dans les *Galeries historiques du Musée*, série X, section v.

6. Cette mort est annoncée par Dangeau le 5 mai (tome VII, p. 78); elle était arrivée dans la nuit. Comparez les *Mémoires de Sourches*, tome VI, p. 151; la *Gazette*, p. 228; le *Mercure* du mois, p. 208-211, etc.

7. Henri de Barrillon, né en Auvergne le 4 mars 1639, et destiné à l'ordre de Malte avant d'entrer dans l'Église, avait été fait prieur de Boulogne, près Blois, en 1663, puis évêque de Luçon en octobre 1671, et conseiller d'État le 20 janvier 1673 (voyez tome IV, p. 442, note 4).

de l'évêque de Luçon, Barrillon.

évêque de Luçon[1], frère de Barrillon[2] longtemps ambassadeur en Angleterre, et de Morangis[3], tous deux conseillers d'État. C'étoit un homme qui ne sortoit presque jamais de son diocèse, où il menoit une vie tout à fait apostolique[4]. Il étoit fort estimé et dans la première considération dans le monde et parmi ses confrères, ami intime de Monsieur de la Trappe[5], et ami aussi de mon père, ainsi que ses frères[6]. Il vint trop tard à Paris se faire tailler, et

1. Cet évêché, avec titre de baron de Luçon, ne datait que de 1317, comptait cent cinquante paroisses, et valait vingt-deux mille livres. Henri de Barrillon l'avait reçu sans paraître à la cour et malgré lui (*Sévigné*, tome V, p. 20). Le P. Dupuis, oratorien, prononça son oraison funèbre à Luçon, et un *Abrégé de sa vie* y fut publié immédiatement, en 1700, par Ch.-Fr. Dubos, archidiacre de l'église cathédrale, avec des morceaux pieux du défunt, de qui l'on a, en outre, des statuts synodaux, des prônes et des ordonnances, et peut-être une vie inédite de M. de Bérulle : voyez le *Moréri*, tome II, p. 119-120.

2. Paul de Barrillon d'Amoncourt, marquis de Branges, etc., conseiller au Parlement (1650), maître des requêtes (1657), intendant de la généralité de Paris (1666), commissaire pour le règlement des limites de Flandre (1668), intendant de l'armée du Roi, puis de celle de Turenne, et conseiller d'État semestre (1672), plénipotentiaire à Cologne (1673), ambassadeur en Angleterre (1677-1689), conseiller d'État ordinaire (1681), mort à Paris, après une longue maladie, le 23 juillet 1691. C'est l'ami de Mme de Maintenon, des Sévigné, des Grignan, des Coulanges, de la Fontaine, qui lui a dédié l'apologue sur *le Pouvoir des fables*. Les *Mémoires*, en 1709, parleront de son ambassade à Londres.

3. Antoine de Barrillon, seigneur de Morangis, conseiller à la seconde chambre des enquêtes (1662), maître des requêtes (1672), intendant à Metz (1674), à Alençon (1677), à Caen (1682), mort le 18 mai 1686, au moment où il allait prendre l'intendance d'Orléans. Dans les portraits du Parlement de 1662 ou 1663, on dit qu'il ne manque pas d'esprit, mais s'applique peu au Palais, et donne tout à la cour, aux comtesses, aux grandes dames (*Correspondance administrative*, tome II, p. 57-58).

4. Voyez la notice du *Moréri* et l'article nécrologique donné par la *Gazette* du 9 mai 1699, p. 228.

5. Ami aussi du cardinal le Camus, qui l'avait fait nommer évêque, et dont on vient de publier les lettres conservées à l'évêché de Luçon.

6. Ils étaient fils d'un président aux enquêtes, et descendaient d'un secrétaire du chancelier du Prat à qui on attribue un journal domestique, de 1514 à 1521, encore inédit (*Mémoires d'Amelot de la Houssaye*,

en mourut de la manière la plus sainte, la plus édifiante, et qui répondit le mieux à toute sa vie[1].

Mariage du duc de Choiseul avec Mme Brûlart.

Le duc de Choiseul[2], las de sa misère[3], épousa une sœur de l'ancien évêque de Troyes et de la maréchale de Clérambault, fille de Chavigny secrétaire d'État[4]. Elle étoit veuve de Brûlart[5], premier président du parlement de Dijon et fort riche, dont elle n'avoit qu'une fille[6]. Quoique

tomes II, p. 125, et III, p. 123). Cette famille ne prit la particule que vers la fin du dix-septième siècle.

1. Il était arrivé à Paris en juillet 1698. Il fut inhumé à l'Oratoire, où s'était faite une partie de son éducation : voyez son épitaphe dans les *Descriptions de Paris*, et la notice du R. P. Ingold sur *l'Oratoire à Luçon* (1884), p. 13-21. L'attachement qu'il professait, ainsi qu'un quatrième frère dont Saint-Simon ne parle pas (l'abbé Jean-Jacques, mort en 1683), pour cette maison, les fit accuser de jansénisme.

2. Ici encore, le changement d'écriture indique une pause de l'auteur.

3. Tomes I, p. 117-119, III, p. 155-156, et V, p. 347, où Saint-Simon a raconté la mort de la duchesse. Le duc avait dû se munir de lettres d'État, le 29 janvier 1699, contre ses créanciers : Arch. nat., E 1909.

4. Il a été parlé de ces personnages, en dernier lieu, dans le tome V, p. 95 et 299. Leur sœur, Marie Bouthillier, seconde femme du président Brûlart (29 janvier 1669), se remaria, le 4 mai 1699, à César-Auguste, duc de Choiseul, et mourut à Paris, le 11 juin 1728, âgée de quatre-vingt-deux ans. C'est Dangeau (tome VII, p. 75) qui fournit ce mariage à notre auteur; comparez les *Mémoires de Sourches*, tome VI, p. 150, le *Mercure* du mois, p. 198-200, et les *Mémoires d'Amelot de la Houssaye*, tome II, p. 220. Mme Brûlart, selon Dangeau, avait quarante-six mille livres de rente; le duc de Choiseul obtint une augmentation de pension de six mille livres. Le mariage avait été arrangé par M. de Pontchartrain et M. Dappougny (*Gazette de la Haye*, 1699, n° 39).

5. Nicolas II Brûlart, marquis de la Borde, né le 19 janvier 1627, premier président du parlement de Bourgogne en 1657, comme l'avaient été son père, son aïeul et son bisaïeul, mourut le 29 août 1692. Ses discours et sa correspondance sont conservés dans les manuscrits de la bibliothèque de Dijon; le président de Lacuisine en a tiré, en 1859, deux volumes de *Lettres inédites*, et feu M. Al. Thomas s'est servi de la même correspondance dans *Une province sous Louis XIV*. C'était, suivant le rapport de 1663 (*Correspondance administrative*, tome II, p. 106), un homme de bon sens, mais de capacité médiocre et présomptueux.

6. Comme le dit Dangeau, elle avait plusieurs enfants, deux fils, qui furent tués à la bataille de Spire et à l'armée d'Italie, et deux filles : 1° Mme de Vichy-Champrond; 2° Marie Brûlart, qui épousa en 1704 le

vieille[1], elle voulut tâter de la cour et du tabouret ; elle en trouva un à acheter, et le prit[2].

Malgré la paix, l'Empereur gardoit peu de bienséances : il fut plus de trois mois[3] sans donner part au Roi du mariage du roi des Romains, son fils[4], avec la seconde fille de la duchesse d'Hanovre[5] qui avoit été ici longtemps[6], et

Mariage du roi des Romains. Pourquoi la part* différée.

marquis de Charost, se remaria en 1732 avec le duc de Luynes, et fut dame d'honneur et amie intime de la reine Marie Leszczynska.

1. Elle avait cinquante-trois ou quatre ans, et non cinquante comme le dit Dangeau.

2. C'est ce que disent les *Mémoires d'Amelot de la Houssaye* (tome II, p. 220), en rapportant une réponse du premier président de Harlay consulté par Mme Brûlart, dont les parents s'opposaient à ce mariage. Elle prit le tabouret le 7 juillet : *Sourches*, tome VI, p. 170.

3. Dangeau dit, à la date du 14 avril (tome VII, p. 65) : « L'Empereur a enfin donné part au Roi du mariage du roi des Romains, par une lettre en italien, écrite de sa main ; mais il l'a envoyée par un simple courrier. Il n'a point de ministre ici. » Précédemment, le 18 mars 1698, il avait écrit (tome VI, p. 313) : « Toutes les nouvelles d'Allemagne portent que le mariage du roi des Romains est résolu avec la princesse Amélie de Hanovre. Sa sœur aînée a épousé le duc de Modène ; nous les avons vues ici longtemps toutes deux avec Madame leur mère, qui est sœur de Madame la Princesse ; » et, le 1er décembre 1698 (p. 468) : « On mande de Vienne que tout s'y prépare pour le mariage du roi des Romains avec la princesse d'Hanovre que nous avons vue ici. »

4. Celui qui devint l'empereur Joseph : ci-dessus, p. 2.

5. Bénédicte de Bavière, veuve de Jean-Frédéric de Brunswick-Zell. — Ici, comme en 1693, Saint-Simon écrit : *Hannover* ou *Hannovre*.

6. C'est en 1679, après la mort du duc son mari, qu'elle était venue s'établir en France (*Gazette*, p. 486 et 520 ; *Lettres de Mme de Sévigné*, tome VI, p. 190), et, en mai 1687, elle y avait obtenu des lettres de naturalité pour ses deux filles non mariées (Arch. nat., O1 31, fol. 271)[a] ; mais elle avait vécu en dehors de la cour (*Relation* de Spanheim, p. 121-122), et, en octobre 1693, elle était repartie pour l'Allemagne après son éclat avec les Bouillon (*Mme de Maintenon, d'après sa correspondance authentique*, par M. Geffroy, tome I, p. 137, 219 et 229 ; *Journal de Dangeau*, tome IV, p. 381 ; *Mémoires de Sourches*, tome IV, p. 283). On disait alors que le roi de Suède se remarierait avec elle, « pour avoir

* C'est-à-dire la notification officielle. Littré n'a pas relevé cet emploi au mot Part 6°. Voyez un premier exemple dans notre tome II, p. 250.

a Voyez, sur les charmes de ses trois filles, la *Gazette de Leyde*, 19 juillet et 2 août 1685.

que j'ai rapporté ci-dessus en être sortie de dépit de son aventure avec Mme de Bouillon[1]. Elles étoient à Modène, où l'aînée avoit épousé le duc de Modène[2] qui avoit quitté le chapeau, qu'il avoit porté longtemps[3], pour succéder à son frère[4], mort sans enfants, et se marier[5]. Le prince de Salm[6], grand maître de la maison du roi des Romains, dont il avoit été gouverneur, et en grand crédit auprès de lui et dans la cour de l'Empereur[7], fit ce mariage : il étoit veuf de la sœur de Madame la Princesse et de la duchesse d'Hanovre[8], et compta avec raison faire un grand coup pour lui que de faire sa nièce reine des Romains[9]. L'Em-

la compagnie d'une honnête personne, » et que ses filles épouseraient, l'aînée un prince de sa maison, la cadette le duc de Bavière. Elle avait cru en marier une avec le duc du Maine.

1. Tome I, p. 110-112 et Addition 24, p. 357-358. A cette occasion, il a annoncé par avance le mariage de la princesse Amélie avec l'archiduc Joseph.

2. Renaud d'Este : tome I, p. 112.

3. Fait cardinal en 1686, il rendit son chapeau le 29 mars 1695.

4. François II d'Este, né le 6 mars 1660, devenu duc de Modène et de Reggio le 6 juillet 1662, mort le 6 septembre 1694.

5. Il avait dû épouser la princesse de Conti douairière, selon la *Relation* de Spanheim, p. 98. Quand il se maria en novembre 1695, Mme de Maintenon écrivit : « Il est vrai que je n'aurois pas cru que cette grande princesse d'Hanovre fît tant de bruit; mais j'ai été fort aise de son établissement, conservant beaucoup de zèle et de respect pour Madame sa mère. » (*Correspondance générale*, tome IV, p. 41.) Comme Mlle de Hanovre descendait de Welfe d'Este, duc de Bavière, ce mariage réunit deux branches de cette maison séparées depuis six siècles.

6. Tome I, p. 112. Il avait été nommé gouverneur du prince en 1685.

7. Vigoureux et énergique, mais ennemi de la France, il éleva son archiduc dans des idées philosophiques et libérales.

8. C'est en 1671 (*Gazette*, p. 247) qu'il épousa cette sœur aînée de la princesse de Condé et de la duchesse de Hanovre, contre le gré de sa mère (*Relation* de Spanheim, p. 90). Ils obtinrent des lettres de naturalité en France, qui furent enregistrées à la Chambre des comptes le 21 mars 1678. Sur lui et sa femme, voyez une Addition au *Journal de Dangeau*, tome XII, p. 22, et la suite des *Mémoires*, tome VIII, p. 133.

9. Comparez les *Mémoires de Villars*, tome I, p. 207-208. Dans l'instruction donnée à Villars en juin 1698 (ci-après, p. 188, note 2, et p. 189, note 2), il est dit que le Roi n'a aucun intérêt engagé dans le

pereur les fit venir de Modène, et fit célébrer ce mariage dans le mois de janvier[1]. Ce fut par un simple courrier qu'il en donna enfin part, chargé d'une lettre en italien, de sa main, pour le Roi. Il n'avoit aucun ministre ici[2]. La morgue impériale est telle, qu'elle refuse encore la *Majesté*[3] au Roi dans les lettres qu'on appelle *de chancellerie*, c'est-à-dire qui commencent par les titres : *Très haut*, etc., et sont contresignées[4]; la morgue françoise n'en veut point recevoir sans *Majesté* : de sorte que ces sortes de

Style de s'écrire entre l'Empereur et le Roi.

futur mariage du roi des Romains et que « la princesse d'Hanovre n'y a plus de part, nonobstant la préférence que le roi des Romains paroissoit lui donner. » Elle n'avait pu se faire admettre, en 1682, dans la maison d'éducation que Mme de Brinon dirigeait alors à Montmorency.

1. La rédaction de Dangeau trompe notre auteur : le mariage eut lieu à Modène même, par procuration, le 15 janvier 1699, et fut seulement confirmé à Vienne le 24 février (*Gazette*, p. 79-80 et 135-136; *Gazette de Leyde*, correspondances de Modène, 17 février, et de Vienne, 19, 21, 25 et 28 février, etc.; *Gazette d'Amsterdam*, n°s XIII-XXI, correspondances de Vienne, de Rome et de Venise; Dépôt des affaires étrangères, vol. *Modène* 5; *Mémoires d'Amelot de la Houssaye*, tome II, p. 347-348). Mme de Hanovre, ne trouvant pas auprès de sa fille le rang qu'elle souhaitait, finit par s'en retourner à Modène.

2. Ces deux dernières phrases sont textuellement copiées de Dangeau. Le comte de Wallenstein avait été désigné pour venir en France représenter l'Autriche, et il avait même envoyé en avant sa femme et ses équipages; mais, subitement, on lui avait donné l'ordre de partir pour Lisbonne, au lieu de Paris (*Dépêches vénitiennes*, filza 192, p. 102; *Mémoires de Villars*, tome I, p. 200). M. de Sinzendorf ne vint occuper le poste de Paris qu'au mois d'août : ci-après, p. 245.

3. Longtemps on n'avait traité les rois que de *Sérénité* ou de *Grandeur*, en réservant le titre de *Majesté* pour l'Empereur; mais, à partir de Louis XI, nos Rois, se considérant comme empereurs en France, se firent traiter de même (les premiers Capétiens, de Robert à Louis XI, avaient déjà reçu la qualification de *Majesté* de leurs sujets), et leur exemple fut suivi par toutes les autres puissances. Voyez les *Recherches de la France*, par Étienne Pasquier, livre VIII, chap. v, les protocoles indiqués ci-après, p. 188, note 1, un article de M. Léopold Delisle dans la *Bibliothèque de l'École des chartes*, 4e série, tome II, p. 523 et 553-555, et la suite des *Mémoires*, tome VI, p. 362.

4. L'Empereur ne se servait que de *Sérénité*, et les Électeurs ses vassaux, sauf celui de Bavière, de *Votre Royale Dignité*.

lettres sont bannies entre eux, et qu'ils s'écrivent toujours l'un à l'autre de leur main, avec la *Majesté* réciproque et une égalité en tout parfaite[1]. Le Roi y avoit Villars avec caractère d'envoyé[2] : la préséance de la France sur l'Espagne ne permettoit pas d'avoir un ambassadeur à Vienne, que cette cour eût fait précéder tant qu'elle auroit pu par celui d'Espagne, pour la dignité de la maison d'Autriche. Villars[3] avoit reçu une incivilité très forte, dans l'appartement de l'Empereur[4], du prince de Liechtenstein[5], sur ce qu'il ne voyoit point l'Archi-

1. Tout cela est tiré du *Journal de Dangeau*, année 1701, tome VIII, p. 256. Le duc de Luynes dit de même, en 1751, à propos des lettres du cabinet (*Mémoires*, tome XI, p. 208-209) : « L'Empereur ne donne *Votre Majesté* au roi de France que dans les lettres missives, et non dans celles de chancellerie; mais il ne lui écrit point celles-ci. Charles VII l'a donnée en lettres de chancellerie; celui-ci l'a refusée. » Voyez d'ailleurs le protocole des lettres du Roi, lettres de la main ou lettres contresignées, dans le Supplément au *Corps diplomatique* de Du Mont, tome IV, p. 464-476. Il y en a un aussi, du règne de Louis XIII, dans le vol. 40 des Papiers de Saint-Simon, aujourd'hui *France* 195; comparez les mss. de la bibliothèque Mazarine 2652 et 2653. C'était par le Nonce que se faisait l'échange des lettres de la main, comme on le verra dans la suite des *Mémoires*, tome IV de 1873, p. 270. Voyez nos Additions et corrections.

2. Tome IV, p. 277 et Additions, p. 539. Ses instructions étaient marquées d'une très grande réserve, et il fut mal reçu à Vienne : voyez l'article que M. le marquis de Vogüé a consacré à cette mission dans la *Revue des Deux Mondes*, 15 septembre 1886. Tous ses prédécesseurs à Vienne n'avaient eu également que le titre d'envoyé extraordinaire.

3. Ce qui va suivre est tiré du *Journal de Dangeau*, tome VII, p. 26-27, 45, 53-54, 72 et 81-82. Comparez la *Revue des Deux Mondes*, p. 298-301, les *Mémoires de Sourches*, tome VI, p. 124-125 et 153, les *Mémoires de Villars*, éd. Vogüé, tome I, p. 218-231 et 455-460, la *Gazette d'Amsterdam*, n°s XVIII-XLVIII, celle de *Leyde*, 17 février, etc.

4. Ou plutôt dans l'appartement de l'Impératrice douairière, occupé en partie par l'Archiduc.

5. Antoine, prince de Liechtenstein (Saint-Simon écrit ici : *Listchtenstein*), nommé ambassadeur de l'Empereur à Rome en septembre 1689, avait été fait ensuite *ajo* ou gouverneur de la maison de l'archiduc Charles en janvier 1693, et, en avril 1698, il avait reçu la Toison d'or. Son maître le fit grand d'Espagne en 1703 ; mais il se laissa en-

duc[1], que les ministres du Roi ne visitoient point à cause de quelque embarras de cérémonial[2]. Villars prétendit une réparation authentique, se retira de la cour, et dépêcha un courrier[3]. Le nonce de Vienne et les autres ministres étrangers[4] s'en mêlèrent inutilement : Villars eut ordre de s'en revenir sans prendre congé, si la réparation ne lui étoit point faite[5]. On la différa tant, que

lever toute autorité par le prince Eugène. C'était un homme très faux, discrédité, même à Vienne, et hostile à la France, peut-être parce que la sœur de sa femme avait fait une mésalliance en épousant Dangeau.

1. Charles-François-Joseph, né le 1er octobre 1685, que nous verrons prendre une part active à la guerre de la succession d'Espagne sous les surnoms de *l'Archiduc* ou de Charles III. Il fut élu empereur, après la mort de son frère aîné Joseph, le 12 octobre 1711, et roi de Hongrie le 22 mai 1712, prit alors le nom de Charles VI, et mourut à Vienne, le 20 octobre 1740, laissant Marie-Thérèse pour héritière. Il passait pour être aussi doux et conciliant que Joseph était violent, et pour avoir les préférences de sa mère : voyez l'Addition n° 310, ci-après, p. 470.

2. Dangeau aussi était incomplètement informé; il écrit, le 22 décembre (tome VII, p. 215) : « Je ne sais pas bien le détail des formalités qu'il y aura à cette visite (de Villars chez l'Archiduc); mais on est convenu de tout. Jamais les envoyés de France n'avoient vu les Archiducs chez eux. » Antérieurement (p. 27), il avait dit que les autres envoyés ne voyaient pas plus l'Archiduc que celui de France, « à cause du cérémonial. » L'instruction donnée à Villars nous apprend en effet qu'il avait déjà été défendu, en 1687, d'aller chez l'Archiduc, parce qu'il prétendait recevoir couvert les représentants des cours étrangères. On peut voir dans la *Gazette d'Amsterdam* de 1698, n° LXXIV, avec quel apparat Villars avait fait les premières visites. Le cérémonial relatif aux ambassadeurs près la cour de Vienne se trouve dans le Supplément au *Corps diplomatique*, tome IV, p. 477-489.

3. Dangeau annonce l'arrivée du courrier le 15 février. Le prince de Liechtenstein avait apostrophé violemment Villars, qui venait assister *incognito*, comme d'autres diplomates qui ne voyaient point l'Archiduc, à une fête donnée dans l'appartement de l'Impératrice douairière.

4. Le nonce était André de Sainte-Croix ou Santa-Croce (1656-1712), de famille cardinalice et évêque de Viterbe. Il avait eu auparavant la nonciature de Pologne, et fut fait cardinal le 14 décembre 1699. Selon les *Mémoires de Villars*, tome I, p. 218, ni ce nonce, ni les ambassadeurs d'Espagne et de Venise, ni les envoyés de Hollande, de Suède, de Danemark, n'avaient vu non plus l'Archiduc.

5. *Faitte* est écrit en interligne. — Voyez la suite du récit de Villars

Villars résolut de partir : sur le point qu'il alloit monter en voiture, on le pria de rester, et on l'assura de la satisfaction; et en effet, deux jours après, elle fut achevée d'être concertée, et sur-le-champ exécutée par les excuses que le prince de Liechtenstein[1] lui alla faire chez lui[2]. Ce fut apparemment ce petit démêlé qui retarda tant la part du mariage du roi des Romains, car l'un et l'autre se fit tout de suite, et fort peu après l'embarras du cérémonial chez l'Archiduc[3], à la satisfaction du Roi, qui ordonna à Villars d'aller chez lui[4].

Traitement d'ambassadeurs de tête couronnée à

L'Empereur donna une grande distinction au Grand-Duc[5] : ce fut le traitement d'ambassadeurs de tête couronnée[6] aux siens, qui ne l'avoient dans aucune cour[7].

dans ses *Mémoires*, tome I, p. 225-231, et le commentaire, avec pièces, que M. de Vogüé y a joint, p. 455-460. La correspondance d'Erizzo (*Dépêches vénitiennes*, filza 192, p. 52, 73, 86 et 114) montre que le cas paraissait très grave, se compliquant du retard de la signature de la paix entre Constantinople et Venise et de la remise de Brisach aux Allemands.

1. Ici, ce nom est bien écrit.

2. *Journal de Dangeau*, tome VII, p. 53-54, 72 et 81-82. La *Gazette d'Amsterdam* (n° XLII) et la correspondance de l'ambassadeur vénitien (filza 193, p. 25-26) donnent une sorte de procès-verbal de la visite que M. de Liechtenstein fit à Villars, le 30 avril. On trouva un compromis avec l'étiquette, qui défendait aux gouverneurs des fils de l'Empereur d'aller chez personne.

3. Nous avons vu ci-dessus, p. 185, note 3, que cette « part » est mentionnée par Dangeau à la date du 14 avril : par conséquent, la lettre autographe de l'Empereur devait avoir été écrite vingt ou trente jours avant la terminaison du conflit de Villars avec M. de Liechtenstein. Au mois de décembre suivant, pour faire part de l'accouchement de la Reine, la cour de Vienne se servit de l'ambassadeur nouvellement arrivé, Sinzendorf, ci-après, p. 245.

4. *Journal de Dangeau*, tome VII, p. 215, 22 décembre 1699.

5. *Journal de Dangeau*, tome VII, p. 77.

6. Voyez ci-dessus, p. 27-28, ce qui a été raconté pour Venise.

7. Il obtint peu après l'*Altesse Royale* et les mêmes honneurs à Rome. La *Gazette d'Amsterdam*, n° LXVI, en enregistrant cette nouvelle, explique en quoi consistaient ces honneurs, qui ne comprenaient pas la *Sala Regia*, mais les sonneries de cloche à l'entrée dans le palais des cardinaux ou des ambassadeurs, la réception au milieu de l'escalier, un

M. de Savoie fut outré de cette égalité avec lui[1]; je ne sais si ce fut pour le mortifier, ou pour l'argent de Florence[2]. La naissance d'un prince de Piémont[3] l'en consola bientôt après[4]. Dans le moment, un lieutenant des gardes[5] partit pour en porter la nouvelle à Monsieur. Dès qu'il fut arrivé, l'ambassadeur de Savoie le vint dire au Roi, et entra dans son cabinet, où il étoit enfermé[6], en attendant le marquis de Rovere[7], que Monsieur de Savoie en-

l'ambassadeur du* Grand-Duc à Vienne, nulle part ailleurs.

Naissance du prince de Piémont.

auteuil égal, les corps de garde mis sous les armes, etc. Comparez la *Gazette*, 1699, p. 317-318. La *Gazette de Leyde* du 10 mars 1699 dit que le Grand-Duc obtint la qualification de *Sérénissime* de la cour de Madrid, et que beaucoup d'autres princes la demandèrent aussitôt.

1. Voyez ci-dessus, p. 4, 23 et 28.

2. Dangeau dit seulement : « L'Empereur a accordé à M. le Grand-Duc, pour ses ambassadeurs, les mêmes traitements qu'aux ambassadeurs des têtes couronnées. On croit que M. de Savoie sera très affligé de cette nouvelle-là. » En effet, la *Gazette d'Amsterdam* raconte les divers incidents que le représentant de la Savoie souleva à Rome pour empêcher que celui du Grand-Duc ne réussît : n°s XXXV, Extr. XXXVII, XLI, XLVIII, LI et Extr., Extr. LXV et LXVI, correspondances de Rome. Comparez la *Gazette de Rotterdam*, 5 janvier 1699, la *Gazette de la Haye*, n° 66, la copie des *Dépêches vénitiennes*, filza 193, p. 170-173, etc. M. de Savoie, qui continuait ses instances à Rome (ci-dessus, p. 23, note 2), voulut que le fils qui lui naquit sur ces entrefaites, et dont il va être parlé, fût appelé *prince royal*, et non prince de Piémont.

3. Victor-Amédée-Joseph-Philippe de Savoie, prince de Piémont, né le 6 mai 1699, mort le 22 mars 1715. Le duc son père n'avait que deux filles; mais un second fils naquit en 1701, et lui succéda en 1730.

4. *Journal de Dangeau*, tome VII, p. 82, 12 mai 1699.

5. Le chevalier de Lucey ou Lussé, premier lieutenant des gardes du duc et gouverneur du château de Chambéry. Il reçut un portrait d'une valeur de trois à quatre mille livres.

6. Il n'y a pas de virgule après *enfermé;* mais le texte de Dangeau, que suit toujours Saint-Simon, ne laisse pas d'équivoque sur le sens : « L'ambassadeur de Savoie demanda à parler au Roi, qui étoit enfermé dans son cabinet. S. M. le fit entrer.... On comptoit bien qu'il (le chevalier de Lucey) feroit plus de diligence que le marquis de Rouer (*sic*), que M. de Savoie envoie au Roi.... » Comparez le même *Journal*, p. 90.

7. Le comte, et non marquis de Rovere, premier gentilhomme de

* *Du* surcharge *de*, et le premier *ambr^s^* est bien au pluriel.

voie[1] exprès au Roi, qui reçut très bien l'ambassadeur, et l'envoya à Saint-Cyr trouver Mme la duchesse de Bourgogne, qui y étoit. Elle fut si sensible à cette nouvelle, qu'elle en pleura de joie[2].

Le Roi paye les dettes de Madame la Duchesse et de Monseigneur et lui double ses mois.

Le Roi, qui venoit de payer les dettes de Madame la Duchesse, qui étoient fortes, du jeu et aux marchands[3], paya aussi celles de Monseigneur, qui alloient à cinquante mille livres[4], se chargea de payer ses bâtiments de Meudon[5], et, au lieu de quinze cents pistoles qu'il avoit par

Victor-Amédée, lieutenant général de ses armées, gouverneur de Saluces depuis 1680. Ce peut-être René Rovero, qui avait déjà eu une mission extraordinaire en France en 1660 (*Gazette* de Loret, tome III, p. 227), et qui fut gouverneur de la citadelle de Turin, chevalier de l'Annonciade en 1666. En tout cas, il ne faut pas le confondre avec le diplomate génois de ce nom qu'on avait vu en 1669 et 1686, et qui était mort en 1693. Le procès-verbal de son audience (26 mai 1699) est dans les *Mémoires du baron de Breteuil*, ms. Arsenal 3860, p. 205.

1. Encore un indicatif pris à Dangeau, comme tous les détails de ce paragraphe, qui, dans notre manuscrit, n'est pas séparé en alinéa de l'anecdote Villars et Liechtenstein.

2. Dangeau dit : « Elle pleura de joie à la naissance d'un frère qu'elle souhaitoit fort. » Comparez la *Gazette*, p. 239 et 246.

3. Cette générosité du Roi est bien postérieure, puisque Dangeau n'en parle que le 19 mai 1700 (tome VII, p. 311). Il y avait dix ou douze mille pistoles à payer immédiatement comme dette de jeu; Mme de Maintenon transmit la supplique de la princesse au Roi, qui chargea Langlée de tout régler sans que le mari en sût rien.

4. Il y a bien *50000* #; mais ce doit être une erreur, Dangeau disant, le 3 mai (p. 77) : « Le Roi donna ordre, ces jours passés, à M. de Pontchartrain, de faire payer toutes les dettes de Mgr le Dauphin, qui se montent à plus de 500,000 francs.... » Toutefois, je dois constater que les registres du Trésor royal (Arch. nat., G^7 987) ne font mention que d'une ordonnance de quarante-trois mille livres à la date du 4 mai.

5. Depuis l'échange de Choisy contre Meudon, en 1695 (tome II, p. 284), on comptait Meudon au nombre des maisons royales (*Sourches*, tome IV, p. 461). Les travaux que Mansart et le Nostre y exécutèrent, les embellissements, l'ameublement, etc., ne se faisaient qu'avec l'agrément et au goût du Roi, qui, nous l'avons vu, y allait faire des séjours de temps à autre : *Journal de Dangeau*, tomes V, p. 268 et 432-433, VI, p. 350-351, 468-471, VII, p. 70-72, 223 et 426, VIII, p. 114, etc. La *Gazette d'Amsterdam* dit, dans son n° XLVII, 5 juin 1699 : « On travaille

mois, le mit à cinquante mille écus[1]. Pontchartrain, en habile homme, fit sa cour de cette affaire-là à ce prince, à qui il en porta la nouvelle sans qu'il eût rien demandé, ni parlé au contrôleur général, lequel s'acquit par là Monseigneur pour toujours[2]. Il avoit toujours eu grand soin d'aller au-devant de tout ce qui pouvoit lui plaire, et il combla par ce présent son fils accoutumé à trembler devant son père, et que le père n'avoit pas envie d'en désaccoutumer[3]. M. de la Rochefoucauld, toujours nécessiteux et

Augmentation de 42 000 ₶

à perfectionner les appartements de Meudon, et l'on achève plusieurs modèles de statues qui ont neuf pieds. On doit incessamment les placer, afin de voir l'effet qu'ils feront, et résoudre ensuite si on les fera de marbre ou jeter en bronze. Le Roi ayant été informé que les menus plaisirs de M. le Dauphin ne suffisent pas, à beaucoup près, aux dépenses utiles que ce prince fait pour l'embellissement de ce château, S. M. lui a dit que, lorsqu'il auroit besoin d'argent au delà de ce qu'elle avoit fixé, il pouvoit envoyer au Trésor royal, et qu'on n'en refuseroit point sur ses ordonnances. Le même jour, M. de Joyeux, capitaine de Meudon, y alla, et en apporta dix mille louis d'or. »

1. Cette fois, l'erreur est encore plus certaine. Dangeau dit : « Monseigneur n'avoit que 1 500 pistoles (quinze mille francs) par mois, et le Roi, présentement, lui fera donner 50 000 *francs* par mois. » L'augmentation était déjà bien considérable de quinze mille à cinquante mille. Saint-Simon a écrit, dans sa table analytique (tome XX, p. 349), comme ici à la marge : « Le Roi lui paye ses dettes et ses bâtiments, et lui double ses mois. » Ce n'eût été que trente mille livres.

2. Dangeau dit seulement : « Le Roi donna ordre.... à M. de Pontchartrain de faire payer, etc. » Dans la *Gazette de la Haye*, n° 41, comme dans la *Gazette d'Amsterdam*, nous lisons : « On assure que S. M. a fixé un fonds de six cent mille livres pour la cassette et pour les menus plaisirs de Monseigneur, et qu'il y a un ordre au Trésor royal de ne rien refuser sur ses billets, ni sur ceux de M. le duc de Bourgogne. » Les menus plaisirs des ducs d'Anjou et de Berry furent portés à deux mille livres et à mille livres par mois; le duc de Bourgogne ne voulut pas qu'on augmentât les siens, qui étaient de trois mille livres : *Journal de Dangeau*, tome VII, p. 167.

3. Comparez le tome VIII de 1873, p. 265. Néanmoins, le même Dangeau avait dit en 1697 (tome VI, p. 84) : « Le Roi n'a jamais refusé d'argent à Monseigneur quand il lui en a demandé, et lui en donne même souvent sans qu'il lui en demande.... » Mme Dunoyer prétend, dans sa lettre XXXII, que Colbert refusait toujours de l'argent au prince, et que

d'appointements à M. de la Rochefoucauld*.

Pension secrète de 20 000# à l'évêque de Chartres.

piteux[1] au milieu des richesses, et en proie à ses valets, obtint, sa vie durant seulement, quarante-deux mille livres de rente d'augmentation d'appointements sur sa charge de grand veneur[2], quoiqu'on ait vu, il n'y a pas longtemps, ici, que le Roi lui avoit payé ses dettes[3]. Il donna aussi, mais avec un grand secret, et qui a toujours duré, vingt mille livres[4] de pension à Monsieur de Chartres. Ses voyages et ses ouvrages lui dépensoient beaucoup[5]; il craignit de n'y pouvoir suffire et de laisser des dettes qui ne se pourroient payer : il demanda une abbaye. Il tenoit par la confiance du mariage du Roi, dont le Roi avoit trouvé bon que Mme de Maintenon lui fit[6] la confidence[7], et il étoit sur le pied de leur en parler et de leur en écrire à l'un et à l'autre[8]. Le Roi ne voulut point lui donner

Louvois, par politique, s'empressait de lui donner le double de ce qu'il demandait.

1. *Piteux* au sens de quelqu'un qui se lamente sans sujet et avec inconvenance.

2. *Journal de Dangeau*, tome VII, p. 81.

3. Voyez notre tome V, p. 128-129, note 1, et comparez la Notice biographique du *la Rochefoucauld*, p. LXXXVII et LXXXVIII. Selon Dangeau, le duc fit voir au Roi que cette nouvelle augmentation était nécessaire pour soutenir la dépense qu'il faisait dans sa charge, « et il est certain que jamais personne ne l'a faite si magnifiquement que lui. » D'après un bordereau de 1699 conservé dans les Papiers du contrôle général (Arch. nat., G^7 997), on lui devait encore près de cinquante mille livres de l'année 1698.

4. Le chiffre *20000* surcharge *2000* #.

5. Mme de Maintenon l'aida à construire son palais épiscopal; mais le mot *ouvrages* signifie, comme nous le verrons ailleurs (tome VII de 1873, p. 125), « ouvrages de doctrine; » et en effet Godet des Marais faisait beaucoup de publications.

6. *Fist* corrige *c[onfiât]*.

7. Voyez tome I, p. 108 et note 3.

8. Comparez son portrait en 1709 (tome VII de 1873, p. 123-124), où Saint-Simon dit tenir ce détail de M. de Mérinville, neveu et successeur de Godet des Marais, qui avait vu les lettres et en possédait une copie. Dans le *Parallèle*, p. 80-81, il ajoute que l'évêque « parloit au Roi de Mme de Maintenon, le félicitoit d'avoir une épouse si ver-

* Saint-Simon a placé cette manchette et la suivante deux lignes trop bas.

d'abbaye; il en avoit déjà une[1] : il trouva que cela feroit un contraste désagréable avec Monsieur de Cambray, qui

tueuse et si attachée, la lui donnoit pour exemple, et y répétoit souvent ce nom d'*épouse* et de *femme du Roi*. » Ce doivent être les mêmes lettres qui furent imprimées vers 1755, à Bruxelles, et qu'on joignit ensuite aux autres volumes de lettres de ou à Mme de Maintenon publiés l'année suivante par la Beaumelle. Il y a soixante-huit de ces lettres à Godet, plus un fragment de compte de la marquise, et enfin (p. 294-300) une lettre de l'évêque au Roi sur la paix de 1697 et sur son « excellente compagne. » À cette dernière lettre, qui, paraît-il, avait déjà vu le jour dans des feuilles publiques, l'éditeur primitif a joint un avertissement où il dit que sa copie vient d'un ecclésiastique attaché à M. de Mérinville, qui, tout en assurant à Mme de Maintenon que les papiers de Godet des Marais avaient été brûlés à sa mort, avait conservé le brouillon autographe de la lettre au Roi et l'avait remis sous cachet aux dames de Saint-Cyr, avec les autres lettres de l'évêque[a]. Feu M. Lavallée, qui l'a reproduite (*Correspondance générale*, tome IV, p. 193-197), raconte qu'on la communiqua à la Beaumelle en disant : « Nous n'avons rien de plus fort; » que le document original a disparu, mais qu'il reste une copie faite par Languet de Gergy; que d'ailleurs la Beaumelle, contre son habitude, en a reproduit exactement le texte[b]. On peut considérer cette pièce comme un témoignage du mariage encore plus positif que toutes les autres lettres de Godet des Marais, dont quelques-unes seulement ont été admises par Lavallée, d'après les manuscrits de Saint-Cyr. Celle où l'évêque dit (recueil de la Beaumelle, éd. 1789, tome VI, p. 76-80) : « Aimez le Roi d'une très grande charité; soyez-lui soumise comme l'étoit Sara, qui obéissoit à Abraham, » est d'un style bien singulier. Mais on trouve dans une lettre antérieure, du 2 novembre 1689 (*Correspondance générale*, tome III, p. 204), des phrases sur « le lieu où vous êtes, » sur la nécessité « que le Roi vous trouve aisée et réjouissante, » etc., qui, jointes à certaines demi-preuves tirées des mémoires de Saint-Cyr (*Correspondance*, tome III, p. 343-346), ne laissent pas douter que l'évêque de Chartres n'ait été réellement dans la confidence.

1. L'abbaye d'Igny, que Mme de Piennes lui avait fait obtenir dès l'âge de quatorze ans, et qui valait de douze à quatorze mille livres.

a Ces dames avaient bien raison de dire à la Beaumelle que « publier en entier ces lettres seroit assez difficile, et même ennuyeux. »

b Répondant à une question de la Beaumelle, les Dames disaient : « Pour la lettre au Roi, c'est un volume (?). Nous n'avons rien de plus fort. On la montrera. Elle n'est point datée; mais elle est apostillée de Mme de Maintenon : LETTRE TRÈS SECRÈTE. » (*Correspondance générale*, préface de Lavallée, page XXXIV.) Dans l'édition de Maëstricht, 1789, dont je me sers, et que

avoit rendu la sienne lorsqu'il fut archevêque[1]; et, pour éviter le qu'en dira-t-on, au lieu d'abbaye, il lui fit cette pension, qui lui étoit payée par mois[2].

M. de Vendôme change l'administration de ses affaires et va publiquement suer la vérole.

M. de Vendôme songea aussi enfin à ses affaires et à sa santé. Il étoit extrêmement riche, et n'avoit jamais un écu pour quoi qu'il voulût faire. Le grand prieur, son frère, s'étoit emparé de sa confiance avec un abbé de Chaulieu[3], homme de fort peu, mais de beaucoup d'esprit, de quelques lettres[4], et de force audace, qui l'avoit introduit dans le monde sous l'ombre de MM. de Vendôme, des parties[5] desquels il s'ennoblissoit[6]. On avoit souvent et inutilement parlé à M. de Vendôme sur le misérable état où sa confiance le réduisoit; le Roi lui en avoit dit son avis[7],

1. Tome II, p. 343.

2. Cette anecdote de pension secrète ne paraît pas être tirée du *Journal de Dangeau;* mais Saint-Simon la répétera en 1709.

3. Déjà dit au tome II, p. 101.

4. Nous avons trouvé (tome V, p. 390) et nous retrouverons l'expression : « avoir beaucoup de lettres, » et Littré l'a relevée (LETTRES 20°), mais point celle-ci. Nous avons eu aussi (tome IV, p. 136) : « gens d'esprit et de belles-lettres, » et (tome III, p. 298) : « plaire par ses lettres. »

5. *Parties* au sens de comptes, comme dans notre tome II, p. 70.

6. Il écrit : *annoblir.* — C'est en 1680 que l'abbé avait commencé à prendre position dans la maison de Vendôme (*Mémoires de la Fare*, p. 293; *les Cours galantes*, par M. Desnoiresterres, tomes I, p. 181-185 et 205-206, et III, p. 192-197), et, en 1684, le grand prieur lui avait donné un bon prieuré dépendant de Saint-Victor de Marseille (*Dangeau*, tome I, p. 59). Si l'on en croit un commentaire de Gaignières dans son Chansonnier (ms. Fr. 12 692, p. 221-222), Chaulieu se figurait que, la couronne passant à Monseigneur, son patron aurait toute l'autorité, et que lui-même, petit gentilhomme sans alliances, sans relief, sans capacité, gouvernerait l'État sous M. de Vendôme, comme jadis Richelieu et Mazarin, et arriverait nécessairement à la pourpre des cardinaux.

7. Voyez les *Lettres de Mme de Sévigné*, tome IV, p. 400, et *le Siècle de Louis XIV*, par Voltaire, chap. XVII.

Lavallée n'a point connue, les lettres de Godet des Marais forment encore un volume à part, tome IX des *Lettres* et tome XV de la collection; mais elles sont au nombre de quatre-vingts, et, à la place de la lettre au Roi, placée ailleurs, on trouve une longue note (p. 336-337) sur son origine et son authenticité, puis une lettre de M. de Mérinville, 1er octobre 1709, sur la mort de son oncle.

et l'avoit pressé de penser à sa santé, que ses débauches avoient mise[1] en fort mauvais état[2]. A la fin, il en profita[3] : il pria Chemerault[4], qui lui étoit fort attaché, de dire au grand prieur de sa part qu'il le prioit de ne se plus mêler de ses affaires, et à l'abbé de Chaulieu de cesser d'en prendre soin[5]. Ce fut un compliment amer au grand prieur, qui faisoit siens les revenus de son frère, et en donnoit quelque chose à l'abbé de Chaulieu[6]; jamais il ne le pardonna sincèrement à son frère, et ce fut l'époque, quoique sourde, de la cessation de leur identité[7], car leur union se pouvoit appeler telle. L'abbé de Chaulieu eut une pension de six mille livres de M. de Vendôme, et eut la misère de la recevoir[8]. Cro-

1. *Mis*, sans accord, par mégarde.

2. Dangeau dit, le 9 février (tome VII, p. 22) : « S. M. a parlé à M. de Vendôme avec beaucoup de bonté et lui représentant la nécessité où le public croit qu'il est de se remettre dans les remèdes; M. de Vendôme répond à cela qu'il se croit parfaitement bien guéri. »

3. Il mit ordre une première fois à ses affaires, en 1685, en vendant l'hôtel de Vendôme et le duché de Penthièvre, et Dangeau dit à cette occasion (tome I, p. 146) : « C'est M. le grand prieur et M. l'abbé de Chaulieu qui conduisent tout cela et qui traitent avec les créanciers; M. de Vendôme leur a donné une procuration générale. » Comparez les *Mémoires de Sourches*, tome II, p. 244, note 1, et voyez une pièce de 1686 dans le *Musée des Archives nationales*, n° 888.

4. Tome IV, p. 153.

5. Tout cela est tiré de *Dangeau*, tome VII, p. 56, 1er avril 1699.

6. C'était un vrai pillage, dira-t-il ailleurs (tome IV de 1873, p. 296; comparez l'Addition sur Vendôme, tome XIV du *Journal*, page 172). Le grand prieur avait mis à la tête de ses affaires, en 1675, un maître des comptes nommé Belot.

7. Littré ne cite, de Saint-Simon, que des applications de cette expression à des choses, et point à des personnes, comme ici. Il la donne aussi comme signifiant le rapport absolument intime, la parfaite analogie de deux mots ou de deux termes. Furetière n'en parle point.

8. *Journal de Dangeau*, tome VII, p. 68. Le contrat de cette pension, motivée par quinze années de services, fut passé le 15 avril 1699; il est dans le registre des Insinuations du Châtelet coté Y 272, fol. 342. A sa mort, suivant M. Desnoiresterres (*Cours galantes*, tome III, p. 194), Chaulieu avait encore, outre l'abbaye d'Aumale, les prieurés de Saint-Germain-de-la-Truite, de Saint-Georges d'Oleron (valant

zat[1], un des plus riches hommes de Paris à toutes sortes de métiers[2], se mit à la tête des affaires de M. de Vendôme[3]; après quoi[4], il prit publiquement congé du Roi, de Monseigneur, des Princesses et de tout le monde, pour s'en aller se mettre entre les mains des chirurgiens, qui[5] [Add. St-S. 288] l'avoient déjà manqué une fois. C'est le premier et unique exemple d'une impudence pareille. Ce fut aussi l'époque qui lui fit perdre terre[6]. Le Roi lui dit qu'il étoit ravi qu'il eût enfin pourvu à ses affaires, et qu'il eût pris le parti de pourvoir aussi[7] à sa santé, et qu'il souhaitoit que ce fût

vingt-sept ou vingt-huit mille livres de rente), de Pouriers, de Renel et de Saint-Étienne. Le grand prieur le logeait au Temple, dans l'hôtel de Boisboudran, devenu le joyeux rendez-vous des la Fare, des Servien, des Sonning, des Courtin, etc. (*ibidem*, tome IV, p. 12-13).

1. Antoine Crozat, surnommé *le Riche*, qui devint plus tard marquis du Châtel, était né à Toulouse en 1655, et mourut à Paris le 7 juin 1738. Caissier de Pennautier, il possédait déjà la charge de receveur général des finances de la généralité de Bordeaux, avait des intérêts dans une grande quantité d'affaires ou d'entreprises financières, et était appuyé par Bâville. Il remplaça par la suite Pennautier comme receveur du clergé et comme trésorier des états de Languedoc, eut le privilège de la Louisiane du 14 septembre 1712 au 23 août 1717, et amassa par ses spéculations et par le commerce sur mer une fortune que son parent l'avocat Barbier estimait à vingt millions. Nous le verrons marier sa fille au comte d'Évreux et acheter la charge de trésorier de l'Ordre, au grand scandale de Saint-Simon. Son père était banquier et capitoul de Toulouse.

2. Il n'y a pas de virgule, dans le manuscrit, entre *Paris* et les mots qui suivent, et qui signifient que Crozat s'enrichissait par toutes sortes de métiers. Comparez les locutions « à toutes mains, » ci-dessus, p. 111, « une sœur de tous métiers, » ci-après, appendice XI, p. 553, et « de toutes foires et marchés, » dans le tome IV de 1873, p. 235.

3. Selon Dangeau (p. 56 et 75), le Roi avait fait demander à Crozat de se charger de ces affaires; mais le financier ne voulut les prendre en main que lorsque « le fond serait mieux éclairci. »

4. Le 8 mai : *Journal de Dangeau*, avec Addition, tome VII, p. 81.

5. Il n'y a pas de virgule après *chirurgiens*, et, avant *qui*, le manuscrit porte *à Anet*, biffé. — La première fois, c'est l'empirique Chambon qui avait traité le duc; en 1699, ce furent les chirurgiens de la communauté de Saint-Côme : *Nouveau siècle de Louis XIV*, tome IV, p. 170.

6. Voyez la même locution dans les *Écrits inédits*, tome IV, p. 452.

7. *Aussy* est écrit en interligne.

avec un tel succès qu'on le pût embrasser au retour en sûreté[1]. Il est vrai qu'une race de bâtards pouvoit, en ce genre-là, prétendre quelque privilège; mais d'aller en triomphe où jamais on ne fut qu'en cachant sa honte sous les replis les plus mystérieux épouvanta et indigna tout à la fois, et montra tout ce que pouvoit une naissance illégitime sur un roi si dévot, si sérieux, et, en tout genre, si esclave de toutes les bienséances[2]. Au lieu d'Anet[3], il fut à Clichy, chez Crozat[4], pour être plus à portée de tous les secours de Paris. Il fut près de trois mois entre les mains des plus habiles, qui y échouèrent. Il revint à la cour[5] avec la moitié de son nez ordinaire, ses dents tombées, et une physionomie[6] entièrement changée et qui tiroit sur le niais[7].

1. Selon Dangeau, le Roi lui dit : « Je souhaite qu'à votre retour nous nous puissions embrasser avec plus de sûreté que présentement. Ne soyez plus la dupe de votre santé, ni de vos affaires. »

2. Comparez une Addition au *Journal de Dangeau*, tome XII, p. 55.

3. Où il était allé en 1697 et 1698, et qui lui servait toujours de retraite dans ces occasions (*Mémoires de Sourches*, tome II, p. 153; Addition de Saint-Simon au *Journal de Dangeau*, tome XIV, p. 166 et 168).

4. Crozat avait là une maison, avec un magnifique jardin dessiné par le Nostre, et pour l'arrosage duquel il fit construire, à trois cents pas de la rivière, un moulin à vent dont l'entretien seul était ruineux. En 1699, il venait d'obtenir permission d'établir un moulin sur la Seine même, entre sa maison et l'île des Bassins (Arch. nat., O[1] 43, fol. 310, 30 septembre). — Dangeau ne parle pas de Clichy, mais de Paris.

5. « M. de Vendôme parut pour la première fois depuis les grands remèdes qu'on lui a faits.... » (*Journal de Dangeau*, 31 juillet 1699, tome VII, p. 123.) Comparez les *Mémoires de Sourches*, tome VI, p. 175, et la *Gazette d'Amsterdam*, n°s LXII et LXV. Le *Nouveau siècle de Louis XIV* (tome IV, p. 170-178) a reproduit, non pas le texte que nous avons ici, mais la redite que nous trouverons plus tard à la mort de Vendôme, et il y a joint un couplet fait par Palaprat, en 1699, pour mettre au bas d'un portrait du prince peint par Nanteuil. Rigaud avait fait, en 1698, un autre portrait, qui fut gravé par Dupin.

6. Il écrit : *phisionomie*.

7. Il avait déjà dit, lors du premier traitement en 1697 (Addition n° 226, dans le tome IV), que le prince, ayant été manqué, « demeura fort défiguré du nez, fort raccourci et aplati, et toute la physionomie changée. » C'est de même à 1697 que se rapporte ce passage de la notice du duché de VENDÔME (*Écrits inédits*, tome V, p. 472) : « Jus-

Le Roi en fut si frappé, qu'il recommanda aux courtisans de n'en pas faire semblant de peur d'affliger M. de Vendôme : c'étoit assurément y prendre un grand intérêt. Comme il étoit parti pour cette expédition médicale en triomphe, il en revint aussi triomphant par la réception du Roi, dont l'exemple gagna toute la cour. Cela et le grand remède[1], qui lui avoit affoibli la tête, la lui tourna tout à fait, et, depuis cette époque, ce ne fut plus le même homme. Le miroir cependant ne le[2] contentoit pas : il ne parut que quelques jours, et s'en alla à Anet voir si le nez et les dents lui reviendroient avec les cheveux[3].

Mort de Savary assassiné. [*Add. St-S. 289 et 290*].

Deux aventures étranges effrayèrent, et firent faire bien des réflexions. Savary[4] fut trouvé assassiné dans sa mai-

ques à lui, les maux honteux l'étoient à un tel point qu'on s'en tenoit déshonoré, surtout à un certain âge. Pour lui, qui les avoit tous acquis au dernier point, n'en fit pas plus de façon que du reste. Il alla faire le grand remède à Anet, et, en partant, prit congé du Roi, des princes, des princesses, sans plus de mystère que pour une opération ; et ce qui est prodigieux, c'est que le Roi, la cour, les dames s'entretenoient de son état et des progrès de ses remèdes. Ils réussirent pourtant moins que sa faveur : il étoit allé à Anet avec un grand nez aquilin ; il en revint très camus, et le Roi et tout le monde eut attention qu'il ne s'aperçût pas qu'une chose si visible fût remarquée. Il parla de ses remèdes, de sa santé, persuadé de sa guérison, que chacun voyoit manquée, et il reçut les visites et les félicitations en foule, et à découvert, à son retour à la cour. A qui l'a connue telle qu'elle étoit alors, c'est là un de ces prodiges vrais, mais inconcevables, et de ces vérités rares destituées de la moindre vraisemblance.... » Mais c'est en 1698, non en 1697, que Vendôme avait eu son nez fort endommagé, et le mal était déjà fait quand il partit en 1699 : *Mémoires de Sourches*, tome VI, p. 20, 23, 97 et 153, et *Annales de la cour*, tome II, p. 323-325.

1. Les remèdes mercuriels, qui provoquaient le « flux de bouche, » et le traitement sudatif. Il y en a des annonces dans la *Gazette de Rotterdam*, 26 janvier 1699, et dans *le Livre commode*, éd. Édouard Fournier, tome I, p. 13 et 172-173.

2. Il a écrit par mégarde : *le le*, au lieu de *ne le*.

3. Avant que douze mois se soient écoulés, nous le verrons encore une fois partir pour Anet et se remettre aux mains des chirurgiens.

4. Jean-Baptiste Savary, fils d'un marchand de fer de la rue aux Ours, ne se qualifiait que bourgeois de Paris ; cependant une généalo-

son, à Paris[1]. Il n'avoit qu'un valet et une servante, qui furent trouvés en même temps assassinés, tous trois tout habillés, et en différents endroits de la maison, sans la moindre chose volée. L'apparence fut que ce crime fut commis de jour, et que ce fut une vengeance, par des écrits qui se sont[2] trouvés chez lui. C'étoit un bourgeois de Paris dont le frère venoit de mourir évêque de Séez[3], à qui d'Aquin succéda[4]. Il étoit à son aise, bien nippé[5], sans emploi, et vivoit en épicurien; il avoit beaucoup d'amis, et quelques-uns de la plus haute volée; il recevoit chez lui des parties de toutes espèces de plaisirs[6], mais choisies et resserrées, et la politique[7] n'en étoit pas ban-

gie le dit seigneur d'Arbagnon (*Erbagnon* dans la *Gazette de la Haye*, n° 40) et secrétaire d'ambassade à Londres; d'autres rapportent qu'il avait été trésorier des guerres.

1. Cette nouvelle arriva à la cour le 8 mai (*Journal de Dangeau*, tome VII, p. 80). Comparez la *Gazette d'Amsterdam*, n°s XLII à XLIV, les *Lettres de Mme Dunoyer*, lettre XXXVI, et surtout *les Cours galantes*, par M. Desnoiresterres, tomes III, p. 294-300.

2. Encore un temps qui trahit l'emprunt à Dangeau.

3. Mathurin Savary, abbé commendataire de l'Isle-en-Barrois et de Chéhéry, avait été d'abord aumônier par quartier de la Reine, puis aumônier ordinaire en août 1678, évêque de Séez en mai 1682, et il était mort dans cette ville le 16 août 1698. Les chansons du temps prétendent qu'il avait débuté dans le négoce. Il ne faut pas confondre cette famille avec celle des auteurs du *Parfait Négociant* et du *Dictionnaire universel du Commerce*.

4. Ci-dessus, p. 45.

5. *Nippé* n'est pas dans Furetière, et cet exemple-ci est le seul que cite Littré. — Après *sans employ*, qui vient ensuite, et où le *p* corrige un *b* ou une *l*, Saint-Simon a biffé un second *à son aise*.

6. Comparez l'Addition n° 289 et la locution : « des parties de tous les dîners, » dans les *Lettres de Mme de Sévigné*, tome X, p. 500.

7. *Politique* doit être pris ici au sens moderne d'affaires publiques, événements du jour, et non au sens d'art de gouverner, comme dans le tome IV, p. 307, et ci-après, p. 219, ou de se conduire habilement dans les affaires, comme p. 307, 360 et 444. A sa fille, qui a reçu des personnages du parti des Importants, Mme de Sévigné dit (tome VII, p. 373) : « Vous vous êtes mise en politique. » Nous avons déjà eu, dans l'historiette du mariage du duc de Chartres (tome I, p. 73) : « La politique rendit cet appartement.... vif et curieux. » On va voir un peu plus loin,

nie, quand on en vouloit traiter[1]. On n'a jamais su la cause de cet assassinat; mais on en trouva assez pour n'oser approfondir, et l'affaire en demeura là[2]. On ne douta guères qu'un très vilain petit homme ne l'eût fait faire, mais d'un sang si supérieurement respecté, que toute formalité tomba dans la frayeur de le trouver au bout[3],

p. 302, quel défaut ce fut pour Chamillart de n'avoir pas dans sa proche famille « un groupe qui rassemble et concilie le monde, qui soit instruit à tout moment des intrigues de ce qui se passe et de l'histoire du jour, qui sache raisonner et combiner, etc. » C'est la politique dont on s'occupait chez Savary.

1. Dangeau dit seulement (tome VII, p. 80) : « Il étoit curieux, homme de plaisir, et avoit beaucoup d'amis. » Mais, dans la lettre XXXVI de Mme Dunoyer, on lit, comme au commencement de la phrase de notre auteur, que c'était « une espèce de philosophe suivant la secte d'Épicure, » et qu'il avait fait de son logis de la rue des Déjeuneurs (*sic*) le rendez-vous journalier des beaux esprits et des amis du plaisir, gens de la cour ou de la ville, parmi lesquels figurait M. de Vendôme. D'après les chansons, c'était une maison de débauche.

2. Les mêmes suppositions se retrouvent partout, dans le *Journal de Dangeau*, tome VII, p. 84 et 85, dans la *Gazette d'Amsterdam*, n°s XL-XLIV, dans la *Gazette de la Haye*, n° 40, qui dit qu'une fille de qualité devait se trouver à un rendez-vous chez Savary. Mme Dunoyer raconte qu'on crut à la vengeance de quelqu'un dont la femme ou la fille avait été déshonorée par un ami ou client de Savary : « Ainsi on n'a pas voulu approfondir la chose, de peur de pénétrer des mystères qu'il n'étoit pas à propos de découvrir.... » Voilà encore une analogie à remarquer, comme celle qui précède, entre ce texte et le nôtre.

3. Dans l'Addition, il dit : « Un petit homme du plus haut parage, qui y alloit souvent. » Ce ne peut être le duc de Vendôme, quoique signalé par Mme Dunoyer comme un des habitués de la maison de Savary, puisqu'il était d'une assez grande taille, et que tout le monde lui reconnaissait un bon cœur, de la générosité, etc. On pourrait, au contraire, croire avec quelque vraisemblance que Saint-Simon parle de Monsieur le Prince, « de fort petite taille, mal proportionné,... souvent emporté jusqu'à l'extravagance, point estimé à la cour ni à la ville, » selon le recueil de Caractères du Musée Britannique (ms. Addit. 29 507, fol. 10), et, selon notre auteur lui-même (tome VI de 1873, p. 327, 332 et 333), « petit homme très mince et très maigre, » dont le caractère terrible mêlait à ses amours des projets homicides, et qui était fréquemment sujet à « des égarements qui ne demeurèrent pas tous renfermés dans sa maison. » Cette supposition a été admise

et qu'après le premier bruit, tout le monde cessa d'oser parler[1] de cette tragique histoire[2].

Mort de l'abbé de la Chastre. [Add. St-S. 291]

L'autre aventure n'imposa aucun silence[3]. On a vu ci-devant[4] celle de l'abbé de Coëtelez sur l'évêché de Poitiers, et que l'abbé de la Chastre demeura convaincu d'être l'auteur de la calomnie, et de l'avoir fait réussir. Allant de Saint-Léger[5] à Pontchartrain[6], avec Garsault[7] qui avoit le haras du Roi à Saint-Léger[8], la calèche légère et décou-

déjà par M. Desnoiresterres, dans son article sur Savary; mais le sous-entendu de Saint-Simon est la seule autorité sur quoi elle s'appuie.

1. Avant *parler*, le manuscrit porte un *de* biffé, et les mots *d'oser* semblent avoir été ajoutés après coup à la fin de la ligne.

2. Il y eut plusieurs personnes arrêtées, entre autres un bourgeois logé dans la maison même de Savary, et qui resta trois mois en détention; mais le Roi refusa de laisser mettre les prisonniers à la Bastille par mesure exceptionnelle, et aucune poursuite n'aboutit: Arch. nat., O¹ 43, fol. 155; *Dangeau*, tome VII, p. 84 et 85; *Correspondance de Boileau et Brossette*, p. 171-172; *Gazette d'Amsterdam*, 1700, n°s XIV et XLII.

3. *Dangeau*, tome VII, p. 88-89; *Sourches*, tome VI, p. 156-157; *Mercure*, mai 1699, p. 275-276; *Gazette d'Amsterdam*, n° XLIV, etc.

4. Tome V, p. 79-84 et Addition n° 245.

5. Saint-Léger-en-Yveline, domaine contigu à Rambouillet, et que M. de Chevreuse abandonna au Roi en 1706, comme nous le verrons.

6. Ci-après, appendice XIII, p. 556-557.

7. Antoine-Alexandre de Garsault, qui avait succédé en 1691 à son père, Alain de Garsault, comme écuyer ordinaire de la grande écurie et capitaine du haras du Roi, après avoir eu la survivance de ces deux charges (Arch. nat., O¹ 26, fol. 418, 21 février 1682). Il avait servi comme aide de camp des armées et possédait la maîtrise des eaux et forêts de Montfort.

8. C'est là que Colbert avait réorganisé la « harasserie » du Roi, pour y faire venir des étalons de l'étranger et en distribuer les produits dans toute la France (*Lettres de Colbert*, publiées par Pierre Clément, préface du tome IV, p. LXVIII-LXXVIII). Garsault père, placé à la tête de cet établissement en 1663, avait fait réparer en 1679 le vieux château (*Mémoires de la Société archéologique de Rambouillet*, tome VII, 1886, p. 185-189). Le capitaine touchait douze mille livres d'appointements (*Dangeau*, tome VII, p. 214) et jouissait du revenu de la terre depuis 1669; il avait sous ses ordres un aumônier, quatorze gardes, etc. (*État de la France*, 1698, tome I, p. 550-551). Depuis 1686, le haras relevait directement du grand écuyer. On voulut, en 1700,

verte dans laquelle ils étoient tous deux fut emportée par les chevaux[1]. La frayeur les fit jeter dehors. L'abbé se brisa contre des pierres, et les roues lui passèrent sur le corps : il vécut encore vingt-quatre heures[2], et mourut sans avoir eu un instant de connoissance; Garsault, extrêmement blessé, recouvra la sienne pour en faire un bon usage pendant deux mois[3] qu'il fut en proie aux chirurgiens, au bout desquels il mourut aussi[4].

le transférer dans le parc de Rambouillet; mais il resta à Saint-Léger jusqu'à la création de l'établissement du Pin, en 1715. Plus tard, Louis XV entreprit de faire construire là une sorte de palais. (*Journal de Dangeau*, tomes VII, p. 460, et VIII, p. 227; *Mémoires de d'Argenson*, tome IX, année 1756, p. 301.) Anciennement, sous le roi Henri II, il y avait déjà eu un haras dans ce pays, à Montfort-l'Amaury (*Lettres de Catherine de Médicis*, tome I, p. 21 et 202).

1. C'est évidemment en souvenir de cet accident que, quatre-vingts ans plus tard, sous Louis XVI, le marquis de Garsault (1691-1776), gouverneur du haras d'Hiémes (Exmes), et très bon connaisseur en chevaux, se servait de voitures ouvrant par derrière, pour qu'on pût en descendre, si l'attelage s'emportait (*Mémoires de J.-N. Dufort, comte de Cheverny*, tome II, p. 48). Il avait publié la description de ce « carrosse inversable » en 1756. On a aussi nombre de livres de lui, non seulement sur le cheval, mais encore sur divers métiers, sur l'histoire naturelle, la botanique, la médecine, etc.

2. L'accident était arrivé le 22 mai; l'abbé mourut le lendemain matin, à Saint-Léger, selon Dangeau. « Mort terrible, après une horrible vie, » dit Saint-Simon, dans la table annuelle de son manuscrit du *Journal*. Selon les *Mémoires de Sourches*, qui donnent des détails très précis sur cet accident, l'abbé, se méfiant d'un horoscope qui lui prédisait qu'il mourrait par le fait des chevaux, et épouvanté peut-être d'un accident survenu le 19 au marquis de Cominges, à l'entrée de Marly, avait refusé, le 21, de suivre une chasse au renard; mais il consentit à monter dans une berline attelée de quatre juments. Son frère le marquis avait eu un grave accident l'année précédente, à la chasse.

3. Lisez : *huit mois*. Dans l'Addition sur l'abbé de la Chastre (tome V, p. 419), Saint-Simon avait dit, ou du moins son copiste l'a écrit, que l'abbé vécut dix ou douze jours après sa chute, et que Garsault mourut plus tôt, mais eut le temps de se reconnaître. Garsault, trépané cinq ou six fois par Félix (*Gazette d'Amsterdam*, n° CIV; *Gazette de la Haye*, n° 45), ne mourut que le 19 décembre (*Dangeau*, tome VII, p. 213).

4. Le grand écuyer vendit la capitainerie; mais le Roi la fit racheter presque aussitôt par l'écuyer Boysseulh et donna la survivance à un

L'affaire de M. le prince de Conti alloit mal à Neuchâtel[1], où il étoit logé dans la ville sans aucune considération[2]. Les ducs de Lesdiguières et de Villeroy y logeoient de même. Mme de Nemours[3] étoit dans le château[4], avec toute la splendeur de souveraine reconnue et toute l'autorité dont elle faisoit sentir l'éclat et le poids à un Bourbon avec toute la volupté du dépit et de la vengeance[5]. Le canton de Berne avoit voulu lui prêter main-forte comme allié de Neuchâtel, et Puysieulx, ambassadeur en Suisse, n'avoit pu en arrêter de fortes démons-

Le Roi fait revenir tous les prétendants de Neuchâtel.

frère du défunt, François-Gédéon de Garsault, capitaine de cavalerie et gentilhomme ordinaire, qui gouverna le haras jusque sous Louis XV.

1. Ci-dessus, p. 105-108.

2. M. de Conti arriva à Neuchâtel le 30 janvier; mécontent de ce que Puysieulx avait demandé sans succès qu'on le reçût au château, il descendit dans une belle maison du chancelier de la principauté et y traita magnifiquement les députés des quatre cantons alliés (*Gazette de Rotterdam*, n° 8, correspondance de Paris, 16 février; *Gazette d'Amsterdam*, n° xx, de Bâle, 23 février; *Journal de Dangeau*, tome VII, p. 6, 7, 11 et 19). Son amabilité lui gagna la bourgeoisie et le peuple; mais les principaux membres du conseil de ville et du gouvernement, ainsi que les habitants de la campagne, étaient pour la duchesse de Nemours, qui leur fit des concessions habiles et donna à entendre partout que son succès était assuré. Soutenu par le canton de Berne et lié par serment à Mme de Nemours, le gouvernement refusa d'accepter le jugement du parlement de Paris, d'annuler la reconnaissance obtenue par Mme de Nemours en 1694, et de constituer un tribunal pour juger les droits des divers prétendants, tant que la souveraine actuelle serait vivante. M. de Conti, mal conseillé par un avocat suspect, affecta de considérer ce refus comme un déni de justice et menaça d'en appeler au Roi pour trancher le différend; mais on savait bien que la France n'oserait user de violence avec le corps helvétique, et le roi Guillaume avait donné avis que, comme ayant droit à la succession de Mme de Nemours, il empêcherait qu'on l'inquiétât.

3. Mme de Nemours, qui était représentée jusque-là par le marquis de Rothelin, ne partit que le 20 février, arriva à Neuchâtel le 13 mars, et y fut si bien reçue, qu'elle en pleura de joie.

4. Ce château, qui date du treizième siècle, est occupé de nos jours par le conseil d'État du canton.

5. Elle voulut que M. de Matignon, venu le dernier avec un superbe équipage, pour tenir table ouverte, logeât aussi au château.

trations[1]. Le Roi sentit toute l'indécence du séjour du prince de Conti en un lieu si éloigné des moindres égards pour lui : il lui fit donc mander de revenir[2], et il donna le même ordre aux ducs de Lesdiguières et de Villeroy, à Matignon, et à Mme de Nemours elle-même[3], qui se fit un peu tirer l'oreille[4] pour obéir[5]. Elle en fit des plaintes amères à Messieurs de Neuchâtel et aux Suisses, qui ne s'en unirent que plus fortement à elle et s'en aliénèrent de plus en plus des intérêts de M. le prince de Conti. Il arriva à Paris[6], et les autres prétendants, longtemps devant elle[7]. Elle fit, allant et revenant, tout ce grand voyage dans sa chaise à porteurs, avec force carrosses et grands équipages, et un chariot derrière elle rempli de seize porteurs pour en relayer[8]. Il y avoit en cette voiture plus

1. Les Bernois avaient mis garnison dans Neuchâtel; pour les intimider, on prépara sur la frontière un corps de troupes assez fort (*Dangeau*, p. 23). Voyez, dans la *Gazette d'Amsterdam*, n°s XVII-XXIX, les actes ou mesures de protestation de M. de Puysieulx. Cette gazette, comme les autres feuilles de Hollande, suivait de très près l'affaire et donnait beaucoup de documents.

2. Un dossier de minutes autographes du prince et de réponses de Torcy se trouve aux Archives nationales, carton K 604, dossier III, n°s 1-16. L'ordre de retour, du 13 mai, avec le reste de la correspondance, est au Dépôt des affaires étrangères, vol. *Suisse* 117.

3. *Dangeau*, p. 77-79, mai 1699; *Gazette de la Haye*, n° 40.

4. Furetière définissait cette locution si connue : faire quelque chose à regret.

5. Voyez, dans la *Gazette d'Amsterdam*, n° XXIX, le discours que lui adressa l'ambassadeur français; dans le n° XXXIV, la lettre qu'elle écrivit en réponse au Roi; dans le n° XXXVIII, une lettre du Roi, etc.

6. Les deux mots *à Paris* sont écrits en interligne.

7. M. de Conti revint le 15 mai, et fut fort bien reçu; Mme de Nemours rentra à Paris le 14 juin (*Dangeau*, p. 84 et 102; *Gazette d'Amsterdam*, n°s XL, XLIII, L, LI et LII).

8. Ces détails ne sont pas tirés du *Journal de Dangeau;* mais la *Gazette de Leyde* du 3 mars dit en effet qu'au départ elle était dans une chaise à bras, avec seize porteurs à sa suite, et que, lorsque les chemins devenaient trop mauvais, on plaçait la chaise sur un chariot. Pour le retour, elle alla dans ses carrosses jusqu'à Auxerre, et prit là un bateau, en compagnie du chevalier de Soissons et de sa femme; elle reprit

d'air de singularité et de grandeur que de raison d'âge ou d'incommodité; elle alloit de même de Paris à Versailles, et ses officiers lui donnoient à dîner à Sèvres[1]. Le Roi, qui craignoit la force de sa part[2], la reçut fort honnêtement[3], et l'assura toujours qu'il ne prendroit point de parti entre ses sujets; et, dans la vérité, il ne fit rien, dans tout le cours de cette affaire, en faveur de M. le prince de Conti, que ce qu'il ne put éviter par pure bienséance: l'acquisition de Neuchâtel ne l'éloignoit pas de France pour toujours, comme la couronne de Pologne; aussi en eut-il bien plus d'envie, et le Roi infiniment moins[4].

Deux vols au Roi fort étranges.

On lui fit à la grande écurie[5], à Versailles, un vol bien hardi, la nuit du 3 au 4 juin, le Roi étant à Versailles: toutes les housses et les caparaçons furent emportés; il y en eut pour plus de cinquante mille écus[6]. Les mesures furent si bien prises, que qui que ce soit ne s'en aperçut dans une maison si habitée, et que, dans une nuit si

sa chaise à porteurs pour rentrer à l'hôtel de Soissons, environnée de douze valets de pied et suivie de trois carrosses à six chevaux, pleins de gens de qualité (*Gazette de Leyde*, 23 juin). Saint-Simon a déjà dit (tome II, p. 225-226) qu'elle était magnifique et sentait fort sa grande dame.

1. *Sève*, comme ci-dessus, p. 164 et note 5. C'est en 1684 qu'on avait jeté sur la Seine un pont de bois de vingt et une arches, qui établissait une communication directe entre Versailles et Paris.

2. Qui craignait qu'elle ne poussât ses sujets de Neuchâtel à user de voies de fait contre le prétendant.

3. Dans le cabinet, après son souper. « Il n'y a qu'elle qui prenne de pareilles heures pour parler au Roi, et S. M. a l'honnêteté de lui donner de ces audiences-là, qu'il ne donne à personne, » dit Dangeau (tome VII, p. 102).

4. Voyez nos tomes III, p. 302, et IV, p. 137-139, 193, etc. L'affaire reprendra en 1700.

5. Ci-après, p. 396.

6. Cette anecdote est tirée du *Journal de Dangeau*, tome VII, p. 93; comparez les *Mémoires de Sourches*, tome VI, p. 161-162, et la *Gazette d'Amsterdam*, n° XLVIII et suivants. Selon une autre gazette, il y avait soixante-quatre housses, dont une seule avait coûté sept mille livres, des selles brodées, des fourreaux à pistolets, des harnais garnis d'argent, des mors d'argent massif, etc

courte[1], tout fut emporté sans que jamais on ait pu en avoir de nouvelles. Monsieur le Grand entra en furie, et tous ses subalternes aussi. On dépêcha sur tous les chemins, on fouilla Paris et Versailles, et le tout inutilement[2]. Cela me fait souvenir d'un autre vol qui eut quelque chose de bien plus étrange, et qui arriva fort peu avant la date du commencement de ces *Mémoires*[3]. Le grand appartement, c'est-à-dire depuis la galerie jusqu'à la tribune[4], étoit meublé de velours cramoisi[5], avec des crépines[6] et des franges d'or : un beau matin, elles se trouvèrent toutes coupées[7]. Cela parut un prodige dans un lieu si passant tout le jour, si fermé la nuit, et si gardé à toutes heures. Bontemps, au désespoir[8], fit et fit faire toutes les perquisitions qu'il put, et toutes sans aucun succès. Cinq ou six jours après[9], j'étois au souper du Roi[10] ; il n'y avoit

1. Elle avait été très pluvieuse, disent les *Mémoires de Sourches*.

2. Dangeau ne parle point de découvertes, ni d'arrestations ; mais les *Mémoires de Sourches* (p. 162) et les gazettes de Hollande disent que, le 6 juin, on trouva des housses dans un bois voisin, et qu'on se saisit de deux hommes fortement soupçonnés du vol. Les coupables appartenaient à des détachements du régiment du Roi employés aux travaux de Marly, et dont les maraudages forcèrent de prendre des mesures sévères (*Mémoires de Sourches*, tome VI, p. 172 et 181).

3. Il est raconté le 26 juin 1691 par Dangeau (tome III, p. 353), à qui Saint-Simon prend son récit, et le 25, par les *Mémoires de Sourches*, tome III, p. 429.

4. C'était là que se tenait l' « appartement » : voyez notre tome I, p. 71, et *le Château de Versailles*, par M. Dussieux, tome I, p. 142-180.

5. Une partie de l'ameublement était en velours vert, selon la description du *Mercure* reproduite par M. Dussieux.

6. *Crépine*, « ouvrage à jour par le haut, par en bas pendant en grands filets ou franges, » dit Furetière.

7. C'est le 25 juin qu'en revenant de Marly, on constata la disparition des franges des portières de l'antichambre et d'une aune et demie de la campane d'un lit de point d'Espagne : rien de plus.

8. *Despoir*, dans le manuscrit, comme en plusieurs autres endroits.

9. Le 26 juin, selon les *Mémoires de Sourches*, c'est-à-dire le lendemain du jour où l'on avait constaté le vol.

10. Le souper avait lieu ordinairement dans l'antichambre : *État de la France*, 1698, tome I, p. 286 ; Dussieux, *le Château de Versailles*,

que d'Aquin, premier médecin du Roi, entre le Roi et moi, et personne entre moi[1] et la table. Vers l'entremets[2], j'aperçus je ne sais quoi de fort gros, et comme noir, en l'air sur la table, que je n'eus le temps de discerner, ni de montrer, par la rapidité dont ce gros tomba sur le bout de la table, devant l'endroit du couvert de Monsieur et de Madame, qui étoient à Paris, et qui se mettoient toujours au bout de la table, à la gauche du Roi, le dos aux fenêtres qui donnent sur la grande cour. Le bruit que cela fit en tombant, et la pesanteur de la chose pensa l'enfoncer et fit bondir les plats, mais sans en renverser aucun; et de hasard cela tomba sur la nappe, et point dans des plats. Le Roi, au coup que cela fit, tourna la tête à demi, et, sans s'émouvoir en aucune sorte : « Je pense, dit-il, que ce sont mes franges. » C'en étoit en effet un paquet plus large qu'un chapeau de prêtre avec ses bords tous[3] plats, et haut, en manière de pyramide mal faite, d'environ deux pieds. Cela étoit parti de loin derrière moi vers la porte mitoyenne des deux antichambres, et un frangeon détaché en l'air étoit tombé sur le haut de la perruque du Roi[4], que Livry, qui étoit à sa gauche, aperçut et ôta. Il s'approcha[5] du bout de la table, et vit en effet que c'étoient les franges tortillées en paquet; et tout le monde les vit comme lui. Cela fit un moment de murmure. Livry, voulant ôter ce paquet, y trouva un billet attaché; il le prit et laissa le paquet. Le Roi tendit la main et dit :

tome I, p. 248 et plan n° 7, antichambres *d* et *e*; *Mémoires de Saint-Simon*, tome XII, p. 180-181.

1. *Moy* est mal écrit; on lirait plutôt : *nuy*.

2. *Entremets*, « plats de ragoût qu'on met sur la table entre les services, et particulièrement entre le rôti et le fruit. » (*Furetière.*) « L'entrée, le second, l'entremets, » dit la Fontaine, dans la *Vie d'Ésope*.

3. Ainsi dans le manuscrit; comparez un cas tout pareil dans notre tome IV, p. 217.

4. Littré ne cite que cet exemple de *frangeon*, petite frange; le mot n'est pas dans Furetière.

5. Comme premier maître d'hôtel : nous l'avons déjà vu causer avec Saint-Simon à un autre souper (tome II, p. 84).

« Voyons. » Livry, avec raison, ne voulut pas, et, se retirant en arrière, le lut tout bas, et, par derrière le Roi, le donna à d'Aquin, avec qui je le lus entre ses mains. Il y avoit dedans, d'une écriture contrefaite et longue comme de femme, ces propres mots : « Reprends tes franges, Bontemps; la peine en passe le plaisir. Mes baisemains au Roi[1]. » Il étoit roulé, et point fermé. Le Roi le voulut encore prendre des mains de d'Aquin, qui se recula, le sentit, le frotta, tourna et retourna, puis le montra au Roi, sans le lui laisser toucher[2]. Le Roi lui dit de le lire tout haut, quoique lui-même le lût en même temps. « Voilà, dit le Roi, qui est bien insolent! » mais d'un ton tout uni et comme historique[3]. Il dit après qu'on ôtât ce paquet : Livry le trouva si pesant, qu'à peine le put-il lever de dessus la table, et le donna à un garçon bleu[4] qui vint se présenter. De ce moment, le Roi n'en parla plus, et personne n'osa plus en rien dire, au moins tout haut; et le[5] reste du souper se passa tout comme chose non avenue[6]. Outre l'excès de l'impudence et de l'insolence, c'est un excès de péril qui ne se peut comprendre. Com-

1. Dangeau donne un texte un peu différent : « Bontemps, je te rends ta frange; la peine passe le profit. Fais mes baisemains au Roi. » C'est évidemment ce texte que Saint-Simon a modifié.

2. De crainte que le paquet ne recélât quelque poison subtil.

3. Comme s'il eût parlé d'un fait historique et qui ne le touchait point personnellement.

4. On a déjà vu les garçons bleus, tome V, p. 120. Il semble possible de les identifier avec les six garçons ordinaires de la chambre qui, selon l'*État de la France* (1698, tome I, p. 183-185), avaient soin de la chambre du Roi, suppléaient l'huissier à la porte, préparaient les tables pour le Conseil, partageaient avec les valets de chambre le profit des serments et celui du jeu, etc. C'étaient les « plus intérieurs, » selon l'expression de notre auteur (tome IV de 1873, p. 305), et on leur donna la qualification nobiliaire d'écuyer le 17 mai 1699.

5. Ces deux mots sont écrits en surcharge sur *on p[arla]*.

6. Comme si rien de cela n'était arrivé. — Ce récit est à peu près conforme à celui des *Mémoires de Sourches*, ainsi conçu : « Un homme qu'on ne vit point jeta sur la table du Roi un paquet enveloppé dans du papier, lequel s'étant délié en l'air, une partie de la frange qui étoit

ment lancer de si loin un paquet de cette pesanteur et de ce volume sans être environné de complices, et au milieu d'une foule telle qu'elle étoit toujours au souper du Roi, où à peine pouvoit-on passer dans ces derrières[1]? Comment, malgré ce cercle de complices, le grand mouvement des[2] bras pour une vibration[3] aussi forte put-elle[4] échapper à tant d'yeux? Le duc de Gesvres étoit en année : ni lui, ni personne ne s'avisa de faire fermer les portes, que du temps après que le Roi fut sorti de table[5]. On peut juger si les coupables étoient demeurés là, ayant eu plus de trois quarts d'heure toutes les issues libres pour se retirer. Les portes fermées, il ne se trouva qu'un seul homme que personne ne connut, et qu'on arrêta. Il se dit gentilhomme de Saintonge et connu du duc d'Uzès, gouverneur de la province[6]. Il étoit à Versailles : on l'envoya prier de venir; il alloit se coucher; il vint aussitôt,

dedans vint tomber sur la perruque du Roi, et le reste tomba sur sa table, auprès de son assiette. Le Roi reconnut d'abord que c'étoient les franges qu'on lui avoit volées : il ordonna qu'on fermât les portes pour essayer de trouver qui avoit fait le coup; mais, quelque diligence qu'on fît, cela ne fut pas possible. Le Roi fit cesser les poursuites, disant que ce ne pouvoit être qu'un fol qui avoit fait cela, ce qui étoit véritable; mais ce fol auroit été capable de faire quelque chose de bien plus mauvais. » Dangeau conclut, comme les *Mémoires de Sourches*, en disant : « On voit bien, par la lettre et par le procédé, que c'est un fou, et on ne doute pas qu'on ne sache bientôt qui c'est. » Si les premiers *Mémoires* sont bien du marquis de Sourches ou de quelqu'un de son entourage, il est extraordinaire que, ni dans ce cas, ni dans celui du vol de juin 1699, ils ne donnent des détails plus particuliers sur des affaires qui ressortissaient à la juridiction du grand prévôt.

1. Comparez le tome XII des *Mémoires*, p. 181.

2. *Des* corrige *du*.

3. *Vibration* ne se trouve qu'au sens et dans l'emploi de vibrations du pendule, dans Richelet et dans Furetière, et de même dans Littré.

4. Il y a bien *elle*, se rapportant à *vibration*, et non à *mouvement*, véritable sujet.

5. Au contraire, les *Mémoires de Sourches* disent, comme on vient de le voir, que le Roi donna tout de suite ordre de fermer les portes.

6. Emmanuel II de Crussol, qui mourut un an plus tard : tome I, p. 94. Le gouvernement de Saintonge et d'Angoumois, qui lui venait de

reconnut ce gentilhomme, en répondit, et, sur ce témoignage, on le laissa avec des excuses. Jamais depuis on n'a pu rien découvrir de ce vol, ni de la singulière hardiesse de sa restitution[1].

son beau-père Montausier et valait près de trente mille livres par an, resta à sa descendance.

1. M. Dussieux, dans son livre sur *le Château de Versailles*, tome I, p. 209-210, a cité quelques exemples de vols qui se commettaient à Versailles même et dans des conditions souvent étonnantes, comme celui du pot de chambre de S. M. ou de la boucle de chapeau de Monseigneur; Jal a relevé aussi quelques faits du même genre (*Dictionnaire critique*, p. 1281-1282). Mais, sans sortir des journaux et autres document dont nous nous servons ordinairement, les exemples sont bien plus nombreux. Ainsi, ce même Monseigneur qui fut dépouillé en 1699 d'une boucle de chapeau valant mille pistoles, par un contrôleur des bâtiments et dans son propre cabinet (*Dangeau*, tome VII, p. 215 et 282; *Sourches*, tome VI, p. 211 et 243; *Gazette d'Amsterdam*, 1699, n° CIII, et 1700, n° XXIX), se vit voler deux fois sa bourse en plein Marly (*Sourches*, tomes III, p. 323, et IV, p. 123), puis tous ses habits, joyaux, objets de garde-robe, etc., pendant une nuit du mois de février 1698 (copie des *Dépêches vénitiennes*, filza 191, p. 5). En 1703, le duc de Bourgogne et son valet de chambre Moreau furent volés à Versailles (*Dangeau*, tome IX, p. 87). La duchesse avait été volée aussi à ses propres noces (*Annales de la cour*, tome II, p. 297). A la chapelle même, rien de plus fréquent que ces méfaits, qui s'expliquent, comme ceux de l'appartement, par la grande affluence de visiteurs et de curieux : en 1688, Mlle de Châteautiers perdit sa bourse de quête un moment après en avoir resserré les cordons (*Sourches*, tome II, p. 271); à Saint-Germain, en 1674, un gentilhomme fut saisi *flagrante delicto* dans la chapelle, mais non poursuivi, et simplement expulsé (*Lettres de Mme de Sévigné*, tome III, p. 373 et 376-377). De même, sous Louis XV, en 1744, 1748 et 1749, des voleurs enlevèrent d'abord le galon des rideaux de la chambre du Trône, puis les galons et glands des carreaux laissés à la chapelle (*Mémoires de Luynes*, tomes V, p. 372, et IX, p. 140 et 374). En 1710, à un grand appartement où la montre de Mme Voysin fut volée, Mme d'Huxelles dit (*Dangeau*, tome XIII, p. 202, note 1) qu'on ne vit « jamais tant de magnificence pour les dames, ni tant de coupeurs de bourse, dont M. d'Argenson avoit donné avis, comme de leurs habits en toutes façons d'ecclésiastiques et de militaires. » Tout d'ailleurs était bon pour eux, depuis les joyaux de l'héritier de la couronne, les jetons d'étrennes de son père (*Gazette de Leyde*, 14 janvier 1683) ou ses assiettes d'or (*Sourches*, tome VII, p. 3) jusqu'à la pauvre bourse d'un simple capitaine suisse (*Dangeau*, tome I, p. 62) depuis les galons et crépines des

Vaïni, qui, avec la permission du Roi, s'étoit paré du cordon bleu à Rome[1], vint le recevoir de sa main le jour de la Pentecôte[2]. Il fut fort bien reçu : après le lui avoir donné, le Roi ne voulut pas avoir l'air du repentir. Les courtisans, qui aiment la nouveauté, et les amis surtout du cardinal de Bouillon, qui le leur avoit fort recommandé, lui firent beaucoup d'accueil. Il fut toujours en bonne compagnie[3]. Il passa trois mois à la cour ou à Paris. Le Roi lui fit présent lui-même d'une belle croix de diamants, et l'avertit de prendre garde qu'on ne la lui coupât[4]. Il s'en retourna en Italie charmé de tout ce qu'il avoit vu et de la bonne réception qu'il avoit reçue. En ce même temps[5], Ferriol[6] s'en alla relever Châteauneuf[7], notre ambassadeur à Constantinople[8], en la même qualité[9].

Vaïni à la cour. [Add. St-S. 292]

Ferriol ambassadeur à Constantinople*.

salons jusqu'aux boules de cristal des grands chandeliers (*Sourches*, tome VI, p. 220), jusqu'à des coupons d'étoffes (*Dangeau*, tome XIV, p. 272), jusqu'aux crins des chevaux (*Luynes*, tome XII, p. 438), jusqu'aux bronzes des bosquets du parc (Arch. nat., O[1] 43, fol. 229), et parfois, souvent même, nos chroniqueurs attestent que les coupables n'étaient point des voleurs de profession.

1. Voyez notre tome V, p. 40 et Addition n° 237.

2. *Journal de Dangeau*, tome VII, p. 64 et 95 ; *Mémoires de Sourches*, tomes VI, p. 163, 7 juin 1699 ; *Gazette* de 1699, p. 288 ; *Gazette d'Amsterdam*, n°s XXXII, de Rome, et XLVIII, de Paris.

3. Cependant il ne put obtenir les honneurs du Louvre, quoique traité de cousin par le Roi : Papiers du P. Léonard, Arch. nat., M 757, p. 172 ; *Journal de Dangeau*, tome VII, p. 117.

4. A cause des vols si fréquents. Nous ne trouvons ni ces derniers détails, ni la mention du départ, dans le *Journal de Dangeau*.

5. *Dangeau*, tome VII, p. 60 et 96 ; *Mercure* de juin, p. 273.

6. Saint-Simon écrit ici : *Fariol*, comme Dangeau, et : *Feriol*, en marge. — Charles de Ferriol, baron d'Argental, qui mourut le 25 octobre 1722, à soixante-dix ans environ, était fils d'un conseiller au parlement de Metz qui avait fait très bonne figure à la Chambre de justice de 1662, et oncle de MM. de Pont-de-Veyle et d'Argental.

7. P.-A. de Castagner, marquis de Châteauneuf : tome IV, p. 136.

8. L'ambassadeur recevait soixante mille livres, plus une vingtaine de mille livres du produit des consulats de Constantinople et de Durazzo.

9. M. de Ferriol avait passé un certain temps en Hongrie, en mis-

* Cette manchette est placée une ligne trop haut dans le manuscrit.

Situation du comte de Portland.

On sut que Portland n'avoit pas eu tort, à Paris, d'être en peine de la faveur naissante de Keppel, hollandois comme lui, mais jeune, hardi et bien fait, que le roi d'Angleterre avoit fait comte d'Albemarle[1] : la jalousie éclata à son retour, et la froideur se mit entre lui et son maître[2]. Il remit toutes ses charges et ses emplois, passa en Hollande, et dit au roi d'Angleterre que ce seroit en ce pays-là où il se réservoit à lui faire sa cour[3]. Peu après,

sion auprès de Tékély, puis dans l'armée du Grand Seigneur, comme envoyé extraordinaire du Roi, et sa profonde connaissance de la cour ottomane le désignait pour aller à Constantinople : voyez la copie des *Dépêches vénitiennes*, filza 192, p. 60, 61, 113 et 127-129. Nommé ambassadeur au commencement d'avril, il partit de Paris le 4 juin, s'embarqua à Toulon le 3 août, après avoir perdu sur le Rhône le bateau qui portait les présents de prix (*Gazette d'Amsterdam*, n° LXII), n'arriva à Constantinople qu'en décembre, et eut sa première audience du grand vizir le 15. Nous possédons, avec beaucoup de pièces sur cette ambassade, une relation du voyage écrite par Blondel, secrétaire de l'ambassadeur (Arch. nat., K 1319^A, n° 77). Du reste, une partie de sa correspondance avec la cour de France a été publiée à Louvain, par M. E. Varenbergh. Son refus d'ôter l'épée pour paraître devant le Grand Seigneur l'empêcha d'avoir une audience, et il se fit mal venir par ses prétentions ; on le maintint pourtant à Constantinople jusqu'en 1709, époque où, devenu presque fou, il fut relevé par M. des Alleurs et revint avec Mlle Aïssé. C'est par ses soins que fut publié en 1714 un *Recueil de cent estampes représentant différentes nations du Levant.*

1. Tome V, p. 71-72 et Addition n° 244.

2. Voyez, dans le recueil : *Letters of William III and Louis XIV*, tome I, p. 145, la lettre que Guillaume lui avait écrite pour le rassurer en janvier 1698, et une note de l'éditeur. C'est le 17 mai que Portland donna sa démission, qui fut suivie d'un remaniement du ministère : *Gazette de la Haye*, n° 46 ; Macaulay, *Histoire de Guillaume III*, trad. Pichot, tome IV, p. 147-148 et 228-231.

3. Et, ajoute Dangeau (tome VII, p. 85), « S. M. B. lui répondit : « Milord, c'est trop ou trop peu ; il faut tout ou rien. » Portland rendit toutes les charges qu'il possédait en Angleterre, mais garda le gouvernement et les charges qu'il avait en Hollande, car, dit Madame à ce propos (recueil Jaeglé, tome I, p. 229-230), « les gens qui ont été dans les grands emplois trouvent le temps bien long quand ils n'ont plus rien à faire. » Macaulay lui reproche une basse ingratitude, comme l'ambassadeur vénitien, qui dit toutefois que, selon certaines personnes,

le roi d'Angleterre y passa aussi, comme il faisoit toutes les années[1] : il s'y rapprocha de son ancien favori, le remena avec lui en Angleterre, où il continua d'être chargé, comme devant, des principales affaires; mais il ne reprit point ses charges ni sa faveur première[2], et Albemarle demeura affermi dans la sienne.

Courte disgrâce de la comtesse de Gramont.

Le Roi, qui passoit toujours à Versailles l'octave du Saint-Sacrement à cause des deux processions et des saluts[3], alloit aussi toujours à Marly après le salut de l'octave[4]. Il découvrit cette année que la comtesse de Gramont[5] avoit été passer quelques jours de cette octave à

il voulait éviter que sa propre impopularité ne rejaillît sur son maître : copie des *Dépêches*, filza 193, p. 62-64, 73, 123 et 337.

1. Dangeau remarque (p. 98) que Guillaume III est parti le 12 juin, pour la Hollande, sans emmener Portland. Il avait avec lui Albemarle, le comte de Rumney, qui avait hérité de la charge de premier gentilhomme, etc., et Portland, sous prétexte d'affaires à régler, ne s'embarqua que quinze jours plus tard : c'est l'inverse de ce que dit notre auteur. Guillaume III tenait à faire ces voyages annuels pour se délasser de l'Angleterre : voyez son *Histoire*, par Macaulay, tome IV, p. 144-146.

2. Dangeau dit, le 1er novembre suivant (p. 180), d'après Tallard, qui vient d'arriver, que Portland, rentré en Angleterre avec son maître, « est toujours chargé des principales affaires de ce royaume, » mais qu'il ne reprendra point son poste de *groom of the stole*, équivalant à celui de grand chambellan. Nous le verrons, en 1700, se retirer tout à fait en Hollande, par dépit des attaques du Parlement contre les favoris. Jusque-là, comme Albemarle était absolument nul, il resta l'âme de la politique de Guillaume III.

3. Journée du jeudi 18 juin 1699 dans le *Journal de Dangeau*, tome VII, p. 99; comparez, pour 1696, 1697 et 1698, les tomes V, p. 428-429 et 432, VI, p. 131, 135, 354 et 360, et voyez l'*État de la France*, 1698, tome I, p. 292-293, et Dussieux, *le Château de Versailles*, tome II, p. 116-117. Le Roi était précédé des gardes de la prévôté et des cent-suisses, et escorté par les gardes du corps.

4. Le jeudi 25, « jour de la petite fête de Dieu, » il y eut procession, messe et salut; mais le Roi n'alla à Marly, le vendredi, que pour se promener, et il ne s'y installa que le dimanche matin.

5. Élisabeth Hamilton, mariée dans le commencement de 1664 à Philibert, comte de Gramont, frère du maréchal, devenue veuve le 30 janvier 1707, et morte le 3 juin 1708, à soixante-sept ans. Elle avait été nommée dame du palais le 21 février 1667, et touchait de ce fait une pension de douze mille livres. Elle était naturalisée depuis 1684.

Port-Royal-des-Champs, où elle avoit été élevée et pour lequel elle avoit conservé beaucoup d'attachement[1]. C'étoit un crime qui, pour tout autre, auroit été irrémissible; [Add. StS. 293] mais le Roi avoit personnellement pour elle une vraie considération, et une amitié qui déplaisoit fort à Mme de Maintenon, mais qu'elle n'avoit jamais pu rompre, et qu'elle souffroit parce qu'elle ne pouvoit faire autrement[2]. Elle ne laissoit pas de lui montrer souvent sa jalousie par des traits d'humeur, quoique mesurés, et la comtesse, qui étoit fort haute et en avoit tout l'air et le maintien,

1. C'est Dangeau qui dit d'abord, le 27 : « La comtesse de Gramont, qui y alloit toujours (à Marly), ne sera point du voyage, quoiqu'elle soit ici; » puis, le 28 : « Le Roi dit à Monsieur la raison pour quoi il n'amenoit point la comtesse de Gramont à ce voyage ici. Il y a longtemps que le Roi croit que les religieuses de Port-Royal-des-Champs sont jansénistes; il ne veut pas qu'on ait grand commerce avec elles, et la comtesse de Gramont y a été depuis huit jours, et y a même couché. » (*Journal*, tome VII, p. 104-105; comparez *Sourches*, tome VI, p. 168.) Le P. Léonard raconte de même les faits et attribue cette sévérité, tout extraordinaire chez le Roi, à l'apparition récente du libelle *le Problème* (Arch. nat., M 757, p. 197-198, et MM 825, fol. 66). Fénelon, qui était en correspondance suivie avec la comtesse, trouva qu'on eût pu l'avertir sans tant de rigueur : lettre à Beauvillier, 30 novembre 1699, dans le tome I de la *Correspondance*, p. 81. De nos jours, Sainte-Beuve a étudié la vie et la conversion de Mme de Gramont d'après cette correspondance de Fénelon (*Causeries du lundi*, tome X, p. 19-28), et il a parlé aussi de sa disgrâce momentanée de 1699 dans le tome VI de *Port-Royal*, 4e édition, p. 164-165; comparez p. 138-139.

2. Voyez les *Lettres de Mme de Maintenon*, éd. 1806, tome III, p. 192 et 219. On la soupçonnait d'avoir eu quelque liaison avec le Roi, et ces soupçons avaient pris du corps lors de l'affaire des Poisons (*Lettres de Mme de Sévigné*, tome VI, p. 98). Notre auteur a dit ailleurs, dans un portrait qu'il faut comparer à celui qui va suivre (Addition au *Journal de Dangeau*, tome IV, p. 206) : « Le Roi avoit pour elle un goût que la jalousie et l'art de Mme de Maintenon, ni toutes les tares du jansénisme, qu'elle ne redoutoit guère, ne purent jamais vaincre.... » Il reprendra et étendra ces portraits, à deux reprises différentes, en 1703 et 1708, et, dans la première de ces occasions, reviendra sur l'affaire de 1699 avec un peu plus de détails (tome III de 1873, p. 415-417). Nous verrons alors comment, vers 1687, la comtesse était entrée en pleine dévotion, sans cesser d'être aussi assidue que personne à la cour.

avec une grande mine, des restes de beauté, et plus d'esprit et de grâces qu'aucune femme de la cour[1], ne se donnoit pas la peine de les ramasser, et montroit de son côté à Mme de Maintenon, par son peu d'empressement pour elle, qu'elle ne lui rendoit le peu qu'elle faisoit que par respect pour le goût du Roi[2]. Ce voyage donc, que Mme de Maintenon tâcha de mettre à profit, ne mit la comtesse qu'en pénitence, non en disgrâce : elle qui étoit toujours de tous les voyages de Marly et partout où le Roi alloit[3], n'en fut point celui-ci. Ce fut une nouvelle. Elle en rit tout bas avec ses amis; mais d'ailleurs elle garda le silence, et s'en alla à Paris. Deux jours après, elle écrivit au Roi par son mari, qui avoit liberté d'aller à Marly; mais elle n'écrivit, ni ne fit rien dire à Mme de Maintenon. Le Roi dit au comte de Gramont qu'il[4] cherchoit à justifier sa femme, qu'elle n'avoit pu ignorer ce qu'il pensoit d'une maison toute janséniste, qui est une secte qu'il avoit en horreur[5]. Fort peu après le retour à

1. « Charmante; belle taille, belle gorge, beaux bras; grande, gracieuse jusque dans ses moindres mouvements; front ouvert, blanc, uni. Personne ne s'habilloit avec plus de goût et ne se coiffoit mieux. Cheveux bien plantés. Une certaine fraîcheur formoit son teint au-dessus de toutes les couleurs. Yeux pas grands, mais vifs, qui signifioient tout ce qu'elle vouloit. Bouche pleine d'agrément, tour de visage parfait; bon air, beau port, grâces répandues dans toute sa personne. Parlant à propos. Discernement admirable. Juste dans ses décisions. Noblesse de sentiments. Fière à outrance dans l'occasion. Solide, réservée, maligne un peu, évitant le brillant. » (Pièce provenant de Bertin du Rocheret et conservée dans le dossier 8904 du Cabinet des titres, fol. 30; comparez les *Mémoires du comte de Gramont*, par Hamilton, chap. VII.) Un portrait de la comtesse a été gravé pour le tome XI de nos *Mémoires*, éd. 1840, d'après la peinture de P. Lely conservée à Hampton-Court.

2. Cela explique les *Souvenirs de Mme de Caylus* (p. 500) : une Anglaise souvent insupportable, tantôt flatteuse et tantôt dénigrante, hautaine ou rampante, « mais beaucoup d'esprit dans les différentes formes que son humeur et ses desseins lui faisoient prendre. »

3. Voyez le *Journal de Dangeau*, tome I à VI, *passim*.

4. Ce *qu'il* peut avoir été écrit par mégarde pour *qui*.

5. On a cité bien des fois ce mot de M. d'Harcourt : « Un janséniste

Versailles[1], la comtesse de Gramont y arriva, et vit le Roi en particulier chez Mme de Maintenon : il la gronda; elle promit qu'elle n'iroit plus à Port-Royal, sans toutefois l'abjurer le moins du monde; ils se raccommodèrent, et, au grand déplaisir de Mme de Maintenon, il n'y parut plus[2].

Pensées et desseins des amis de Monsieur de Cambray.

Les amis de Monsieur de Cambray s'étoient flattés que le Pape, charmé d'une soumission si prompte et si entière, et qui avoit témoigné plus de déférence pour le Roi que tout autre sentiment dans le jugement qu'il avoit rendu[3], le récompenseroit de la pourpre; et en effet il y eut des manèges qui tendoient là[4]. Ils prétendent encore que le Pape en avoit envie, mais qu'il n'osa jamais, voyant que, depuis cette soumission, sa disgrâce n'étoit en rien adoucie[5]. Le duc de Béthune, qui venoit toutes les semaines à Versailles, y dînoit assez souvent chez moi, et ne pouvoit, avec nous, s'empêcher de parler de Monsieur de Cambray : il savoit qu'il y étoit en sûreté, et, outre cela, mon intimité avec M. de Beauvillier. Cette espérance du cardinalat perdue, il se lâcha un jour chez moi jusqu'à nous dire qu'il avoit toujours cru le Pape infaillible, qu'il en avoit souvent disputé avec la comtesse de Gramont, mais qu'il avouoit qu'il ne le croyoit plus depuis la condamnation de Monsieur de Cambray; il ajouta qu'on savoit bien

n'est souvent qu'un homme qu'on veut perdre à la cour. » Selon M. Willart, le Roi dit que Port-Royal et Marly étaient incompatibles.

1. Au bout d'un mois, le 26 juillet : *Dangeau*, tome VII, p. 120.

2. Dangeau dit simplement : « Le soir, chez Mme de Maintenon, le Roi vit la comtesse de Gramont; le Roi lui parla fort honnêtement et lui rendit ses bonnes grâces. »

3. Ci-dessus, p. 152-160.

4. Voyez deux lettres de l'abbé de Beaumont et du cardinal Gabrielli à l'abbé de Chantérac, dans la *Correspondance de Fénelon*, tomes II, p. 392, et XII, p. 64-65.

5. Une lettre de Torcy publiée dans les *Mémoires de Louville*, tome I, p. 170, puis dans les *Mémoires lus à la Sorbonne*, année 1865, p. 817-818, prouve que Louis XIV craignit plus tard que le duc d'Anjou, devenu roi d'Espagne, ne donnât sa nomination à Fénelon.

que ç'avoit été une affaire de cabale ici, et de politique à Rome, mais que les temps changeoient, et qu'il espéroit bien que ce jugement changeroit aussi et seroit rétracté, et qu'il y en[1] avoit de bons moyens pour cela. Nous nous mîmes à rire, et à lui dire que c'étoit toujours beaucoup que ce jugement l'eût fait revenir de l'erreur de l'infaillibilité des Papes, et que l'intérêt qu'il prenoit en l'affaire de Monsieur de Cambray eût été plus puissant à lui dessiller les yeux que la créance de tous les siècles et tant et tant de puissantes raisons qui détruisoient ce nouvel et dangereux effet de l'orgueil et de l'ambition romaine, et de l'intérêt de ceux qui le soutenoient jusqu'[à] en vouloir faire un pernicieux dogme[2].

Duc de Beauvillier prend à la grande direction la place du Chancelier absent.

Parlant des amis de Monsieur de Cambray, cela me fait souvenir de réparer[3] ici, quoique en matière fort différente, un oubli que j'ai fait d'une chose qui se passa au dernier voyage de Fontainebleau[4]. La petite direction se tient toujours chez le chef du conseil des finances, qui y préside, et la grande direction dans la salle du conseil des parties; le Chancelier y préside, et, lorsqu'étant absent et qu'il y a eu un garde des sceaux[5], il y a présidé de sa place et a toujours laissé vuide celle du Chancelier[6]. Il faut comprendre quand il n'est pas exilé, au moins à ce que je pense, parce qu'alors il[7] fait partout ses fonctions, et prend même au Parlement la place que le Chancelier y tient.

1. Cet *en* est au bout d'une ligne, et, étant encore humide, il a été à moitié effacé, soit par mégarde, soit à dessein.

2. Cette phrase est à rapprocher de ce qui a été dit plus haut (p. 155) des maximes et libertés de l'église gallicane.

3. *Réparer* surcharge un mot illisible.

4. Comme les autres anecdotes, celle-ci est prise dans le *Journal de Dangeau*, où elle se trouve à la date du 13 juin 1699, tome VII, p. 97; comparez les *Mémoires de Sourches*, tome VI, p. 143.

5. C'est-à-dire lorsque le Chancelier était absent et qu'il y avait un garde des sceaux. Voyez ci-après, p. 249, note 1.

6. Voyez la notice sur les deux directions des finances, dans l'Appendice de notre tome IV, p. 434-439, et ci-après, p. 489-494.

7. Cet *il* est le Garde des sceaux, et le précédent est le Chancelier.

En ce voyage de Fontainebleau, où le Chancelier[1], malade, n'alla point, M. de Beauvillier prit sa place à la grande direction : il y avoit présidé d'autres fois en l'absence du Chancelier, sans prendre sa place, et l'avoit laissée vuide[2]. Le Roi le sut, et dit qu'étant duc et pair et présidant à la grande direction par l'absence du Chancelier, il devoit prendre sa place, et ne la plus laisser vuide[3]. Cela fut ainsi exécuté depuis, et fort souvent encore après à Versailles, par les infirmités de M. le Chancelier[4]. [*Add. St-S. 294*]

Naissance de mon second fils.

Le 12 août[5], Mme de Saint-Simon accoucha fort heureusement, et Dieu nous fit la grâce de nous donner un second fils[6], qui porta le nom de marquis de Ruffec, belle

1. Boucherat, que nous allons voir mourir : ci-après, p. 248.

2. Voyez la *Gazette de la Haye*, 1699, n° 45.

3. C'est exactement ce que raconte Dangeau. Un peu plus loin, tome VII, p. 148, il donne l'ordre des séances au conseil d'en haut.

4. M. de Beauvillier était déjà chargé de suppléer le Chancelier comme président du conseil nouvellement créé pour les affaires des protestants convertis.

5. Le paragraphe qui suit a été ajouté après coup, sur deux lignes, dans le blanc resté libre à la fin du paragraphe précédent. C'est que Dangeau n'avait pas plus parlé de cette troisième naissance que des premières (nos tomes III, p. 250, et V, p. 317). Il n'est point question de celle-ci, non plus, dans la *Gazette d'Amsterdam*. Nous lisons seulement dans les *Mémoires de Sourches* (tome VI, p. 178) : « Le 10 (*sic*), on sut que la duchesse de Saint-Simon étoit accouchée d'un second fils. » Mais ce 10 est un *lapsus* de l'auteur ou des éditeurs de ces *Mémoires*, puisque la mort de Mlle d'Alais, indiquée immédiatement ensuite, au « lendemain 11 août, » n'arriva en réalité que le 13. Saint-Simon avait écrit aussi : « le 12 août, » dans sa *Notice sur la maison de Saint-Simon* (tome XXI de l'édition de 1873, p. 212), antérieure de plus de dix ans à la rédaction des *Mémoires*, et enfin les registres du Parlement, au 16 janvier 1747, disent que son fils fut baptisé à Saint-Sulpice le 12 août. Ajoutons que l'*Histoire généalogique* a imprimé *avril* pour *août*, la *Chronologie militaire* de Pinard (tome VII, p. 157), 2 août, et les éditeurs du duc de Luynes, 22 août. On a vu plus haut (p. 79) que, le 6 janvier, lors de l'affaire des princesses lorraines, Mme de Saint-Simon était enceinte de six semaines ou deux mois.

6. Armand-Jean de Rouvroy de Saint-Simon, d'abord titré marquis de Ruffec, fut pourvu du gouvernement de Senlis, en survivance de

terre en Angoumois que ma mère avoit achetée de la sienne[1].

son père, le 21 octobre 1715, passa l'année 1716 aux mousquetaires, acheta le régiment de cavalerie de M. de Villepion le 26 septembre 1717, suivit son père en Espagne, où il reçut la grandesse le 20 janvier 1722; fut substitué par lui au comté de Rasse, le 4 mai 1728; commanda son régiment dans des camps et au siège de Kehl, en 1733, passa brigadier le 20 février 1734, servit en cette qualité aux lignes d'Ettingen et au siège de Philipsbourg, quitta le régiment de Ruffec pour prendre celui de son frère aîné (Saint-Simon) le 23 mars 1735, assista à l'affaire de Clausen et passa maréchal de camp le 1er mars 1738, mais fut forcé de quitter le service à cause de sa mauvaise santé; prit le titre de duc de Ruffec lorsque son frère aîné décéda sans postérité masculine, fut reçu en cette qualité au Parlement le 16 janvier 1747, et mourut dix mois avant son père, le 20 mai 1754, à Angervilliers, sans laisser aucun enfant du mariage qu'il avait contracté le 22 janvier 1733 avec Marie-Jeanne-Louise Bauyn d'Angervilliers, fille unique du ministre de la guerre et veuve du dernier président de Maisons, laquelle mourut le 7 septembre 1761, à cinquante ans. — Sur ce second fils de notre auteur, dont l'acte baptistaire n'a pas été relevé avant l'incendie de 1871, voyez la *Notice sur la vie et les mémoires de Saint-Simon*, par M. Chéruel (1876), p. LX, LXII, LXIII, et deux couplets faits au temps de son mariage, qui le représentent comme un « maussade magot, échappé de Saint-Simon, à mine chétive et sinistre, un vilain boudrillon » (Chansonnier, ms. Fr. 12705, p. 35). D'Argension en dit à peu près autant, et le duc de Luynes fait une peinture navrante des maux qu'il souffrit pendant vingt ans et plus. Sept mois après sa naissance, sa mère fut malade (*Sourches*, tome VI, p. 208; comparez la *Gazette d'Amsterdam*, n° CI) : « Le 3 décembre, la jeune duchesse de Saint-Simon tomba malade, et on dit aussitôt que c'étoit de la petite vérole, parce qu'elle en avoit tous les symptômes; mais elle n'eut que la rougeole avec un grand érysipèle. » Notre auteur ne s'est plus souvenu de ce détail, non mentionné par Dangeau.

1. Voyez notre tome I, p. 213, note 4, et Appendice, p. 479-480. Ruffec avait été érigé en marquisat pour M. d'Hauterive, père de Mme de Saint-Simon (confirmation en mars 1652), avec l'intention d'en faire l'apanage d'un fils aîné, qui ne s'en montra point digne, et j'ai expliqué que ce fut la raison d'une vente fictive faite le 14 septembre 1682, par Mme d'Hauterive, à la duchesse de Saint-Simon, sa fille. Saint-Simon tenta de tirer parti de ce beau domaine en débitant la forêt pour les fournisseurs du port de Rochefort; il obtint même, le 29 juin 1731, des lettres patentes pour y construire une forge et des fourneaux. Mais, après lui, on vendit le château, comme nous l'avons

Voyage très singulier d'un maréchal de Salon, en Provence, à la cour.

Un événement singulier fit beaucoup raisonner tout le monde[1]. Il arriva en ce temps-ci[2] tout droit à Versailles un maréchal[3] de la petite ville de Salon, en Provence, qui s'adressa à Brissac[4], major des gardes du corps[5], pour être conduit au Roi, à qui il vouloit parler en particulier. Il ne se rebuta point des rebuffades qu'il en reçut[6], et fit tant que le Roi en fut informé et lui fit dire qu'il ne parloit pas ainsi à tout le monde[7]. Le maréchal insista,

dit. Voyez le *Mémoire de la généralité de Limoges*, publié en 1885, dans le *Bulletin de la Société du Limousin*, tome XXXII, p. 171 et 252.

1. Voyez ci-après l'appendice X, où sont réunis plusieurs récits de cet événement.

2. Non pas « en ce temps-ci, » en 1699, mais en mai 1697.

3. Les documents du temps l'appellent François Michel, sauf un seul (Bibl. nat., Imprimés, Lb³⁷· 4088), qui ajoute le nom patronymique de Placide. Il était né à Salon en 1661, et mourut, dit-on, à Lançon, localité voisine, le 10 décembre 1726. On a plusieurs portraits gravés de lui, dont un fait *ad vivum* et avec privilège royal, par J.-L. Roullet (Cabinet des estampes, collection Hennin, nᵒˢ 6332-6334). Une pièce dit qu'il avait servi dans le régiment de cavalerie du chevalier de Grignan.

4. Albert de Grillet, seigneur ou marquis de Brissac en Languedoc (il n'était donc pas Normand comme le dit l'annotateur des *Mémoires de Sourches*, tomes I, p. 346, et II, p. 176), avait commencé par être page de la grande écurie sous Louis XIII, puis avait commandé avec distinction une compagnie de cavalerie jusqu'à la réforme de 1662, était passé alors à la tête des cuirassiers du Roi, et était entré comme lieutenant dans les gardes du corps en 1667. C'est devant Maëstricht, le 3 juillet 1673, qu'il avait succédé au chevalier de Forbin comme major des quatre compagnies de cette troupe. On lui donna le gouvernement de Peccais (1673), puis celui de Guise (1691), le grade de brigadier (1677), celui de maréchal de camp (1688), celui de lieutenant général (1693), et la croix de Saint-Louis (1694). Il se retira du service en avril 1708, et mourut le 11 février 1713, à quatre-vingt-six ans. Les *Mémoires* parleront de lui assez souvent.

5. Ce major, pris parmi les lieutenants, précédait tous ses collègues reçus après lui et était considéré comme appartenant à la première compagnie. Voyez l'*État de la France*, 1698, tome I, p. 399, le P. Daniel, *Milice françoise*, tome II, p. 171-172, et les *Mémoires de Sourches*, tome II, p. 176.

6. Nous verrons que Brissac était d'un caractère désagréable, bourru, pointilleux, et qu'il se faisait de mauvaises affaires avec toute la cour.

7. Les autres relations ne parlent pas de Brissac, mais seulement de M. de Barbezieux.

et[1] dit que, s'il voyoit le Roi, il lui diroit des choses si secrètes et tellement connues à lui seul, qu'il verroit bien qu'il avoit mission pour lui parler et pour lui dire des choses importantes[2]; qu'en attendant, au moins, il demandoit à être renvoyé à un de ses ministres d'État. Là-dessus, le Roi lui fit dire d'aller trouver Barbezieux, à qui il avoit donné ordre de l'entendre. Ce qui surprit beaucoup, c'est que ce maréchal, qui ne faisoit qu'arriver et qui n'étoit jamais sorti de son lieu ni de son métier, ne voulut point de Barbezieux, et répondit tout de suite qu'il avoit demandé à être renvoyé à un ministre d'État, que Barbezieux ne l'étoit point, et qu'il ne parleroit point qu'à un ministre[3]. Sur cela, le Roi nomma Pomponne, et le maréchal, sans faire ni difficulté ni réponse, l'alla trouver[4]. Ce qu'on sut de son histoire est fort court; le voici. Cet homme, revenant tard de dehors, se trouva investi d'une grande lumière[5], auprès d'un arbre assez près de Salon; une personne vêtue de blanc, et par-dessus à la royale[6], belle blonde et fort éclatante, l'appela par son nom, lui dit de la bien écouter, lui parla plus d'une demi-heure[7], lui dit qu'elle étoit la Reine qui avoit été l'épouse du Roi[8], lui ordonna de l'aller trouver et de lui dire les choses qu'elle lui avoit communiquées, que

1. *Et* surcharge un *d*, et, plus loin, *diroit* est en interligne.

2. Saint-Simon avait d'abord écrit : « d'autres choses » ; il a biffé ensuite *d'autres*, récrit *des* au-dessus, et ajouté *importantes* en interligne après *choses*.

3. Voyez l'Appendice du tome V, p. 446 et 447.

4. Tous les documents du temps disent au contraire que ce fut Barbezieux qui l'entretint et l'introduisit auprès du Roi; aucun ne parle de Pomponne, de qui cependant la Provence relevait.

5. Cette acception d'*investir* n'a pas été relevée par Littré, qui ne donne que le sens militaire et le sens moral.

6. Avec le manteau de reine, et peut-être la couronne.

7. *Demie-heure*, comme toujours, dans le manuscrit.

8. Marie-Thérèse, morte depuis treize ou quatorze ans. Nous ne voyons ce détail figurer dans aucune relation. Les *Annales de la cour* disent que c'était le fantôme de Michel Nostradamus.

Dieu l'aideroit dans tout son voyage, et qu'à une chose secrète qu'il diroit au Roi, et que le Roi seul au monde savoit et qui ne pouvoit être sue que de lui, il reconnoîtroit la vérité de tout ce qu'il avoit à lui apprendre; que si d'abord il ne pouvoit parler au Roi, qu'il demandât à parler à un de ses ministres d'État, et que surtout il ne communiquât rien à autres, quels[1] qu'ils fussent, et qu'il réservât certaines choses au Roi tout seul; qu'il partît promptement, et qu'il exécutât ce qui[2] lui étoit ordonné hardiment et diligemment[3], et qu'il s'assurât qu'il seroit puni de mort, s'il négligeoit de s'acquitter de sa commission. Le maréchal promit tout; et aussitôt la Reine disparut, et il se trouva dans l'obscurité auprès de son arbre. Il s'y coucha au pied, ne sachant s'il rêvoit ou s'il étoit éveillé, et s'en alla après[4] chez lui, persuadé que c'étoit une illusion et une folie, dont il ne se vanta à personne. A deux jours de là, passant au même endroit, la même vision lui arriva encore, et les mêmes propos lui furent tenus; il y eut de plus des reproches de son doute et des menaces réitérées, et, pour fin, ordre d'aller dire à l'intendant de la province[5] ce[6] qu'il avoit vu et l'ordre qu'il avoit reçu d'aller à Versailles, et que, sûrement, il lui fourniroit de quoi faire le voyage. A cette fois, le maréchal demeura convaincu; mais, flottant entre la crainte des menaces et les difficultés de l'exécution, il ne sut à quoi se résoudre, gardant toujours le silence de ce qui lui étoit arrivé. Il demeura huit jours en cette per-

1. *Que*, en abréviation, changé en *quels*.
2. *Que*, en abréviation, changé en *qui*.
3. *Diligeamt* (sic), en abrégé, est écrit en interligne, au-dessus de *promptemt*, biffé.
4. *Après* est ajouté en interligne.
5. C'était alors M. Lebret père, pourvu de cette intendance depuis 1687, et de la première présidence du parlement d'Aix depuis 1690. Ses papiers, conservés en grande partie au Cabinet des manuscrits, ne semblent rien renfermer sur le voyage de François Michel.
6. Avant *ce*, Saint-Simon a biffé une virgule.

plexité, et enfin comme résolu à ne point faire le voyage, lorsque, repassant encore par le même endroit, il vit et entendit encore la même chose, et des menaces si effrayantes, qu'il ne songea plus qu'à partir. A deux jours de là, il fut trouver à Aix[1] l'intendant de la province, qui, sans balancer, l'exhorta à poursuivre son voyage, et lui donna de quoi le faire dans une voiture publique[2]. On n'en a jamais su davantage. Il entretint trois fois M. de Pomponne, et fut chaque fois plus de deux heures avec lui. M. de Pomponne en rendit compte au Roi en particulier, qui voulut que Pomponne en parlât plus amplement à un conseil d'État où Monseigneur n'étoit point et où il n'y avoit que les ministres[3], qui lors, outre lui[4], étoient le duc de Beauvillier, Pontchartrain et Torcy, et nuls autres. Ce conseil fut long : peut-être aussi y parla-t-on d'autre chose après[5]. Ce qui arriva ensuite fut que le Roi voulut entretenir le maréchal : il ne s'en cacha point; il le vit dans ses cabinets, et le fit monter par le petit degré qui en descend sur la cour de Marbre, par où il passe pour aller à la chasse ou se promener[6]. Quelques jours après, il le vit encore de même, et, à

1. Aix, siège du parlement de Provence et capitale de la province, était aussi la résidence ordinaire de l'intendant.

2. Non pas dans une voiture publique, mais à la suite de recrues qu'il ne quitta qu'à la Ferté-sous-Jouarre.

3. Voyez l'Appendice du tome V, p. 444.

4. Ces deux mots sont en interligne.

5. Dans le *Journal de Dangeau*, qui ne dit mot de la venue du maréchal, nous voyons (p. 98-100) : 1° que Monseigneur alla, le 9 avril, s'installer pour huit jours à Meudon, où le Roi le rejoignit du 10 au 12 ; 2° que, le 10, avant le départ, et pour éviter un déplacement aux ministres, il y eut séance d'après-dînée à Versailles ; 3° que, le lundi 15, le conseil du matin fut remis à l'après-dînée, pour cause de médecine, et que, pendant ce temps-là, Monseigneur courait le loup ; 4° que, le mercredi 17, il y eut double conseil, le matin et dans l'après-dînée, avant le départ pour Marly, où Monseigneur se rendit de Meudon. C'est le mardi 16 que le maréchal avait passé une heure avec le Roi.

6. Voyez *le Château de Versailles*, par M. Dussieux, tome I, p. 230, et le *Catalogue du musée de Versailles*, par feu M. Soulié, tome II, p. 207.

chaque fois, fut près d'une heure seul avec lui, et prit garde que personne ne fût à portée d'eux[1]. Le lendemain de la première fois qu'il l'eut entretenu, comme il descendoit par ce même petit escalier pour aller à la chasse, M. de Duras, qui avoit le bâton[2], et qui étoit sur le pied d'une considération et d'une liberté de dire au Roi tout ce qu'il[3] lui plaisoit, se mit à parler de ce maréchal avec mépris, et à dire le mauvais proverbe que cet homme-là étoit un fou, ou que le Roi n'étoit pas noble. A ce mot, le Roi s'arrêta, et, se tournant au maréchal de Duras, ce qu'il ne faisoit presque jamais en marchant : « Si cela, lui dit-il, je ne suis pas noble ; car je l'ai entretenu longtemps, il m'a parlé de fort bon sens, et je vous assure qu'il est fort loin d'être fou. » Ces derniers mots furent prononcés avec une gravité appuyée qui surprit fort l'assistance, et qui, en grand silence, ouvrit fort les yeux et les oreilles[4]. Après le second entretien, le Roi convint que cet homme lui avoit dit une chose qui[5] lui étoit arrivée il y avoit plus de vingt ans, et que lui seul savoit, parce qu'il ne l'avoit jamais dite à personne ; et il ajouta que c'étoit un fantôme qu'il avoit vu dans la forêt de Saint-Germain[6], et dont il étoit sûr de n'avoir jamais parlé[7]. Il s'expliqua encore plusieurs fois très

1. La plupart des relations ne parlent que d'une seule audience ; seul, l'abbé Proyart, dans sa *Vie du Dauphin père de Louis XV* (1782), p. 156, prétend qu'il y en eut trois.

2. Le bâton de capitaine des gardes du corps en quartier.

3. *Que* corrigé en *qu'il*.

4. Le mot est à peu près rapporté de même dans les *Annales de la cour*, dans la lettre XXVI de Mme Dunoyer, et dans l'Extraordinaire XXXII de la *Gazette d'Amsterdam*. L'abbé Proyart dit (p. 156) : « Il (le Roi) se contenta de témoigner dans l'occasion qu'il avoit beaucoup d'estime pour lui, et il en donna une preuve fort extraordinaire en voulant qu'avant son départ il vînt prendre congé de lui publiquement, à la manière des ambassadeurs. »

5. *Que* corrigé en *qui*.

6. Ou dans celle de Fontainebleau, selon le récit de l'abbé Proyart.

7. C'est, en définitive, tout ce qui ressort des différentes versions.

favorablement sur ce maréchal, qui étoit défrayé de tout par ses ordres, qui fut renvoyé aux dépens du Roi, qui lui fit donner assez d'argent outre sa dépense, et qui fit écrire à l'intendant de Provence de le protéger particulièrement et d'avoir soin que, sans le tirer de son état et de son métier, il ne manquât de rien le reste de sa vie. Ce qu'il y a eu de plus marqué, c'est qu'aucun des ministres d'alors n'a jamais voulu parler là-dessus. Leurs[1] amis les plus intimes les ont poussés et[2] tournés là-dessus, et à plusieurs reprises, sans avoir pu en arracher un mot; et tous, d'un même langage, leur ont donné le change, se sont mis à rire et à plaisanter, sans jamais sortir de ce cercle, ni enfoncer cette surface d'une ligne. Cela m'est arrivé avec M. de Beauvillier et M. de Pontchartrain, et je sais par leurs plus intimes et leurs plus familiers qu'ils n'en ont rien tiré davantage, et pareillement de ceux de Pomponne et de Torcy[3].

Ce maréchal, qui étoit un homme d'environ cinquante ans[4], qui avoit famille, et bien famé dans son pays, montra beaucoup de bon sens dans sa simplicité, de désintéressement et de modestie[5]. Il trouvoit toujours qu'on lui donnoit trop[6], ne parut[7] aucune curiosité, et, dès qu'il

1. *Leur*, sans accord, dans le manuscrit.

2. *Et* est écrit en surcharge sur *là*, et la préposition *à*, dans la ligne suivante, est en interligne.

3. Les *Annales de la cour* disent de même qu'on ne put rien savoir de M. de Barbezieux; mais l'opinion commune fut que le maréchal était venu conseiller la réduction des impôts.

4. Moins de quarante ans, s'il était né en 1661.

5. Il était de haute taille, avec bon air et le visage résolu, selon une relation.

6. *Trop* est en interligne.

7. Nous avons déjà rencontré *paraître* avec le sens actif de paraître avoir ou de faire paraître, comme dans les *Mémoires de Mademoiselle* (tome III, p. 166; comparez p. 177, et tome IV, p. 415) : « Il ne me parut point toute la chaleur, » et dans une lettre d'intendant (*Correspondance des Contrôleurs généraux*, tome III, en cours d'impression, n° 842) : « Il va régulièrement à l'église et paroît plus d'attention à faire

eut achevé de voir le Roi et M. de Pomponne, ne voulut rien voir, ni se montrer, parut empressé de s'en retourner, et dit que, content d'avoir accompli sa mission, il n'avoit plus rien à faire que s'en aller chez lui. Ceux qui en avoient soin[1] firent tout ce qu'ils purent pour en tirer quelque chose; il ne répondoit rien, ou disoit : « Il m'est défendu de parler; » et coupoit court, sans se laisser émouvoir par rien. Revenu chez lui, il ne parut différent en rien de ce qu'il étoit auparavant, ne parloit ni de Paris ni de la cour, répondoit en deux mots à ceux qui l'interrogeoient, et montroit qu'il n'aimoit pas à l'être; et sur ce qu'il avoit été faire, pas un mot de plus que ce que je viens de rapporter. Surtout nulle vanterie; ne se laissoit point entamer sur les audiences qu'il avoit eues, et se contentoit de se louer du Roi, qu'il avoit vu, mais en deux mots, et sans laisser entendre s'il l'avoit vu en voyeux[2] ou d'une autre manière, et ne voulant jamais s'en expliquer. Sur M. de Pomponne, quand on lui en parloit, il répondoit qu'il avoit vu un ministre, sans expliquer comment ni combien[3], qu'il ne le connoissoit pas; et puis se taisoit, sans qu'on pût lui en faire dire davantage. Il reprit son métier, et a vécu depuis à son ordinaire[4]. C'est ce que les prélats[5] de la province en ont

son devoir que sa femme. » C'était d'ailleurs un emploi commun en ce temps-là; mais il ne semble pas que nos dictionnaires l'aient signalé.

1. *Soin* est ajouté après coup en interligne.

2. Nous avons annoncé ce mot par avance (tome V, p. 350, note 2), en donnant une conjecture sur son dérivé moderne. Saint-Simon dit : *voyeux*, ou : *voyeur;* mais on constate ici que *voyeux* est un singulier, et non pas la forme populaire du pluriel de *voyeur*, comme le pensait Littré. Nous trouverons aussi le féminin *voyeuse*, qui est d'ailleurs dans le *Journal de Dangeau* (tome XVII, p. 108). Ce terme s'appliquait familièrement aux curieux qui venaient à Versailles, sans audience, voir le Roi au passage, à table, à la promenade, etc. : ci-après, p. 392.

3. Combien de fois, ou combien de temps ?

4. On n'a point retrouvé l'acte de son décès dans les registres de l'église de Lançon, où les biographes le font mourir.

5. *P*ts, en abrégé, dans le manuscrit.

rapporté et ce que m'en a dit l'archevêque d'Arles[1], qui passoit du temps tous les ans à Salon, qui est la maison de campagne des archevêques d'Arles[2], aussi bien que le lieu de la naissance et de la sépulture du fameux Nostradamus[3]. Il n'en faut pas tant pour beaucoup faire raisonner le monde : on raisonna donc beaucoup, sans avoir rien pu trouver, ni qu'aucune suite de ce[4] singulier voyage ait pu ouvrir les yeux sur rien. Des fureteurs[5] ont voulu se persuader et persuader aux autres que ce ne fut qu'un tissu de hardie friponnerie, dont la simplicité de ce bonhomme fut la première dupe[6]. Il y avoit à Marseille une Mme Arnoul, dont la vie est un roman, et qui, laide comme le péché, et vieille, et pauvre, et veuve, a fait les plus grandes passions, a gouverné les plus considérables des lieux où elle s'est trouvée, se fit épouser par ce

1. M. de Mailly, qui occupa ce siège de 1697 à 1710 : tome IV, p. 305.

2. Ils étaient seigneurs temporels de la ville. Leur château, dominant la Crau du haut d'un roc escarpé, sert aujourd'hui de caserne.

3. Michel de Nostredame, dit Nostradamus, l'auteur des *Centuries* prophétiques (1555), était né le 14 décembre 1503, à Saint-Remy, près Arles; mais il passa à Salon les vingt-deux dernières années de sa vie, y reçut des visites royales, y mourut le 2 juillet 1566, et y fut enseveli dans l'église des Cordeliers. C'est sans doute à cause de cette communauté de résidence qu'on parvint à trouver dans les *Centuries* quatre vers qui s'appliquaient, non sans peine, au visionnaire de 1697 : ci-après, p. 547.

4. *Ce* est écrit en interligne.

5. *Fureteur*, « qui va fureter deçà et delà des curiosités, des nouvelles. » (*Furetière*.)

6. L'anecdote, ou plutôt le récit hypothétique qui va suivre, ne se trouve pas dans la lettre XXVI de Mme Dunoyer sur le maréchal de Salon, quoique cette dame ait raconté dans une lettre précédente toute l'histoire de Mme Arnoul que l'on va lire. Le *Theatrum Europæum* allemand (tome XV, p. 360) dit seulement : « Quelques-uns pensèrent que toute l'affaire était une invention de certaines personnes, et qu'il y avait derrière cela un confesseur qui voulait faire connaître au Roi des choses importantes révélées au confessionnal. D'autres rapprochaient cette apparition d'une autre à peu près semblable survenue à un prêtre de Saint-Denis qui, en disant la messe, avait vu tout à coup un bras de femme sur l'autel. »

M. Arnoul[1] intendant de marine à Marseille, avec les circonstances les plus singulières, et, à force d'esprit et

1. Il y eut deux intendants de la marine de ce nom. Le père, Nicolas Arnoul, né le 18 septembre 1608, mort le 18 octobre 1674, débuta comme commis de M. de Noyers, fut nommé commissaire général de la marine de Provence et inspecteur général des vivres en 1641, maître d'hôtel du Roi en 1643, intendant des bâtiments et conseiller d'État en 1644, et rendit de grands services à Mazarin, puis à Colbert. Il passa intendant des armées navales, des fortifications de Provence et de Picardie, et des galères, en 1665, intendant de la marine du Levant et comte palatin du Pape en 1673. Son fils, Pierre Arnoul, né en 1651, reçu chevalier de Malte de minorité en 1668, seigneur de Vaucresson près Paris, de Tourroude, la Garde-Paréol, etc., commissaire de la marine au département de Toulon en 1670, contrôleur général de la marine de Ponant en 1672, intendant des galères de France et des fortifications de Provence en 1673, intendant de la marine et des fortifications après son père (1675), fut révoqué en 1679, mais replacé l'année suivante au Havre, alla faire les fonctions d'intendant de la marine et d'intendant de justice, police et finances à Rochefort, la Rochelle, Brouage, etc., de 1683 à 1688, passa ensuite en Picardie et dans le Pays reconquis comme intendant des fortifications maritimes (1689), fut promu inspecteur général des classes de tout le royaume en 1692, remplit des missions particulières en Espagne en 1702 et 1703, reçut en 1710 la charge d'intendant général des galères et du commerce à Marseille, et mourut à Paris le 17 octobre 1719. Sa mère était Geneviève Saulger, fille d'un garde des rôles des offices. Devenue veuve et dominée par une dame de Rus (Françoise de Soissan de la Bédosse, femme d'Esprit de Rafellis, seigneur de Rus, ancien officier de l'armée de Turenne, lieutenant général d'artillerie et capitaine de vaisseau), « qui se rendit fameuse, dit Pithon-Curt, par son esprit et par ses talents dans les négociations et dans les intrigues de cour, » Mme Arnoul se laissa remarier (Carpentras, contrat du 26 mai 1676), quoiqu'elle fût éprise du chevalier de la Bretesche, au fils de cette dame, âgé de vingt-sept ans, après lui avoir promis sa propre fille, et elle donna ensuite cette fille au fils cadet (Carpentras, contrat de 1680). Quand l'ancienne Mme Arnoul fut allée mourir dans un couvent de Lyon, Mme de Rus, devenue veuve à son tour, se fit épouser par l'intendant : si bien que, selon la remarque du généalogiste, « par l'arrangement singulier de cette femme ingénieuse, Pierre Arnoul devint tout à la fois beau-père de ses deux fils, beau-fils de l'aîné et beau-frère du puîné, tandis qu'elle devint elle-même belle fille de son fils aîné et belle-sœur de son fils puîné, le fils aîné beau père de sa mère et de son beau-père, le fils puîné beau-frère de sa mère, beau-fils de son frère et gendre de sa belle-sœur, etc. ; et tout

de manège, se fit aimer et redouter partout où elle vécut, au point que la plupart la croyoient sorcière[1]. Elle avoit été amie intime de Mme de Maintenon étant Mme Scarron; un commerce secret et intime avoit toujours subsisté entre elles jusqu'alors. Ces deux choses sont vraies[2]; la troisième, que je me garderai bien d'assurer, est que la vision et la commission de venir parler au Roi fut un tour de passe-passe de cette femme, et que ce dont le maréchal de Salon étoit chargé par[3] cette triple apparition qu'il avoit eue n'étoit que pour obliger le Roi à déclarer Mme de Maintenon reine. Ce maréchal ne la nomma jamais, et ne la vit point. De tout cela, jamais on n'en a su davantage.

L'affaire de M. de Bouillon avec son fils faisoit grand bruit[4]. Elle étoit portée, pour des incidents, au conseil

Le Roi partial pour

cela sans dispense et sans inceste. » (Pithon-Curt, *Histoire de la noblesse du Comtat Venaissin*, tome IV, p. 567; *Lettres de Colbert*, tome III, 2e pagination, p. 165, et 2e partie, p. 181-182; *Lettres de Mme Dunoyer*, tome I, lettres III et VI; Cabinet des titres, dossier bleu 744, ARNOUL.)

1. C'est Mme Dunoyer qui dit que Mme Arnoul était une sorcière, qu'elle eut toutes sortes d'aventures, inspira à son mari une tendresse inouïe malgré ses soixante ans, et, finalement, donna dans la dévotion, fonda un couvent auprès de Carpentras, se fit quantité d'amis et de créatures, et mourut (septembre 1701) d'une manière aussi étonnante qu'elle avait vécu. « Elle a fait elle-même préparer sa pompe funèbre, raconte Mme Dunoyer (lettre XXV), tendre sa maison de noir et dire d'avance des messes pour le repos de son âme, faire son service, tout cela sans avoir aucun mal; et quand elle a eu achevé de donner les ordres nécessaires pour épargner à son époux tous les soins dont il auroit été chargé sans cette prévoyance, elle est morte au jour et à l'heure qu'elle avoit marqués.... » Pierre Arnoul se remaria deux autres fois.

2. Nous ne croyons pas qu'il y ait aucune trace de cette liaison, au moins dans la correspondance de Mme de Maintenon; mais Mme de Rus, amenée à la cour par Mme Mazarin (ci-après, p. 237, note 2), avait fait partie de la société de Foucquet, et même avait été exilée, en 1665, pour intrigues avec son cousin Roquesante en faveur du surintendant (*Lettres de Colbert*, tome VII, p. 217-218; *Archives de la Bastille*, tome II, page 403).

3. La première lettre de *par* surcharge un *d*.

4. Voyez notre tome V, p. 324-327.

M. de Bouillon contre M. d'Albret.

des parties[1]. Le Roi fit en cette occasion ce qu'il n'avoit jamais fait auparavant, ni ne fit depuis[2] : il prit parti pour M. de Bouillon, fit mander de sa part par Pontchartrain à Maboul[3], maître des requêtes, de rapporter sans délai, et dit lui-même au duc d'Albret qu'il ne vouloit que justice entre lui et son père, mais qu'il vouloit couper court aux procédures et aux procédés[4], et protéger son père, qui étoit un de ses plus anciens domestiques, et qui l'avoit toujours bien servi[5]. On peut imaginer si, après ces déclarations, M. de Bouillon fut lui-même bien servi par ses juges, et quel tour prit son affaire dans le monde[6], où le duc d'Albret n'osa presque se montrer de fort longtemps.

Mort de Saint-Vallier ;

Le gros Saint-Vallier[7] qui avoit été longtemps capitaine

1. Sur ce conseil, voyez notre tome IV, Appendice, p. 379-434.

2. *Journal de Dangeau*, tome VII, p. 62-63, 11 avril 1699. Il s'était déjà montré bien favorable au père, en 1698.

3. Louis Maboul, marquis de Fors (1693), avait été procureur général aux requêtes de l'hôtel (1672) avant de passer maître des requêtes (23 janvier 1695). Dans cette même année 1699, outre le procès d'Albret, il fut chargé du rapport de l'affaire difficile des juges de Mantes. Il mourut très vieux, dans une de ses terres, le 24 décembre 1721.

4. Nous avons déjà rencontré cette opposition de mots, tome II, p. 87 ; comparez ci-après, p. 445, dans l'Addition n° 278.

5. Ce sont les termes que rapporte Dangeau.

6. M. d'Albret demandait que l'affaire fût renvoyée au parlement de Guyenne, pour suspicion ; mais on l'attribua à la grand'chambre. Voyez deux autres incidents de la même année dans le même volume du *Journal*, p. 105 et 121, et l'accommodement imposé à M. d'Albret en 1700, p. 409 et 449. Trois arrêts se trouvent dans les registres d'arrêts en commandement de 1699, Arch. nat., E 1909, 14 avril et 28 juin, et E 1910, 23 août. Tous les papiers de famille relatifs à cette affaire sont aux Archives, dans les cartons Bouillon R² 62 et 63.

7. Pierre-Félix de la Croix de Chevrières, comte de Saint-Vallier, né à Grenoble le 10 juin 1614, avait servi comme lieutenant-colonel du régiment de Normandie à partir de 1654, puis comme colonel d'un régiment d'infanterie à partir de 1666. Il avait ensuite remplacé le comte de Nogent à la tête de la compagnie des gardes de la porte, le 1er avril 1670 (Arch. nat., O¹ 14, fol. 152), mais s'en était défait en novembre 1687. Il mourut à Grenoble, le 26 juin 1699, en dormant. Il appar-

de la porte, et qui, après avoir vendu au frère du P. de la Chaise[1], s'étoit retiré en son pays de Dauphiné, mourut à Grenoble[2]. Sa femme[3], belle, spirituelle et galante, y régnoit sur les cœurs et sur les esprits. Elle avoit été fort du monde[4], et en étoit devenue le centre dans cette province, d'où on ne la revit presque plus à Paris, où elle avoit conservé des amis, et à la cour[5].

Le duc de Montbazon[6] mourut aussi dans les faubourgs de Liège, où il étoit enfermé depuis bien des années dans une abbaye[7]. Le prince de Guémené, son fils, devint par sa mort duc de Montbazon, et se fit recevoir au Parlement[8].

Du duc de Montbazon

tenait à une famille du parlement de Dauphiné qui, ayant acquis, au seizième siècle, l'héritage domanial de Diane de Poitiers, avait obtenu l'érection des deux terres d'Ornacieu et de Chevrières en marquisats (1645 et 1682), et le titre comtal de Saint-Vallier, porté par Diane avant qu'elle ne devînt duchesse, avait été renouvelé en août 1687 pour le personnage dont il s'agit ici. Voyez à l'Appendice, n° XI, la notice que Saint-Simon lui a consacrée comme capitaine des gardes de la porte.

1. Tome IV, p. 251.

2. *Dangeau*, tome VII, p. 107; *Mémoires de Sourches*, tome VI, p. 169; *Gazette*, p. 332. Cette nouvelle fut apportée par Tessé le 3 juillet.

3. Jeanne de Rouvroy (sur cette famille, voyez une note de notre tome I, p. 401), mariée le 11 mai 1675. « La petite Rouvroy a épousé à la sourdine le gros Saint-Vallier, » écrivait alors l'abbé de Feuquière (*Lettres inédites des Feuquières*, tome III, p. 299-300). Le Chansonnier (mss. Fr. 12 619, p. 97 et 113, et 12 687, p. 201) lui prête diverses galanteries; comparez, sur son mariage, fait par le Roi, les *Lettres de Mme de Sévigné*, tome III, p. 475 et 512, les *Mémoires de Sourches*, tome I, p. 253, et les *Œuvres de Louis XIV*, tome V, p. 534, et, sur son entrée triomphale à Saint-Vallier, le *Mercure*, décembre 1678, p. 88-92.

4. Elle avait été fille d'honneur de la Reine pendant que sa mère était gouvernante des filles, et elle passait alors pour très jolie.

5. M. de Saint-Vallier avait fait passer sur sa tête, en 1696, une pension de cinq mille livres que le Roi leur avait accordée lors de leur mariage (Arch. nat., O[1] 40, fol. 216 v°). Elle mourut fort vieille, vers 1735.

6. Charles II de Rohan, fils du frère aîné de M. de Soubise : tome V, p. 261-262, 292 et 297.

7. La nouvelle en arriva le 9 juillet : *Journal de Dangeau*, tome VII, p. 110. La duchesse ne paraissait point à la cour. On prétendait que la reclusion de son mari avait eu pour but de le dépouiller par avance.

8. C'était chose faite depuis 1692 : tome V, p. 262, note 2.

Il fut le premier qui, devenant duc, n'en prit pas le nom et conserva le sien : ce fut un raffinement de princerie. On en rit, et on le laissa faire[1].

De Mirepoix.

Le marquis de Mirepoix[2] mourut en ce même temps[3]. Il étoit dans les mousquetaires noirs, médiocre emploi pour un homme de sa naissance; mais il étoit fort mal à son aise[4], et ne laissa point d'enfants de la fille aînée de la duchesse de la Ferté[5]. Il étoit de mes amis. C'étoit un

1. Dans sa *Table alphabétique* (tome XX, p. 465), Saint-Simon dit à propos du duché de Rohan-Rohan : « Cet élixir de vanité n'avoit encore paru que dans ce même prince de Guémené dont on vient de parler. Les quatre ducs de Montbazon, ses pères, avoient tous quitté le nom de princes de Guémené pour celui de ducs de Montbazon, lorsqu'ils l'étoient devenus. Le dernier de ceux-là, fou et enfermé dans une abbaye près de Liège, mort en 1699, n'avoit pu faire la démission de son duché au prince de Guémené son fils. Ce fils avoit près de cinquante ans lorsqu'il le perdit; il prétexta qu'il étoit trop vieux pour se débaptiser, et garda son nom de prince de Guémené. Le fils de ce dernier en a fait autant à sa mort, quoique tout jeune, et a pris le nom de prince de Guémené, interdit et fou, mais par la disposition du prince de Rohan, son beau-père, qui, sous le prétexte expliqué ci-dessus, en a usé de même. Ce sont les seuls ducs qui, jusqu'à présent, ont porté un autre titre, excepté la nouveauté des ducs maréchaux de France, dont il a été parlé dans l'article du maréchal de DURAS, qui en est la première époque, au mariage de son fils aîné. »

2. Gaston-Jean-Baptiste, second du nom, chef de la maison de Levis, marquis de Mirepoix, maréchal de la foi, sénéchal de Carcassonne, Béziers et Limoux, enseigne des mousquetaires noirs en mai 1684, sous-lieutenant en mars 1693, gouverneur des pays de Foix, Donnezan et Andorre depuis la mort de son père (août 1687), mourut d'une esquinancie le 26 juillet 1699, à trente-neuf ans.

3. *Journal de Dangeau*, tome VII, p. 120. Comparez l'article nécrologique du *Mercure*, mois d'août, p. 168-177.

4. Dangeau dit qu'il avait mangé une partie du bien de sa femme, le sien étant substitué.

5. Marie-Angélique de la Ferté-Senneterre, née le 6 novembre 1676, mariée le 16 janvier 1689, morte le 31 mars 1713. Sur cette union « d'une enfant avec le roi d'Éthiopie, » voyez les *Lettres de Mme de Sévigné*, tome VIII, p. 358-359, 403-405, 419 et 446, les *Mémoires de Sourches*, tome II, p. 315, et *les Mariages dans l'ancienne société française*, par M. Bertin, p. 217-219.

homme d'honneur et de valeur[1]. J'avois été presque élevé avec son frère[2], beaucoup plus jeune que lui : la maréchale de Duras[3], sœur du duc de Ventadour[4], l'avoit pris chez elle comme son fils, et l'avoit élevé avec son fils aîné[5], et nous nous voyions tous les jours. Je les perdis depuis de vue : le duc de Duras entra dans le monde, et me laissa fort derrière ; il avoit bien des années plus que moi ; l'autre s'emmouracha[6] de la fille d'un cabaret en Alsace[7], et s'enterra si bien avec elle, qu'on ne l'a pas vu depuis ; le fils de ce mariage est le marquis de Mirepoix d'aujourd'hui[8].

Mort de la duchesse Mazarin ;

La duchesse Mazarin[9] finit aussi son étrange carrière en Angleterre, où elle étoit depuis plus de vingt-cinq ans[10]. Sa vie a fait tant de bruit dans le monde, que je ne

1. Au carrousel de 1685, il avait pris pour enseigne un lion dans un cirque, entouré d'autres animaux menaçants, avec cette devise : *Robore vincet et ausu*.

2. Ce frère s'appelait Pierre-Charles de Levis, comte de Terride. Il releva le titre de marquis de Mirepoix, et mourut à l'armée d'Italie le 10 juin 1702. C'étaient les fils d'un triste sire, bien maltraité dans les *Lettres de Mme de Sévigné*, tomes IV, p. 222, V, p. 104-105, et recueil Capmas, tome I, p. 369.

3. Tome III, p. 16.

4. Les ducs de Ventadour étaient des Levis de branche cadette, tandis que les Mirepoix représentaient la branche aînée.

5. Jacques-Henri, duc de Duras, mort en 1697 : tome IV, p. 255.

6. Saint-Simon a écrit ici : *s'emouracha;* mais, ailleurs (tome VII de 1873, p. 222, et Addition au *Journal de Dangeau*, tome XIV, p. 350), nous trouverons : *s'emmouracher*.

7. Elle est appelée par les généalogistes Anne-Gabrielle Olivier ou d'Olivier, et mourut à Montardit, près Béziers, vers le mois de janvier 1708.

8. Gaston-Charles-Pierre-François de Levis, né en 1700, colonel du régiment de Saintonge en 1719, de celui de la Marine en 1734, brigadier en 1734, ambassadeur à Vienne en 1737, maréchal de camp en 1738, chevalier des ordres en 1741, lieutenant général en 1744, ambassadeur à Londres en 1749, duc à brevet en 1751, maréchal de France en 1757, mourut à Montpellier le 25 septembre de la même année.

9. Hortense Mancini (tome V, p. 58, note 3), mariée à Armand-Charles de la Porte de la Meilleraye, duc Mazarin (tome III, p. 15).

10. *Journal de Dangeau*, tome VII, p. 104 et 107-109. Elle mourut à

m'arrêterai pas à en parler. Malheureusement pour elle, sa fin y répondit pleinement[1], et ne[2] laissa de regrets qu'à Saint-Évremond[3], dont la vie, la cause de la fuite et les ouvrages sont si connus[4]. Mme de Bouillon, et ce que Mme Mazarin avoit ici de plus proche, partit pour l'aller trouver, la[5] trouvèrent morte en arrivant à Douvres, et re-

Chelsea, le 2 juillet 1699, à huit heures du matin. Voyez la *Gazette d'Amsterdam*, n°s LVI, de Londres, et LVII, de Paris, et Extr. LVIII, et une lettre à Saint-Évremond, sur sa mort, dans le *Mercure* de septembre p. 257-268, outre l'article nécrologique du mois de juillet, p. 224-227.

1. « D'après des lettres particulières de Londres,... elle avoit auprès d'elle M. Milon, prêtre, qui étoit depuis longtemps dans sa maison; lorsqu'elle se sentit plus mal, elle se confessa et demanda pardon à Dieu et miséricorde par l'intercession de Jésus-Christ notre sauveur. Elle avoit dessein de faire son testament; mais, ayant trop différé, son mal la surprit.... » (*Gazette d'Amsterdam*, Extr. LVIII.) Saint-Évremond écrivit qu'elle était morte sérieusement, « avec une indifférence chrétienne pour la vie. » Et cependant, quelques jours avant, elle lui disait: « Je ne me suis jamais mieux portée, et je n'ai jamais été plus belle. »

2. *Me*, par mégarde, dans le manuscrit.

3. Charles de Marquetel de Saint-Denis, sieur de Saint-Évremond ou Saint-Évremont (les deux signatures se trouvent), né le 1er avril 1613 à Saint-Denis-le-Gast, fut destiné d'abord à la robe, mais entra au service à seize ans, devint capitaine d'infanterie, puis de cavalerie, servit sous Condé de 1642 à 1648, parvint au grade de maréchal de camp, et fit toutes les guerres jusqu'en 1661, mais s'attira une grave disgrâce, d'abord par sa liaison avec le duc de Candalle, puis par une lettre à M. de Créquy sur la paix des Pyrénées, et passa à l'étranger. Il vécut en Angleterre depuis 1670, quoique Colbert, qui l'avait d'abord poursuivi comme détracteur de la politique du cardinal Mazarin, eût offert de faciliter sa rentrée en France (*Lettres*, tome II, p. 533), et qu'on lui eût proposé de nouveau de rentrer en 1689. Il mourut à Londres, le 20 septembre 1703. En 1686, il avait refusé de devenir secrétaire d'État des affaires étrangères de Charles II.

4. Ses œuvres furent imprimées, soit de son vivant, soit après sa mort, en Angleterre et en Hollande, et elles ont encore des éditions nouvelles de nos jours. On fit aussi paraître, dès 1700, un *Saint-Évremoniana*. Sa vie a été écrite ou étudiée par Des Maizeaux en 1705, par MM. Gidel et Gilbert en 1866, par M. Merlet en 1870, etc. Saint-Simon reviendra en 1703 sur sa liaison avec Mme Mazarin et sur les causes de sa disgrâce.

5. Avant *la*, le manuscrit porte un *et* biffé. Ensuite l'*s* finale de *Douvres* a été ajoutée après coup. Il n'est plus besoin de signaler les deux

vinrent tout court[1]. M. Mazarin, depuis si longtemps séparé d'elle et sans aucun commerce[2], fit rapporter son corps et

pluriels *trouvèrent* et *revinrent* après le singulier *partit*, avec un double sujet, dont le second d'ailleurs a le caractère collectif.

1. *Journal de Dangeau*, tome VII, p. 107-108, 3 et 5 juillet. Les *Mémoires de Sourches* (tome VI, p. 169) disent que l'avis de la mort rencontra les voyageurs, M. de la Meilleraye et Mme de Bouillon, à Calais; mais les gazettes de la Haye (n° 56) et de Leyde (14 juillet) s'accordent avec le *Journal*. Les lords Feversham et Montagu, qui s'étaient chargés de régler les affaires de la défunte, se trouvèrent en face d'une foule de créanciers, lesquels firent saisir tout ce qu'elle avait à Chelsea, et même son corps (*Gazette de la Haye*, n°s 56-57, et *Gazette de Leyde*, 14 juillet), qui ne put être dégagé et partir que le 13 août. Heureusement, les pierreries de la duchesse, estimées dix-huit cent mille livres, étaient restées en France, aux mains de M. du Metz, garde du Trésor.

2. Cette femme d'une beauté incomparable, à qui il ne manqua qu'un peu d'esprit, ou plutôt de bon sens, pour être accomplie, et qui, selon notre auteur, apporta vingt-deux millions à son mari (ci-après, p. 442), avait dû épouser tour à tour Charles II d'Angleterre, le duc de Savoie, don Pedro de Portugal, et bien d'autres; son oncle, qui visait peut-être pour elle le frère du Roi, refusa tout, et ne conclut qu'au moment de mourir un mariage qui fit bientôt le malheur des deux époux. Il est juste de dire que l'héritier du titre de duc Mazarin était un esprit faible et halluciné, en même temps qu'un dissipateur. Dès le début, le Roi intervint, mais sans succès, et une instance en séparation commença en 1666, pour se prolonger indéfiniment, avec des péripéties inouïes. Craignant de perdre sa cause, la duchesse se sauva en Italie (13 juin 1668), puis revint pour tenter un raccommodement que l'état de ses finances rendait nécessaire, mais ne put se tirer des mains de son mari que grâce au Roi, passa alors (1672) en Savoie, auprès du duc, son ancien adorateur, y eut trois années de luxe et de plaisir, et alla, en 1676, se fixer définitivement, « comme Armide dans le camp de Godefroy de Bouillon, » à la cour de Charles II, où régnait alors la Portsmouth. L'année suivante, Louis XIV lui donna une pension de vingt-quatre mille livres, et Charles II lui en fit une de six mille « pièces. » Logée à Saint-James, sans cependant avoir une place de maîtresse en titre, on lui vit successivement pour tenants M. de Monaco, le Portugais Vasconcellos, l'Anglais Montagu, le Suédois Banier, et, comme Français, le chevalier de Soissons. C'était le temps où Waller chantait ses amours, et notre grand fabuliste ses charmes, où Saint-Réal lui servait de secrétaire particulier et de collaborateur littéraire, et Saint-Évremond de conseiller; mais, à partir de 1682, sa fureur pour le jeu ne connut plus de bornes; puis la révolution de 1688 emporta une grosse partie de

le promena près d'un an avec lui de terre en terre[1]. Il le déposa un temps à Notre-Dame-de-Liesse[2], où les bonnes gens la prioient comme une sainte et y faisoient toucher leurs chapelets[3]. A la fin, il l'envoya enterrer avec son fameux oncle[4], en l'église du collège des Quatre-Nations à Paris[5].

sa pension, et, comme elle succombait sous le poids des dettes accumulées, ses parents de France, MM. de Conti et de Vendôme en tête, obtinrent de M. Mazarin qu'il la libérât et assurât sa subsistance, à condition qu'elle reviendrait habiter avec lui. Un arrêt fut rendu dans ce sens par le Grand Conseil, le 29 décembre 1689 (Arch. nat., V[5] 640; *Mémoires de Sourches*, tome III, p. 185-186); mais elle refusa de s'y soumettre, pour rester à Londres avec ses amis. La Fare prétend qu'elle conserva sa beauté jusqu'au dernier jour. Voyez ses portraits, d'après P. Lely et P. Stephani, dans le ms. Clairambault 1161, fol. 34-35, à côté d'un factum bien connu contre son mari. Les mémoires qui parurent sous son nom, en 1675, passent pour avoir été écrits par Saint-Réal : c'est faussement sans doute que la lettre vi de Mme Dunoyer les attribue à cette dame de Rus citée ci-dessus (p. 230, note 1), qu'elle avait amenée à la cour au temps où on pensait qu'elle pourrait devenir la maîtresse de Louis XIV.

1. Comparez un autre passage des *Mémoires*, sur le duc Mazarin, tome IX, p. 390. Vivante, il l'avait traînée aussi de terre en terre, par jalousie, et on croirait qu'il agit de même pour les restes de sa mère, d'après une lettre à son intendant qui a passé en vente chez M. Étienne Charavay, le 17 mars 1881, n° 133 du catalogue.

2. Tome V, p. 64.

3. On ne saurait oublier que son don de séduction sembla, quarante ans plus tard, revivre chez ses cinq petites-filles de Mailly-Nesle.

4. Le cardinal Mazarin.

5. Après avoir écrit : *en l'église des Quatre-Nations*, Saint-Simon a changé *des* en *du*, et a ajouté en interligne *collège des*. — Cette fondation testamentaire du cardinal avait échangé son premier nom de collège Mazarin contre celui de collège des Quatre-Nations parce qu'elle était destinée à soixante écoliers des quatre provinces (Artois, Roussillon, Alsace et Pignerol-Italie) conquises sous son ministère : voyez la lettre de Pomponne sur la mort de Mazarin, à la suite des *Mémoires de Coulanges*, p. 380. Le cardinal y avait affecté un fonds de deux millions, une rente de soixante-dix-neuf mille livres et sa précieuse bibliothèque. Construit sur la rive gauche de la Seine, dans l'axe de la nouvelle porte du Louvre, le collège avait été terminé en 1674 et ouvert définitivement le 4 octobre 1688. Le corps du cardinal y avait été transporté le 6 sep-

MM. de Matignon perdirent en même temps une sœur très aimable, veuve sans enfants de M. de Nevet[1], en Bretagne, où elle étoit allée pour des affaires[2]; elle logeoit avec eux à Paris. Ils étoient tous fort des amis de mon père et de ma mère[3]. De Mme de Nevet;

La reine de Portugal[4], sœur de l'Impératrice, de la reine De la reine

tembre 1684, sous un mausolée de Coyzevox, élevé par les soins de Louvois, et les restes de quelques-uns des héritiers de son nom y furent successivement enterrés, comme ceux des héritiers du cardinal de Richelieu à la Sorbonne. Mais les caveaux et l'église de la Sorbonne ont repris maintenant leur destination première, tandis que ceux du collège des Quatre-Nations, devenu collège de l'Unité sous la Révolution, puis maison d'arrêt et siège du Comité central de salut public, puis encore École centrale supérieure et École des beaux-arts, enfin palais de l'Institut (1805), sont affectés au service des cinq Académies : l'ancienne église et la chapelle funéraire, entièrement modifiées à l'intérieur et dépouillées du mausolée, servent aux séances publiques de ces compagnies.

1. Anne de Matignon, douzième enfant de François, comte de Matignon-Torigny, mariée en 1670 à René, marquis de Nevet, commandant pour le Roi dans l'évêché de Quimper. Dangeau dit, le 15 août : « La marquise de Nevet, sœur du comte de Matignon, est morte en Bretagne, où elle alloit voir son fils, qui est toujours mourant et qu'on a dit mort plusieurs fois. C'est Mme de Marsan, dont elle étoit tante, qui en a eu la nouvelle. » (*Journal*, tome VII, p. 131 ; comparez les *Mémoires de Sourches*, tome VI, p. 179.)

2. Elle avait pour fils unique le marquis de Nevet, qui venait de vendre, pour cause de mauvaise santé, le régiment Royal-Vaisseaux, acheté en 1692 (*Dangeau*, tomes IV, p. 197, et VII, p. 79 et 102; *Sourches*, tome VI, p. 153). Le *Mercure* de septembre 1679, p. 237-238, fait d'elle une des plus belles femmes de France, avec autant d'esprit et de cœur que de charmes.

3. L'hôtel de Matignon, acquis en 1660, était situé rue Saint-Dominique, entre la rue Saint-Père et la rue Saint-Guillaume, et adossé à l'îlot de maisons dont faisait partie l'hôtel de Saint-Simon.

4. Marie-Sophie-Élisabeth de Bavière-Neubourg, née le 6 août 1666, avait dû épouser le prince Louis de Bade en 1680, mais n'avait été mariée que le 11 août 1687 à don Pedro de Portugal. Elle mourut le 4 août 1699, et on en eut part le 27 septembre : voyez le *Journal de Dangeau*, tome VII, p. 135, 137 et 159, la *Gazette*, p. 420, 425, 449, 474 et 522, et la *Gazette d'Amsterdam*, n° LXXI, de Madrid, Extr. LXXIV, et n° LXXV, de Lisbonne. Pour les détails qui vont suivre, Saint-Simon s'est servi du *Moréri*, plutôt que de l'*Histoire généalogique*, tome I, p. 622-623.

de Portugal. d'Espagne et de l'électeur palatin, mourut aussi, et laissa plusieurs enfants[1]. Elle étoit seconde femme du roi D. Pedro[2], qui avoit, de concert avec la reine sa belle-sœur[3], détrôné son frère[4], comme fou et imbécile[5], qu'il tint enfermé aux Terçeires[6] en 1669, puis à Cintra[7], à sept lieues de Lisbonne, jusqu'à sa mort en 1683. Il épousa en même temps cette même reine[8], sœur de la duchesse douairière

1. De huit enfants, il lui restait deux princesses et quatre princes, dont l'aîné monta sur le trône en 1707. La reine douairière d'Angleterre, retirée à Lisbonne, se chargea d'eux.

2. Pierre de Bragance, second du nom, né le 26 avril 1648, proclamé régent du royaume de Portugal le 22 novembre 1667, et roi le 12 septembre 1683; mort le 9 décembre 1705, à Alcantara.

3. Marie-Élisabeth-Françoise de Savoie-Nemours, dite Mlle d'Aumale, née le 21 juin 1646, mariée le 25 juin 1666, par procureur, avec Alphonse VI (ci-dessous), fit déclarer ce mariage nul pour cause d'impuissance, et se remaria à son beau-frère. Elle mourut le 27 décembre 1683. Comparez la suite des *Mémoires*, éd. 1873, tome II, p. 456.

4. Alphonse-Henri VI, second roi de la maison de Bragance, né le 21 août 1643, monta sur le trône le 6 novembre 1656, abdiqua le 23 novembre 1667, et mourut à Cintra, le 12 septembre 1683.

5. Quoiqu'il fût très débauché, à moitié paralysé, et parfois dément, son règne n'avait été ni sans gloire ni sans profit pour le Portugal. Voyez son portrait par Saint-Romain, dans les *Négociations relatives à la succession d'Espagne*, tome II, p. 565-570.

6. On disait : *les Terceires*, pour : les Açores, dont l'île de Terceire est la principale. C'est dans celle-ci que, selon l'*Histoire généalogique*, le roi déchu fut mené en 1669, et notre auteur, en écrivant : *les Tercéres*, copie mal le texte qu'il a sous les yeux. Il avait d'abord écrit : « aux Tercéres jusqu'à sa mort », puis a biffé les quatre derniers mots, et a ajouté toute la fin de la phrase en interligne.

7. Cintra est un bourg d'Estramadure, en belle situation sur le Tage, à vingt kilomètres au-dessous de Lisbonne, avec un remarquable château gothique, où Alphonse VI fut transféré en 1675, sur le bruit d'un complot tramé en sa faveur. Il y passa huit ans sans sortir de sa chambre.

8. La reine et son beau-frère commencèrent par forcer Alphonse VI de se démettre, puis firent déclarer le mariage nul pour cause d'impuissance, et s'épousèrent aussitôt, le 2 avril, ou, selon notre *Gazette* (p. 427 et 473), le 28-29 mars 1668. Don Pedro, après avoir refusé la couronne, prit seulement le titre de prince-régent (22 novembre 1667), et ne se qualifia roi que quand son frère fut mort. Sur les deux mariages de Mlle d'Aumale ainsi que sur la part que Louis XIV et le pape

de Savoie[1] grand mère de Mme la duchesse de Bourgogne, qui prétendit que ce premier mari ne l'avoit jamais été. Elles étoient filles du duc de Nemours tué en duel à Paris, pendant les guerres civiles, par le duc de Beaufort, frère de sa femme[2], et ce duc de Nemours étoit frère aîné du duc de Nemours[3] mari de la Longueville qu'on a vue[4] perdre ce grand procès contre M. le prince de Conti et faire ensuite le voyage de Neuchâtel[5]. De ce mariage[6], D. Pedro, qui ne prit que le titre de régent du vivant du roi son frère, n'eut qu'une seule fille[7], qui mourut prête

Clément IX y prirent, voyez un article de M. Charles Gérin, *Revue des Questions historiques*, janvier 1880, p. 214 et suivantes, le recueil des *Instructions pour les ambassadeurs en Portugal*, p. 97-98, 102-105, 112 et 115, les correspondances de Turenne et de Ruvigny, qui dirigèrent les négociations du premier mariage, dans le recueil du général de Grimoard, tome I, p. 390-402 et 597-638, et le *Dictionnaire critique* de Jal, p. 806-808. Un certain nombre de lettres de la reine à Henri-Jules de Condé et à son amie la princesse de Soubise, ainsi que quelques lettres que lui écrivit le roi de France, ont été comprises par Grimoard dans les tomes V et VI des *Œuvres de Louis XIV*, et il y a, sur les événements de 1667, de sévères et sages réflexions de Louis XIV dans ses *Mémoires* (tome II, p. 200 et 284-290). Très peu heureuse avec ce second mari, elle finit de bonne heure, mais se montra résignée à la mort. Voltaire a durement caractérisé le drame où elle avait joué un rôle si important, et dont le récit se trouve dans la relation publiée en 1674, dans les livres de Frémont d'Ablancourt et de Vertot, dans la correspondance de l'ambassadeur anglais Southwell, dans l'ouvrage de Mignet, etc.; mais il faut dire que le premier acte de don Pedro fut d'assurer l'indépendance du Portugal en signant la paix avec l'Espagne, et que son règne fut très beau.

1. Marie-Jeanne-Baptiste de Savoie-Nemours, née le 11 mai 1644, mariée à Charles-Emmanuel II le 11 mai 1665, devint régente en juin 1675, et mourut le 15 mars 1724.

2. Tome I, p. 77-78. Élisabeth de Vendôme épousa Charles-Amédée de Savoie le 9 juillet 1643, et mourut le 19 mai 1664, à cinquante ans.

3. Henri IV de Savoie : tome II, Additions, p. 504.

4. *Veu*, sans accord, dans le manuscrit.

5. Tome III, p. 5-7, et ci-dessus, p. 52-53, 105, 205, etc.

6. La phrase qui suit a été écrite après coup dans un blanc qui restait à la fin du paragraphe.

7. Élisabeth-Marie-Louise-Josèphe, née le 6 janvier 1669, fut fiancée

à être mariée; sa mère mourut trois mois après son premier mari[1].

Séance distinguée de M. du Maine en la Chambre des comptes.

Le Roi donna encore des distinctions à ses bâtards, dont il ne perdoit point d'occasions[2]. M. du Maine, grand maître de l'artillerie[3], comme ordonnateur en cette partie, avoit à être reçu à la Chambre des comptes, et sa place devoit être au-dessus du doyen[4], comme l'avoient eue les autres grands maîtres de l'artillerie. Le[5] Roi voulut qu'il la prît entre le premier et le second président, et cela fut exécuté ainsi[6].

en 1679 à son cousin germain Victor-Amédée, duc de Savoie, le contrat signé, et la dispense accordée en 1681 (voyez le volume supplémentaire du *Mercure* de juillet 1681); mais, par l'effet des intrigues du duc de Cadaval, le mariage n'eut pas lieu, et cette infante héritière de la couronne mourut, non pas « prête à être mariée, » mais neuf ans plus tard, le 21 octobre 1690. Il est vrai qu'on parlait alors d'un mariage avec l'électeur palatin, et qu'entre temps il avait été question du grand-duc de Toscane Ferdinand, du prince de Conti, etc.

1. *Mercure*, février 1684, p. 121-126, mai, p. 25-61, et juin, p. 61-88.

2. *Journal de Dangeau*, tome VII, p. 123.

3. Le prince, nommé en 1694 (notre tome II, p. 180), n'avait encore prêté serment ni pour cette charge, ni pour celle de colonel général des Suisses, et il remplit la double obligation le dimanche 26 juillet.

4. Le doyen des maîtres des comptes. Voyez la notice préliminaire que j'ai mise en tête des *Pièces pour servir à l'histoire des Premiers Présidents de la Chambre des comptes*, p. XXXII, XXXIII, LXVIII, LXIX, LXXXVII, LXXXVIII et XC, et, dans le même volume, n° 675, le rapport du premier président Nicolay sur la décision du Roi lui enjoignant de donner rang immédiatement après le président : 1° aux princes du sang; 2° aux légitimés, mais seulement lorsqu'ils auraient un office qui les obligeât à se faire recevoir par la Chambre. Ils devaient être dispensés de l'information préalable et traités de *Monsieur*. On trouvera à la page CIII une description du grand bureau où se tenaient ces séances solennelles. Le duc du Maine y fut installé le 1er août. Le 30 janvier précédent, Mansart, comme surintendant des bâtiments, n'avait pris rang qu'au-dessous du second président.

5. Avant *Le*, le manuscrit porte un *et* biffé.

6. Dangeau ajoute : « Il n'y avoit point eu d'exemple de prince du sang qui eût eu de ces charges-là ; et voilà une règle pour l'avenir. » Nous avons parlé de la charge en 1694, tome II, p. 176 et 180. Elle était devenue office de la couronne en 1601, et, à ce titre, les titulaires ont leurs généalogies dans la continuation de l'ouvrage du P. Anselme,

Filles d'honneur de la princesse de Conti douairière mangent avec Mme la duchesse de Bourgogne.

Il accorda aussi[1] à Mme la princesse de Conti que ses deux filles d'honneur mangeassent avec Mme la duchesse de Bourgogne. Jamais dame d'honneur de princesse du sang n'avoit entré dans les carrosses, ni mangé[2] : le Roi donna cette distinction à celles de ses bâtardes, et la refusa toujours à celles des autres princesses du sang[3]. Pour les filles d'honneur de Mme la princesse de Conti (et Madame la Duchesse n'en avoit plus depuis longtemps[4]), elles obtinrent d'abord d'aller à Marly, puis de manger à table quand Madame n'y étoit pas, avant le ma-

chap. VIII du tome VIII, ainsi que dans le *Moréri*. Saint-Simon, qui aura l'occasion de parler de plusieurs d'entre eux, a fait leurs notices dans ses CHARGES DE LA COURONNE, vol. 68 de ses Papiers (*France* 223), fol. 251 v°.

1. *Journal de Dangeau*, 10 août 1699, à Marly, tome VII, p. 128 (comparez le tome VIII, p. 55) : « Mme la princesse de Conti a obtenu du Roi que Mlles de Sanzay et de Viantais, ses filles d'honneur, pourroient manger avec Mme la duchesse de Bourgogne; Monsieur ne s'y est point opposé, quoiqu'il n'ait jamais voulu consentir que les filles d'honneur de Madame la Princesse mangeassent avec Madame. Voilà présentement un exemple pour toutes les filles d'honneur des princesses du sang filles du Roi. »

2. Il y a un exemple de dame d'honneur de Mme de Guise renvoyée de la table de Monseigneur en 1685, dans le *Journal*, tome I, p. 169. En 1690, Fénelon écrivait à sa cousine la marquise de Laval, à qui on proposait une place chez Madame la Princesse : « Mme de Luxembourg... m'a répondu que la parenté avec Monsieur le Prince et l'amitié avec Madame la Princesse pour vous levoient les difficultés; que vous seriez sur le pied d'amie et de parente, autant que de dame d'honneur; que vous auriez des appointements bien payés, un logement, une table.... J'ai fait entendre au Roi que vous compteriez sur les honneurs du carrosse et de la table comme sur des choses, non seulement dues au nom de Laval, mais encore convenables à votre naissance. Vous savez que je les ai chez M. le duc de Bourgogne : ainsi, cela ne souffre aucune difficulté. » Cela veut dire que la noblesse de Mme de Laval lui assurait l'entrée pour elle-même, non pour sa charge. Voyez le *Journal*, tome II, p. 129, et notre tome III, p. 207-208, avec les Additions 176 à 178, ainsi que deux notes de Saint-Simon sur le *Journal*, tomes III, p. 256, et IV, p. 342.

3. Déjà dit en 1696, tome III, p. 138; comparez les Additions et corrections du même volume, p. 544, et les *Écrits inédits*, tome III, p. 125.

4. Addition 161, dans notre tome III. Nous verrons Madame la Duchesse reprendre pour fille d'honneur, en 1701, Mlle de Laigle, qui fut

riage de Mme la duchesse de Bourgogne; à la fin, de manger avec elles.

Dédicace de la statue du Roi à la place de Vendôme.

En accordant de nouveaux honneurs, privativement à tous autres, à ce qui sortoit de sa personne, elle-même sembloit aussi en mériter de nouveaux; mais tout étoit épuisé en ce genre : on ne fit donc que recommencer ce qui s'étoit fait à sa statue de la place des Victoires, en découvrant, le 13 août, après midi, celle qu'on avoit placée dans la place de Vendôme[1]. Le duc de Gesvres, gouverneur de Paris, à cheval à la tête du corps de ville[2], y firent les tours, les révérences et les autres cérémonies tirées et imitées de la consécration de celles des empereurs romains[3]. Il n'y eut, à la vérité, ni encens ni victimes : il fallut bien donner quelque chose au titre de roi

aussi admise à manger avec la duchesse de Bourgogne (*Mémoires*, tome III de 1873, p. 1 et 2).

1. *Journal de Dangeau*, tome VII, p. 129-130 : « Monsieur et Madame allèrent à Paris et virent du Louvre le feu qu'on tira sur la rivière. On avoit découvert, l'après-dînée, la statue équestre du Roi faite par Girardon, et qu'on a élevée dans la place de Vendôme; cela se fit avec beaucoup de cérémonie, le duc de Gesvres, gouverneur de Paris, marchant à cheval à la tête du prévôt des marchands et des échevins. » — Voyez, dans les *Mémoires de la Société de l'Histoire de Paris*, année 1888, mes deux notices sur la place de Vendôme ou Louis-le-Grand et sur la place des Victoires.

2. La *Gazette de Leyde* (10 et 17 août) estima son cheval à douze mille livres et sa dépense personnelle à plus de vingt mille livres; comparez les *Mémoires de Sourches*, tome VI, p. 178.

3. Voyez le *Dictionnaire des Antiquités grecques et romaines*, par MM. Daremberg et Saglio, aux mots Apotheosis, Consecratio et Decursio, le *Traité des statues* dédié par le fermier général Fr. Lemée au maréchal de la Feuillade (1688), p. 399-434, l'ouvrage publié en 1686 par l'historiographe de Vertron : *Nouveau Panthéon ou le Rapport des divinités du paganisme, des héros de l'antiquité..., aux vertus et aux actions de Louis le Grand*, et le chapitre consacré à l'apothéose impériale, par M. Gaston Boissier, dans *la Religion romaine d'Auguste aux Antonins*, tome I, p. 122-208. — On lit de même dans les *Mémoires de M. de Saint-Hilaire*, qui a fait un récit de la « consécration » de 1686 (tome I, p. 362-364) : « Je ne crois pas que dans ce genre, qu'il se soit jamais rien fait de pareil chez les anciens Romains. » Nous aurons à revenir sur ces accusations d'idolâtrie.

très chrétien[1]. Il y eut un beau feu le soir sur la rivière, que Monsieur et Madame allèrent voir du Louvre[2]. Monseigneur, en pompe la seule fois de sa vie, avoit été spectateur de la dédicace de la statue de la place des Victoires de chez le maréchal de la Feuillade, qui en avoit été l'inventeur[3]. Son fils, mal avec le Roi, se lassa en ce temps-ci de la dépense dont il étoit chargé par le testament de son père, de faire allumer tous les soirs les falots[4] des quatre coins de cette place; le Roi voulut bien l'en décharger[5].

Cause du retardement

Il refusa presque en même temps[6] audience au comte de Sinzendorf[7], envoyé de l'Empereur, nouvellement

1. Ci-dessus, p. 26.

2. La grande galerie avait été mise à la disposition des invités de la Ville, sauf quatre fenêtres réservées pour les ambassadeurs; Monsieur et Madame étaient aux fenêtres du rez-de-chaussée (Arch. nat., O[1] 43, fol. 226 v°, 235 v° et 238), et le corps de ville se tenait dans des bateaux, sur la rivière. Monseigneur vit le feu de Meudon; par crainte de la petite vérole, on ne permit pas au duc de Bourgogne de venir à Paris.

3. Inauguration du 28 mars 1686 : voyez la notice sur cette place.

4. Saint-Simon écrit : *fallots*. Ces falots étaient enfermés dans des torses de fanaux de marine; mais, par une citation de Littré, on voit que les deux termes s'employaient l'un pour l'autre, quoique *falot* signifiât plutôt l'ustensile portatif, torche, pot à feu ou lanterne. C'est Dangeau qui s'est servi de *falot*, et notre auteur le lui emprunte.

5. Arrêt du 20 avril 1699, rendu pour éviter l'attroupement des vagabonds, et parce que le Roi avait déclaré que « ces sortes de lampes-là ne devoient être que dans les églises » (*Dangeau*, tome VII, p. 86).

6. Cette nouvelle est donnée par Dangeau le 30 août (tome VII, p. 139); comparez les *Mémoires de Sourches*, tome VI, p. 182.

7. Philippe-Louis-Venceslas-François-Antoine-Bonaventure-Étienne, comte de Sinzendorf, fils d'un président de la Cour impériale, né le 26 décembre 1671, destiné d'abord à l'Église et pourvu d'un canonicat du chapitre de Cologne, avait ensuite pris le métier des armes et fait plusieurs campagnes de la dernière guerre, puis avait eu une mission en Bavière en 1694, et il était membre du conseil aulique depuis 1695. Nommé au poste de Paris le 3 mars 1699, il y resta du mois d'août suivant au mois d'août 1701, fut fait conseiller d'État en décembre 1700, commissaire impérial à Liège en 1702 et conseiller privé en 1705, devint chancelier ou ministre des affaires étrangères à l'avènement de Joseph Ier, alla néanmoins comme ambassadeur à la Haye (1709), comme plénipotentiaire aux congrès d'Utrecht et de Cambray, fut premier ministre depuis

de l'audience de Sinzendorf.

arrivé, parce qu'il prétendit n'en point prendre des fils de France puînés, à cause que les envoyés du Roi à Vienne ne voient pas l'Archiduc; et le Roi veut qu'il prenne toutes ces audiences en sortant de la sienne[1]. Villars, comme on a vu[2], eut ordre de voir l'Archiduc, chez lequel on ajusta le cérémonial qui en empêchoit, après qu'il eut reçu chez lui la satisfaction du prince de Liechtenstein : ainsi la difficulté de Sinzendorf tomba d'elle-même[3].

Le Roi ne traite le roi

Une autre difficulté suivit celle-là de près[4] : le roi de Danemark[5] mourut; le prince royal, devenu roi[6], en donna

la mort du prince Eugène jusqu'à l'avènement de Marie-Thérèse, se retira alors, et mourut à Vienne le 8 février 1742. Comme chef de sa famille, il était vice-trésorier héréditaire de l'Empire et échanson héréditaire d'Autriche. Saint-Simon reparlera plusieurs fois de ce personnage et du rôle important qu'il joua à Vienne. En 1699, il n'avait d'autres instructions que d'observer à l'écart et d'attendre les événements, comme le faisait Villars auprès de l'Empereur.

1. Tout cela est pris de Dangeau, qui ajoute : « On doit porter aux enfants de France un respect qu'on ne porte point aux enfants de l'Empereur, qui est un prince électif. » Il y a un compte rendu de l'incident dans les *Mémoires de M. de Breteuil*, ms. Arsenal 3860, p. 251.

2. Ci-dessus, p. 188-190.

3. L'ambassadeur autrichien eut sa première audience le 1er décembre, et c'est seulement le 22, à propos d'une nouvelle de naissance qu'il apporta au lever du Roi, que Dangeau dit : « S. M. a envoyé ordre à M. de Villars.... de rendre visite à l'Archiduc. Je ne sais pas bien le détail des formalités qu'il y aura à cette visite; mais on est convenu de tout.... » (*Journal*, tome VII, p. 204 et 215.) On affecta de considérer que l'Archiduc pouvait devenir un jour roi de Bohême et de Hongrie. Villars ne parle pas de cette visite dans ses *Mémoires.*

4. *Journal de Dangeau*, tome VII, p. 160, 29 octobre.

5. Christiern ou Christian V : tome IV, p. 53 et Additions et corrections, p. 525. C'était un prince courageux et entreprenant, et le Danemark lui devait son premier code de lois; mais il avait été vaincu par les Suédois en 1676 et 1677. Il mourut le 4 septembre (*Gazette*, p. 460-461, 473, 546 et 581), et ses obsèques eurent lieu à Roeskilde, le 12 novembre; on en trouve le détail dans les gazettes de Hollande. Des mémoires sur son règne furent publiés dès 1700.

6. C'est ce prince que nous avons vu plus haut (p. 36) perdre son fils. Il était venu deux fois à la cour de France, en 1687 et en 1693, et Rigaud avait fait alors son portrait. Il prit le nom de Frédéric IV. Comme

part au Roi, et n'en voulut pas recevoir la réponse sans le traitement[1] de *Majesté*, que jamais ceux de Danemark n'ont eue des nôtres, et se sont toujours contentés de la *Sérénité*[2]. Le Roi, à son tour, refusa de prendre le deuil qu'il a toujours porté des têtes couronnées, même sans parenté[3], comme il n'y en a point avec le roi de Danemark. Cela dura quelques mois de la sorte; à la fin[4], le roi de Danemark céda, et reçut la lettre du Roi en réponse dans le style accoutumé, et le Roi prit le deuil comme s'il n'eût pas été passé depuis longtemps[5].

de Danemark que de *Sérénité*, et en reçoit la *Majesté*.

Christian V l'avait associé depuis assez longtemps au gouvernement, son avènement ne changea rien dans la politique.

1. *Tiltre* corrigé en *traittem*[t].

2. Ce que dit Dangeau (p. 160) est fort différent : « Le jeune roi de Danemark vouloit négocier ici pour obtenir que le Roi, dans ses lettres, le traitât de *Majesté;* mais il n'a pas réussi dans sa négociation, car jamais les rois de France n'ont traité les rois de Danemark de *Majesté*. Les rois de Danemark, en écrivant aux rois de France, mettent : *Votre Sérénité*, et les rois de France ne les traitent que de *Vous*. » Pomponne, dans ses *Mémoires sur l'état de l'Europe*, p. 414-417, dit exactement la même chose que Dangeau; selon lui, il fallait réserver la concession demandée par le Danemark pour quelque cas où l'on aurait besoin de cette puissance, comme on avait agi avec Gustave-Adolphe. Voyez d'ailleurs le *Formulaire des inscriptions et souscriptions*, Utrecht, 1680, p. 42-43, 65 et 85, et la correspondance diplomatique de Chamilly, au Dépôt des affaires étrangères, vol. *Danemark* 61 et 62.

3. Dans l'Addition au *Journal de Dangeau*, tome II, p. 29, Saint-Simon avait dit, ainsi que Dangeau, que « le Roi ne prenoit le deuil que de la parenté, ou proche, ou, si elle étoit éloignée, jointe à une souveraineté considérable. » C'est par pure courtoisie, comme il ressort du passage du *Journal* cité ci-dessus, p. 36, note 5, qu'on le prenait pour les souverains non parents.

4. La conclusion de l'incident est annoncée par Dangeau le 2 novembre (p. 184), et les *Mémoires de Sourches* disent, le 16 (tome VI, p. 199) : « Mayercron, envoyé de Danemark, vint enfin donner part au Roi de la mort du roi son maître, sans, pour cela, que le Roi voulût traiter le jeune roi de *Majesté* comme il l'avoit prétendu; et S. M. résolut de prendre le deuil le lendemain pour six semaines. » Pour le roi de Suède, en 1697, le deuil n'avait été que d'un mois au plus.

5. Après une nouvelle tentative infructueuse (*Dangeau*, tome XI, p. 109; *Magasin de librairie*, tome I, p. 305-313, récit du baron de Breteuil),

Mort de la duchesse douairière de Modène.

La vieille duchesse de Modène, de la maison Barberine[1], mourut aussi, mère du duc de Modène[2] et seconde femme de son père[3], qui, de son premier mariage avec la Martinozzi[4] sœur de la mère du prince de Conti[5], et toutes deux filles de la sœur aînée du cardinal Mazarin[6], avoit eu la reine d'Angleterre qui est à Saint-Germain[7].

Fortune et mort du chancelier Boucherat.

M. Boucherat[8], chancelier et garde des sceaux de France, mourut à Paris le mercredi 2 septembre, l'après-dînée, et, sur les huit heures du soir, MM. d'Harlay et de Fourcy[9],

Frédéric IV finit par obtenir que le Régent le traitât de *Majesté :* ce qui parut à Saint-Simon une « dégradation de la couronne de France » (suite des *Mémoires*, tome XIV, p. 346).

1. Lucrèce Barberini, fille du prince de Palestrina, sœur du cardinal Charles Barberini et petite-nièce d'Urbain VIII, mariée le 16 avril 1654, et morte le 24 août 1699 : *Journal de Dangeau*, tome VII, p. 149.

2. Renaud d'Este : ci-dessus, p. 186.

3. Non pas seconde, mais troisième femme de François d'Este, duc de Modène et de Reggio (1610-1658), qui, à deux reprises, de 1647 à 1648 et de 1655 à 1658, avait commandé nos armées d'Italie contre les Espagnols. Ces ducs se trouvaient parents assez proches de Louis XIV comme descendant, par les femmes, de Philippe II, son bisaïeul.

4. Le manuscrit porte : *Martinonni.* — Laure Martinozzi fut mariée à Compiègne, le 30 mars 1655, non pas avec François d'Este, mais avec le fils qu'il avait eu d'un premier lit, et qui lui succéda sous le nom d'Alphonse IV, de 1658 à 1662. Elle quitta Modène dès 1676, et mourut à Rome le 19 juillet 1687, laissant pour fils le duc François II, qui mourut en 1694.

5. Anne-Marie Martinozzi : tome I, p. 79-80.

6. Laure Mazzarini, mariée le 6 juillet 1634 à Jérôme, comte Martinozzi, et morte d'accident à Rome, le 9 juin 1685. Voyez son éloge dans la *Gazette* de 1685, p. 397-398. Une vertueuse femme, dit Mme de Motteville. C'est elle qui avait amené sa fille pour épouser le prince de Conti en 1654, et le cardinal leur avait fait donner la naturalité.

7. Marie-Béatrix-Éléonore d'Este, femme de Jacques II : tome I, p. 95. Comme le dit Dangeau, la vieille duchesse de Modène n'était que belle-grand'mère de cette reine.

8. Louis Boucherat : tome II, p. 85, etc.

9. Nous avons vu M. de Harlay-Bonneuil, et même sa femme, lui maigre et pâle comme un mort, elle grosse et rouge, figurer dans les négociations de 1695 (tome II, p. 241-245), puis dans celles de 1697 (tomes III, p. 279-300, et IV, p. 139-143, etc.). Son beau-frère, Henri

ses gendres, rapportèrent les sceaux[1] au Roi, qui partit le lendemain jeudi et alla coucher à Fontainebleau, où il emporta les sceaux[2]. Le père[3] et le grand-père[4] de M. Bou-

de Fourcy, comte de Chessy, conseiller au Parlement en 1652, puis président aux enquêtes et conseiller d'honneur, avait été prévôt des marchands en 1684 et était conseiller d'État semestre depuis 1691. Il passa ordinaire en 1703, et mourut le 4 mars 1708, à quatre-vingt-deux ans.

1. Il y avait deux grands sceaux dits « de majesté, » l'un pour la France, l'autre spécial pour le Dauphiné; on les renouvelait à chaque avènement. Ils étaient renfermés dans un coffret de vermeil fleurdelisé dont le Chancelier ou le Garde des sceaux devait toujours porter la clef au cou. L'abbé le Gendre rapporte, dans ses *Mémoires* (p. 114), que, quand on apporta les sceaux chez M. Boucherat, « son épouse se mit à genoux, prenant pour un reliquaire le petit coffret d'argent doré. » La qualité de garde des sceaux était distincte de celle de chancelier, quoique l'une et l'autre fussent le plus souvent réunies, la première essentiellement révocable, mais donnant droit à la survivance du chancelier, la seconde conférée à vie : ainsi Mathieu Molé avait eu les sceaux au temps où M. Séguier était chancelier, et il avait même prétendu précéder celui-ci (*Écrits inédits de Saint-Simon*, tome VI, p. 227; *Journal d'Olivier d'Ormesson*, tome II, p. 670-672 et 676). On disait proverbialement qu'un chancelier sans les sceaux, c'était un apothicaire sans sucre. Voyez, sur les attributions respectives de chacun, les mêmes passages du *Journal d'Olivier d'Ormesson* et les règlements de 1727 et 1750 reproduits par M. le comte de Luçay dans son livre : *les Secrétaires d'État*, p. 269-270 et 320, note 2, et une correspondance de M. de Pontchartrain avec Clairambault, Arch. nat., KK 600, p. 954 et suivantes. Quant aux honneurs, aux prérogatives, au costume, aux fonctions même, il n'y avait pas de différence, et le garde des sceaux nommé pendant la disgrâce, l'absence ou la maladie d'un chancelier agissait absolument comme celui-ci, aux termes des édits de 1551 et 1553, et avait l'assurance de lui succéder.

2. *Journal de Dangeau*, tome VII, p. 141-143. Comparez la *Gazette d'Amsterdam*, n° LXXIII.

3. Jean-Baptiste Boucherat, seigneur de Piédefer, nommé auditeur des comptes le 11 mars 1600 et maître des comptes le 4 septembre 1618, mort doyen le 24 février 1671, à quatre-vingt-treize ans, était un bon helléniste. En 1626-27, il avait fait les fonctions d'intendant à l'armée d'Aunis, et on lui avait donné un titre de conseiller d'État en 1655. Voyez son éloge dans une lettre officielle de 1664 : Bibl. nat., mss. *Mélanges Colbert*, vol. 123, fol. 80.

4. Guillaume II Boucherat, pourvu le 17 octobre 1575 d'une charge d'auditeur de nouvelle création, marié en 1576, et mort en mai 1610.

cherat étoient auditeurs des comptes[1] à Paris, et son bisaïeul avocat au Parlement[2]; il ne faut pas aller plus loin[3]. Il avoit un frère[4] conseiller au Parlement, fort épais, qui lui ressembloit beaucoup, qu'il fit conseiller d'honneur[5]. Lui fut d'abord correcteur à la Chambre des comptes[6], puis conseiller aux requêtes du Palais[7], et, en 1643,

1. Les auditeurs avaient pour mission d'examiner les comptes et d'en faire le rapport au bureau, après vérification des pièces par les maîtres. Leur nombre fut porté jusqu'à quatre-vingt-deux. Voyez la *Notice préliminaire* déjà citée, p. XXX, XXXI et LXXI-LXXII.

2. Selon Loisel, Guillaume Ier Boucherat fut un des bons avocats de son temps. Il mourut en 1550. Grosley rapporte que son fils et lui étaient des créatures des Guises.

3. Voyez l'article de ce chancelier dans l'*Histoire généalogique*, tome VI, p. 583-584. Selon d'Hozier (Mémoire sur les membres du Parlement, ms. Clairambault 754, p. 323), le quatrième aïeul était un marchand bourgeois de Troyes, fils d'un marchand de sel de la même ville. L'*Histoire généalogique* dit que Guillaume Ier avait pour père un Edmond Boucherat seigneur de la Forge-Valcon, pour frère et pour neveu les deux abbés de Cîteaux cités ci-dessus, p. 133; comparez l'article du *Mercure* sur la nomination et la famille du Chancelier, novembre 1685, p. 162-190. Un volume entier de la collection dite des *Pièces originales*, au Cabinet des manuscrits, n° 436, est consacré à cette famille.

4. Le Chancelier eut deux frères au Parlement : 1° Guillaume III, abbé de Saint-Sever et prieur de Nanteuil, conseiller clerc aux enquêtes en 1647, né le 4 août 1620, mort le 20 décembre 1679; 2° Aymon (ou Edmond)-Jean-Baptiste, conseiller à la troisième chambre des enquêtes, puis conseiller d'honneur, qui mourut le 28 août 1709; le premier, « de peu d'esprit et de sens, timide, sans suite et sans amis,... cherchant des bénéfices; » le second, « de médiocre capacité, assez particulier et de peu de crédit.... » (*Correspondance administrative*, tome II, p. 47 et 54.)

5. Arch. nat., O[1] 39, fol. 9, 15 janvier 1695.

6. La fonction des correcteurs était de reprendre les comptes après leur examen par les auditeurs et par les maîtres, d'y relever les défauts qui pouvaient avoir échappé à ceux-ci, de déposer un « avis de correction, » et d'en suivre la procédure. Créés en 1410, ils avaient été portés au nombre de vingt-trois en 1631, de vingt-huit en 1635, et ils furent fixés définitivement à trente-huit en 1704. Voyez la *Notice préliminaire* déjà citée, p. XXXI, LXX et LXXI. Louis Boucherat acheta une des charges créées en 1635, et s'y fit recevoir le 3 avril 1637.

7. Provisions du 29 août 1641.

maître des requêtes[1]. Il fut, en cette charge, connu de M. de Turenne, qui prit confiance en lui et le chargea de ses affaires, qui, dans l'éclat et le crédit où il étoit, n'étoient pas difficiles à gérer. Cet attachement fit sa fortune : M. de Turenne lui procura des intendances[2], des commissions extraordinaires en plusieurs grandes provinces[3], où il le soutint fort, une place de conseiller d'État en 1662[4], et une de conseiller d'honneur au Parlement en 1671[5]. Il [Add. St-S. 295] n'est pas de l'étendue de ces *Mémoires* d'expliquer comment il fut fait chancelier à Fontainebleau, le jour de la Toussaints 1685[6], par la mort de M. le Tellier[7]. A celle de M. de Louvois, il eut le râpé de chancelier de l'Ordre[8],

1. Il eut cette charge le 29 novembre 1642, et c'est en qualité de maître des requêtes qu'il fut chargé de faire l'inventaire des papiers de Foucquet. Il résigna en 1662.

2. Il fut envoyé ainsi comme intendant en haute Guyenne (30 novembre 1651), en Languedoc (28 octobre 1652), en Brie et Champagne (28 mai 1655), et fit les mêmes fonctions auprès des armées royales.

3. Il alla plusieurs fois ouvrir, comme commissaire royal, les états de Bretagne et ceux de Languedoc.

4. Ayant été porté comme conseiller d'État dès le 1er avril 1644, et comme conseiller ordinaire le 9 novembre 1651, il se fit maintenir lors de la réforme de 1662, fut un des six conseillers qui assistèrent le Roi lorsqu'il tint les sceaux en 1672, et prit part aux travaux de la Chambre de justice, à la recherche des usurpateurs de noblesse, à la réunion des hôpitaux et maladreries, aux procédures de l'Arsenal, etc.

5. Il fut enfin nommé conseiller au conseil royal des finances le 5 mai 1681 : voyez la *Correspondance de Bussy*, tome V, p. 271. La terre de Compans avait été érigée pour lui en comté, au mois de novembre 1670.

6. La date d'année a été ajoutée après coup en interligne.

7. Ses lettres de provision sont en copie dans le registre des Archives coté O[1] 274, fol. 19 v°. Sur sa nomination, voyez le *Journal de Dangeau*, avec Addition de Saint-Simon, tome I, p. 242-245, les *Mémoires de Sourches*, tome I, p. 323 et 332, le *Mercure*, février 1686, tome I, p. 177-183, l'*Histoire chronologique de la Grande Chancellerie*, par Tessereau, tome II, p. 142-144, etc. La charge lui rapportait environ cent vingt mille livres par an (ci-après, p. 267, note 1), y compris le produit des sceaux, qu'on prétendait cependant avoir donné plus de quatre millions en quatorze ans (*Dépêches vénitiennes*, filza 193, p. 282).

8. On désunit les deux charges de chancelier et de garde des sceaux de l'Ordre pour le nommer à la seconde, sans preuves de noblesse, le

dont M. de Barbezieux eut la charge[1]. Il avoit alors soixante-neuf ans, et il touchoit au décanat du Conseil[2]. Qui eût voulu faire exprès un chancelier de cire l'eût pris sur M. Boucherat : jamais figure n'a été si faite exprès[3]. La vérité est qu'il n'y falloit pas trop chercher autre chose[4], et il est difficile de comprendre comment M. de Turenne s'en coiffa[5], et comment ce magistrat soutint

27 juillet 1691 (*Dangeau*, tome III, p. 371 ; *Sourches*, tome III, p. 441 ; *Histoire généalogique*, tome IX, p. 308) ; mais il donna sa démission au bout de quelques jours, de façon à conserver les insignes honorifiques. C'est ce qu'on appelait le *râpé*, et Saint-Simon expliquera très longuement en 1703 (tome III de 1873, p. 451-453) ce singulier usage des achats simulés de certaines charges de l'Ordre, ainsi que l'étymologie de *râpé*, et les privilèges de la charge de chancelier et garde des sceaux.

1. Les deux charges furent de nouveau réunies pour Barbezieux, le 16 août suivant.

2. Tome IV, p. 13, note 4, et p. 400. C'est l'académicien Villayer qui était doyen depuis 1681 ; il mourut en 1691.

3. Notre auteur a mieux expliqué ce que signifie cette « figure faite exprès » dans la notice qu'il a consacrée à Boucherat comme chancelier, et que nous donnerons à l'Appendice, n° XII; comparez les deux portraits conservés au musée de Versailles, n°s 4314 et 4315, les gravures de Lenfant, Nanteuil, Edelinck, Gantrel, etc. (ms. Clairambault 1168, fol. 172-200), et voyez une notice de Grosley sur Boucherat, dans ses *Mémoires pour l'histoire de Troyes*, tome I, p. 421-425. Les vers suivants sont dans *le Nouveau siècle de Louis XIV*, tome III, p. 5-6 :

Du gros chancelier Boucherat
J'admire la prudence,
Quand à table il juge d'un plat
Pour bien remplir sa panse;
Mais, pour bien juger d'un procès,
Je préférerois le laquais
De Jean de Vert.

4. Et cependant on a la preuve que, dès 1662, Boucherat n'aspirait à rien moins qu'à devenir chef de la justice ou des finances par le crédit de Turenne, du premier président Lamoignon et de la cabale des dévots : voyez les *Lettres de Colbert*, tomes II, p. 56, et VII, p. 216, et les portraits des maîtres des requêtes, dans le ms. Fr. 20 867, fol. 377 v°. Quand Colbert fut devenu tout-puissant, Boucherat quitta le premier président pour passer à lui (*Journal d'Ormesson*, tome II, p. 484).

5. « *Se coiffer*, s'entêter, se préoccuper en faveur de quelqu'un ou de quelque chose, » dit Furetière.

les emplois, quoique fort ordinaires, par lesquels il passa[1]. Il ne fut point ministre[2], et MM. de Louvois et Col-

1. On lit dans le journal du P. Léonard (Bibl. nat., ms. Fr. 10 265, fol. 78 v°) qu'avant la nomination du 1er novembre 1685, « Monsieur ayant pris la liberté de questionner le Roi qui seroit chancelier, S. M. lui répondit que la chose valoit bien la peine d'y avoir pensé, que ce seroit un homme dont tout le monde seroit content, et qu'on approuveroit le choix qu'il en auroit fait. » Et ensuite, le Roi dit à l'élu de son choix : « Monsieur, je vous ai toujours connu tant de probité et de capacité, que je vous ai choisi pour être chancelier. Voilà les sceaux que je vous remets. C'est de quoi vous et moi pouvons faire beaucoup de bien et de mal; mes intentions ne sont que d'en faire un bon usage, et c'est parce que je suis sûr des vôtres que je vous les confie avec plaisir[a]. » (*Sourches*, tome I, p. 323.) Le conseiller Philibert de la Mare rapporte (ms. Fr. 23 251, n° 1864) que les le Tellier, réunis autour du lit de mort du Chancelier, s'étaient accordés pour exclure de la succession les deux Harlay (le premier président et l'archevêque) et pour y pousser Boucherat, comme incapable de donner aucune inquiétude, et que les amis de Mme de Maintenon approuvèrent ce choix. Tous les contemporains parlent de la nullité de Boucherat, de son ignorance, de sa petitesse de caractère, de son infatuation, de son obstination, etc. : voyez les *Mémoires de l'abbé le Gendre*, p. 113-114, la *Relation de Spanheim*, Appendice, p. 409-410, les *Nouveaux caractères de la cour de France* (1703), p. 93, les *Œuvres du chancelier Daguesseau*, tome XIII, p. 193, les *Essais du marquis d'Argenson*, éd. Jannet, p. 188, le Chansonnier, ms. Fr. 12 689, p. 500, etc. Il y a peut-être une allusion à son bonheur immérité dans les *Caractères* de la Bruyère, tome I, p. 317. Quelques registres de sa correspondance, retrouvés aux Archives, il y a vingt ans, au milieu des Papiers du contrôle général (aujourd'hui V[1] 577-585), n'ont pas encore été étudiés; mais il n'est pas probable que leur examen modifie le jugement porté sur lui. Ses papiers personnels, venus par héritage aux Montmorency-Luxembourg, avec les papiers de Harlay-Bonneuil, sont aujourd'hui entre les mains de M. le baron d'Hunolstein.

2. Le jour même où on le nomma garde des sceaux de l'Ordre, MM. de Beauvillier et de Pomponne furent déclarés ministres. Il finit cependant par avoir la pension de vingt mille livres, le 8 janvier 1697, et, en 1699, on le mit à la tête d'un nouveau conseil chargé d'examiner les procès-verbaux relatifs à la conduite des nouveaux convertis et d'envoyer des instructions en conséquence : voyez notre tome V, p. 448

[a] Selon une autre version, le Roi dit : « La place de chancelier est le prix de vos longs services; ce n'est pas une grâce, c'est une récompense. Elle n'eût pas été pour vous, si tout autre l'eût mieux méritée. »

bert[1], qui étoient lors les principaux, contribuèrent fort à son élévation, pour n'avoir aucun ombrage à craindre. De sa première femme, Françoise Marchand[2], il eut Mmes de Fourcy et de Morangis[3]; de la seconde, qui étoit une Loménie veuve d'un Nesmond avec trois filles[4], il n'en eut que Mme d'Harlay[5]. Ses trois gendres furent conseillers d'État[6], et le dernier ambassadeur plénipotentiaire à la paix de Ryswyk, comme il a été dit en son temps[7]. Le Chancelier avoit quatre-vingt-quatre ans quand il mourut[8]; il y avoit longtemps qu'il étoit

et 453, et ci-dessus, p. 220, note 4. Son prédécesseur immédiat, le Tellier, avait été ministre, mais non le précédent chancelier, Séguier, ni M. d'Aligre : *Journal de Dangeau*, tome I, p. 244.

1. Colbert était mort en 1683, et le conseil des ministres ne se composait plus, en 1685, que de Louvois, Croissy et le Peletier.

2. *Fr.*, en abrégé, dans le manuscrit. — Cette première femme, fille d'un très riche commerçant en soies qui acquit une charge de secrétaire du Roi, fut mariée le 15 février 1640, et mourut le 28 octobre 1652. Quand son petit-fils de Fourcy se présenta à l'ordre de Malte, il fallut obtenir du Pape une dispense partielle de noblesse.

3. Marie-Madeleine Boucherat, mariée le 23 février 1659 à Henri de Fourcy, mourut le 3 septembre 1714, à soixante-dix ans et demi. — Catherine Boucherat épousa, le 25 janvier 1666, Henri de Nesmond de Saint-Disant, conseiller au Parlement (1656), maître des requêtes (1665) et intendant à Limoges, qui mourut sans postérité en 1672; elle se remaria avec M. de Barrillon-Morangis, aussi intendant (ci-dessus, p. 182-183), et mourut le 15 mars 1733, dans sa soixante-neuvième année.

4. Cette seconde femme, Anne-Françoise de Loménie, fille de François de Loménie de Ravannes, secrétaire du cabinet d'Henri IV, n'était pas veuve d'un Nesmond (on a vu dans la note précédente que c'est la seconde des filles du premier lit qui épousa Henri de Nesmond, et qu'elle n'eut point d'enfants), mais de M. de Grémonville, conseiller d'État et ambassadeur à Venise. Elle se remaria à M. Boucherat le 7 octobre 1655, et mourut le 22 février 1697, à quatre-vingt-trois ans.

5. Anne-Marie-Françoise-Louise Boucherat : tome II, p. 85 et 241.

6. MM. de Fourcy et de Harlay furent conseillers d'État, mais non M. de Morangis, ni le premier mari, M. de Nesmond.

7. Tome III, p. 279, etc.

8. Il avait quatre-vingt-trois ans et quatorze jours, étant né le 19 août 1616 et mort le 2 septembre 1699. On l'enterra auprès de sa seconde femme, dans l'église Saint-Gervais, quoiqu'il se fût fait réserver

infirme[1], et que M. et Mme d'Harlay, qui logeoient avec lui[2], ses secrétaires, et surtout Boucher[3], qui étoit le premier et qui ne s'y est pas oublié, faisoient tout et lui faisoient tout faire[4].

M. de Pontchartrain, le premier président[5], MM. Courtin, Daguesseau, Pomereu, la Reynie, conseillers d'État, et les deux premiers au conseil royal de finances[6], furent ceux dont on parla le plus[7]. Quelques-uns parlèrent aussi de MM. de Caumartin et Voysin[8].

Candidats pour les sceaux : [*Add. St-S. 296*]

une sépulture à côté de ses ancêtres, à Saint-Landry, dans un très beau tombeau. Son oraison funèbre fut prononcée par le P. de la Roche, de l'Oratoire, et les obsèques eurent lieu en grande pompe (*Mercure*, septembre 1699, p. 227-245 ; *Mémoires de Luynes*, tome XI, p. 43) ; mais ni la sépulture ni l'épitaphe ne furent achevées.

1. En effet, il était très souvent hors d'état de tenir le Conseil (voyez ci-dessus, p. 219) ; mais son tempérament robuste, auquel il devait en partie son élévation, selon le conseiller Philibert de la Mare, avait toujours raison de la maladie, aussi bien que du chagrin : voyez les *Mémoires de Sourches*, tomes III, p. 443, et V, p. 54 et 246. Quatre jours avant de mourir, il put encore sceller et faire les expéditions nécessaires.

2. Déjà dit au tome III, p. 288. Il laissa son grand hôtel de la rue Saint-Louis à son petit-fils Cély ; les terrains furent divisés après sa mort, et une partie, devenue l'hôtel d'Ecquevilly, est aujourd'hui le couvent des dames de Sainte-Élisabeth. Les filles du premier lit eurent chacune un legs de cent mille écus, Mme de Harlay étant légataire universelle. Son mari fut obligé d'ajouter six mille livres aux legs des domestiques, reconnus beaucoup trop faibles.

3. Nicolas-Remy Boucher, secrétaire du Roi de 1660 à 1685, conservateur des hypothèques des rentes de 1678 à 1685, grand audiencier de France de 1687 à 1700, fils d'un greffier en chef de la Cour des aides, et père d'un intendant à propos duquel les *Mémoires* (tome XIII, p. 251) diront qu'il s'était fort enrichi à la Chancellerie.

4. Par suite, selon Daguesseau, c'est le premier président Harlay qui était le vrai chancelier, préparant les lois, donnant des consultations, etc. (*Œuvres*, tome VIII, p. 221). Comparez notre tome II, p. 241.

5. Achille de Harlay, premier président du Parlement.

6. Par « les deux premiers », il faut entendre Daguesseau et Pomereu : voyez ci-après, appendice I, p. 496.

7. Pour prendre les sceaux (*sçeaux*, dans la manchette), ou plutôt la place de chancelier.

8. « Parmi les gens que l'on nomme pour remplir la charge de chan-

Harlay, premier président;

Le premier président, comme on l'a[1] déjà vu, avoit eu deux fois parole du Roi d'être chancelier : la première étant procureur général, lorsqu'il donna l'invention du chausse-pied de la légitimation du chevalier de Longueville sans nommer la mère, pour faire passer celle des enfants de Mme de Montespan[2]; la dernière étant premier président, lorsqu'il inventa pour eux ce rang au-dessus des pairs, si approchant, quoique inférieur, de celui des princes du sang; mais l'affaire de M. de Luxembourg sur la préséance, qui le brouilla sans ménagement avec les

celier, on croit qu'il n'y en a point qui y ait si bonne part que M. de Pontchartrain. On parle du premier président, de MM. de Pomponne, Daguesseau, de Pomereu et de la Reynie. M. Courtin, doyen du Conseil, s'est expliqué avec le Roi, il y a longtemps, quand il refusa la place de directeur des finances, qu'il n'étoit plus en état de prétendre aucun emploi, devenant presque entièrement aveugle. M. [le] Peletier, qui étoit ministre et qui s'est entièrement retiré, auroit eu beaucoup de part à cette charge, s'il ne s'étoit point entièrement retiré, et qu'il fût demeuré à la cour. » (*Journal de Dangeau;* tome VII, p. 141 et 142.) C'est après la nomination (p. 144) que Dangeau parle de M. de Caumartin et de M. Voysin comme ayant pu prétendre, non pas à la charge de chancelier, mais à celle de contrôleur général des finances. Il y a quelques pages intéressantes sur toutes ces candidatures dans le tome XIII des *Œuvres de Daguesseau*, p. 79-80 et 192-194.

1. *La*, sans apostrophe, dans le manuscrit.

2. Le pamphlet de *la France galante* (*Histoire amoureuse des Gaules*, éd. Livet, tome II, p. 413-414) raconte que Louis XIV, ravi d'apprendre, en 1672, que la maréchale de la Ferté avait eu du duc de Longueville un fils doublement adultérin, « voulut que cela lui servît de planche pour faire légitimer ses enfants quand la volonté lui en prendroit, » et que, contre l'usage et les lois, il autorisa la légitimation du chevalier de Longueville sans nom de mère. C'est exactement ce que Saint-Simon a dit, et c'est même la locution dont il s'est servi en parlant une première fois de l' « invention » de M. de Harlay : tome II, p. 55-56 et Additions 71 et 72, p. 382; comparez le *Parallèle*, p. 99. Dans les notes du conseiller de la Mare (ms. Fr. 23 251, n° 1088), on lit que, Harlay, alors procureur général, ayant vu que les lettres du duché de Vaujours étaient faites en faveur, non seulement de Mlle de la Vallière, mais aussi des enfants qu'elle avait eus ou aurait, il les reporta au Roi pour les faire modifier, et qu'il eut en récompense la survivance de sa charge pour son fils.

ducs et qui outra M. de[1] la Rochefoucauld contre lui[2], les rendit inutiles. M. de la Rochefoucauld, qui n'ignoroit ni ces paroles[3] ni leur cause, se fit une application continuelle de le perdre là-dessus dans l'esprit du Roi, et lui donna tant de coups d'estramaçon[4], dont il ne se cachoit pas, qu'il vint à bout de ce qu'il desiroit. Aucun de nous ne se cacha de lui nuire en tout ce qu'il put, et tous se piquèrent de faire éclater leur joie quand ils le virent frustré de cette grande espérance[5]. Le dépit qu'il en conçut fut public, et si extrême, qu'il en devint encore plus absolument intraitable, et qu'il s'écrioit souvent, dans une amertume qu'il ne pouvoit contenir, qu'on le laisseroit mourir dans la poussière du Palais. Sa foiblesse fut telle, qu'il ne put s'empêcher, six semaines après[6], de s'en plaindre au Roi à Fontainebleau, où il fit le bon valet avec sa souplesse et sa fausseté accoutumée. Le Roi le paya de propos[7], et de la commission de travailler à la diminution du blé dans la ville et banlieue de Paris, où il étoit devenu

1. *De* corrige un premier *la*.

2. Tome II, *passim*, et tome III, p. 89-90, 106, 110 et 111.

3. Les promesses de le faire chancelier.

4. C'est le seul exemple de cette locution prise au figuré que cite Littré, et elle n'est pas dans Furetière. L'estramaçon, l'ancien *scramasaxus*, était une longue épée propre à frapper d'estoc et de taille. Le P. Léonard (ms. Fr. 10 265, fol. 63), en 1685, parle de coups d'estramaçon donnés par un laquais.

5. On en fit des chansons, qui sont dans le Chansonnier, ms. Fr. 12 692, p. 387-391, et dans le *Nouveau siècle*, tome III, p. 15 :

C'est Robin Turlupin
Qui n'aura ni sceaux ni cire ;
C'est Robin Turlupin
Qui en crève de chagrin, etc.

J'ai déjà donné dans le tome II, p. 108, note 4, une chanson faite à l'occasion du premier échec de 1685. Le conseiller de la Mare dit que Harlay, trompé alors dans son espoir, affecta de ne présenter les lettres de Boucherat, pour l'enregistrement, qu'avec beaucoup de négligence (ms. Fr. 23 251, n° 1864).

6. Vers le 10 octobre : *Journal de Dangeau*, tome VII, p. 168.

7. Selon le chancelier Daguesseau (*Œuvres*, tome XIII, p. 193), le Roi craignit de ne pas trouver dans M. de Harlay « une cire assez molle. »

cher[1], et d'ordonner au prévôt des marchands[2] et au lieutenant de police[3] de n'y rien faire que de concert avec lui[4]. Il fit semblant d'être content des discours et de cette coriandre[5], et n'en vécut pas moins enragé[6]. Sa santé et sa tête à la fin en furent attaquées, jusqu'à le forcer à quitter sa place[7], d'où il tomba dans le mépris après avoir aiguisé force haines[8].

Courtin, doyen du Conseil;

M. Courtin[9], doyen du Conseil, illustre par sa probité, par sa capacité, par la douceur et l'agrément de son com-

1. Voyez le tome I de la *Correspondance des Contrôleurs généraux*, années 1698 et 1699, et *la Police sous Louis XIV*, par P. Clément, p. 348.

2. Le prévôt des marchands de Paris (tome II, p. 28, note 4) et celui de Lyon (ci-après, p. 323), comme le maire dans les autres villes, avaient la police du commerce par eau, taxaient la plupart des marchandises débitées sur les ports, etc. Claude Bosc du Bois, procureur général en la Cour des aides, était prévôt des marchands de Paris depuis 1692.

3. D'Argenson, que nous avons vu nommer en 1697.

4. Cette phrase est un abrégé de l'article du *Journal*. — Le premier président avait déjà revendiqué, lors de la disette de 1693-94 (tome II, p. 105, note 2), le soin de pourvoir à l'approvisionnement de Paris, et, trompé par les marchands ou les accapareurs, il n'avait eu qu'un honteux insuccès (Chansonnier cité au tome II, et Papiers du P. Léonard, Arch. nat., MM 825, fol. 79 v° et 80).

5. Herbe aromatique... qui fait bonne bouche après le repas (*Furetière*). Littré ne cite que le présent exemple d'emploi au figuré; mais ne s'agit-il pas plutôt de dragées à la coriandre, que de l'herbe même ou de sa décoction? Voyez nos Additions et corrections.

6. Il eut d'autres consolations au point de vue pécuniaire : sa pension de six mille livres (outre celle de pareille somme qu'il avait fait reporter sur son fils en 1696) fut augmentée de trois mille livres le 15 octobre (Arch. nat., O¹ 43, fol. 331 et 332 v°); mais on doit ajouter que, trois mois avant, il avait refusé une gratification de deux cent mille livres, en disant que ses affaires étaient en meilleur état que celles du Roi (Papiers du P. Léonard, M 757, p. 214, et MM 825, fol. 83 v°). La *Gazette d'Amsterdam* (n°s LXIV et LXXXVI) fait erreur sur ces deux faits.

7. Il ne se démit que huit ans plus tard, en 1707, et notre auteur aura encore le temps de revenir plus d'une fois sur son compte.

8. Littré ne cite pas cet emploi au figuré, à côté d' « aiguiser les méfiances » et « aiguiser la subtilité des hommes, » de Mirabeau, ou d' « aiguiser les langues, » de Bourdaloue. Saint-Simon écrit : *éguiser*.

9. Tome III, p. 279 et suivantes.

merce, et par ses belles et importantes ambassades[1], s'étoit expliqué avec le Roi, lorsqu'il refusa celle de Ryswyk[2], et depuis la place du conseil royal des finances[3], que son âge, sa santé et l'état de ses yeux, qu'il étoit prêt à perdre, ne lui permettoient plus de penser qu'à finir[4].

M. Daguesseau[5] avoit beaucoup d'esprit, mais encore plus réglé et plus sage. Il avoit excellé dans les premières intendances[6], et il écrivoit d'affaires qu'on[7] n'avoit jamais Daguesseau;

1. Comparez ce qui a déjà été dit de lui en 1696 et son portrait en 1703, époque de sa mort, tome IV de 1873, p. 36-37. Quant à ses ambassades, et particulièrement à sa mission en Angleterre, dont Saint-Simon parlera le plus, un ouvrage récent, dernière publication de feu M. Henri Forneron : *la Duchesse de Portsmouth*, fait voir Courtin et Louvois, ainsi que leur diplomatie commune, sous le jour le plus curieux.

2. Tome III, p. 280. — 3. En 1697 : tome IV, p. 16.

4. C'est ce que raconte Dangeau, tome VII, p. 141-142.

5. Henri Daguesseau, père du procureur général, avait été successivement conseiller au parlement de Metz (1656), maître des requêtes (1660), président au Grand Conseil (1661), intendant à Limoges (1661) et à Bordeaux (1669); était revenu, pour cause de santé, passer une année à Paris (1672), puis avait été nommé à l'intendance de Languedoc en août 1673, et ne l'avait quittée qu'en août 1685, pour céder la place à Bâville et venir siéger au Conseil, où il était conseiller semestre depuis le mois de septembre 1683. Il prit part aux travaux des Grands Jours de Poitiers en 1687, aux enquêtes de la Touraine, du Lyonnais et du Dauphiné en 1687 et 1688, refusa l'intendance de cette dernière province en janvier 1689, fut choisi par son allié Pontchartrain pour diriger les affaires des manufactures au contrôle général (août 1691), puis les économats et le commerce des blés pendant la disette de 1693, fut fait chef du conseil de Dombes, pour le duc du Maine, le 9 mars 1694, et conseiller d'État ordinaire en septembre, conseiller au conseil royal en août 1695 (ci-après, p. 496), et au conseil des affaires de la R. P. R. en juillet 1699. Il était chargé depuis l'année précédente du maniement des pensions des nouveaux convertis. Nous le verrons se mettre à la tête de la Chambre du commerce en 1700, entrer au conseil des finances de la Régence et présider le nouveau conseil du commerce en 1715, et mourir le 27 novembre 1716, âgé de plus de quatre-vingt ans.

6. Voyez sa Vie, écrite par son fils, en tête du tome XIII des Œuvres de celui-ci, et un article de M. Roschach, continuateur de dom Vaissète, dans les *Mémoires de l'Académie de Toulouse*, année 1875, p. 576-592.

7. *Que* au sens de si bien que (*Littré*, Que 9°).

pu faire d'extraits de ses lettres[1]. Sa capacité étoit profonde et vaste, son amour du bien ardent, mais prudent; sa modestie en tout retraçoit les premiers et les plus anciens magistrats; sa douceur[2], extrême; ses opinions, justes et concises, quand il s'étoit une fois décidé, à quoi la crainte de l'injustice et la défiance de soi-même le rendoit souvent trop incertain et trop lent; assez[3] capable d'amitié, et tout à fait incapable de haine; grand et aisé travailleur; exact à tout, et ne perdant jamais un instant; d'une piété solide, unie, et de toute sa vie; éclairé en tout, et si appliqué à ses devoirs, qu'il n'avoit jamais connu qu'eux et ne s'étoit en aucun temps mêlé avec le monde[4]. Tant de vertus et de talents lui avoient acquis l'amour et la vénération publique[5], et une grande estime du Roi; mais il avoit eu une fille[6] dans celles de l'Enfance[7] de Mme de Mondonville[8], que les jésuites avoient si étrangement su

1. Beaucoup de lettres d'Henri Daguesseau ont été publiées dans les *Lettres de Colbert* et dans la *Correspondance des Contrôleurs généraux*. Sa correspondance avec le duc de Noailles est au château de Mouchy. La Bibliothèque nationale a acquis une série de lettres de cachet reçues par lui pendant son intendance de Languedoc.

2. Il faut sous-entendre ici le verbe *étoit*, qui est trois lignes plus haut, mais dont la période a été interrompue par *retraçoit*.

3. *Assez* corrige *fort*.

4. Comparez ce qu'il dit du même Daguesseau en 1715 (tome XI, p. 288) et en 1716 (tome XIII, p. 190-194; Addition au *Journal de Dangeau*, tome XVI, p. 491-492). Voyez aussi les *Lettres inédites du chancelier Daguesseau*, par D. Rives, tome I, p. 18-20.

5. Quand il mourut, on lui fit des services pompeux dans les villes qu'il avait administrées trente ou quarante ans auparavant, et sa mémoire y resta en bénédiction (*Lettres de l'abbé J.-J. Boileau*, p. 88).

6. Thérèse-Claire-Claude Daguesseau, qui mourut à Paris le 11 novembre 1701, ayant été obligée de quitter les filles de l'Enfance et de rentrer chez ses parents, mais sans cesser de vivre en cénobite: voyez la Vie de son père, dans les Œuvres de son frère, tome XIII, p. 83-85.

7. C'est-à-dire dans la congrégation des filles de l'Enfance de N.-S. J.-C., établie à Toulouse en 1662, et supprimée par arrêt du 12 mai 1686, quoique le pape Alexandre VII l'eût autorisée.

8. Jeanne Juliard, née à Toulouse le [illegible] en 1626, fille d'un président au parlement de cette ville, mariée le [illegible] décembre 1646 à M. de Mondon-

détruire[1]; lui et sa femme[2], aussi vertueuse que lui, et de plus d'esprit encore[3], mais dont l'extérieur n'étoit pas aimable comme le sien[4], étoient soupçonnés de jansénisme : avec cette tare, c'étoit merveilles comme ses vertus et ses talents l'avoient porté sans autre secours où il étoit arrivé; mais c'eût été un vrai miracle, si elles l'eussent conduit plus loin[5].

Pomereu[6] étoit un aigle qui brilloit d'esprit et de capa- Pomereu;

ville, et restée bientôt veuve avec une fortune considérable, établit en 1662 les filles de l'Enfance pour l'instruction des pauvres filles et le soulagement des malades. Quand ce couvent fut supprimé, on enferma la fondatrice chez les religieuses hospitalières de Coutances, et elle y mourut en 1703. Voyez Sainte-Beuve, *Port-Royal*, tome V, p. 453-454.

1. Les publications contradictoires ou polémiques de 1687, 1691, 1718, 1734, 1749, 1764, etc., et les jurisprudences opposées du Conseil et du parlement de Toulouse prolongèrent pendant cinquante ans cette affaire scandaleuse, sur laquelle la lumière ne paraît pas encore faite absolument. La Compagnie de Jésus, qui avait dénoncé l'Institut de Mme de Mondonville comme professant des maximes dangereuses pour la religion et pour l'État, se fit adjuger une grande partie de ses biens.

2. Claire-Eugénie le Picart de Périgny, mariée le 8 janvier 1663, morte le 10 septembre 1713. Son père était maître des requêtes ; par sa mère, Catherine Talon, elle était cousine germaine de M. de Pontchartrain.

3. « Sa femme étoit de la même trempe, avec beaucoup d'esprit » (tome XIII, p. 191). Comparez son éloge dans le tome VI de *Port-Royal*, p. 12, note.

4. Il dira cependant (tome XIII, p. 190) : « C'étoit un petit homme de basse mine.... » On a mis au musée de Versailles, n° 4334, une copie du portrait d'Henri Daguesseau fait par Rigaud.

5. Loin de manifester de la rancune contre son cousin devenu chancelier, Daguesseau quitta le contrôle général et les affaires du commerce pour le suivre à la Chancellerie, où il continua de servir gratuitement, tout en laissant l'honneur au titulaire de la charge (*Œuvres* de son fils, tome XIII, p. 81-82). Il restait d'ailleurs conseiller au conseil des finances, et eut bientôt à diriger les travaux de la Chambre de commerce établie par ses soins. Enfin on verra plus loin, p. 267, note 1, que, si le bruit public l'avait nommé parmi ceux qui « pouvaient même espérer la place de chancelier, » c'est pour le contrôle général qu'il avait des chances plus sérieuses.

6. Auguste-Robert de Pomereu, que nous avons vu remplacer Pussort, en 1697, au conseil royal des finances, et dont le portrait a déjà été fait à cette occasion, mais moins nettement tracé : tome IV, p. 16.

cité, qui avoit été le premier intendant de Bretagne, qui avoit eu de grandes et importantes commissions[1], et qui avoit recueilli partout une grande réputation; mais il étoit fantasque, qui[2] avoit même quelques temps courts, dans l'année, où sa tête n'étoit pas bien libre et où on ne le voyoit point. D'ailleurs, c'étoit un homme ferme, transcendant[3], qui avoit et qui méritoit des amis[4]. Il l'étoit fort de mon père, et il étoit demeuré le mien.

La Reynie;

La Reynie[5], usé d'âge et de travail, est celui qui a mis la place de lieutenant de police dans la considération et l'importance où on l'a[6] vue depuis, et où elle seroit desirable, s'il avoit pu l'exercer toujours; mais, noyé dans les détails d'une Inquisition naissante et qui a été portée de plus en plus loin après lui, il n'étoit plus en âge ni en état de venir au grand et de travailler d'une manière supérieure[7]. Du reste, esprit, capacité, sagesse, lumière, probité, tout fit regretter qu'il eût, pour ainsi dire, dépassé la première place de son état.

Caumartin;

Caumartin[8], cousin germain et ami confident de Pontchartrain, tel que je l'ai représenté en parlant de l'affaire de son frère avec Monsieur de Noyon[9], avoit beaucoup

1. Il avait hérité également des bureaux que Pussort possédait au Conseil : tome IV, Appendice, p. 431.

2. Ainsi dans le manuscrit, comme s'il y avait *mais c'étoit un homme fantasque* avant ce pronom conjonctif.

3. Saint-Simon écrit : *transcœndant*.

4. C'était un « brave homme, » dit Madame (recueil Jaeglé, tome I, p. 289). Son esprit décisif faisait plaisir, mais à condition de n'en point sentir les effets, selon Mme de Sévigné (recueil Capmas, tome II, p. 346). Dangeau aussi (tome II, p. 58) dit qu'il avait tout l'esprit du monde.

5. L'ancien lieutenant général de police : tome IV, p. 10-12.

6. *La*, sans apostrophe, dans le manuscrit.

7. Ce sont les mêmes motifs qui lui avaient fait quitter la police en 1697, et qui l'empêchèrent d'arriver au décanat du Conseil, quoique se consacrant tout entier à ce corps : tome IV, Appendice, p. 432-433.

8. Louis-Urbain Lefèvre de Caumartin, intendant des finances : tomes II, p. 194, et IV, p. 5-8 et 10.

9. A propos de la réception de ce prélat à l'Académie française.

d'amis, et du haut parage; mais l'insolence de son extérieur, qui pourtant n'en avoit que l'écorce, lui aliénoit le gros du monde. Un amas de blé dont il fut fort accusé dans un temps de cherté[1], et diverses autres choses dont il se justifia très bien, avoient laissé un nuage dans l'esprit du Roi, dont il ne put jamais revenir pour aucune place[2]. C'étoit fort la mode à Fontainebleau, tous les voyages[3], d'aller chez lui à Saint-Ange, qui en est à quatre lieues, qu'il avoit fort bien ajusté[4]. Le Roi, tout maître

1. C'est dans la disette dont il vient d'être dit un mot, de 1698-99, qu'on découvrit au château de Montereau, engagé alors à M. de Caumartin, un amas de blé fait par son homme d'affaires, Claude Miotte, et par le receveur des tailles de l'endroit. Caumartin s'empressa d'aller déclarer à son cousin que cet accaparement, défendu très expressément, avait été fait sans sa participation. Le premier président de Harlay voulait néanmoins qu'on le condamnât à l'amende; mais le contrôleur général fit étouffer l'affaire quant à ce qui concernait M. de Caumartin, et l'on se borna à confisquer le blé au profit de l'hôpital général de Paris, et à prononcer contre Miotte et son complice une amende de mille livres chacun. Voyez les Papiers du P. Léonard, Arch. nat., MM 824, fol. 21 v°, les pièces indiquées dans le n° 1811, note, du tome I de la *Correspondance des Contrôleurs généraux*, les *Annales de la cour*, tome II, p. 441-442, et *la France sous Louis XIV*, par M. Bonnemère, tome II, p. 260. Quoique l'affaire eût fait du bruit, Dangeau n'en parle point, et il mentionne seulement les poursuites faites à la même époque contre le colonel suisse Schellenberg. Il faut ajouter (*Gazette d'Amsterdam*, 1698, n° CII) que les dénonciations venaient souvent de gens mal intentionnés, et que M. d'Argenson s'y laissait tromper.

2. Cependant il passa conseiller d'État ordinaire en décembre 1702. Selon certains contemporains, il avait mécontenté Mme de Maintenon en refusant l'intendance de Saint-Cyr : ci-après, p. 279, note 3.

3. Les voyages annuels d'automne.

4. Comparez le tome VII de 1873, p. 306. — J'ai déjà dit quelques mots de cette résidence (tome IV, p. 6, note 1). Sous son nom primitif de Challeau, elle avait été donnée par François Ier à la duchesse d'Étampes, qui y fit construire un magnifique château, dont on a les plans et les descriptions par Androuet du Cerceau, dom Morin, Claude Chastillon, d'Argenville et Voltaire. C'est en 1627 que l'héritier du trésorier des guerres Pierre le Charron fit changer le nom de Challeau en celui de Saint-Ange, et rendit au château son ancienne splendeur. Des le Charron de Saint-Ange, qui se ruinèrent, et dont plusieurs ont place dans

qu'il fût[1] toujours de soi-même, ne pouvoit s'empêcher de marquer par quelque mot que cela ne lui étoit point agréable[2].

Voysin; Voysin et sa femme[3], dans la faveur de Mme de Mainte-

l'histoire de Port-Royal, le château passa à M. Quentin de Richebourg, dont la fille unique épousa Caumartin en 1680. Caumartin y réunit plusieurs seigneuries voisines et le comté de Moret; mais Saint-Ange, à lui seul, comprenait près de deux mille deux cents arpents de domaine utile et sept mille sept cents arpents en rentes et censives. Le parc était magnifique. Dans l'ancien château de Mme d'Étampes on voyait une collection de portraits historiques, dont le catalogue est dans le ms. Clairambault 1220, fol. 55-65. Ce fut alors que la mode s'établit d'aller à Saint-Ange comme on allait à Montfermeil chez Chamillart, à Courances chez les Gallard, à Rambouillet chez M. d'Armenonville, à Liancourt chez le duc de la Rochefoucauld (*Gazette de la Haye*, 1699, n° 50). Caumartin avait fait prendre le nom de Saint-Ange à son fils unique; mais ce jeune homme mourut précisément en 1699, et l'héritage passa par substitution à des neveux. Le château fut détruit à la Révolution; il n'en reste plus que des substructions, le parc et l'ancienne conciergerie, habitée aujourd'hui par une descendante des le Charron. Une notice sur Saint-Ange a été publiée en 1865, dans le *Bulletin de la Société d'archéologie de Seine-et-Marne*, p. 203-211, avec une vue dessinée par le fils de Caumartin.

1. *Fut*, et non *fust*, dans le manuscrit.

2. Il dira ailleurs (tome III de 1873, p. 54) que Caumartin eût pu devenir contrôleur général des finances, s'il n'avait abusé de la bonne chère et des façons de grand seigneur, abus qui, d'ailleurs, finit par le ruiner. L'intendant Foucault (*Mémoires*, p. 333) raconte que Chamillart l'aimait fort peu, et que, sans Mme de Maintenon et M. de Pontchartrain, il l'eût obligé de quitter sa place d'intendant en 1699, comme le bruit en courut un moment dans les gazettes.

3. Daniel-François Voysin de la Noiraye, fils d'un intendant, né à Paris en 1654, avait été pourvu d'une charge de conseiller au Parlement dès l'âge de dix-neuf ans, en mars 1674, avec dispense de huit ans deux mois et trois jours, était passé maître des requêtes, aussi avec dispense, le 3 août 1683, intendant en Hainaut le 15 mars 1688, par le crédit de son oncle le conseiller d'État, enfin maître des requêtes honoraire et conseiller d'État semestre en 1694. Nous le verrons recevoir en 1701 la direction du temporel de Saint-Cyr sous le contrôleur général Chamillart, briguer en 1707 la première présidence, en 1708 le contrôle général et la surintendance des bâtiments, devenir conseiller d'État ordinaire dans la même année 1708, secrétaire d'État de la guerre et ministre en 1709, greffier de l'Ordre en 1713, enfin chance-

non depuis qu'elle avoit logé chez eux aux voyages du Roi en Flandres[1], dont il étoit intendant, n'étoit pas encore mûr, à beaucoup près[2].

Peletier Souzy*

[Le] Peletier de Souzy[3], conseiller d'État et tiercelet de ministre[4] par un travail réglé avec le Roi une fois par

lier et garde des sceaux, sans quitter sa secrétairerie d'État, en 1714; entrer au conseil de régence, avec les mêmes titres, en 1715, mais perdre la secrétairerie d'État en 1716, et mourir le 2 février 1717. Il avait épousé, le 22 juillet 1683, Charlotte Trudaine, fille d'un maître des comptes et sœur d'un conseiller d'État; elle mourut le 20 avril 1714, dans sa cinquante et unième année, ayant été baptisée le 24 mai 1664.

1. Dans un long portrait de M. et de Mme Voysin, en 1709 (tome VI de 1873, p. 441-446), on trouvera beaucoup de détails sur l'hospitalité offerte par eux à Mme de Maintenon durant le voyage qu'elle fit à la suite du Roi en 1692, comme notre auteur l'a raconté, et au cours duquel elle habita successivement le Quesnoy, Mons, Maubeuge et Dinant. Comparez les *Mémoires de Sourches*, tome IV, p. 35, 36, 45, 93 et 95, et les *Mémoires de Berwick*, p. 407; ceux-ci parlent à tort de la campagne de 1691, où les dames n'allèrent que jusqu'à Compiègne, quand le Roi revint, et Saint-Simon a fait la même erreur dans sa grande Addition sur Chamillart, tome XII du *Journal*, p. 440. Pour reconnaître les services de Voysin, on lui donna une gratification de trois mille pistoles en février 1693 (*Sourches*, tome IV, p. 164). Il se croyait sûr aussi de succéder, comme conseiller d'État, à son oncle Voysin de la Cerisaie; mais M. de Pontchartrain, qui lui avait promis cette place, la fit donner, aussitôt qu'elle devint vacante, à son frère l'intendant de Paris. M. Voysin n'entra au Conseil qu'un an plus tard, et il ne revint du Hainaut que le 18 octobre 1698. En 1699, on l'y renvoya momentanément comme plénipotentiaire pour le règlement des frontières. Voyez ses lettres dans le tome I de la *Correspondance des Contrôleurs généraux*.

2. Comment le Roi eût-il nommé chancelier un simple conseiller semestre, revenant à peine de la province? Si Saint-Simon avait lu plus attentivement le *Journal*, il eût vu qu'on ne parla de M. Voysin (tome VII, p. 144) que comme pouvant prétendre à la place de contrôleur général des finances, ou plutôt encore (*Gazette d'Amsterdam*, n° LXXV) à celle d'intendant des finances, qui allait aussi devenir vacante.

3. Tome III, p. 282-283.

4. On appelait, et on appelle encore *tiercelet*, en fauconnerie, l'oiseau mâle, qui est plus petit d'un tiers que la femelle. Au figuré donc, « tier-

* Ici, il a écrit : *Pelletier-Sousy*, et, dans le texte : *Pelletier de Souzy*.

semaine, par Marly, où ce même travail lui procuroit de coucher, et par la distinction de paroître comme eux la canne à la main sans manteau[1], avoit reçu une entorse[2] de la probité de son frère quand il quitta la place de contrôleur général, et que le Roi, pour l'obliger, lui proposa de la donner à Souzy, qui le fixa pour toujours où il étoit[3]. Son fils[4] avoit eu sa place d'intendant des finances[5]. Le Roi

celet de ministre » signifie un diminutif de ministre. Littré cite, à côté de cet emploi par Saint-Simon, l'expression « tiercelets de poètes, » qui est dans Regnier.

1. Il a déjà dit (tome III, p. 282-283) que M. le Peletier de Souzy était directeur des fortifications, travaillait seul avec le Roi, et, par suite, jouissait, comme Courtin, de quelques privilèges exceptionnels.

2. *Entorse* « se dit figurément de quelque violence, obstacle ou empêchement qu'on apporte à la fortune ou aux affaires de quelqu'un. » (*Furetière.*)

3. C'est-à-dire que le refus opposé par Claude le Peletier à l'offre bienveillante de lui donner son propre frère pour successeur (tome IV, p. 264) nuisit pour toujours à l'avancement de celui-ci et le força de se contenter de son intendance des finances. Le président Hénault prétend (*Mémoires*, p. 54) que c'est la liaison de Souzy avec la princesse d'Espinoy (dans notre tome V, p. 336) qui déplaisait à *un monsieur* fort dévot. — Claude le Peletier, qui était contrôleur général et ministre en 1685, avait été alors un des candidats à la succession du chancelier le Tellier (Addition au *Journal de Dangeau*, tome I, p. 242); mais, en 1695, il s'était décidé à la retraite de peur d'être appelé à prendre la place de Boucherat (nos tomes III, p. 267-268, et IV, p. 267; comparez les *Relazioni*, série FRANCIA, tome III, p. 516).

4. Michel-Robert le Peletier des Forts, comte de Saint-Fargeau, né le 24 avril 1675, nommé conseiller au parlement de Metz le 29 avril 1695, et à celui de Paris le 3 février 1696, maître des requêtes le 27 février 1698, intendant des finances en survivance de son père le 27 décembre 1700, titulaire en juin 1701, conseiller d'État semestre en juin 1714, membre du conseil des finances en novembre 1715, et du conseil de régence en janvier 1719, fut principal commissaire des finances du 7 juin au 12 décembre 1720, conseiller d'État ordinaire le 8 février 1721, intendant des finances de création spéciale en mars 1722, conseiller au conseil royal des finances le 28 février 1723, contrôleur général le 14 juin 1726, ministre d'État le 30 décembre 1729, gouverneur et grand bailli de Gien en février 1729. Il quitta le ministère le 19 mars 1730, et mourut le 11 juillet 1740.

5 On a vu, par la note qui précède, et on verra du reste dans les

le trouvoit bien établi, avec raison, et ne songea pas un moment à lui[1].

D'autres à portée des sceaux, il n'y en avoit point. Le premier président, seul véritable antagoniste[2], étant exclus, le choix du Roi fut bientôt fait; l'habitude y contribua, et Mme de Maintenon acheva d'y déterminer son goût,

Mémoires (tome III de 1873, p. 54), que M. de Souzy n'abandonna l'intendance à son fils qu'en juin 1701, lors de la création des directeurs des finances; mais il fit ériger sa charge en office dès le 20 décembre 1700, et eut la survivance pour son fils sept jours plus tard. Ce jeune homme, ayant suivi les plénipotentiaires au congrès de Ryswyk, avait rapporté, le 4 novembre 1697, l'instrument de paix signé pour l'Empereur et les princes catholiques (*Dangeau*, tome VI, p. 221; *Sourches*, tome V, p. 355).

1. Saint-Simon a été trompé par le texte du *Journal*, qui ne laisse pas d'être mal ordonné. En le lisant mieux, il aurait vu que, comme Voysin et comme Caumartin, Souzy n'était à portée que du contrôle général, et non de la charge de chancelier. Dangeau avait signalé, le 2, comme candidats possibles à celle-ci, outre M. de Pontchartrain, MM. de Harlay, de Pomponne (dont Saint-Simon ne parle pas), Daguesseau, de Pomereu et de la Reynie, et deux autres qui s'étaient récusés d'avance, MM. Courtin et Claude le Peletier. Le 5, après avoir annoncé la nomination de Chamillart comme contrôleur général (ci-après, p. 291), il dit (p. 143-144) : « C'est une commission, ce n'est pas une charge; cet emploi vaut près de deux cent mille livres de rente. La charge de chancelier, avec les sceaux, ne vaut guère plus de quarante mille écus. M. de (*sic*) Chamillart est un des plus jeunes intendants des finances, et n'étoit pas même encore conseiller d'État. M. le Peletier de Souzy et M. de Caumartin, intendants des finances comme lui, M. Daguesseau et M. de Pomereu, directeur[s] du conseil royal des finances, et qu'on avoit nommés même comme pouvant espérer la charge de chancelier, et M. Voysin, conseiller d'État, étoient ceux dont on parloit comme pouvant prétendre à cet emploi. » « Cet emploi, » c'est le contrôle général, et non la chancellerie. L'erreur de Saint-Simon remonte à l'Addition même qu'il a faite sur ce texte, en le rattachant à la nomination du successeur de Boucherat, tandis qu'il s'agissait du remplacement de M. de Pontchartrain aux finances. Le chancelier Daguesseau, qui parle en deux endroits des nominations de 1699 (ses *Œuvres*, tome XIII, p. 79-80 et 192-195), dit que le Roi avait pensé à son père et à M. de Caumartin pour le contrôle général.

2. C'est-à-dire le seul concurrent à craindre véritablement pour celui qui devait l'emporter.

qui lui fut toujours favorable dans les [temps][1] même de nuages et de brouillards[2].

Fortune de Pontchartrain, fait chancelier. [*Add. St S. 297*]

M. de Pontchartrain[3] étoit petit-fils du premier Phélypeaux[4] qui fut secrétaire d'État à la place de Forget[5], sieur de Fresnes[6], trois semaines avant la mort funeste d'Henri IV, par le crédit de la Reine sa femme, dont il étoit secré-

1. Un mot passé dans le manuscrit.

2. Cette conclusion quelque peu obscure va être expliquée par la suite du récit.

3. Voyez sa notice dans le tome I, p. 52. Outre l'Addition indiquée ici, Saint-Simon lui avait consacré une très longue notice, comme chancelier, que nous donnerons à l'Appendice, nº XIV. Il a dû se servir, pour les dates, la filiation et le *cursus honorum*, des deux articles de l'*Histoire généalogique*, tome VI, p. 586-587, et du *Moréri*, art. PHÉLYPEAUX. Comparez les mémoires de divers contemporains que nous réunissons dans l'Appendice, sous le nº XV.

4. Paul Phélypeaux, premier seigneur de Pontchartrain, né à Blois en 1569, pourvu dès sa quatorzième année d'une charge de secrétaire ordinaire de la chambre du Roi, puis attaché aux secrétaires d'État Revol et Villeroy, nommé secrétaire des commandements de la Reine en 1600, fait enfin secrétaire d'État des affaires de la R. P. R. le 21 avril 1610, mourut le 21 octobre 1621, à cinquante-deux ans. C'est l'auteur de mémoires très estimés sur la régence de Marie de Médicis, dont le manuscrit original appartient aux héritiers des derniers la Vrillière. Saint-Simon avait dans sa bibliothèque (catalogue, nº 739) un exemplaire de la première édition. Edelinck a gravé le portrait de Paul de Pontchartrain pour les *Hommes illustres* de Perrault, où il a son article, tome I, p. 35.

5. Pierre Forget, fils d'un secrétaire des rois François Ier et Henri II, fut trésorier des parties casuelles, grand audiencier, secrétaire des finances, puis secrétaire d'État ou des commandements d'Henri III (février 1589), alla comme ambassadeur en Espagne, se démit de sa charge le 21 avril 1610, et mourut la même année. C'est lui qui dressa l'édit de Nantes.

6. La terre de Fresnes, entre Claye et Meaux, était venue à Pierre Forget d'un autre secrétaire d'État bien connu, Florimond Robertet. Elle passa plus tard à M. de Guénegaud du Plessis, qui y fit construire par Mansart, sur son plan primitif du Val-de-Grâce, la chapelle encore subsistante, et qui y reçut la reine Christine et une société choisie; puis, au duc de Nevers, au comte de Toulouse (*Gazette d'Amsterdam*, 1698, nº XLII), et enfin au chancelier Daguesseau. On a comparé cette résidence tout à la fois à Vaux et à l'hôtel de Rambouillet.

taire[1] des commandements[2]. Il mourut en 1621, pendant le siège de Montauban[3]. Son fils[4] eut sa charge; mais, comme il n'avoit que huit ans, d'Herbault[5], frère aîné de son père, l'exerça par commission, et se la fit donner après en titre, dépouillant son neveu[6]. La Vrillière[7], son fils,

1. *Secrétaires*, avec l'*s* biffée, dans le manuscrit.

2. C'est ce que dit le *Moréri*, qui résume l'article de Perrault. Comparez une lettre du 25 mars 1610, dans le *Malherbe*, tome III, p. 146.

3. A ce siège, commencé le 1er septembre 1621, levé le 2 novembre, et dont Bassompierre raconte les détails, on perdit le duc de Mayenne, son frère utérin le marquis de Villars et le secrétaire d'État Potier de Sceaux. Ponchartrain, étant tombé malade au camp, alla mourir à Castelsarrasin.

4. Louis Phélypeaux, Ier du nom, seigneur de Pontchartrain, conseiller au Parlement en 1637, président à la Chambre des comptes en 1650, mort le 30 avril 1685, à soixante-douze ans, et enterré à Saint-Germain-l'Auxerrois, comme son père et sa mère. Ayant eu des lettres d'honneur en 1670, il ne conserva sa charge de président que jusqu'au 20 août 1671, et la vendit alors à un beau-frère de M. Hotman (ci-après, p. 276, note 2).

5. Raymond Phélypeaux, seigneur de la Vrillière, d'Herbault, etc., né à Blois en 1560, secrétaire de la chambre du Roi en 1590, trésorier des parties casuelles en 1591, secrétaire du Roi en 1593, trésorier de l'Épargne en 1599, fut nommé secrétaire d'État le 6 novembre 1621, et mourut à Suse, en Piémont, le 10 mai 1629. La statue placée sur son tombeau, aux Feuillants, est maintenant au musée de Versailles, n° 1871. C'est lui qui, comme trésorier des parties casuelles, et par son mariage avec une fille du trésorier de l'Épargne, fit la fortune de sa famille. La terre d'Herbault, dont le nom fut conservé par une partie de la descendance, est à dix-sept kil. O. de Blois.

6. C'est à peu près le texte du *Moréri*.

7. Louis Phélypeaux, seigneur de la Vrillière (paroisse de Saint-Lubin-en-Vergonnois, près Blois), de Châteauneuf-sur-Loire, etc., second fils du précédent, baptisé le 10 avril 1599 à l'église Saint-Eustache, fut fait conseiller d'État le 20 décembre 1620, secrétaire d'État, après son père, le 16 juin 1629, prévôt et maître des cérémonies des ordres du Roi le 1er avril 1643, et mourut à Bourbon, le 5 mai 1681. Il avait épousé une fille de Particelli d'Hémery. Voyez son article nécrologique dans le *Mercure*, mai 1681, p. 170-177. On possède son portrait gravé par Nanteuil en 1662, et il y a, sur sa tombe, dans l'église de Châteauneuf-sur-Loire, un très beau monument funéraire, dont Saint-Simon trouvera occasion de parler ailleurs.

l'eut après lui, et, de père en fils, elle leur est demeurée[1]. Le neveu dépouillé fut conseiller au Parlement, puis président en la Chambre des comptes à Paris, et mourut dans cette charge en 1685. Il fut un des juges de M. Foucquet, que l'on tira tous des diverses cours supérieures du Royaume[2]. Sa probité fut inflexible aux caresses et aux menaces de MM. Colbert, le Tellier et de Louvois[3], réunis pour la perte du surintendant : il ne put trouver matière à sa condamnation, et, par cette grande action, se[4] perdit sans ressource[5]. Il étoit pauvre ; tout son desir, et celui de son fils,

1. En 1699, elle appartenait à Balthazar Phélypeaux de Châteauneuf, dont les *Mémoires* ont parlé plusieurs fois. Nous la verrons passer à son fils la Vrillière, que son petit-fils Saint-Florentin remplaça en 1725.

2. Voyez les *Mémoires sur la vie publique et privée de Foucquet*, par M. Chéruel, tome II, p. 337-440, les tomes II et VII des *Lettres de Colbert*, l'ouvrage de M. Kerviler : *le Chancelier Séguier*, p. 345-373, etc.

3. M. Chéruel dit que l'affaire fut menée par Colbert seul, le Tellier se tenant sur la réserve, et son fils n'étant encore que conseiller au parlement de Metz et membre de la Chambre de justice.

4. Saint-Simon, ayant écrit *se* à la fin de la page 189, l'a répété par mégarde au commencement de la page 190 de son manuscrit.

5. En traçant le portrait des magistrats qui allaient former la Chambre de justice, Colbert représentait le président de Pontchartrain comme un assez bon homme, mais de fort petite intelligence et incapable de voter autrement qu'avec le président de Nesmond (*Lettres de Colbert*, tome VII, p. 216) ; mais on peut voir dans le *Journal d'Olivier d'Ormesson*, tome II, p. 282, 290 et 293, dans la *Police sous Louis XIV*, par P. Clément, p. 1-61, *passim*, etc., avec quel courage et quelle insensibilité aux menaces, comme aux promesses, il refusa de voter autre chose que le bannissement et la confiscation. Son jeune fils, notre contrôleur général, « ayant vu les différents sentiments du public sur l'avis de M. d'Ormesson (le bannissement) et celui de M. de Sainte-Hélène et de M. Pussort (la mort), se mit à genoux devant son père pour le conjurer de ne se pas déshonorer, et toute sa famille, par un avis de mort, et il lui dit qu'il étoit résolu de quitter sa robe, si ce déplaisir lui venoit. » (*Journal d'Ol. d'Ormesson*, tome II, p. 290.) Une série de couplets faits à cette occasion se trouve dans le *Nouveau siècle de Louis XIV*, tome II, p. 44 et 47, où le récit de Saint-Simon est résumé. D'Ormesson perdit de ce coup son intendance et son siège de conseiller d'État, l'avocat général Bailly et le conseiller Roquesante furent exilés, Pontchartrain et son collègue le président de Moussy furent privés

dont il s'agit ici, étoit de faire tomber sa charge sur sa tête en s'en démettant : la vengeance des ministres fut inflexible à son tour ; il n'en put jamais avoir l'agrément[1], tellement que ce fils demeura dix-huit[2] ans conseiller aux requêtes du Palais[3], sans espérance d'aucune autre fortune[4]. Je le lui ai ouï dire souvent, et combien il étoit affligé d'être exclus d'avoir la charge de son père. Il logeoit chez lui avec sa femme[5], fille de Maupeou[6] président aux enquêtes, n'avoient qu'un carrosse pour eux deux, et lui un cabinet pour travailler, où on entroit du haut du degré sans rien entre-deux, et couchoient au second étage[7]. Sa

de la gratification annuelle qu'ils touchaient comme gages du Conseil.

1. Colbert voulut lui acheter cette charge au prix de sept cent mille livres, mais recula devant l'hostilité de la Chambre (*Choisy*, p. 579-580).

2. *14* corrigé en *18*.

3. C'est là aussi que débuta son fils Jérôme, comme nous l'avons vu au tome I, p. 300. Les deux chambres des requêtes du Palais, comptant chacune trois présidents et quatorze conseillers, constituaient la moins considérable des trois divisions du Parlement. Tandis que les enquêtes (tome IV, p. 259) recevaient les appels de certains cas et jugeaient en première instance les affaires réservées à la grand'chambre, les requêtes ne jugeaient, en première instance, que les causes portées au Parlement en vertu des droits de *committimus* ou de garde gardienne. Les présidents avaient de simples commissions.

4. Il ne recevait d'abord, conformément à son contrat de mariage du 18 février 1668, qu'une rente de six mille livres sur la terre de Pontchartrain ; mais il en eut la jouissance entière à partir de 1675, d'après un livre de raison qu'il tint avec grand soin de 1668 à 1727.

5. Marie de Maupeou : tome V, p. 377. On avait cru qu'elle aurait plus de douze cent mille livres, et, selon le P. Léonard (Arch. nat., MM 826, fol. 28), il ne lui en revint que deux cent quarante mille. Pontchartrain avait dû épouser Mlle du Mesnil, qui entra à Port-Royal.

6. Pierre III de Maupeou, seigneur de Monceau, était président à la cinquième chambre des enquêtes : homme intègre, appliqué et amateur de la justice, mais sans autorité, disent les *Portraits du Parlement*. Il avait eu pour père un président aux enquêtes, pour aïeul un président à la Cour des aides, pour bisaïeul un trésorier de la maison du duc de Joyeuse anobli en 1587, pour trisaïeul un notaire au Châtelet.

7. Pontchartrain était né dans une maison de la rue Pierre-Sarrazin. En 1691, étant contrôleur général, il habitait un hôtel voisin des Carmes déchaussés de la rue de Vaugirard ; mais il se transporta, l'anné

mère[1], qui étoit morte en 1653[2], étoit fille[3] du célèbre Talon[4], avocat général au Parlement, puis conseiller d'État[5], qui a laissé des *Mémoires* si curieux et si rares des troubles de la Minorité, en forme presque de journal[6]. Mon père étoit[7] ami des Talons[8] et des Phélypeaux, et lui et ma mère ont vu cent fois MM. de Pontchartrain père et fils vivant comme je le remarque. Le fils avoit un frère[9] et deux sœurs : le frère fut conseiller au Grand Conseil, puis maître des requêtes, bon homme et fort homme d'honneur[10], mais qui seroit demeuré toute sa vie maître des requêtes[11] sans la fortune de son aîné, qui le fit con-

suivante, dans le quartier des finances, au bout de la rue Vivien, devant les Filles de Saint-Thomas, et, devenu chancelier, il acheta l'ancien hôtel de Lionne, rue Neuve-des-Petits-Champs.

1. Marie-Suzanne Talon, mariée par contrat du 24 juillet 1639, morte le 1er octobre 1653.

2. *Morte en 1653* est écrit en interligne, au-dessus de *morte*, biffé.

3. Lisez : *nièce*. Elle était fille de Jacques Talon, frère aîné de celui qui suit, avocat général de 1621 à 1631, puis conseiller d'État, mort le 6 mai 1648, ayant eu une autre fille, Mme de Périgny, belle-mère d'Henri Daguesseau, ci-dessus, p. 261, note 2.

4. Omer Talon, né en 1595, avocat en 1613, pourvu de la charge de son frère le 15 novembre 1631, et mort en exercice le 29 décembre 1652. Par cet oncle de leur mère, les Pontchartrain se trouvaient apparentés aux Voysin, aux Bignon, aux Joly de Fleury.

5. C'est le frère aîné Jacques, et non le « célèbre » Omer, qui fut fait conseiller d'État en 1631 (*Moréri*).

6. Ces *Mémoires*, publiés en 1732, et qui figurent dans le catalogue des livres de Saint-Simon sous le n° 762, font maintenant partie de toutes les collections. Ils s'étendent de 1630 à 1652. Voltaire a dit que c'était l'œuvre « d'un bon magistrat et d'un bon citoyen. » On possède aussi un recueil des plaidoyers d'Omer Talon, et chacun sait quel rôle considérable il joua au Parlement pendant vingt-deux ans.

7. *Estoit* surcharge un mot illisible.

8. Il n'a parlé jusqu'ici que de Denis Talon, mort en 1698, que nous avons dit être un de ses proches voisins : tomes II, p. 49, et V, p. 84.

9. Jean Phélypeaux : tome IV, p. 9-10.

10. « Fort honnête homme, » dit l'annotateur banal des *Mémoires de Sourches*, tome III, p. 329. Comparez l'Introduction du *Mémoire de la généralité de Paris*, p. VI et LXXX-LXXXI.

11. Il avait d'abord écrit : « Qui le seroit demeuré toute sa vie » ;

seiller d'État et intendant de Paris[1]; les sœurs épousèrent, l'aînée[2] M. Bignon, avocat général au Parlement après son célèbre père, puis conseiller d'État, celui qui, par amitié et sans parenté, voulut bien être mon tuteur lorsqu'à la mort de ma sœur je fus son légataire universel[3]; l'autre sœur[4] épousa M. Habert de Montmort[5], conseiller au Parlement, fils de celui qui fut un des premiers membres de l'Académie françoise lorsque le cardinal de Richelieu la forma[6]. Celle-ci mourut sans enfants dès 1661; l'autre

puis, s'apercevant que cette phrase prêtait à la confusion, il a biffé *le* et ajouté *Mᵉ des Reqᵉˢ* en interligne.

1. Nous l'avons vu néanmoins lui donner tort, en 1697, dans un conflit de préséance au Conseil. Dès ce temps-là, il songeait à lui faire obtenir la charge de président que Denis Talon occupait; mais ce fut l'avocat général Lamoignon qui l'eut (tome V, p. 84-85; *Dangeau*, tome VI, p. 303 et 307; *Gazette d'Amsterdam*, 1697, nᵒ XI, et 1698, nᵒ XXI).

2. Suzanne Phélypeaux, née le 12 février 1641, mariée à Jérôme II Bignon le 21 juin 1656, et morte le 24 mars 1690.

3. Jérôme Iᵉʳ Bignon et Jérôme II, ainsi que la femme de celui-ci, ont déjà été mentionnés, en termes analogues, dans nos tomes II, p. 85 et 269-270, et IV, p. 1-4.

4. Marie-Claude Phélypeaux, née le 7 juillet 1644, mariée en 1660, et morte six mois plus tard, le 23 janvier 1661.

5. Louis-Henri Habert de Montmort, conseiller au Parlement en 1658, maître des requêtes de 1667 à 1670, se remaria en 1667 avec Anne Morin, sœur de la maréchale d'Estrées et de la première marquise de Dangeau. Il mourut à Saint-Lazare, en 1686, n'ayant point eu de postérité. Selon les portraits des membres du Parlement, c'était, en 1662, un homme du monde et agréable, mais de portée médiocre. Il fit, en 1669, une énorme banqueroute, dont parlent les *Lettres de Jean Chapelain*, tome II, p. 639-641 et 750-752.

6. Henri-Louis Habert, seigneur de Montmort, conseiller au Parlement en 1625, maître des requêtes en 1632, mort doyen de l'Académie française et des maîtres des requêtes, le 21 février 1679, à près de quatre-vingts ans. Ses œuvres poétiques ont peu d'importance, et la principale n'est qu'un des madrigaux de la *Guirlande de Julie;* mais il eut l'honneur d'être l'hôte de Gassendi et le Mécène de beaucoup de gens de lettres. Deux autres Habert, ses cousins, qui faisaient partie de l'Académie dès les premières réunions, l'y introduisirent vers l'époque de la constitution officielle de janvier 1635, et on s'assembla dans sa maison pendant quelque temps. Nous avons plusieurs portraits gravés

mourut en 1690, et ne vit point la fortune de son frère, qui l'aimoit si tendrement, qu'il a toujours traité ses enfants comme les siens[1], et en a fait deux conseillers d'État et un autre conseiller d'État d'Église[2], et vécu intimement et avec déférence, dans sa fortune, avec M. Bignon, son beau-frère, jusqu'à sa mort. Tel étoit l'état de cette famille, si mal[3] aisée et si reculée, que, lorsque le père mourut, en 1685, ils n'en furent guères plus à leur aise. Quoique simple conseiller aux[4] requêtes du Palais et ne vivant point en amitié avec la Vrillière, ni Châteauneuf son fils, de qui seuls ils[5] pouvoient tirer quelque lustre,

de lui, dont un d'après Philippe de Champaigne. Sa femme était sœur de M. de Frontenac et de la marquise de Saint-Luc, ci-dessus, p. 168. Sur sa triste fin, voyez les *Lettres de Jean Chapelain*, tome II, p. 639, 736 et 750-751.

1. Comparez notre tome IV, p. 2 et note 4.

2. *Ibidem*, note 3, et *Journal de Dangeau*, avec Addition, tome VIII, p. 38-39. Le premier fils, Jérôme III, né le 11 août 1658, avocat du Roi au Châtelet en 1681, conseiller au Parlement en 1685, maître des requêtes en 1689, intendant à Rouen en 1693, et à Amiens en 1694, conseiller d'État semestre en 1698, prévôt des marchands de Paris en 1708, conseiller d'État ordinaire en 1711, mourut le 5 décembre 1725. Le second, Louis, né le 23 juillet 1659, fut capitaine aux gardes, major général des armées en 1693, inspecteur en 1695, et mourut le 11 septembre 1730. Le troisième fils, Jean-Paul, baptisé le 19 septembre 1662, prêtre de l'Oratoire de 1684 à 1691, abbé de Saint-Quentin-en-l'Isle et prédicateur du Roi en 1693, prieur de Longpont et doyen de Saint-Germain-l'Auxerrois en 1710, fut fait conseiller d'État d'Église en 1701, bibliothécaire du Roi et intendant du Cabinet des médailles en 1718, et mourut doyen du Conseil, le 14 mars 1743, ayant été reçu membre de l'Académie française en 1693, et honoraire de l'Académie des sciences en 1691 et de celle des inscriptions et belles-lettres en 1701. Le quatrième, Armand-Roland Bignon, seigneur de Blanzy, né le 23 septembre 1666, avocat général à la Cour des aides en 1689, maître des requêtes en 1693, intendant des finances en 1699, intendant de la généralité de Paris et conseiller d'État semestre en 1709, mourut le 21 février 1724.

3. La première lettre de *mal* surcharge une autre lettre.

4. *Au*, dans le manuscrit.

5. Les Pontchartrain père et fils.

parce qu'ils ne leur pouvoient pardonner la charge de secrétaire d'État[1], Pontchartrain, né galand[2], et avec un feu et une grâce dans l'esprit que je n'ai point vu[3] dans aucun autre si ce n'est en Monsieur de la Trappe, se distinguoit dans les ruelles[4] et les sociétés à sa portée, et plus encore par sa capacité, sa grande facilité et son assiduité au Palais. Je lui ai ouï dire bien des fois[5] que son château en Espagne[6] étoit d'arriver, avec l'âge, à une place de conseiller d'honneur au Parlement, et d'avoir une maison dans le cloître Notre-Dame[7]. Il vécut ainsi jusqu'en 1677, que la place de premier président du parlement de Rennes[8] vaqua, et que les affaires de la province la ren-

1. Le détournement de la charge de Paul de Pontchartrain.

2. Comparez ci-après, p. 283, et l'historiette racontée en 1696, tome III, p. 287-290.

3. *Veu* (sic), au masculin singulier, s'accordant avec *feu*.

4. *Ruelle* « se dit des alcôves, et en général des lieux parés où les dames reçoivent leurs visites familières, soit dans le lit, soit debout.... Les jeunes gens se piquent d'aller de ruelle en ruelle. Les poètes vont lire leurs ouvrages dans les ruelles. » (*Dictionnaire de Trévoux*.) Le *Dictionnaire de l'Académie française* de 1694 avait donné cette autre définition : « *Ruelle* se dit aussi quelquefois des assemblées qui se font chez les dames pour des conversations d'esprit. » Cet usage se rattachait à celui de recevoir sur le lit dans certaines occasions : tome V, p. 126-127. Voyez, dans les *Lettres de Mme de Sévigné*, tome VI, p. 166, la description de la ruelle de Mme de Guémené, garnie de trois fauteuils et de sièges pliants.

5. Les trois derniers mots ont été ajoutés en interligne. — Nous avons vu, en 1698 (tome V, p. 376-379), l'origine des relations de notre auteur avec le futur chancelier.

6. On trouve des emplois de cette locution dans les *Recherches de la France*, par Étienne Pasquier, tome I, p. 791 c, dans les *Lettres de J. Chapelain*, tome II, p. 188, etc.

7. Ce cloître, situé au N. de la cathédrale, renfermait dans une vieille enceinte trente-trois maisons canoniales, que les membres du chapitre habitaient, ou qu'ils louaient, surtout à des magistrats et à des gens attachés à la magistrature : c'est ainsi que Boileau occupait la maison du chanoine Lenoir où il mourut en 1711.

8. Cette façon de parler, déjà employée au tome III, p. 287, est fautive, car le parlement de Bretagne, établi à Rennes en 1553, avait été

dirent assez longtemps vacante par la difficulté de la remplir. M. Colbert, qui, par sa place, avoit grand desir que celle-ci fût bien remplie, à cause des états où le premier président de Bretagne est toujours second commissaire du Roi[1], et pour avoir un homme de qui il pût tirer conseil sur ce qui se passoit dans le commerce de cette province si maritime, en raisonnoit souvent dans son cabinet avec ses plus familiers : de ce nombre étoit Hotman[2], qu'il avoit fait intendant des finances et intendant de Paris, en la capacité duquel il avoit beaucoup de confiance[3]. Hotman avoit épousé une Colbert[4] cousine germaine de Villacerf

transféré à Vannes à la suite des troubles de 1675, et il ne revint à Rennes qu'en 1689, par l'entremise de Pontchartrain lui-même, qui avait cessé de le présider depuis deux ans.

1. Pendant les sessions (voyez tome V, p. 189), le premier président, nommé dans les lettres de commission immédiatement après le gouverneur ou le commandant en chef de la province, prenait rang avant le premier commissaire du Conseil, titre qui revint à l'intendant dès qu'il y en eut un pour exercer une partie des pouvoirs du chef du Parlement. Il n'y avait pas moins de vingt-cinq commissaires en tout.

2. Vincent Hotman, seigneur de Fontenay-sur-Conie (département d'Eure-et-Loir), Mortain, etc., était fils d'un trésorier de France et descendait d'une famille originaire de Clèves qui, après avoir exercé le commerce et la banque, avait pris rang au parlement de Paris et avait produit le célèbre auteur de la *Franco-Gallia*. Conseiller au Grand Conseil en 1650, il passa maître des requêtes en 1656, fit alors les fonctions d'intendant en Touraine, Guyenne et Poitou, fut nommé, à la fin de 1663, procureur général près la Chambre de justice, fut secrétaire de la commission de réformation de la justice en 1665, devint intendant des finances en 1666, suppléa M. de Croissy, de 1675 à 1679, comme intendant de la généralité de Paris, et mourut sans postérité, le 14 mars 1683, laissant une énorme fortune. On a son portrait gravé par P. Simon.

3. Voyez divers documents sur lui ou émanés de lui dans le recueil des *Lettres de Colbert*, et son éloge dans les *Mémoirés de l'abbé Arnauld*, p. 539. On l'accusait cependant de s'être fait des profits irréguliers (*Journal d'Olivier d'Ormesson*, tome II, p. 560, et dialogue imité de Lucien : *Rencontre de Colbert et de Hotman aux enfers*).

4. Marguerite Colbert, fille d'Oudard, conseiller au Parlement, sœur de l'intendant Michel, qui mourut en 1694 sous le coup d'une accusation de stellionat, et veuve en premières noces de Charles de Machault, en secondes de Denis l'Hermitte de la Bénardière, se remaria le

et de Saint-Pouenge, mais qui, n'étant pas comme eux fille d'une sœur de M. le Tellier[1], étoit demeurée, avec son mari, fort attachée à M. Colbert, dont elle étoit, comme eux, issue de germaine[2]. Hotman étoit un homme qui ne craignoit point de dire son avis, et qui, malgré l'aversion qu'il connoissoit en M. Colbert pour Pontchartrain[3] et pour toute sa famille, lui en proposa le fils comme celui qu'il jugeoit le plus propre à être premier président de Rennes; et il en dit tant de bien sur ce qu'il en savoit, qu'il persuada M. Colbert[4]. Ce fut donc ainsi que l'ennemi de Pontchartrain débourba[5] son fils par une sorte de nécessité[6]. La surprise qu'ils en eurent fut grande, et augmenta quand ils apprirent que c'étoit à Hotman[7] à qui ils devoient cette fortune, avec qui ils n'avoient aucune liaison. Ils avoient si peu pensé à cet emploi, que la difficulté pécuniaire de le remplir les mit sur le point du refus[8].

19 août 1653 à M. Hotman, et mourut le 27 juillet 1704, à quatre-vingt-cinq ans.

1. Claude le Tellier : tome III, p. 27-28.

2. Leur bisaïeul commun était Oudard Ier Colbert, mort le 29 juin 1573.

3. Après avoir écrit : « pour les Pontchartrain », il a biffé *les*.

4. Cette anecdote a été citée par Eugène Sue, dans son *Histoire de la marine française*, tome IV, p. 138 et suivantes. Mais il convient de faire observer que, dans la notice antérieure de notre auteur sur Pontchartrain (ci-après, p. 558), il avait tout mis au compte de Pussort, et non de Hotman; qu'il ne les nomme ni l'un ni l'autre dans l'Addition 297, p. 454, et que, selon Spanheim (*Relation de 1690*, Appendice, p. 416), ce serait le premier président d'Argouges (ci-dessous, note 8) qui aurait lui-même proposé Pontchartrain pour prendre sa place en Bretagne.

5. Nous trouverons *se débourber* dans le tome VIII de 1873, p. 34, puis dans une Addition, tome XI du *Journal de Dangeau*, p. 313, et nous avons eu *s'embourber* dans notre tome V, p. 4.

6. Ne faut-il pas néanmoins faire honneur à Colbert de cet oubli de ses ressentiments, si tant est qu'ils eussent subsisté?

7. Ici, il a écrit : *Hotteman*, quoique la prononciation ne fît pas entendre le *t* unique, si l'on en croit certains textes plus anciens.

8. Le traité fut conclu le 16 juin 1677 avec M. d'Argouges, titulaire de la charge, sur le pied de cent mille livres. Les gages n'étaient que de cinq mille sept cents livres, mais s'augmentaient d'une pension de

Leurs amis les pouillèrent[1] et les encouragèrent[2]; et voilà Pontchartrain en Bretagne[3]. Hotman, qui mourut sans enfants en 1683[4], eut le loisir de s'applaudir du choix qu'il avoit proposé : Pontchartrain y mit le Parlement et la justice sur un pied tout différent qu'il n'avoit été, fit toutes les fonctions d'intendant dans une province qui n'en souffroit point encore[5], mit tout en bon ordre, et se fit aimer partout[6]. Il y eut de grands démêlés

quatre mille cinq cents livres sur le Trésor royal, du revenu des commissions, et de la gratification des états, qui pouvait s'élever à vingt mille livres par session, mais que l'assemblée votait ou ne votait pas, et qu'on acceptait ou non : Pontchartrain la refusa en 1679. Le Roi lui accorda un brevet de retenue de soixante mille livres, et il prêta serment le 28 juin : ainsi, il n'y eut pas la longue vacance que dit notre auteur.

1. Il y a bien *pouillèrent*, et non *poulièrent*. Nous rencontrerons plus tard ce second verbe : tomes V, p. 84, VII, p. 267, et XXI, p. 194. Le premier (comparez tome VII, p. 269) signifie sans doute que MM. de Pontchartrain furent vivement poussés à accepter la première présidence.

2. Selon le P. Léonard (Arch. nat., MM 827, fol. 18 v°), ce fut M. de Châteauneuf qui encouragea son cousin, celui-ci craignant que le Roi ne refusât son agrément à cause des anciens ressentiments.

3. Voyez le *Mercure* de juillet 1677, p. 152-154.

4. Il a une notice dans le *Moréri*.

5. Tome IV, p. 16 et Additions, p. 522-523. Devenu intendant des finances, il voulut conserver la Bretagne dans son département et réussit à y faire accepter un intendant, M. de Pomereu, qui, en moins d'un an, prit le pas sur les lieutenants de Roi et assimila presque la province aux autres pays d'états.

6. L'*Histoire généalogique*, que Saint-Simon commente, dit (tome VI, p. 587) : « Après les troubles de cette province, comme il n'y avoit point alors d'intendant, il en fit toutes les fonctions, et s'en acquitta avec applaudissement, de sorte qu'en 1687 il fut nommé intendant des finances.... Quoiqu'il eût quitté la Bretagne, il obtint le retour du Parlement à Rennes, et fit nommer M. de Pommereüil (*sic;* voyez notre tome IV, p. 16), conseiller d'État ordinaire, intendant de cette province au mois de septembre 1683 (*sic*, pour janvier 1689). » J'ai déjà eu l'occasion (tome III, p. 287-289) de citer quelques documents qui prouvent que Pontchartrain était bien fait pour réussir dans cette initiation de la Bretagne aux mœurs administratives du reste de la France; le marquis d'Argenson dit aussi, dans un passage de ses *Essais* (p. 190), qu'il « y donna des preuves de fermeté, d'habileté et d'adresse en ménageant les

d'affaires avec le duc de Chaulnes, qui étoit adoré en Bretagne, et qui n'étoit pas accoutumé qu'autre que lui et les états, dont il étoit le maître, se mêlassent de rien dans le pays[1].

On a vu en son lieu[2] que M. [le] Peletier, contrôleur général des finances, le tira de là en 1687[3] pour le faire intendant des finances[4], qu'il fit toutes sous lui[5] tant qu'il les

têtes bretonnes, de tout temps si difficiles à conduire. » Ses lettres aux ministres font voir qu'il était bon serviteur, mais pas du tout courtisan à la manière de certains favoris, et que, dur peut-être avec les gens haut placés qui résistaient, il se montrait hardiment miséricordieux et interprétait très largement les ordonnances dans des cas où peu de personnes songeaient alors à user d'indulgence.

1. Comparez l'épisode Harlay, Chaulnes et Pontchartrain dans notre tome II, p. 287, et voyez les Papiers du contrôle général, BRETAGNE, G⁷ 172.

2. Tome IV, p. 264-265, à propos de la retraite de Claude le Peletier.

3. *1683* corrigé en *1687*. — Voyez le *Journal de Dangeau*, tome II, p. 38, les *Mémoires de Sourches*, tome II, p. 39-40, et le *Mercure* du mois de mai 1687, p. 289-293. La commission est du 25 avril 1687 (Arch. nat., O¹ 31, fol. 85 v°); c'était une charge en surnombre, qui fut supprimée lorsque le titulaire passa contrôleur général. Selon les *Mémoires de Maurepas* (œuvre apocryphe), tome I, p. 184, c'est Mme Bignon, qui, entendant un jour M. le Peletier se plaindre des tracas du contrôle, lui proposa de prendre son frère comme auxiliaire. Une autre légende, rapportée dans les *Mélanges historiques* de Boisjourdain, tome II, p. 371, se trouve confirmée par plusieurs allusions contemporaines : le premier président était venu de Bretagne pour quelque affaire de famille[a], et il se trouvait dans la cour de Versailles, lorsque vint à passer Mme de Maintenon, fort embarrassée de ce que Caumartin refusait d'administrer le temporel de Saint-Cyr naissant; elle l'appela, et Pontchartrain resta fort longtemps à causer avec elle, la tête nue sous une neige épaisse, et les genoux appuyés sur le marchepied du carrosse. Il accepta les ouvertures qu'on lui fit, travailla à l'établissement de la maison royale, et fut récompensé peu après par l'intendance des finances, que Chamillart eût bien désiré avoir.

4. Tome IV, p. 5, et ci-après, Appendice, p. 559. Dès l'année suivante, Pontchartrain s'acquitta envers le ministre en faisant le mariage de son fils avec la riche héritière de Rosambo.

5. C'est-à-dire qu'il dirigea l'administration des finances sous ses

[a] Il venait tous les ans passer un assez longtemps à Paris, du moins depuis la mort de Colbert, comme l'attestent les congés inscrits dans les registres du secrétaire d'État des affaires étrangères, chargé de la province.

garda, et comment il les lui fit donner en 1689, quand il voulut quitter ce pénible emploi. Pontchartrain eut toutes [Add. St-S. 298] les peines du monde à l'accepter, et, au lieu de la reconnoissance qu'il devoit à [le] Peletier de lui avoir fait faire un si grand pas, il lui en voulut mal, le lui déclara, et ne pût jamais le lui pardonner[1] : bien estimable de craindre des fonctions si friandes pour tant [d']autres et qui portent avec elles les richesses, l'autorité et la faveur; fort blâmable, je ne puis m'empêcher de l'avouer, de n'avoir pas senti plus que le dégoût des finances de quel accul de fortune il l'avoit tiré[2], et en quelle place et en quelle passe[3] son amitié et sa probité le mettoit, et[4] aux dépens de son propre frère[5]. Un an après, la mort de Seignelay

ordres, ou plutôt sous son nom, tant qu'il resta en titre au contrôle général.

1. Saint-Simon est revenu plusieurs fois sur cette singulière rancune tenant lieu de gratitude, dans l'Addition indiquée ici, et dans celles du 5 septembre 1699 (n° 296) et du 30 juin 1714 (n° 297). Rancune à part, le nouveau contrôleur général conserva la plus sincère affection pour son protecteur, et ne manqua jamais de lui demander respectueusement des conseils. Du reste, nous avons vu (tome IV, p. 261) que le Peletier lui-même n'avait accepté les finances que par pur dévouement. — « Voilà M. de Pontchartrain contrôleur général, s'écrie Mme de Sévigné, dans sa lettre du 25 septembre 1689 (presque comme notre auteur a dit plus haut, p. 278 : « Voilà Pontchartrain en Bretagne. »); je le croyois bien, mais pas sitôt. » (*Lettres*, tome IX, p. 227.) En effet, deux années étaient bien peu pour l'apprentissage.

2. Littré ne cite que cet exemple d'un pareil emploi d'*accul*.

3. Voyez les curieux exemples que donne Littré de cette locution *être en passe de*, empruntée aux jeux de mail et de billard.

4. La conjonction *et* est en interligne.

5. Le frère du contrôleur général, M. le Peletier de Souzy, qui était un candidat beaucoup mieux désigné pour les finances, comme il l'a dit en 1697, tome IV, p. 264, et ci-dessus, p. 266. Les *Mémoires de Sourches*, tome II, p. 39-40, nous révèlent que cette nomination d'un étranger, intime ami, il est vrai, de M. le Peletier, fut considérée comme une véritable coadjutorerie, et, par conséquent, comme un « terrible revers » pour M. de Souzy, premier intendant, chargé de toutes les affaires de confiance et successeur désigné de son frère. Comparez le Chansonnier, ms. Fr. 12 622, p. 299.

combla ses vœux, quand il se vit revêtu de sa charge de secrétaire d'État avec le département de la marine et celui de la maison du Roi[1]. Il fit alors instance[2] pour être déchargé des finances[3]. Il ne faisoit que d'y entrer en

1. Ses provisions de secrétaire d'État, datées du 6 novembre 1690 (Arch. nat., O¹ 34, fol. 291), débutent ainsi : «.... Dans les charges qu'il a exercées avec distinction et avec l'approbation du public, il nous a donné des preuves solides de sa probité, de sa capacité et de son zèle pour notre service. Il s'y est conduit comme ayant été instruit dès sa plus tendre jeunesse des maximes les plus pures de la religion et de la justice, comme étant rempli de toutes les différentes qualités qu'exigent ces différents emplois, et comme ayant toujours eu devant les yeux les exemples illustres et domestiques d'une famille qui sert utilement notre État depuis très longtemps.... » Louvois, qui comptait sur la marine, et qui avait même étudié par avance cette matière, sauf à laisser la maison du Roi à un Saint-Pouenge ou à un Villacerf (Chansonnier, ms. Fr. 12 621, p. 445; *Mémoires de Sourches*, tome III, p. 323-324), n'eut que les haras, quelques manufactures, les fortifications des places maritimes et la garde des pierreries du Roi, emploi très productif d'ailleurs; encore dut-il rétrocéder à son heureux collègue deux provinces de son département, le Poitou et la Marche. Pour payer le brevet de retenue qu'avait Seignelay, Pontchartrain emprunta six cent soixante-quinze mille livres à un certain nombre de courtisans, de magistrats, de financiers et de marchands.

2. *Instances* corrigé en *instance.*

3. Dangeau dit (tome III, p. 245) : « M. de Pontchartrain avoit prié le Roi de ne le point charger de la marine, parce qu'il n'en a aucune connoissance; le Roi a voulu absolument qu'il s'en chargeât. Il a présentement tout ce qu'avoit M. Colbert, hormis les bâtiments. » C'est pourquoi Mme de Sévigné s'écriait : « Que dites-vous de sa dépouille (de M. de Seignelay) sur un homme que l'on croyoit déjà tout établi? » ; et Coulanges, de son côté : « Voilà une place qui sera mal remplie par M. de Pontchartrain.... Ce dernier ne me paroît pas revêtu de charges, mais accablé, et je ne saurois croire qu'il n'y succombe à la fin. Pour moi, je ne reviens point de l'étonnement où je suis : voilà ce que c'est que d'avoir été élevé par M. le Pelletier, et de se l'être rendu favorable. » (*Lettres de Mme de Sévigné*, tome IX, p. 590 et 598-599.) Mais, d'ailleurs, Pontchartrain ne se faisait pas illusion, si l'on en juge par cette lettre qu'il écrivit sur l'heure même au premier président de Harlay : « Vous êtes accoutumé à être surpris sur mon sujet, Monsieur. Voici le comble de votre surprise. Le Roi vient de me faire ministre et secrétaire d'État avec la marine. Renoncez à un ami aussi heureux d'une félicité tempo-

chef; la guerre aussi ne faisoit que commencer. En homme d'esprit, il avoit bien pris avec M. de Louvois, qui n'en vouloit point d'autre aux finances[1], et Mme de Maintenon, à qui sa femme et lui avoient également plu[2], étoit encore plus éloignée d'un changement. Le contrôleur général étoit, de tous les ministres, celui qu'elle courtisoit le plus : elle y avoit un intérêt principal pour mille affaires qu'elle protégeoit, et pour faire auprès du Roi tout ce qui alloit à éloigner ou approcher à son gré les gens et les choses, parce que c'étoit lui d'ordinaire qui y avoit la principale influence. Personne n'étoit si propre à cette sorte de manège que Pontchartrain[3]. C'étoit un très petit homme, maigre, bien pris dans sa petite taille, avec une physionomie d'où sortoient sans cesse les étincelles de feu et d'esprit, et qui tenoit encore beaucoup plus qu'elle ne promettoit : jamais tant de promptitude à comprendre, tant de légèreté et d'agrément dans la conversation, tant de justesse et de promptitude dans les reparties, tant de facilité et de solidité dans le travail, tant d'expédition, tant[4] de subite connoissance des hommes, ni plus de tour à les prendre[5]. Avec ces qualités, une simplicité éclairée et une sage gaieté surnageoient à tout, et

relle; mais conservez-lui votre cœur et votre même amitié lorsqu'il lui arrivera malheur, car je ne vois plus rien à attendre pour lui, que de tomber. » (Bibl. nat., ms. Fr. 17424, fol. 43.)

1. L'abbé le Gendre dit (*Mémoires*, p. 134) qu'entré en place par la protection de Louvois, « il n'eut garde, pour s'y maintenir, de ne pas déférer aux volontés du protecteur. »

2. Ci-après, p. 286. Voyez deux lettres de Mme de Maintenon, de 1690 et 1691, dans sa *Correspondance générale*, tome III, p. 258 et 275.

3. Comparez le portrait qui va suivre avec ceux que nous réunissons sous le n° XV, à l'Appendice. Une petite partie de celui-ci a été reproduite, dès 1793, dans le *Nouveau siècle de Louis XIV*, tome III, p. 3 et 4.

4. *D'expédition, tant* a été ajouté après coup en interligne. *Expédition* est pris au sens d'expédier facilement et nettement une affaire.

5. On verra que tous les contemporains s'entendaient pour attribuer à Pontchartrain ces qualités maîtresses.

le rendoient charmant et[1] en riens et en affaires[2]. Sa propreté étoit singulière et s'étendoit à tout, et, à travers toute sa galanterie[3], qui subsista dans l'esprit jusqu'à la fin, beaucoup de piété, de bonté, et j'ajouterai d'équité avant et depuis les finances, et dans cette gestion même autant qu'elle en pouvoit comporter. Il en avouoit lui-même la difficulté, et c'est ce qui les lui rendoit si pénibles, et il s'en expliquoit même souvent avec amertume aux parties qui la lui remontroient. Aussi voulut-il souvent les quitter, et ce ne fut que par ruses que sa femme les lui fit garder, en lui demandant, tantôt deux, tantôt quatre, tantôt huit jours de délai.

C'étoit[4] une femme d'un grand sens, sage, solide, d'une

1. *Et* est ajouté en interligne.

2. On voit en effet, dans sa correspondance, la légèreté et le badinage, l'ironie surtout, alterner avec un langage très ferme et très élevé, qui avait tout de suite raison des esprits les plus récalcitrants.

3. Les deux premières lettres de *galanterie* surchargent d'autres lettres illisibles. Saint-Simon emploie souvent ce mot au sens qu'il a ici (comparez p. 367), de commerce amoureux, « vilain » et illicite avec les femmes, ou plutôt de goût et d'habitude de ce commerce, et non point au sens plus général de politesse et d'agrément dans les manières, qu'on aura trente-sept lignes plus loin. Il est regrettable que Littré n'ait pas relevé un de ces nombreux exemples dans GALANTERIE 4°, à côté de ceux de Mmes de Sévigné et de Maintenon, de la Rochefoucauld, Boileau, la Bruyère, Voltaire, etc. En tout cas, nous croyons que Pontchartrain poussait la « galanterie » plus loin que ne l'a dit P. Clément dans la *Revue des Deux Mondes*, tome XLVI, p. 940. Voyez d'ailleurs l'Addition 297, ci-après, p. 454.

4. Saint-Simon fera encore une fois le portrait de Mme de Pontchartrain, en 1714, à l'époque de sa mort; mais nous avons bien peu de textes à en rapprocher. D'après les mémoires inédits de l'ambassadeur Phélypeaux, Mme de Pontchartrain, « mal tournée de corps et d'esprit, intéressée au dernier point, d'humeur hautaine et impérieuse, » aurait eu une autorité absolue sur son mari, qui craignait le bruit dans son intérieur; il ne lui reconnaît qu'une qualité, celle de veiller à l'avancement de ses proches, et encore l'accuse-t-il d'avoir réservé souvent les profits pour elle-même. Mais ce Phélypeaux était un triste personnage, envieux autant qu'insatiable, et il ne faut pas prendre ses dires au pied de la lettre, bien que l'écho s'en retrouve dans le noël de 1696 (*Nouveau siècle de Louis XIV*, tome IV, p. 293). On en dira peut-être autant, mais dans

conduite éclairée, égale[1], suivie, unie, qui n'eut rien de bourgeois que sa figure[2], libérale, galante en ses présents et en l'art d'imaginer et d'exécuter des fêtes, noble et magnifique au dernier point, et, avec cela, ménagère et d'un ordre admirable. Personne, et cela est surprenant, ne connoissoit mieux la cour ni les gens qu'elle, et n'avoit, comme son mari, plus de tour et de grâces dans l'esprit. Elle lui fut d'un grand usage pour le conseil et la conduite, et il eut le bon esprit de le connoître et d'en profiter; leur union fut toujours intime. Sa piété fut toujours un grand fond de vertu, qui augmenta sans cesse[3], qui l'appliqua aux lectures et à la prière, qui lui fit,

l'autre sens, de cette chanson attribuée au P. Sanlecque, ou plutôt à Santeul (*ibidem*, p. 280-281 ; comparez le Chansonnier, ms. Fr. 12693, p. 101 et 103) :

Ah! quel écueil pour ma satire
Que Madame de Pontchartrain!
Plus j'y veux trouver à médire,
Plus je vois que j'y rêve en vain.
Est-il un plus cruel martyre
Pour un railleur du genre humain?
. . . .
C'est bien malgré moi que j'admire
Cet air noble, ce port serein,
Et ce majestueux sourire
Dont le pouvoir est souverain.
. . . .
Adieu, Tourreil : je me retire,
Ma muse ailleurs ira son train....

Mais n'est-il pas étonnant que Dangeau ait oublié de mentionner la mort de la Chancelière, qu'on ne trouve aucun article biographique ou nécrologique sur elle, que l'*Histoire généalogique* se soit bornée à prononcer son nom (dans les GREFFIERS DES ORDRES, tome IX, p. 335), et enfin que Saint-Simon lui-même, son ami, l'habitué de la maison, ait laissé en blanc le chiffre de l'âge qu'elle avait à sa mort?

1. *Égale* est en interligne, sur *sage*, biffé, qui eût fait double emploi.

2. Ces trois derniers mots restrictifs ont été ajoutés après coup en interligne. Voyez plus loin, p. 285. Il y avait un portrait peint de la Chancelière chez Saint-Simon (*le Cabinet du duc de Saint-Simon*, par Arm. Baschet, p. 40); mais nous n'en connaissons aucun aujourd'hui.

3. *Sans cesse* est en interligne, au-dessus de *toujours*, biffé, qui eût fait double emploi.

quand elle put, embrasser toutes sortes de bonnes œuvres, et qui la rendit la mère des pauvres[1]. Avec cela, gaie et de fort bonne compagnie, où tous deux mettoient beaucoup dans la conversation, et fort loin de bavarderie[2], et tous deux fort capables d'amitié, et lui de servir et de nuire. Ce qu'ils ont donné aux pauvres est incroyable : Mme de Pontchartrain avoit toujours les yeux et les mains ouvertes à leurs besoins, toujours en quête de pauvres honteux, de gentilshommes et de demoiselles dans le besoin, de filles dans le danger, pour les tirer de péril et de peine en mariant ou en plaçant les unes, donnant des pensions aux autres ; et tout cela dans le dernier secret. Outre de grandes sommes réglées aux pauvres de leurs paroisses en tous lieux, ils étoient ingénieux à assister[3]; et ce tour, et cette galanterie qu'elle avoit dans l'esprit, elle l'employoit toute à secourir des personnes qui cachoient leurs besoins, qu'elle faisoit semblant d'ignorer elle-même. C'étoit une grosse femme, très laide, et d'une laideur ignoble et grossière[4], qui ne laissoit pas d'avoir de l'humeur, qu'elle domptoit autant qu'il lui étoit possible. Jamais il n'y eut de meilleurs parents, ni de meilleurs amis, que ce couple, ni des gens plus polis, on pourroit ajouter quelquefois[5], plus respec-

1. Il insistera encore sur ce point au tome X, p. 159-161.

2. *Bavarderie* n'est pas dans Furetière, et Littré ne le cite que comme employé par Voltaire; mais nous le retrouverons encore dans Saint-Simon, et il est défini dans la 2e partie des *Recherches italiennes et françoises*, par Ant. Oudin (1642), avec *bavardise*. — Ce membre de phrase, depuis *tous deux*, a été ajouté après coup au-dessus d'*elle mettoit beaucoup*, biffé, qui commençait la page 191 du manuscrit.

3. Il parlera plus tard de l'hôpital fondé par eux à Pontchartrain, en 1697, et qui abrite actuellement vingt-quatre pensionnaires. Ils dotèrent aussi une école : *Inventaire des archives de Seine-et-Oise*, E 2908.

4. Voyez ci-dessus, p. 284. Il dira en 1714 (tome X, p. 158) : « On ne peut guère être plus laide ; mais, avec cela, une grosse femme, de bonne taille et de bonne mine, qui avoit l'air imposant, et quelque chose aussi de fin. »

5. Le manuscrit porte ainsi une virgule après *quelquefois*.

tueux, et qui se souvenoient le mieux de[1] ce qu'ils étoient et de ce qu'étoient les autres, quoique[2] à travers ce levain que mêlent en tout la faveur, l'autorité et les places.

Ils furent longtemps parfaitement bien avec Mme de Maintenon; mais, peu à peu, il y eut des froideurs entre elle et Pontchartrain, qu'elle ne manioit pas avec la facilité qu'elle vouloit. Sa femme, qu'elle goûta toujours et dans tous les temps[3], tâchoit de rendre Pontchartrain plus complaisant, et, pour l'amour d'elle, Mme de Maintenon en souffrit des roideurs qu'elle n'eût jamais passées[4] à un autre; mais la pelote grossit[5] tant, qu'elle fut ravie de s'en défaire honnêtement par les sceaux[6]. Il fut ministre d'État fort peu après avoir été fait secrétaire d'État[7]. Il avoit lu assez pour être instruit de beaucoup de choses à travers son application et son assiduité à ses fonctions, et son goût pour le monde et la bonne compagnie. Il étoit élevé dans le Parlement et dans ses maximes, duquel il n'étoit rien moins qu'esclave; mais il en avoit pris le bon sur les maximes de France à l'égard de Rome[8]. Ces matières, qui se présentoient souvent au Conseil sous divers aspects, ne lui échappoient sous aucun. L'extrême facilité de son appréhension[9] et l'agilité ferme et forte de son élocution

1. *De* est en surcharge sur *ou*.

2. *Quoique* a été ajouté après coup en interligne.

3. La *Gazette de la Haye* disait encore, sous la date du 9 octobre 1699 (n° 83) : « On apprend que Mme la Chancelière est fort souvent avec Mme de Maintenon, et qu'on souhaite fort que M. de Pontchartrain (le fils) puisse être auprès de Mme la duchesse de Bourgogne. »

4. *Passé*, sans accord, dans le manuscrit.

5. Même locution dans les *Écrits inédits*, tome IV, p. 451.

6. Ci-après, p. 288. Ce qui va suivre jusque-là est comme une parenthèse, ou plutôt une addition aux premières parties du portrait.

7. Il avait été fait ministre en même temps que secrétaire d'État : ci-dessus, p. 281, note 3, et tome V, p. 453.

8. Ci-dessus, p. 155.

9. De ce mot ainsi employé, au sens de facilité à comprendre, Littré cite deux exemples de notre auteur. La définition de Furetière est : « En termes de logique, la première idée que l'esprit se forme de

blessoient souvent le duc de Beauvillier là-dessus, dont l'esprit et la conscience ne pouvoient être d'accord sur ces matières[1], et qui, en gros, étoit toujours pour les maximes de France, mais, dans[2] le détail, s'en échappoit toujours en faveur de Rome. Cela les avoit aigris l'un contre l'autre[3], et quelquefois jusqu'à l'indécence de la part de Pontchartrain, qui, ayant plus de fond que le duc, ne le ménageoit pas en ces occasions, et les rendit ennemis autant que des gens de bien le peuvent être. Le nombre immense[4] de créations d'offices et d'affaires extraordinaires auxquelles la nécessité de la guerre engagea ne laissa pas de tomber en partie sur Pontchartrain[5], et c'étoit ce qui le pressoit sans cesse de quitter les finances. Il le fut d'établir la capitation et le dixième, inventés l'un et l'autre par le puissant Bâville, le maître du Languedoc sous le nom d'intendant, et qui les proposoit sans cesse pour en faire sa cour. Pontchartrain eut horreur de deux impôts que leur facilité à imposer et à augmenter rendroit[6] continuels et d'une pesanteur extrême : il rejeta le dernier, sans souffrir qu'on le mît en délibération, et ne put éviter l'autre[7].

quelque chose..., la première opération de l'entendement. » C'est cette faculté de s'assimiler les questions à laquelle il a été fait allusion p. 282.

1. Les trois derniers mots sont en interligne, sur *là-dessus*, biffé.

2. Avant *dans*, Saint-Simon a biffé *qui*. — 3. Voyez tome V, p. 378.

4. *Immenses*, avec le signe du pluriel biffé.

5. Voyez tome IV, p. 263, et ci-après, p. 568. C'est en effet Pontchartrain qui est resté dans l'histoire comme le type du faiseur d'affaires extraordinaires, grâce surtout au mot de Voltaire : P. Clément, dans la *Revue des Deux Mondes*, tome XLVI, p. 929-931 ; Clamageran, *Histoire de l'impôt en France*, tome III, p. 22-31.

6. Rendroient, au pluriel, comme si le sujet était *deux impôts*.

7. Comparez notre tome II, p. 223. J'ai déjà signalé (appendice IV du même tome, p. 458-462) quelles confusions notre auteur a faites en parlant de la capitation, soit dans les *Mémoires*, soit dans les Additions. Ici, non seulement il répète l'attribution, très hypothétique, à Bâville, mais il suppose en plus que ce « roi du Languedoc » aurait été également le promoteur de l'impôt du dixième, dont il racontera la création en 1710, supposition qui paraîtra encore plus inadmis-

Le jour même que Boucherat mourut l'après-dînée[1], qui, comme je l'ai remarqué, étoit un mercredi, veille du départ du Roi pour Fontainebleau, personne, dès le matin, ne crut qu'il passât la journée[2]. Le Roi, au sortir du Conseil, dit à Pontchartrain, qui en sortit le dernier : « Seriez-vous bien aise d'être chancelier de France? — Sire, répondit-il, si je vous ai demandé instamment plus d'une fois de me décharger des finances pour demeurer simple ministre et secrétaire d'État, vous pouvez imaginer si je les quitterois de bon cœur pour la première place où je puisse arriver. — Oh bien! dit le Roi, n'en parlez à personne, sans exception; mais, si le Chancelier meurt, comme il est[3] peut-être mort à cette heure, je vous fais

sible, si l'on se reporte à une lettre de Bâville à Chamillart que j'ai publiée dans le tome II, n° 891, de la *Correspondance des Contrôleurs généraux*. On y verra que l'impôt du dixième sur le revenu fut une des inventions fiscales proposées, en 1705, par Boisguilbert, au lieu de la capitation, et que l'intendant la réprouvait absolument, comme « contraire à l'inclination et au goût de tout le monde. » Dans une autre lettre, du 26 décembre 1715, que j'ai également publiée (*Mémoire de la généralité de Paris*, p. 486-487), Bâville, revenant sur la difficulté de créer un nouvel impôt, dit qu'il s'est beaucoup félicité d'avoir fait un abonnement, pour le dixième des terres, avec les états de Languedoc. Du reste, Saint-Simon, en arrivant à l'année 1710 et à l'établissement du dixième, ne répétera pas cette attribution de l'idée première à Bâville, qui pourrait donc être négligée ici, comme un simple *lapsus*, si beaucoup d'écrivains ne l'avaient trop facilement acceptée et répétée d'après les *Mémoires*. Quant à Pontchartrain, lorsqu'il créa la capitation, ce fut comme « un impôt très juste et très équitable, un devoir des sujets fidèles dans les temps difficiles, et dont tout le peuple est ravi.... » (Lettre publiée dans le tome IV de la *Correspondance administrative*, p. 178.) J'ai déjà dit (tome II, p. 468), mais il faut le rappeler ici, que Saint-Simon jugeait avec tant de défaveur la capitation à une époque où cet impôt, détourné de son premier objectif, qui était de mettre à contribution les classes supérieures, ne pesait plus, en grande partie, que sur les taillables et les non-privilégiés. En 1695, dans sa forme primitive, c'était une bonne chose.

1. Le 2 septembre : *Journal*, tome VII, p. 141.
2. Le bruit de sa mort avait même couru la veille : *ibidem*, p. 140.
3. *L'est* corrigé en *est*.

chancelier, et votre fils sera secrétaire d'État en titre et exercera tout à fait[1]. Vous continuerez, pour ce voyage, à loger dans votre appartement ordinaire[2], parce que j'ai donné les logements de la Chancellerie, où j'ai bien vu que le Chancelier ne viendroit pas, et que cela m'embarrasseroit à reloger ceux que j'y ai mis[3]. » Pontchartrain[4] embrassa les genoux du Roi, saisit l'occasion de demander et d'obtenir de conserver son logement de Versailles au château[5], et se retira dans la plus grande joie qu'il ait jamais sentie, moins d'être chancelier, quoiqu'il en fût comblé à ce que je lui ai ouï dire, que d'être délivré du fardeau des finances, qui lui devenoit, malgré la paix, plus insupportable tous les jours[6]. Cela alla du

1. Ci-après, p. 322.

2. Son appartement de secrétaire d'État donnant sur la cour du Fer-à-Cheval ou du Cheval-Blanc (tome III, p. 273).

3. Selon Dangeau (p. 142-143), le Roi donna avis de ne déloger personne, sauf le maréchal de Boufflers, qui occupait la salle du Conseil, et les courtisans en conclurent que Pontchartrain allait être nommé. Aussitôt après les nominations, il fut décidé que Chamillart, non plus, ne prendrait point la Surintendance (p. 145-146).

4. Les premières lettres de ce nom corrigent *le C[hancelier]*.

5. On sut cette nouvelle le 7, et l'annotateur des *Mémoires de Sourches* dit (tome VI, p. 184, note 1) : « Ce fut un très grand coup de politique pour lui, car il avoit prévu que, s'il alloit loger à la Chancellerie, sa cour deviendroit aussi déserte comme elle avoit été nombreuse pendant qu'il étoit contrôleur général, et l'on croyoit que sa femme lui avoit inspiré de demander cette grâce au Roi, parce qu'elle ne pouvoit se résoudre de voir sa maison devenir une solitude ; et cela sous le prétexte de tenir de plus près son fils de Pontchartrain, secrétaire d'État, et de le former dans les fonctions de sa charge. » C'était l'appartement qu'il occupait depuis la mort de Seignelay (*Dangeau*, tome III, p. 247).

6. Daguesseau a raconté cette scène un peu différemment, dans la Vie de son père (*Œuvres*, tome XIII, p. 80) : « Savant comme tous les princes dans l'art de parer et d'embellir leurs bienfaits, le Roi demanda à M. de Ponchartrain s'il seroit content de quitter sa place pour celle de chancelier. Ce ministre, toujours libre et décidé dans ses réponses, lui dit : « Moi, Sire ! eh ! comment ne serois-je pas content de quitter la « finance pour devenir chef de la justice, puisque j'aurois été charmé « de la quitter pour n'être rien? » Le Roi se mit à rire, et lui dit :

mercredi au samedi, que Pontchartrain devoit arriver à Fontainebleau[1]. Ce soir-là, le Roi entrant chez Mme de Maintenon, il dit au maréchal de Villeroy, capitaine des gardes en quartier, de faire avertir chez Pontchartrain qu'il vînt[2] lui parler dès qu'il seroit arrivé. Il y fut d'abord, et il en sortit chancelier de France[3]. On étoit à la comé-

« Puisque cela est, il faut penser à disposer de votre place, etc. » — Dans ses mémoires inédits, l'ambassadeur Phélypeaux, cousin du nouveau chancelier, raconte que, selon le bruit public, le Roi était dégoûté de Pontchartrain comme contrôleur général : « Pontchartrain craignoit que les finances lui fussent ôtées, ou par les grands profits qui y sont attachés, ou par les relations continuelles que ce ministère donne avec un roi qui, pendant la guerre, dépense une fois au delà de ses revenus. Enfin le public, et même les gens à portée d'être informés, crurent que, le Roi ayant plusieurs fois dit avec douceur à Pontchartrain : « Ne « voulez-vous donc pas être chancelier? », il auroit répondu : « Vous « voulez donc me faire faire mon procès? » Il est certain que, le vendredi saint qui suivit, un des amis de Pontchartrain, alors chancelier, le trouvant dans son cabinet priant Dieu, le félicita sur son haut état et sa tranquillité après tant d'affaires. Pontchartrain lui répondit : « Je vou- « drois être mort il y a quatre ans; les premiers volumes de ma vie à « la cour ont été beaux; ceux-ci sont fâcheux, et les derniers vont être « terribles. » — S'il faut en croire le chancelier Daguesseau, qui du reste lui gardait rancune d'avoir pris une place mieux méritée par son père, la défaveur de Pontchartrain datait du temps où il s'était hasardé à dénoncer le parti qui se formait autour de Fénelon et du duc de Beauvillier (notre tome V, p. 146, note 3). On voit, d'autre part (*Correspondance générale*, tome IV, p. 258, 420 et 421), que Mme de Maintenon lui en voulait de sa conduite ou de ses opinions en matières ecclésiastiques; comparez un passage du *Parallèle*, p. 111, où Saint-Simon dit : « Pontchartrain ne put assez cacher son esprit, accommoder son avis, ramper et trembler assez, pour ne pas déplaire à la fin, quoique soutenu par le goût que le Roi trouvoit dans les grâces de ses manières et de ses expressions. C'est ce qui le fit chancelier, à son grand desir pour n'avoir plus les finances, ni à voir le Roi que comme simple ministre d'État, et qui soulagea enfin ce prince par sa volontaire retraite, quoique tous les dehors fussent parfaitement gardés. »

1. Ce qui suit est emprunté au *Journal de Dangeau*, tome VII, p. 142. Comparez les *Mémoires de Sourches*, tome VI, p. 183.

2. *Qu'il vinst* est écrit en interligne, sur *de venir*, biffé, qui était dans e *Journal*.

3. Les provisions, datées du 5 septembre, ont été publiées dans

die; un officier des gardes y vint dire au maréchal de Villeroy[1] que le Roi avoit fait apporter les sceaux chez Mme de Maintenon, et qu'on avoit vu M. de Pontchartrain les emporter de là chez lui. On s'y attendoit plus qu'à aucun autre; toute l'attention se tourna à qui seroit contrôleur général : on n'attendit pas longtemps. Le soir même, au sortir du souper, le Roi dit dans son cabinet à Monseigneur et à Monsieur qu'il avoit écrit un billet de sa main à Chamillart[2], par un des gens de Mme de Maintenon, par lequel il lui mandoit qu'il lui donnoit la place de

l'Appendice du tome I de la *Correspondance des Contrôleurs généraux*, p. 577-578. Selon la *Gazette de la Haye*, n° 77, elles furent expédiées chez le secrétaire d'État Châteauneuf, et scellées par l'impétrant lui-même; mais le *visa* fut rempli par le Roi, le 9 suivant, quand Pontchartrain vint prêter serment entre ses mains. Dans cette dernière occasion, le correspondant de la *Gazette d'Amsterdam* (Extr. LXXVIII) raconte que le Roi s'exprima ainsi : « Je voudrois, Monsieur, avoir une charge encore plus éminente à vous donner, pour mieux vous marquer mon estime et la reconnoissance que j'ai de tous les bons services que vous m'avez rendus. » Les provisions disent : « Dans un temps aussi difficile, nous avons reçu de son travail et de ses lumières les secours que nous demandions pour la fidèle dispensation de nos fonds et pour le plus grand soulagement de nos peuples, qui étoient obligés de contribuer aux charges extraordinaires de l'État auxquelles nous étions engagé.... » La lettre de notification au Parlement (même *Gazette*, Extr. LXXXII) fut conçue aussi dans des termes exceptionnellement flatteurs; elle ne put être enregistrée que le 18 juin 1700, à cause d'une maladie de Daguesseau fils, qui prononça, à cette occasion, un éloge du Chancelier semé de traits assez piquants (ses *Œuvres*, tome I, p. 244-252). A la Cour des aides, l'enregistrement se fit sur un discours de l'avocat général le Haguais, discours préparé par Fontenelle, et qui renfermait aussi un éloge très remarquable.

1. Ces quatre derniers mots, pris au *Journal*, sont en interligne.

2. Michel Chamillart, né à Paris en janvier 1652, d'abord conseiller au Châtelet, puis à la deuxième chambre des enquêtes du Parlement en 1676, maître des requêtes en 1686, intendant à Rouen en 1689, intendant des finances en 1690, contrôleur général en 1699, ministre d'État en 1700, secrétaire d'État de la guerre en 1701, grand trésorier des ordres en 1706, se démit du contrôle général en 1708, de la secrétairerie de la guerre en 1709, obtint une nouvelle érection du comté de la Suze en sa faveur en mai 1720, et mourut le 14 avril 1721.

contrôleur général[1]. Cela se répandit au coucher, et de là par toute la cour. Le courrier ne l'avoit pas trouvé à Paris, et le fut chercher à Montfermeil[2], qui en est à quatre lieues, vers Chelles et Livry. Il arriva le lendemain dimanche, après midi[3].

Fortune de Chamillart, fait contrôleur général des finances.

C'étoit un grand homme, qui marchoit en dandinant[4], et dont la physionomie ouverte ne disoit mot que de la douceur et de la bonté, et tenoit parfaite[5] parole[6]. Son père[7], maître des requêtes, mourut en 1675 intendant à

1. Ce billet s'est retrouvé dans les papiers de Chamillart publiés en 1884, par M. l'abbé Esnault (tome I, p. 22) : « Ayant donné à Pontchartrain la charge de chancelier, je vous ai choisi pour remplir l'emploi de contrôleur général de mes finances. Rendez-vous incessamment ici pour que je vous mette en état d'en faire les fonctions. Je le fais avec plaisir, étant persuadé que vous vous en acquitterez aussi bien que je le puis desirer. LOUIS. » Sur l'enveloppe : « A Chamillart. »

2. Cette belle terre, érigée en châtellenie pour Hilaire Lhoste, secrétaire du Roi, en 1611, avait été achetée par Chamillart en 1694, du fermier général Pélicier, et il y avait fait créer à son profit une lieutenance de la capitainerie de Livry (31 juillet 1696). Il la revendit plus tard pour acheter l'Étang, et Montfermeil passa ensuite du munitionnaire Fargès aux Hocquart, qui le firent ériger en marquisat en 1777.

3. *Journal de Dangeau*, tome VII, p. 146. Les *Mémoires de Sourches* (tome VI, p. 184) disent qu'il se tint enfermé et caché chez le premier valet de chambre en attendant le retour du Roi.

4. *Dandiner*, marcher et se tenir niaisement, avec une contenance incertaine, indécise. Est-ce pour ce défaut que nous voyons attribuer à Chamillart le sobriquet de PERRIN-DANDIN, des *Plaideurs*, dans un « Répertoire des rôles des opéra (*sic*) et comédies qui se jouent, » venant du comte d'Hoym, et que M. le baron Pichon possède actuellement?

5. *Parfe*, et non *parft*, comme on l'avait lu jusqu'ici.

6. Il y a un portrait de Chamillart au musée de Versailles, n° 3666, et, à la Monnaie, une fort belle médaille de H. Roussel (copie au lavis dans le ms. Clairambault 1174, fol. 119). Le « caractère » inédit qui sera cité plus loin (p. 300, note 2) commence ainsi : « M. de Chamillart... est de belle taille et d'un visage qui revient fort.... »

7. Modeste famille originaire du Berry : le trisaïeul, dit-on, était chapelier; le bisaïeul fut receveur des tailles à Sens; le grand-père, un bon avocat, que Mazarin chargea de ses affaires bénéficiales. Du reste, le ministre ne s'en fit jamais accroire sur ce point : voyez notre appendice XVI. Son père, Guy Chamillart, baptisé le 22 août 1624, sei-

Caen, où il avoit été près de dix ans. L'année suivante, le fils fut conseiller au Parlement[1]. Il étoit sage, appliqué, peu éclairé[2], et il aima toujours la bonne compagnie. Il étoit de bon commerce et fort honnête homme. Il aimoit le jeu, mais un jeu de commerce[3], et jouoit bien tous les jeux : cela l'initia un peu hors de sa robe; mais sa fortune fut d'exceller au billard[4]. Le Roi, qui s'amusoit fort de ce

gneur de Magny, avocat général au Grand Conseil (1647), maître des requêtes (1662), fut substitué à Denis Talon, qui semblait trop peu zélé, comme procureur général de la Chambre de justice pour le criminel, requit la peine de mort contre Foucquet (1664), fit à la même occasion un traité du crime de lèse-majesté dont on a des copies, et joua dans cette affaire un rôle peu honorable. On le récompensa par une place dans la commission de réformation de la justice, puis par l'intendance de Caen (12 décembre 1665), et il mourut à Isigny, le 19 septembre 1675, en revenant de Bretagne, où il s'était rendu odieux comme intendant d'armée (*Sévigné*, tome IV, p. 54). Il fut inhumé le 1er octobre, à Paris, dans l'église Saint-Nicolas-du-Chardonnet. Nous avons son portrait gravé par Nanteuil, *ad vivum*, en 1664. De nombreuses lettres de Colbert à cet intendant ont été publiées dans le recueil de P. Clément. Olivier d'Ormesson prétend qu'il n'avait ni moyens, ni intelligence, ni tenue. C'est lui qui fit la recherche des nobles de basse Normandie (1666-1670). Il avait épousé, le 6 février 1648, Catherine Compaing, qui mourut le 17 novembre 1696.

1. Saint-Simon va se servir, pour les dates, de l'article consacré à Chamillart, comme grand trésorier des ordres, par l'*Histoire généalogique*, tome IX, p. 327-328 ; mais il semble surtout paraphraser le récit qu'on trouve dans les *Lettres de Mme Dunoyer*, lettre XXXVIII, tome II, p. 38-41. Dans la très longue notice consacrée au ministre par d'Auvigny (*Vies des hommes illustres*, tome VI, p. 288-402), cet auteur fait à peine allusion à l'origine de sa faveur.

2. Il avait été élevé par un docteur de Sorbonne, M. Bureau, qui fut plus tard curé et doyen rural de Laval

3. Il ne faut pas confondre cette expression de « jeu de commerce, » que Saint-Simon, en 1700, opposera à « jeu de hasard, » avec celle de « jeu du commerce, » espèce de partie décrite dans les dictionnaires.

4. Le jeu du billard ou de la bille, déjà connu au quatorzième siècle (*Dictionnaire critique*, p. 704), avait été très cultivé par Louis XIII ; mais ce qu'on appelait *billard* alors était la queue recourbée dont le joueur se servait pour pousser les billes, et non la table couverte de drap vert sur laquelle les billes roulaient : voyez la *Correspondance de Mme de Maintenon et de Mme des Ursins* (1826), tomes I, p. 120, et IV, p. 2.

jeu, dont le goût lui dura fort longtemps[1], y faisoit presque tous les soirs d'hiver des parties avec M. de Vendôme et Monsieur le Grand, et tantôt le maréchal de Villeroy, tantôt le duc de Gramont[2]. Ils surent que Chamillart y jouoit fort bien : ils voulurent en essayer à Paris. Ils en furent si contents, qu'ils en parlèrent au Roi et le vantèrent tant, qu'il dit à Monsieur le Grand de l'amener la première fois qu'il iroit à Paris. Il vint donc, et le Roi trouva qu'on ne lui en avoit rien dit de trop[3]. M. de Vendôme et Monsieur le Grand l'avoient pris[4] en amitié et en protection encore plus que les deux autres, et firent en sorte qu'il fut admis une fois pour toutes dans la partie du Roi, où il étoit le plus fort de tous[5]. Il s'y comporta si modestement et si

1. Nous avons vu (tome I, p. 71) que c'était un des jeux qui restaient en permanence les soirs d' « appartement. » Dangeau et Sourches parlent plusieurs fois des parties que faisait le Roi au sortir de souper, et où, selon Mlle de Scudéry, il conservait son air de maître du monde. Les Princesses aussi y jouaient, comme jadis Mademoiselle, comme plus tard Mme la duchesse de Bourgogne. Le cabinet du Billard, terminé en 1684, était la pièce située entre le cabinet des Agates et celui du Conseil, et ornée de girandoles de Boulle et de tableaux. Un grand joueur nommé Lacan, inventeur du jeu du portique, avait soin du billard du Roi.

2. Voyez le *Journal de Dangeau*, tome I, p. 219. MM. de Vendôme et Monsieur le Grand étaient de très gros joueurs, que nous avons vu battre par le malin évêque de Langres (tome II, p. 365-366). Quelquefois aussi, on admettait à la partie le duc du Maine (*Journal de Dangeau*, tome II, p. 17, 51 et 53); d'autres jours, c'étaient des joueurs de profession (*ibidem*, tome I, p. 240, et *Mémoires de Sourches*, tome III, p. 314, note 3).

3. C'est en 1684 que se fit cette « initiation. »

4. *Pris* surcharge un premier *en a[mitié]*.

5. Une des estampes de cette époque qui représentent l'appartement et les divers jeux montre le Roi au billard, avec Chamillart et ses autres partenaires. Le conseiller de la Mare raconte à ce propos (Bibl. nat., ms. Fr. 23 251, n° 1778) que Chamillart, comme conseiller au Parlement, se rendait au jeu du Roi en manteau et en collet, et qu'il fit demander par le maréchal de Villeroy une permission de prendre le justaucorps et la cravate. Le Chancelier, déjà irrité de voir le premier président de Novion en cravate à la promenade du Cours, obtint une dé-

bien, qu'il plut au Roi et au courtisan, dont il se trouva protégé à l'envi, au lieu d'en être moqué, comme il arrive à un nouveau venu inconnu et[1] de la ville[2]. Le Roi le goûta de plus en plus, et il en parla tant à Mme de Maintenon, qu'elle le voulut voir. Il s'en tira si bien avec elle, que, peut-être pour flatter le goût du Roi, elle lui dit de la venir voir quelquefois, et, à la fin, elle le goûta autant, pour le moins, que le Roi. Malgré ces voyages continuels à Versailles, où il ne couchoit point, il fut assidu les matins au Palais et continua d'y rapporter[3]. Cela lui acquit l'affection de ses confrères[4], qui lui surent gré de faire son métier comme l'un d'eux, et de vivre avec eux à l'ordinaire sans donner dans l'impertinence qui suit souvent les distinctions en beaucoup de gens, et cela lui fit un mérite à la cour et auprès du Roi[5]. Peu à peu il se fit des amis, et le Roi voulut qu'il fût maître des requêtes, pour être plus libre et plus en état d'être avancé[6]. Alors il lui

claration portant défense à tous officiers de justice de porter l'épée et de quitter la robe, ou tout au moins le manteau.

1. *Et* est ajouté en marge, au commencement de la page 192 du manuscrit.

2. Voyez *Dangeau*, tomes I, p. 88, 219, 240 et 292, et II, p. 53 et 213.

3. Gaignières dit de même, dans son Chansonnier (ms. Fr. 12 692, p. 455) : « [Cela] ne l'empêchoit pas de retourner, à dix heures du soir, coucher à Paris pour être le lendemain au Palais.... Il étoit toujours à la cour en rabat et en manteau, sans que cet honneur (du billard) lui ait fait abuser de la familiarité du Roi. »

4. Quoique *confrères* se dise plutôt de gens appartenant à une même corporation ou association, et *collègues* de personnes remplissant les mêmes fonctions, le premier terme s'appliquait bien, en ce temps de vénalité des charges, à des conseillers siégeant dans une même cour.

5. « Il s'étoit acquis à la cour et à la ville l'estime et l'amitié de tous ceux qui le connoissoient, » disent les *Mémoires de Sourches*, en 1686, tome I, p. 358.

6. Pourvu le 1er mars 1686, il fut reçu le 5 : Arch. nat., V4 1502, fol. 21 v° ; *Journal de Dangeau*, tome I, p. 292 ; *Mémoires de Sourches*, tome I, p. 358 ; Papiers du P. Léonard, Bibl. nat., ms. Fr. 10 265, fol. 102 v°. Non seulement le Roi le fit passer par-dessus quinze ou vingt concurrents inscrits avant lui sur le registre des consignations,

donna un logement au château[1], chose fort extraordinaire pour un homme comme lui, et même unique. C'étoit en 1686[2]; trois ans après, il fut nommé intendant de Rouen[3]. Il pria le Roi, avec qui déjà il étoit très librement, de vouloir bien ne le pas éloigner de lui; mais le Roi lui dit que c'étoit pour cela même qu'il l'envoyoit à Rouen, qui est si proche, et il lui permit de venir de temps en temps passer six semaines à Versailles[4]. Il le mena à Marly, et le mit de son jeu au brelan et à

mais il lui donna deux mille louis pour l'aider à payer la charge. A cette époque, 1686-87, le Roi le prit pour un de ses associés dans les très grosses parties de reversis où chaque joueur faisait un fonds de cinquante mille livres, et qui durèrent tout l'hiver. Le Roi avait en outre, avec lui, le comte d'Auvergne et Beringhen; Monsieur avait les princesses d'Espinoy et de Soubise et la duchesse de Ventadour; Monseigneur s'était associé le contrôleur des Ormes et quelques autres; Dangeau et Langlée tenaient aussi des banques. (*Journal de Dangeau*, tome I, p. 413; *Mémoires de Sourches*, tome I, p. 455; ms. Fr. 10 265, fol. 188 v°.)

1. Il eut d'abord un appartement auprès du comte de Toulouse, puis occupa celui de la Bessola, en 1690, et reprit le premier à la fin de 1691 (*Journal de Dangeau*, tome III, p. 430).

2. En 1687, pour le consoler de n'avoir pas eu l'intendance des finances, on lui donna une pension de trois mille livres et on le mit du nombre des commissaires chargés de faire une enquête sur les fermes et sur l'état des peuples de la Touraine, du Poitou et de la Guyenne; en 1688, il alla de même en Normandie.

3. A l'occasion d'un grand mouvement d'intendants, en janvier 1689: *Dangeau*, tome II, p. 296; *Sourches*, tome III, p. 13-14.

4. L'annotateur des *Mémoires de Sourches* dit en effet que Chamillart aurait bien préféré rester au Conseil et à la cour, mais que le contrôleur général le Peletier, son ami particulier, jugea un séjour en province nécessaire pour qu'il pût passer conseiller d'État. Chamillart écrivit de Rouen, à M. le Peletier, le 6 juillet 1689, cette lettre autographe : « Jai bien regretté la terrasse de Vilneufe. Je nai asseurement rien trouvé en ce pais cy qui en approche et rien qui me puisse faire tant de plaisir que celui que iai eu dapprendre par vous mesme que vous mi avés desiré. Jespere vous en faire mes tres humbles remercimentsdans la fin de ce mois si vous le iugés à propos. Dans le cours de ma visite ie me servirai de la permission que le roy ma donnée daller passer deux iours a Versailles.... » (Arch. nat., G^7 493.)

d'autres[1]. Il prit des croupiers[2] parce que le jeu étoit gros; il y fut heureux. Au bout de trois ans d'intendance[3], où il ne se méconnut pas plus qu'il avoit fait au Parlement[4], il vaqua une charge d'intendant des finances, que le Roi lui donna de son mouvement, en 1689[5], où, comme on voit, il demeura dix ans, et toujours sur le même pied avec le Roi, quoique le billard ne fût plus à la mode[6]. Il cultiva si bien Mme de Maintenon, depuis qu'il fut devenu sédentaire à Paris et à la cour, qu'elle le choisit pour administrer les revenus et toutes les affaires temporelles de Saint-Cyr : ce qui lui donna un rapport continuel avec elle[7]. Il se fit beaucoup d'amis à la cour. M. de Chevreuse,

1. A d'autres jeux. Il fallut toutefois le suppléer au billard (*Dangeau*, tome II, p. 311).

2. On appelait ainsi le bailleur de fonds, l'associé « en croupe » du joueur qui tenait le jeu (*Mémoires de Sourches*, tome I, p. 30), ou bien d'un traitant, d'un fermier général, d'un homme d'affaires.

3. Non pas trois ans, mais un an seulement, comme on va le voir. Des lettres de Chamillart, comme intendant à Rouen, ont été analysées ou publiées dans le tome I de la *Correspondance des Contrôleurs généraux*.

4. *Ne pas se méconnaître*, rester soi-même, ne point faillir à son rôle, à son caractère, sans que d'ailleurs il y ait présomption ni outrecuidance. Voyez *Littré*, MÉCONNAÎTRE 5°, et comparez ci-après, appendice XVIII, p. 581.

5. C'est en février 1690 qu'il y eut, non pas une vacance, mais une création de quatre charges d'intendant des finances en titre d'office, coûtant quatre cent mille livres chacune, et devant en rapporter quarante mille. Pontchartrain, contrôleur général depuis quelques mois, en fit donner une à Chamillart, le 25 février (*Dangeau*, tome III, p. 67; *Mercure*, février 1690, p. 323), et il eut pour département les aides, les octrois, le Grand Conseil, la Cour des aides, les finances de Navarre et de Béarn.

6. C'est pour cela que l'*État de la France* de 1698, après avoir dit (tome I, p. 295) : « Le Roi joue volontiers au billard, » a fait cette correction dans l'Errata (p. 661) : « *jouoit* au billard. »

7. Par les articles 8 et suivants du règlement du 3 mars 1694, l'administration supérieure du temporel de Saint-Cyr avait été confiée à un conseil du dehors, composé d'un conseiller d'État commis par le Roi, d'un ancien avocat au Parlement et d'un intendant de la maison, choisis l'un et l'autre par la supérieure et les dames de son conseil, l'évêque de Chartres ayant en outre permission d'assister aux séances. Dix jours plus tard, M. de Pontchartrain avait reçu le brevet

dont les terres venoient presque jusqu'à Versailles par le duché de Chevreuse et par celui de Montfort, avoit fait et refait divers échanges avec la maison de Saint-Cyr, dans lesquels le Roi et Mme de Maintenon étoient entrés[1], et avoit beaucoup de terres limitrophes, et même[2] enclavées avec les leurs : cela donna lieu à Chamillart de travailler souvent avec lui, et occasion d'acquérir véritablement son amitié et celle du duc de Beauvillier[3], qui a duré autant

de directeur du Conseil (Arch. nat., O[1]38, fol. 55 et 60). C'est alors que, sur le refus de Caumartin (ci-dessus, p. 279, note 3 comparez les *Mémoires du président Hénault*, p. 87-88, et une lettre de Mme de Maintenon à l'archevêque de Paris, datée du 12 octobre 1695), Mme de Maintenon avait fait nommer Chamillart au poste secondaire, mais beaucoup plus important, d'intendant de la maison, dont les attributions étaient fixées par l'article 11 du règlement. En devenant chancelier, M. de Pontchartrain transmit la direction générale du temporel et la présidence du conseil de Saint-Cyr à son successeur (brevet du 6 septembre 1699, O[1]43, fol. 291), et celui-ci essaya de faire faire le détail du service par M. Bignon de Blanzy ; mais, lorsqu'il eut en surcharge la secrétairerie d'État de la guerre, Mme de Maintenon fit nommer M. Voysin comme intendant, et Voysin, en devenant ministre à son tour, ne voulut point abandonner la direction de Saint-Cyr (*Journal de Dangeau*, tomes VIII, p. 24, et XIV, p. 69 ; brevet du 18 juin 1709, dans le registre O[1] 53, fol. 81 v°).

1. Chamillart fut en effet un des quatre commissaires qui préparèrent l'échange du duché de Chevreuse (à la réserve de Dampierre et de quatre paroisses attenantes) contre les ville, domaine et comté de Montfort-l'Amaury, échange consommé le 1er février 1692 par Pontchartrain, et moyennant lequel M. de Chevreuse renonça à tout droit seigneurial sur Versailles, Trianon et la Ménagerie, Montbauron, Clagny, Glatigny, Bougival et la Garenne du Vésinet : voyez l'*Histoire généalogique*, tome V, p. 681-701, et les *Recherches historiques, archéologiques et généalogiques sur Chevreuse*, par feu M. A. Moutié (1873-1876), tome II, p. 527-532. Au bout d'un an environ, le Roi céda aux dames de Saint-Cyr la partie de l'ancien duché de Chevreuse qui n'avait pas été englobée dans le parc de Versailles, ni réunie au nouveau duché de Chevreuse-Montfort, et, en retour, elles abandonnèrent Buc, Guyancourt et d'autres terres (*ibidem*, tome I, p. 71).

2. *Mesmes*, au pluriel, dans le manuscrit.

3. Beau-frère de la duchesse de Chevreuse et ami inséparable du duc.

que leur vie. Avec tant de véhicules[1], celui de Saint-Cyr surtout et la protection de Mme de Maintenon, qui se faisoit un si grand intérêt d'avoir un contrôleur général tout à fait à elle[2], ce choix ne fut pas un instant balancé[3], et le Roi s'en applaudit publiquement[4]. Il vécut dans cet emploi

1. Comparez notre tome III, p. 254. « Les taxes... sont des véhicules qui ne laisseront pas balancer ceux qui sont en état de trouver de l'argent. » (*Correspondance des Contrôleurs généraux*, tome II, n° 1065.)

2. Voyez les *Mémoires de Feuquière*, tome I, p. 52, 53 et 123, et *Mme de Maintenon d'après sa correspondance authentique*, par M. Geffroy, tome I, p. LIX-LXI. Dans la publication des papiers de Chamillart par M. l'abbé Esnault, on trouve (tome I, p. 5-7) un rapport qu'il fit à Mme de Maintenon sur l'état de la marine en 1694 et 1695, précédé (p. 1-4) de lettres de Pontchartrain, de 1693, qui dénotent une pleine confiance dans l'intendant des finances. Les chansons sur Chamillart le qualifient toutes de créature de Mme de Maintenon. La Beaumelle le présente de même dans le chapitre IV du tome IV de ses *Mémoires sur Mme de Maintenon*, et il donne une instruction que celle-ci aurait remise, en 1699, au nouveau contrôleur général.

3. Cet emploi de *balancer*, au sens de peser, examiner comparativement, mettre en balance, n'a pas été relevé par Littré.

4. *Journal de Dangeau*, tome VII, p. 146, 6 septembre : « Le Roi dit, le soir, qu'il avoit le plaisir de voir qu'en cette occasion ici ses choix avoient été approuvés, et qu'il n'avoit pas toujours le même bonheur. » Selon la *Gazette d'Amsterdam*, Extr. LXXVIII, Chamillart ayant voulu représenter son insuffisance pour un tel fardeau, S. M. lui répondit qu'elle l'aiderait à le porter. Le chancelier Daguesseau dit que le Roi était las de Pontchartrain, après lui avoir marqué plus de faveur qu'à aucun de ses prédécesseurs, et que Mme de Maintenon, après l'avoir aimé aussi, le haïssait pour ses accès de résistance : « Un goût nouveau pour M. Chamillart ne s'étoit pas moins déclaré dans elle que dans le Roi, qui, charmé du respect et de la modestie que celui-ci avoit su conserver dans la familiarité intime où il avoit été admis, le regardoit comme un homme qu'il formeroit à son gré, et en qui il pourroit se complaire comme dans son ouvrage. Mais on ne pouvoit le placer sans déplacer M. de Pontchartrain, à qui il paroissoit impossible d'ôter le titre de contrôleur général sans le faire chancelier. Ainsi ce fut par une espèce de disgrâce qu'il parvint à la première dignité de l'État, et le Roi l'en revêtit, moins pour lui donner la place de chancelier, que pour lui ôter celle de contrôleur général. » (*Œuvres*, tome XIII, p. 79-80; comparez p. 188 et 193-194.) On voit que le récit de Saint-Simon, sauf en ce qu'il passe discrètement sur l'incapacité notoire de

avec une douceur, une patience, une affabilité qui y étoit inconnue, et qui lui gagna tout ce qui avoit affaire à lui. Il ne se rebutoit point des propositions les plus ineptes, ni des demandes les plus absurdes et les plus réitérées[1], son tempérament y contribuoit par un flegme qui ne se démentoit jamais, mais qui n'avoit rien de rebutant : sa manière de refuser persuadoit du déplaisir qu'il en ressentoit, et celle d'accorder ajoutoit à la grâce. Il étoit en effet extrêmement porté à obliger et à servir, et fâché et éloigné de faire la moindre peine[2]. Il se fit aimer passion-

Chamillart, s'accorde avec les souvenirs de Daguesseau. Il a été cité dans le *Nouveau siècle de Louis XIV*, tome III, p. 21-24, à propos des couplets bien connus :

Heureux Chamillart,
Un coup de billard, etc.

La commission fut datée du 5 septembre (j'en ai publié le texte dans le tome II de la *Correspondance des Contrôleurs généraux*, p. 470), et, par courtoisie, le Chancelier l'envoya toute scellée et revêtue par avance du certificat de serment (*Gazette de la Haye*, n° 77 ; *Mémoires de Sourches*, tome VI, p. 184). Chamillart prit MM. de Saint-Contest et des Forts pour diriger ses bureaux. A peine entré en fonctions, il convoqua les receveurs généraux des finances pour tirer d'eux une somme de quinze cent mille livres et la mettre en circulation, comme avaient fait en pareil cas Richelieu et Colbert. Quelques jours après, on décréta une réforme monétaire en vue de faire reparaître les espèces dont il y avait disette. Le manque de fonds dépassait cinquante-trois millions. Le public réclamait surtout qu'on fît rendre gorge aux traitants enrichis par les affaires extraordinaires.

1. On en peut juger par ses réponses à Boisguilbert publiées dans l'Appendice du tome II de la *Correspondance des Contrôleurs généraux*.

2. Voici quel portrait nous trouvons de lui dans le recueil inédit de Caractères de 1703 conservé au Musée Britannique (ms. Addit. 29 507, fol. 32) : « M. de Chamillart, contrôleur général des finances et secrétaire des guerres, est de belle taille et d'un visage qui revient fort. Il étoit ci-devant intendant des finances, où il s'est comporté avec honneur. Son esprit est naturellement bien tourné. Mais, aussitôt qu'il a eu rempli le poste où il est, il semble qu'il ait fait un effort à son génie, car il a commencé par persécuter les intéressés dans les fermes du Roi, en leur faisant payer des taxes exorbitantes. Après cela, son savoir-faire s'est étendu sur les peuples. Mais tous ceux qui le connoissent veulent que tous les impôts dont ils sont chargés extraordinairement

nément des intendants des finances, dont ses manières émoussèrent le dépit de voir leur cadet devenu leur maître, et adorer de ses commis et des financiers[1]. Toute la cour l'aima de même par la facilité de son accès, par sa politesse, et par une infinité de services, et le Roi lui marqua continuellement une affection qui se peut dire d'ami, et qui augmenta tous les jours[2]. Sa femme[3] et lui étoient enfants des deux sœurs[4]. Elle étoit vertueuse et

viennent plutôt de la volonté du souverain et des malheurs du temps, que de son inclination particulière; on ne doute point qu'un autre, en sa place, ne fît encore plus de mal qu'il n'en fait. Son jugement est droit, car on remarque que, d'une infinité d'avis qu'il reçoit à la charge du peuple, après en avoir fait son rapport, il en détourne plusieurs adroitement, comme injustes. Enfin il faut qu'il fasse ce qu'il fait, ou qu'il cesse d'être ce qu'il est.... »

1. Il fit dire cependant aux financiers, dès son arrivée, que ceux qui offriraient de l'argent, soit à des courtisans, soit à des dames, pour avoir leur protection, seraient châtiés rudement et mis en prison, le Roi ne voulant plus que rien fût donné sans son ordre, ni que la faveur et la protection s'achetassent (*Dangeau*, tome VII, p. 177-178).

2. Le marquis d'Argenson prétend, non sans vraisemblance (*Mémoires*, éd. Jannet, tome I, p. 3-4; *Essais dans le goût de ceux de Montaigne*, p. 197-199), que le seul moyen d'expliquer un pareil choix est de supposer que, pour Louis XIV, la qualité d'honnête homme suppléait à tout, d'autant qu'il se croyait lui-même capable de remédier à l'ignorance et à l'incapacité de qui que ce fût. L'honnêteté de Chamillart était incontestée : c'est à bon droit que M. Jules Simon a inscrit son nom dans *le Devoir*, et sa modestie, au moins dans les premiers temps, ne fut pas moins appréciée que ses bonnes intentions; mais nous verrons que, comme secrétaire d'État de la guerre, il se fit une triste réputation de suffisance et de présomption. On peut étudier maintenant son administration financière dans le tome II de la *Correspondance des Contrôleurs généraux*, qui lui est entièrement consacré.

3. Élisabeth-Thérèse le Rebours, mariée le 28 novembre 1680, morte à la Suze, le 26 juillet 1731, étant âgée d'environ soixante-quatorze ans.

4. Elle était fille de Jean le Rebours, auditeur, puis maître des comptes, mort le 31 mai 1680, et d'Élisabeth-Anne Compaing, et Guy Chamillart avait épousé (ci-dessus, p. 292, note 7), Catherine Compaing, autre fille de Louis Compaing et de Catherine Gourreau. Par les Compaing et les Chauvelin, Chamillart et sa femme se trouvaient apparentés à Claude le Peletier.

fort polie; mais elle[1] ne savoit que jouer, sans l'aimer[2], mais faute[3] de savoir faire autre chose ni que dire après avoir demandé à chacun comme il se portoit. La cour ne put la former[4], et, à dire vrai, c'étoit la meilleure et la plus sotte femme du monde, et la plus inutile à son mari[5].

Hors son fils[6], alors enfant, Chamillart[7] fut malheureux en famille, malheur grand pour chacun, mais extrême pour un ministre qui n'a le temps de rien, et qui a un besoin principal, pour se soutenir et pour faire, d'avoir autour de soi un groupe qui rassemble et concilie le monde, qui soit instruit à tout moment des intrigues de ce qui se passe et de l'histoire du jour, qui sache raisonner et combiner, et qui soit capable de le mettre en deux mots au fait de tout tous les jours. Il avoit deux frères plus sots encore que sa femme, et le second y joignoit la suprême impertinence à la sublime bêtise; et tous deux,

1. Avant *elle*, Saint-Simon a biffé *à dire vray*.

2. Sans aimer le jeu.

3. Après *faute*, Saint-Simon a surchargé un *que* en *de sç[avoir]*; puis il a biffé le tout, pour récrire *de sçavoir* à la suite, et il a ajouté en interligne *faire autre chose ny*.

4. Elle parut pour la première fois à la cour le 25 octobre 1699, et, en 1700, elle obtint des concessions très étendues, suite de la faveur sans bornes de son mari (*Journal de Dangeau*, tome VII, p. 175, 282 et 346; suite des *Mémoires*, tome II de 1873, p. 338). Il faut voir dans les *Lettres de Mme de Sévigné*, tome X, p. 440-441, avec quelle promptitude la cour passa de Mme de Pontchartrain à Mme Chamillart : « Mme de Roquelaure a mis la main sur elle pour la mener, pour la gouverner, pour la conseiller; elle a trouvé qu'elle étoit sa parente fort proche, etc. »

5. Pour Mme Chamillart et le reste de la famille, comparez la suite des *Mémoires*, tome VI de 1873, p. 402 et 440.

6. Michel II Chamillart, né le 7 avril 1689 et baptisé à sept ans seulement, eut la survivance de son père, comme secrétaire d'État de la guerre, en 1707, prit le titre de marquis de Cany en épousant une Mortemart (1708), devint colonel du régiment de la Marine en 1709, grand maréchal des logis de la maison du Roi en février 1716, et mourut le 23 juillet suivant. Voyez la suite des *Mémoires*, tomes VI, p. 449, et XIII, p. 97.

7. Les deux premières lettres de ce nom surchargent *il f[ut]*.

malgré la faveur, se faisoient moquer d'eux[1] sans cesse et ouvertement[2]. L'un[3] étoit évêque de Dol[4], qu'il fit évêque de Senlis[5], à qui il ne manquoit qu'un béguin et des manches pendantes[6] : bon homme et bon prêtre d'ailleurs, qu'il falloit envoyer à Mende[7] ou à quelque évêché comme

1. *Deux*, sans apostrophe, dans le manuscrit.

2. Comparez, outre le tome VI de 1873, p. 402 et 440, une Addition au *Journal de Dangeau*, tome VIII, p. 374-375.

3. Jean-François Chamillart, docteur en 1685, prieur de l'Isle-Adam, abbé de Fontgombault en 1687 et de Baulme en 1702, évêque de Dol en 1692 et de Senlis en 1702, élu membre de l'Académie française en 1702, nommé premier aumônier de la duchesse de Bourgogne en 1704, mourut le 17 avril 1714, à l'âge de cinquante-sept ans et trois mois. Voyez la suite des *Mémoires*, tome X, p. 162, et deux Additions au *Journal de Dangeau*, tomes VIII, p. 495, et XV, p. 125-126.

4. Dol, qui valait plus de vingt-cinq mille livres, avait été, pendant trois siècles, l'archevêché métropolitain de la Bretagne; l'évêque jouissait encore de quelques privilèges honorifiques, sur lesquels Saint-Simon a fait une Addition au *Journal de Dangeau*, tome IV, p. 35. Comparez le *Grand dictionnaire géographique*, par Expilly, tome I, p. 826.

5. L'évêché de Senlis, avec soixante-cinq paroisses, valait une vingtaine de mille livres.

6. Le béguin ou coiffe de linge, qu'on n'employait plus que pour les petits enfants, sous leur bonnet, semble indiquer que l'évêque en était resté, comme intelligence, au niveau du plus jeune âge; et en effet Saint-Simon, en répétant ailleurs (tome X, p. 162) que c'était, comme visage, comme maintien et comme discours, « le plus imbécile des hommes, » ajoutera : « Peut-être avoit-il conservé son innocence baptismale. » En ce cas, les « manches pendantes » seraient le complément du costume de première enfance. Mais, d'autre part, l'historien du théâtre au moyen âge, M. Petit de Julleville, veut bien me faire observer qu'on appelait souvent *béguin* le chapeau de folie[a], et que la « mère Sotte » est représentée avec des manches longues sur une gravure de la première édition du *Jeu du prince des Sots*, de Gringore. Ajoutons, pour le béguin, que c'était, suivant le portrait cité plus haut (p. 240, note 5), la coiffure du roi maladif et « dément » Alphonse VI de Portugal.

7. Le siège de Mende, « fort noble, » rapportait quarante ou cinquante mille livres. L'évêque avait joui anciennement des droits régaliens,

[a] A rapprocher de la *calotte* qu'une célèbre association satirique et burlesque, sous le règne de Louis XV, attribuait à « tous ceux.... qui ont la tête légère. » (*Journal de Barbier*, tome I, p. 207, mars 1722.)

cela, riche et au bout du Royaume[1]. L'autre[2], qui étoit dans la marine, il le passa à terre, et le maria à la fille de Guyet[3], bien faite, sage et raisonnable, mais dont le père[4], qui fut intendant des finances, étoit un sot et un impertinent pommé[5], et sa femme[6] un esprit aigre, qui se croyoit une merveille. Ce gendre, dont la cervelle de plus étoit mal timbrée[7],

d'où lui étaient restés le titre de comte de Gévaudan et des fiefs innombrables : voyez *Richelieu et la monarchie absolue*, par M. le vicomte d'Avenel, tome III, p. 244-245.

1. « C'étoit un homme à mettre à Mende, à Auch, en quelque autre siège bien riche et bien loin. » (Addition au *Journal de Dangeau*, tome XV, p. 126.)

2. Jérôme, dit le chevalier, puis le comte de Chamillart, garde-marine en 1683, enseigne en 1686, lieutenant en 1689, capitaine de frégate en 1692, capitaine de vaisseau en 1693, passa dans le service de terre en 1694, comme volontaire, puis comme colonel d'infanterie, eut le régiment de Médoc et le gouvernement de Dol en 1702, fut fait brigadier à la fin de la même année, maréchal de camp en 1704, et servit jusqu'en 1712, mais ne put obtenir le grade de lieutenant général. Voyez un état de ses services dans la publication de M. l'abbé Esnault, tome II, p. 324-328, dans le *Dictionnaire critique* de Jal, p. 352-353, et au Cabinet des titres, dossier 15446 des *Pièces originales*. Il mourut le 5 mai 1728, et fut inhumé à la Suze, au Maine. Comparez la suite des *Mémoires*, tome III de 1873, p. 257-258.

3. Philiberte Guyet, mariée à Lyon le 6 avril 1702 : voyez la suite des *Mémoires*, tome III, p. 257-258, et le *Journal de Dangeau*, avec Addition, tome VIII, p. 374-375.

4. François Guyet, sieur de la Faye, fils d'un conseiller au parlement de Dijon, fut conseiller au Grand Conseil en 1684, maître des requêtes en 1689, intendant à Pau en 1699 et à Lyon en 1701, intendant des finances du 31 août 1704 au mois de septembre 1715, et mourut le 13 février 1736, à soixante-treize ans.

5. Qualificatif tiré, dit Furetière, de cette locution familière : « Celui-là a emporté la pomme, qui a emporté le prix ou la chose contestée. » Mais, en termes de jardinage, *pommé* se dit du chou arrivé à sa parfaite forme ronde, à sa plénitude.

6. Claude Quarré, aussi fille d'un conseiller au parlement de Dijon, mariée en 1683, morte le 10 novembre 1749, à quatre-vingt-sept ans.

7. « On appelle un homme, un esprit *bien timbré* celui qui a un esprit et un jugement vif, qui ne se trompe guère. » (*Furetière*.) D'où l'expression opposée : *mal timbré*, qui est seule restée, mais avec suppression de l'adverbe depuis que la première a cessé d'être en usage.

vécut fort mal avec eux. [Le] Rebours[1], cousin germain de Chamillart et de sa femme[2], travailla sous lui d'abord[3], puis devint intendant des finances. C'étoit, je pense, le véritable original du marquis de Mascarille[4], et fort impertinent au fond[5]. L'abbé de la Prous-

1. Alexandre le Rebours, né en 1661, substitut du procureur général, conseiller au Grand Conseil et grand rapporteur à la chancellerie de France en 1687, avait donné sa démission pour prendre l'épée; mais son cousin, en arrivant au contrôle général, le prit pour premier commis, puis lui fit acheter une intendance des finances, qu'il conserva de 1704 à 1715. Il mourut le 1er octobre 1736, étant privé depuis 1723 de la voix et du mouvement, par suite d'une chute de cheval.

2. Ci-dessus, p. 301.

3. Il fut mis au bureau où se tenaient les registres des finances, y remplaça M. Vallée en février 1703, et conserva les fonctions de premier commis alors même qu'on l'eut fait intendant des finances. Le produit était de plus de vingt mille livres. On trouve beaucoup de documents venant de ce service dans les Papiers du contrôle général; il comprenait les cinq grosses fermes, le domaine d'Occident, les rentes, les poudres et salpêtres, les fonds du Trésor royal, etc.

4. Il ne faut pas prendre ceci au pied de la lettre, puisque le type du marquis de Mascarille,

Non vrai marquis, mais marquis drille,

a été composé dans *les Précieuses ridicules*, en 1659, alors que le Rebours n'avait pas dix ans, et que même Molière s'était servi de ce nom dans deux ou trois pièces de date antérieure : voyez le commentaire de Despois dans le tome II des *Œuvres de Molière*, p. 32-35, 39-40 et 129. En un autre endroit, notre auteur dira plus exactement (tome IV de 1873, p. 117) que cet intendant des finances, non moins ignorant que présomptueux, glorieux et impertinent, s'était « sûrement moulé sur le marquis de Mascarille, » et qu'il « l'outroit encore. » Saint-Simon put se familiariser avec les personnages des *Précieuses*, soit dans sa jeunesse, avant 1702, soit, à partir de 1725, quand le chef-d'œuvre reprit place pour toujours au répertoire. Le duc de Chartres s'était déguisé en Mascarille pour le bal du 20 février 1699 (*Sourches*, tome VI, p. 130).

5. D'Hozier faisait remonter la noblesse de cette famille le Rebours jusqu'à un seigneur de Maizières sur le Laison, en 1360, dont les ancêtres servaient dans les armées du Roi depuis un temps immémorial (ms. Clairambault 664, p. 735-736). Voyez les généalogies CHAMILLART et REBOURS (LE) dans le *Dictionnaire de la Noblesse* de la Chenaye des Bois. —

tière[1], aussi leur cousin germain[2], suppléoit, pour le ménage, les affaires et l'arrangement domestique, à l'incapacité de Mme Chamillart; c'étoit le meilleur homme et le plus en sa place, et le plus respectueux du monde, mais grand bavard[3], et savoit fort rarement ce qu'il disoit, ni même ce qu'il vouloit dire[4]. Avec de tels entours[5], il falloit toute l'amitié du Roi et de Mme de Maintenon pour soutenir Chamillart, dont les talents ne suppléoient[6] pas aux appuis domestiques.

Mariage de Dreux avec la fille aînée de Chamillart*. [Add. StS. 299]

Il éprouva encore un autre malheur fort singulier. Dreux[7] et lui étoient conseillers en la même chambre et intimes amis, Dreux fort riche, et Chamillart fort peu accommodé. Leurs femmes[8] accouchèrent en même temps d'un fils et d'une fille[9]. Dreux, par amitié, demanda à Chamillart d'en

Saint-Simon répétera plusieurs fois cette qualification d' « impertinent, » et même pis encore; mais une de ses lettres à M. le Rebours (tome XIX, p. 249; original au musée des Archives nationales, n° 922) fait voir qu'il prenait de tout autres formules pour le solliciter et le remercier.

1. Jérôme Gourreau de la Proustière, prieur de Renty en Artois, puis de Vitré en Bretagne, était fils d'un doyen de la Cour des aides et neveu d'un bibliothécaire de Saint-Victor mort en 1695.

2. La mère de la femme de Guy Chamillart et de la mère de M. le Rebours était Catherine Gourreau de la Proustière, tante de l'abbé et femme de Louis Compaing, écuyer, sieur de l'Étang, près Versailles.

3. Il y a une allusion à lui dans le Chansonnier, ms. Fr. 12 694, p. 209

4. Comparez le tome VI de 1873, p. 173.

5. Voyez notre tome III, p. 47. — 6. Ici encore, *supplecoient*.

7. Thomas II Dreux de la Gallissonnière, reçu conseiller à la deuxième chambre des enquêtes le 1er juillet 1667 et passé ensuite à la grand'-chambre, que nous verrons procéder, en 1702, à l'information de vie et mœurs pour la réception de Saint-Simon comme duc et pair, puis, en 1715, faire la lecture du testament de Louis XIV, devint doyen du Parlement, et mourut le 20 octobre 1731, à quatre-vingt-onze ans.

8. Mme Dreux s'appelait Marie-Madeleine Bodinet. Elle était fille d'un auditeur des comptes maître d'hôtel du Roi, fut baptisée le 16 novembre 1647, mariée le 6 août 1670, et mourut le 12 octobre 1717.

9. Les deux enfants ne vinrent pas au monde en même temps, puisque Mlle Chamillart (Catherine-Angélique) naquit seulement le

* Cette manchette, dans le manuscrit, est placée dix lignes plus loin, en tête de la page 193.

faire le mariage. Chamillart, en âge d'avoir d'autres enfants[1], le représenta à son ami, et qu'en attendant que ces enfants qui venoient de naître fussent en état de se marier, il trouveroit, avec ses biens, des partis bien plus convenables que sa fille. Dreux, homme droit, franc, et qui aimoit Chamillart, persévéra si bien, qu'ils s'en donnèrent réciproquement parole. Avec les années, la chance avoit tourné : Dreux étoit demeuré conseiller au Parlement, et Chamillart devenu tout ce que nous venons de voir; mais toujours amis intimes. Sept ou huit mois[2] avant que Chamillart devînt contrôleur général, il alla trouver Dreux, et, avec amitié, lui dit que leurs enfants étoient en âge de se marier et de les acquitter de leur parole. Dreux, très touché d'une proposition qui, par la fortune, étoit si disproportionnée de la sienne[3], et qui faisoit celle de son fils, fit tout ce qu'un homme[4] d'honneur peut faire pour le détourner d'une affaire qui n'étoit plus dans les termes ordinaires, et qui, dans les suites, feroit l'embarras de sa famille, lui rendit sa parole, refusa, et dit que c'étoit lui-même qui lui en manquoit parce qu'il lui en vouloit manquer. Ce combat d'amitié et de probité dura plusieurs jours de part et d'autre. A la fin, Chamillart, bien résolu à partager sa fortune avec son ami, l'emporta, et le mariage se fit[5]. Il obtint pour son gendre l'agrément du régiment

1er mars 1683, tandis que Thomas Dreux avait été baptisé le 19 juillet 1677. Celui-ci mourut le 26 mars 1749, ayant perdu sa femme le 19 mars 1739.

1. Il en eut encore au moins trois.

2. Plus d'un an et demi, au commencement de 1698.

3. *La* corrige *sa*, et *sienne* est en interligne, sur *fortune*, biffé.

4. Saint-Simon avait écrit d'abord *une;* puis il a biffé l'*e* final, et écrit *homme* en interligne.

5. *Journal de Dangeau*, avec Addition, tome VI, p. 333-334. Le mariage eut lieu le 14 mai 1698. Il est fait allusion à cette lutte de générosité entre les deux pères dans le dossier bleu CHAMILLART, au Cabinet des titres, n° 4359, fol. 49. Le P. Léonard a écrit sous la date du 18 novembre 1705 (Arch. nat., MM 824, fol. 129) : « M. Dreux, le conseiller de la grand'chambre..., nous disoit dernièrement qu'il étoit fils de

d'infanterie de Bourgogne[1], et, tôt après sa fortune, de la charge de grand maître des cérémonies, que Blainville lui vendit[2]; et le Roi prit prétexte de cette charge pour faire entrer Mme Dreux dans les carrosses et manger[3] avec Mme la duchesse de Bourgogne[4]. C'est le premier exemple de deux noms de bourgeois se décorer d'eux-mêmes[5], et sans prétexte de terres[6], du nom de marquis et de

conseiller, conseiller lui-même, et qu'il mourroit conseiller; qu'il avoit dit à M. Chamillart qu'il ne demandoit point d'autre fortune pour lui, que c'étoit toute son ambition et son inclination de demeurer comme il étoit. Il dit qu'il a donné à son fils la terre et le château de Brezé, mais non pas ses autres terres de Poitou et de Bretagne; que son fils faisoit grosse dépense et entretenoit une bonne table à l'armée; que c'étoit M. Chamillart qui le vouloit ainsi. »

1. Thomas III Dreux avait servi dans les mousquetaires en 1696, et était lieutenant aux gardes depuis 1698. En consentant à ce que M. de Chamilly lui vendît le régiment de Bourgogne, qui était des plus importants (il valait cinquante mille livres), le Roi dit à Chamillart : « C'est à vous, Monsieur, que je le donne, car votre gendre futur n'a pas encore assez servi pour avoir l'agrément d'être à la tête d'un régiment comme celui-là. » (*Dangeau*, p. 333.) La commission est du 28 avril 1698, lendemain de la signature du contrat. M. Dreux devint brigadier en 1702, inspecteur, puis maréchal de camp et inspecteur général de l'infanterie en 1704, lieutenant général en 1710, gouverneur de Loudun en 1720, des îles Saint-Honorat et Sainte-Marguerite en 1732, et se retira du service en 1735.

2. Voyez notre tome V, p. 13 et 19. C'est en mars 1701 que se fit cette acquisition, sur le pied de deux cent vingt mille livres (Arch. nat., O[1]45, fol. 94; *Journal de Dangeau*, tome VIII, p. 61). Les descendants de M. Dreux conservèrent sa charge jusqu'à la Révolution, et même ils en reprirent possession sous la Restauration.

3. *Manger* corrige un premier *avec*.

4. Comparez l'Addition de Saint-Simon sur le comte de Chamillart, tome VIII du *Journal de Dangeau*, p. 375.

5. A remarquer cet emploi très singulier de l'infinitif dans un cas où nous ne pourrions plus mettre aujourd'hui que le participe présent, mais dont on peut rapprocher l'infinitif employé comme nom verbal, en grec, avec l'article neutre.

6. C'est-à-dire sans que les bourgeois empruntassent cette « décoration » à des terres leur appartenant; car nous avons déjà eu l'occasion d'expliquer que jamais un titre ne pouvait être concédé autrement que sur une terre de l'impétrant.

comte[1]; car, tout aussitôt, M. Dreux devint M. le marquis de Dreux[2], et Chamillart le frère M. le comte de Chamillart[3], tant la faveur enchérit toujours sur les plus folles

1. Comparez la suite des *Mémoires*, tome III, p. 257-258, et l'Addition déjà citée sur le comte de Chamillart.

2. Le conseiller Thomas Dreux, père de ce marquis, portait le titre de marquis de la Floccelière[a] lorsqu'il maria son fils, et il fit prendre à celui-ci, non pas le titre de marquis de Dreux, mais celui de marquis de Brezé, comme ayant acquis ce marquisat, le 31 juillet 1682, de la princesse de Condé, dernière héritière des Maillé-Brezé, et en ayant fait renouveler le titre (créé en 1615 pour le maréchal de Maillé-Brezé par lettres du mois d'août 1685, enregistrées les 23 juillet et 5 août 1686. Les qualifications du père et du fils, dans les actes cités par Jal (*Dictionnaire critique*, p. 504-505), sont absolument correctes et conformes à l'usage dont les principes ont été exposés plus haut; le transfert du titre de marquis, avec la particule, sur le nom patronymique, ne dut se faire que peu à peu, par courtoisie, en dehors des actes officiels[b], et encore peut-on constater que le *Mercure* du mois de mars 1739, à l'occasion de la mort de la fille de Chamillart, n'appelle toujours son mari que « Thomas Dreux, marquis de Brezé. » Ce qui donna aux choses une gravité qu'exagère encore Saint-Simon, c'est que le nom de Dreux rappelait une branche de la maison royale, comme il nous le dira en 1702 (tome III de 1873, p. 258, et Addition au *Journal de Dangeau*, tome VIII, p. 375). La branche de Dreux-Nancré, dont nous aurons aussi à parler, avait, la première, avant l'époque où nous sommes arrivés, pris la particule devant son nom patronymique.

3. Titre et particule, l'un comme l'autre, paraissent être un effet, absolument irrégulier, de la grande faveur dont jouissait le chef de la famille Chamillart. Si celui-ci persista toute sa vie à signer et à s'appeler de son simple nom, tout court, dans les actes, beaucoup de gens, à la cour et à la ville, lui donnaient la particule *de*, dite « nobiliaire, » depuis son arrivée à Versailles (*Dangeau*, tome I, p. 219; *Sourches*, tome III, p. 13; *Gazette*, de 1667 à 1692, *passim*; *Mercure*, septembre 1699, p. 278, etc.), et ses filles la prirent elles-mêmes en se mariant (Jal, *Dictionnaire critique*, p. 352 et 505). On croyait déjà s'anoblir par cette addition : voyez la suite des *Mémoires*, sur les d'Aligre, tome IX, p. 185

[a] Marquisat érigé en 1616 pour Jacques de Maillé, et que M. Dreux échangea, le 28 février 1697, contre une terre du marquis de Puiguyon. Il ne le possédait plus, par conséquent, en 1698.

[b] C'est ainsi que, pendant quelque temps, le fils de M. de Pontchartrain porta le titre de marquis de Phélypeaux, au lieu de celui de marquis ou comte de Maurepas : voyez notre tome IV, p. 58, note 4, et ci-après, p. 322

nouveautés que la bassesse du monde crée[1] et adopte[2]. Ce nouveau marquis se montra un fort brave homme, mais bête, obscur, brutal, et, avec le temps, audacieux, insolent et quelque chose de pis encore, et sans se défaire des bassesses de son état et de son éducation[3]. Sa femme ne fut heureuse ni par lui ni avec lui, et méritoit infiniment de l'être : une grande douceur, beaucoup de vertu et de sagesse, bien de l'esprit et, avec le temps, de connoissance du monde et des gens, du manège, mais sans rien de mauvais, et si fort en tout temps en sa place, qu'elle se fit aimer de tout le monde, même des ennemis de son père, et fit tant de pitié, qu'elle fut toujours, et dans tous les temps, accueillie partout et traitée avec une distinction personnelle très marquée[4].

Belle action de Chamillart.

Je ne puis quitter Chamillart sans en rapporter une action qui, pour n'être pas ici en sa place et avoir dû être racontée plus haut, mérite de n'être pas oubliée. Ce fut du temps qu'il étoit conseiller au Parlement et qu'il jouoit au billard avec le Roi trois fois la semaine, sans coucher à Versailles. Cela lui rompoit fort les jours et les heures[5],

1. *Créée*, ici encore, comme nous l'avons déjà rencontré.

2. L'usage ou l'abus, très rare d'abord, d'accoler directement au nom patronymique un titre emprunté à quelque terre de la famille, ne tarda pas à se généraliser dans la noblesse de robe, et telle est l'origine des qualifications que portent actuellement beaucoup de nos plus illustres familles parlementaires, comme Saint-Simon le dira en 1702 (tome III de 1873, p. 258).

3. Comparez la suite des *Mémoires*, tomes XII, p. 318-319, XVII, p. 68-69, et XIX, p. 372, et les *Écrits inédits*, tome IV, p. 257, mémoire du 10 octobre 1722 pour le Régent.

4. Seule, elle sut se tenir convenablement au milieu de l'effarement que provoquaient les nouvelles grandeurs de son père : *Lettres de Mme de Sévigné*, tome X, p. 440.

5. Nous avons eu, dans un autre sens, *rompre un refus* (tome I, p. 67), et nous trouvons *rompre un projet, un coup, un dessein, un voyage*, c'est-à-dire y faire obstacle, empêchement; tandis que *rompre les jours et les heures* signifie ici couper, troubler les journées, empêcher aucun travail suivi, et ne plus permettre de rien faire, comme on dit encore aujourd'hui, qu'à bâtons rompus. C'est dans le même sens que nous avons

sans le détourner, comme je l'ai dit, de son assiduité au Palais. Il y rapporta dans ces temps-là un procès. Celui qui le perdit lui vint crier miséricorde. Chamillart le laissa s'exhaler avec ce don de tranquillité et de patience qu'il avoit. Dans le discours du complaignant[1], il insista fort sur une pièce qui faisoit le gain de son procès, et avec laquelle il ne comprenoit pas encore qu'il l'eût perdu. Il rebattit tant cette pièce[2], que Chamillart se souvint qu'il ne l'avoit pas vue, et lui dit qu'il ne l'avoit pas produite : l'autre à crier plus fort, et qu'elle l'étoit. Chamillart insistant, et l'autre aussi, il prit les sacs[3], qui se trouvèrent là, parce que l'arrêt ne faisoit qu'être signé : ils les visitèrent, et la pièce s'y trouva produite. Voilà l'homme à se désoler, et cependant Chamillart à lire la pièce et à le prier de lui donner un peu de patience. Quand il l'eut bien lue et relue : « Vous avez raison, lui dit Chamillart; elle m'étoit inconnue, et je ne comprends pas comment elle m'a pu échapper : elle décide en votre faveur. Vous demandiez vingt mille livres : vous en êtes débouté par ma faute; c'est à moi à vous les payer. Revenez après-demain. » Cet homme fut si surpris, qu'il fallut lui répéter ce qu'il venoit d'entendre. Il revint le surlendemain; Chamillart cependant avoit battu monnoie de tout ce qu'il avoit, et emprunté le reste : il lui compta les vingt mille livres, lui demanda le secret, et le congédia; mais il comprit de cette aventure que les examens et les rapports de procès ne pouvoient compatir[4] avec ce billard

ou *heures rompues* (tome III, Addition 174, p. 365), et *repas rompus*, et, par dérivation, *sommes rompues* (tome II, p. 372 et 509).

1. *Complaignant*, terme de Palais : « Celui qui se plaint en justice du tort qu'on lui a fait. » (*Dictionnaire de Trévoux*.) On le retrouve dans une Addition au *Journal*, tome XVI, p. 152. Littré a cité un exemple d'Amyot, mais sans dire que ce mot appartenait au langage judiciaire.

2. Il revint si souvent et insista si obstinément sur cette pièce.

3. Nous avons déjà parlé plusieurs fois des sacs où les procureurs, avocats et magistrats renfermaient les pièces produites par les parties.

4. *Compatir* corrige *compter*. *Compatir*, dans ce sens de s'accorder,

de trois fois la semaine. Il n'en fut pas moins assidu au Palais, ni attentif à bien juger; mais il ne voulut plus être rapporteur d'aucune affaire, et remit au greffe celles dont il se trouvoit chargé, et pria le président d'y commettre[1]. Cela s'appelle une belle, prompte et grande action dans un juge, et plus encore dans un juge aussi étroitement dans ses affaires[2] qu'il y étoit alors[3].

Logement de Monseigneur à Fontainebleau.

Monseigneur logeoit, à Fontainebleau, dans un appartement enclavé qui ne lui plaisoit point; il eut envie de ceux de MM. du Maine et de Toulouse, contigus, en bas dans la cour en ovale[4]; mais le Roi ne les voulut point déloger : il fit espérer pour l'année suivante un autre logement à Monseigneur, qui fut obligé de demeurer, en attendant, dans le sien[5]. Celui de la Reine mère lui auroit mieux convenu qu'aucun; mais il étoit occupé tout le milieu de chaque voyage, et celui-ci encore, par le roi et la reine d'Angleterre[6], et demeuroit vuide le reste du temps.

Princesse de Montbéliard à Fontainebleau.

Il vint à Fontainebleau[7], du fond de la Silésie, une fille de la maison de Würtemberg[8], d'une arrière-branche de Montbéliard-Œls[9], et c'est cette principauté d'Œls qui est

être compatible avec une autre chose, se trouve dans les meilleurs auteurs du temps. Le sens actuel n'est que dérivé du sens ancien.

1. C'est le seul exemple que Littré ait cité de *commettre* employé absolument au sens de commettre à une procédure.

2. Cette locution, dont nous n'avons pas besoin d'expliquer le sens, n'a pas été relevée par Littré; mais elle se rattache à celles qu'il a citées : « vivre sobrement et étroitement » (*Amyot*), et : « nourrir étroitement » (*Paré*).

3. Nous n'avons retrouvé nulle part cette historiette; mais une pareille action est mise par Tallemant et par Voltaire, dans son *Catalogue des écrivains*, au compte de Des Barreaux, aussi conseiller au Parlement.

4. L'ancienne cour du Donjon, modifiée en 1543. Voyez la *Description de Fontainebleau*, par l'abbé Guilbert, tomes I, p. 17-19, et II, p. 78-79.

5. *Journal de Dangeau*, tome VIII, p. 146. — 6. Ci-dessus, p. 11.

7. *Dangeau*, tome VII, p. 151; *Gazette d'Amsterdam*, n° LXXIX.

8. Éléonore-Charlotte de Würtemberg-Montbéliard, née le 20 novembre 1656, et mariée le 7 août 1672 à son cousin Silvius-Frédéric, duc d'Œls-Weitlingen (1651-1697).

9. Voyez la généalogie WIRTEMBERG dans le dernier volume du

en Silésie[1]. Elle avoit perdu son père[2] il y avoit six mois, et, sans savoir que M. de Chaulnes, avec l'héritière de Picquigny sa mère[3], avoient tout donné au second fils de M. de Chevreuse, s'il mouroit sans enfants[4], elle venoit recueillir la succession d'Ailly, dont elle avoit eu une mère[5]. Elle étoit dans un deuil à faire peur, et ne marchoit que dans un carrosse drapé comme en ont les veuves, et sans armes, et ses chevaux caparaçonnés et croisés de blanc jusqu'à terre, ses gens des manteaux longs et des crêpes traînants. On lui demanda de qui un si grand deuil : « Hélas! dit-elle en sanglotant ou faisant semblant, c'est

Moréri. La princesse était parente au quatrième degré de l'Impératrice et des rois d'Angleterre, de Pologne, de Suède et de Danemark.

1. Œls, sur l'Œlsa, à vingt-cinq kilomètres E. de Breslau, était le chef-lieu d'une petite principauté médiate appartenant aux Brunswick. Le père de la princesse s'y était retiré chez son gendre pendant les deux occupations de Montbéliard par les Français, en 1673 et 1689.

2. Georges, comte de Montbéliard et duc de Würtemberg, né le 5 octobre 1626, mort le 11 juin 1699.

3. Charlotte-Eugénie, fille unique de Philibert-Emmanuel d'Ailly, baron de Picquigny, vidame d'Amiens, chevalier des ordres, etc., et héritière de son oncle maternel Louis d'Ongnies, comte de Chaulnes, épousa en 1619 Honoré d'Albert, seigneur de Cadenet, frère cadet du connétable de Luynes, à condition que leur postérité relèverait le nom et les armes de la maison d'Ailly. Elle mourut à Magny, en Picardie, le 17 septembre 1681.

4. Ci-dessus, p. 91-92, et tome V, p. 346.

5. C'est Dangeau qui raconte tout cela. La parenté venait de ce que la mère de cette princesse était une Coligny-Châtillon, petite-fille de Marguerite d'Ailly mariée le 18 mai 1581 à François, comte de Coligny. Le tableau en est dressé en tête d'un factum signé par l'avocat Blanchard, pour la duchesse d'Œls, son frère le duc de Würtemberg-Montbéliard et sa sœur la duchesse de Würtemberg-Weitlingen, appelant de la sentence des requêtes du Palais rendue en date du 22 août 1699, contre le duc de Chevreuse, au profit des marquis de Mailly et de Vervins. Cette pièce se trouve au Cabinet des manuscrits, dans le volume des mss. Joly de Fleury n° 2034, entièrement consacré à la succession de Chaulnes. — Peut-être aussi la princesse voulait-elle demander une compensation aux pertes que son frère venait de subir à Montbéliard à propos d'un conflit religieux où l'intervention du roi de France avait ému toute l'Europe.

de Monseigneur mon papa. » Cela parut si plaisant[1], que chacun lui fit la même question pour donner lieu à la réponse; et voilà comme sont les François. Ce qui leur parut si ridicule, et qui l'étoit en effet à nos oreilles, ne l'étoit en soi qu'à demi. Personne de quelque distinction, même fort éloignée de celle des maisons souveraines, d'Allemagne, en parlant de ses parents en allemand, ne dit jamais autrement que : Monsieur mon père, Madame ma mère, Mademoiselle ma sœur, Monsieur mon frère, Monsieur mon oncle, Madame ma tante, Monsieur mon cousin; et supprimer le *Monsieur* ou le *Madame* seroit une grossièreté pareille à tutoyer parmi nous[2]. De *Monseigneur*, il n'y en a point en allemand; de *papa*, voilà le ridicule, surtout entre cinquante et soixante ans qu'avoit cette bonne Allemande[3]. Mais cela joint aux sanglots, à l'équipage d'enterrement, fit le ridicule complet. Elle vit le Roi le matin, un moment, puis Mme la duchesse de Bourgogne, à qui le Roi avoit mandé de la baiser et de la faire asseoir la dernière de toutes les duchesses; et Sainctot, introducteur des ambassadeurs, la[4] mena partout par ordre du Roi. Ce fut la duchesse du Lude qui la présenta[5]. Elle

1. Au-dessus du membre de phrase qui suit, Saint-Simon a ajouté, puis biffé en interligne : « et d'une bouche de plus de 45 ans ».

2. Dans le mémoire sur les *Changements arrivés à la dignité de duc et pair* (tome III des *Écrits inédits*, p. 212), il disait de même : « *Monsieur mon frère, Madame ma mère*, etc., que disent ceux qui sont ou qui veulent être princes étrangers; langage à part pour eux seuls et qui, destitué de titre de droit, même d'ancien usage, leur devient peu à peu une distinction qui les rend vénérables à la plupart, et très importuns aux autres. Ils osent même parler ainsi aux personnes royales, qui s'en moquent, mais qui le souffrent..... » Le *Nouveau traité de la civilité*, d'Antoine de Courtin, en 1695, estimait (p. 33) cette façon de parler ridicule dans la bouche de toute autre personne qu'un prince. Aussi Molière avait-il fait dire à la comtesse d'Escarbagnas : « Feu Monsieur mon mari. » Nous avons vu (tome IV, p. 336, note 7) que les dames de Sévigné raillaient Mme de Lillebonne de dire à tout propos : « S. A. R. mon père. »

3. Elle n'en avait que quarante-trois : ci-dessus, p. 312, note 8.

4. *Le*, par mégarde, dans le manuscrit.

5. Tout cela est pris textuellement du *Journal*. La *Gazette de la Haye*,

demeura deux jours à Fontainebleau et une quinzaine à Paris, puis s'en retourna comme elle étoit venue[1].

Tabouret de la Chancelière. [Add. St-S. 300]

Mme la Chancelière prit son tabouret à la toilette de Mme la duchesse de Bourgogne, le samedi 19 septembre; après laquelle elle suivit dans le cabinet, où il y eut audience d'un abbé Rizzini[2] en cercle[3]. La duchesse du Lude, son amie, et encore plus des places et de la faveur, avoit arrangé cela tout doucement pour étendre ce tabouret. Le Roi, qui le sut, lui lava la tête et avertit le Chancelier que sa femme avoit fait une sottise qu'il ne trouveroit pas bon qu'elle recommençât[4]: aussi s'en garda-t-elle bien depuis. Cela fit grand bruit à la cour. Pour entendre ce fait[5], il

n° 79, dit: « La princesse de Silésie, sœur du comte de Montbéliard, eut audience dans le cabinet de S. M., où elle fut conduite par le marquis de Torcy. Le Roi la reçut avec beaucoup d'honnêteté, et lui permit de poursuivre les droits de sa famille sur la succession du feu duc de Chaulnes, dont elle étoit si proche parente, que le marquis de Mailly, ne pouvant la lui contester, a renoncé aux avantages que lui donnoit l'arrêt du Parlement rendu depuis peu en sa faveur. On croit que M. de Vervins fera la même chose. »

1. Elle ne dut pas repartir, ou du moins elle revint, car, trois ans plus tard, elle abjura le luthéranisme à l'abbaye de Maubuisson, par les soins d'un père de l'Oratoire. La relation de cette conversion, qui est mentionnée dans la généalogie du *Moréri*, fut publiée en 1702; on y voit qu'elle avait été préparée antérieurement par l'Impératrice, et que l'archevêque de Paris et Mlle de la Charce s'en mêlèrent aussi.

2. L'abbé Gaspard Rizzini remplissait depuis plus de vingt ans les fonctions d'envoyé du duc de Modène, et il venait faire part de la mort de la duchesse mère (ci-dessus, p. 248). En 1703, disgracié par son maître, il dut solliciter un secours du Roi.

3. *Journal de Dangeau*, tome VII, p. 153; *Gazette*, p. 467-468.

4. Cela n'est pas dit par Dangeau.

5. La digression qui suit se retrouve dans divers écrits de notre auteur antérieurs à la rédaction des *Mémoires*, dans la notice du duché de SAINT-SIMON (tome XXI de 1873, p. 30-31), dans celle du duché de COISLIN (*Écrits inédits*, tome VI, p. 220-227), dans le *Mémoire sur les prétentions du chancelier de France* (*ibidem*, tome III, p. 428), etc., et elle a été reproduite ensuite, sous une autre forme, dans le *Parallèle des trois rois Bourbons*, p. 157-158. En ce dernier endroit, Saint-Simon date de 1634 la concession du tabouret obtenu par son père pour Mme Séguier. Effectivement, Claude de Saint-Simon se trouvait alors en

faut remonter bien haut, et savoir qu'aucun office de la couronne ne donne le tabouret à la femme de l'officier, non pas même celui de connétable[1]. Le chancelier Séguier avoit donné sa fille aînée, très riche, à un parti très pauvre, et qui d'ailleurs[2] n'y auroit pas prétendu : c'étoit au père des duc et cardinal de Coislin[3], pour faire sa cour au cardinal de Richelieu, le meilleur parent qui fût au monde, et qui étoit cousin germain de M. de Coislin, qu'il fit chevalier de l'Ordre et colonel général des Suisses[4], et dont il maria les sœurs au comte d'Harcourt, étant veuve de Puylaurens[5], et l'autre au dernier duc d'Épernon, fils et successeur des charges de ce célèbre duc d'Épernon[6]. Séguier étoit dans[7] la plus intime faveur du cardinal; il étoit ambitieux[8], il trouva sa belle[9] auprès de lui : il lui

pleine faveur; mais Séguier n'était encore que garde des sceaux, et il passa seulement chancelier le 19 décembre 1635 : la date de 1634 est celle du mariage Coislin dont il va être parlé en commençant la digression.

1. Bien moins encore à la femme du chancelier, « un officier de la couronne qui est légiste et plébéien, et l'unique des officiers de la couronne qui siège aux bas sièges aux lits de justice...., et le seul aussi qui, pour même cause, n'étoit pas traité par le Roi de cousin. » (*Projets de gouvernement du duc de Bourgogne*, p. 127.)

2. *Qui* a été biffé après *d'ailleurs*, et reporté en interligne avant ce mot.

3. Tome I, p. 81, note 4, et tome III, p. 82. Voyez *le Chancelier Séguier*, par M. Kerviler, p. 57-58 et 64-72, et les *Historiettes de Tallemant des Réaux*, tome III, p. 388 et 398.

4. Sur cette charge, voyez les mémoires de Bassompierre et ceux de la Chastre, qui la possédèrent tous deux, et *l'Histoire de la milice françoise*, par le P. Daniel, tome II, p. 290-307. Ce fut Bassompierre qui, détenu à la Bastille, la vendit, bon gré mal gré, à M. de Coislin. Plus tard, entre les mains du duc du Maine, elle rapporta plus de cent mille livres.

5. Tome I, p. 149-150 et 187-188.

6. Tome V, p. 14 et 15. Comparez la notice Coislin, p. 232-233.

7. *Dans*, écrit à la fin de la page 193 du manuscrit, a été répété par mégarde au commencement de la page 194.

8. Quoique M. Kerviler (p. 144-145) ait essayé de faire voir un Séguier modeste, il est difficile de ne pas croire plutôt avec Tallemant que les honneurs et le pouvoir lui tenaient fort au cœur.

9. On a eu « l'avoir belle » (tome I, p. 199) et « attendre sa belle »

demanda le tabouret pour sa femme[1]. Le cardinal lui fit beaucoup de difficultés, et céda enfin à force de persévérance. Quand ce fut à attacher le grelot[2], avec toute sa puissance et tout son crédit il demeura court, et n'osa. Il connoissoit Louis XIII, dont le goût ni la politique n'étoit ni le désordre dans sa cour, ni la confusion des états. Le Chancelier pressoit le cardinal[3] : il s'étoit engagé à lui, et, en effet, il avoit grande envie de lui faire obtenir cette grâce. Dans son embarras, il alla chez mon père, ce qui lui arrivoit assez souvent en ces temps-là, comme je l'ai remarqué en parlant de mon père[4], et lui exposa son desir, et l'extrême plaisir qu'il lui feroit, s'il vouloit bien tâcher à le faire réussir, en lui avouant franchement que lui-même n'osoit en rompre la glace[5]. Mon père eut la bonté, il ne m'appartient pas de dire la simplicité, de s'en charger. Le Roi trouva la proposition fort étrange, et, pour abréger ce qui se passa dans des temps et des mœurs si éloignées des nôtres, il accorda, quoique à regret, que la Chancelière auroit le tabouret à la toilette sans le pouvoir prétendre ni s'y présenter en aucun autre temps, parce qu'en ce temps-là, comme je l'ai remarqué

tome II, p. 50). Nous trouvons ailleurs (Addition au *Journal de Dangeau*, tome XIV, p. 193, et *Écrits inédits*, tome V, p. 176) « voir sa belle. »

1. Madeleine Fabry, fille d'un ancien trésorier des guerres et sœur de la marquise de Pompadour, née le 22 novembre 1597, mariée le 6 février 1614, morte le 6 février 1683.

2. Cette locution, évidemment tirée de la fable du *Conseil tenu par les rats* (tome I des *Œuvres de la Fontaine*, p. 133-135), n'est pas dans Furetière, et Littré ne cite que le présent exemple d'emploi au figuré, quoiqu'il doive s'en trouver beaucoup d'autres.

3. Saint-Simon, avant *pressoit*, a biffé *le* et ajouté *le card.* en interligne.

4. Tome I, p. 156-157.

5. Nous avons eu déjà (tome I, p. 292), dans le même sens, analogue à celui d' « attacher le grelot » (ci-dessus, note 2), la locution « rompre des glaces, » que Littré n'a relevée que là, et nous la reverrons plusieurs fois. Au contraire, il ne signale « rompre la glace » que dans Descartes et Marivaux ; mais nous le relevons encore dans les *Mémoires de Choisy*, p. 650, dans les *Lettres de Jean Chapelain*, tome II, p. 315, ici et dans le tome XI de nos *Mémoires*, p. 68.

sur Mme de Guémené[1], la toilette n'étoit point une heure de cour, mais particulière, à porte fermée, qui n'étoit ouverte qu'à cinq ou six dames des plus familières[2]. Quand, après, la toilette devint temps et lieu public de cour, la Chancelière y conserva son tabouret; mais jamais elle ne s'y est présentée[3] à aucune audience, cercle, dîner, etc.[4]. La duchesse du Lude, qui étoit sa petite-fille[5], auroit bien voulu faire accroire que ce tabouret s'étendoit à toute la matinée, jusqu'au dîner exclusivement, pour y comprendre les audiences et gagner ainsi le terrain pied à pied; mais le Roi y mit si bon ordre, et la chose tellement au net, que cela demeura barré[6] pour toujours. Pour le Roi, la Chancelière ne le voyoit jamais qu'à la porte de

1. Il n'a pas précisément parlé alors (tome V, p. 245-247 et 296-297) de la toilette, mais des « particuliers » du Val-de-Grâce.

2. On a quelques détails sur la toilette d'Anne d'Autriche dans les *Mémoires de Mme de Motteville*, tome I, p. 171. Les *Mémoires du duc de Luynes* renferment deux mentions ou notes (tome II, p. 117-118, et tome X, p. 393) qui sont conçues dans des termes remarquablement identiques à ceux que vient d'employer notre auteur : « C'est... à titre de familiarité que la Chancelière obtint d'être assise devant la Reine, mais seulement à la toilette. Il est vrai que la toilette n'étoit point alors un temps de présentation comme aujourd'hui, mais une heure de privance, suivant la façon de parler de ce temps-là, etc. » Il est évident que Saint-Simon avait communiqué à M. de Luynes ses souvenirs ou ses idées sur cette question. Voyez sa première rédaction, plus étendue, dans la notice du duché de Coislin (*Écrits inédits*, tome VI, p. 224).

3. Elle ne s'est présentée pour prendre le tabouret.

4. Madame écrivait en 1717 : « Des femmes de chancelier n'ont ici le tabouret que le matin, lorsqu'elles viennent à la toilette; le soir, elles doivent se tenir debout. Cela vient de ce que, du temps de la reine Marie de Médicis, il y avait une chancelière qui était en grande faveur, mais elle avait de mauvaises jambes et ne pouvait se tenir debout.... » (Recueil Brunet, tome I, p. 291.)

5. Tome I, p. 83.

6. Furetière ne donne que les sens propres de *barrer;* mais nous avons déjà eu « barrer la veine » (tome V, p. 62) et « barrer une belle chimère » (tome II, p. 229). Nous trouverons aussi « se barrer, » au sens de se fermer le chemin, et « barrer quelqu'un, » au sens de le contrecarrer, entraver sa marche.

son cabinet, où elle se tenoit debout, toute habillée[1], pour lui faire sa cour lorsqu'il rentroit de la messe, et il s'arrêtoit toujours à elle pour lui dire un mot; et cela arrivoit deux fois l'année, et aux occasions, s'il s'en présentoit. Chez les filles de France, elle n'étoit assise non plus qu'à la toilette. Mais ce tabouret, tout informe qu'il fût, soutenu de l'exemple de la même chancelière Séguier qui fut enfin assise tout à fait quand le cardinal Mazarin fit duc à brevet son mari[2], avec tant d'autres[3], dont il disoit qu'il en feroit tant qu'il seroit honteux de l'être et honteux de ne l'être pas[4], [a fait] que les Chancelières, sans avoir pu étendre ce tabouret, ni oser prendre les distinc-

1. En grand habit, comme nous avons vu Mme de Soubise dans notre tome V, p. 257, et Mme de Maintenon ci-dessus, p. 11.

2. Saint-Simon a biffé *le* avant *fit* et ajouté *son mari* en interligne.

3. Séguier fut fait duc de Villemor et de Saint-Liébaut, en Champagne, par lettres de janvier 1650 (*Histoire généalogique*, tome V, p. 863). Cette érection fut suivie presque immédiatement de celles des duchés de Noirmoutier, Châteauvillain, Lavedan, la Vieuville, Arpajon et Rosnay, puis de celles des duchés de Roquelaure, Orval, Villeroy et Bournonville. C'est Séguier, dit ailleurs Saint-Simon (*Écrits inédits*, tome VI, p. 220 et 222), qui « fut un des principaux instigateurs de cette énorme et si nouvelle promotion, » et, ne pouvant se faire faire duc-pair héréditaire, « monstre inconnu dans la robe, » il fit mettre du moins dans les lettres accordées à son petit-fils Coislin que cette distinction lui était accordée comme fils de sa fille aînée.

4. Déjà dit au tome II, p. 38[a]. Saint-Simon a parlé très souvent des ducs à brevet dans les mémoires et notices que contient la collection de ses *Écrits inédits*, tomes II, p. 263-265, III, p. 341, V, p. 328-335, VI, p. 54, 111, 220-222 (art. Coislin), etc. Les ducs à brevet ont leurs articles, comme les autres, dans l'*Histoire généalogique*, tome V, p. 795 et suivantes. C'est seulement depuis la régence d'Anne d'Autriche, à ce qu'il semble d'après une phrase des *Historiettes de Tallemant*, tome VI, p. 121, que ces ducs non reçus au Parlement avaient le droit d'entrer en carrosse au Louvre, et qu'on faisait asseoir leurs femmes ou leurs veuves sur le tabouret.

[a] Loret écrivait, à propos des brevets d'Arpajon, Roquelaure et Villeroy, le 29 octobre 1650 :

On va rendre l'hermine
Plus commune que l'étamine.

Cet abus datait des premiers temps de la Régence.

tions des duchesses, comme la housse[1], etc., n'ont pas laissé pourtant d'obtenir insensiblement des princesses du sang le fauteuil[2], et je pense aussi la reconduite[3], comme les duchesses, mais cédant à toutes partout, même à brevet, jusqu'à aujourd'hui, et sans tortillage[4] ni difficulté[5]. Il n'avoit jamais été question des femmes des gardes des sceaux[6], et aucune n'a eu le tabouret, ni prétendu; mais, M. d'Argenson[7] étant devenu garde des sceaux, et en même temps le seul vrai maître des finances pendant la régence de M. le

Femmes des gardes des sceaux.

1. Sur la housse de velours ou d'écarlate dont les duchesses pouvaient seules couvrir l'impériale de leurs carrosses et de leurs chaises à porteur, voyez la suite des *Mémoires*, tome XIX, p. 216, les *Écrits inédits*, tome III, p. 112, 121-122 et 317, et les *Projets de gouvernement du duc de Bourgogne*, p. 126 et 278. Les filles et petites-filles de France clouaient ces housses; les duchesses les attachaient avec des aiguillettes.

2. Ci-dessus, p. 18, note 4, et p. 20, note 6. Le fauteuil était dû aux ducs par les princes, aux duchesses par les princesses : *Écrits inédits*, tome III, p. 315 et suivantes ; *Mémoires du duc de Luynes*, tomes XIII, p. 21, XIV, p. 337 et 350-351, XV, p. 145 et 205.

3. *Reconduite* est un terme propre à l'ancien cérémonial, qui s'est maintenu dans le *Dictionnaire de l'Académie*, mais qu'on ne trouve pas dans Furetière, et dont Littré ne cite pas d'autres exemples d'emploi que chez notre auteur. — Voyez les *Brouillons des projets*, etc., dans le tome III des *Écrits inédits*, p. 315-316.

4. Ce mot n'est ni dans Furetière, ni dans l'édition originale du *Dictionnaire de l'Académie*. Littré en cite le présent exemple et lui donne le sens d'échappatoire. Il y ajoute d'autres exemples d'emploi par Mme du Deffant et par J.-J. Rousseau, au sens de langage embarrassé. La dernière édition du *Dictionnaire de l'Académie* dit que c'est un terme très familier.

5. Le droit de la Chancelière à s'asseoir sur un tabouret à la toilette de la Reine est reconnu par l'*État de la France*, 1698, tome I, p. 469-470. Comparez, pour le règne de Louis XV, les *Mémoires du duc de Luynes*, tomes II, p. 117-118, et IV, p. 408.

6. Ci-dessus, p. 249, note 1. — L'*État de la France* de 1698 (tome I, p. 469) dit : « Mme la garde des sceaux ». Sur les privilèges et honneurs des femmes des gardes des sceaux, voyez le ms. Clairambault 721, p. 187-189, et Arch. nat., KK 597, p. 2.

7. Le lieutenant général de police qui a succédé à la Reynie en 1697 : tome IV, p. 12-13.

duc d'Orléans, la facilité de ce prince, qui faisoit litière[1] d'honneurs, et qui n'en haïssoit pas les mélanges et les désordres, fit asseoir la femme du garde des sceaux[2] à la toilette de[3] Madame sa fille[4] et de Madame sa mère, les seules filles de France alors[5], et cet exemple a fait asseoir Mme Chauvelin[6] à la toilette de la Reine[7], lorsque son mari[8] eut les sceaux avec toute la faveur et toute la confiance du cardinal Fleury[9], plus roi que premier ministre[10].

1. Nous avons déjà rencontré cette locution dans le tome IV, p. 105. « On dit que les hommes font litière de quelque chose quand ils en font dégât et profusion, quand ils l'estiment aussi peu que de la litière. » (*Furetière.*)

2. Marguerite le Fèvre de Caumartin, sœur consanguine de l'intendant des finances, mariée par contrat du 14 janvier 1693 à Marc-René d'Argenson, et morte le 1er août 1719, à quarante-sept ans.

3. *A la toilette de* est en interligne, au-dessus de *chez*, biffé, et le second *de* qui vient cinq mots plus loin est également en interligne sur un second *chez*, biffé.

4. Marie-Louise-Élisabeth d'Orléans, née le 20 août 1695, mariée au duc de Berry le 7 juillet 1710, morte dans la nuit du 20 au 21 juillet 1719.

5. Voyez le *Journal de Dangeau*, avec Addition, tome XVII, mars 1718, p. 275-276, *les Correspondants de la marquise de Balleroy*, tome I, p. 257 et 284, et les *Mémoires de Luynes*, tome X, p. 393 et 395.

6. Anne Cahouet de Beauvais, mariée le 13 janvier 1718, morte le 10 août 1758, à soixante-deux ans : *Mémoires*, tome XIV, p. 300-301.

7. Marie-Charlotte-Sophie-Félicité Lesczynska, fille du roi Stanislas de Pologne, née le 23 juin 1703, épousa le roi Louis XV par contrat du 9 août 1725, et mourut le 24 juin 1768.

8. Germain-Louis Chauvelin, seigneur de Grosbois, fils d'un intendant, naquit le 26 mars 1685, devint conseiller au Grand Conseil et grand rapporteur au sceau en 1706, maître des requêtes en 1711, avocat général au Parlement en 1715, président à mortier en 1718, fut garde des sceaux, ministre et secrétaire d'État des affaires étrangères du 17 août 1727 au 20 février 1737, pendant la seconde disgrâce du chancelier Daguesseau, eut la charge de secrétaire des ordres du Roi du 1er au 3 août 1736, et mourut le 1er avril 1762.

9. C'est le même cardinal qui, sur de fausses imputations, le fit disgracier et exiler en 1737, c'est-à-dire avant l'époque de rédaction, non pas des *Mémoires*, mais des notices antérieures indiquées ci-derrière, note 4.

10. Ci-dessus, p. 52. — Nous retrouverons une rédaction plus dé-

Cour du Chancelier. [*Add. St-S. 301*]

Avant de quitter la matière du Chancelier, il faut dire que, lui et sa femme n'étant plus nommés[1] que du nom unique de leur office, leur fils prit le nom de Pontchartrain et se comtifia[2], son père ayant extrêmement augmenté cette terre, qu'il avoit fait ériger en comté. Il[3] ouvrit la porte de sa cour aux évêques, aux gens d'une qualité un peu distinguée sans être titrés, et, pour toute la robe, au seul premier président du parlement de Paris[4]. On le souffrit, et on trouva même qu'il en avoit beaucoup rabattu de son prédécesseur, et il étoit vrai. Reste à savoir si Boucherat, qui le premier avoit imaginé d'égaler sa cour à celle du Roi[5], prouvoit[6] avoir raison[7].

300,000 ₶ au maréchal de Villeroy,

En ce voyage de Fontainebleau[8], le Roi donna trois cent mille livres au maréchal de Villeroy, à prendre en trois

veloppée de cette fin de la digression dans l'année 1718, tome XIV, p. 369-370.

1. *Nomée*, dans le manuscrit.

2. C'est-à-dire qu'il prit le titre de comte de Pontchartrain (sur ce comté, voyez notre appendice XIII) à la place de celui de comte de Maurepas (*Journal de Dangeau*, tome VII, p. 146 et 147; comparez la *Gazette d'Amsterdam*, n° LXXVI, et la *Gazette de la Haye*, n° 77), quoique le Roi l'eût empêché de s'appeler ainsi en 1697 (notre tome IV, p. 58, note 4). Entré immédiatement en pleine possession de la secrétairerie d'État, il vint, dès le 9 septembre, travailler avec le Roi pour la marine, fit la correspondance avec les intendants de son département, etc.

3. M. de Pontchartrain père.

4. Et au doyen du Conseil, ajoute Dangeau (*Journal*, tome VII, p. 182). Comparez à ce texte et à l'Addition indiquée ici celle qui a été placée en 1695, sous le n° 129 (tome II, p. 415), et deux autres rédactions, dans les *Écrits inédits*, tome V, p. 348, duché d'ÉPERNON, et tome III, p. 427, *Mémoire sur les prétentions du chancelier de France*.

5. Boucherat, dit Dangeau, n'avait fait que suivre l'exemple donné avant lui par Séguier. Nous verrons ailleurs comment l'entrée de la cour du Louvre avait été interdite aux carrosses et aux chevaux de toute autre personne que les ducs et les officiers de la couronne : tome III de 1873, p. 117 et 444.

6. La première lettre de *prouvoit* corrige un *a*.

7. Voyez ce qu'il a raconté en 1695, tome II, p. 347-348, à propos de l'assemblée du clergé.

8. *Journal de Dangeau*, tome VII, p. 166.

ans sur Lyon[1], des riches revenus duquel lui et le prévôt des marchands[2], qu'il nommoit, étoient les seuls dispensateurs, sans rendre compte[3]. Peu après[4], le Roi donna cent

maître à Lyon, et pension de 100,000 au duc d'Enghien.

1. A prendre en six ans, et non en trois, sur les octrois de cette ville, à raison de cinquante mille livres par an. Ce don fut renouvelé en 1705, puis en 1712; mais, en 1717, le maréchal y renonça définitivement, estimant que sa situation personnelle était suffisamment améliorée (*Mémoires*, tome XIV, p. 192). D'ailleurs, ce prélèvement ne retombait pas sur le Roi, puisque les Lyonnais s'engageaient à lui payer la même somme que par le passé. Déjà, en 1697, quand on avait ôté à M. de Canaples le commandement de la ville, celle-ci avait été chargée de lui continuer neuf mille livres de pension, qui, en 1711, passèrent au duc de Villeroy. Les ressources municipales, outre les biens patrimoniaux et les droits domaniaux, consistaient en divers octrois, tels que le barrage du pont du Rhône, le dixième du vin vendu, un droit sur chaque ânée de vin, le tiers-surtaux, le pied fourché, le deux pour cent sur l'entrée des marchandises, etc.; mais, pour peu que la recette des droits baissât, elle était vite dépassée par les charges : voyez le *Grand Dictionnaire géographique* d'Expilly, tome IV, p. 310.

2. Établi par création du roi Henri IV, à l'instar du prévôt des marchands de Paris, celui de Lyon était pris en dehors de l'échevinage, parmi les trésoriers de France de la généralité et les chefs du présidial. En 1699, c'était le conseiller Dugas.

3. Il reviendra plus longuement sur ce sujet en 1717 (tome XIV, p. 192 et 194; comparez l'Addition au *Journal de Dangeau*, tome XVII, p. 180, où il accuse en toutes lettres le maréchal et son prévôt des marchands de « mettre dans leur poche tout ce qu'il leur plaisoit »). Nous verrons alors comment s'était faite cette omnipotence des Villeroy dans une ville comme Lyon, et quelle était, par contre, la situation de l'intendant et des agents de l'autorité royale. On peut lire du reste ce qu'en disent, outre Saint-Simon dans deux Additions au *Journal de Dangeau*, tomes I, p. 376, et IV, p. 300, l'auteur des *Mémoires de Sourches*, tome II, p. 122, note 2, et l'intendant Bérulle, dans une lettre du 24 novembre 1689, publiée au tome I de la *Correspondance des Contrôleurs généraux*, n° 793. Le gouvernement de Lyon appartenait aux Villeroy depuis le mariage du fils de l'auteur des *Mémoires d'État* avec la fille de M. de Mandelot, qui en était pourvu, et, en 1642, le maréchal y avait déjà fait attacher une indemnité annuelle de trente mille livres, pour son « plat et entretènement extraordinaire » (Arch. nat., O[1]11, fol. 618 v°).

4. *Journal de Dangeau*, tome VII, p. 190-191, 17 novembre 1699.

* Ici, les chiffres ne sont point suivis du signe H.

mille [livres] de pension au duc d'Enghien, encore enfant[1]; Monsieur le Duc, son père, n'en avoit que quatre-vingt-dix mille[2].

Mort de l'abbé de Charost.

L'abbé de Charost[3] mourut en ce temps-ci à Paris[4], chez son père, où il vivoit fort pieusement et fort retiré. Il étoit fils aîné du duc de Béthune et frère aîné du duc de Charost. Il étoit fort bossu, avoit renoncé à tout pour une pension médiocre, et s'étoit fait prêtre. Il n'avoit qu'une abbaye[5], et jamais il n'avoit été question de lui pour l'épiscopat[6]: j'ai ouï dire qu'il en auroit été fort digne.

Mort de Villacerf. Sa familiarité avec le Roi. [Add. St-S. 302]

Le bonhomme Villacerf ne put survivre plus longtemps au malheur qui lui étoit arrivé de l'infidélité de son principal commis des bâtiments, dont j'ai parlé au commencement de l'année[7]. Il ne porta pas santé depuis[8], ne remit

1. Louis-Henri de Bourbon, né le 18 août 1692, du mariage de Monsieur le Duc avec Mlle de Nantes, et mort à Chantilly le 27 janvier 1740. Il fut, comme ses père et grand-père, grand maître de France, gouverneur de Bourgogne, etc. Nous le verrons, sous Louis XV, portant alors le nom de duc de Bourbon, devenir premier ministre.

2. « Monsieur le Duc lui-même, dit Dangeau, n'a que trente mille écus; mais le Roi regarde M. le duc d'Enghien comme son petit-fils. » C'est le Roi qui l'avait tenu sur les fonts et nommé, avec la duchesse de Bourgogne, le 24 novembre 1698.

3. Nicolas de Béthune, fils d'Armand Ier, duc de Béthune-Charost, et de Marie Foucquet, né le 22 août 1660, docteur en théologie, fait abbé de Saint-Michel du Tréport en 1672, et mort le 12 septembre 1699, de la petite vérole.

4. *Journal de Dangeau*, tome VII, p. 149.

5. L'abbaye du Tréport, qui valait douze mille livres. M. de Kermaingant, dans la préface de son *Cartulaire du Tréport*, p. XCII-CXII, dit que l'abbé était un mauvais commendataire, tracassier pour ses moines, et même de vie peu régulière.

6. On voit, au contraire, dans la *Correspondance générale de Mme de Maintenon*, tome IV, p. 39, qu'en décembre 1695, le curé de Versailles demandait pour lui un évêché, sans doute celui de Châlons; mais il était suspect à cause des relations de sa famille avec Mme Guyon, dont il a été parlé en dernier lieu dans le tome V, p. 173 et 175.

7. Ci-dessus, p. 93-97.

8. Il ne semble pas que cette locution ait été connue de Littré : voir PORTER 17°, 18° et 19°; mais Furetière donne : *ne porter point de santé*.

pas le pied à la cour depuis s'être démis des bâtiments[1], et acheva enfin de mourir[2]. C'étoit un bon et honnête homme, qui étoit déjà vieux, et qui ne put s'accoutumer à avoir été trompé et à n'être plus rien[3]. Il avoit passé une longue vie toujours extrêmement bien avec le Roi[4], et si familier avec lui, qu'étant d'une de ses parties de paume autrefois[5], où il jouoit fort bien, il arriva une dispute sur sa balle ; il étoit contre le Roi, qui dit qu'il n'y avoit qu'à demander à la Reine, qui les voyoit jouer de la galerie. « Par....[6] ! Sire, répondit Villacerf, cela n'est pas mauvais ; s'il ne tient qu'à faire juger nos femmes, je vais envoyer querir la mienne[7]. » Le Roi et tout ce qui étoit là rirent beaucoup de la saillie. Il étoit cousin germain, et dans la plus intime et totale confiance de M. de Louvois[8], qui, du

1. Comparez « depuis être enterré » (*Journal de J. Héroard*, tome II, p. 134), « depuis avoir connu Monsieur feu votre père » (*le Bourgeois gentilhomme*, acte IV, scène III), et « depuis avoir eu l'honneur, » dans une lettre de Turenne (recueil Grimoard, tome II, p. 210).

2. Le 17 novembre : *Journal de Dangeau*, tome VII, p. 169-171 ; comparez la *Gazette d'Amsterdam*, n° LXXXVII, le *Mercure*, octobre 1699, p. 254, etc. Outre deux Additions au *Journal*, tome III, p. 372-374 (placée ici en partie), et tome VII, p. 171-172 (n° 141, dans notre tome III), Saint-Simon lui a consacré, dans ses *Premiers maîtres d'hôtel*, une notice spéciale, que nous renvoyons à l'Appendice, n° XVII.

3. On avait trouvé ridicule, dès 1685, qu'il figurât au carrousel malgré ses cheveux gris, avec cette devise : *Sempre fedele*, sous un cadran solaire (*Sourches*, tome I, p. 236). Son portrait, donné par Mignard à l'Académie de peinture, en 1693, et gravé par Edelinck, est au musée de Versailles, n° 3531, et son buste en marbre, par Desjardins, est au musée du Louvre. J.-L. Roullet grava, en 1699, un autre buste fait par Girardon.

4. Comparez ce qui a déjà été dit dans le tome III, p. 28.

5. Voyez notre tome II, p. 8. Le Roi n'allait plus au jeu de paume que pour voir les grands joueurs (*Dangeau*, tomes V, p. 97, et VI, p. 457).

6. *Parbleu*, en toutes lettres, dans la notice, ci-après, p. 580 ; comparez le tome IV de 1873, p. 180.

7. Geneviève Larcher, fille d'un président à la Chambre des comptes (voyez ci-dessus, p. 133, note 2), mariée par contrat du 17 janvier 1659, morte le 17 avril 1712.

8. C'est ce qui a déjà été dit en 1696. Villacerf avait été élevé par

su du Roi, l'avoit fait entrer en beaucoup de choses secrètes, et le Roi avoit toujours conservé pour lui beaucoup d'estime, d'amitié et de distinction[1]. C'étoit un homme brusque, mais franc, vrai, droit, serviable, et très bon ami; il en avoit beaucoup, et fut généralement plaint et regretté.

Mort de la comtesse de Fiesque. [*Add. St-S. 304*]

La comtesse de Fiesque[2], cousine germaine[3] paternelle de la feue duchesse d'Arpajon, de feu Thury et du marquis de Beuvron, mourut pendant Fontainebleau, extrêmement âgée[4]. Elle avoit passé sa vie dans le plus frivole du grand monde[5]. Deux traits, entre deux mille, la caractériseront.

M. le Tellier et employé par lui comme premier commis (*Sourches*, tome I, p. 78, note 3; voyez sa correspondance avec le Tellier pendant le voyage de Poitiers, en 1651-52, dans le ms. Fr. 4230); puis Mazarin, pour qui il tenait des registres de finance (*Mémoires de Gourville*, p. 523 et 527), lui avait fait prendre, en avril 1657, la charge de premier maître d'hôtel de la future reine, avec une pension de trois mille livres.

1. Villacerf avait obtenu, en août 1665, l'érection de la baronnie de Payens en marquisat, et, en 1674, le changement du nom de sa terre de Saint-Sépulcre en celui de Villacerf-le-Grand. Nous l'avons vu acheter en 1696 la charge de premier maître d'hôtel de la duchesse de Bourgogne, mais pour son fils, en n'en prenant que la survivance (tome III, p. 168). Vingt ans auparavant, il avait eu de même pour un fils aîné, celui qui périt en 1693, la survivance de la charge de premier maître d'hôtel de [*Add. St-S. 303*] la Reine. Le Roi lui avait donné, en 1694, le justaucorps bleu du maréchal d'Humières (*Dangeau*, avec Addition, tome V, p. 74 et 76).

2. Gilonne d'Harcourt-Beuvron : tome V, p. 89.

3. Ces deux mots sont en interligne, sur *tante*, biffé ici, mais non corrigé dans la notice subséquente sur le fils de Mme de Fiesque (tome VI de 1873, p. 181), ni dans l'Addition n° 304.

4. Le 16 octobre : *Journal de Dangeau*, tome VII, p. 169; comparez le *Mercure* du mois, p. 251-254, qui lui donne quatre-vingts ans.

5. Ce grand monde comprenait aussi les principaux lettrés du temps, qui ont donné place à Mme de Fiesque et à son mari dans le *Dictionnaire des Précieuses*, dans la *Carte du pays de Braquerie*, dans la *Carte de la cour*, dans *le Grand Cyrus*, dans *la Princesse de Paphlagonie*, dans le *Dialogue de Boileau, Daguesseau, Racine, Renaudot et Valincour*, etc. C'est la comtesse qui fit imprimer à Rouen, en 1657, le *Recueil de lettres d'Alexandre de Campion;* c'est à elle que Georges de la Chapelle dédia, en 1648, ses *Portraits des principales dames de la Porte du Grand-Turc*, et Segrais sa *Bérénice*, en tête de laquelle est son portrait

Elle n'avoit presque rien, parce qu'elle avoit tout fricassé[1] ou laissé[2] piller à ses gens d'affaires; tout au commencement de ces magnifiques glaces, alors fort rares et fort chères, elle en acheta un parfaitement beau miroir[3]. « Hé! comtesse, lui dirent ses amis, où avez-vous pris cela? — J'avois, dit-elle, une méchante terre[4], et qui ne me rapportoit que du blé; je l'ai vendue, et j'en ai eu ce miroir. Est-ce que je n'ai pas fait merveilles? du blé, ou ce beau miroir[5]! » Une autre fois, elle harangua son fils[6], qui

gravé par Huret d'après les Beaubrun. Elle-même écrivait et, Mme de Sévigné nous a conservé ses quatre vers sur la promotion de l'Ordre en 1688, ainsi que les bons mots de Mme Cornuel sur sa folie et sur son extravagance piquante. Voyez l'étude considérable que M. Ch. Livet vient de lui consacrer dans ses *Portraits du grand siècle*, p. 1-84.

1. Verbe déjà rencontré, avec le même sens, au tome III, p. 197. « Bothwell ayant tout fricassé, comme on dit.... » (Aubigné, *Histoire universelle*, éd. de M. le baron de Ruble, tome I, p. 357).

2. *Laissée* corrigé en *laissé*.

3. Un miroir parfaitement beau, fait de plusieurs glaces, et probablement de ces glaces de Venise qu'on connaissait seules à Paris avant la création de la manufacture royale à laquelle Colbert donna un développement si rapide à partir de 1665. C'est seulement en 1691 qu'on vit les premières grandes glaces coulées sur table dans l'établissement qui venait d'être installé par Abraham Thévart et ses associés : *Mémoire de la généralité de Paris*, p. 605 et 607-609; *la Manufacture des glaces de Saint-Gobain*, par Aug. Cochin, p. 35-36. On trouvera des prix de glaces en 1709 dans le *Bulletin de la Société de l'Histoire de Paris*, 1887, p. 122-125. — Il est question du miroir de Mme de Fiesque dans un passage du *Grand Cyrus* cité par M. Livet.

4. Serait-ce Varaville, vendu en 1652? Voyez la notice de M. Livet, p. 43.

5. On sait quel était le dédain pour tout ce qui touchait à l'agriculture dans ce temps où la Bruyère écrivait : « A Paris, on distingue à peine la plante qui porte le chanvre d'avec celle qui produit le lin, et le blé froment d'avec les seigles; » et où Boisguilbert se plaignait que le métier de laboureur fût devenu une « espèce de dérogeance à toutes sortes de mérites, » et qu'on laissât aux derniers des hommes (Vauban dit : « la lie du peuple, » et la Bruyère : « de certains animaux farouches ») la commission de faire subsister tous les autres. Les historiens qui se sont occupés de la statistique foncière s'accordent pour constater une énorme dépréciation des terres à la fin du dix-septième siècle.

6. Jean-Louis-Marie, comte de Fiesque et de Lavagne, qui avait servi

n'avoit presque rien, pour l'engager à se marier, et à se remplumer par un riche mariage; et la voilà à moraliser sur l'orgueil qui meurt de faim plutôt que de faire une mésalliance[1]. Son fils[2], qui n'avoit aucune envie de se marier, la laissa dire, puis, voulant voir où cela iroit, fit semblant de se rendre à ses raisons. La voilà ravie : elle lui étale le parti, les richesses, l'aisance, une fille unique, les meilleurs gens du monde, et qui seroient ravis, auprès de qui elle avoit des amis qui feroient immanquablement réussir l'affaire; une jolie figure, bien élevée, et d'un âge à souhait. Après une description si détaillée, le comte de Fiesque la pressa de nommer cette personne en qui tant de chose réparoient la naissance : la comtesse lui dit que
[Add. StS. 305] c'étoit la fille de Jacquier[3], qui étoit un homme connu de tout le monde et qui s'étoit acquis l'estime et l'affection de M. de Turenne, les armées duquel il avoit toujours fournies de vivres, et s'étoit enrichi[4]. Voilà le comte de

comme aide de camp du Roi en 1692 et 1693, mourut sans alliance, à soixante et un ans, le 28 septembre 1708. Saint-Simon parlera assez longuement de lui à cette date.

1. Comparez le mot attribué par notre auteur à Mme de Grignan mariant son fils avec la fille du maltôtier Saint-Amans (notre tome III, Appendice, p. 394; Addition au *Journal de Dangeau*, tome X, p. 397, et suite des *Mémoires*, tome IV, p. 178; *le Marquis de Grignan*, par M. Frédéric Masson, p. 188).

2. Ici, le changement d'écriture montre que l'auteur a fait une pause.

3. François Jacquier, sieur de Belle-Assise, commissaire des guerres en 1649, reçu secrétaire du Roi en 1653, honoraire en 1673, fut chargé du gouvernement général des vivres des armées avant qu'on n'en eût fait une régie, puis porta le titre de commissaire général des vivres depuis 1650 jusqu'au 10 avril 1684, date de sa mort. C'était, suivant la légende, le fils d'un boulanger de Rethel ou d'un marchand de Châlons.

4. Le généalogiste la Chenaye des Bois, dans son *Dictionnaire de la Noblesse* (nouvelle édition, tome XI, p. 7), cite en faveur de Jacquier des lettres et des témoignages très honorables de Turenne, Condé, Luxembourg, Saint-Hilaire, etc. C'est de lui, et non de *Jacquin*, qu'il est parlé dans la première satire de Boileau, à propos du service qu'il rendit au Roi en faisant abandonner Turenne par les troupes weymariennes. Voyez aussi le *Journal d'Ol. d'Ormesson*, sur ses traités, tome II, p. 16

Fiesque à rire de tout son cœur, et la comtesse à lui demander, en colère, de quoi il rioit et si il[1] trouvoit ce parti si ridicule. Le fait étoit que Jacquier n'eut jamais d'enfants[2]. La comtesse, bien surprise, pense un moment, avoue qu'il a raison, et ajoute en même temps que c'est le plus grand dommage du monde, parce que rien ne lui eût tant convenu. Elle étoit pleine de semblables disparades[3], qu'elle soutenoit avec colère, puis en rioit la première[4]; on disoit d'elle qu'elle n'avoit jamais eu que dix-huit ans[5]. Elle étoit veuve, dès 1640, du marquis de Piennes

et 73, et sur son procès de 1665, p. 360-361, et les *Lettres de Colbert*, tome II, p. CCVI-CCIX. Colbert l'employa beaucoup au développement de la marine, dont il devint le fournisseur général pour les vivres en 1670 (*Lettres de Colbert*, tome III, 2e partie, p. 661-662); mais Bonrepaus attaquait très vivement ses marchés.

1. *Elle*, dans le manuscrit, au lieu d'*il*. Nous avons vu que Saint-Simon manquait souvent à l'élision.

2. Saint-Simon se trompe : Jacquier eut plusieurs fils, dont un continua la postérité, et une fille, qui épousa en 1680 le marquis de Ligneris et mourut le 26 juin 1741, sans enfants. Voyez l'article cité de la Chenaye des Bois et l'*Histoire généalogique*, tome IX, 2e partie, p. 532. Le Roi fit au fils, conseiller au Parlement, l'honneur de dîner à son château de Vieuxmaisons le 3 juin 1687 : *Mémoires de Sourches*, tome II, p. 59.

3. Ci-dessus, p. 84.

4. Il y a bien des historiettes dans Bussy et dans les *Mémoires de Mademoiselle*, qui, comme notre auteur va le dire, font connaître le caractère extravagant et emporté, mais bon et naïf au fond, de la comtesse de Fiesque, celle, entre autres, des amours du jeune la Tour-d'Arrest avec Mlle de Piennes, au moment même où celle-ci devait épouser M. de Guerchy : tandis que Mademoiselle se mettait en peine d'étouffer l'affaire, Mme de Fiesque « trouva cela si joli, qu'elle eût été toute propre à le conter à tout le monde, croyant louer sa fille. » Voyez aussi l'anecdote de la rupture avec la princesse, en 1657. Celle-ci, qui la dit (tome II, p. 246-248) assez agréable femme, de belle taille, de bonne compagnie, d'allures nobles, faisant aussi bien les honneurs de Saint-Fargeau que « son camarade » la Frontenac s'en acquittait mal, a écrit d'elle un portrait à la mode du temps dans le recueil qui a été édité à nouveau par M. Édouard de Barthélemy. On se rappelle que c'est Mme de Fiesque qui patronna Mlle d'Outrelaize à ses débuts.

5. Le commentaire d'une chanson de 1670 (ms. Fr. 12618, p. 361) dit même que son peu de jugement la faisait vivre, penser, parler et

Brouilly[1], tué à Arras[2], dont elle n'eut qu'une fille, mère de Guerchy[3]. Les *Mémoires* de Mademoiselle, avec qui elle passa toute sa vie[4], souvent en vraies querelles pour des

agir comme si elle n'eût toujours eu que dix ans; mais c'était un attrait de plus. Voici la chanson :

Des yeux charmants, un teint sans artifices,
Un air merveilleux,
Un esprit qui plaît en tous lieux,
Une humeur qui partout fait les délices;
N'être point capable de tristesse,
Disputer parfois assez mal à propos,
N'être jamais un moment en repos,
N'est-ce pas le portrait de la Comtesse ?

1. Louis de Brouilly, seigneur de Piennes, l'épousa en janvier 1632, sans le consentement des d'Harcourt (*Histoire de la maison d'Harcourt*, par la Roque, tome II, p. 1281-1294). Les générations précédentes de Brouilly ont déjà été mentionnées en 1698, tome V, p. 223-224. La terre patrimoniale de Mesvillers, en Picardie, ne fut érigée en marquisat de Piennes que dans l'année 1668.

2. Arras, après deux mois de résistance, succomba le 10 août 1640, malgré le voisinage d'une armée espagnole. M. de Piennes, pris par l'ennemi dans une de ses attaques contre les lignes, le 19 juillet, fut tué par des soldats qui se disputaient sa rançon. Il avait servi avec distinction à l'île de Ré et en Italie. Sa veuve se remaria le 21 octobre 1644.

3. Marie de Brouilly-Piennes, baptisée le 19 septembre 1637, épousa par contrat passé au château de Saint-Fargeau, chez Mademoiselle (voyez ses *Mémoires*, tome II, p. 287, 324 et 485), le 6 janvier 1655, Henri de Regnier, marquis de Guerchy, capitaine au régiment de cavalerie du Roi, dont elle eut Louis de Regnier, marquis de Guerchy et de Nangis, comte de Druy, etc., qui débuta aux mousquetaires en 1684, puis eut une compagnie au régiment d'infanterie du Dauphin et devint colonel du régiment de Thiérache en 1692, fut fait brigadier et colonel du régiment des Vaisseaux en 1702, maréchal de camp en 1704, lieutenant général en 1710, gouverneur de Saint-Sébastien en 1719, d'Huningue en 1733, se retira à la paix de 1735, fut nommé chevalier des ordres en 1739, et mourut à Guerchy, le 13 février 1748, âgé de quatre-vingt-cinq ans.

4. Pendant la guerre civile de 1652, elle l'accompagna, comme une de ses « maréchales de camp, » à Orléans, à l'hôtel de ville de Paris, etc., puis la rejoignit dans l'exil à Saint-Fargeau, et enfin, après des alternatives de faveur et de disgrâce, elle lui servit de dame d'honneur jusqu'à sa mort. Selon Dangeau, c'est elle qui la décida à tester en faveur du duc du Maine. Le Roi lui donnait une pension de quatre

riens, et sans toutefois pouvoir se passer l'une de l'autre, la font très bien connoître[1]. Elle n'eut ni frère ni sœurs[2], et son père étoit aîné de celui de Beuvron[3].

Famille, fortune et mort de M. de Pomponne. [Add. St-S. 306]

Une autre mort fit plus de bruit, et laissa un grand vuide pour le Conseil et pour les honnêtes gens : ce fut celle de Pomponne[4], fils du célèbre Arnauld d'Andilly[5] et neveu du fameux M. Arnauld[6]. Cette famille, illustre en science, en piété, et par beaucoup d'autres endroits, n'a pas besoin d'être expliquée ici : elle l'est par tant de beaux ouvrages,

mille livres depuis 1684. (*Journal*, tomes I, p. 6, et IV, p. 262 et 418.)

1. Il faut prendre garde, jusqu'en 1653, de confondre la première comtesse de Fiesque, gouvernante de Mademoiselle, avec sa belle-fille, dont il s'agit ici.

2. Elle avait perdu deux frères morts jeunes.

3. Son père était Jacques II d'Harcourt, marquis de Beuvron, gouverneur de Falaise (1585-1622), frère aîné de François II, qui releva le titre de marquis de Beuvron, et qui fut père de François III et grand-père d'Henri, marquis d'Harcourt (tome II, p. 34).

4. *Journal de Dangeau*, tome VII, p. 156-159. Comparez les *Mémoires de Sourches*, tome VI, p. 188, la *Gazette*, 1699, p. 480, la *Gazette d'Amsterdam*, n°s LXXX et LXXXI, le *Mercure*, octobre, p. 248-251, etc.

5. Robert Arnauld d'Andilly, né à Paris en 1589, était le premier des dix enfants du célèbre avocat de l'Université Antoine Arnauld, dont le grand Arnauld fut le dernier. Andilly, d'abord secrétaire de la chambre (1602), commis de son oncle l'intendant Arnauld (1605), conseiller d'État (1618), premier commis du surintendant Schonberg (1619), refusa de devenir secrétaire d'État en 1622, eut ensuite la charge d'intendant général de la maison de Monsieur (1625), fit les fonctions d'intendant à l'armée du Rhin en 1634, se retira à Port-Royal-des-Champs vers 1645, pour se consacrer aux exercices de piété et à la controverse religieuse, et y mourut trente ans après, le 27 septembre 1674. On a ses *Mémoires*, publiés par l'abbé Goujet en 1734, quelques années de son *Journal*, publiées par M. Halphen, en 1857, et quantité d'ouvrages de piété ou d'histoire religieuse, dont la liste est dans le *Moréri*. Saint-Simon possédait ses *Vies des saints illustres*, ses *Vies des saints Pères des déserts*, et son *Histoire des Juifs écrite par Flavius Josèphe*. « Un savant, un sage, un saint octogénaire, avec le doux langage et les manières gracieuses d'un courtisan, voilà ce qu'était Arnauld d'Andilly, » a dit Walckenaer (*Mémoires sur Mme de Sévigné*, tome II, p. 205). C'est lui qui, sur l'ordre de Richelieu, dressa l'édit contre les duels.

6. Le « fameux » Arnauld a déjà été nommé ci-dessus, p. 36.

que je m'en tiendrai ici à M. de Pomponne[1]. M. d'Andilly, par ses emplois et par l'amitié dont la Reine mère l'honoroit avant et même depuis sa retraite à Port-Royal-des-Champs, malgré les tempêtes du jansénisme, fit employer son fils, dès sa première jeunesse[2], en plusieurs affaires importantes en Italie, où il fit des traités et conclut des ligues avec plusieurs princes[3]. Son père, extrêmement aimé et estimé, lui donna beaucoup de protec-

1. La famille et sa généalogie se trouvent dans tous les nobiliaires ou recueils biographiques. Il y a aussi une notice en tête des *Mémoires d'Arnauld d'Andilly*, et une historiette collective dans le tome III de *Tallemant des Réaux*. Feu M. Pierre Varin, de la bibliothèque de l'Arsenal, a publié en 1847 *la Vérité sur les Arnauld*, d'après les précieux papiers de famille recueillis dans cette bibliothèque. Voyez encore les preuves de noblesse conservées au Cabinet des titres, dossier ARNAULD 731.

2. On l'appela d'abord Briotte, puis Andilly, après la retraite de l'abbé son frère, et il ne prit qu'en se mariant le nom de la terre de Pomponne (ci-après, p. 342), porté par son oncle d'Hacqueville jusqu'en 1649.

3. A défaut de l'*Histoire généalogique*, où il n'y a pas d'article sur Pomponne, Saint-Simon se sert du *Moréri*, qui dit, d'après la *Gazette* du 3 octobre 1699 (p. 480) : « Simon Arnauld, marquis de Pomponne, l'un des plus célèbres ministres de son temps, fut employé dès l'âge de vingt-trois ans en diverses négociations très importantes. Il conclut en Italie plusieurs traités avec les princes de la ligue de Lombardie, et fut depuis intendant des armées du Roi à Naples et en Catalogne. » C'est à peu près tout ce qu'on trouve dans nos biographies, y compris le panégyrique qui est au tome VI des *Vies des hommes illustres de la France*, par d'Auvigny (1739), p. 271-285. Seul, Monmerqué en a connu et fait connaître davantage, grâce aux nombreux papiers de la famille Arnauld qu'il possédait, et dont il a tiré les lettres de Pomponne qui se trouvent dans l'Appendice de son édition des *Mémoires de Coulanges*. Pomponne avait été élevé au collège de Lisieux. Il alla d'abord en Piémont, pourvu d'un titre d'intendant à Casal (1642), auquel se joignit bientôt le brevet de conseiller d'État (17 janvier 1644), avec la pension de quatre mille livres remise par son père. En 1648 (12 mai), il fut nommé intendant de l'armée d'Italie, puis revint faire les mêmes fonctions à l'armée réunie sous Paris (5 février 1649), et de là à l'armée de Catalogne (6 janvier 1651). Il fut alors confirmé conseiller d'État (20 avril 1651). En 1655, on l'envoya négocier avec le duc de Mantoue (pouvoirs du 10 juin). Saint-Simon dit, dans l'Addition 306, que ce fut le comte d'Harcourt qui protégea Pomponne à ses débuts.

teurs, dont M. de Turenne fut un des principaux. Pomponne passa par l'intendance des armées à Naples et en Catalogne, et partout avec tant de sagesse, de modération et de succès[1], que sa capacité, soutenue des amis de son père et de ceux que lui-même s'étoit procurés, le fit choisir en 1665 pour l'ambassade de Suède[2]. Il y demeura trois

1. Comme le *Moréri* n'a pas parlé des temps difficiles de la vie de Pomponne, Saint-Simon n'en dit mot non plus. Il est cependant impossible de ne pas rappeler d'abord que son nom d'Arnauld et ses attaches multipliées avec Port-Royal l'empêchèrent d'obtenir la charge de chancelier du frère du Roi (lettres de Mazarin, de 1659, publiées par Monmerqué à la suite des *Mémoires de Coulanges*, p. 372-373; catalogue des autographes de feu M. Monmerqué, 1884, n° 14). Ensuite sa liaison avec Foucquet, qui lui procura un riche mariage, et son ardeur à défendre le surintendant quand fut venu le temps des épreuves (voyez sa correspondance avec Mme de Sévigné pendant le procès) lui valurent un exil de trois ans, à Verdun d'abord, puis à la campagne (*Archives de la Bastille*, tome II, p. 6-7, 113-114, 122-123, 400-403). Malgré les efforts de ses amis le Peletier, le Tellier, Bartillat, Turenne, la Rochefoucauld, et de Mmes de la Fayette, de Sablé, de Guémené, etc., il ne fut rappelé que le 2 février 1665, quand Foucquet eut été emmené à Pignerol; mais il trouva alors un accueil très bienveillant chez le Roi et chez Anne d'Autriche: voyez sa correspondance avec son père, à la suite des *Mémoires de Coulanges*, p. 382-388, et diverses lettres de condoléance dans le catalogue Monmerqué, n°s 29, 78, 84, 98, 131, 134, et dans les *Lettres de Jean Chapelain*, tome II, p. 202-203.

2. Ce furent, dit-on, les lettres que Pomponne écrivait à sa famille qui le firent choisir, en novembre 1665, par Louis XIV (*Mémoires de Choisy*, p. 644; *Vies des hommes illustres*, par d'Auvigny, tome VI, p. 272; *Essais dans le goût de Montaigne*, par le marquis d'Argenson, p. 285-286; Papiers de Philibert de la Mare, Bibl. nat., ms. Fr. 23 251, n° 1248), et, selon Olivier d'Ormesson (*Journal*, tome II, p. 409-410), c'est Claude le Peletier qui l'aurait proposé au ministre le Tellier. Son frère l'abbé Arnauld a raconté une jolie anecdote (*Mémoires*, p. 541) sur la surprise que le secrétaire d'État des affaires étrangères, Hugues de Lionne, s'amusa à faire au nouvel ambassadeur, qui ne fut tout d'abord qu'adjoint, comme ambassadeur extraordinaire, au chevalier de Terlon, maintenu à Stockholm depuis 1662. L'instruction qui lui fut remise à son départ vient d'être publiée dans le recueil des *Instructions de Suède*, par M. Geffroy, p. 71-99, et ses dépêches sont analysées dans le grand ouvrage de Mignet: *Négociations relatives à la succession d'Espagne*, tome II, p 306-322; comparez les *Mémoires de Coulanges*, p. 392-398, et

ans[1], et passa après à celle de Hollande[2]. Il réussit si bien en toutes deux, qu'il fut renvoyé en Suède[3], où, combattu

la correspondance de Jean Chapelain avec Heinsius, dans le tome II de ses *Lettres*, p. 425, 430, 432-433, 437, 446, 452, 459 et 551. Il y a deux mémoires sur cette mission, de 1665 et de 1668, dans la *Collection de lettres et mémoires de Turenne* publiée par le général de Grimoard, en 1782, tome I, p. 421-423 et 465-467.

1. C'est la relation de ce séjour de trois ans qui remplit le premier des deux volumes publiés par Mavidal, en 1860, sous le titre de *Mémoires du marquis de Pomponne*. Malgré son labeur, son zèle et son crédit auprès du chancelier la Gardie, malgré un premier succès qui lui valut les plus vifs compliments de M. de Lionne, il ne put empêcher que la Suède ne fît signer la paix à Breda, entre l'Angleterre et la Hollande, puis ne conclût la triple alliance de la Haye avec ces deux puissances (13 janvier 1668) et un autre traité avec l'Autriche (29 avril), qui rompirent toutes les mesures de Louis XIV en pleine conquête des Pays-Bas espagnols, et le forcèrent de signer la paix d'Aix-la-Chapelle (2 mai). Rappelé tout aussitôt, il rentra à Saint-Germain le 17 septembre, et fut reçu à merveille par le Roi. Les lettres d'Arnauld d'Andilly que possédait Monmerqué (n° 8 du catalogue des autographes vendus en 1884) nous montrent qu'à cette époque, en 1668, la duchesse de Chevreuse s'occupait de l'avenir de l'ambassadeur.

2. « En 1665, il fut nommé ambassadeur extraordinaire en Suède, où il demeura trois ans, et il fut depuis envoyé en la même qualité vers les États généraux des Provinces-Unies. » (*Moréri*.) Il arriva à la Haye le 24 février 1669, et obtint, le 24 novembre suivant, une nouvelle confirmation de son titre de conseiller d'État semestre. Les lettres qu'il reçut de 1668 à 1671 sont conservées à la bibliothèque de l'Arsenal, mss. 4586, 4712-4719 et 4753 ; d'autre part, Mignet, dans le tome III des *Négociations*, p. 563-651, et M. Antonin Lefèvre-Pontalis, dans son livre sur *Jean de Witt*, tome II, p. 36 et suivantes, se sont servis de sa correspondance diplomatique, le dernier surtout d'une relation de Pomponne lui-même, encore inédite. Pomponne, dont « les sentiments naturels allaient à la conservation du repos de la Chrétienté, » selon le mot de Wicquefort, Pomponne était mal choisi pour tromper les Hollandais et endormir leur sécurité jusqu'à ce que la rancune de Louis XIV fût prête à s'appesantir sur eux. Mandé à Dunkerque le 1er mai 1670, il y apprit mystérieusement, de la bouche même du Roi, que la guerre serait déclarée au printemps suivant, et que bientôt on aurait raison des fanfaronnades de ces pêcheurs de la mer du Nord.

3. M. de Lionne, l'ayant désigné, sur la demande du chancelier la Gardie, comme seul capable de reprendre les négociations en Suède, lui fit dresser à lui-même son instruction (mai 1671). Il arriva à Stockholm

par tout l'art de la maison d'Autriche, il vint à bout de conclure cette fameuse ligue du Nord si utile à la France, en 1671[1]. Le Roi en fut si content, qu'ayant perdu peu de mois après M. de Lionne, ministre et secrétaire d'État des affaires étrangères[2], il ne crut pouvoir mieux remplacer un si grand ministre que par Pomponne[3]. Toutefois, il en garda le secret et ne le manda qu'à lui, par un billet de sa main[4], avec ordre d'achever en Suède, le plus tôt qu'il pourroit, ce qui demandoit nécessairement à

le 8 août, ayant essayé de persuader aux Hollandais que sa seule mission était de renouveler avec Charles XI le vieux traité de 1662.

1. C'est la grande entreprise que M. de Lionne poursuivait pour faire le vide autour de la Hollande, et il mourut au milieu de son triomphe, ayant pu traiter avec la Bavière, le Hanovre, l'électeur de Cologne, les évêques de Münster et d'Osnabrück, etc. A côté des négociations que le diplomate Verjus menait en Allemagne, Mignet (tome III, p. 296-347) a longuement analysé ou reproduit la correspondance de Pomponne. Ce n'est pas contre « l'art de la maison d'Autriche » qu'il eut à lutter, puisque la mission du chevalier de Grémonville à Vienne aboutit à une neutralité favorable pour la France (1er novembre 1671), et qu'il y avait déjà un traité de partage éventuel de la succession d'Espagne, mais contre « le monstre de la Triple alliance, » et surtout contre les Hollandais, dont le voisinage couvrait les Pays-Bas espagnols.

2. Malade et incapable de signer depuis le 19 août 1671, Hugues de Lionne (tome IV, p. 97) mourut le 1er septembre. Il dirigeait les affaires étrangères depuis la retraite des deux Brienne, 20 avril 1663.

3. Selon l'abbé Arnauld, c'est sur l'instruction pour retourner en Suède, rédigée par l'ambassadeur lui-même, que le Roi jugea quels services il pouvait tirer de celui-ci. Lionne mort, il n'hésita pas à déposséder son fils Berny, qui avait la survivance depuis 1668, moyennant une « récompense » de huit cent mille livres, et à déclarer le choix qu'il voulait faire : voyez ses lettres du 28 août et du 2 septembre à Colbert, dans ses *Œuvres*, tome V, p. 483-484. L'abbé Arnauld prétend aussi que, dès avant 1662, Brienne père avait songé à faire faire sa charge par Pomponne jusqu'à ce que son fils et survivancier en fût capable.

4. Ce billet est une lettre assez longue, en date du 5 septembre 1671, que Monmerqué a publiée d'après une copie de la main d'Arnauld d'Andilly, avec la réponse de Pomponne à son père et la relation, par celui-ci, de la visite qu'il alla faire au Roi le 10 septembre (Appendice des *Mémoires de Coulanges*, p. 434-446). Il n'y eut point de secret, sauf peut-être pendant deux ou trois jours, et cette nouvelle fut accueillie

l'être de la même main, et de revenir incontinent après[1]. Il arriva au bout de deux mois, dans la même année 1671, et fut déclaré aussitôt[2]. Son père, retiré dès 1644, eut la joie de voir son fils arrivé par son mérite dans une place si importante[3], et mourut trois ans après, à quatre-vingt-

partout avec enthousiasme, comme l'attestent la *Gazette* (p. 928), les *Lettres de Jean Chapelain* (tome II, p. 752-753), celles de *Guy Patin* (tome III, p. 788 et 796), le *Journal d'Ol. d'Ormesson* (tome II, p. 613), le *Nouveau siècle de Louis XIV* (tome II, p. 110), les *Mémoires de l'abbé Arnauld* (p. 546-548), etc. Voici comment Gourville rapporte cette nomination (*Mémoires*, p. 591) : « M. de Pomponne... réussit si bien dans ses ambassades, et le Roi prit tant de goût pour lui par le bon style de ses lettres, que, M. de Lionne étant venu à mourir, le Roi, sans aucune insinuation et sans que personne en sût rien, lui envoya un de ses gentilshommes à Stockholm,... qui le surprit extrêmement en lui apprenant que S. M. l'avoit fait secrétaire d'État et lui mandoit de venir incessamment en prendre possession. Ce ne fut qu'au retour de ce courrier que l'on sut ce que le Roi avoit fait là-dessus : ce qui fit que ceux qui le connoissoient donnèrent de grandes louanges à S. M. du bon choix qu'elle avoit fait. » On avait parlé de donner la place à M. de Bonsy, évêque de Béziers, au président de Mesmes, ou à Courtin, qui fut un peu déçu ; mais les ministres eussent préféré que M. de Berny restât, pour faire la charge à sa place (lettres de Mme de Maintenon au maréchal d'Albret, septembre 1671, dans le livre récent de M. Geffroy, tome I, p. 28 et 30). D'Auvigny (*Hommes illustres*, tome VI, p. 272-273) affirme que le choix du Roi fut déterminé par M. le Tellier, qui croyait Pomponne moins dangereux pour l'avenir de son fils.

1. Pomponne retarda son retour pour emporter au moins le texte de traité adopté par le Sénat ; mais ce fut son successeur Courtin qui signa, le 14 avril 1672, une alliance de trois ans aux termes de laquelle Charles XI, en retour des subsides de Louis XIV, s'engageait à faire une diversion du côté de la Poméranie contre les alliés de la Hollande.

2. C'est l'expédition de ses provisions de secrétaire d'État qui eut lieu au bout de deux mois, délai nécessaire pour que son acceptation parvînt à la cour. Elles furent signées le 31 octobre 1671, avec un brevet de pension de six mille livres : ms. Clairambault 664, p. 189, et Arch. nat., O[1] 16, fol. 41 v°. Pomponne n'arriva que le 14 janvier 1672, Louvois ayant fait l'intérim depuis le 1er septembre, avec beaucoup d'activité et de succès ; il entra au Conseil le 15 comme secrétaire d'État, le 25 comme ministre (*Gazette* de 1672, p. 96 ; *Mémoires de Coulanges*, p. 449).

3. Voyez sa relation, sa lettre du 23 janvier au Roi (*Coulanges*, p. 446-447), et les *Lettres de Mme de Sévigné*, tome II, p. 367-370.

cinq ans. Pomponne parut encore plus digne de cette charge par la manière dont il l'exerça, qu'avant d'en avoir été revêtu[1]. C'étoit un homme qui excelloit surtout par un sens droit, juste, exquis, qui pesoit tout et faisoit tout avec maturité, mais sans lenteur; d'une modestie, d'une modération, d'une simplicité[2] de mœurs admirable, et de la plus solide et la plus éclairée piété. Ses yeux montroient de la douceur et de l'esprit; toute sa physionomie, de la sagesse et de la candeur[3]. Un art, une dextérité, un talent singulier à prendre ses avantages en traitant; une finesse, une souplesse sans ruse, qui savoit parvenir à ses fins sans irriter; une douceur et une patience qui charmoit dans les affaires; et avec cela une fermeté, et, quand il le falloit, une hauteur à soutenir l'intérêt de l'État et la grandeur de la couronne, que rien ne pouvoit entamer[4]. Avec ces qualités, il se fit aimer de tous les ministres étrangers comme il l'avoit été dans les divers pays où il avoit négocié; il en étoit également estimé, et il en avoit su gagner la confiance[5]. Poli, obligeant, et jamais ministre

1. Dans son mémoire inédit (*Jean de Witt*, tome II, p. 122), il dit qu'il reçut la nouvelle de son élévation sans se laisser éblouir par les faveurs de la fortune, comme un homme qui se préparait plutôt à en supporter les disgrâces.

2. *Simplité*, dans le manuscrit, et plus loin, *la plus solides*, avec le signe du pluriel et une virgule ajoutés dans la revision.

3. Mignard peignit son portrait en 1675, et Nanteuil le grava *ad vivum*.

4. Il y a beaucoup de ses lettres ou instructions diplomatiques dans le tome IV du recueil de Mignet, et quelques autres dans les *Lettres inédites des Feuquières;* mais l'abbé de Choisy prétend que ce n'était qu'un « bon homme » de génie assez court, et qu'il lui fallait trois mois pour rédiger un de ces morceaux si appréciés du Roi.

5. On en peut juger par les portraits que divers ambassadeurs vénitiens firent de lui en 1674, 1676, 1695 et 1699 (tome III du recueil des *Relazioni*, série Francia, p. 275, 288, 513 et 592, et copie des *Dépêches*, filza 193, p. 360-363). A la dernière date, peu après sa mort, Erizzo lui rendait ce bel hommage : « La justice et la gratitude me font une obligation de donner les plus vifs éloges à la mémoire de ce digne ministre. En toute matière et avec toutes les nations, il fit faire toujours la paix et donna les plus sages conseils, cherchant toujours à

qu'en traitant, il se fit adorer à la cour, où il mena une vie égale, unie, et toujours éloignée du luxe et de l'épargne, et ne connoissant de délassement de son grand travail qu'avec sa famille, ses amis et ses livres. La douceur et le sel de son commerce étoient charmants, et ses conversations, sans qu'il le voulût, infiniment instructives. Tout se faisoit chez lui, et par lui, avec ordre, et rien ne demeuroit en arrière[1], sans jamais altérer sa tranquillité. Ces qualités étaient en trop grand contraste avec celles de Colbert et de Louvois pour en pouvoir être souffertes avec patience. Tous deux en avoient sans doute de très grandes; mais, si elles paroissoient quelquefois plus brillantes, elles n'étoient pas si aimables, et, s'ils avoient des amis, Pomponne avoit aussi les siens particuliers, et, quoique moins puissant, peut-être en plus grand nombre, et, de plus qu'eux, étoit généralement aimé. Chacun des deux autres tendoit toujours à embler[2] la besogne d'autrui, et c'est ce qui les avoit rendus[3] ennemis l'un de l'autre; tous deux vouloient, sous divers prétextes, manier les affaires étrangères[4], et tous deux s'en trouvoient également sage-

servir le Roi sans offenser les intérêts et les convenances des autres princes. Son âge de quatre-vingts ans, le crédit de sa longue expérience, les emplois qu'il avait eus en diverses cours, lui conciliaient l'estime, le respect et la déférence de tous. Connaissant bien les choses humaines et zélé pour les choses divines, aimant la justice, tout fidèle au Roi, ferme dans l'adversité, modéré dans la prospérité, bienfaisant pour tous, à nul hostile, il a fini ses jours universellement regretté comme le plus parfait des ministres et le meilleur des hommes. » L'éloge que Pellisson, dans l'*Histoire de Louis XIV*, tome III, p. 179, et un écrivain moderne, Flassan, dans l'*Histoire de la diplomatie française*, tome III, p. 331-475, ont fait de l'auteur de la paix de Nimègue et de son ministère s'accorde avec ce jugement du diplomate italien.

1. *Airière*, dans le manuscrit, et *celle*, au singulier, à la ligne suivante.

2. Nous avons déjà rencontré (tome I, p. 137) ce verbe de l'ancien langage, dont il ne reste plus aujourd'hui que la locution *d'emblée*.

3. *Rendu*, sans accord, dans le manuscrit.

4. La correspondance de Louvois avec son ami Courtin (*Correspondance adimnistrative*, tome IV, p. 743-748) montre avec quelle impatience Pomponne protestait contre cette ingérence dans ses attributions

ment, mais doucement, repoussés. Non seulement ils n'y purent jamais surprendre la moindre prise; mais la grande connoissance qu'avoit Pomponne des affaires générales de l'Europe, et en particulier celle que son application, ses voyages, ses négociations lui avoient acquise[1] des maisons, des ministres, des cours étrangères, de leurs intérêts et de leurs ressorts, lui donnoient un tel avantage sur ces matières, que, sans sortir de sa modération et de sa douceur, ils n'osoient le contredire au Conseil, où, devant le Roi, il les avoit souvent mis sans repartie, lorsqu'ils l'avoient hasardé[2]. Hors de toute espérance d'embler rien sur un homme si instruit et si sage, et qui se contentoit de son ministère sans leur donner jamais prise par vouloir empiéter sur le leur, ils furent longtemps à chercher comme[3] pouvoir entamer un homme si difficile à prendre, et si insupportable à leur ambition vis-à-vis d'eux. Ce desir de s'en délivrer pour mettre en sa place quelqu'un qui ne pût pas si bien se défendre réunit pour un temps ces deux ennemis; ils se concertèrent. Le jansénisme fut

ministérielles. C'est en 1673; Louvois dit ironiquement : « Il y a déjà du temps que M. de Pomponne est travaillé de la maladie de vouloir faire sa charge et d'empêcher que personne ne s'en mêle, et, soit que son humeur appréhensive lui fasse craindre qu'il ne la fasse pas bien, ou qu'il lui revienne quelque chose de ce que l'on dit dans le public, il est devenu, depuis quelque temps, fort fâcheux sur cela. »

1. *Acquises* est au pluriel, quoique *celle* soit au singulier.

2. Nous avons vu que le secrétaire d'État des affaires étrangères avait le rôle prépondérant au conseil d'État d'en haut. Dans l'Addition 306, Saint-Simon parle d'un autre fait qui n'est pas reproduit ici, une dispute qui eut lieu en plein conseil, à propos d'un prince de la ligue du Rhin, et où Louvois ayant eu le dessous, il jura la perte de Pomponne et « se rallia Colbert dans ce dessein. » Gourville, d'autre part (voyez notre tome V, p. 460), raconte que Louvois releva fortement un jour, en présence du Roi, quelque omission de Pomponne, et que « cela fut cause que le Roi établit de faire lire dans son Conseil les dépêches concernant ce qui avoit été résolu dans le conseil précédent. » D'Auvigny (tome VI, p. 274-275) dit que Louvois osa demander l'union du département des affaires étrangères à celui de la guerre.

3. Pour *comment :* voyez le *Dictionnaire de Littré*, COMME 4°.

leur ressource[1] : c'étoit en effet le miracle du mérite de Pomponne que, fils, frère, neveu, cousin germain et parent le plus proche, ou lié des nœuds les plus intimes[2] avec tout ce qu'on avoit rendu le plus odieux au Roi, et en gros et personnellement, il pût conserver ce ministre dans un poste de la première confiance. Les deux autres, allant toujours l'un après l'autre à la sape, et s'aidant d'ailleurs de tout ce qui pouvoit concourir à leur dessein, s'aperçurent de leur progrès sur l'esprit du Roi : ils le poussèrent, et vinrent enfin à bout de se faire faire un sacrifice sous le prétexte de la religion. Ce ne fut pourtant pas sans une extrême répugnance : le Roi, si parfaitement content de la gestion de Pomponne, ne voyoit en lui que mesure et sagesse sur tout ce qui regardoit le jansénisme ; il avoit peine à se défier de lui, même sur ce

1. L'abbé Legendre rapporte (*Mémoires*, p. 137-138) que Pomponne était discrédité depuis longtemps, surtout pour sa négligence à prendre connaissance des dépêches. « On disoit encore, ajoute cet écrivain, qu'il faisoit part aux jansénistes de tous les secrets de l'État, qui étoient son conseil, et qu'il ne faisoit rien par lui-même. » Quoique la discrétion ne fût pas tout à fait le propre de Pomponne (voyez les *Mémoires de Choisy*, p. 556), il est prouvé que le Roi ne le soupçonna jamais d'un pareil abus de confiance, et, quant aux relations avec le parti janséniste, M. Charles Gérin a démontré que ce ne put être une cause de sa chute, dans un article de fond sur *la Disgrâce de Pomponne* (*Revue des Questions historiques*, 1er janvier 1878). M. Gérin, qui s'est servi de la correspondance diplomatique de la France avec Rome, croit que Pomponne fut renvoyé du ministère parce qu'il ne se prêtait pas aux projets d'asservissement de l'Église et d'humiliation du saint-siège préparés avant lui par Lionne et Colbert, exécutés après lui par Croissy et par l'archevêque de Harlay. Il montre que, depuis des années, le Roi se servait d'un intermédiaire secret, le président Rose, pour correspondre directement avec Rome, et que la disgrâce du ministre devenu suspect se produisit au fort des difficultés survenues du côté de Port-Royal-des-Champs. Il signale, dans les *Mémoires* que Pomponne écrivit après son renvoi, des demi-mots, des réticences, qui viennent à l'appui de sa thèse. Quoi qu'il en soit, rappelons que le ministre fut renvoyé presque au lendemain de cette belle négociation de la paix de Nimègue, sur laquelle le chevalier Temple s'extasie si sincèrement dans ses *Mémoires*, p. 155-157.

2. *Intime*, au singulier, dans le manuscrit.

point, et le danger et le scandale de se servir du neveu de M. Arnauld dans ses affaires les plus secrètes et les plus importantes ne lui paroissoit point en comparaison du danger et de la peine de s'en priver[1]. A force d'attaques continuelles, il céda à la fin, et, comme la dernière goutte d'eau est celle qui fait répandre le vase[2], un rien perdit M. de Pomponne après tant d'assidues préparations. Ce fut en 1679[3]. On traitoit le mariage de Madame la Dauphine[4],

1. Mme de Sévigné dit, dans sa lettre du 8 décembre (tome VI, p. 136-137) : « Personne ne croit que le nom y ait eu part; peut-être aussi qu'il y a entré pour sa vade. Un homme me disoit l'autre jour : « C'est un crime que sa signature; » et je dis : « Oui, c'est un crime « pour eux de signer, et de ne signer pas. » On sait que les secrétaires d'État signaient les expéditions, mais non les correspondances, de leur nom patronymique. C'est ce même nom d'Arnauld qui avait peuplé et illustré Port-Royal-des-Champs ; Pomponne y comptait six sœurs, six tantes et une grand'mère, sans parler de son père et de son frère Luzancy.

2. Cette métaphore ne trahit-elle pas l'emprunt fait aux lettres de Mme de Sévigné si connues, et publiées dès 1734, sur la disgrâce de Pomponne, du 22 novembre au 13 décembre? Elle écrivait, le 6 décembre (tome VI, p. 119) : « On dit qu'il y avoit près de deux ans qu'il étoit gâté auprès du Roi, qu'il étoit opiniâtre au Conseil, qu'il alloit trop souvent à Pomponne, que cela lui ôtoit l'exactitude, et qu'en dernier lieu ce courrier de Bavière qui étoit arrivé le jeudi au soir, et dont il ne vint rendre compte que le samedi, à cinq heures du soir, a été la dernière goutte qui a fait répandre le verre. » Et, le 8 décembre (p. 136) : « Il est donc vrai que c'est la dernière goutte d'eau qui a fait répandre le verre. » Le continuateur de Walckenaer a réuni ou résumé, dans le tome VI des *Mémoires sur Mme de Sévigné*, p. 400-419, tout ce que les *Lettres* renferment sur Pomponne depuis la disgrâce de 1679.

3. Les pages qui vont suivre ont été reproduites en partie, dès 1793, dans le *Nouveau siècle de Louis XIV*, tome II, p. 111-115.

4. Pomponne lui-même a résumé l'historique de ce mariage dans la seconde partie de ses *Mémoires*, p. 230-231 et 247-258. L'engagement pris, dès 1670, entre Louis XIV et l'Électeur fut absolument caché jusqu'à ce que le Dauphin achevât sa dix-huitième année. Alors, le Roi, ayant renoncé définitivement à préférer pour bru la fille du duc d'Orléans qui devint reine d'Espagne, et ayant pris toutes ses informations dans le dernier secret, par le moyen de Chamlay, envoya Colbert de Croissy faire la proposition officielle, puis le duc de Créquy porter les présents et les pouvoirs. Le contrat fut signé à Munich le 30 décembre

et on attendoit le courrier qui devoit en[1] apporter la conclusion. Dans ces moments critiques, Pomponne supputa[2], et crut qu'il auroit le temps d'aller passer quelques jours à Pomponne[3]. Mme de Soubise étoit bien au fait de tout ; c'étoit le temps florissant de sa beauté et de sa faveur[4]. Elle étoit amie de Pomponne, mais elle n'osoit s'expliquer : elle se contenta de le conjurer de remettre ce petit voyage, et[5] de l'avertir qu'elle voyoit des nuages qui ne devoient pas lui permettre de s'absenter ; elle le pressa autant qu'il lui fut possible[6]. Les gens les plus parfaits ne sont pas sans défauts : il ne put comprendre tout[7] ce que Mme de Soubise vouloit qu'il entendît, ni avoir la complaisance de sacrifier ce petit voyage à son conseil et à son amitié[8]. Pomponne est à six lieues de

1679, le mariage célébré le 26 février suivant, et la princesse arriva en France au mois de mars. Voyez nos Additions et corrections.

1. *En* est écrit en interligne. — 2. Fit ses calculs de temps.

3. Cette terre (tome III, p. 143) avait un château embelli par Mansart, en 1665 ; Arnauld d'Andilly en soignait tout particulièrement les jardins et le fruitier. Simple châtellenie, elle ne fut érigée en marquisat qu'en avril 1682. Voyez Lebeuf, *Histoire du diocèse de Paris*, tome VI, p. 66-77, et Sainte-Beuve, *Port-Royal*, tome II, p. 254-264, etc. Lebeuf écrivait ce nom de lieu par une seule *n*, comme le prénom *Pompone*, venu aux Bellièvre par le parrainage d'un Trivulzio et rappelant une très antique *gens* de Rome ; Saint-Simon écrit : *Pompone*, ou : *Pomponne*.

4. Voyez l'Appendice de notre tome V, p. 547 et 548.

5. *Et* est écrit en interligne.

6. Ce détail semble n'avoir été donné par aucun contemporain.

7. *Tout* est écrit en interligne.

8. Nombre de témoignages attestent que Pomponne avait trop d'affection pour sa terre patrimoniale et multipliait trop facilement ses voyages et ses séjours à dix lieues de Versailles. Sous ce rapport, comme sous celui de l'entêtement, dont parlent même ses amis, Louis XIV avait quelques raisons de se plaindre comme il l'a fait, au moment même de la disgrâce, dans ses *Réflexions sur le métier de roi* : « Je ne le connoissois que de réputation et par les commissions dont je l'avois chargé, qu'il avoit bien exécutées ; mais l'emploi que je lui ai donné s'est trouvé trop grand et trop étendu pour lui. J'ai souffert plusieurs années de sa foiblesse, de son opiniâtreté et de son inapplication. Il m'en a coûté des choses considérables, je n'ai pas profité de tous les

Paris. Pendant son absence, arriva le courrier de Bavière, et en même temps une lettre à M. de Louvois, qui avoit ses gens partout[1] : c'étoit la conclusion, avec le détail de tous les articles, du traité et du mariage. Louvois va tout aussi[tôt] porter sa lettre au Roi, qui s'étonne de n'avoir point de nouvelles par ailleurs[2]. Les

avantages que je pouvois avoir ; et tout cela par complaisance et par bonté. Enfin il faut que je lui ordonne de se retirer, parce que tout ce qui passe par lui perd de la grandeur et de la force qu'on doit avoir en exécutant les ordres d'un roi de France qui n'est pas malheureux. Si j'avois pris le parti de l'éloigner plus tôt, j'aurois évité les inconvénients qui me sont arrivés, et je ne me reprocherois pas que ma complaisance pour lui a pu nuire à l'État. » (*Œuvres de Louis XIV*, tome II, p. 458-459 ; *Mémoires*, éd. Dreyss, tome II, p. 520-521.) Voltaire, en citant ce document dans le chapitre XXVIII du *Siècle de Louis XIV*, fait observer que le Roi fit un choix encore plus regrettable lorsqu'il prit Chamillart.

1. Pendant très longtemps Louvois entretint des correspondants dans divers pays, en dehors des représentants accrédités ou des agents secrets du département des affaires étrangères, pour être mis par eux au courant de tout ce qui survenait, non seulement comme guerre, mais aussi comme marine et comme politique générale, et le Roi aimait que leurs rapports, sûrs ou non, lui fussent communiqués : suite des *Mémoires*, tome VI, p. 302-303 ; *Correspondance de Bussy-Rabutin*, tome V, p. 17 ; *Mémoires de Gourville*, p. 561 ; *Mémoires de Sourches*, tome III, p. 61 ; *Correspondance des Contrôleurs généraux*, tome I, n° 970 ; Bibl. nat., ms. Fr. 10 654, n° 23, etc. Parfois même, et en dehors de l'*intérim* de 1671, Louvois se mêla directement aux négociations diplomatiques ; M. Rousset en a cité quelques cas (tomes I, p. 329-330 et 341, IV, p. 76-80 et 87-88, de son *Histoire de Louvois*). Selon Spanheim (*Relation*, p. 185-186), c'est Louvois qui aurait empêché Pomponne de couper court, dès la première campagne de 1672, par une paix « aussi glorieuse pour la France que préjudiciable et honteuse pour les États, » et qui aurait fait prévaloir les idées de conquête et de violence. Mais le même Spanheim dit (p. 202 et 203) qu'il cessa de se tenir en communication directe avec les ministres étrangers dès que Croissy fut aux affaires : comparez un article de la *Revue historique*, 1887, tome XXXIV, p. 413-418.

2. Gourville a fait un récit différent (*Mémoires*, p. 591) : la dépêche de M. de Croissy aurait été remise à Pomponne au moment où il emmenait à la campagne M. de Châteauneuf et plusieurs dames ; sans penser que l'ambassadeur était frère de Colbert et que sa dépêche était attendue par le Roi, il aurait ordonné au courrier de ne pas se montrer de

dépêches de Pomponne étoient en chiffre[1], et celui qui déchiffroit se trouva à l'Opéra[2], où il s'étoit allé divertir en l'absence de son maître. Tandis que le temps se passe à l'Opéra, puis à déchiffrer, et cependant à aller et à venir de Pomponne, Colbert et Louvois ne perdirent pas de temps : ils mirent le Roi en impatience et en colère, et s'en surent si bien servir, que Pomponne, en arrivant à Paris, trouva un ordre du Roi de lui envoyer les dépêches et sa démission, et de s'en retourner à Pomponne[3]. Ce grand coup frappé, Louvois, dont Colbert, qui

deux ou trois jours, jusqu'à ce qu'on fût revenu de Pomponne; le courrier, néanmoins, aurait porté chez Colbert une lettre particulière de son frère, pleine de détails curieux, et Colbert, avec ou sans intention de nuire au ministre absent, se serait hâté de la communiquer au Roi; le Roi aurait patienté jusqu'au jour suivant, puis, ne voyant rien venir de Pomponne, aurait fait demander si les commis n'avaient point la dépêche. « Il se peut bien faire, ajoute Gourville, que M. Colbert ne se soit pas mis beaucoup en peine d'excuser M. de Pomponne, cela n'étant guère d'usage entre les ministres; car, entre amis particuliers, M. Colbert auroit envoyé un cavalier à M. de Pomponne pour l'avertir de la peine où étoit le Roi, et il ne falloit pas plus de trois heures pour cela. Enfin M. Colbert, voyant la résolution que S. M. avoit prise d'ôter la charge à M. de Pomponne, proposa au Roi de la donner à M. de Croissy, et l'obtint. » Le récit de Bussy-Rabutin est à peu près conforme à celui de Gourville. Spanheim dit aussi que cette négligence fut dévoilée par Colbert (*Relation*, p. 200), et que Louvois, absent lui-même et à Meudon, se laissa devancer par son rival (p. 188). Le récit de Mme de Sévigné, seul écrit sur le moment même ou quelques semaines après, concorde avec celui de Gourville : et il n'y a peut-être que l'annotateur des *Mémoires de Sourches* qui, à propos d'une pareille mésaventure de courrier arrivée à M. de Croissy, en 1686 (tome I, p. 443, note 3)[a], attribue la dénonciation à Louvois, comme le fait notre auteur. D'Auvigny, en paraphrasant les lettres de Mme de Sévigné, insiste sur le rôle de Louvois et sur ses visées jalouses.

1. Voyez les dépêches du Dépôt des affaires étrangères, vol. *Bavière* 30.

2. Ci-après, p. 387 et note 2.

3. Mme de Sévigné écrit, le 13 décembre : « ..... Depuis longtemps, on faisoit valoir les minuties, et cela avoit formé une disposition qui étoit toujours fomentée dans la pensée d'en profiter, et la dernière faute impatienta et combla cette mesure : d'autres se servirent sur-le-champ

a. Comparez aussi l'histoire du courrier de la Hougue, dans notre Addition 2, tome I, p. 306.

avoit ses raisons, avoit exigé de[1] ne pas dire un mot de toute cette menée à son père, se hâta de lui aller conter la menée et le succès. « Mais, lui répondit froidement l'habile le Tellier, avez-vous un homme tout prêt pour mettre en cette place ? — Non, lui répondit son fils ; on n'a songé qu'à se défaire de celui qui y étoit, et maintenant la place vuide ne manquera pas, et il faut voir de[2] qui la remplir. — Vous n'êtes qu'un sot, mon fils, avec tout votre esprit et vos vues, lui répliqua le Tellier ; M. Colbert en sait plus que vous, et vous verrez qu'à l'heure qu'il est il sait le successeur et il l'a proposé ; vous serez pis qu'avec l'homme que vous avez chassé, qui, avec toutes ses bonnes parties[3], n'étoit pas, au moins, plus à

de l'occasion, et tout fut résolu en un moment. Voici le fait. Un courrier attendu avec impatience étoit arrivé le jeudi au soir : M. de Pomponne donne tout à déchiffrer, et c'étoit une affaire de vingt-quatre heures. Il dit au courrier de ne point paroître ; mais, comme le courrier étoit à celui qui l'envoyoit, il donna les lettres à la famille. Cette famille, c'est-à-dire le frère, dit à S. M. ce qu'on lui mandoit : l'impatience prit de savoir ce qu'on déchiffroit ; on attendit donc le jeudi au soir, le vendredi tout le jour, et le samedi jusqu'à cinq heures du soir. Vraiment, quand il arriva, tout étoit fait, et, le matin encore, on eût pu se remettre dans les arçons. Il étoit chez lui à la campagne, persuadé qu'on ne sauroit rien : il y reçut les déchiffrements le soir du vendredi, il partit à dix heures le samedi ; mais il étoit trop tard. Et voilà la raison, le prétexte, et tout ce qu'il vous plaira, car il est certain que soit cela, soit autre chose auroit enfin renversé cette fortune, qui ne tenoit plus à rien. » Selon Bussy, Colbert eut ordre d'aller demander la démission de M. de Pomponne ; mais ils se croisèrent entre Pomponne et Saint-Germain[a], où le ministre, sans être admis auprès du Roi, dut rendre les dépêches et donner sa démission. Ayant défense de reparaître avant un mois, il exprima par écrit sa douleur, l'ignorance où il était des causes de sa disgrâce, la détresse où se trouveraient ses huit enfants, etc. (*Lettres de Mme de Sévigné*, tome VI, p. 87, 136 et 140.) Pomponne fut destitué le 18 novembre, et Croissy nommé le 20.

1. Avant *de*, Saint-Simon a biffé *de luy*. — 2. *De* est en interligne.

3. Ses qualités, ses mérites particuliers. Ailleurs (tome IV de 1873, p. 392), nous trouverons : « Il n'avoit aucune partie de général. »

a Colbert, selon les uns, aurait fait faire la commission par M. de Chevreuse ; au contraire, selon d'Auvigny, il aurait annoncé lui-même, et de vive voix, la fatale nouvelle.

M. Colbert qu'à vous. Je vous le répète, vous vous en repentirez[1]. » En effet, Colbert s'étoit assuré de la place pour son frère Croissy, lors à Aix-la-Chapelle, comme je l'ai dit en rapportant sa mort[2], et ce fut un coup de foudre pour le Tellier et pour Louvois, qui les brouilla plus que jamais avec Colbert, et, par une suite nécessaire, avec ce frère[3]. Pomponne sentit sa chute et son vuide; mais

1. Il faut laisser la responsabilité de ce dialogue à Saint-Simon, car les contemporains rapportent que Louvois avait un candidat tout prêt, son familier dévoué, l'ambassadeur Courtin. Spanheim dit (*Relation*, p. 188) : « Comme M. de Louvois crut que, par la paix de Nimègue, cet emploi (de la guerre) lui donneroit moins d'occasion de se rendre nécessaire, ou même assez de loisir pour s'acquitter encore de celui de ministre des affaires étrangères, surtout par le rapport qu'il pourroit y avoir avec celui de la guerre, et que, dans ce dessein, il garda peu de ménagement avec M. de Pomponne et contribua sous main à donner au Roi des vues de lui en ôter le poste, il fut bien surpris d'apprendre que M. Colbert, à son insu et durant qu'il se trouvoit à sa maison de Meudon, sut se prévaloir auprès du Roi d'une occasion qui s'en présenta pour ôter en effet subitement la charge à M. de Pomponne et la faire donner sur-le-champ à M. de Croissy, son frère, quoique absent alors en Bavière : ce qui ne put que faire balancer davantage le crédit de M. Colbert avec le sien.... » Comparez deux lettres de Mme de Sévigné, 8 et 13 décembre (tome VI, p. 136 et 140) : « Un certain homme avoit donné de grands coups depuis un an, espérant tout réunir ; mais on bat les buissons, et les autres prennent les oiseaux, de sorte que l'affliction n'a pas été médiocre et a troublé entièrement la joie intérieure de la fête[a].... C'est donc un mat qui a été donné lorsqu'on croyoit avoir le plus beau jeu du monde et rassembler toutes ses pièces ensemble. » « Un coup de poignard pour Louvois », disent les *Mémoires* de la Fare (p. 296.)

2. Tome III, p. 140. Croissy avait pris part au congrès d'Aix-la-Chapelle, mais en 1668, et c'est à Munich qu'alla le trouver la lettre portant sa nomination, et sur le dessus de laquelle son frère s'amusa à faire mettre, comme par mégarde, les qualités de ministre et de secrétaire d'État. Colbert fit l'*intérim* avec talent, dit Spanheim (p. 171).

3. On s'est demandé quel pouvait être le but de Louis XIV en faisant entrer un second Colbert dans le Conseil : voulait-il équilibrer les forces respectives des deux familles, faire contrepoids à l'alliance récente des Louvois avec les Villeroy, ou bien s'assurer un collaborateur plus sûr que les le Tellier dans ces affaires religieuses où Colbert avait déjà fait

[a] Les noces de Mlle de Louvois avec le fils de M. de Villeroy.

il les supporta en homme de bien et de courage, avec tranquillité[1]. Il eut peu après liberté de venir et de demeurer à Paris. Aucun de ses amis ne le délaissa; tout le monde prit part à sa disgrâce[2]. Les étrangers, en regrettant sa personne, qu'ils aimoient, et lui continuant toujours des marques de considération dans les occasions qui s'en pouvoient présenter, furent bien aises[3] d'être soulagés de sa capacité. Le Roi, après quelque temps[4], voulut voir Pomponne par derrière dans ses cabinets; il le traita en prince qui le regrettoit, et lui parla même de ses affaires[5].

ses preuves? Quoi qu'il en soit, Louvois, en plein ascendant, eut vite fait d'annuler Croissy, comme on avait à peu près annulé Pomponne, devenu une espèce de ministre honoraire, et il resta le maître de toutes choses. (Rousset, *Histoire de Louvois*, tome II, p. 573-574.)

1. Mme de Sévigné dit d'abord (p. 88) : « M. de Pomponne n'étoit pas de ces ministres sur qui une disgrâce tombe à propos pour leur apprendre l'humilité qu'ils ont presque tous oubliée ; la fortune n'avoit fait qu'employer les vertus qu'il avoit pour le bonheur des autres ; » puis (p. 119) : « Tout cela étoit marqué dans l'ordre de la Providence, il n'a point d'autre vue que celle-là, et c'est la seule qui puisse un peu calmer dans cette disgrâce. » Parti le matin ministre et secrétaire d'État, revenu à Pomponne simple particulier, il se montra « plus philosophe que Sénèque ; » et, deux mois plus tard, il écrivait à M. de Feuquière : « Je tâche... de comprendre que les hommes ignorent ce qui leur est bon, qu'ils donnent souvent le nom de maux à ce qu'ils devroient appeler des biens, tant l'ordre de la Providence est différent de leurs pensées et de leurs desirs. » (*Lettres inédites des Feuquières*, tome V, p. 26, 29 et 37.) C'est immédiatement après cette disgrâce, de 1680 à 1681, qu'il rédigea le volume publié par Mavidal sous le titre de : *Mémoire sur les différents intérêts des princes de l'Europe à la fin de 1679.*

2. Nombre de lettres de condoléance qui lui furent adressées figurent dans le recueil des Feuquières ou sur le catalogue des autographes de feu M. Monmerqué vendus en 1884 ; signalons, entre autres, celles de Condé, de l'archevêque d'Arles, de Bussy, d'Antoine de Courtin, de M. de Guitaut, de Mme de la Fayette, du maréchal de Navailles, de la duchesse de Montbazon-Guéméné, de M. de Varangeville.

3. *Aise*, au singulier, dans le manuscrit.

4. Ces trois derniers mots sont en interligne, et *Le*, qui commence la phrase, corrige *ce*.

5. Il y eut plusieurs entrevues en février 1680; Mme de Sévigné a raconté surtout la première et dit que Pomponne, en pleurs, recom-

De[1] temps en temps, mais rarement, cela se répétoit, et toujours sur le même pied de la part du Roi[2]. A la fin, en une de ces audiences, le Roi lui témoigna la peine qu'il avoit ressentie en l'éloignant, et qu'il ressentoit encore, et, Pomponne y ayant répondu avec le respect et l'affection qu'il devoit, le Roi continua à lui parler avec beaucoup d'estime et d'amitié ; il lui dit qu'il avoit toujours envie de le rapprocher de lui, qu'il ne le pouvoit encore, mais qu'il lui demandoit sa parole de ne point s'excuser, et de revenir dans son Conseil dès qu'il le manderoit, et, en attendant, de lui garder le secret de ce qu'il lui disoit. Pomponne le lui promit, et le Roi l'embrassa. L'événement a fait voir ce que le Roi pensoit alors : c'étoit de se défaire de M. de Louvois en l'envoyant à la Bastille. La parenthèse en seroit déplacée ici ; je pourrai avoir lieu ailleurs de raconter un fait si curieux[3]. Dans le moment que ce ministre fut mort, le Roi écrivit de sa main à Pomponne de revenir sur-le-champ prendre sa place dans ses conseils. Un gentilhomme ordinaire[4] du Roi fut chargé en secret de ce message, par le

manda sa famille, exprima son profond chagrin, etc., et que le Roi l'assura qu'il était toujours content de sa fidélité et « en repos de toutes les affaires secrètes dont il avoit connoissance. » (*Lettres*, tome VI, p. 252 et 253.) Quelques jours après, le 23 du même mois, il eut un brevet de pension de vingt mille livres, comme ministre. Le mois suivant, il reparut encore dans la foule des courtisans, quoique cette humiliation de ne plus voir « les portes tomber devant lui » le « pénétrât toujours. » On le vit aussi, très cajolé par le Roi, à une représentation d'*Esther*. (*Lettres*, tomes VI, p. 288 et 321, et VIII, p. 454 et 457-458.)

1. Le première lettre de *De* corrige *C* [*ela*].

2. C'est en 1682 que la terre de Pomponne fut érigée en marquisat.

3. Saint-Simon racontera en effet, et même à deux reprises (tomes VI de 1873, p. 217, et XII, p. 28-34), d'après Chamillart et Chamlay, ou bien d'après Mmes de Rochefort et de Blanzac, pourquoi, « si Louvois ne fût pas mort le jour qu'il mourut si subitement, il étoit arrêté le lendemain même. » L'ambassadeur vénitien P. Venier avait recueilli le même bruit : *Relazioni*, série FRANCIA, tome III, p. 511. Le jeune Brienne (*Mémoires*, éd. 1828, tome II, p. 256) en affirme l'exactitude.

4. *Gentilhomme* est écrit en surcharge sur des lettres illisibles. —

Roi même. Il trouva cet illustre disgracié à Pomponne, qui s'alloit mettre au lit. Le lendemain matin, il vint à Versailles, et[1] débarquer chez Bontemps, qui le mena par les derrières chez le Roi. On peut juger des grâces de cette audience : le Roi ne dédaigna pas de lui faire des excuses de l'avoir éloigné et de l'avoir rapproché si tard ; il ajouta qu'il craignoit qu'il n'eût peine à voir Croissy faire les fonctions qu'il avoit si dignement remplies. Pomponne, toujours modeste, doux, homme de bien, répondit au Roi que, puisqu'il le vouloit rattacher à son service, et qu'il s'étoit engagé à lui d'y rentrer, il ne songeroit qu'à le bien servir, et que, pour bien commencer, et ôter, en tant qu'en lui étoit, toutes les occasions de jalousie, il s'en alloit de ce pas chez Croissy, lui apprendre les bontés du Roi et lui demander son amitié. Le Roi, touché au dernier point d'une action si peu attendue, l'embrassa, et le congédia. La surprise de Croissy fut sans pareille quand il s'entendit annoncer M. de Pomponne ; on peut juger qu'elle ne diminua pas quand il apprit ce qui l'amenoit[2]. Celle de la cour, qui n'avoit pas songé à un retour après douze années de disgrâce, et qui n'en avoit pas eu le moindre vent, fut grande aussi, mais mêlée de beaucoup de joie[3]. Il entra au premier conseil qui se tint, et

Les gentilshommes ordinaires, au nombre de vingt-six, appointés à deux mille livres et servant par semestre, se tenaient à la disposition du Roi pour recevoir ses ordres ou ses messages, les porter à l'étranger ou en province, aller en mission plus ou moins longue auprès des rois et des princes, transmettre aux grands seigneurs les compliments ou les condoléances, etc. L'*État de la France* donne leurs attributions et les noms des titulaires, au chapitre du GRAND CHAMBELLAN.

1. *Et*, en interligne, a été ajouté peut-être par mégarde.

2. On peut constater dans les *Mémoires de Pomponne*, tome I, p. 112, et tome II, p. 256, que, même au lendemain de sa disgrâce, il ne conservait aucun ressentiment contre M. de Croissy, et louait en très bons termes les succès diplomatiques de ce ministre.

3. Mme de Sévigné semble en avoir moins parlé que de la disgrâce : *Lettres*, tome X, p. 48 et 55. Selon l'abbé le Gendre (*Mémoires*, p. 138), les jésuites, qui avaient agi contre Pomponne en 1679, ou applaudi à

M. de Beauvillier en même temps[1]. Pomponne, dès le même jour, eut un logement au château, assez grand, et vécut avec toutes sortes de mesures et de prévenances avec Croissy, qui y répondit de son côté, et qui avoit bien compris qu'il falloit le faire. Leur alliance, que le Roi voulut, je l'ai racontée en son temps[2]. Pomponne et son gendre[3] vécurent ensemble en vrai père et en véritable fils; il y trouva tout ce qu'il pouvoit desirer pour devenir un bon et sage ministre[4]; il y ajouta du sien toutes les lumières et toute l'instruction qu'il put, dont Torcy sut bien profiter[5]. M. de Pomponne lia une amitié étroite avec M. de Beauvillier; la confiance étoit intime entre eux et avec le duc de Chevreuse. Il fut aussi fort uni avec [le] Peletier[6], et honnêtement avec les autres ministres ou secrétaires d'État. Il mourut le 26 septembre de cette année, à Fontainebleau, à quatre-vingt-un ans[7], dans le desir depuis longtemps de la retraite, que l'état de sa famille ne lui avoit pas encore permis[8]. Sa tête et sa

sa chute, virent son retour d'un mauvais œil et s'en prirent à son ami l'archevêque de Paris.

1. Nommés le 24, selon les *Mémoires de Sourches*, tome III, p. 441, tous deux siégèrent dès le 25 (*Dangeau*, tome III, p. 370 et 371).

2. En 1696 : tome III, p. 142-144. Voyez les lettres de M. et Mme de Grignan au ministre, dans le tome X du *Sévigné*, p. 404-405.

3. Torcy.

4. Pomponne trouva dans son gendre tout ce qu'il pouvait désirer pour en faire un bon ministre.

5. L'ambassadeur vénitien Pisani dit que le contraste était frappant entre le beau-père, plein de délicatesse, de prudence, de réserve, de placidité, et le gendre, haut, fier, emporté comme l'avait été M. de Croissy; mais, quand Torcy fut resté seul, il se trouva tout changé à son avantage (copie des *Dépêches*, filza 193, p. 41-42). Voyez ci-dessus, p. 337, note 5.

6. On a vu, dans diverses notes, que le ministre Claude le Peletier était un très vieil ami de Pomponne.

7. Quatre-vingts ans dix mois et vingt-cinq jours, selon l'épitaphe qui se voit encore dans l'église de Pomponne, où son cœur fut transporté, le corps ayant été inhumé à Saint-Merry, dans un tombeau dont on a la gravure (*Inscriptions du diocèse de Paris*, tome III, p. 51).

8. « Il y a déjà quelques années qu'il vouloit se retirer, et qu'il

santé étoient entières, il n'avoit jamais été malade[1] : il mangea un soir du veau froid et force pêches ; il en eut une indigestion, qui l'emporta en quatre jours. Il reçut ses sacrements avec une grande piété, et fit une fin aussi édifiante que sa vie[2]. Torcy, son gendre, eut les postes[3], et sa veuve douze mille livres de pension[4]. C'étoit une femme avare et obscure, qu'on ne voyoit guère[5]. Elle avoit une

n'étoit demeuré ici que par l'amitié qu'il a pour sa famille. » (*Journal de Dangeau*, tome VII, p. 157.)

1. « Il n'avoit presque jamais été malade, » dit Dangeau.

2. Il mourut le samedi 26, à onze heures du soir, « également regretté des François et des étrangers, » dit Dangeau (p. 158). Les *Mémoires de Sourches* (tome VI, p. 187-188) et les gazettes de Hollande rapportent que, se portant parfaitement bien le 22, il eut une grande faiblesse ou une attaque à la messe le 23, et reçut les sacrements le 24. Le 25, on administra aussi le prince Emmanuel de Lorraine, qui avait mangé trop de melon et de fruits après avoir pris médecine.

3. Pomponne avait la commission de surintendant des postes depuis 1697, mais sans appointements : voyez tomes III, p. 142, et IV, p. 274.

4. Brevet du 29 septembre 1699 : Arch. nat., O[1] 43, fol. 309. Dangeau (tome VII, p. 159) dit que, sans cette grâce, Mme de Pomponne « n'auroit pas eu de quoi vivre bien à son aise, » et il fait cette réflexion : « On peut ajouter cet éloge-là à tous ceux que l'on doit à un homme aussi vertueux que M. de Pomponne, qui avoit demeuré si longtemps dans le ministère. » La pension de Pomponne avait été portée à quatre-vingt mille livres en décembre 1691, comme celle du ministre le Peletier.

5. Mme de Pomponne s'appelait Catherine Ladvocat et était fille d'un maître des comptes, mort en 1662, et d'une fille de M. Rouillé, receveur général des finances de Rouen, morte en 1691. C'est le 8 mai 1660, grâce à la protection du surintendant Foucquet et au désintéressement de l'abbé Arnauld (voyez ses *Mémoires*, p. 540), que le jeune Andilly-Pomponne avait fait ce mariage, où il rencontrait, non seulement de la fortune, mais encore, si l'on en croit la lettre de félicitation de Mme de Motteville (catalogue Monmerqué, 1884, n° 107), une « mère honnête personne, le meilleur cœur du monde, et une fille nourrie de bonne main[a]. » Mais un des pamphlets compris dans l'*Histoire amoureuse des Gaules* (éd. Livet, tome II, p. 429) dit que le père était un

[a] Les deux jeunes Hollandais dont M. Faugère a publié le *Journal d'un voyage à Paris*, faisant (p. 303-304) une visite chez Mme Ladvocat, en 1657, y trouvèrent, à côté d'une mère fort agréable, deux grandes filles, parfaitement élevées, et aussi bien « avantagées d'esprit que de corps. »

sœur[1] charmante par son esprit, par ses grâces, par sa beauté, par sa vertu[2], femme de M. de Vins qui étoit lieutenant général et qui eut les mousquetaires noirs[3]. Ils avoient un fils unique[4], beau, aimable, spirituel comme la

très riche usurier, la mère une juive, le frère aîné (dont Saint-Simon parlera plus tard, mais avec une forte erreur) un magistrat de conduite indigne et ridicule. D'autre part, à la façon dont Mme de Pomponne s'entendit de tout temps à gérer les intérêts de ses parents et amis (voyez ses nombreuses lettres dans les *Lettres inédites des Feuquières*), il semble que c'était une femme fort « serrée, » sèche, tout entière aux affaires, et c'est sans doute par courtoisie que Walckenaer a dit (*Mémoires sur Mme de Sévigné*, tome V, p. 349) qu'elle « joignait aux vertus solides et aux talents d'une habile maîtresse de maison beaucoup d'instruction. » Elle mourut le 31 décembre 1711, dans sa soixante-quinzième année : suite des *Mémoires*, tome IX, p. 180.

1. Mme de Pomponne avait perdu une première sœur, mariée au maître des requêtes Hébert de Buc, et morte le 30 janvier 1672. La cadette dont parle ici Saint-Simon s'appelait Charlotte-Renée Ladvocat. Elle fut mariée par contrat du 17 avril 1674, avec une dot de deux cent mille livres (Arch. nat., Y 259, fol. 50), au marquis de Vins : voyez les *Lettres inédites des Feuquières*, tome II, p. 304 et 429. Elle mourut à Nogent, le 1er août 1737, dans sa quatre-vingt-septième année, et fut enterrée à côté de son mari, dans l'église Saint-Eustache de Paris.

2. Avant son mariage, elle faisait l'admiration de l'abbé Arnauld (*Mémoires*, p. 544, 551 et 553), qui l'estimait digne d'un meilleur parti que M. de Vins, homme vaillant, mais par trop flegmatique, et menant d'ailleurs une conduite peu régulière. La « belle et sage marquise de Vins, » dit l'annotateur des *Mémoires de Sourches*, tomes II, p. 208, et III, p. 158. C'est surtout Mme de Sévigné qui fait son éloge sur tous les tons : très jolie, très aimable, toute dévouée à ses amis, à sa famille, surtout aux Pomponne, qui l'avaient élevée ; aimant fort peu le monde, avant même qu'elle n'eût perdu son fils unique, mais écrivant bien, curieuse de philosophie, versée dans les affaires comme un « petit ministre, » active, solidement sérieuse, etc.

3. Jean Garde de Vins d'Agoult de Montauban, marquis de Vins et de Savigny-sur-Orge, etc., a été cité en 1692, à propos de sa dernière nomination : tome I, p. 40-41. Voyez, à l'Appendice, n° XVIII, la notice que Saint-Simon lui a consacrée comme capitaine des mousquetaires.

4. Simon-César Garde, comte de Vins, dernier du nom, mort d'une blessure reçue à la bataille de Steinkerque. Il n'avait que dix-sept ans et commandait une compagnie de cavalerie. Son père, pendant ce temps, combattait en Italie.

mère, avec qui j'avois été élevé[1]; M. de Pomponne étoit ami particulier de mon père, et ils logeoient chez lui[2]. Ce jeune homme fut tué à Steinkerque[3], à sa première campagne[4]. Le père, et surtout la mère, ne s'en sont jamais consolés, et elle[5] n'a presque plus voulu voir personne depuis, absorbée dans la douleur et dans la piété tout le reste de sa longue vie. Je regrettai extrêmement son fils. M. de Pomponne ne fut pas heureux dans ceux[6] qui se destinèrent au monde: le cadet[7], qui promettoit, fut tué de

1. Après avoir eu pour précepteur l'abbé Joachim le Grand, historien et diplomate bien connu, que l'abbé d'Estrées emmena à l'ambassade de Lisbonne de 1692 à 1697, et que Saint-Simon retrouva en 1704, quand les ducs le prirent pour veiller aux intérêts de la pairie, on lui donna, comme gouverneur, ce du Plessis qui avait élevé le marquis de Grignan. Mme de Sévigné le disait bien fait, joli et savant (*Lettres*, tome X, p. 4); les *Mémoires de Sourches* rapportent (tome IV, p. 105 et 108) qu'il était fait à peindre et donnait de grandes espérances.

2. Mme de Vins était allée s'installer dans l'hôtel des Pomponne, à la place des Victoires. Voyez le tome IX des *Lettres de Mme de Sévigné*, p. 575, et les diverses descriptions de cette place par Piganiol et autres.

3. Nous avons fait remarquer, en 1692, que Saint-Simon ne parlait pas de cette bataille, et nous avons donné alors (Addition 3, tome I, p. 306) quelques lignes inscrites par lui en regard de l'article du *Journal de Dangeau* où est annoncée la mort du jeune Vins, « de la blessure qu'il a reçue au combat d'Enghien. » Cette victoire fut gagnée le 3 août 1692, par l'infanterie du maréchal de Luxembourg, quoique n'ayant point d'artillerie. Les éditeurs du *Journal* ont donné en note la relation du vainqueur (tome IV, p. 141 et suivantes); comparez les récits de la *Gazette*, celui des *Mémoires de la Fare*, p. 299-300, et l'*Histoire de Guillaume III*, par le comte de Sérignan, p. 490-506. Il y a une suite d'estampes et de plans dans la collection Hennin, au Cabinet des estampes de la Bibliothèque nationale, n°s 5975-5980.

4. Le cœur du jeune comte fut déposé à Saint-Eustache, dans la chapelle Sainte-Marguerite, où Mme de Vins fit enterrer aussi son mari.

5. *Elle* surcharge un premier *n'a*, et ensuite un *p* est changé en *n*.

6. Ceux de ses fils. Le *se* qui suit est en interligne.

7. Antoine-Joseph Arnauld, chevalier de Pomponne, débuta comme aide de camp du maréchal de Créquy, puis servit dans les dragons à partir de 1684, en eut un régiment en 1689, le changea en 1692 contre le régiment de cavalerie du duc de Bourgogne, et fut nommé alors inspecteur de la cavalerie et des dragons.

bonne heure, à la tête d'un régiment de dragons[1]; l'aîné[2], épais, extraordinaire, avare, obscur, quitta le service[3], devint apoplectique, et fut toute sa vie compté pour rien, jusque dans sa famille[4]; l'abbé de Pomponne[5] fut aumônier du Roi : il se retrouvera occasion d'en parler[6].

1. Le chevalier ne fut ni tué ni blessé, mais tomba malade à l'armée de Flandre en même temps que son frère aîné, se fit transporter avec lui à Mons, et y mourut vers le 5 novembre 1693, d'une « hémorragie universelle. » (*Dangeau*, tome IV, p. 394; *Sourches*, tome IV, p. 269 et 282-284.) C'était un bon officier, modeste, vaillant, et l'on avait même remarqué ses manœuvres heureuses à Fleurus, Steinkerque, etc. : voyez les *Lettres de Mme de Sévigné*, tome IX, p. 85, 537, 555-560, etc., et les *Mémoires de Sourches*, tome IV, p. 107. Nous avons une lettre touchante du grand Arnauld, sur sa mort, dans l'*Isographie des hommes célèbres*, tome I; comparez le catalogue des autographes de feu M. Monmerqué vendus en 1884, n°s 16 et 21.

2. Nicolas-Simon Arnauld, second marquis de Pomponne, capitaine au régiment du Roi en 1683, colonel du régiment d'infanterie de Hainaut en 1684, et de celui d'Artois en 1693, passa brigadier en 1693, mais fut forcé de quitter le service en février 1697, à cause de sa mauvaise santé, acheta alors une lieutenance générale au gouvernement de l'Ile-de-France, alla en mission auprès de l'électeur de Bavière en février 1699, se démit de la lieutenance générale en 1720, et mourut le 9 juin 1737, à soixante-quatorze ans et onze mois. Il avait servi à Nice et en Italie, puis en Flandre, à Nerwinde, au siège de Charleroy, etc.

3. Ces deux derniers mots sont en interligne.

4. Il avait eu cependant un succès à l'armée de Piémont et mérité les compliments du Roi (*Lettres de Mme de Sévigné*, tome IX, p. 579-580).

5. Henri-Charles Arnauld de Pomponne naquit à la Haye, en juillet 1669, alors que son père venait de s'y installer, et celui-ci refusa par discrétion le parrainage des États-Généraux, qui lui aurait valu une pension viagère de six mille livres. Il eut l'abbaye de Saint-Maixent à quinze ans, le 24 septembre 1684, l'échangea contre celle de Saint-Médard de Soissons en 1693, reçut la prêtrise le 15 mars 1698, fut pourvu d'une charge d'aumônier du Roi par quartier le 1er septembre suivant, remplit ensuite diverses missions en Italie, fut nommé ambassadeur extraordinaire à Venise en novembre 1704, conseiller d'État d'Église le 27 novembre 1711, chancelier des ordres en septembre 1716, devint membre honoraire de l'Académie des inscriptions en 1743, et mourut le 26 juin 1756, dans sa quatre-vingt-septième année.

6. M. de Pomponne avait encore une fille, nommée Charlotte et née le 3 avril 1665; mais elle était religieuse à Gif. Trois enfants, sur les

Le Roi revint de Fontainebleau[1] et nomma Briord ambassadeur à la Haye[2] en la place de Bonrepaus, qui demanda à revenir[3], et Phélypeaux, lieutenant général, qui étoit à Cologne, ambassadeur à Turin[4]. Bonnac, neveu de Bonrepaus, alla à Cologne[5].

Changements d'ambassadeurs. Retour de Fontainebleau

En arrivant de Fontainebleau, le jour même[6], Mgr et Mme la duchesse de Bourgogne furent mis ensemble[7]. Le Roi les voulut[8] aller surprendre comme ils se mettroient

Mgr et Mme la duchesse de Bourgogne mis

huit qu'il avait lors de sa disgrâce, étaient morts dans l'intervalle.

1. On rentra à Versailles le 22 octobre; c'est plus tard que Dangeau a enregistré (tome VII, p. 177, 190, 191, 212, 220, etc.) les nominations dont il va être parlé.

2. Nous avons vu Briord partir pour Turin après la paix (tome IV, p. 34-35); il quitta cette cour le 9 décembre 1699. Sa correspondance est aux Affaires étrangères, vol. *Turin* 100 et 101.

3. Bourepaus, qui était venu se soigner en France et n'avait repris son poste que depuis quelques mois, fut avisé qu'il pourrait revenir dès qu'on lui aurait trouvé un successeur (*Dangeau*, tome VII, p. 170).

4. On connaît déjà ce cousin du Chancelier (tome IV, p. 277); sur sa nomination à Turin, où nous le retrouverons, voyez le *Journal de Dangeau*, tome VII, p. 177 et 212. Bonnac, qui suit, a été cité aussi, mais incidemment, en 1697 (tome IV, p. 282).

5. Cette phrase a été ajoutée après coup à la fin du paragraphe. — Bonnac avait fait l'*intérim* à la Haye pendant que son oncle était en congé (*Dangeau*, tome VII, p. 50-51); il le fit encore jusqu'à l'arrivée de Briord, mais, au lieu de se rendre ensuite à Cologne, alla remplacer du Héron à Wolfenbüttel. Le 26 mars 1699, lui et ses sœurs reçurent une pension de quinze cents livres, en considération des services de leur père et de leur oncle.

6. Le 22 octobre : *Journal de Dangeau*, tome VII, p. 173.

7. On se rappelle que le Roi avait défendu que son petit-fils baisât même le bout du doigt de la duchesse, et qu'il avait réglé très sévèrement leur *modus vivendi* (tome IV, p. 315 et 317); Mme du Lude s'était donné beaucoup de mal pour faire observer cette consigne. La consommation du mariage fut immédiatement annoncée par les gazettes, qui, d'ailleurs, pendant tout le voyage de Fontainebleau, avaient entretenu leurs lecteurs de l'appartement particulier que Mansart faisait disposer à Versailles, pour cet effet, tenant d'un côté à l'antichambre du Roi, de l'autre au grand cabinet de la duchesse : voyez la *Gazette de la Haye*, n° 89, et le *Journal de Dangeau*, tome VII, p. 171 et 174.

8. *Voulu*, dans le manuscrit.

ensemble.

Menins de Mgr le duc de Bourgogne.

au lit; il s'y prit un peu trop tard : il trouva les portes fermées, et il ne voulut pas les faire ouvrir[1]. Peu de jours après[2], il nomma quatre[3] hommes qui étoient souvent à la cour pour se tenir assidus auprès de Mgr le duc de Bour-

1. C'est Dangeau qui raconte cela : il rapporte un peu plus loin (p. 187) que le prince ne voulut plus « faire lit à part. » M. de Breteuil nous a laissé une très piquante relation du coucher du 22 octobre, qui a été imprimée dans les *Archives curieuses*, 2e série, tome XII, p. 165-167. Il conduisit jusqu'à la porte du « champ de bataille » le prince, qui avait un air courageux et enjoué sous ses cheveux frisés et dans sa toilette de noces; on avait eu soin de ne prévenir personne et de faire les derniers préparatifs à l'improviste. « Comme il est à la mode, depuis plusieurs années, d'éviter, à notre cour, toutes sortes de cérémonies et tout ce qui peut avoir l'air d'une fête, M. de la Rochefoucauld,... qui les hait souverainement, loua fort le Roi, à son coucher, d'avoir passé cette soirée sans aucun bruit ni appareil, et S. M. répondit que, M. et Mme de Bourgogne étant mariés depuis deux ans, il lui sembloit que tout appareil devoit être banni, et qu'il falloit les laisser coucher ensemble pour la première fois sans y donner plus d'attention que s'ils avoient commencé d'y coucher dès le jour de leurs noces.... » La jeune duchesse avait beaucoup pleuré, depuis quelques jours, chez Mme de Maintenon; elle alla rejoindre celle-ci, dès son lever, à Saint-Cyr, et y passa toute la journée. Comme le duc, très délicat de santé, avait l'air d'être fatigué, il n'y eut aucun divertissement le soir, et on le fit coucher dans son propre appartement. L'ambassadeur vénitien Pisani, dont le prédécesseur, en 1697 (notre tome IV, p. 541-542), avait déjà remarqué peu d'empressement chez ce tout jeune mari, s'exprime ainsi en rendant compte de l'événement du 22 octobre : « O sia il vario genio di una troppo verde età, incapace ancora dei più vivi rissentimenti d'un maritale amore, o che non ben accordandosi li temperamenti dei cuori, non siano difficili le tepidezze dei desiderii, certo è che non si sarebbe disamata dal duca una maggior dilatione, quale con miglior raggione si sarebbe ancora prevenuta dal cuore assai sorpreso della sposa regale. Ogn' uno però fonda sopra il docile genio di questa cospicua copia il miglior concerto del conjugato, e la migliore prosperità di questa corona. » (Copie des *Dépêches*, filza 193, p. 397-398.) Dès lors, le prince prit part à tous les plaisirs de la cour, au brelan, au lansquenet, aux réunions d'après souper dans le cabinet du Roi; il commença à chasser, etc.

2. Le 23 octobre : *Journal de Dangeau*, p. 174.

3. Saint-Simon a surchargé *trois* en *quatre*. L'erreur est singulière, car il avait le texte de Dangeau sous les yeux, et Dangeau rapporte exac-

gogne, qui, dans la vérité, ne pouvoient guères être plus mal choisis : Cheverny, Saumery, Gamaches et d'O[1]. Des deux derniers, j'en ai parlé assez pour n'avoir rien à y ajouter. Le bon Gamaches[2] étoit un bavard qui n'avoit jamais su ce qu'il disoit ni ce qu'il faisoit, et dont M. de Chartres et ses amis de plaisir s'étoient moqués tant que le Roi l'avoit tenu auprès de lui. Il ne savoit rien, pas même la cour ni le monde, où il avoit fort peu été, ni la guerre non plus, quoiqu'il eût toujours servi[3], et avec beaucoup d'honneur et de valeur; du reste, un fort honnête homme[4]. D'O étoit ce Mentor[5] de M. le comte de Toulouse qui, de son appartement de Versailles, devint lieutenant général des armées navales. Son assiduité chez son premier maître étoit difficile à accorder avec cet emploi[6]; mais il savoit accorder toutes choses, témoin sa dévotion importante et le galand métier de sa femme, pour faire fortune par l'un des deux, et peut-être par tous les deux ensemble[7].

Gamaches.

tement la nomination, qui ne fut que de trois personnes. L'addition d'une quatrième, ce Gamaches dont il va parler en premier lieu, ne se fera qu'au mois de mars 1702, et, à cette époque, il en parlera d'après le *Journal*, sans se rappeler qu'il avait devancé les temps en 1699.

1. On ne connut d'abord qu'un premier nom, celui de M. d'O, puis, le 24, ceux de MM. de Cheverny et de Saumery.

2. C'est sous son premier titre de comte de Cayeux que ce personnage a été nommé incidemment dans notre tome I, p. 105; il ne devint Gamaches qu'après la mort de sa mère (notre tome V, p. 98).

3. Il a son article dans la *Chronologie militaire* de Pinard, tome IV, p. 469-470.

4. « Brave et très honnête gentilhomme, qui buvoit bien et ne savoit rien au delà, » a-t-il dit dans le tome II, p. 206, à propos de la nomination de Cayeux en remplacement de son oncle le marquis d'Arcy, comme premier gentilhomme du prince.

5. La première lettre de *Mentor* est une minuscule corrigée en majuscule; comparez notre tome II, p. 139.

6. « M. d'O ne laissera pas de demeurer auprès de M. le comte de Toulouse comme il est.... M. de Chiverny (*sic*) ne laissera pas d'être toujours menin de Monseigneur, et M. de Saumery d'être gouverneur des princes. » (*Journal de Dangeau*, p. 174.)

7. Voyez ce qui a été dit des deux époux dans le tome III, p. 199-204, et ci-dessus, p. 182.

Cheverny. [Add. SᵗS. 307]

Cheverny[1] étoit Clermont-Gallerande[2]. Son père[3] avoit été maître de la garde-robe[4], et chevalier de l'Ordre en 1661, dont on a d'excellents *Mémoires*, en forme d'annales[5],

1. Louis de Clermont-Monglat, marquis, puis comte de Cheverny, né en 1645, tenu sur les fonts, le 4 avril, par le jeune roi et par la reine d'Angleterre (*Gazette*, p. 280), eut une première mission à Vienne en avril-mai 1673, servit auprès du Roi au siège de Dôle en 1674 et fit les fonctions d'aide de camp à celui de Valenciennes (1677), fut nommé menin du Dauphin en février 1680, alla ensuite à Vienne comme envoyé extraordinaire, en 1684, fut nommé ambassadeur extraordinaire à la cour de Danemark en janvier 1685, et revint en France en 1689. Attaché à la personne du duc de Bourgogne en octobre 1699, il entra au conseil des affaires étrangères après la mort de Louis XIV, devint gouverneur du duc de Chartres en 1716, conseiller d'État d'épée en 1718, et mourut le 6 mai 1722, sans enfants. Il eut les charges de bailli de Dôle et de bailli et gouverneur de Provins.

2. Maison angevine, qui tirait son nom d'un bourg de Clermont voisin de la Flèche, érigé en marquisat en 1575, et qui possédait la terre de Gallerande dans le même pays, avec un château qui subsiste encore. Voyez l'article très sommaire du père de M. de Cheverny dans le tome IX de l'*Histoire généalogique*, p. 195, et la généalogie de quelques-unes des nombreuses branches de leur maison dans le *Moréri*, le *la Chenaye des Bois*, etc. Imhof en a parlé, à cause de l'ambassade de Cheverny, dans l'Appendice de ses *Excellentium familiarum in Gallia genealogiæ* (1687), que Saint-Simon possédait. Une partie de la branche aînée, celle des marquis de Gallerande, fut protestante.

3. François-de-Paule de Clermont, marquis de Monglat, baptisé à Turin le 20 janvier 1620, mort le 7 avril 1675, fut mestre de camp du régiment de Navarre, remplaça le marquis de Montespan, en 1643, comme maître de la garde-robe, et fut fait chevalier des ordres en 1661, le marquis de Saint-Simon, oncle de notre auteur, étant un de ses commissaires (ms. Clairambault 1150, fol. 38 et suivants).

4. Sur l'appellation de maître ou grand maître de la garde-robe, voyez notre tome III, p. 81, note 2.

5. Ces mémoires sont rédigés selon l'ordre des temps, comme ceux de Saint-Simon, de 1635 à 1660, mais divisés par campagnes. Étant encore inédits, ils furent prêtés au duc de Bourgogne, et ils parurent pour la première fois en 1727, à Amsterdam (Rouen), par les soins du P. Bougeant. On les voit figurer sous le nº 778 dans le catalogue des livres de Saint-Simon, qui s'en est servi plusieurs fois. Selon d'Ormesson (*Journal*, tome I, p. 268), Monglat avait une mémoire étonnante des noms et des dates ; mais le P. Griffet a critiqué chez lui quelques sou-

sous le nom de Monglat, qu'il portoit[1]. Sa femme[2], fille du fils du chancelier de Cheverny[3], étoit une femme extrêmement du grand monde, qui avoit été gouvernante des filles de Gaston[4], et sur le pied de laquelle il ne faisoit pas bon marcher. L'un et l'autre, fort riches, s'étoient parfaitement

venirs inexacts : voyez le *Traité des différentes sortes de preuves qui servent à établir la vérité de l'histoire*, p. 176-180.

1. C'est la terre de Montglas (orthographe moderne), département de Seine-et-Marne, commune de Cerneux. Elle venait de la mère de l'auteur des *Mémoires*, Jeanne de Harlay.

2. Cécile-Élisabeth Hurault de Cheverny, mariée le 8 février 1645, morte le 17 février 1695. Son contrat de mariage est dans le ms. Clairambault 1150, fol. 38-42.

3. Philippe Hurault, né le 25 mars 1528, reçu conseiller au Parlement le 9 mars 1554, maître des requêtes en 1562, chancelier de Monsieur en 1565, garde des sceaux en 1578, chancelier de l'Ordre la même année, succéda au chancelier de Birague le 9 décembre 1583, et mourut le 30 juillet 1599. Son fils aîné, Henri Hurault, comte de Cheverny, fut capitaine de cent hommes d'armes, gouverneur du pays Chartrain, bailli de Blois, chevalier des ordres, et mourut le 1er mars 1648. On a un portrait de lui au musée de Versailles, n° 3398, et Saint-Simon, dans sa notice sur le chancelier de Cheverny, a donné une historiette du fils, qui ne se retrouve pas dans les *Mémoires;* nous la plaçons à l'Appendice, n° XIX.

4. Dans la table de son exemplaire manuscrit du *Journal de Dangeau*, Saint-Simon a mentionné la mort de Mme de Monglat, en février 1696, en ces termes : « C'étoit une femme fort du grand monde, d'esprit, et fort attachée aux filles de Monsieur Gaston, dont elle avoit été gouvernante. » Elle avait eu beaucoup de liaisons galantes, notamment avec Bussy-Rabutin, qui écrivit pour elle, vers 1660, l'*Histoire amoureuse des Gaules*, et qui l'a comparée à la Matrone d'Éphèse. On a aussi son portrait dans le recueil de Mademoiselle et dans le *Dictionnaire des Précieuses*. Mais Saint-Simon se trompe en disant qu'elle fut gouvernante de Mademoiselle; c'est sa belle-mère, Jeanne de Harlay-Monglat, marquise de Clermont Saint-Georges (morte le 28 février 1643), qui, après avoir été dame d'honneur des filles d'Henri IV, la reine d'Angleterre et la duchesse de Savoie, fut donnée, en 1627, comme gouvernante, à la fille aînée de Gaston, sans doute parce que sa propre mère, Françoise de Longuejoue, baronne ou marquise de Harlay-Monglat (morte le 30 avril 1633), avait été gouvernante des enfants d'Henri IV. L'une est la « Maman ga » des lettres de Louis XIII jeune, et l'autre la « dame de Saint-Georges » des *Mémoires de Mademoiselle*, tome I, p. 3-4.

ruinés, et avoient marié leur fils à la sœur de Saumery[1]. C'étoit un homme qui présentoit plus d'esprit, de morale, de sens et de sentiment qu'il n'en avoit en effet; beaucoup de lecture, peu ou point de service, une conversation agréable et fournie, beaucoup de politique[2], d'envie de plaire et de crainte de déplaire, un extérieur vilain et même dégoûtant[3], toute l'encolure d'un maître à écrire, et toujours mis comme s'il l'eût été; en tout, un air souffreteux, et une soif de cour et des agréments de cour qui alloit à la bassesse. Avec tout cela, ce tuf[4] se cachoit sous d'autres apparences, et j'en ai été la dupe fort longtemps[5]; d'ailleurs, un honnête homme.

Saumery[6] étoit petit-fils d'un valet d'Henri IV[7] qui l'avoit

1. Sur ce personnage, voyez ci-dessous, note 6. Sa sœur, Marie de Johanne de la Carre de Saumery, mariée en avril 1680, devint gouvernante des filles du Régent en 1716, et mourut le 18 janvier 1727, à soixante-quinze ans. A propos de son mariage, Mme de Sévigné écrivait, le 21 juin 1680 (tome VI, p. 476) : « Voyez ce petit menin de Chiverni (*sic*); avec sa petite mine chafouine, et son esprit droit et froid, il a trouvé le moyen de se faire aimer de Mme Colbert; il épouse sa nièce. Soyez persuadée que vous lui verrez bientôt toutes ses belles terres dégagées, toutes ses dettes payées, et que le voilà hors de l'hôpital, où il étoit assurément. » Comparez une lettre de Bussy, *ibidem*, p. 482 et 490, et l'Addition 126 dans notre tome II, p. 411. — La terre de Cheverny était voisine de Chambord, comme celle de Saumery.

2. Voyez ci-dessus, p. 201, note 6. — 3. Voyez ci-après, p. 369.

4. Terme déjà rencontré au tome III, p. 190.

5. Nous verrons Saint-Simon en relations intimes, confidentielles même, avec M. de Cheverny, à propos du duc de Bourgogne.

6. Jacques-François de Johanne de la Carre, marquis de Saumery, mestre de camp de cavalerie, nommé capitaine de Chambord en survivance en 1668, sous-gouverneur des enfants de France en 1690, gouverneur des îles Sainte-Marguerite et Saint-Honorat, à la place de Saint-Mars, en 1698, sous-gouverneur du roi Louis XV en 1715, mourut à Chambord, le 8 février 1730, dans sa soixante-dix-neuvième année.

7. Ce premier personnage s'appelait Arnaud de Johanne. Il fut obligé, en 1598, de prendre des lettres patentes par lesquelles Henri IV le déclarait non taillable, non seulement à cause de ses offices, mais comme gentilhomme d'extraction noble du pays basque. Ses titres de noblesse lui faisant défaut, il appuya les lettres patentes, quinze ans

suivi du Béarn, et qui, comme beaucoup de ce peuple, s'appeloit Johanne[1]. Il fut jardinier de Chambord[2], et, sur la fin de sa vie, concierge, non pas de ces concierges gouverneurs et capitaines comme il y en a toujours eu[3] à Fontainebleau et à Compiègne[4], mais concierge effectif comme

plus tard, d'une enquête faite à Mauléon même, et dont il résultait qu'il était venu s'établir en Blaisois dès 1568, n'ayant que douze ou quatorze ans. Il est qualifié noble écuyer et sieur de Saumery dans les registres paroissiaux d'Huisseau-sur-Cosson, dont dépendait cette terre. Il eut les charges de trésorier de France au bureau des finances, de président de la Chambre des comptes de Blois (1594-1617) et de surintendant des bâtiments du Roi dans le comté. On ajoute qu'il aurait reçu un brevet de conseiller d'État en 1616, et qu'il mourut en 1641, « ayant rendu des services importants sous quatre règnes. » Voyez le dossier JOHANNE dans le vol. 1582 de la collection des *Pièces originales*, au Cabinet des titres.

1. Ailleurs (tome VI de 1873, p. 388), il dira : « Joanne étoit peut-être son nom de baptême, car force Basques s'appellent *Joannes* chez leurs maîtres ; » et encore (tome X, p. 296) : « Joannes, c'est-à-dire *Jean*, nom fort commun aux laquais basques..., s'enrichit pour son état et pour son temps, acheta des terres, fit porter à son fils le nom de celle de Saumery, et, de *Joannes*, il en ôta l'*s*, en fit *Joanne* pour le nom de sa maison. » Antérieurement à cette époque, un Étienne Johanne était argentier de la maison du roi Henri II et trésorier de ses gardes (Arch. nat., O[1] 271, fol. 92, et P 2309, p. 931). En note de l'Addition 308, ci-après, p. 467, nous expliquerons où Saint-Simon a pris la tradition reproduite ici.

2. « Joannes... fut mis jardinier à Chambord, devint par les degrés jardinier en chef, ne travaillant plus, et concierge du château.... » (Tome X, p. 296.) Et dans l'Addition 126 : « Son bisaïeul étoit un Basque, qui, venu sous la basse livrée d'Henri IV, avoit été mis par ce prince jardinier de Chambord et concierge à la manière des particuliers, etc. » — Il y avait en effet une charge de jardinier des jardins et du clos de Chambord, qui étaient d'une étendue énorme, et nous avons les provisions spéciales qui en furent données, en 1709, à Jacques-François de Saumery, en remplacement de son père (Arch. nat., O[1] 53, fol. 104) ; mais ce jardinier était un véritable officier faisant fonction de garde et surintendant. Comparez l'*Histoire du château de Chambord*, par L. de la Saussaye, p. 37.

3. *Eus*, au pluriel, dans le manuscrit.

4. Au Louvre aussi, aux Tuileries, au Palais-Royal, à Saint-Germain, comme à Fontainebleau, à Blois, à Chambord, etc., les capitaines du château étaient en même temps qualifiés concierges, ce qui n'empê-

nous en avons tous dans nos maisons[1]. Il gagna du bien; il mit son fils[2] dans les troupes, qui étoit fort bien fait, et

chait pas qu'il n'y eût sous leurs ordres de vrais concierges et des portiers[a]. Au Palais de la Cité, le bailli avait en outre le titre de concierge. Nous avons vu (tome I, p. 544 et 546) que Saint-Simon lui-même était capitaine et concierge du vieux château royal de Pont-Sainte-Maxence. La charge de concierge, à Chambord, comme celle de jardinier, était distincte de celle de capitaine du château, et se conférait par provisions séparées (Arch. nat., O[1] 37, fol. 32 v°; *le Château de Chambord*, p. 73-90).

1. Le *Dictionnaire de Trévoux* dit que l'on appelle *concierge* celui qui a la garde, les clefs d'un château, d'une maison de prince ou de grand seigneur, et il ajoute : « On nommoit autrefois *concierges* ceux que l'on a depuis nommés capitaines, et ensuite gouverneurs des maisons royales. » L'emploi au sens moderne se trouve, comme étant d'usage courant, dès le temps de Malherbe (*Œuvres*, tome III, p. 342). Dans une redite sur les Saumery (tome VI de 1873, p. 388), Saint-Simon s'exprimera un peu autrement : « Joanne devint jardinier de Chambord, et par succession concierge, mais concierge nettoyeur et balayeur, comme sont ceux des particuliers, et non pas comme le sont devenus ceux des maisons royales. » Est-il nécessaire de dire que pas plus le concierge que le jardinier de Chambord n'étaient ce qu'il veut faire croire?

2. Saint-Simon passe un degré de la filiation. Le Johanne qui vivait Sous Henri IV eut pour fils François, né en 1593, mort en 1661, qui fut, selon la généalogie, capitaine des chasses du comté de Blois, capitaine des château et parc de Chambord en 1643, conseiller d'État en 1647, premier gentilhomme de Monsieur Gaston, et qui, de son mariage avec la fille d'un trésorier des guerres, eut un fils : Jacques, baptisé à Saumery le 23 octobre 1623, page, puis écuyer de Monsieur Gaston jusqu'en 1649, commandant d'une compagnie au régiment de Piémont en 1643, mestre de camp-lieutenant du régiment d'infanterie d'Orléans en 1651, et titré maréchal de camp quatre mois plus tard. Pourvu dès 1631 de la survivance du bailliage et des chasses du comté, dès 1644 de celle des château et parc de Chambord, Jacques entra en possession après la mort de Monsieur, le 22 mai 1660, sur la démission de son père et par la faveur de Colbert et de Mazarin (*Lettres de Colbert*, tome I, p. 434-435; Arch. nat., O[1] 10, fol. 180 v°), mais céda peu après aux Charron de Nozieux le bailliage et les chasses du comté, en se réservant une capitainerie spéciale de la forêt de Boulogne, pour l'unir à celle de Chambord (O[1] 10, fol. 226 et 228, 13 février 1662). Quand Colbert réduisit à de simples commissions les charges de grand maître des eaux et forêts,

[a] Le capitaine-concierge du Louvre est dit en même temps portier des première et seconde portes, haute et basses cours, et maisons tenant au château. Voyez l'*État de la France*, au chapitre des Maisons royales.

trouva à le marier à une bourgeoise de Blois à sa portée[1]. M. Colbert, encore *in minoribus*[2], épousa l'autre sœur[3]; sa fortune avança ses beaux-frères. L'un[4] s'enrichit, acheta

en avril 1667, M. de Saumery eut le département de l'Ile-de-France et des comtés de Blois et de Romorantin (O[1] 25, fol. 153 v°; *Lettres de Colbert*, tome IV, *passim*). Il avait servi à Rocroy, Thionville, Gravelines, Cassel, Dunkerque, etc. : voyez la *Chronologie militaire*, tome VI, p. 311.

1. C'est le 26 février 1650 que Jacques de Johanne épousa Catherine Charron de Nozieux, fille de Jacques Charron, intendant des turcies et levées en 1640 et trésorier de l'extraordinaire des guerres, anobli en 1652 pour ses services diplomatiques en Allemagne, et fait vicomte de Ménars en 1657. Cette famille avait été enrichie par un oncle qui gagna deux millions auprès du surintendant Bullion, dans les fermes et les guerres. Sur les origines des Charron, voyez un article du *Mercure* de juin 1703, p. 179, qui essaye timidement de les rattacher à Jean le Charron, prévôt des marchands de Paris en 1572, et surtout une notice de d'Hozier (ms. Clairambault 754, p. 278). On falsifia les textes lorsque les Colbert durent fournir des preuves pour l'ordre de Malte, en 1667; mais l'annotateur des *Mémoires de Sourches* s'est trompé quand il a écrit (tome I, p. 144, note 1) que M. de Ménars étoit « fils d'un homme de la lie du peuple qui avoit fait fortune. » — Mme de Saumery mourut d'apoplexie, comme Mme Colbert, en juillet 1699.

2. Dans les ordres mineurs, comme on disait des aspirants à la prêtrise. Quand ce mariage eut lieu, en 1648, Colbert n'était encore que « très petit garçon, » ainsi que notre auteur le racontera ailleurs. Ancien commissaire des guerres, il servait en qualité de secrétaire auprès de M. le Tellier; mais celui-ci lui fit avoir, dès 1649, un brevet de conseiller d'État, et, en 1651, il le plaça près du cardinal Mazarin.

3. C'est deux ans avant le mariage de Mme de Saumery que Colbert avait épousé Marie Charron (tome IV, p. 40), et une autre sœur s'était mariée avec le marquis de la Popelinière. Mme Colbert eut une grosse dot : *Lettres de Colbert*, tome I, p. 246, et tome VII, p. 380.

4. Jean-Jacques Charron, marquis de Ménars, baron de Conflans-Sainte-Honorine, etc., reçu conseiller au Parlement en décembre 1663, par la faveur de Colbert (*Journal d'Ol. d'Ormesson*, tome II, p. 417, 423 et 425), maître des requêtes en 1674, intendant à Orléans en 1674, intendant à Paris en 1681, président à mortier en 1691, mourut à Ménars, le 16 mars 1718, dans sa soixante-quinzième année. Quand on forma la maison de Marie-Thérèse, Colbert lui fit obtenir la charge de surintendant, et il fut pourvu, le 8 octobre 1672, de celles de capitaine et concierge du château de Blois, et de capitaine des chasses du comté, possédées depuis dix ans par son père. Le bruit courut, en cette année 1699, que M. Frémont d'Auneuil, oncle maternel de Mme de Saint-

Ménars[1], devint intendant de Paris[2], et est mort président [Add. SᵗS. 309] à mortier[3]; il étoit frère de Mme Colbert[4]. Saumery devint gouverneur de Chambord[5], en eut la capitainerie des chasses et celle de Blois[6]. C'étoit un fort honnête homme, et qui ne s'en faisoit point du tout accroire ; il se tenoit à Chambord, où il est mort fort vieux[7], et paroissoit rarement à la cour, où on en faisoit cas pour sa valeur et sa probité. Je l'ai vu : il étoit fort grand, avec ses cheveux blancs, et l'air tout à fait vénérable. Son fils aîné, qui est celui dont il s'agit, servit quelque temps subalterne, et se retira de bonne heure avec un coup de mousquet dans le genou[8],

Simon, devait épouser la fille de M. de Ménars (*Sourches*, tome VI, p. 208).

1. Cette belle terre, à huit kil. N. de Blois, sur la Loire, appartenait déjà, comme on l'a dit, au père du président; mais celui-ci l'augmenta beaucoup et la fit ériger de vicomté en marquisat, en septembre 1676. Nous verrons Saint-Simon visiter Ménars, ainsi que Cheverny, en 1708. Le château actuel a été construit pour Mme de Pompadour.

2. Voyez le *Mémoire de la généralité de Paris*, p. LXXIX et 177, note 7.

3. Nous aurons son éloge dans le tome XIV des *Mémoires*, p. 371.

4. Toute cette phrase a été écrite en interligne.

5. Les titres étaient : gouverneur, capitaine, concierge et capitaine des chasses; la charge valait de quatre à six mille livres de gages, et les revenus du parc, qui y étaient attachés dès le temps de Gaston, parce que M. de Saumery en avait mis une partie en culture, montaient à quatorze ou quinze mille livres par an. Dangeau ayant dit, en 1713 (tome XIV, p. 361), que ce gouvernement était dans la « maison » des Saumery depuis plus de soixante ans et leur donnait de grandes commodités, Saint-Simon, piqué de ce mot de « maison, » a écrit l'Addition 309. Ils conservèrent Chambord jusqu'en 1783.

6. On a dit plus haut (p. 362, note 2) que cette capitainerie passa à son beau-père et à son beau-frère en 1662, du moins pour la majeure partie. Elle n'était conservée que par faveur : voyez les *Mémoires de Luynes*, tome III, p. 48, et l'*État de la France*, 1698, tome I, p. 365-367.

7. Il mourut le 4 mai 1709, âgé de près de quatre-vingt-sept ans, à Saumery, et non à Chambord : *Dangeau*, tome XII, p. 408-409.

8. « Il avoit été estropié d'un genou en un de ces combats de M. de Turenne » (tome VI de 1873, p. 389). Suivant son brevet de sous-gouverneur, c'est à Altenheim, quelques jours après la mort de Turenne, et sous les ordres de M. de Lorge, beau-père de notre auteur, que M. de Saumery fut blessé en servant comme mestre de camp de cavalerie.

et se fit maître des eaux et forêts d'Orléanois[1], etc. Il étoit dans cet obscur emploi, et inconnu à tout le monde, lorsque M. de Beauvillier l'en tira pour le faire un des sous-gouverneurs des enfants de France[2] : jamais homme si intriguant, si valet, si bas, si orgueilleux, si ambitieux, si dévoué à la fortune; et tout cela sans fonds aucun, sans voile, sans pudeur. On en verra d'étranges traits[3]. Jamais homme aussi ne tira tant parti d'une blessure : je disois de lui qu'il boitoit audacieusement[4], et il étoit vrai. Il parloit des personnages les plus distingués, dont à peine il avoit jamais vu les antichambres, comme de ses égaux et de ses amis particuliers. Il racontoit des traits qu'il avoit ouï dire, et n'avoit pas honte de dire devant des gens qui avoient au moins le sens commun : « Le pauvre Mons[5]. Turenne me disoit, » qui, à son âge et à son petit emploi, n'a peut-être jamais su qu'il fût au monde; et, le *Monsieur* tout du long, il n'en honoroit personne[6]. C'étoit « Mon. de Beau-

1. M. de Saumery avait succédé à son père, en 1681, dans la commission de grand maître des eaux et forêts de l'Ile-de-France, Orléanais et Blaisois (Arch. nat., O[1] 25, fol. 153 v°); mais, au mois de juillet 1689, on lui donna en échange la charge de grand maître des eaux et forêts du Blaisois (*Mémoires de Sourches*, tome III, p. 116). Il avait la survivance de la capitainerie de Chambord depuis le mois de novembre 1675.

2. Nomination du 25 août 1690 : Arch. nat., O[1] 34, fol. 240 v°. L'autre place de sous-gouverneur était donnée à M. de Denonville.

3. Comparez les tomes VI de 1873, p. 388-390, et X, p. 296-299.

4. « Le boiteux le plus allant qu'on eût jamais vu. » (Addition 126, tome II, p. 411.)

5. Cette abréviation de *Monsieur* ne s'employait que familièrement et de supérieur à inférieur; il était également impoli d'écrire *M*[r] sur l'adresse d'une lettre (*Tallemant*, tome VII, p. 453 et 468). Mais les lettres du Roi, même à un grand personnage, commençaient par : « Monsr *un tel.* » Petit à petit, l'abréviation de la lettre [r] disparut, et il resta : « Mons. »

6. On se rappelle Géralde, du *Misanthrope*, acte II, scène IV :

> Dans le brillant commerce il se mêle sans cesse,
> Et ne cite jamais que duc, prince ou princesse,
> . . . .
> Et le nom de *Monsieur* est chez lui hors d'usage.

Saint-Simon nous a dit plus haut (p. 314) quelle grossièreté c'était, en Allemagne, de supprimer *Monsieur* ou *Madame*.

villier, Mond. de Chevreuse[1]; » et ainsi de ceux dont il ne disoit pas le nom tout court, et il le disoit de presque tout le monde, jusqu'aux princes du sang. Je lui ai ouï dire bien des fois : « La princesse de Conti, » en parlant de la fille du Roi, et : « Le prince de Conti, » en parlant de Monsieur[2] son beau-frère. Pour des[3] premiers seigneurs de la cour, il étoit rare quand il leur donnoit le *Mon.* ou le *Mons*[4]. C'étoit : « Le maréchal d'Humières, » et ainsi des autres; et des gens de la première qualité, très ordinairement par leur nom, sans qualité devant. La fatuité et l'insolence étoient complètes; et si[5], à force de monter cent escaliers par jour, de dire des riens à l'oreille, de faire[6] l'important et le gros dos[7], il imposoit à une partie de la cour, et, par ses valetages[8] et ses blâmes de complaisance, bien bas en confidence, il s'étoit acquis je ne sais combien de gens.

Mme de Saumery.

Sa femme, fille de Besmaus, gouverneur de la Bastille[9],

1. C'est tout ce que nous pouvons lire dans le manuscrit. L'Addition 126 (tome II, p. 411) porte : *Mons.*

2. *Mr* est en interligne.

3. Comparez à cette locution prépositive « pour dans celle-ci » (*Mémoires de Villars*, tome II, p. 40), ou « pour en grands hommes » et « pour de celui, » « pour des miennes, » que nous avons déjà eus dans nos tomes II, p. 234 et 278, et III, p. 160 et 237. C'est une manière de parler du temps, et non une incorrection, comme nous l'avions cru d'abord.

4. Les deux mots en italique sont encore presque illisibles.

5. Nous retrouverons souvent cette locution *et si* (latin : *et sic*) au sens de *néanmoins*. L'Académie l'admet encore, mais comme familière et vieillie.

6. Après *faire*, Saint-Simon a biffé *tout valoir*.

7. « On dit d'un riche qui est glorieux que c'est *un gros dos*, qu'il *fait le gros dos.* » (*Furetière.*) Voyez cette locution dans la notice sur M. d'O : tome III, Appendice, p. 473. — Dans l'Addition 126, Saint-Simon raconte que Saumery avait l'habitude de secouer l'oreille lorsqu'on lui faisait quelque avanie : ce « qui étoit une façon de tic d'important. »

8. *Valetage* n'est ni dans Furetière, ni dans Ménage; mais Richelet le donne comme appartenant au style simple.

9. Voyez la première rédaction de cet article dans l'Addition 126, tome II, p. 412. Marguerite-Charlotte de Monlezun de Besmaus, mariée le 28 novembre 1676, mourut en 1743, à quatre-vingt-quatre ans. Son père, François de Monlezun de Besmaus, prétendait descendre en droite ligne des Monlezun comtes de Pardiac. Ce surnom de Besmaus venait

étoit une grande créature aussi impertinente que lui, qui portoit les chausses[1], et devant qui il n'osoit pas souffler. Son effronterie ne rougissoit de rien, et, après force galanteries, elle s'étoit accrochée à M. de Duras, qu'elle gouvernoit, et chez qui elle étoit absolument et publiquement la maîtresse, et vivoit à ses dépens. Elle en acquit le nom de *Mme la Connétable*, parce que M. de Duras étoit doyen des maréchaux de France[2]. On ne l'appeloit pas autrement;

d'une petite terre (aujourd'hui Besmaux, département du Gers, commune de Pavie) qu'il fit anoblir en mai 1657. Entré au régiment des gardes en 1632, aux mousquetaires à cheval en 1634, il fut pris ensuite par le cardinal Mazarin, qui le fit successivement aide de camp, maréchal de bataille, commandant de sa compagnie de chevau-légers, capitaine de ses gardes et maréchal de camp, l'employa aux négociations comme à la guerre, et lui fit enfin donner le gouvernement de la Bastille (10 avril 1658), auquel il joignit peu après ceux de Brégançon et de Notre-Dame-de-la-Garde. C'est le personnage très doux, très aimé des habitants de la prison d'État, que Gatien de Courtilz de Sandras, qui eut tout le temps de le bien connaître en ce lieu, a donné comme compagnon inséparable à son d'Artagnan, et qui, de là, est passé dans le roman moderne : *les Trois mousquetaires*. Sandras en a également parlé dans ses *Mémoires de M. de Bordeaux* et dans ses *Mémoires de J.-B. de la Fontaine*. Grâce aux millions amassés dans le gouvernement de la Bastille, sur l'entretien et la nourriture des détenus, il maria tous ses enfants « au plus près des ministres, » selon l'expression de son prisonnier; mais le mariage Saumery s'était fait avant la très grande richesse : voyez la suite des *Mémoires*, tome V, p. 56. Il mourut le 17 décembre 1697, à quatre-vingt-six ans passés.

1. « On dit d'une femme qui gourmande son mari, qui fait les affaires de la maison, qu'elle *porte le haut-de-chausses*. » (*Trévoux*.) Cette locution n'a fait que se modifier quand le haut-de-chausses a fait place aux culottes.

2. De l'ancien connétable de France, il n'était resté que la juridiction de la connétablie, qui jugeait au Palais tous les différends relatifs aux gens de guerre ou à la maréchaussée, et qui connaissait des questions de point d'honneur. Pour juger celles-ci, les maréchaux de France s'assemblaient chez leur doyen, comme représentant le connétable, et leurs sentences étaient mises à exécution par les gardes de la connétablie. M. de Duras avait succédé, comme doyen, au maréchal de Bellefonds, le 5 décembre 1694. Nous l'avons déjà vu intervenir dans une affaire d'honneur en 1698 : tome V, p. 140 et 423. Comparez une note du *Molière*, tome V, p. 491, et un article du *Mercure*, juillet 1681, p. 39-44, à propos de l'installation du maréchal d'Estrées.

elle-même étoit la première à en rire. Enfants, complaisants, domestiques, tout étoit en respect et en dépendance devant elle, et Mme de Duras aussi, dans le peu et le rare qu'elle venoit de sa campagne : l'âge du maréchal faisoit qu'on s'en scandalisoit moins[1].

Voilà les gens que le Roi mit autour de Mgr le duc de Bourgogne, qui chassoit fort souvent ; et, de ces quatre, il n'y avoit que Gamaches qui pût monter à cheval, ou qui en voulût[2] prendre la peine[3]. Le rare fut qu'ils n'eurent ni nom d'emploi, ni brevet, ni appointements[4], mais de beaux propos en les y mettant, et l'agrément d'être, sans demander, de tous les voyages de Marly ; et cela seul tournoit les têtes[5].

Emplois

Cheverny étoit menin de Monseigneur[6] : il avoit été

1. Comparez, outre l'Addition 126, dans notre tome II, p. 412, une autre Addition sur Mlle de Bauffremont (*Journal de Dangeau*, tome X, p. 308) et la suite des *Mémoires*, tome IV, p. 181-182.

2. *Voulust* est en interligne, sur *pust*, biffé.

3. C'est précisément pour cette raison qu'il dira que le Roi adjoignit à MM. de Cheverny, d'O et de Saumery, en 1702, M. de Cayeux-Gamaches, et il ajoutera : « Le choix parut encore plus sauvage que la première fois ; mais au moins celui-là avoit de l'honneur, de la valeur ; il avoit été toute sa vie à la guerre, et y étoit arrivé au grade de lieutenant général. » (Tome III de 1873, p. 271.)

4. Les gentilshommes attachés à Monseigneur (voyez notre tome III, p. 181) s'appelaient menins et avaient six mille livres par an. C'est par assimilation que, dans la manchette, ce nom est donné aux gentilshommes de M. le duc de Bourgogne.

5. « Le Roi leur dit très obligeamment qu'ils lui feroient plaisir d'y être le plus souvent qu'ils pourroient, qu'il ne leur donnoit point d'appointements, mais qu'ils ne s'en trouveroient point plus mal pour cela. » (*Sourches*, tome VI, p. 195.) « On ne donne aucun nom à ces emplois ici, et il n'y aura aucuns appointements attachés ; mais c'est une grande marque de l'estime de S. M., qui ne demeure point sans récompense.... Ils prendront leurs mesures ensemble afin qu'il y en ait toujours un avec Mgr le duc de Bourgogne.... » (*Dangeau*, tome VII, p. 174 et 175.) — M. de Beauvillier et les sous-gouverneurs cessèrent désormais de suivre le prince et de coucher dans sa chambre. Le dimanche 25, M. de Cheverny prit les ordres du Roi pour le nouveau service.

6. Depuis 1680 : tome III, p. 181, note 3.

de Cheverny, et son aventure à Vienne.

[Add. St-S. 310]

envoyé à Vienne[1], et ambassadeur après en Danemark[2], où lui et sa femme avoient gagné le scorbut et laissé leur santé et leurs dents[3]. La femme, avec plus d'esprit et de mesure, ne tenoit pas mal de son frère. A Vienne, il arriva à Cheverny une aventure singulière. Il devoit avoir, un soir d'hiver, sa première audience de l'Empereur : il alla au palais; un chambellan l'y reçut, le conduisit deux ou trois pièces, ouvrit la dernière, l'y fit entrer, se retira de la porte même, et la ferma. Entré là, il se trouve dans une pièce plus longue que large, mal meublée, avec une table tout au bout, sur laquelle, pour toute lumière dans la chambre, il y avoit deux bougies jaunes, et un homme vêtu de noir, le dos appuyé contre la table. Cheverny, assez mal édifié du lieu, se croit dans une pièce destinée à attendre d'être introduit plus loin, et se met à regarder à droit, à gauche, et à se promener d'un bout à l'autre. Ce passe-temps dura près d'une demi-heure. A la fin, comme un des tours de sa promenade l'approchoit assez près de cette table et de cet homme noir qui y étoit appuyé, et qu'à son air et à son habit il prit pour un valet

1. Il avait eu une première mission de courtoisie à Vienne, en avril-mai 1673, à l'occasion de la mort de l'Impératrice ; mais c'est en janvier 1684 qu'il fut désigné pour y retourner comme envoyé extraordinaire, et il arriva vers le 20 mars à Linz, où était alors la cour impériale. Son instruction a été publiée dans le recueil des *Instructions des ambassadeurs en Autriche*, par M. Sorel, p. 91-103.

2. Nommé à ce poste en janvier 1685, il fut rappelé en octobre 1688, et revint le 22 janvier suivant. Nous avons déjà publié quelques lettres de lui, à propos des Roye, dans l'Appendice du tome IV, p. 444-449.

3. « La plupart des courtisans eurent peine à le reconnoître, tant il avoit engraissé, et même vieilli, dans ces ambassades : ce qui le déguisoit encore moins qu'une enflure qui lui étoit restée aux gencives d'un mal qu'il avoit eu à Copenhague, et qui lui causoit une difficulté de parler. On sut de lui la raison pour laquelle il avoit été rappelé, et il prétendoit qu'il avoit été la victime des mauvais offices de la cour. » (*Mémoires de Sourches*, tome III, p. 25.) Nous verrons (tome VIII des *Mémoires*, p. 12) que les marques répugnantes de ce scorbut sur la figure de Mme de Cheverny l'empêchèrent, en 1710, de devenir dame d'atour de la duchesse de Berry, quoiqu'elle eût bien des qualités.

de chambre qui étoit là de garde, cet homme[1], qui jusqu'alors l'avoit laissé en toute liberté sans remuer ni dire un mot, se prit à lui demander civilement ce qu'il faisoit là. Cheverny lui répondit qu'il devoit avoir audience de l'Empereur, qu'on[2] l'avoit fait entrer, et qu'il attendoit là d'être introduit pour avoir l'honneur de lui faire la révérence[3]. « C'est moi, lui répliqua cet homme, qui suis l'Empereur. » Cheverny, à ce mot, pensa tomber à la renverse, et fut plusieurs moments à se remettre, à ce que je lui ai ouï conter. Il se jeta aux pardons, à l'obscurité, et à tout ce qu'il put trouver d'excuses; je pense après que son compliment fut mal arrangé. Un autre que l'Empereur en eût[4] ri; mais Léopold, incapable de perdre sa gravité, demeura dans le même sens froid[5], qui acheva de démonter le pauvre Cheverny. Il contoit bien, et cette histoire étoit excellente à entendre de lui[6].

Mort de Mme de Montchevreuil.

Mme de Montchevreuil, revenant de Fontainebleau le même jour que le Roi, 22 octobre, avec[7] Mme de Maintenon, dans le carrosse et en compagnie de laquelle elle alloit toujours, se trouva si mal au Plessis[8], qu'il y fallut arrêter longtemps[9]. On eut toutes les peines du monde à l'amener

1. Après *homme*, Saint-Simon a biffé *se*.

2. L'abréviation de *que* est écrite en surcharge sur *et*.

3. Après avoir écrit d'abord : « de faire la révérence à l'Empereur », Saint-Simon a biffé ces deux derniers mots et écrit *luy* en interligne.

4. *Eut*, et non *eust*, dans le manuscrit.

5. Ici, il n'a pas écrit *sang froid* comme au tome II, p. 230.

6. Une première rédaction de cette anecdote se trouve encadrée dans l'Addition sur la mort de l'empereur Léopold (*Dangeau*, tome X, p. 327), que je crois devoir placer ici, n° 310. On trouvera aussi à l'Appendice, n° XX, une rédaction tirée des *Maîtres de la garde-robe*.

7. *Avec* surcharge un premier *dan[s]*.

8. Ce doit être le Plessis-Chênet, entre Corbeil et Juvisy, sur la grand'-route. L'ancien baigneur Prudhomme y avait une habitation ornée tout exprès pour donner à dîner au Roi et à la famille royale dans ces voyages de Fontainebleau, et, quelquefois même, les jeunes princes y couchaient, pour couper le voyage en deux. (*Sourches*, tome IV, p. 397; *Dangeau*, tomes II, p. 64, IV, p. 173 et 188, et X, p. 123.)

9. *Dangeau*, tome VII, p. 173; *Sourches*, tome VI, p. 194.

à Versailles, où elle mourut le quatrième jour[1]. Mme de Maintenon en fut fort affligée[2]; beaucoup[3] de gens tâchèrent de persuader qu'ils l'étoient; mais, dans le fonds, chacun s'en trouva soulagé comme d'une délivrance[4]. J'ai suffisamment parlé de M. et de Mme de Montchevreuil, à propos du mariage de M. du Maine[5], pour n'avoir rien à y ajouter[6]. Quelques jours après[7], le Roi vit le bonhomme Montchevreuil dans son cabinet par les derrières[8], par où, comme gouverneur autrefois de M. du Maine, il continuoit d'entrer. Le Roi le traita comme un ami intime auroit fait

1. *Journal de Dangeau*, p. 175, dimanche 25 octobre : « La pauvre Mme de Montchevreuil mourut ici le matin, sur les six heures, bien regrettée de ses amis; elle est morte comme une sainte, comme elle avoit vécu. »

2. « Mme de Maintenon... est affligée au dernier point de la mort de Mme de Montchevreuil, » dit Dangeau. On a vu dans notre tome I, p. 108-110, quelle était l'intimité entre Mme de Maintenon et cette confidente de tous les temps; comparez les *Mémoires de Languet de Gergy*, p. 116, 118 et 158, et ceux de *Mme de Caylus*, p. 494 et 501-502. C'est par haine de Mme de Maintenon que Madame traitait son amie de « méchante diablesse » et l'accusait de manœuvres à l'égard de Monseigneur (recueil Brunet, tome II, p. 251 et 274).

3. Le *b* de *beaucoup* surcharge une autre lettre.

4. Sa lenteur naturelle, son extase presque constante, et aussi sa mauvaise santé, la faisaient peu apprécier, sauf de Mme de Maintenon, et ce sentiment à peu près général a été traduit par Mme de Caylus en un portrait qui se rapproche de celui qu'a fait Saint-Simon : point d'autre mérite que de n'avoir jamais eu de galanteries, un esprit au-dessous du médiocre, une figure triste, un commerce froid et sec, une religion à dégoûter les dévots; mais toute dévouée à Mme de Maintenon, sûre, secrète et sans reproche. Mme de Sévigné elle-même raillait volontiers la « dindonnière » des filles d'honneur (*Lettres*, tome VI, p. 241).

5. En 1692 : tome I, p. 110 et Additions 22 et 23. Depuis sa démission de 1687, Mme de Montchevreuil avait six mille livres de pension : *Dangeau*, tome II, p. 55-56 et 65; *Sourches*, tome II, p. 97-98 et 103.

6. Nous plaçons à l'Appendice, n° XXI, la notice consacrée par Saint-Simon à M. de Montchevreuil, comme chevalier de l'Ordre, et à sa femme. Ce morceau n'était pas encore connu lorsque parut notre tome I, où sa place était encore mieux marquée qu'ici.

7. Le samedi 31 octobre : *Journal*, p. 179.

8. Ces quatre mots : « par les derrières, par », sont en interligne.

son ami[1]; à la situation où il étoit avec lui, cela n'étoit pas surprenant[2].

Mgr le duc de Bourgogne entre au conseil des dépêches.

Ce même jour de la mort de Mme de Montchevreuil, 25 octobre, le Roi dit le soir à Mgr le duc de Bourgogne qu'il le feroit entrer au premier conseil de dépêches, et ajouta que, pour les premiers, il vouloit qu'il ne fît qu'écouter pour apprendre et se former, pour se mettre en état de bien opiner ensuite[3]. Ce fut une grande joie pour ce prince[4]; Monseigneur n'y étoit pas entré si jeune; Monsieur en étoit, mais il en étoit resté là[5].

Castel dos Rios ambassadeur

Castel dos Rios[6], gentilhomme catalan[7] fort pauvre, étoit arrivé à Paris au commencement du voyage de Fontaine-

1. Il finit la conversation en disant : « Ne me regardez point comme votre bienfaiteur et votre maître, mais comme votre ami, et parlez-moi dans cette confiance de tout ce qui vous regardera, vous et votre famille. » (*Dangeau.*) De même, à la mort du fils aîné, en 1688, il avait écrit une lettre amicale au père, fait une visite à la mère, et prodigué ses grâces aux autres enfants. Les *Mémoires de Sourches* (tome I, p. 374) disent que M. de Montchevreuil était un vrai frère pour Mme de Maintenon.

2. Saint-Simon a déjà raconté qu'il avait été un des témoins du mariage secret.

3. En commençant par les affaires du dedans du Royaume, dit Dangeau (p. 175), que notre auteur ne fait qu'abréger.

4. Dangeau ajoute, le 26 (p. 176) : « Le matin, au Conseil, le Roi parla à Mgr le duc de Bourgogne sur les affaires du dedans du Royaume; il lui donna les instructions les plus sages et les plus pleines d'amitié qu'il se puisse. Mgr le duc de Bourgogne a paru fort touché, et, durant le Conseil, fut très attentif, comme un homme qui veut profiter de ce que le Roi lui a dit et de ce qu'il peut apprendre dans le Conseil. » Comparez, dans l'Appendice de notre tome V, p. 443-444, la première séance de Monseigneur au conseil d'en haut.

5. Tome V, p. 469, notice sur le conseil des dépêches.

6. Don Manuel de Samenat ou Semmenat, marquis de Castel dos Rios, ancien vice-roi de Majorque, ambassadeur de Charles II à Lisbonne, avait été désigné pour la France en janvier 1698 et fut fait membre du grand conseil des guerres au moment de partir, en avril 1699. Il devint grand d'Espagne en 1701, rentra à Madrid en 1702, pour recevoir la vice-royauté du Pérou, et conserva ce poste jusqu'à sa mort, en 1711.

7. Aragonais, dit Dangeau à l'époque où l'on apprit sa nomination comme ambassadeur, en mars 1698 (tome VI, p. 304).

bleau, avec caractère d'ambassadeur d'Espagne[1] : il avoit été nommé pour aller en la même qualité en Portugal; mais il arriva que, celui qui devoit venir en France étant[2] plus distingué et beaucoup plus accrédité à la cour d'Espagne, il fit changer la destination, et alla en Portugal comme à une ambassade de faveur, et fit[3] envoyer l'autre à celle d'exil : c'est ainsi qu'elle étoit regardée[4]. Il voulut venir à Fontainebleau trouver la cour, et en fut refusé : il s'en plaignit fort; on lui répondit qu'on avoit bien fait attendre M. d'Harcourt trois mois à Madrid avant de lui permettre de voir le roi d'Espagne; qu'ainsi il pouvoit bien avoir patience six semaines avant de voir le Roi[5]. Au retour, il eut audience[6]. Ce qu'il avoit à y traiter étoit en effet d'une importance à ne pas souffrir volontiers des délais; il pressa le Roi de deux choses de la part du roi son maître : l'une, d'employer son autorité pour faire révoquer à la Sorbonne la condamnation qu'elle avoit faite des livres d'une béate espagnole qui s'appelle Marie d'Agreda[7]. Le temps étoit mal pris : ces livres étoient tout

d'Espagne en France. [*Add. St-S. 311*]

1. Il arriva à Paris le 23 septembre (*Dangeau*, tome VII, p. 158) et se logea provisoirement dans l'hôtel de la reine Marguerite. Sur son entrée en France et sur une aventure qui lui survint en chemin, voyez le *Mercure* du mois, p. 268-272, et le n° XIII des *Lettres de Mme Dunoyer*.

2. *Estant* est en interligne, sur *estoit*, biffé. — 3. *Fit* surcharge *fut*.

4. Cette anecdote du troc des ambassades se retrouve dans l'Addition; mais elle ne peut être exacte, puisque Castel dos Rios était déjà en possession de l'ambassade de Lisbonne lorsqu'on le choisit pour venir en France : voyez ci-après, aux Additions et corrections, quelques notes sur ce point, tirées de la *Gazette*. Ce fut le marquis de Monroy, fils du marquis de Villagarcias (Guzman), qui, sur le refus du duc Molez, alla à Lisbonne. Est-ce ce refus qui fait confusion dans la mémoire de notre auteur?

5. Ceci est copié presque textuellement du *Journal de Dangeau*, p. 160.

6. Le 27 octobre (*Dangeau*, p. 177); cette audience fut secrète.

7. Marie Coronel, née à Agreda, dans la Vieille-Castille, en 1602, entra avec sa mère et sa sœur, en 1619, dans un couvent qu'elles venaient de fonder en l'honneur de l'Immaculée Conception. Elle devint supérieure en 1627, et mourut en mai 1665. Un certain nombre d'ouvrages mystiques, trouvés avec l'attestation que tout le contenu lui avait été

à fait dans les sentiments de Monsieur de Cambray que le Roi venoit de faire condamner à Rome[1]. L'autre chose étoit de faire établir en dogme, par tout son royaume, l'immaculée conception de la sainte Vierge, et par conséquent faire plus que l'Église, qui a été plus retenue là-dessus[2] : aussi se moqua-t-on de l'ambassadeur et de son maître avec les plus belles paroles du monde. Ce fut là toute la matière de son audience[3]. Qui auroit cru que cette ambassade eût tourné quatorze mois après comme elle fit[4], et que cette espèce d'exil eût fait à l'ambassadeur la fortune la plus complète[5]?

révélé, furent imprimés en 1680. L'Inquisition d'Espagne permit cette publication ; mais la traduction française fut déférée à la Sorbonne, qui y censura beaucoup de propositions, malgré l'intervention des cordeliers et des jésuites (arrêt du 17 septembre 1696). Les procédures de canonisation, commencées vers 1680, furent suspendues en 1692. Sur la condamnation de 1696, voyez le ms. Mazarine 1914 et l'*Histoire de la Sorbonne*, par l'abbé J. Duvernet, tome II, p. 241-246. On vient de publier la correspondance de cette béate avec Philippe IV (1643-1665).

1. Ci-dessus, p. 147-160.

2. La fête de l'Immaculée Conception, célébrée le 8 décembre, était obligatoire depuis Clément XI ; mais on n'en considérait le dogme que comme une opinion pieuse. Il est devenu article de foi en 1854.

3. « Enfin, dit Dangeau en terminant, cette audience se passa en affaires de religion, et point du tout de politique. » La *Gazette de Leyde*, correspondance de Paris du 2 novembre 1699, ajoute que l'ambassadeur demanda qu'on révoquât l'arrêt rendu par le parlement de Paris contre l'Inquisition d'Espagne ; mais, de plus, il avait ordre de se plaindre du partage projeté de la succession d'Espagne (ci-dessus, p. 110), comme l'avaient fait ses collègues dans les autres cours (*Journal*, p. 152 et 158), et même la circonstance avait paru assez grave pour qu'on voulût envoyer spécialement à cet effet, sinon M. de los Balbazès, du moins le comte de Monterey, qui eût réclamé la venue du duc d'Anjou et le maintien de l'intégrité de la monarchie (*Mémoires de Torcy*, p. 540). Ces demandes furent présentées par Castel dos Rios, et le Roi fit la réponse vague qu'il convenait (*ibidem*, p. 541 ; lettres de l'ambassadeur Pisani, dans la copie des *Dépêches vénitiennes*, filza 193, p. 400-404, 415-418, 441-442 ; lettres du Roi, au Dépôt des affaires étrangères, vol. *Espagne* 83, fol. 151-154, 185 et 187).

4. En décembre 1700 : suite du tome II de 1873, p. 404.

5. Addition 311 et suite des *Mémoires*, tome II de 1873, p. 414.

Le pauvre de Harouys[1] mourut en ce temps-ci à la Bastille, où il étoit depuis dix[2] ou douze ans; il avoit été longtemps trésorier des états de Bretagne[3]. C'étoit le meilleur homme du monde et le plus obligeant; il ne savoit que prêter de l'argent, et point presser pour se faire payer[4] : avec cette conduite, il s'obéra si bien, que, quand il fallut compter, il ne put jamais se tirer d'affaires[5]. La confiance de la province et de tout le monde étoit si grande en lui, qu'on l'avoit laissé plusieurs années sans compter[6]; ce fut sa

Mort de Harouys dans la Bastille. [*Add. St-S. 312*]

1. Guillaume de Harouys (Saint-Simon écrit : *d'Arroüy*), fils d'un premier président de la Chambre des comptes de Bretagne et d'une Bautru, commença par avoir une charge de conseiller au parlement de Rouen (1641), puis obtint un brevet de conseiller d'État (1645), et succéda le 10 décembre 1657 à César Renouard, sieur de Drouges, comme trésorier des états de Bretagne. Il resta en fonctions jusqu'à l'année 1687, et mourut le 10 novembre 1699, à quatre-vingt-un ans moins un mois, laissant, d'une sœur d'Emmanuel de Coulanges, le fils unique nommé ci-après. Nous possédons son portrait, gravé en 1677 par P. Van Schuppen, d'après Fr. de Troy. Ses deux sœurs avaient épousé, l'une le frère de l'archevêque Hardouin de Péréfixe, l'autre le président de la Busnelaye. Voyez le dossier bleu 8981, au Cabinet des titres. Ces Harouys prétendaient se rattacher à une grande famille anglaise de Harwich. Ils avaient eu plusieurs maires de Nantes, dont un célèbre pour avoir refusé de s'associer à la Saint-Barthélemy.

2. Les chiffres *10* surchargent deux lettres illisibles.

3. Sur cette charge, voyez les *Recherches sur les états de Bretagne*, par M. A. du Bouëtiez de Kerorguen, tome I, p. 169-178.

4. Voyez les lettres de Mme de Sévigné, sa cousine par alliance et sa très bonne amie, qu'il traitait à Rennes et hébergeait à Nantes ou dans son beau château de la Seilleraye, et à qui même il prêta de l'argent pour marier son fils. Voyez aussi Walckenaer, *Mémoires sur Mme de Sévigné*, tomes IV, p. 29, et V, p. 181, 185-188, 261, 265, etc., et l'éloge de Harouys dans le dossier 8981, fol. 8 et 13 v°. Ce « Foucquet de la Bretagne » se ruina par une passion outrée de faire plaisir et eut toujours la réputation d'agir plus en prince qu'en homme d'affaires.

5. A remarquer le pluriel « affaires. » Littré ne donne que le singulier pour cette locution.

6. Attaqué en 1673 par M. de Coëtquen, il fut défendu par toute la Bretagne, qui s'indignait d'une accusation si infâme (*Sévigné*, tome III, p. 306). Quand Pontchartrain devint premier président du Parlement, il plaça chez lui deux sommes de trente mille et de vingt mille livres, à sept

ruine[1]. Beaucoup de gens y perdirent gros, la Bretagne y demeura pour beaucoup, et il demeura entièrement ruiné. C'est, je crois, l'unique exemple d'un comptable de deniers publics avec qui ses maîtres et tout le public perdent sans que sa probité en ait[2] reçu le plus léger soupçon. Les perdants mêmes le plaignirent, tout le monde s'affligea de son malheur[3] : c'est ce qui fit que le Roi se contenta d'une

pour cent, mais eut la prudence de tout retirer en février 1684, peut-être, probablement même, par scrupule de toucher un intérêt que cependant l'usage autorisait. De 1673 à 1685, les états lui avaient donné procuration pour emprunter plus de vingt millions. Cette situation inquiéta les ministres dès 1684, et ils prirent quelques demi-mesures pour y remédier ; mais Harouys avait de puissants amis dans le Conseil, car, s'il empruntait très cher, il prêtait avec la plus haute libéralité, à tout le monde, presque sans compter.

1. C'est en 1687 que se produisit cette catastrophe : *Journal de Dangeau*, tome II, p. 62-63, avec Addition de Saint-Simon, 88 et 167 ; *Mémoires de Sourches*, tome II, p. 77, 78, 94, 119-120 et 226 ; Capmas, *Lettres inédites de Mme de Sévigné*, tome I, p. 388, etc. Un arrêt du Conseil commença par condamner Harouys à restituer toutes les gratifications que les états avaient pris l'habitude de prodiguer à nombre de particuliers de la province sans l'autorisation expresse du Roi : comme ces gens-là étaient insolvables, il s'ensuivait que le trésorier se trouvait ruiné du coup, et il donna sa démission, qui fut acceptée par les états le 23 octobre. On le fit arrêter le mois suivant. Le passif s'élevait à six millions six cent mille livres.

2. *Aye*, dans le manuscrit.

3. « Il y avoit des gens qui appréhendoient que l'issue ne lui fût pas favorable : ce qui faisoit pitié à tout le monde, car il avoit fait plaisir à beaucoup d'honnêtes gens, et ce n'étoit que le manque d'ordre qui avoit ruiné ses affaires. » Et en note : « Depuis trente-cinq ans qu'il se mêloit d'affaires de finances, on disoit qu'il n'avoit pas compté une seule fois pour connoître l'état de ses affaires. » (*Mémoires de Sourches*, tome II, p. 120.) « Tout le monde le regrette fort dans ce pays-là. » (*Dangeau*, tome II, p. 62.) Le Chancelier lui-même écrivit à M. de Fieubet, qui était un de ses commissaires, que tous les gens qui connaissaient le désintéressement et la probité du trésorier se désolaient de le voir dans l'embarras par trop de facilité à faire plaisir, qu'il y avait une grande disposition à le soulager, et qu'il fallait traiter l'affaire avec discrétion et bonté. En même temps, il adressait une lettre courtoise à Harouys, sans faire la moindre allusion à sa situation. (Lettres du 10 octobre 1687 : Arch. nat., V[1] 580, p. 182.) On s'étonna alors de

prison perpétuelle[1]; il la souffrit sans se plaindre, et la passa dans une grande piété[2], fort visité de beaucoup d'amis et secouru de plusieurs[3]. Cela n'empêcha pas son fils[4] de devenir maître des requêtes et intendant de province, avec réputation d'esprit et de probité; il se fit aimer et estimer, et il auroit été plus loin, si la piété, tant de lui que de sa femme[5], dont il n'avoit point d'enfants,

voir Pontchartrain figurer parmi les commissaires, quoique connu pour être « sa partie secrète depuis qu'il ne lui avait pu faire abandonner M. de Chaulnes, » et l'ancien premier président eut le bon goût de se faire remplacer sous prétexte d'alliance avec l'inculpé : Bibl. nat., ms. Clairambault 491, fol. 57 v° et 58.

1. Sur la procédure, voyez le *Journal de Dangeau*, tome II, p. 88, 166-167, 314 et 362, les *Mémoires de Sourches*, tomes II, p. 119 et 226, et III, p. 63, les *Archives de la Bastille*, tome IX, p. 102-105, et surtout les arrêts du Conseil de 1687 à 1689, Arch. nat., E 1839, 1846 et 1852. L'intérêt des emprunts fut réduit à quatre et demi, et, quant aux capitaux, la province ne fut obligée de rembourser que ceux qui avaient été empruntés par contrats réguliers et avec procuration en règle; les porteurs de simples billets (environ pour trois millions) n'eurent recours que sur le bien de Harouys et sur celui du notaire qui avait fait ses affaires. Ce fut le Roi qui rendit un arrêt en conséquence, « comme Salomon et avec une bonté paternelle. » (*Lettres de Mme de Sévigné*, tome VIII, p. 563; ci-après, Appendice, p. 502.)

2. Bourdaloue le vit dans sa prison.

3. On a les noms des principaux visiteurs (*Archives de la Bastille*, tome IX, p. 104) et une lettre de Mme de Coulanges, qui l'alla voir en 1696 (*Lettres de Mme de Sévigné*, tome X, p. 422-423; comparez les *Lettres inédites*, tome II, p. 357-358). Son corps fut transporté aux Visitandines de la rue Saint-Antoine, dans la chapelle des Coulanges, où sa femme avait été inhumée en 1662. Il avait passé huit ans moins six semaines à la Bastille. Si on l'en eût fait sortir, les porteurs de billets, qui perdaient tout, lui auraient intenté une action criminelle.

4. André de Harouys, baptisé le 18 septembre 1661, pourvu d'une charge de conseiller au Parlement en 1684, maître des requêtes en 1694, intendant en Franche-Comté le 31 août 1700, en Champagne le 29 septembre 1702, donna sa démission en 1711, pour se retirer, avec sa femme, dans la maison de la Doctrine chrétienne.

5. Marie-Anne Quentin de Richebourg, qui mourut le 12 avril 1721. Son mari se transporta alors à l'Institution de l'Oratoire, et y mourut le 27 mai 1731.

ne les avoit engagés à tout quitter pour ne penser qu'à leur[1] salut. J'ai fort vu cette Mme de Harouys à Pontchartrain[2], qui avoit beaucoup d'esprit, et un esprit très aimable et orné, extrêmement dans les meilleures œuvres, et extrêmement janséniste : je me suis souvent fort diverti à disputer avec elle; j'étois ravi quand je l'y trouvois.

Voyage à Paris du duc et de Mme la duchesse de Lorraine pour l'hommage lige de Bar.

On attendoit, au retour de Fontainebleau, Monsieur de Lorraine, pour rendre au Roi son hommage lige[3] du duché de Bar[4] et de ses autres terres mouvantes de la couronne. Mme la duchesse devoit venir avec lui, et Monsieur les défraya à Paris, et leur donna, au Palais-Royal, l'appartement de M. et de Mme la duchesse de Chartres[5]. Nul embarras pour Mme de Lorraine, qui conservoit son rang de petite-fille de France[6]. Il n'y en devoit pas avoir non

1. *So[n]* corrigé en *leur*.

2. Elle était cousine germaine de Mmes de Pontchartrain et de Caumartin.

3. On a déjà vu (tome V, p. 186) ce que c'était que l'homme lige, et par conséquent l'hommage lige.

4. Devenu souveraineté, comme nous l'avons dit (p. 27), par le fait de Charles IX, le duché de Bar n'en avait pas moins continué à rendre l'hommage au Roi, ainsi qu'il le faisait depuis le quatorzième siècle, et c'était le seul grand fief qui restât dans ce cas. Attribué à la France par l'article 63 de la paix des Pyrénées, il avait été restitué en 1661 à Charles IV, qui s'était tout aussitôt acquitté de l'hommage. Voyez les documents sur ce duché réunis dans l'*Histoire généalogique*, tome V, p. 497-504; la chronologie des ducs de Bar, dans l'*Art de vérifier les dates*, tome III, p. 35 et suivantes; les *Mémoires sur la Lorraine et le Barrois*, par Durival (1753); l'*Histoire des duchés de Lorraine et de Bar*, par M. Bégin (1833), et un mémoire de feu M. Troplong sur *la Souveraineté des ducs de Lorraine sur le Barrois* (1832). Dans le volume des Papiers de Saint-Simon consacré aux hommages de grands vassaux (vol. 60, aujourd'hui *France* 215), il y a plusieurs textes d'hommages rendus en divers temps pour la Lorraine et le Barrois, d'après les mss. Béthune, Brienne, etc.; comparez un inventaire d'actes analogues (1204-1641) dans les Papiers de la Pairie, Arch. nat., KK 1441, p. 111-127.

5. *Journal de Dangeau*, tome VII, p. 188.

6. *Ibidem*, p. 184 : « Il n'y aura nul embarras ici pour Mme de Lorraine, qui gardera son rang ici de petite-fille de France, et elle n'aura qu'un tabouret devant Madame. »

plus[1] pour M. de Lorraine : ses pères, ducs de Lorraine comme lui, ont été bien des fois à la cour de France sans difficultés. Charles Ier, duc de Lorraine[2], fut fait connétable de France après la mort, ou plutôt le massacre du connétable d'Armagnac[3], le 12 juin 1418, dans Paris, par le parti de Bourgogne. Il est vrai qu'il n'en jouit pas longtemps, pour avoir été institué par cette terrible Isabeau de Bavière[4], femme de Charles VI, qui, dans un intervalle de sa triste maladie, le destitua à Bourges, en avril 1423[5], et donna l'épée de connétable à Jean Stuart, comte de Buchan et de Douglas[6], qui fut tué le 17 août suivant, à la bataille de Verneuil-au-Perche contre les Anglois[7]. Le comte de Richemont[8] fut fait connétable en sa place; il étoit fils,

Ducs de Lorraine, l'un connétable, l'autre grand chambellan.

Princes du sang précèdent

1. *Non plus* est en interligne.

2. Mort en 1430. — Ce qui suit est établi à l'aide de l'*Histoire généalogique*, chapitre des Connétables, tome VI, p. 224 et 225. Une première rédaction de Saint-Simon, assez différente, se trouve dans la notice du duché de Guise, tome V des *Écrits inédits*, p. 49 et 51.

3. Bernard VII, comte d'Armagnac et de Fezensac, fait connétable le 30 décembre 1415, gouverneur général des finances et capitaine de toutes les places fortes du Royaume le 27 février 1416.

4. Isabelle, fille d'Étienne *le Jeune*, duc de Bavière de la branche Wilhelmine, née en 1371, mariée à Charles VI le 17 juillet 1385, morte le 24 septembre 1435. « Mégère bien fatale à la France et à Charles VII, son fils, étant sa plus cruelle ennemie et livrée aux Bourguignons, » dit-il dans la notice du duché de Guise (p. 49).

5. *1424* nouveau style. Il suit mal le texte qui est sous ses yeux.

6. *J.*, en abrégé. — Jean Stuart, comte de Buchan (Saint-Simon écrit : *Boukan*, et l'*Histoire généalogique : Boucan*), second fils du régent duc d'Albany, était venu avec son beau-père, le comte de Douglas, au secours du Dauphin (Charles VII), avait gagné la bataille de Baugé en 1421, et fut fait comte d'Évreux et connétable de France le 4 avril 1424, par conséquent par le roi Charles VII, et non par Charles VI.

7. Buchan perdit en effet la bataille de Verneuil, 17 août 1424, et il y périt, quoique certains auteurs, le confondant avec Jean Stuart, connétable d'Écosse, prétendent que c'est à la journée dite des Harengs, pendant le siège d'Orléans, qu'il fut tué, 12 février 1429.

8. Arthur de Bretagne, comte de Richemont, né à Succinio le 25 août 1393, abandonna en 1421 le parti du Dauphin pour sortir de la captivité où les Anglais le tenaient depuis Azincourt, et reçut de ceux-ci les

les souverains non rois partout.

frère et oncle des ducs de Bretagne[1], et le fut lui-même après eux, en 1457, et voulut conserver l'épée de connétable avec laquelle il avoit acquis tant de gloire[2], et mourut duc de Bretagne et connétable de France, en décembre 1458, dans son château de Nantes, portant lors le nom d'Artus III[3]. René II, duc de Lorraine[4], fut fait grand chambellan, 7 août 1486, par Charles VIII, qui avoit alors seize ans, à la place du comte de Longueville[5] fils du célèbre bâtard d'Orléans[6], destitué et ses terres confisquées pour avoir pris le parti du duc d'Orléans, depuis roi Louis XII, contre Mme de Beaujeu, sœur du Roi, sa tutrice et gouvernante du Royaume[7]. Le duc de Lorraine ne demeura pas

titres de duc de Touraine, de comte de Montfort, etc.; mais, en 1425, il se réconcilia avec Charles VII, ainsi que son frère le duc de Bretagne et son beau-frère le duc de Bourgogne, et reçut la charge de connétable à Chinon, le 7 mars. Voyez l'*Histoire de Charles VII*, par M. le marquis de Beaucourt, tome II, p. 73-85, et le livre que M. Cosneau vient de publier sur Arthur de Bretagne.

1. Fils de Jean V (mort en 1399), frère de Jean VI (1389-1442), oncle de François Ier (1414-1450) et de Pierre II (1418-1457).

2. « Disant qu'il falloit honorer en sa vieillesse un office qui lui avoit fait honneur dans la fleur de son âge. » (*Histoire généalogique.*)

3. Il a son article, comme duc de Bretagne, dans l'*Histoire généalogique*, tome I, p. 459-461.

4. C'est l'adversaire de Charles le Téméraire, à la mort duquel il rentra en possession de la Lorraine et obtint du roi Louis XI la restitution du duché de Bar, que lui avait légué son aïeul maternel le roi René d'Anjou; mais il ne put se faire rendre ni la Provence, ni le reste de l'apanage de cette maison, et n'obtint qu'une pension de trente-six mille livres et la charge de grand chambellan : ci-après, p. 392. Mort le 10 décembre 1508. Voyez son article dans les GRANDS CHAMBELLANS, tome VIII de l'*Histoire généalogique*, p. 450 et 451.

5. François Ier d'Orléans, comte de Longueville, puis de Dunois, né en 1447, gouverneur de Normandie et de Dauphiné en 1483, grand chambellan en 1484 ou 1485, mort à Châteaudun le 25 novembre 1491.

6. Jean, comte de Dunois et de Longueville, fils naturel de Louis, duc d'Orléans, et de Marie d'Enghien, né vers 1402, mort le 24 novembre 1468, eut, entre autres charges, celle de grand chambellan dès 1423. Voyez son article et celui de son fils dans l'*Histoire généalogique*, tome I, p. 212-215.

7. Il « tint le parti de Louis, duc d'Orléans, depuis roi de France,

longtemps grand chambellan de France : il se ligua avec le même duc d'Orléans contre le Roi[1], et Philippe[2] de Baden, marquis d'Hochberg et comte de Neuchâtel, fut pourvu en sa place de cet office de la couronne, en 1491[3]. Sans aller si loin[4], Louis XIII et le Roi son fils ont vu Charles IV, duc de Lorraine, plus d'une fois en leur cour, et y faire des séjours[5], et la duchesse Nicole a passé à Paris ses dernières années[6]. La planche étoit donc faite, et il n'y avoit qu'à la suivre. On y peut ajouter que le père du duc de Lorraine[7] a été aussi à Paris et à la cour; mais il s'y arrêta peu, quoique assez pour continuer les exemples et régler celui-ci. Mais cela même étoit ce qui incommodoit les cadets de sa maison établis en France, qui,

contre le gouvernement de la dame de Beaujeu; ses terres furent confisquées, mais sa femme obtint la jouissance de quelques-unes.... » (*Histoire généalogique*, tome I, p. 215.)

1. Il perdit sa pension et sa charge « pour s'être ligué avec le duc d'Orléans contre le Roi.... » (*Ibidem*, tome VIII, p. 450.)

2. *Ph.*, en abrégé, dans le manuscrit.

3. « Il en fut déchargé peu après, parce qu'il étoit occupé ailleurs et qu'il ne pouvoit pas être continuellement près de la personne du Roi. Il mourut en 1503. » (*Ibidem*, p. 452.) C'est de ce dernier marquis de Hochberg que le duc de Longueville, son gendre, eut le comté de Neuchâtel et les droits sur Orange. Le marquis de Bade hérita du reste.

4. Voyez l'Addition 313, ci-après, p. 471.

5. Par exemple en 1640 et 1641, en 1652, en 1660 et en 1661. Les procès-verbaux de la réception de 1640 et de 1641, et de l'hommage prêté alors, se trouvent dans le *Cérémonial françois*, tome II, p. 673, et dans le Supplément au *Corps diplomatique* de Du Mont, tome IV, p. 161 et 399-400; voyez aussi les extraits réunis par Clairambault, Arch. nat., KK 600, p. 641-642. Sur le séjour de 1652, voyez l'*Histoire de France sous le ministère de Mazarin*, par M. Chéruel, tome I, p. 53, 183, 252, etc.; l'*Histoire de la réunion de la Lorraine*, par le feu comte d'Haussonville, tome II, p. 237 et suivantes. Sur l'hommage rendu par Charles IV, en 1661, voyez le même ouvrage de M. Chéruel, tome III, p. 385-390, et la *Gazette* de l'année, p. 427 et 531.

6. Il a été parlé d'elle, en même temps que de son mari Charles IV, dans le tome IV, p. 332 et 333. Sur sa mort à Paris, voyez deux documents publiés par la *Revue historique*, mai-juin 1886, p. 77-78.

7. Charles V: ci-dessus, p. 25.

tirant[1] leurs prétentions de leur naissance, avoient grand intérêt de relever leur aîné[2], et grande facilité par Monsieur, entièrement abandonné au chevalier de Lorraine, jusqu'au point où je l'ai remarqué au mariage de Mme de Lorraine[3]. Des gens qui avoient osé vouloir élever leur aîné jusqu'en compétence de M. le duc de Chartres[4] n'étoient pas pour s'accommoder de celle des princes du sang, et [Add. St S. 318] ceux-ci encore moins pour la souffrir. Jamais aucun duc de Lorraine ne leur avoit disputé, pas même le père de celui-ci, beau-frère de l'Empereur et à la tête de son armée[5], aux deux princes de Conti volontaires dans la même armée, auxquels l'électeur de Bavière, qui y servoit, ne disputoit pas (le[6] second de ces princes étoit vivant et existant à la cour), et cet électeur étoit frère de Madame la Dauphine, alors vivante, et gendre de l'Empereur[7]. On

1. Après *tirant*, Saint-Simon a biffé *leur rang et*.
2. *Aisné* est écrit en interligne, sur *ainé*, corrigé en *aisé*, puis biffé.
3. Ci-dessus, p. 8, et tome I, p. 61, à propos du mariage de Chartres.
4. Ci-dessus, p. 7 et suivantes. — Nous avons déjà rencontré *compétence* pour *compétition*, mot plus moderne.
5. Ci-dessus, p. 25.
6. Avant *le*, Saint-Simon a biffé un *et*, précédé d'une virgule. Ce changement nous force de mettre le membre de phrase entre parenthèses.
7. Comparez la suite des *Mémoires*, tome III de 1873, p. 171. Lors du voyage en Hongrie qui coûta si cher aux princes de Conti (tome II, p. 288), l'Empereur leur fit offrir le fauteuil, quoiqu'ils n'eussent ni suite, ni caractère officiel ; du moins, c'est Dangeau qui l'affirme (*Journal*, tome II, p. 297), tandis que Saint-Simon le nie (Addition au *Journal*, tome I, p. 190, et *Mémoires*, tome XIII, p. 374). Dans son mémoire de 1711 sur les *Changements arrivés à la dignité de duc et pair*, tome III des *Écrits inédits*, p. 100, il dit avoir entendu raconter au survivant des deux princes que, partout hors de chez eux, ils précédaient les princes souverains allemands ; que, lorsqu'ils cédaient le pas à l'électeur de Bavière comme frère de la Dauphine, c'était par pure grâce et politesse, et que jamais, même dans sa propre armée, Charles de Lorraine ne voulut accepter cette marque de déférence. Et cela, ajoute-t-il, « parce que l'Allemagne, comme tous les pays du monde excepté la France, a des règles continuellement suivies, et qu'elle n'enfreint maintenant que sur l'exemple et l'extrême facilité que lui en fournit la France. » Nous retrouvons ces faits, relatifs à MM. de Conti, racontés

n'avoit pas oublié encore comment le fameux Charles-Emmanuel, duc de Savoie[1], gendre de Philippe II[2] roi d'Espagne, et qui fit tant de figure en Europe, avoit vécu avec les princes du sang, ni le célèbre mot d'Henri IV là-dessus[3]. Charles-Emmanuel l'étoit venu trouver à Lyon pour arrêter ses armes, après avoir séjourné longtemps à sa cour à Paris, dans l'espérance de le tromper sur la restitution du marquisat de Saluces[4]. Il se trouva qu'un matin, venant au lever d'Henri IV, le prince de Condé[5] et lui, qui venoient par différents côtés, se rencontrèrent[6] en même temps à la porte de la chambre où le Roi s'habilloit. Ils s'arrêtèrent l'un pour l'autre; Henri IV, qui les vit, éleva la voix et dit au prince de Condé: « Passez, passez, mon neveu; M. de Savoie sait trop ce qu'il vous doit[7]. » Le prince de Condé passa, et

avec plus de détails encore, dans un fragment de la relation du baron de Breteuil : *le Magasin de librairie*, tome II, p. 448-449.

1. Le vaincu du Pas-de-Suse : tome I, p. 272-275.

2. Philippe II, fils de Charles-Quint, né le 21 mai 1527, devint roi par l'abdication de son père, en 1555, et mourut le 13 septembre 1598.

3. L'anecdote est racontée, avec des différences, et au compte de Philibert-Emmanuel, dit *le Petit-Bossu*, dans la seconde partie, restée inédite jusqu'en 1838, des *Mémoires de Lenet*, p. 453, à propos de la visite du duc de Savoie en 1641. Il y est fait allusion dans les *Annales de la cour et de Paris pour les années 1697 et 1698*, tome I, p. 10 et 14, et Saint-Simon l'a placée, non seulement ici et dans l'Addition n° 313, mais dans une autre Addition (*Journal de Dangeau*, tome VIII, p. 445), qui correspond au tome III des *Mémoires* de 1873, p. 267.

4. Voyez ce qu'il raconte dans le *Parallèle*, p. 125, de ce voyage à Paris, où le duc de Savoie corrompit Biron (1599-1600), et comparez l'*Histoire* du président de Thou, tome XIII, p. 434-444.

5. Henri II, père du grand Condé.

6. Ce verbe est en interligne, sur *trouvèrent*, biffé.

7. Dans les *Mémoires de Lenet*, la scène se passe au Louvre; le duc de Savoie devine le motif de la politesse du prince de Condé, et le Roi, impatienté du retard, crie de son balcon au prince : « Passez, mon neveu, passez, et ne me retardez pas le plaisir d'embrasser mon cousin de Savoie. » Dans la relation du baron de Breteuil (p. 449), la scène est à Fontainebleau, et, « ayant aperçu Monsieur le Prince, grand-père de celui-ci, qui faisoit des civilités à ce duc au passage d'une porte, le Roi

M. de Savoie, tout de suite et sans difficulté, après lui[1].

M. de Lorraine étrangement *incognito*.

Ces considérations firent proposer un biais qui combloit les vues et les prétentions des Lorrains contre les princes du sang, et ce biais fut l'*incognito* parfait de M. de Lorraine, qui aplanissoit et voiloit tout en même temps[2]. Mais cet *incognito* étoit aussi parfaitement ridicule[3] : *incognito*, tandis que Mme la duchesse de Lorraine n'y pouvoit être; *incognito*, et être publiquement

dit touchant à Monsieur le Prince : « Passez, mon cousin; M. de Savoie « sait trop ce qu'il vous doit pour passer devant vous. »

1. En 1697, à propos des difficultés de cérémonial qu'on craignait avec le duc Léopold, Dangeau avait dit (tome VI, p. 251) : « Les princes du sang prétendent passer devant lui, et feu Monsieur le Prince, à Bruxelles, a toujours passé devant M. de Lorraine, son grand-oncle. » C'est sur cette phrase que Saint-Simon a fait l'Addition n° 313.

2. Nous avons déjà eu plusieurs exemples d'*incognito :* tome II, p. 68; tome III, p. 309; tome V, p. 51-53, 73, 74, etc. Il fut décidé que M. de Lorraine porterait le titre de marquis de Pont-à-Mousson, tandis que sa femme serait qualifiée de duchesse royale. — Voici ce que dit Dangeau (tome VII, p. 183, avec l'Addition de Saint-Simon) : « M. de Lorraine se rapporte au Roi des traitements qu'on lui doit faire ici quand il viendra rendre son hommage. Le Roi a réglé qu'il seroit entièrement *incognito* jusqu'au moment qu'il sera entré dans le cabinet du Roi pour prêter la foi et hommage. Par cet *incognito*-là, on évite beaucoup de disputes, entre autres celles des princes du sang, qui vouloient que M. de Lorraine allât le premier les voir chez eux, et le précéder partout. Le parti qu'a pris M. de Lorraine de s'en rapporter au Roi de tout le cérémonial fait que S. M. a plus d'attention à ne lui rien faire faire qui puisse l'embarrasser. » C'est à l'occasion de ces difficultés que Clairambault avait fait, soit pour les princes du sang, soit pour les bâtards, soit pour les ducs et pairs, plusieurs mémoires historiques et dissertations (Papiers de la Pairie, KK 600, p. 627-644), qui se rattachent aux mémoires contre le titre d'*Altesse Royale* dont il a été parlé p. 21, note 7. Évidemment, ces pièces ont fourni à Saint-Simon des arguments historiques. Nous en donnons une à l'Appendice, n° XXII.

3. Comparez à la période qui va suivre, sur l'*incognito*, une autre période du même genre, sur le même sujet, dans la notice du duché de Guise (*Écrits inédits*, tome V, p. 47) : « C'est ce même duc de Lorraine qui, se prévalant de la triste foiblesse de Monsieur...; lui dont le père...; lui dont le grand-oncle...; lui qui, abusant...; lui enfin qui, etc. »

logé, traité et défrayé par Monsieur dans le Palais-Royal, aux yeux de toute la France; *incognito*, venant exprès pour un acte dans lequel il falloit qu'il fût publiquement connu et à découvert; *incognito* enfin sans cause ni prétexte, puisque ses pères avoient été publiquement à la cour et à Paris, et son père même. Aussi prirent-ils un habile détour pour le faire passer. Monsieur, en le proposant au Roi, ne manqua pas de bien faire les honneurs de son gendre, de l'assurer qu'il étoit bien éloigné de disputer rien aux princes du sang; que, venu pour son hommage et ayant son pays enclavé et comme sous la domination du Roi, il ne pouvoit songer qu'à lui plaire et à obéir sans réserve à tout ce qu'il lui plairoit de lui commander; mais que lui, Monsieur, croyoit lui devoir faire faire la réflexion qu'ayant donné le rang de princes du sang à ses enfants naturels, il ne voudroit peut-être pas exiger pour eux les mêmes déférences de M. de Lorraine que pour les princes du sang; qu'il répugneroit à sa générosité[1], en étant le maître, de l'y obliger, et que, ne l'y obligeant pas, cela mettroit une différence entre eux, qui ne leur seroit pas avantageuse. Ce propos humble et flatteur, qui, dans le fond, n'avoit que la superficie, éblouit le Roi et le toucha si bien, qu'il consentit à l'*incognito*, moyennant lequel nulles visites actives ni passives pour M. de Lorraine, et nuls honneurs dus ou prétendus. Tout alloit à la petite-fille de France son épouse, et se confondoit sous son nom : après quoi, ils demeuroient sur leurs pieds avec cet *incognito*, en liberté de l'expliquer avec tous les avantages qu'ils s'en étoient bien proposés. Ce grand point gagné, tout le reste leur fut facile[2]. [Add. StS. 314]

1. *Génosité* surchargé en *générosité*.

2. Le baron de Breteuil (*Magasin de librairie*, tome II, p. 447-448) n'admet pas que l'*incognito* pût couvrir un dessein si profond, et prétend qu'il n'avait pas d'autres raisons d'être que l'embarras des finances ducales et la crainte de faire trop de dépense. Cette explication semble avoir un caractère purement officiel.

Mme et M. de Lorraine à Paris, qui va saluer le Roi. Adresse continuelle à l'égard de M. et de Mme la duchesse de Chartres.

Le vendredi 20 novembre[1], Monsieur et Madame allèrent à Bondy[2] au-devant de M. et de Mme de Lorraine, qui tous deux se mirent sur le devant de son carrosse. On remarqua avec scandale que M. le duc de Chartres étoit à la portière. On débita que le devant lui faisoit mal[3]. Cela auroit pu s'éviter; mais ce n'étoit pas le compte de la maison de Lorraine, qui fit en sorte que Mme la duchesse de Chartres demeura à Versailles, avec laquelle il n'eût

1. *Journal de Dangeau*, tome VII, p. 192. Les éditeurs ont donné en note le récit du *Mercure* (novembre, p. 268 et suivantes); comparez aussi la *Gazette d'Amsterdam*, nos XCVI à XCIX, le Supplément au *Corps diplomatique* de Du Mont, tome IV, p. 400, la pièce 127 du volume des Affaires étrangères coté *Lorraine* 49, et surtout la relation à demi officielle que le baron de Breteuil fit dans le moment même, comprenant tout le voyage et l'hommage, et qui a été imprimée, avec d'autres fragments de ses *Mémoires*, dans *le Magasin de librairie*, tome II, p. 447-459. Saint-Simon a dû connaître cette relation, quoique son récit en diffère complètement dans les points sur lesquels il insiste le plus. Sainctot rédigea aussi un compte rendu de l'hommage (ms. Fr. 14119, fol. 274-284), qui finit par un rapport sur la situation faite au duc de Chartres.

2. Le *Mercure* dit : « Un peu au-dessus de la Villette; » le baron de Breteuil : « Au delà de Pantin, à cinq quarts de lieue de Paris; » la *Gazette d'Amsterdam* : « En pleine campagne, en deçà de Bondy. » Celle-ci décrit le cortège (no XCVI).

3. Ces détails sur le carrosse ne sont qu'un peu plus loin dans le *Journal* (p. 194-195), et ils se retrouvent dans le *Mercure*, en ces termes : « Ils descendirent tous de carrosse, s'embrassèrent, et montèrent tous ensuite dans le même carrosse. Les équipages de M. le duc de Lorraine s'en retournèrent, parce que Monsieur devoit défrayer ce duc et toute sa suite, et lui donner des voitures tant qu'il resteroit ici. Monsieur et Madame étoient placés dans le fond, et M. le duc et Mme la duchesse de Lorraine sur le devant. M. le duc de Chartres, qui étoit venu avec Monsieur dans une portière de son carrosse, voulut encore prendre la même place, parce qu'il se trouvoit incommodé sur le devant. Mme la duchesse de Ventadour se mit à l'autre portière. » C'est la *Gazette de Bruxelles* qui, payée sans doute pour cela, eut « l'insolence » de faire des remarques humiliantes pour M. de Chartres. Aussi la cour s'empressa-t-elle de donner partout une interprétation rectificative et d'insister sur la bonne grâce de M. de Lorraine à céder partout le pas et la droite à son beau-frère. C'est le sens du récit du baron de Breteuil (p. 450), qui ajoute toutefois que M. de Chartres donna plus d'attention, par la suite, à ces détails de cérémonial.

pas été si aisé de bricoler[1]. Ils furent à l'Opéra[2] dans la

1. De procéder par ces voies obliques, par un biais, comme il l'a dit plus haut. *Bricoler* est un terme emprunté au jeu de billard ou au jeu de paume, que nous avons déjà rencontré sous la forme du substantif *bricole* (tome V, p. 296).

2. La *Gazette de Leyde* (de Paris, 24 novembre; comparez la *Gazette de la Haye*, n° 96) dit : « Ils se promenèrent d'abord sur la balustrade devant le jardin[a], et ensuite ils allèrent à l'Opéra.... Jamais on n'y avoit vu tant de monde, et jamais pièce n'avoit aussi été mieux représentée, soit pour le chant, la symphonie, les danses et le spectacle. » — Les débuts de l'Opéra à Paris ont été retracés dans ces derniers temps par M. Pougin et par MM. Nuitter et Thoinan, dans leurs livres : *les Vrais créateurs de l'Opéra français, Perrin et Cambert*, et : *les Origines de l'Opéra français*. Créé par lettres patentes de 1669, sous le nom d'Académie de musique, il s'était définitivement installé, le 15 juin 1673, au théâtre construit jadis par le cardinal de Richelieu dans l'aile orientale du Palais-Royal, sur la rue Saint-Honoré, et qui se trouvait libre depuis la mort du dernier occupant, Molière. On sait quels succès Lully, qui le dirigeait alors, obtint dans cette salle, et Walckenaer a raconté, dans ses *Mémoires sur Mme de Sévigné*, tome V, p. 121-128, comment la vogue de ce genre de spectacle ne fit que grandir chaque jour. Monteil aussi lui a consacré un chapitre intéressant du tome VII de son *Histoire des Français des divers états*. Le Roi, fidèle à sa résolution de ne point venir dans Paris, ne pouvait juger des pièces et du spectacle que par les représentations imparfaites qu'on lui en donnait à la cour; mais Monsieur, qui était installé dans le Palais-Royal même et qui n'avait qu'à traverser une cour ou une galerie pour se rendre à la salle de l'Opéra, se montrait de plus en plus friand de ce plaisir. Monseigneur de même : en janvier 1699, il se fit jouer six fois de suite *le Carnaval de Venise* (*Gazette de Rotterdam*, n° 5), et nous verrons qu'il connaissait le personnel féminin de la troupe. A l'époque où nous sommes, Lully est remplacé, depuis douze ans, par son gendre Francine, au profit duque Monseigneur a fait renouveler le privilège, en décembre 1698, avec réserve d'un quart du profit pour Du Mont, son écuyer favori. Le théâtre est très fréquenté, quoiqu'on n'ait plus ni Lully ni Quinault, et il donne un profit annuel de quarante mille livres (Papiers du P. Léonard, Arch. nat., M 757, p. 132); la même pièce se joue, sans interruption, aussi longtemps que le succès dure. Depuis le mois de juillet, *Amadis de Grèce* et le *Carnaval* sont remplacés par la *Proserpine* de Lully, dont le duc entendra la dernière représentation le vendredi 27 novembre; le 29, on donnera la première de *Marthésie*, par

[a] Aujourd'hui galerie d'Orléans.

loge de Monsieur[1], qui retint à souper toutes les princesses de la maison de Lorraine, avec d'autres dames[2]. Le lendemain samedi[3], Monsieur amena M. de Lorraine à Versailles. Ils arrivèrent un moment avant midi dans le salon. Nyert, premier valet de chambre en quartier, avertit le Roi, qui étoit au Conseil et qui avoit la goutte : il se fit aussitôt rouler par lui dans sa chaise[4]. Il n'y avoit dans le salon qu'eux trois, et la porte du cabinet étoit demeurée ouverte, d'où les ministres les voyoient. M. de Lorraine embrassa les genoux du Roi, baissé fort bas, et fut reçu fort gracieusement, mais sans être embrassé. La conversation dura un bon quart d'heure, pendant laquelle Monsieur alla causer une fois ou deux à la porte du cabinet avec les ministres, pour laisser M. de Lorraine seul avec le Roi. Monsieur lui demanda ensuite permission que le lord Carlinford[5] et un ou deux hommes principaux de M. de

Destouches, et nous verrons le duc assister à la seconde, le 1er décembre. A la Comédie, le duc de Lorraine entendra *Athénaïs*, pièce de la Grange-Chancel.

1. Par un passage du *Journal de Dangeau*, p. 203, on voit que la loge de Monsieur était à l'étage supérieur, et celle de Monseigneur en bas. M. Nuitter, archiviste de l'Opéra, me signale à ce propos les plans et perspectives de la salle conservés aux Archives nationales (*Seine*, 3e classe, nos 545 et 546) et au Cabinet des estampes, *Topographie du Palais-Royal*.

2. « Il n'y eut que Monsieur et Madame qui prirent leur rang. M. de Lorraine se trouva vis-à-vis de Monsieur, et M. le duc de Chartres se plaça auprès de ce prince. Il n'y a eu aucun rang réglé à tous les repas. » (*Mercure*, p. 272.)

3. *Journal de Dangeau*, tome VII, p. 193.

4. Ces détails ne sont pas pris à Dangeau. On les retrouve dans le récit du baron de Breteuil. Quelques jours avant, à l'audience du nouvel ambassadeur anglais, il avait fallu que le Roi se fît soutenir.

5. Francis, d'abord titré comte Taaffe et fort célèbre sous ce nom en Allemagne, avait été page d'honneur de l'empereur Ferdinand, puis capitaine au régiment du duc Charles V de Lorraine, chambellan de l'empereur Léopold et colonel d'un régiment de cuirassiers. Il avait recueilli le titre de comte de Carlinford lorsque son frère aîné, plusieurs fois ambassadeur d'Angleterre à Vienne, était mort à la bataille de la Boyne, dans les rangs de l'armée jacobite, et telle était sa répu-

Lorraine pussent entrer et lui faire la révérence. Alors, le duc de Gesvres, premier gentilhomme de la chambre en année, M. le maréchal de Lorge, capitaine des gardes en quartier, et quelques principaux courtisans entrèrent avec les gens de M. de Lorraine, mais aucun de sa maison, et je n'ai pu en découvrir la raison. Monsieur demanda ensuite au Roi s'il trouvoit bon qu'il fît voir son petit appartement à M. de Lorraine, à qui il nomma les ministres en passant dans le cabinet du Conseil. Du petit appartement[1], ils entrèrent dans la grande galerie, où ils furent assez longtemps, et où M. de Lorraine vit Mme la duchesse de Bourgogne qui revenoit de la messe, mais sans l'approcher[2]. De là, Monsieur le mena dîner à Saint-Cloud, où Mme de Lorraine ne put se trouver parce que

tation, que le prince d'Orange avait fait faire en sa faveur une dérogation spéciale aux lois de réversion des titres et apanages pour cause de haute trahison, et qu'il l'avait chargé de commander des Irlandais à l'armée de Hongrie. Charles V de Lorraine l'avait en vain prié de se charger de l'éducation de son fils : ce fut seulement en 1690 qu'il céda aux instances de la reine-duchesse, et conduisit Léopold dans les campagnes suivantes, soit contre les Turcs, soit sur le Rhin. L'Empereur le fit général de la cavalerie, puis maréchal de camp général et conseiller aulique (mars 1694). C'est lui qui avait le plus activement poussé son maître à traiter avec la France; il fut chargé de reprendre possession du duché, eut le gouvernement de Nancy, la présidence des conseils, le commandement de la garde ducale, et enfin la charge de grand maître de l'hôtel, lorsque la nouvelle duchesse arriva de France. Il resta jusqu'à sa mort, en août 1704, le véritable chef de la maison de Léopold et de son Conseil. Villars avait fait de lui, en 1689, un portrait louangeur, moins au point de vue des talents militaires que « de toutes les vertus qui font un honnête homme » et « qui le rendent agréable plutôt qu'utile » (*Mémoires de Villars*, tome I, p. 439-440). — On dit que les Taaffe avaient pris leurs premières attaches en Lorraine en venant, en 1650, implorer secours pour l'Irlande catholique contre Cromwell, et qu'ils y avaient alors fait connaître la culture de la pomme de terre. Leur nom figure encore aujourd'hui à la tête du ministère autrichien.

1. Cet appartement renfermait de beaux tableaux : *Lettres de Madame*, recueil Jaeglé, tome I, p. 111-112.

2. Après avoir écrit *sans l'* à la fin de la page 199, Saint-Simon a répété par mégarde le pronom élidé *l'* au commencement de la page 200.

Mme de Lorraine malade de la petite vérole.

la fièvre l'avoit prise. Seignelay[1], maître de la garde-robe, alla le lendemain[2] matin savoir de ses nouvelles de la part du Roi, qui rapporta que ce n'étoit rien, et qu'elle viendroit à Versailles le mardi suivant[3]. Mme la duchesse de Chartres l'avoit été voir de Versailles le jour de son arrivée, et MM. les ducs d'Anjou et de Berry l'allèrent voir le dimanche après dîner[4]. Elle leur donna des fauteuils, où ils s'assirent[5], et elle prit un tabouret, comme de raison[6]. Mgr le duc de Bourgogne, ni Monseigneur n'y furent point; on laissa aller les cadets comme par galanterie. Le père et le fils étoient ce jour-là à Meudon[7], ce que je remarque pour la courte distance de Paris, d'où leur visite eût été plus aisée, s'ils l'avoient voulu faire. Le mardi, Mme de Lorraine devoit venir à Versailles dîner chez Mme la duchesse de Chartres, puis aller chez le Roi, etc., et Mme la duchesse de Bourgogne, après l'avoir vue, c'est-à-dire reçue, aller[8] à l'Opéra à Paris[9]; mais

1. Marie-Jean-Baptiste Colbert, marquis de Lonrai, puis marquis de Seignelay après son père, avait été reçu maître de la garde-robe en survivance du marquis de la Salle, au mois de décembre 1690, et il en faisait presque constamment les fonctions. Il se fit donner le régiment d'infanterie de Champagne en 1702, servit avec beaucoup de distinction pendant les campagnes suivantes, obtint le grade de brigadier en 1708, et mourut le 26 février 1712, dans sa vingt-neuvième année, sans être entré jamais en possession de la maîtrise de la garde-robe.

2. *Alla le lendemain* est en interligne, au-dessus d'*avoit esté le*, biffé.

3. *Journal de Dangeau*, p. 195.

4. Non le dimanche, mais le lundi : *ibidem*, p. 196.

5. *Où ils s'assirent* a été écrit après coup, en interligne.

6. Dangeau ajoute (p. 196) : « Elle n'a jamais prétendu d'autre rang que celui qu'elle avoit étant Mademoiselle, et ne songe pas à rien disputer à Mme de Chartres. Mme de Chartres alla dès vendredi, à Paris, la voir. » Tous ces détails avaient été prévus et réglés à l'avance. Le baron de Breteuil en rend compte (p. 489).

7. *Dangeau*, p. 196. — 8. Avant *aller*, Saint-Simon a biffé *d'*.

9. Elle y était allée pour la première fois le 27 janvier précédent. Son mari et elle apprenaient la musique avec le compositeur Matho (*Gazette de la Haye*, 1699, n° 96), dont on exécuta cette année-là quelques fragments d'un opéra de *Coronis*.

la petite vérole, qui parut, rompit les voyages[1]. M. le duc de Chartres le vint dire au Roi[2]. Monsieur, M. de Lorraine, ni personne ne la vit[3], que Madame, qui s'enferma presque seule avec elle et Mme de Lenoncourt[4], dame d'atour de Mme de Lorraine, seule dame qu'elle eût[5] amenée[6], qui gagna la petite vérole et qui en fut fort mal[7].

Hommage lige au Roi par le duc de Lorraine, pour le duché de Bar.

J'achèverai de suite pour ne point interrompre la narration du voyage de M. de Lorraine, quoique ce fût ici le lieu de le faire pour raconter ce qui m'arriva : ce que je ferai après. Le mercredi 25 novembre[8], jour marqué pour l'hommage, Monsieur amena M. de Lorraine à Versailles, qui, en mettant pied à terre, s'en fut attendre chez Monsieur le Grand[9], et Monsieur monta tout droit chez le Roi. M. le duc de Chartres ne vint point avec eux : Monsieur avoit eu soin de l'éviter, pour plaire au chevalier de Lorraine. Un peu après que Monsieur fut chez le Roi, Monsieur envoya dire à M. de Lorraine d'y venir : c'étoit

1. La *Gazette d'Amsterdam* (n° XCVII) donne quelques détails sur la maladie, qui fut soignée par le Hollandais Helvétius. Madame, enfermée avec sa fille, donnait des nouvelles par une fenêtre.

2. *Journal de Dangeau*, p. 196.

3. On sait quelles précautions, à la cour surtout, et dans l'entourage immédiat du Roi, les médecins faisaient prendre contre cette maladie contagieuse, si répandue alors et pour laquelle ils n'avaient point de remède. Nous verrons Saint-Simon les exagérer plus que personne.

4. Charlotte-Yolande de Nettancourt-Passavant, mariée le 31 août 1679 à Charles-Henri-Gaspard de Lenoncourt, comte de l'Empire et marquis de Blainville, grand chambellan du duc, mourut le 27 mai 1703. C'est la mère de Mme d'Aulède, avec qui la duchesse entretint, sous la Régence, une correspondance qui a été publiée à Nancy.

5. Encore *eut*, et non *eust*, dans le manuscrit.

6. Elle avait figuré à la cour avant son mariage, et c'est pour cette raison qu'on l'avait choisie comme dame d'atour en juin 1698.

7. *Journal de Dangeau*, p. 209 et 216.

8. Ce récit suit celui du *Journal de Dangeau*, tome VII, p. 197-198; mais il faut aussi le comparer constamment avec la relation du baron de Breteuil.

9. Le grand écuyer, en 1686, avait son appartement au premier étage de l'aile située en face de l'avenue de Paris.

vers les trois heures après midi. Il fut suivi de tous ceux de ses sujets qui l'avoient accompagné dans son voyage, et passa toujours entre une double haie de voyeux[1] et de curieux de bas étage[2]. Il traversa les salles des gardes sans qu'ils fissent aucun mouvement non plus que pour le dernier particulier[3]. Le Roi[4] l'attendoit dans le salon, qui étoit lors entre sa chambre et le cabinet du Conseil, et qui depuis est devenu sa chambre[5]. Il étoit dans son fauteuil, le chapeau sur la tête, M. le maréchal de Lorge derrière lui, au milieu de M. le Chancelier et du duc de Gesvres en l'absence de M. de Bouillon, grand chambellan, qui étoit à Évreux[6]; Mgr le[7] duc de Bourgogne, debout et découvert, un peu en avant de M. le Chancelier, mais

1. Ci-dessus, p. 228, note 2.

2. Ceci n'est pas pris à Dangeau, non plus que l'abstention du duc de Chartres.

3. « Quand il passa par la salle des Gardes, les gardes ne prirent point les armes. » (*Dangeau.*) Les gardes du corps de service se tenaient dans la salle qui précédait immédiatement l'antichambre. A la porte, une sentinelle, carabine en main, n'ouvrait les deux battants que pour les membres de la famille royale et pour les ambassadeurs reçus en audience. Lorsque quelqu'un de la famille royale et des princes et princesses du sang, ou un des quatre capitaines des gardes, traversait la salle, la sentinelle avertissait ses camarades en frappant du pied, et aussitôt tous se rangeaient en haie, pour faire honneur au personnage. (*État de la France*, 1698, tome I, p. 425-426.) Cela ne se faisait plus pour les ducs : voyez une Addition au *Journal de Dangeau*, tome I, p. 379, et les *Écrits inédits*, tome III, p. 35. — Saint-Simon a eu tort d'écrire : « les salles des gardes », au lieu de : « la salle », comme Dangeau. Le *Mercure* dit (p. 273) que les deux princes, Monsieur étant à droite, traversèrent la salle des Gardes, « les gardes sous les armes comme ils font ordinairement pour Monsieur. » Ils passèrent ensuite dans les deux chambres du Roi, et laissèrent leur suite dans la chambre du lit.

4. *Le Roy* surcharge d'autres mots effacés du doigt.

5. Ci-dessus, p. 63. C'est là qu'avaient été célébrées les deux fiançailles de 1692.

6. Voyez plus loin, p. 416, le motif de cette absence.

7. *Mgr le* est écrit en surcharge sur *Monsi[eur]*, et *de Bourgogne* a été ajouté en interligne.

sans le couvrir[1]; M. le duc d'Anjou de même, de l'autre côté, sans couvrir le duc de Gesvres[2], qui avoit derrière lui Nyert, premier valet de chambre du Roi. M. le duc de Berry, Monsieur, M. le duc de Chartres, les princes du sang et les deux bâtards étoient tous en rang, faisant le demi-cercle, avec force courtisans derrière eux, et, après eux, aucun duc que les deux que je viens de nommer, parce qu'ils étoient en fonction de leurs charges et nécessaire, ni aucun prince étranger[3]. Les secrétaires d'État étoient derrière M. le Chancelier, et les princes du même côté. Monseigneur ne se soucia pas de voir la cérémonie[4].

1. C'est-à-dire sans le cacher, le dissimuler à la vue, puisque le Chancelier avait un rôle actif dans la cérémonie. M. de Breteuil se sert du même terme. On le trouve aussi dans la relation de la mort de Mme de Brinvilliers (*Archives de la Bastille*, tome IV, p. 257).

2. Même observation que pour le Chancelier.

3. Dangeau dit (p. 198; comparez *Sourches*, p. 202) : « Aucun prince étranger n'y étoit. Ces princes ne se couvrent qu'aux audiences des représentants, et point aux audiences des souverains, et ils ne veulent point se trouver aux audiences des souverains. Les ducs ne s'y trouvèrent point non plus, hormis ceux que leurs charges obligeoient d'y être, et M. l'archevêque de Reims. Les ducs, au moins la plupart d'eux, prétendent qu'autrefois, aux prestations de foi et hommage qui se faisoient aux Rois, ils étoient témoins avec les princes du sang. » C'est à cet endroit que Saint-Simon a inséré une Addition qui aura mieux sa place un peu plus loin (p. 416), lorsque son contexte reviendra à propos de l'origine de la « couverture. » Quelques jours auparavant, Monsieur avait dit à Sainctot qu'il songeait à demander au Roi de faire couvrir son fils, qui, jusque-là, n'avait assisté à aucune audience de prince souverain. Le cérémonial ne fournissant point d'exemples bien décisifs, Sainctot représenta que déjà le duc de Chartres avait obtenu des distinctions qui le mettaient au-dessus des autres : le droit de recevoir la chemise du Roi des mains du grand chambellan ou du premier gentilhomme; celui de dîner à la table royale, aux repas ordinaires, sans avoir été convié; celui de recevoir le Nonce en camail, rochet et mantelet, et l'ambassadeur de Venise en robe de cérémonie, comme ils allaient chez le Roi; le droit de tendre de noir l'appartement qu'il occupait dans le palais du Roi, d'y avoir un dais suspendu, de clouer à l'impériale la housse de son carrosse de corps, de donner des chausses retroussées à ses valets de pied. (Ms. Fr. 14 119, fol. 281 v° à 284.)

4. Toute cette disposition de l'assistance n'est point donnée par

M. de Lorraine trouva fermée la porte de la chambre du Roi qui entre dans le salon, et l'huissier en dedans[1]. Un de la suite de M. de Lorraine gratta[2]; l'huissier demanda : « Qui est-ce? » Le gratteur répondit : « C'est M. le duc de Lorraine; » et la porte demeura fermée. Quelques instants après, même cérémonie. La troisième fois, le gratteur répondit : « C'est M. le duc de Bar. » Alors l'huissier ouvrit un seul battant de la porte; M. de Lorraine entra, et, de la porte, puis du milieu de la chambre, enfin assez près du Roi, il fit de très profondes révérences. Le Roi ne branla point et demeura couvert, sans faire aucune sorte de mouvement. Le duc de Gèsvres alors, suivi de Nyert, mais ayant son chapeau sous le bras, s'avança deux ou trois pas, et prit le chapeau, les gants et l'épée de M. de Lorraine, qu'il lui remit, et le duc de Gesvres tout de suite à Nyert, qui demeura en place, mais fort en arrière[3] de M. de Lorraine; et le duc de Gesvres se remit en[4] la place où il étoit auparavant. M. de Lorraine se mit à deux genoux[5] sur un carreau de velours rouge bordé d'un petit galon d'or qui étoit aux pieds du Roi,

Dangeau. Il dit à la fin (p. 198) : « Monseigneur ne fut pas curieux de la cérémonie, et se tint ici (à Meudon), pour y attendre le Roi. » La *Gazette d'Amsterdam* prétend que Mme la duchesse de Bourgogne voyait tout de derrière un rideau.

1. Le procès-verbal ne parle pas de ce cérémonial préalable, qui était de règle dans tous les hommages. Voyez les fonctions des huissiers de la chambre dans l'*État de la France*, 1698, tome I, p. 161-163 et 260-261.

2. « On doit gratter doucement aux portes de la chambre, de l'antichambre ou des cabinets du Roi, et non pas heurter rudement, » dit l'*État de la France*. Voyez un exemple, de la duchesse de Bourgogne, dans *Dangeau*, tome VII, p. 144, un autre dans les *Mémoires de Luynes*, tome VI, p. 145, et le *Molière*, tomes III, p. 296-297, et V, p. 473. En Espagne, au contraire, on heurtait, à ce que raconte Tessé.

3. *Airière*, dans le manuscrit. — 4. *En* surcharge *à*.

5. *A deux genoux* est ajouté en interligne. — Dans l'hommage simple, le vassal gardait épée et éperons, et restait debout : voyez le *Précis de l'histoire du droit français*, par M. Paul Viollet, tome I, p. 550-553, et son édition des *Établissements de saint Louis*, tomes II, p. 396-398, et IV, p. 251-253.

qui lui prit les mains jointes entre les deux siennes[1]. Alors M. le Chancelier lut fort haut et fort distinctement la formule de l'hommage lige et du serment, auxquels M. de Lorraine acquiesça, et dit et répéta ce qui étoit de forme[2], puis se leva, signa le serment avec la plume que Torcy lui présenta, un peu à côté du Roi, où Nyert lui présenta son épée, qu'il remit, puis lui rendit son chapeau, dans lequel étoient ses gants, et se retira. Pendant ce moment, le Roi s'étoit levé et découvert, et tous les princes du sang et les deux bâtards demeurèrent en leurs places. M. de Lorraine retourné vers le Roi, S. M. se couvrit, le fit couvrir ensuite, et, en même temps, les princes du sang et les deux bâtards se couvrirent aussi. Après être demeurés quelque peu de temps en conversation, ainsi debout et rangés, le Roi se découvrit, et passa dans son cabinet, où, après moins de demi-quart d'heure, il fit appeler M. de Lorraine. Monsieur demeura dans le salon, et M. de Lorraine demeura seul avec le Roi une bonne demi-heure[3]. Il trouva Monsieur qui l'attendoit dans le salon, qui, tout de suite, le ramena à Paris, où, le lendemain[4], Torcy alla lui faire signer un écrit de tout le détail de la cérémonie et de sa prestation de foi et hommage lige, et lui en délivra une copie signée de lui et de Pontchartrain[5].

1. C'est dans cette attitude que le Roi et le duc sont représentés sur la médaille frappée à cette occasion, ainsi que sur celle de l'hommage de 1661. Une gravure plus complète de la scène est placée en frontispice dans l'*Histoire généalogique*, tome V, p. 497. Voyez aussi les estampes historiques de la collection Hennin, n°s 6447 et 6448.

2. Ensuite, selon le *Mercure* (p. 286), le Roi dit au duc : « Et moi, Monsieur, puisque vous m'en assurez, je vous ferai connoître que vous trouverez en moi un bon ami et un bon voisin. » Comparez les *Mémoires de Sourches*, tome VI, p. 206, les *Mémoires de Breteuil*, p. 436, etc.

3. Le récit est plus circonstancié dans les *Mémoires de Sourches*, tome VI, p. 206.

4. *Journal de Dangeau*, tome VII, p. 200.

5. L'original de ce document existe au Dépôt des affaires étrangères, avec plusieurs copies, dans le volume coté *Lorraine* 49 ; mais, comme

M. de Lorraine à Meudon et à Marly, où il prend congé.

Le jeudi, lendemain de l'hommage[1], Monsieur mena M. de Lorraine à Meudon[2]; ils y arrivèrent au sortir de table. Monseigneur les promena fort par sa maison : après quoi ils s'en retournèrent à Paris, sur les quatre heures. Le samedi suivant[3], M. de Lorraine alla seul dîner à Versailles, chez Monsieur le Grand[4], puis voir la grande écurie[5],

le texte en a été publié plusieurs fois, dans les *Mémoires de Sourches*, tome VI, p. 203-205, dans les *Mémoires du baron de Breteuil* (tome II du *Magasin de librairie*, p. 455-456), dans l'*Histoire généalogique*, tome V, p. 503-504, dans le Supplément au *Corps diplomatique*, tome IV, p. 400, etc., nous nous dispensons de le reproduire. Sa rédaction est d'ailleurs absolument conforme à celle de l'acte d'hommage de 1661 (*Histoire généalogique*, tome V, p. 502) et aux vieilles prescriptions du droit féodal : voyez l'*État de la France*, 1698, tome I, p. 139-140, où est cité partiellement l'acte de l'hommage rendu en 1331 par le roi d'Angleterre, comme duc d'Aquitaine, d'après le livre I des *Chroniques de J. Froissart*.

1. Non pas le jeudi, mais le vendredi 27, surlendemain de l'hommage (*Journal de Dangeau*, p. 200). La relation du baron de Breteuil comprend aussi la fin du séjour de M. et Mme de Lorraine.

2. Le baron de Breteuil dit que cette visite à Meudon n'était que pour revoir le Roi, qui y était depuis le 25, et que la *Gazette de Bruxelles* a encore menti sur ce point. M. de Lorraine admira, non pas « les beautés de la terrasse et du jardin, » parce que le brouillard était trop épais, mais « les nouvelles beautés de l'appartement de Monseigneur, qui étoit le plus galant qui fût dans l'Europe. » (*Sourches*, p. 206-207.)

3. *Journal de Dangeau*, p. 201-202.

4. Il était renommé pour sa bonne table et son train de grand seigneur : *Relation de la cour de France*, par Spanheim, p. 151 et 157.

5. La grande écurie (ci-dessus, p. 207), magnifiquement réorganisée depuis 1666, renfermait plus de deux cents chevaux de manège, et près de cent coureurs anglais à courte queue, dont le Roi se servait pour la promenade ou pour la chasse : voyez le *Journal de Dangeau*, tome XIII, p. 221, les *Mémoires de Sourches*, tome II, p. 27, et une description du *Mercure* reproduite dans l'ouvrage de M. Dussieux, tome II, p. 160. Tout cheval venant à Paris devait être présenté aux écuries du Roi par son propriétaire, et l'on retenait ceux qui pouvaient convenir pour le service. Le personnel de la grande écurie, sous les ordres du grand écuyer et d'un premier écuyer, comprenait trois écuyers ordinaires et trois cavalcadours, cinquante pages, avec le personnel de maîtres et de serviteurs qui leur était nécessaire, quarante-deux valets de pied, quarante palefreniers, cinquante aides, un corps

dont le comte de Brionne lui fit les honneurs[1], et revint de là à Paris. Le lundi d'après[2], Monsieur mena M. de Lorraine à Marly, où le Roi venoit d'arriver au sortir de table, qui lui fit voir la maison et les jardins[3]. Monsieur, qui étoit enrhumé, demeura dans le salon. Le Roi rentra des jardins dans son cabinet avec M. de Lorraine, où il fut quelque temps seul avec lui, qui, sur la fin, prit congé. En sortant de son cabinet, le Roi parla quelque temps à Mylord Carlinford, connu à Vienne sous le nom de général Taff[4], et qui a été gouverneur de M. de Lorraine, puis reçut les révérences de ceux qui la lui avoient faite en arrivant, et retourna se promener, puis revint à Versailles; et Monsieur ramena M. de Lorraine à Paris, à qui le Roi envoya une tenture de tapisserie de l'histoire d'Alexandre, de vingt-cinq mille écus. Monsieur

de musique, le roi et les hérauts d'armes, etc. (*État de la France*, 1698, tome I, p. 539-556.) La livrée ne différait de celle de la petite écurie que par le sens de l'ouverture des poches et par la disposition du galon sur le retroussis des manches. Les bâtiments des deux écuries avaient été construits par Mansart, de 1679 à 1685, en face du château. La grande écurie renfermait des selleries splendides et un manège, utilisés parfois pour des carrousels ou des représentations théâtrales. C'est aujourd'hui une caserne d'artillerie.

1. Cette visite dut intéresser le duc de Lorraine, qui avait lui-même une des plus belles écuries connues, contenant sept cents chevaux et trente-six attelages de carrosse, et dont le train, pour son mariage, avait été fort admiré en tous lieux (*Gazette d'Amsterdam*, 1698, n° LVIII et Extr. LXXXVI).

2. *Journal de Dangeau*, p. 201-202.

3. « Le Roi s'y trouva et lui en fit les honneurs, lui disant qu'il n'avoit pu lui faire voir Versailles, mais qu'il vouloit lui-même lui faire voir sa petite maison de bouteille. En effet, il le mena partout où il put aller, et envoya Mansart avec lui aux autres endroits. Il lui offrit même de lui faire amener un chariot; mais le duc lui répondit qu'il avoit de bonnes jambes, et qu'il le prioit seulement que deux infirmes de sa suite prissent des chaises : ce que le Roi ayant trouvé bon, Carlinford et le marquis (*sic*) de Couvonges se mirent en chaise. » (*Sourches*, tome VI, p. 207.)

4. Ainsi dans le manuscrit; l'orthographe exacte est *Taaffe*, comme on l'a dit p. 388. Voyez le *Journal de Dangeau*, tome VI, p. 428.

avoit prié le Roi, qui lui vouloit faire un présent, de lui donner une tapisserie plutôt que toute autre chose[1].

M. de Lorraine prend congé de Monseigneur à l'Opéra, et de Mgr et de Mme la duchesse de Bourgogne, sans les avoir vus auparavant, et part en poste payée par le Roi.

Le mardi 1er décembre[2], Monseigneur, qui étoit à Meudon, y donna à dîner à Mgr et à Mme la duchesse de Bourgogne[3] et à leur suite[4]; Mme la princesse de Conti y dîna aussi, et il les mena tous à l'Opéra[5]. Monsieur y étoit dans sa loge en haut, avec M. de Lorraine. Il l'amena en celle de Monseigneur, où il ne fut qu'un moment pour prendre congé de lui et de Mgr et de Mme la duchesse de Bourgogne, chez qui pourtant il n'avoit point été, ce qui parut assez bizarre, et s'en alla aussitôt après avec Monsieur[6]. Il partit la nuit suivante[7] en poste, avec sa suite, pour s'en retourner en Lorraine. On fit doubler les chevaux partout[8], et ce qu'[il][9] y eut encore de rare fut que le Roi en paya toute la dépense, et malgré lui, par complaisance pour Monsieur[10]. Quelque abandonné qu'il fût au chevalier

1. Plutôt que des diamants, dit Dangeau (p. 202), à qui les autres détails sont textuellement empruntés. La tapisserie, faite d'après les fameuses peintures de Charles le Brun qui sont au Louvre, mesurait près de soixante aunes de tour, et on eut la galanterie de l'exposer d'avance dans le Palais-Royal, pour savoir si elle agréerait au duc de Lorraine. A Nancy, elle fut placée dans un des nouveaux appartements que Mansart fit faire en 1700 (*Gazette d'Amsterdam*, 1700, n° xv).

2. *Journal de Dangeau*, tome VII, p. 203.

3. Les cinq premières lettres de ce nom semblent surcharger *Berry*.

4. Les duchesses de Sully et de Noailles, et les dames du palais.

5. Nous avons dit plus haut que le spectacle fut composé de la nouvelle pièce de *Marthésie*. On est un peu étonné de voir cette troisième visite au théâtre, car Léopold de Lorraine était réputé pour avoir une piété peu ordinaire, qui lui faisait proscrire opéras, comédies, etc. (*Annales de la cour*, tome II, p. 441-442).

6. Le *Mercure* (décembre, p. 259-260) insiste sur la tendresse des adieux qui se firent alors entre le duc de Chartres et son beau-frère.

7. La nuit même.

8. Il y avait quatre chaises de poste et trois cents chevaux de relais.

9. *Il* a été oublié en passant de la page 200 à la page 201.

10. « On fait doubler les chevaux de poste sur sa route, et Monsieur a souhaité que le Roi en fît la dépense : le Roi ne le trouvoit pas raisonnable; mais S. M. a bien voulu le faire pour l'amour de Monsieur, qui s'en faisoit une affaire. » (*Dangeau*, p. 200.) On donna en outre

de Lorraine, M. de Lorraine commençoit à lui peser beaucoup pour la dépense et pour la liberté; il s'en aperçut, ou on l'en fit apercevoir, et c'est ce qui hâta son départ. Il ne laissa pas de se trouver importuné de l'assiduité de tous ceux de sa maison auprès de lui, d'aucun desquels il ne parut faire cas, que de Monsieur le Grand et du chevalier de Lorraine, et il lui échappa plus d'une fois de dire qu'il ne savoit à qui en vouloient tous ces petits princes de l'obséder continuellement.

Mme de Lorraine à Versailles, puis à Marly, prendre* congé, et part.

Le dimanche 20 décembre[1], comme le Roi sortoit du sermon, il rencontra Monsieur, qui alloit au-devant de lui, et qui l'accompagna chez lui. Ils[2] y trouvèrent Madame et Mme de Lorraine, et ils furent assez longtemps, tous quatre seuls, dans le cabinet du Roi. Monsieur, Madame et Mme de Lorraine allèrent de là chez Mme la duchesse de Chartres, et Monsieur mena après Mme de Lorraine chez Monsieur le Grand, qui avoit la goutte, et ensuite à Paris. Le Roi n'a pas voulu qu'elle vît Monseigneur, ni

cent mille écus à Monsieur pour l'indemniser de ses frais de réception. En effet, il y avait eu toujours une grosse cour au Palais-Royal, des illuminations, des jeux, des appartements, puis des parties à Frémont, à Saint-Cloud, etc., des visites au magnifique magasin de curiosités et d'œuvres d'art du fameux Dautel cité par Regnard et Lesage, etc. Cependant, et en contradiction avec ce que les gazettes de Hollande dirent de l'indemnité donnée à Monsieur, le baron de Breteuil prétend (p. 458) qu'il n'y avait point eu de dépenses extraordinaires en dehors du train habituel du Palais-Royal. Le *Mercure* de décembre (p. 264-270) donna la liste des cadeaux faits par M. et Mme de Lorraine à l'entourage de leurs hôtes.

1. *Journal de Dangeau*, tome VII, p. 214. La duchesse de Lorraine était entièrement guérie depuis une douzaine de jours (p. 207), et sa première sortie avait été pour aller voir à Saint-Germain-des-Prés la fête de l'ordre de Saint-Lazare présidée par Dangeau (p. 212). Afin de dissimuler son éloignement à la malade, le duc de Lorraine avait eu soin de laisser une suite de lettres datées des diverses résidences royales, Versailles, Marly, Fontainebleau, etc., qu'on dut lui remettre successivement (*Gazette de la Haye*, n° 103).

2. *Il*, au singulier, dans le manuscrit.

* Ainsi dans le manuscrit. Peut-être *va* a-t-il été oublié avant *prendre*.

Messeigneurs ses petits-fils, ni Mme la duchesse de Bourgogne, ni même qu'elle les rencontrât, à cause de la petite vérole, qu'ils n'avoient[1] point eue. Le samedi[2], le Roi seul alla dîner à Marly, où Monsieur, Madame et Mme de Lorraine vinrent de Paris dîner avec lui. Il fut remarqué que M. ni Mme de Chartres n'y étoient point[3]. On évita tant qu'on put que les belles-sœurs se trouvassent ensemble : Monsieur, pour faire sa cour au chevalier de Lorraine; Madame, parce qu'elle regardoit son gendre comme un prince allemand, et qui, par conséquent, pouvoit tout prétendre[4]. On se contenta qu'avant partir, M. de Lorraine allât chez M. le duc de Chartres et lui fît force protestations qu'il ne lui étoit jamais entré dans la pensée de lui disputer rien. C'étoit donc à dire que cela se pouvoit imaginer : c'étoit aux princes du sang à y faire le commentaire. En tout cas, la petite vérole de Mme de Lorraine ne vint pas mal à propos, et les Lorrains eurent grand sujet d'être contents de Monsieur et de Madame, et de s'applaudir de leur tour d'adresse d'avoir mis les bâtards en jeu pour esquiver nettement les princes du sang et parer tout par l'*incognito*[5]. Mme de Lorraine prit congé du Roi après

1. *N'avoient* est en interligne, au-dessus de *n'ont*, biffé, qui était emprunté à Dangeau, comme *n'a pas voulu* que nous avons rencontré trois lignes plus haut.

2. Le 26 décembre : *Dangeau*, tome VII, p. 217 et 218.

3. Dangeau ne fait point cette remarque.

4. Comme préséance.

5. Dès 1711, dans son mémoire sur les *Changements arrivés à la dignité de duc et pair*, Saint-Simon écrivait (tome III des *Écrits inédits*, p. 101), à propos des motifs secrets de l'*incognito* : « Sur la fin du voyage, et tous les rangs sauvés, non sans grande et nécessaire attention de Mme la duchesse de Chartres, le duc de Lorraine dit à M. le duc de Chartres qu'il n'avoit point eu la pensée de le précéder; mais ce ne fut qu'après que M. le duc de Chartres eût résisté là-dessus en face à Monsieur. Et cependant il ne fut pas possible de faire souper Mme de Lorraine avec le Roi à Versailles, laquelle étoit plus attentive à usurper, s'il se pouvoit, que son mari même, si continuellement poussé là-dessus et obsédé de ceux de sa maison en France, qu'il lui échappa, plus d'une fois, de demander ce que lui vouloient tant ces petits

dîner, qui retourna à Versailles, et Monsieur, Madame et Mme de Lorraine à Paris, qui en partit le lendemain lundi pour retourner en Lorraine. Elle en marqua une impatience qui alla jusqu'à l'indécence. Apparemment qu'elle voulut profiter de sa petite vérole, et ne pas demeurer ici assez longtemps pour se trouver en état de remplir des devoirs qui l'auroient embarrassée.

Bassesse et noirceur étrange du duc de Gesvres à mon égard. [*Add. St-S. 315*]

Je viens maintenant à ce qui m'arriva de ce voyage[1]. Il étoit certain que le grand chambellan[2], et, en son absence, le premier gentilhomme de la chambre du Roi en année[3], devoit prendre l'épée, le chapeau et les gants de M. de Lorraine allant rendre[4] son hommage. Les prendre en

princes. Ce qu'il y eut de parfait furent les diverses tentatives très empressées de Monsieur pour faire aller à l'Opéra, dans la loge du Palais-Royal, Mme la Dauphine d'aujourd'hui, avant que Mme de Lorraine lui eût été faire la révérence; et on découvrit que ce n'avoit été que pour tâcher de rendre équivoque laquelle des deux auroit rendu la première visite à l'autre, Monsieur ayant logé son gendre et Madame sa fille dans le grand appartement du Palais-Royal.... »

1. L'anecdote qui va suivre se retrouve, mais plus brièvement, dans la *Notice sur la maison de Saint-Simon*, tome XXI de 1873, p. 86-87.

2. Voyez, sur les fonctions du grand chambellan, le traité de P. Bardin (1623), les mémoires conservés aux Archives O[1] 820, et l'*État de la France*, 1698, tome I, p. 138-141, qui commence en ces termes : « Le grand chambellan est le premier entre les grands et les principaux officiers de la chambre; aussi a-t-il toujours le premier service dans la chambre.... » Mais Saint-Simon expliquera ailleurs que les fonctions étaient réduites à servir le Roi quand il s'habillait ou mangeait au petit couvert, et que, comme le dit aussi le duc de Luynes (tome I, p. 168), ayant tout l'honorifique du service, le grand chambellan ne pouvait commander dans la chambre, sinon pour donner l'ordre chaque soir.

3. Le premier gentilhomme de la chambre en année, qui, probablement, avait succédé au premier chambellan, avait, tout au contraire du grand chambellan, le commandement, et point de service, à moins que le premier officier ne fût absent. C'est lui qui, seul, prétendait introduire et présenter dans la chambre du Roi, qui recevait le serment des officiers de la chambre, etc. Du reste, l'un et l'autre portaient le même habillement au sacre. Voyez la suite des *Mémoires*, tome XII, p. 175-176, les *Mémoires de Luynes*, tome I, p. 268, les *Écrits inédits de Saint-Simon*, tome V, p. 125, et le ms. Fr. 4321.

4. *Rendre* est en interligne, sur *prester*, biffé.

ce cas-là, c'est dépouiller le vassal des marques de dignité en présence de son seigneur, et non pas le servir; et ce qui le montre, c'est que le premier gentilhomme de la chambre ne les garde, ni ne les rend : toute sa fonction n'est que de dépouiller le vassal, et c'est le premier valet de chambre qui les reçoit du premier gentilhomme de la chambre dans l'instant qu'il les a ôtés au vassal[1], et c'est ce même premier valet de chambre qui les rend au vassal après son hommage[2]. Cela se passa ainsi en 1661, à l'hommage du duc de Lorraine Charles IV, grand-oncle de celui-ci[3], et il se trouve même que le connétable de Richemont, de la race royale et qui mourut duc de Bretagne[4], prit l'épée, les gants et le chapeau du duc de Bretagne, son neveu[5], s'étant trouvé présent à son hommage. Cela ne peut s'entendre autrement, et fut en effet entendu de la sorte, sans nuage ni détour. Néanmoins, à l'adresse avec laquelle la maison de Lorraine a su tirer des avantages de tout, et, des choses les plus fortuites et les plus indifférentes, en faire des distinctions, des prétentions, des prérogatives, je voulus éviter jusqu'aux riens les plus décidés, pour ne leur laisser aucune prise et profiter de la conjoncture du monde la plus naturelle[6].

1. Selon le *Mercure*, p. 283, cette fonction eût dû être faite par un huissier du cabinet; mais la presse l'en empêcha.

2. « Si le premier gentilhomme de la chambre est absent..., ce n'est point le grand chambellan qui commande dans la chambre, c'est le premier valet de chambre. » (*Mémoires*, tome XII, p. 175-176.)

3. Il n'est pas dit qui rendit les marques de dignité à cette occasion, dans le procès-verbal officiel de 1661, exactement semblable à celui de 1699 : *Histoire généalogique*, tome V, p. 502.

4. Ci-dessus, p. 379.

5. C'est le 3 novembre 1450 que Pierre II, duc de Bretagne (ci-dessus, p. 380), rendit hommage au roi Charles VII : voyez le *Cérémonial françois*, tome II, p. 662.

6. « M. de Saint-Simon, frappé de toutes les entreprises et tentatives de M. de Lorraine, le fut aussi de le voir, dans cette action, servi par un premier gentilhomme de la chambre qui se trouvoit en même temps duc et pair; il craignit que la fonction n'influât sur la dignité avec des

Le duc de Gesvres, qui étoit en année, ne servoit plus les soirs quand le marquis de Gesvres, son fils et son survivancier[1], l'en pouvoit soulager; il se portoit bien, il étoit à Versailles : il étoit donc tout simple de lui laisser la fonction. Le duc de Gesvres avoit fait toute sa vie profession d'être ami particulier de mon père, et le venoit voir fort souvent jusqu'à sa mort. Depuis, il m'accabla d'amitiés, et, toutes ses années, me procuroit toutes les sortes d'entrées dont le premier gentilhomme de la chambre peut favoriser[2]. Il me venoit voir, à quatre-vingts ans qu'il avoit, avec une politesse et les manières les plus propres à donner de la confiance. J'y avois toujours répondu avec tous les soins, les égards et le respect dû à son âge et à ses avances; et, au peu d'accès qu'il donnoit auprès de lui, la tendresse qu'il me témoigna toujours étoit tout à fait singulière. Je crus donc pouvoir en user avec lui en confiance, et lui faire remarquer l'avantage que les Bouillons pourroient vouloir prendre de l'absence affectée de M. de Bouillon, et qu'un duc-pair eût fait la fonction. J'ajoutai qu'aucun duc sans fonction absolument nécessaire comme le premier gentilhomme de la chambre et le capitaine des gardes en quartier, qui étoit mon

gens si hardis et si heureux à prétendre et à obtenir, et il ne sentit pas qu'en cette occasion la fonction de premier gentilhomme de la chambre n'étoit pas de servir, mais de dépouiller le vassal devant le Roi, leur commun seigneur souverain, et celle du premier valet de chambre, seulement de le servir en lui rendant ce dont il avoit été dépouillé pour rendre son hommage. Confondant donc ce qui se distingue d'une manière si palpable, il ne pensa qu'à son objet.... » (*Notice sur la maison de Saint-Simon*, à la suite des *Mémoires*, tome XXI, p. 86-87.) Ce raisonnement, qui est comme une amende honorable, et les deux citations des précédents de 1450 et de 1661 se retrouvent très exactement dans une digression du baron de Breteuil (*Magasin de librairie*, tome II, p. 453) sur l'épée et le chapeau de M. de Lorraine. Il est probable que Saint-Simon a connu tout ce texte.

1. Tome V, p. 162.

2. On a dit plus haut que c'était le premier gentilhomme qui donnait ordre de laisser entrer dans la chambre du Roi.

beau-père, ni pas un prince étranger, ne devant se trouver à l'hommage, parce qu'aussitôt après M. de Lorraine se couvriroit, et qu'eux demeureroient découverts[1], c'étoit une autre raison de laisser la fonction au marquis de Gesvres. J'assaisonnai cela de toutes les excuses et de tous les respects bienséants à mon âge. Il m'en parut satisfait, et goûter ce que je lui proposois. Il en raisonna avec moi, et il convint que, le Roi ne trouvant pas mauvais l'absence de M. de Bouillon, qui n'avoit point de survivancier, c'étoit une raison de ne pas trouver mauvaise non plus la sienne ayant un survivancier accoutumé à le remplacer tous les soirs. Il me témoigna qu'il sentoit bien toutes les raisons que je lui venois de dire, qu'il tâcheroit de laisser la fonction à son fils, mais qu'il falloit qu'il en parlât au Roi. Il ajouta : « Voyez-vous, avec l'homme à qui j'ai affaire (c'étoit le Roi), il faut que je me mette bas, bas, bas comme cela (montrant de la main), pour m'élever haut après. » En cela, il n'avoit pas tort, et le connoissoit bien. Je me retirai louant sa prudence et flattant bien mon vieillard, content de tout pourvu que son fils fît la fonction. Je vis là-dessus Mme de Noailles et le duc de Béthune, ancien ami du duc de Gesvres, qui lui avoit parlé depuis moi, et qui n'en avoit pas été content. Je commençai à soupçonner l'humeur fantasque de ce vieillard, à laquelle le servile surnageoit toujours[2]. Plusieurs mesures me manquèrent. Je crus que le pis qu'il pourroit m'arriver de lui parler encore seroit de ne pas réussir, et,

1. C'est à cette abstention que se rattache une partie des mémoires de Clairambault indiqués ci-dessus, p. 384, note 2. Le baron de Breteuil fait plusieurs fois allusion à l'entente préalable, et Mme de la Troche dit, dans une lettre du 25 novembre : « Il y a eu bien des intrigues sur le cérémonial. Les princes de sa maison (de Lorraine) ne s'y trouveront point, parce qu'ils ne s'y couvriroient pas; à cause d'une autre distinction que Monsieur a voulue, il n'y aura que les princes du sang, et M. de Vendôme a été refusé d'être du nombre. » (*Lettres de Mme de Sévigné*, tome X, p. 439-440.)

2. Voyez plus haut, p. 85 et 282, deux autres emplois de *surnager*.

dans cette confiance, je monte chez lui, et je le trouve s'habillant. Je fais sortir ses valets, je lui parle : il me répond froidement que le Roi lui a dit que c'étoit sa fonction et qu'il la devoit faire ; qu'il n'avoit pu répliquer, parce qu'à l'instant sa chaise avoit roulé, le menant au degré[1] pour aller se promener à Marly. Cela ne m'étonna point : je lui répondis que, la fonction étant pour l'après-dînée, il auroit encore le temps, au lever du Roi, où il s'en alloit, ou ailleurs, de parler ; et finalement, après quelques disputes, toujours très mesurées et respectueuses de ma part, froides, mais polies, de la sienne, et qui sembloit desirer[2] ce que je souhaitois, je conclus par lui dire qu'il n'y avoit donc de parti à prendre[3] que de s'en aller à Paris au sortir du lever, comme pour quelque affaire pressée, ou de faire le malade, et que, puisque le Roi trouvoit bon que M. de Bouillon se tînt à Évreux sans l'être ni le faire, le[4] Roi ne trouveroit pas plus mauvais qu'il le fît, si il ne croyoit pas qu'il le fût. Tout fut inutile ; son parti étoit pris[5]. Je descendis chez le duc de Béthune : je ne trouvai que son fils[6], à qui je contai ce que je venois de faire et de voir. Il me rassura sur ce que M. de Chevreuse en devoit parler au Roi à l'issue de son lever. En effet, il réussit, et le Roi dit publiquement

1. Le degré qui mène du parterre d'Eau au parterre de Latone par trois perrons et deux rampes douces.

2. Tournure incorrecte, comme nous en avons souvent rencontré, et équivalant à peu près à : « comme d'un homme qui semblait désirer. »

3. La première lettre de *prendre* surcharge un *P* majuscule.

4. *Le* corrige *ne*.

5. Les *Mémoires de Sourches* disent (tome VI, p. 203) que les trois premiers gentilshommes qui s'abstenaient désapprouvèrent M. de Gesvres, aussi bien que le firent les autres ducs, et l'annotateur de ces *Mémoires* ajoute : « Il crut faire sa cour au Roi, et ne fit point le malade, comme on l'en avoit prié, ce qui auroit donné occasion au marquis de Gesvres, son fils, de faire cette fonction. » Il y eut donc certainement un concert entre les intéressés pour éviter toute compromission ; mais rien ne prouve que Saint-Simon y ait joué le rôle important, sinon heureux, qu'il s'attribue.

6. Le duc de Charost.

tout haut au marquis de Gesvres, dans son cabinet, allant donner l'ordre, que ce seroit lui qui serviroit à l'hommage au lieu de son père. Tout le monde l'entendit, et le débita sur-le-champ. Le duc de Gesvres, qui l'avoit ouï comme les autres, laissa sortir tout le monde, puis harangua si bien le Roi, qu'il consentit qu'il fît la fonction[1]. Voilà bien de la bassesse et de la friponnerie gratuite ; mais ce n'est encore rien. Deux jours après, je fus averti par la com-

1. Le duc de Luynes, qui avait probablement entendu faire ce récit à Saint-Simon, a écrit dans ses *Mémoires*, en février 1757 (tome XV, p. 416) : « J'ai appris à cette occasion (du serment des maréchaux de France) que c'est le premier valet de chambre qui donne le carreau que l'on met aux pieds du Roi pour ceux qui prêtent serment, et que c'est l'huissier du cabinet qui prend l'épée et le chapeau et les rend après le serment, mais que, lorsque le duc de Lorraine prêta serment entre les mains de Louis XIV pour le duché de Bar, le 25 novembre 1699, ce fut M. le duc de Gesvres, premier gentilhomme de la chambre, qui prit le chapeau et l'épée de M. le duc de Lorraine et les lui rendit. M. le duc de Gesvres avoit alors son fils, M. le marquis de Gesvres, depuis duc de Tresmes, qui avoit la survivance de sa charge. On proposa à M. le duc de Gesvres de ne point se donner le désagrément de faire cette cérémonie, de s'absenter sous quelque prétexte, et de laisser faire les fonctions de sa charge à son fils dans cette occasion : M. le duc de Gesvres crut que, de les faire lui-même, étoit un moyen de plaire au Roi, et le Roi lui en sut si bon gré, que, dès le lendemain, il donna deux mille écus de pension à une fille de M. de Gesvres qui étoit alors dans un couvent, laquelle épousa depuis M. de Revel. M. de Gesvres n'avoit point demandé cette pension, et, lorsqu'il remercia le Roi, S. M. lui dit : « Je me fais plaisir de donner des marques de bonté à « ceux qui me servent avec affection. » — En effet, le 30 décembre 1699, le brevet de cette pension, dont Dangeau parle avec quelque étonnement (tome VII, p. 221), et que Saint-Simon n'aurait pas dû par conséquent passer sous silence, fut expédié en ces termes (Arch. nat., O[1] 43, fol. 435 v°) : « Voulant marquer en la personne de ladite demoiselle la satisfaction que S. M. a des services que ledit sieur duc de Gesvres lui a rendus, tant en la charge de capitaine d'une compagnie des gardes de son corps qu'en la charge de premier gentilhomme de sa chambre et en celle de gouverneur de Paris, dont il a soutenu et soutient encore à présent la dignité et l'éclat avec une dépense convenable et avec tout le zèle et la fidélité que demandent ces emplois, S. M. a accordé, etc. »

tesse de Roucy qu'il y avoit grande rumeur contre moi au Palais-Royal, que Madame avoit parlé fort aigrement de moi à la comtesse de Beuvron[1], et que la chose étoit à un point que j'y devois mettre ordre. J'allai trouver la comtesse de Beuvron, qui me conta que le duc de Gesvres, non content de faire la fonction de l'hommage, avoit fait sa cour au Roi à mes dépens, et lui avoit raconté d'une manière burlesque tous les pas que j'avois faits auprès de lui pour l'en empêcher, jusqu'à lui vouloir faire jouer une apoplexie : de quoi il s'étoit très bien gardé, à son âge et de sa taille, de peur que l'apoplexie ne se vengeât, et de mourir comme Molière[2]; qu'il avoit ajouté à

1. Lydie de Rochefort de Théobon, ancienne fille d'honneur, restée l'amie et la confidente de Madame, ne s'était convertie au catholicisme qu'en 1686 et avait alors déclaré son mariage, conclu depuis cinq ou six ans, avec Charles d'Harcourt, chevalier, puis comte de Beuvron, frère cadet du marquis, mestre de camp du régiment de cavalerie de Monsieur et capitaine de ses gardes. Restée veuve sans enfants, le 29 septembre 1688, et disgraciée par Monsieur « pour des tracasseries et des intrigues du Palais-Royal, » elle ne put reprendre sa place à la cour qu'en 1701. En faisant alors son portrait (tome III de 1873, p. 42 et 245), Saint-Simon dira qu'il se trouva lié avec elle parce qu'elle était l'amie inséparable de la duchesse d'Arpajon, mère de Mme de Roucy, et il expliquera quelles relations Madame avait conservées avec son amie, toute disgraciée qu'elle fût, jusqu'à la mort de Monsieur. La comtesse de Beuvron mourut le 23 octobre 1708, à soixante-dix ans.

2. Jean, dit Jean-Baptiste, Poquelin, surnommé de Molière, baptisé à l'église Saint-Eustache le 15 janvier 1622, pourvu d'abord d'une licence d'avocat, puis de la survivance d'une charge de valet de chambre-tapissier du Roi acquise par son père, dépossédé de cette survivance de 1654 à 1660, rentré alors en possession et devenu titulaire à la mort de son père (27 février 1669), mourut le 17 février 1673, après une vie consacrée beaucoup plus à la gloire du théâtre français et à l'illustration du règne de Louis XIV qu'à l'exercice des fonctions qui le rattachaient à la cour. Il ne fut point frappé d'apoplexie, comme ce passage semblerait le dire, mais succomba aux fatigues de sa triple vie d'auteur, d'acteur et de directeur de troupe, et à un mal qui le minait depuis six ou huit ans, phtisie ou angine de poitrine, compliquée d'hypocondrie. Son camarade Varlet de la Grange a noté sa mort en ces termes, dans le fameux registre de la Comédie : « Fort incommodé d'un rhume et fluxion

cela, sur son compte, toutes les prostitutions[1] qui se peuvent proférer, et qu'il n'avoit surtout rien oublié pour me sacrifier d'une manière complète; qu'au partir de là, il étoit allé trouver Mme d'Armagnac, quoique sans liaison avec elle ni avec Monsieur le Grand; qu'il lui avoit fait la même histoire, et qu'il l'avoit ensuite répétée à tout ce qu'il avoit rencontré; que cela étoit revenu à Monsieur, à qui on avoit ajouté que j'avois tenu quantité de propos sur la petitesse de la souveraineté et[2] du rang de M. de Lorraine[3]; que Monsieur étoit dans une colère horrible et en parloit à mille gens; que Madame, pour être plus retenue, n'en étoit pas moins dangereuse, et que je ferois bien d'apaiser des gens avec qui on ne peut avoir raison. Une si énorme perfidie me fut un coup de foudre[4], et je n'imaginois personne assez gratuitement méchant pour vouloir perdre dans l'esprit du Roi le fils de son ancien ami, qu'il avoit toujours accablé d'amitiés et de caresses, qui y avoit toujours répondu par toutes sortes de soins et de respects, qui, dans ce dont il s'agissoit, ne lui avoit rien dit qui pût lui déplaire et qu'il n'eût pas même montré de goûter[5], et qui, par l'entière disproportion d'âge, de figure[6] et d'établissements, ne pouvoit, en mille ans, être en son chemin, ni d'aucun des siens. Quand je fus revenu

sur la poitrine, qui lui causoit une grande toux, de sorte que, dans les grands efforts qu'il fit pour cracher, il se rompit une veine dans le corps, et ne vécut pas demi-heure ou trois quarts d'heure depuis la veine rompue. » La maladie, qu'il avait si souvent raillée ou mise en scène, « se vengeait. »

1. Cet emploi de *prostitution* au figuré, dont nous avons déjà rencontré des exemples différents, n'est pas indiqué par Furetière.

2. *Et* surcharge un premier *du*.

3. Cette dénonciation ne laissait pas d'être fondée.

4. Nous avons déjà vu de pareilles « perfidies » et de semblables « coups de foudre » se produire contre lui à son retour de l'armée du Rhin (tome III, p. 251-253) et à la suite du conflit des duchesses (ci-dessus, p. 84 et suivantes).

5. Que même il n'eût pas semblé goûter et approuver.

6. Il nous représentera le duc de Gesvres comme « une espèce de monstre. » Mais *figure* est-il pris ici au sens propre?

du premier étourdissement d'une si infâme scélératesse, je remerciai[1] la comtesse de Beuvron, et je la priai de rendre compte à Madame de la véritable raison qui m'avoit fait agir, qui étoit l'absence de M. de Bouillon; que je ne pouvois trouver indécente dans un duc et pair une fonction qu'avoit faite un connétable prince du sang et mort depuis duc de Bretagne[2], et que, pour les propos qu'on m'attribuoit, je la suppliois de ne pas ajouter foi à ce que des gens, ou ennemis, ou curieux de faire leur cour, pouvoient lui avoir rapporté. J'ajoutai que j'irois lui dire moi-même les mêmes choses, si elle l'avoit agréable, et qu'elle trouvât bon que ce fût en particulier, dans son cabinet. Ensuite, j'allai chez Mme de Marey[3]. Elle étoit ma parente, amie de tout temps de mon père et de ma mère, et la mienne, de plus, dès ma première jeunesse. Elle avoit été gouvernante des enfants de Monsieur, avec et après la maréchale de Grancey[4], sa mère; elle l'étoit de ceux de M. le duc de Chartres[5], et de tout temps intimement bien avec Monsieur[6]. Elle me faisoit chercher partout : elle me dit les mêmes choses que la comtesse de Beuvron m'avoit apprises, et plus de noirceurs encore du duc de Gesvres. Je lui contai toute l'histoire, à laquelle elle n'eut rien à répondre, que de me quereller d'amitié de m'être fié à un

1. *Remerciay* surcharge *pri* [*ay*].

2. Ci-dessus, p. 379-380. — 3. Ci-dessus, p. 14.

4. Charlotte de Mornay-Villarceaux, sœur de l'ami de Mme de Maintenon, mariée le 25 juillet 1643 à Jacques III Rouxel, comte de Grancey et de Médavy, maréchal de France, etc., devenue veuve le 20 novembre 1680, et morte le 6 mai 1694. Elle était petite-fille de Madeleine de l'Aubespine, sœur du marquis d'Hauterive et tante de la mère de notre auteur. Elle signait : *Gransay*.

5. La maréchale, nommée gouvernante des enfants de Monsieur en février 1684, avait été chargée de ses petit-enfants en septembre 1693.

6. Sur la mort de la maréchale, en 1694, Saint-Simon a écrit cette note dans la table de son manuscrit du *Journal de Dangeau* : « Fort bien avec Monsieur, et mieux avec le chevalier de Lorraine. » On verra quelles étaient les relations de son autre fille, Mlle, dite Mme de Grancey, avec le Palais-Royal.

fou et à un méchant homme, pour mon ami que je le crusse[1]. Elle se chargea volontiers, pour Monsieur, des mêmes choses dont la comtesse de Beuvron s'étoit chargée pour Madame; mais je ne lui demandai rien pour Mme de Lorraine, qu'elle me dit être furieuse : ce n'étoit qu'un oiseau de passage, et rien du tout d'ailleurs. Monsieur et Madame, qui s'étoient déchaînés à leur aise, parurent satisfaits de ce qui leur fut dit de ma part, et n'en desirèrent rien davantage. Restoit le Roi, de bien loin le plus important sur les impressions qu'il pouvoit prendre. Le procès de M. de Luxembourg[2], l'excuse de la princesse d'Harcourt à la duchesse de Rohan[3], mon affaire avec Monsieur le Grand[4], tout cela, que j'avois si vivement mené, me faisoit craindre[5] d'avoir trop souvent raison. M. de Beauvillier ne fut pas d'avis que je fisse sur celle-ci aucune démarche auprès du Roi, de peur de tourner en sérieux ce que le Roi pouvoit n'avoir pris qu'en bouffonnerie, mais d'être attentif à la manière plus froide ou ordinaire avec laquelle le Roi me traiteroit, et différer à prendre mes mesures là-dessus[6]. Le conseil, en effet, fut très bon : le Roi me traita à l'ordinaire, et je demeurai en repos.

Duc de Gesvres

Ce vieux Gesvres étoit le mari le plus cruel d'une femme[7]

1. Nous avons vu (ci-dessus, p. 366) *pour* construit devant une autre préposition, avec ellipse de verbe, dans le sens de *quant à*, ou encore (tome V, p. 386) devant un adjectif suivi de la conjonction *que*, dans le sens de la locution adverbiale *quelque... que*. Voici un emploi analogue au second, mais que Littré ne paraît pas avoir relevé dans les articles Pour 7° et 17°. Voltaire le critiquait, comme vieilli, dans *le Cid*.

2. En 1694-95, dans notre tome II. — 3. Ci-dessus, p. 88.

4. Ci-dessus, p. 80-89. — 5. *Craindre* surcharge *croi[re]*.

6. Ces conseils sont à rapprocher de ceux que M. de la Rochefoucauld lui a donnés dans la dernière occasion : ci-dessus, p. 82-83 et 85. On retenait toujours Saint-Simon, ou on l'évitait, et on l'empêchait surtout de compromettre les ducs pour des futilités qui auraient passé inaperçues, ou à peu près, du Roi, et même de la cour.

7. Marie-Françoise-Angélique du Val de Fontenay-Mareuil, fille de l'auteur des *Mémoires* et première femme du duc de Gesvres, mariée le 16 mars 1651, morte le 24 octobre 1702, à soixante-dix ans.

de beaucoup d'esprit, de vertu et de biens[1], qui se sépara de lui, et le père le plus dénaturé d'enfants très honnêtes gens qui fut jamais[2]. L'abbé de Gesvres[3] étoit depuis quelques années camérier d'honneur[4] d'Innocent XI, et tellement à son gré, qu'il l'alloit faire cardinal, lorsque l'éclat entre lui et le Roi fit rappeler tous les François sur le démêlé des franchises[5] : l'abbé de Gesvres y perdit tout, mais revint de bonne grâce[6]. Le Roi, qui en fut touché, lui donna en arrivant[7], de plein saut[8], l'archevêché de

méchant dans sa famille; fait un trait cruel au maréchal de Villeroy.

1. Comparez le portrait qu'il fait d'elle en 1702 (tome III de 1873, p. 343) et l'Addition correspondante, tome IX du *Journal*, p. 25-26.

2. Voici ce que disent de lui, en 1703, les Caractères inédits du Musée Britannique (ms. Addit. 29507, fol. 24 v°) : « Le duc de Gesvres a valu quelque chose autrefois; mais son grand âge et sa bizarrerie embarrassent tous ceux qui l'approchent. Il y a plus de vingt ans que sa femme n'en souffre plus, par leur séparation volontaire. Personne ne lui fait la cour, que ceux qui dépendent de lui à cause de son emploi (de gouverneur de Paris) ou qui attendent sa mort pour en profiter. » Comparez les Caractères de 1702 (p. 19-20, et éd. Éd. de Barthélemy, p. 21) : « C'est une vieille bête de service, incommode à la cour, de l'avidité duquel la mort délivrera bientôt son maître, etc. » En 1690, Ézéchiel Spanheim lui attribuait un mérite fort médiocre, une humeur brusque, point de considération en dehors de sa charge; en 1700, il le qualifie ainsi : « Fastueux, peu riche, emporté, peu estimé, peu d'esprit, dur, cruel. » (*Relation de la cour de France*, p. 137 et 419.)

3. Léon Potier de Gesvres : tome II, p. 347.

4. Tome IV, p. 247; comparez les passages du *Journal de Dangeau* et des *Mémoires de Sourches* indiqués en cet endroit et dans les Additions et corrections du même volume. La *Gallia christiana* dit que l'abbé de Gesvres fut, dans sa jeunesse, un des douze protonotaires apostoliques participants du saint-siège; elle ne le qualifie point camérier.

5. Comparez une Addition au *Journal de Dangeau*, tome V, p. 18. Il a déjà été parlé de l'affaire des franchises (1687-88) dans notre tome V, p. 43-44.

6. Il avait les abbayes de Bernay et d'Aurillac.

7. Non pas en arrivant, mais cinq ans plus tard, le 29 mai 1694, quand tout se fut apaisé entre Rome et Versailles.

8. C'est-à-dire sans le faire passer par la dignité épiscopale : comparez le tome V de 1873, p. 295, et le tome XVI, p. 370. Dangeau dit à ce propos (*Journal*, tome V, p. 18) : « Le Roi n'a pas accoutumé de donner les archevêchés à des abbés; il choisit d'ordinaire un évêque. »

Bourges[1], qui venoit de vaquer par la mort du frère de Châteauneuf, secrétaire d'État[2] : le duc de Gesvres, en furie, alla trouver le Roi, lui dit rage de son fils, et fit tout ce qui lui fut possible pour empêcher cette grâce[3]. Le marquis de Gesvres, il l'a traité, lui et sa femme[4], comme des nègres, toute sa vie, au point que le Roi y est souvent entré par bonté[5]. Ses équipages étoient superbes en chevaux, en harnois, en voitures, en livrées qui se renouveloient sans cesse, et ses écuries pleines de plus rares chevaux de monture[6], sans en avoir jamais monté un depuis plus de trente ans[7] ;

Il y eut encore en 1706 l'exemple de l'abbé de Mailly fait ainsi archevêque d'Arles.

1. Cet archevêché, avec huit cents paroisses, trente-cinq abbayes, etc., valait de trente à quarante mille livres, et donnait le titre, plus ou moins reconnu, de primat des Aquitaines.

2. Ce frère était Michel Phélypeaux, abbé de la Vrillière, d'abord conseiller au Châtelet, puis au Parlement (1671), abbé de Nieul, de Saint-Lô et de l'Absie, nommé évêque d'Uzès en 1674, archevêque de Bourges en 1676, mort le 28 avril 1694, à cinquante-deux ans.

3. Saint-Simon reviendra longuement sur ce prélat en 1707, 1719, etc.

4. Marie-Madeleine-Geneviève-Louise de Seiglière de Boisfranc, fille du chancelier de Monsieur, mariée le 15 juin 1690, et morte le 3 avril 1702, à trente-huit ans.

5. Le duc s'était raccommodé avec son fils, une première fois, en 1686 ; en février 1691, le Roi, ayant fait arranger de nouveau leurs litiges par MM. de Lamoignon et Molé, « se donna sur cela la même peine qu'auroit pu faire un simple arbitre ami commun du père et du fils, » et il les força de s'embrasser (*Dangeau*, tome III, p. 139, 151 et 281-282). A son autre fils le chevalier, M. de Gesvres « ne donnoit rien, et le tourmentoit à l'excès sur sa dévotion et sa retraite » (Addition au *Journal de Dangeau*, tome V, p. 347). C'est sans doute à cette dureté que les *Caractères* font allusion (*la Bruyère*, tome II, p. 18) : « Il y a d'étranges pères, et dont toute la vie ne semble occupée qu'à préparer à leurs enfants des raisons de se consoler de leur mort. » Sur les contestations postérieures et sur les dettes du duc, voyez trois arrêts du Conseil, des 5 mai, 16 et 18 août 1698, Arch. nat., E 1904 et 1905.

6. Cette expression ne se trouve ni dans le dictionnaire de Furetière, ni dans celui de Littré : le membre de phrase suivant l'explique.

7. Il présida pourtant à cheval la cérémonie de la place Vendôme (ci-dessus, p. 244), où l'on a vu qu'il eut un superbe cortège comme gouverneur de Paris.

son domestique prodigieux, ses habits magnifiques et ridicules pour son âge. Quand on lui parloit de ses grands revenus, du mauvais état de ses affaires malgré sa richesse, du désordre de sa maison, et de l'inutilité et de la folie de ses dépenses, il se mettoit à rire, et répondoit qu'il ne les faisoit que pour ruiner ses enfants. Il disoit vrai, et il y réussit complètement[1]. Mais ce n'étoit pas seulement sa famille qu'il persécutoit gratuitement : il fit, cette même année, un tour au maréchal de Villeroy à le tuer. Tous deux étoient venus de secrétaires d'État[2], et tous deux avoient eu des pères qui avoient fait une grande et extraordinaire fortune. Un jour que le petit couvert étoit servi[3], et que le Roi étoit encore chez Mme de Maintenon, où il alloit souvent les matins les jours qu'il n'avoit point de Conseil, comme les jeudis et les vendredis, et qu'elle n'avoit point là de Saint-Cyr à aller dès le matin comme à Versailles[4], les courtisans étoient autour de la table du Roi à l'attendre, et M. de Gesvres pour le servir[5]. Le maréchal de Villeroy arriva avec ce bruit et ces airs qu'il avoit pris de tous temps, et que sa faveur et ses emplois rendoient plus superbes[6]. Je ne sais si cela impatienta ce vieux Gesvres plus qu'à l'ordinaire; mais, dès qu'il le vit arriver derrière un coin du fauteuil du Roi où il se mettoit toujours : « Monsieur le maréchal, se prit-il à lui dire tout d'un coup, la table et le fauteuil entre-deux, il faut avouer que vous et moi sommes bien heureux ! » Le maréchal, étonné d'un propos que rien n'amenoit, en

1. Ce fut son fils qui finit par payer ses dettes, moyennant la démission du titre de duc, en 1703, lorsqu'il se remaria à quatre-vingt-trois ans.
2. Descendaient de secrétaires d'État et en tiraient leurs dignités.
3. Pour le dîner du Roi : tome II, p. 258.
4. La scène se passe donc à Marly : voyez ci-après, p. 498.
5. « Lorsque le Roi dîne à son petit couvert dans sa chambre, un valet de chambre présente à S. M. le fauteuil, derrière lequel il se tient. Le grand chambellan ou le premier gentilhomme de la chambre sert le Roi à table.... » (*État de la France*, 1698, tome I, p. 285.)
6. Comparez notre tome IV, p. 230.

convint avec un air modeste, et, secouant sa tête et sa perruque, voulut le rompre en parlant à quelqu'un; mais l'autre, qui n'avoit pas si bien commencé pour rien, continue, l'apostrophe pour se faire écouter, admire la fortune du Villeroy qui épouse une Créquy[1], et[2] de son père qui épouse une Luxembourg[3]; et de là des charges, des gouvernements, des dignités, des biens sans nombre; et les pères de ces gens-là des secrétaires d'État[4]! « Arrêtons-nous là, Monsieur le maréchal, s'écria-t-il, n'allons pas plus loin; car qui étoient leurs pères, à ces deux secrétaires d'État? de petits commis, et commis eux-mêmes[5];

1. C'est le premier des trois maréchaux de Villeroy qui épousa, par contrat du 11 juillet 1617, Madeleine de Créquy, petite-fille du connétable de Lesdiguières, morte le 31 janvier 1675, à soixante-six ans. Il avait déjà le gouvernement de Lyon en survivance du père de la première femme de son père, et venait de faire la campagne d'Italie avec le connétable.

2. *Et* surcharge un premier *de*.

3. René Potier, premier duc de Tresmes-Gesvres, marié en 1607 à une fille du duc de Luxembourg-Piney : tome II, p. 25-27.

4. Le père du premier maréchal de Villeroy, Charles de Neufville, marquis d'Alincourt, était ambassadeur, gouverneur de Lyon, grand maréchal des logis, chevalier des ordres, etc. C'est le grand-père, Nicolas III, qui devint secrétaire d'État, à l'âge de vingt-quatre ans, en 1567, à la place de son propre beau-père Claude de l'Aubespine, et qui resta aux affaires, avec une grande réputation, jusqu'à sa mort (1617); et c'est précisément sous lui que débuta le père de René Potier, Louis Potier, seigneur de Gesvres, qui, lui aussi, devint secrétaire d'État, après la chute des Guises, et resta en charge jusqu'au milieu du règne de Louis XIII. Notre auteur reviendra sur ces degrés de la filiation Villeroy, sur le mariage avec une Créquy, etc., dans une digression touchant les charges de l'Ordre : tome III de 1873, p. 447-449.

5. On trouve ce triolet, daté de 1695, dans le Chansonnier, ms. Fr. 12691, p. 605 :

> De père en fils, les Villeroys
> Ont tous été des gens de plume;
> Ils n'ont point eu d'autres emplois,
> De père en fils, les Villeroys, etc.

Trois Nicolas de Neufville-Villeroy, successivement secrétaires des finances ou d'État, firent ainsi l'élévation de la famille, définitivement

et de qui venoient-ils? le vôtre, d'un vendeur de marée aux Halles, et le mien, d'un porteballe, et peut-être de pis[1]. Messieurs, s'adressant à la compagnie tout de suite, est-ce que je n'ai pas raison de trouver notre fortune prodigieuse, à M. le maréchal et à moi? N'est-il pas vrai donc, Monsieur le maréchal, que nous sommes bien heureux? » Puis à regarder, à se pavaner et à rire. Le maréchal eût voulu être mort, beaucoup mieux encore l'étrangler; mais que faire à un homme qui, pour vous dire une cruauté, s'en dit à lui-même le premier? Tout le monde se tut et baissa la vue : il y en a plus d'un qui ne fut pas fâché de regarder le maréchal du coin de l'œil, et de voir ses grandes manières si plaisamment humiliées. Le Roi vint, et finit le spectacle et l'embarras; mais il ne fit que suspendre : ce fut la matière de la conversation de plusieurs jours et le divertissement de la malignité et de l'envie si ordinaire à la cour.

Cette aventure, quelle qu'elle fût, ne pouvoit me servir de leçon de ne me pas fier à un si méchant homme. Il pouvoit avoir cru se parer de sa modestie par un discours qui, au fond, n'apprenoit rien que tout le monde ne sût, et la jalousie de la faveur et de l'éclat du maréchal de Villeroy pouvoit l'avoir excité à lui dire à brûle-pourpoint[2]

assurée par le mariage de 1559 avec la fille de Claude de l'Aubespine. Or, celui-ci était le trisaïeul maternel de Saint-Simon, qui ne devrait pas oublier ce rapport entre les ancêtres de sa mère et ceux des Villeroy. Quant au père du premier Gesvres, c'était un conseiller au Parlement très estimé de Michel de l'Hospital, et le grand-père était général des monnaies, comme Saint-Simon lui-même l'a raconté à propos de l'alliance avec une Luxembourg (tome II, p. 25 et 26).

1. Notre auteur a déjà dit un mot des Villeroy (tome II, p. 132 et note 3). Nous renvoyons à l'Appendice, n° XXIII, les mémoires de d'Hozier, qui forment le résumé le plus authentique et le plus autorisé des origines de ces deux familles.

2. « On dit adverbialement : tirer un homme *à brûle-pourpoint*, pour dire : le tirer de si près qu'on ne le puisse manquer. On dit aussi, dans un sens figuré, qu'un argument est *à brûle-pourpoint*, quand il est si convaincant qu'on n'y peut répondre. » (*Furetière.*)

des vérités si fâcheuses à entendre. J'étois à mille lieues de tout ce que ce pernicieux vieillard pouvoit desirer ou envier, et je ne crois pas qu'un autre, en ma place, eût pu se défier d'une scélératesse aussi gratuite et aussi complète. Mais il faut achever ce qui regarde l'absence affectée de M. de Bouillon.

Origine de la conduite des ambassadeurs, à leur première audience, par ceux des maisons de Lorraine, Savoie et Longueville, et, à leur entrée, par des maréchaux de France. [*Add. St-S. 316 et 317*]

Ce n'étoit point le service de l'hommage qui en éloigna M. de Bouillon : je l'ai expliqué[1]; mais, accoutumé à se couvrir aux audiences des ambassadeurs depuis que les félonies héréditaires de ses pères, depuis que la faveur d'Henri IV leur eut valu Sedan, avoient acquis le rang de prince à son père au lieu de lui coûter la tête, il ne voulut pas se trouver à une cérémonie où les princes du sang, les bâtards et M. de Lorraine se couvriroient, et où il demeureroit découvert; et c'est ce qui empêcha la maison de Lorraine de s'y trouver, et tous les autres qui ont cet avantage. Mais, pour entendre cette différence aux mêmes personnes de se couvrir aux audiences des ambassadeurs, et de ne se couvrir jamais en aucune autre occasion, il faut remonter à l'origine de cette distinction[2].

Anciennement, tout le monde étoit couvert devant nos Rois à l'ordinaire de la vie, et dans les cérémonies par conséquent; et quand, autour du Roi, quelqu'un avaloit son chaperon[3], les plus près du Roi lui faisoient place, parce

1. Ci-dessus, p. 392.

2. Nous avons déjà indiqué dans le tome V, p. 14, note 1, les origines de la « couverture » et les principaux documents qu'on peut citer à ce sujet. Saint-Simon avait fait une première rédaction dans les deux Additions au *Journal de Dangeau*, tome VI, p. 307, et tome VII, p. 198, placées ici, et une autre dans sa notice sur le duché d'ÉPERNON (*Écrits inédits*, tome V, p. 282-285).

3. *Avaler*, au vieux sens d'abaisser, mettre bas, que Furetière déjà ne maintenait plus que pour certains emplois spéciaux. M. Pirot dit encore, dans sa relation de la mort de Mme de Brinvilliers (*Archives de la Bastille*, tome IV, p. 267) : « Avaler la tête. » — Le *chaperon* à usage d'homme était une coiffure d'étoffe munie d'un bourrelet par le haut et d'une queue pendant sur les épaules. L'article de Furetière est intéressant : « En général, dit-il, les chaperons étoient portés tant par les grands

que c'étoit une marque qu'il vouloit parler au Roi[1]. Le changement des chaperons en[2] bonnets, puis en toques, altéra peu à peu cet usage, et l'abolit à la fin[3]: tellement que personne ne se couvrit plus devant le Roi à l'ordinaire de la vie, ni dans les cérémonies, hors celles où cela fut ou réservé ou marqué, comme au sacre, aux pompes funèbres, aux cérémonies de l'Ordre; et alors il ne s'agissoit point d'être prince, mais seulement d'avoir l'office qui faisoit qu'on étoit couvert, comme les pairs et les officiers de la couronne au sacre et au lit de justice, tout le monde aux convois des pompes funèbres, et tous les chevaliers au chapitre et au festin de l'Ordre[4]. Les ambassa-

seigneurs que par le peuple, et on saluoit en le reculant un peu, comme font maintenant les moines. Cette mode a duré en France pendant la 1re, 2e et 3e races jusqu'à Charles V, VI et VII, sous le règne desquels on portoit encore ces chaperons à longue queue, que les docteurs et licenciés ont retenue pour marque de leurs degrés, et qu'ils ont fait descendre de leur tête sur l'épaule. » Quicherat, dans son *Histoire du costume en France*, a décrit les transformations successives du chaperon, dérivé en premier lieu de la chape à capuchon, puis la succession des bonnets, toques et chapeaux dont il va être parlé. Le chaperon du quinzième siècle était d'un maniement fort difficile, à cause de ses appendices, et cela suffirait à expliquer pourquoi on ne l' « avalait » que dans les cas obligatoires.

1. « François Ier même, le plus affable de nos rois Valois, ne manquoit point, dès qu'il voyoit quelqu'un de découvert, de l'appeler et de lui demander ce qu'il vouloit. » (*Écrits inédits*, notice du duché d'ÉPERNON, tome V, p. 284.) Cependant, selon Sainctot (Supplément au *Corps diplomatique*, tome IV, p. 48), l'usage de ne plus rester couvert avait commencé à prévaloir sous le règne de Louis XII; le mémoire conservé dans le ms. Clairambault 1195, fol. 99 v°, le fait même remonter au voyage de Charles VIII en Italie.

2. Ces cinq premiers mots sont en interligne, sur *L'usage des*, biffé, et, deux mots plus loin, *en* est aussi en interligne, sur *des*, biffé.

3. « L'usage du chapeau, substitué à celui du bonnet, comme le bonnet avoit succédé au chapeau (*sic*, par erreur), changea apparemment cette coutume, qui s'abolit enfin entièrement sous Henri II. » (*Écrits inédits* tome V, p. 284-285.)

4. Le Roi tenait un chapitre solennel, dans sa chambre ou dans le cabinet du Conseil, toutes les fois qu'il avait à proposer des noms de nouveaux chevaliers ou à faire examiner des preuves de noblesse. Le

deurs étoient reçus et accompagnés par des chambellans du Roi à leur entrée et à leur audience ; et cela a duré jusqu'à la puissance des Guises et à leurs projets. Comme M. de Guise[1] fut le premier qui fit ajouter à la formule de son serment de pair ces paroles, à la suite des autres si différentes : *et comme un bon conseiller de cour souveraine*, pour flatter le Parlement et la magistrature, ce qui a été ôté longtemps depuis[2]; comme il fut le premier homme, non seulement de sa dignité et de son état, mais de quelque distinction[3], qui ait été marguillier d'honneur[4] de sa

festin annuel se faisait à l'issue de la messe dite le 1er janvier aux Augustins, plus tard à la chapelle de Versailles. Saint-Simon reparlera plusieurs fois des chapitres et des festins; il en avait l'ordonnance officielle, avec plans figurés à l'appui, dans le vol. 34 de ses Papiers (*France* 189, fol. 16-22, etc.).

1. Le chef de la Ligue, tué aux états de 1588.

2. Dangeau s'étant avisé de dire, en 1690 (tome III, p. 199), à propos de la réception du duc de Charost au Parlement, que « le premier président retrancha du serment qu'il lui fit prêter le terme de *conseiller de cour souveraine* qui avoit été introduit depuis quelque temps dans ces serments-là, ce qui déplaisoit fort aux ducs, » Saint-Simon a répondu en Addition : « Terme de *conseiller de cour souveraine* retranché au serment de pair de Monsieur de Paris (*sic*). Il [l'] a été plûtôt (*sic*), après avoir été introduit par M. de Guise pour se rendre populaire pour ses desseins, qui furent arrêtés par sa mort à Blois.... » Nous retrouverons plus au long dans les *Mémoires*, tome X, p. 409-410, le serment des pairs et l'anecdote du « monstrueux accolement de la dignité de pair de France avec la qualité de conseiller de cour souveraine. » Il y a aussi une allusion à cela dans le tome XI, p. 12. Une rédaction antérieure se trouve dans la notice du duché de GUISE, tome V des *Écrits inédits*, p. 87, et il en est parlé dans la *Lettre sur l'affaire du bonnet* (1714), tome IV des mêmes *Écrits inédits*, p. 72, dans le *Mémoire sur la renonciation* (1712), tome II des *Écrits inédits*, p. 381-382, et dans la notice du duché de VALENTINOIS, tome VI, p. 92-93, où sont exposés les motifs de la suppression définitive de cette formule additionnelle de « conseiller en cour souveraine, » qui eut lieu, après des intermittences, vers les commencements de la première présidence de M. de Harlay, alors qu'on n'admettait plus la qualification de « cour *souveraine*. »

3. Ces quatre mots ont été ajoutés en interligne.

4. Dans les grandes paroisses, il y avait deux premiers marguilliers ou marguilliers d'honneur, pris d'ordinaire parmi les magistrats notables

paroisse[1], pour s'attirer la bourgeoisie, au delà de laquelle cette marguillerie[2] n'avoit jamais passé, aussi, dans ses mêmes desseins, voulut-il gagner les puissances étrangères et s'en attacher les ambassadeurs. Comme il pouvoit des choses assurément plus importantes, il mit en usage de conduire à l'audience de cérémonie[3] ceux des premières têtes couronnées, c'est-à-dire du Pape, de l'Empereur et des rois d'Espagne et d'Angleterre[4], sous prétexte de sa charge de grand chambellan, et de les présenter au Roi. Eux se trouvèrent bien plus honorés d'être menés par lui que par des chambellans, et cette conduite leur donnoit occasion de civilités qui introduisoient visites, commerce et affaires[5]. De M. de Guise, l'usage, par ces mêmes raisons,

ou les officiers du Roi, et deux marguilliers comptables, qui étaient de simples marchands ou bourgeois du quartier. L'abbé le Gendre (*Mémoires*, p. 133) cite ce vaudeville de l'année 1689 :

Ne m'envoyez point Peletier
Sans quelque récompense ;
Faites-en un bon marguillier :
Il en a la prestance.
Mais, pour ministre de l'État,
Je prendrois plutôt un goujat
De Jean de Vert.

1. L'hôtel de Guise, rue du Chaume, acquis par le duc François, appartenait à la paroisse Saint-Jean-en-Grève.

2. Littré ne cite que cet exemple de *marguillerie*. Le *Dictionnaire de Trévoux* dit : « Les bourgeois briguent fort la marguillerie. »

3. *De cérémonie* a été ajouté en interligne.

4. C'est seulement en 1698 que la république vénitienne obtint le même traitement pour ses ambassadeurs ordinaires : ci-dessus, p. 27-28.

5. « La maison de Lorraine, qui usurpa tant de choses sous les enfants d'Henri II, et principalement sous le court règne de François II, où, à la faveur du crédit de la Reine, sa femme et leur nièce, ils devinrent entièrement les maîtres, s'étoient peu à peu arrogé l'usage de conduire les ambassadeurs à leurs audiences première et dernière de cérémonie. Outre la distinction qui naît de ce qu'on fait d'honorable privativement à d'autres, cette maison y fut d'abord attirée par le commerce qu'elle en lioit plus aisément et plus imperceptiblement avec les étrangers ; et les ambassadeurs, après, furent jaloux de cette conduite par les arbitres de l'État.... » (Notice du duché d'ÉPERNON, tome V des *Écrits inédits*, p. 283.)

s'en étendit peu à peu à ses enfants, à ses frères, puis à ses cousins, d'abord pour le suppléer, dans la suite comme une distinction qu'ils avoient acquise par l'usage, et comme un honneur dont les ambassadeurs ne voulurent plus se départir[1]. De l'un à l'autre, MM. de Nemours, si unis aux Guises, leurs frères utérins[2], voulurent partager cet avantage : ils n'y trouvèrent point de difficulté de leur part; puis MM. de Longueville[3]; et les ambassadeurs, accoutumés à être menés par des princes de la maison de Lorraine, se le trouvèrent également bien[4] par ceux de la maison de Savoie[5] et par une autre maison bien inférieure, mais qui ne cédoit rien à ces deux-là en avantages[6]. C'est ce qui a fait que, longues années après, MM. de Bouillon et de Rohan ayant obtenu les mêmes distinctions que MM. de Lorraine avoient usurpées pendant la Ligue et qu'ils ont bien su se conserver depuis, et qui ont été étendues à MM. de Savoie, etc.[7], ils n'ont pu néanmoins atteindre à celle de mener les ambassadeurs à l'audience, qui ont fort bien su dire que le rang qui leur avoit été donné ne

1. L'usage était devenu un droit si bien établi, que, en 1721, le Régent, envoyant le duc de Rohan-Rohan pour faire l'échange de l'Infante, dut donner des prétextes aux princes lorrains et protester qu'il ne se croyait aucun droit de leur enlever la conduite des ambassadeurs.

2. Comme nous l'avons vu au tome V, p. 208-211, Anne d'Este, veuve de François de Guise, se remaria avec le galant Jacques de Savoie, duc de Nemours, et de cette seconde alliance vinrent Charles-Emmanuel (1567-1595) et Henri (1572-1632), qui successivement portèrent le même titre ducal. Comparez la suite des *Mémoires*, tome V, p. 278.

3. Ce membre de phrase a été ajouté en interligne. — Les d'Orléans-Longueville avaient nombre d'alliances avec les deux maisons de Lorraine et de Savoie. Sur les prérogatives qu'ils se firent donner, voyez les *Mémoires de Fontenay-Mareuil*, p. 26 et 290-291.

4. Se trouvèrent également bien menés.

5. Tout ce qui suit, jusqu'à la fin de la phrase, a été ajouté après coup en interligne.

6. La maison de Gonzague-Nevers : voyez ci-contre, p. 421, note 2.

7. *Etc.* est en interligne. — Voyez ce qu'il a dit, à propos des Rohans, dans notre tome V, p. 265 et suivantes.

les rendoit pas princes, et qu'ils ne se départiroient point d'en avoir de véritables, et non de factices, pour conducteurs. Quand la chose fut bien établie, et que la maison de Lorraine se vit en état de tout entreprendre, arrivée qu'elle fut par les dignités et les offices de l'État, qu'elle sut si bien faire valoir contre les princes du sang, et que, pièce à pièce, et de conjonctures en conjonctures, et d'occasion en occasion[1], elle fut venue à bout de se former un rang par naissance et des distinctions différentes de celles des rangs de l'État[2], elle imagina de faire accompagner les ambassadeurs à leur entrée[3] par des maréchaux de France, pour marquer par là leur supériorité sur les officiers de la couronne[4]. Il y avoit alors très peu de ducs qui ne fussent pas princes du sang ou de maison souveraine, et on n'avoit point encore vu de maréchaux de France ducs[5] : il n'y en a eu que bien[6] depuis que cette conduite aux entrées a été établie. Longtemps encore depuis, les maréchaux de France qui étoient ducs n'y étoient pas employés ; à la fin, ils l'ont

1. Même phrase que ci-dessus, p. 26 et 75.

2. « A mesure qu'élevée par les diverses pairies qu'elle s'accumula avec tant de soin, cette maison (de Lorraine) joignit à ce rang des nouveautés de distinction peu aperçues d'abord, puis tournées en prétentions, soutenues après de sa puissance, et par là peu à peu passées en usage, d'où est ainsi venu petit à petit et par pièces le rang de prince étranger, inconnu à toutes les autres nations de l'Europe chez elles, la maison de Savoie et celle de Gonzague établies en France, et celle de Longueville avec tous les brevets qu'elle avoit su entasser, et toutes quatre si fort alliées et mêlées ensemble, prétendirent les mêmes choses, et y parvinrent, entre autres la conduite des ambassadeurs, qui leur demeura affectée.... » (*Écrits inédits*, tome V, p. 283-284.)

3. A leur entrée solennelle dans Paris, qui précédait de plusieurs jours la première audience.

4. Sur le rôle des maréchaux de France dans les entrées, voyez les *Mémoires de Breteuil*, ms. Arsenal 3859, p. 246-248. Selon Sainctot (Supplément au *Corps diplomatique*, tome IV, p. 37), c'est en 1633 que cet usage aurait commencé.

5. Sur les trois premiers maréchaux faits ducs, en 1665, voyez la notice du duché de Coislin, tome VI des *Écrits inédits*, p. 268-270.

6. *Bien* est en interligne.

été aussi, comme à une fonction attachée à leur office de maréchal comme tels, et non comme ducs; et insensiblement ç'a été un nouveau degré de distinction pour les princes à qui la conduite à l'audience est demeurée[1].

Mais, pour cet avantage, ils n'avoient pas celui de se couvrir : l'ambassadeur seul jouissoit de cet honneur, et le prince qui le menoit à l'audience y assistoit découvert[2]. Quelque entreprenants que se soient montrés les Guises, jamais ils n'ont imaginé de se couvrir devant les Rois qu'ils maîtrisoient, et dont ils étoient sur le point d'usurper la couronne : cet usage ne s'introduisit que sous Henri IV, et en voici l'occasion[3].

Origine du chapeau aux audiences de cérémonie

Après l'entière chute de la Ligue et la paix de Vervins[4], il vint un ambassadeur d'Espagne en France, qui étoit grand d'Espagne[5]. Il alla trouver le Roi à Montceaux[6], où il

1. Dangeau avait dit, lors de l'entrée du comte de Portland (*Journal*, tome VI, p. 307, avec l'Addition 316) : « C'est toujours un maréchal de France qui mène les ambassadeurs à leurs entrées à Paris, et un prince des maisons de Lorraine ou de Savoie, quand il y en avoit en ces pays ici, qui les accompagne à la première audience qu'ils ont du Roi. »

2. Sur le rôle des princes chargés de la conduite, voyez le Cérémonial de Sainctot, dans le Supplément au *Corps diplomatique*, tome IV, p. 38-40 et 47-48.

3. Voyez ce que nous avons déjà dit sur la « couverture » dans la note 1 de la page 14 du tome V.

4. Par cette paix, signée le 2 mai 1598, sur les mêmes bases que celle de Cateau-Cambrésis, il y avait restitution réciproque entre la France d'une part, la Savoie et l'Espagne d'autre part.

5. Don Pedro Tellez-Girone, troisième duc d'Ossuna, né le 17 décembre 1574, gentilhomme de la chambre de Philippe II, chevalier de la Toison d'or, vice-roi de Sicile, puis de Naples, disgracié plus tard, et mort en prison le 25 septembre 1624. Il était très français de cœur. Ce duc n'était pas ambassadeur lorsqu'il eut l'audience dont il va être parlé; il accompagnait seulement son parent le connétable de Castille, qui passait par Paris en allant aux Pays-Bas. Henri IV vit ce personnage une première fois, dans le mois de décembre 1603, et, au retour, en novembre 1604, il le reçut à Fontainebleau. Sainctot place l'épisode en 1603, puis en 1605 : Supplément au *Corps diplomatique*, tome IV, p. 6 et 57.

6. Il ne reste aujourd'hui que la chapelle de ce château royal, voisin

étoit avec peu de monde, et il l'accompagna dans ses jardins, que le Roi avoit fait faire, et qu'il se plut à lui montrer[1]. Dans les commencements de la promenade, le Roi se couvrit : l'ambassadeur, accoutumé à se couvrir en même temps que le roi d'Espagne se couvroit[2], se couvrit aussi. Henri IV le trouva fort mauvais : il ne voulut pourtant rien marquer à l'ambassadeur ; mais, jetant les yeux autour de soi, il commanda à Monsieur le Prince, à M. de Mayenne et à M. d'Épernon de se couvrir, qui étoient les seuls grands[3] qui, de hasard, se trouvèrent à cette promenade[4]. De là, M. de Mayenne obtint de se couvrir aux audiences des ambassadeurs ; à plus forte raison, Monsieur le Prince, et l'heureux duc d'Épernon aussi, par la fortune de s'être trouvé là en troisième avec eux. Avec M. de Mayenne[5], ceux de sa maison qui conduisoient les ambassadeurs à

des ambassadeurs, qui ne s'étend nulle part ailleurs.

de Meaux, qui avait été construit par Catherine de Médicis et décoré magnifiquement ; mais, délaissé au dix-septième siècle, il se trouvait en assez mauvais état sous Louis XIV, quoiqu'on y maintînt toujours un gouverneur-capitaine-concierge et capitaine des chasses, qui n'était rien moins que le duc de Gesvres. Voyez l'étude publiée sur *l'Ancien château royal de Montceaux-en-Brie*, par M. Th. Lhuillier, en 1885.

1. Henri IV acquit Montceaux de la succession de Catherine de Médicis, pour Gabrielle d'Estrées, qui y habita beaucoup, et il fallut que Marie de Médicis le rachetât aux bâtards le 20 juin 1605, pour trois cent mille livres (Arch. nat., K 107, n° 65, acte original). Saint-Simon dit inexactement, dans la notice du duché d'Épernon (*Écrits inédits*, tome V, p. 282), que c'est le roi Henri IV qui avait bâti ce château pour Gabrielle.

2. Le privilège de se couvrir devant le roi d'Espagne était une des principales prérogatives attachées à la grandesse.

3. *Grands* est pris ici au sens français, et non plus au sens espagnol.

4. « Le Roi rougit, et cependant, pour éviter un affront à l'ambassadeur, et aussi qu'il n'en prît avantage, il se tourna à Monsieur le Prince, M. de Mayenne et M. d'Épernon, qui se trouvoient seuls alors à sa suite, et leur ordonna de se couvrir.... » (*Écrits inédits*, tome V, p. 282-283.) Selon le passage de Sainctot déjà cité, et aussi selon le mémoire conservé dans le ms. Clairambault 1195, fol. 100, c'est au comte de Soissons que le Roi fit signe de se couvrir, et aussitôt M. de Guise se hâta d'en profiter.

5. Saint-Simon, ayant d'abord écrit : *M. le Prince*, a biffé ces deux derniers mots et écrit à la suite : *de Mayenne*.

l'audience se couvrirent, et, une fois couverts, s'y couvrirent toujours, menant ou non les ambassadeurs. Sur cet exemple, les enfants de M. d'Épernon se couvrirent de même, parce que cet honneur vint pour eux tous de la même origine à Montceaux. Les princes des maisons de Savoie et de Longueville, égalés en tout aux Lorrains, se couvrirent de même, et par conséquent les cardinaux, supérieurs à tous en rang, et les princes du sang, quand il y en eut en âge autres que Monsieur le Prince. Telle est l'origine de ce qui s'appelle *le chapeau;* et ce chapeau, de si grand hasard pour M. d'Épernon, lui valut, et à ses fils et à son petit-fils[1], le rang et les honneurs des princes étrangers, quelque peu bien qu'il fût dans le goût et les bonnes grâces d'Henri IV[2]. Mais ce roi et ses successeurs, à qui ce chapeau étoit échappé comme je viens de l'expliquer, ont été continuellement jaloux de ne le pas laisser étendre au delà des audiences de cérémonie[3] des ambassadeurs, et, jamais en aucune autre occasion, ils n'ont permis aux princes étrangers de se couvrir[4]; et c'est pour cela aussi qu'aucun d'eux ne se trouve aux audiences publiques des souverains que le Roi fait couvrir, ni en aucune autre où autre que lui puisse être couvert, ni les

1. Les derniers ducs d'Épernon et le duc de Candalle.

2. C'est dans les *Mémoires de Fontenay-Mareuil*, p. 51-52, que Saint-Simon a trouvé cette origine du privilège du duc d'Épernon; mais Fontenay ajoute que la pensée d'Henri IV était de favoriser les princes du sang, et non les ducs, « par haine de MM. d'Épernon et de la Trémoïlle. » Saint-Simon fera de cette digression une longue redite, à propos des ducs et des grands, tome III de 1873, p. 180-181. Il en a aussi parlé dans son mémoire de 1722 sur les prérogatives perdues par les ducs depuis la Régence, tome IV des *Écrits inédits*, p. 260, et tome XIX des *Mémoires*, éd. 1873, p. 375.

3. *De cérémonie* a été ajouté en interligne, comme plus haut, p. 419.

4. En 1640, Condé, mécontent de l'affaire des tabourets, voulut enlever ce privilège aux princes étrangers; mais Monsieur Gaston défendit la maison de Lorraine (*Motteville*, tome II, p. 78), et, pour ne pas perdre l'amitié de ces princes, les Condés leur cédèrent la droite chez eux (*Mémoires de Lenet*, p. 219).

cardinaux non plus qu'eux. Ils ont essayé plus d'une fois d'obtenir cette extension d'honneur[1].

Les ducs aussi ne se trouvent jamais nulle part où d'autres se couvrent, excepté le premier gentilhomme de la chambre en année et le capitaine des gardes en quartier, par le service nécessaire de leurs charges. On a vu[2] que quand ils sont mandés par le Roi à une audience, comme il arriva à celle du cardinal Chigi, légat *a latere*, que les princes étrangers ne s'y couvrent point : ainsi on n'en répétera rien. Mais voilà assez d'explication sur cette matière[3]; il est temps de reprendre les événements qui ont fini cette année.

Mort de Mme de Marsan

Mme de Marsan mourut avant le départ de Paris de Mme la duchesse de Lorraine[4]. C'étoit une nièce paternelle de MM. de Matignon, et de plus sœur de Mme de Matignon[5], femme altière, impérieuse, de peu d'esprit, et parfaitement gâtée par la place, la splendeur, l'autorité et l'étrange hauteur de Seignelay, son premier mari, et par le rang et la naissance du second[6]. Elle étoit en couche de

1. Ici, un blanc d'une ligne dans le manuscrit.

2. Dans notre tome V, p. 13-15.

3. Comme conclusion, trente ans auparavant, Saint-Simon proposait et réclamait, au nom du duc de Bourgogne, « de substituer les ducs pairs et vérifiés à la conduite des ambassadeurs à leurs audiences de cérémonie, en laquelle le duc conducteur se couvrira ainsi que les ducs du service, tels que le grand chambellan, le premier gentilhomme de la chambre en année, le grand maréchal de la cour, le grand maître de la garde-robe et le capitaine des gardes en quartier; et de régler que nuls autres ducs ne s'y trouveront, à la différence de tous les princes du sang, qui s'y trouveront tous et s'y couvriront comme bon leur semblera, ainsi qu'ils ont accoutumé.... » (*Projets de gouvernement*, p. 118.)

4. Le 7 décembre 1699 : *Journal de Dangeau*, tome VII, p. 206-207.

5. Charlotte, fille et héritière d'Henri, comte de Matignon et de Montmartin, née le 30 août 1657, avait épousé, le 27 décembre 1682, son oncle Jacques III, qui fut comte de Matignon, chevalier des ordres, lieutenant général, etc. Elle mourut le 4 avril 1721, en sa soixante-quatrième année. Son mari fut nommé tuteur des enfants de Mme de Marsan, et eut beaucoup à faire en cette qualité. Saint-Simon parlera d'eux.

6. Ce portrait complète ce qui a déjà été dit de Mme de Marsan

son second fils[1] : la nourrice fit je ne sais quoi qui lui déplut; la colère la transporta, la couche s'arrêta, il n'y eut jamais moyen de la sauver[2]. Elle mourut, et ne fut regrettée de personne ni des siens, que, par crédit, et après par rang, elle avoit toujours traités avec beaucoup d'humeur et de hauteur, ni de son mari, qu'elle tenoit de court, et qui demeuroit riche usufruitier d'une partie de ses biens[3].

Le nonce Delfini fait cardinal; son mot sur l'Opéra.

Le nonce Delfini[4] fut fait cardinal dans une promotion de nonces et d'Italiens[5]. Le courrier de M. de Monaco devança celui du Pape; le Roi crut avoir ses raisons pour lui faire une faveur singulière : il lui écrivit un billet de sa main pour le lui apprendre et s'en réjouir avec lui[6]. Dès

en 1696, à propos du mariage qu'elle avait manqué avec le duc de Luxembourg et de celui qui fut conclu immédiatement après avec M. de Marsan : tome III, p. 8-10 et 14. Coulanges écrivait ironiquement, peu après ces secondes noces : « M. de Marsan fait toujours souvenir sa femme qu'elle n'est plus Mme de Seignelay, et que, n'étant que Mme de Marsan, il faut bien qu'elle s'accommode de tous ses amis, de quelque taille et de quelque rang qu'ils soient, et qu'elle vive avec les vivants. » (*Lettres de Mme de Sévigné*, tome X, p. 379.) Mme de Marsan était une des familières de la princesse de Conti et de Monseigneur. Le Roi exprima une vive condoléance au mari.

1. C'est d'une fille qu'elle était accouchée ; elle ne vécut pas dix jours. Il restait deux fils.

2. « Le 7, la comtesse de Marsan, qui avoit depuis plusieurs jours une grande perte de sang, accoucha d'une fille par l'adresse des chirurgiens; mais, une demi-heure après, elle se trouva extrêmement foible, et, effectivement, elle mourut lorsqu'ils y pensoient le moins. » (*Mémoires de Sourches*, tome VI, p. 209-210.)

3. « Elle avoit fait de grands avantages à M. de Marsan, en l'épousant, et on craint les procès. » (*Dangeau*, p. 207.) Les tuteurs des enfants Seignelay agirent très honnêtement avec leur beau-père et ne firent pas mettre les scellés (*Gazette d'Amsterdam*, n° CIII); mais le caractère rapace de M. de Marsan était fait pour inspirer les craintes dont parle Dangeau : voyez la suite des *Mémoires*, tome VI, p. 172-174.

4. Marc-Daniel Delfini, ou plutôt Delfino : tome V, p. 167 et 355.

5. Promotion du 14 novembre, connue le 22 à Versailles : *Journal de Dangeau*, tome VII, p. 195 ; *Gazette*, p. 595-596 et 605.

6. Il « lui écrivit quatre mots, l'assurant par sa lettre qu'il étoit

qu'il l'eut reçu, il s'en vint à Versailles remercier lui-même et débarqua chez Torcy : comme le cas étoit extraordinaire[1], Torcy le mena chez Mme de Maintenon, où le Roi étoit déjà, et le fit avertir; le Roi les fit entrer. Mme la duchesse de Bourgogne, qui s'y trouva, et Mme de Maintenon lui firent là leur compliment; le tout dura fort peu. Le courrier du Pape arriva enfin le soir[2], et lui apporta sa calotte. Il sut assez vivre pour la mettre dans sa poche, et de demeurer[3] ainsi, depuis le dimanche qu'à son retour d'avoir remercié le Roi il trouva le courrier arrivé, jusqu'au mercredi matin, jour de l'hommage[4], qu'il eut audience particulière du Roi dans son cabinet, auquel il présenta sa calotte pour la recevoir de sa main. Le Roi la lui rendit, à la différence de ses sujets, à qui il la met sur la tête[5]. Ce nonce avoit beaucoup d'esprit, et en avoit bien aussi la physionomie : je n'ai jamais vu deux si petits yeux, ni qui dissent tant. Il étoit galant, et peut-être quelque chose de plus : il aimoit à se divertir, et alloit fort souvent à l'Opéra. Le Roi, qui étoit alors plus austère qu'il n'a été depuis dans sa dévotion, en fut scandalisé, et lui fit insinuer avec adresse que ce n'étoit pas l'usage [Add. S^t^S. 318]

plus aise de cette nouvelle-là que le Nonce ne le seroit lui-même. » (*Dangeau*.) Cette lettre parvint au Nonce pendant qu'il assistait au sacre de l'évêque de Fréjus (*Mémoires de Sourches*, tome VI, p. 201).

1. C'était un dimanche, et, par conséquent, il n'y avait pas d'audience régulière.

2. *Le soir* est écrit en interligne. Ce détail ne se trouve pas dans le *Journal*, auquel sont empruntés tous les autres.

3. La préposition *de*, d'un emploi incorrect avec ce tour de phrase, est bien dans le manuscrit.

4. L'hommage du duc de Lorraine.

5. Dangeau dit (tome VII, p. 197) : « Le matin, après le Conseil, à Versailles, M. le Nonce apporta au roi sa calotte, qu'il avoit reçue de Rome. Il ne l'a point voulu mettre sur la tête qu'il ne l'eût présentée au Roi. S. M., en la lui rendant, l'embrassa. » La *Gazette* mentionna aussi (p. 576) cette marque de gratitude du Nonce. — Nous avons déjà vu une pareille cérémonie en 1697 (tome IV, p. 246), mais pour un cardinal français; comparez les *Mémoires de Luynes*, tomes I, p. 434, VIII, p. 189-190, et XV, p. 27 et 31-34.

ici que les évêques ni les prêtres allassent aux spectacles[1] : il fut sourd, et ne fit pas semblant de comprendre[2]. Enfin le Roi le lui fit dire de sa part. Le bon Delphin[3], glissant sur la conscience, et passant à côté de l'usage, se confondit en remerciements de la bonté avec laquelle le Roi avoit soin de sa fortune, et répondit qu'il n'avoit jamais compté d'en faire aucune en France, mais bien en Italie, où l'Opéra et les spectacles n'étoient obstacle à rien[4], et y retourna tout de plus belle[5]. Le Roi, le voyant arrivé en effet au but[6] malgré l'Opéra, voulut peut-être effacer la petite amertume de l'avis par l'agrément du billet, et ne pas renvoyer à Rome un cardinal mécontent[7].

1. Ils ne pouvaient y aller qu'avec le Roi, à la cour même. Le P. Léonard, dans ses notes sur le Nonce (Arch. nat., K 1324, n° 104), dit que les plaintes vinrent de l'archevêque de Paris.

2. Selon le Chansonnier (Ms. Fr. 12 692, p. 187 et 220), M. Delfino répondit qu'il ne faisait que suivre l'usage de son pays, et que d'ailleurs il n'avait rien à attendre du Roi. On en plaisanta, mais en le louant de sa fermeté.

3. Saint-Simon a écrit plus haut : *Delphini*; ici, il francise le nom.

4. Il arrivait pourtant très souvent que le Pape alors régnant interdît opéras et comédies dans Rome.

5. Ce nonce, fin lettré, riche et magnifique, travaillait beaucoup pour le théâtre, comme il est dit dans la notice que le *Moréri* lui a consacrée; mais il y avait « peut-être quelque chose de plus. » Après avoir raconté toute cette anecdote dans le commentaire du Chansonnier indiqué ci-dessus, Gaignières, de qui notre auteur la tenait probablement, ajoute que le Nonce passait pour être amoureux de la chanteuse Fanchon, entretenue par le grand prieur de Vendôme. Du reste, dans l'Addition 318, Saint-Simon dit bien plus nettement que « ce bon Delphini » entretenait une maîtresse. Le dimanche gras de 1697, on l'avait vu regardant passer les masques à la porte Saint-Antoine. Lors de l'affaire du quiétisme, il s'était montré assez favorable à Fénelon.

6. *Au but* est en interligne.

7. Nous le verrons partir en 1700. Le P. Léonard rapporte que, pour se faire bien venir de Mme de Maintenon en arrivant en France, le Nonce avait apporté au Roi une châsse de cristal de roche contenant le corps de saint Cyr. Il y a un chaleureux éloge de Delfino dans le rapport que son compatriote Erizzo fit en rentrant à Venise : *Relazioni*, série FRANCIA, tome III, p. 595.

Mariage de Coigny et de Mlle du Bordage.

Coigny[1], mestre de camp du Royal-Étranger[2], qui, longtemps depuis, a fait une si belle fortune, épousa en ce temps-ci[3] Mlle du Bordage, du nom de Montbourcher[4], fille de qualité de Bretagne très jolie, et encore plus vertueuse et plus sainte toute sa vie. Toute sa famille étoit huguenote[5]. On les rattrapa[6] comme ils étoient à la frontière pour se retirer en Hollande[7]. Son père se convertit comme il put, et fut tué devant Philipsbourg[8]. Le Roi mit

1. François de Franquetot, marquis de Coigny, né le 16 mars 1670, fait mestre de camp du régiment de cavalerie Royal-Étranger en 1691, brigadier en 1702, inspecteur général de cavalerie en 1703, maréchal de camp en 1704, colonel général des dragons et gouverneur de Caen dans la même année, lieutenant général en 1709, membre du conseil de guerre en 1719, chevalier des ordres en 1724, gouverneur de Sedan en 1725, commandant en chef de l'armée d'Italie en 1734, maréchal de France et chevalier de la Toison d'or dans la même année, généralissime de l'armée d'Allemagne en 1735, gouverneur d'Alsace en 1739, commandant de l'armée de haute Alsace en 1743, créé duc de Coigny, non pair, en 1747, mourut le 18 décembre 1759. Voyez son article dans le *Moréri*. C'était le fils du comte de Coigny que nous avons vu nommer inspecteur général en 1694, puis gouverneur de Barcelone.

2. Ce régiment fut vendu trente-cinq mille écus par le fils, en 1705. Les troupes étrangères au service de France rapportaient beaucoup plus que les régiments français. Sur leur organisation première, voyez l'*Histoire de Louvois*, tome I, p. 328-335, et, sur le Royal-Étranger, l'*Histoire de la cavalerie française*, par le général Susane, tome II, p. 58-65. C'est maintenant le 7e régiment de cuirassiers.

3. Le 4 décembre : *Journal de Dangeau*, tome VII, p. 205.

4. Henriette de Montbourcher du Bordage, morte au château d'Orly le 8 novembre 1751, à quatre-vingt-un ans. Les Montbourcher, selon le Laboureur, seraient sortis de la maison de Vitré. La terre du Bordage avait été érigée en marquisat en 1656.

5. Voyez l'article MONTBOURCHER dans la *France protestante*, des frères Haag, 1re édition, tome VII, p. 459-460.

6. *Ratrapat*, dans le manuscrit.

7. La correspondance relative à cette affaire se trouve dans le volume 773 du Dépôt de la guerre.

8. René V de Montbourcher, second marquis du Bordage, enseigne au régiment de Turenne en 1668, capitaine de cavalerie en 1672, mestre de camp en 1673, brigadier en 1677, avait fait toutes les campagnes de la guerre de Hollande. Il possédait une très grosse fortune,

le fils[1] au collège, et la fille chez Mme de Miramion[2], où ils abjurèrent; le fils eut un régiment, que le Roi lui donna pour rien de bonne heure[3]. Il étoit bien fait, avec bien de l'esprit, aimant la bonne compagnie, encore plus la liberté, et le jeu par-dessus tout, où il a passé sa vie sans

environ cinquante mille livres de rente, et quitta tout cela pour la religion, au risque de mourir de faim, disent les *Mémoires de Sourches*. La famille entière étant partie de Paris le 17 janvier 1686, avec Mlle de la Moussaye, sœur de la marquise, ils furent arrêtés, entre la Sambre et la Meuse, par des paysans, qui blessèrent Mme du Bordage, et on envoya chacun des prisonniers dans une place forte, le mari à Lille, la femme à Cambray, la belle-sœur à Tournay. Le maréchal de Créquy essaya vainement de faire valoir les services militaires rendus par le chef de la famille. Le mois suivant, apprenant l'insuccès des tentatives de l'abbé de Grancey pour convertir M. du Bordage, le Roi fit entendre qu'il fallait procéder contre celui-ci avec toutes les rigueurs de la justice, de même qu'on venait de le faire contre le marquis de Bougy; mais, sous main, Louvois donna ordre de retarder l'instruction, et, six mois plus tard, l'évêque de Tournay put annoncer que la conversion était faite. Le marquis fut mis alors en liberté, avec défense toutefois de voir sa femme, qui demeurait opiniâtre. (*Dangeau*, tome I, p. 283, 285, 389, et tome II, p. 33; *Sourches*, tome I, p. 353, 355, 361, 374 et 444; Benoist, *Histoire de l'édit de Nantes*, tome V, p. 955; Jal, *Dictionnaire critique*, p. 1007 et 1008.) Au mois de mars 1687, il reçut une pension de six mille livres, et, au mois de septembre 1688, il eut le grade de maréchal de camp, avec lequel il accompagna Monseigneur au siège de Philipsbourg; mais il fut blessé devant cette place, le 19 octobre 1688, d'un coup de mousquet, et mourut huit ou dix heures après, sans avoir repris connaissance, ni avoir rempli ses devoirs religieux. (*Sourches*, tome II, p. 252-253.) Son régiment, le plus beau de la cavalerie, passa au duc du Maine.

1. René-Amaury de Montbourcher, dernier marquis du Bordage, baptisé dans la religion protestante en janvier 1673, abjura en juin 1686, et, à la mort de son père, n'ayant que quinze ans, reçut une pension de trois mille livres, puis eut, en 1690, une compagnie de cuirassiers, et, en septembre 1693, le régiment de M. de Saint-Simon Monbléru, tué à Nerwinde; mais il donna sa démission en 1702, pour cause de santé, et mourut le 19 mars 1744, à soixante-douze ans passés, laissant sa sœur héritière des terres du Bordage et de la Moussaye.

2. A la communauté de Sainte-Geneviève, sur le quai des Tournelles : tome III, p. 74 et 75.

3. *Journal de Dangeau*, tome II, p. 195.

se marier[1], a peu servi[2] et peu paru à la cour[3]. Leur mère[4] étoit Goyon-Matignon, fille du marquis de la Moussaye et d'une sœur de MM. de Bouillon et de Turenne et de Mmes de la Trémoïlle, de[5] Duras et de Roye. Mlle du Bordage étoit ainsi nièce maternelle de M. de Quintin, mari sans enfants de la Montgommery qui se remaria à Mortagne, de laquelle j'ai parlé à cette occasion[6].

Silence imposé par le Roi aux bénédictins et aux jésuites sur une nouvelle édition,

L'année finit[7] par les holà que le Roi mit entre les jésuites, qui en eurent apparemment besoin puisqu'ils le firent parler, et les bénédictins. Ces derniers[8] avoient donné depuis peu une belle édition de saint Augustin[9], dont la mo-

1. Voyez un article des *Mémoires de Luynes*, tome V, p. 364, sur sa mort.

2. On prétendait que, dans la dernière guerre, il avait reçu un soufflet du duc d'Elbeuf, sans le rendre : ms. Fr. 12 692, p. 201.

3. Après *cour*, en passant de la page 204 à la page 205, Saint-Simon avait écrit par mégarde : « et ne s'est point marié » ; mais il a biffé ensuite cette redite. Il racontera en 1706 ce qui advint à du Bordage à la mort de son amie Mme de Polignac : tome IV de 1873, p. 448-449 ; comparez deux Additions au *Journal de Dangeau*, tomes I, p. 428, et XI, p. 169-170.

4. Élisabeth de Gouyon-Matignon, fille d'Amaury III et de H.-C. de la Tour-d'Auvergne de Bouillon, épousa le marquis du Bordage le 15 septembre 1669, et mourut en 1701.

5. Avant *de*, le manuscrit porte un *et* biffé.

6. Tous ces personnages ont été nommés en 1698 : tome V, p. 30-31.

7. *Journal de Dangeau*, tome VII, p. 214, 20 décembre.

8. La congrégation bénédictine de Saint-Maur, illustrée alors par les Mabillon, les d'Achery, les Martène, avait entrepris une réimpression des œuvres de tous les Pères et docteurs de l'Église.

9. Aurelius Augustinus, né à Tagaste, en Afrique, le 13 novembre 354 de notre ère, rhéteur à Milan en 384, baptisé par saint Ambroise le 24 avril 387, ordonné prêtre en 391, fut évêque d'Hippone de l'année 395 au 28 août 430. L'édition de ses œuvres donnée à Paris par les bénédictins, en onze volumes in-folio, de 1679 à 1700 (réimprimée à Anvers, 1700-1703), est la meilleure de toutes. Ellies du Pin venait de faire paraître une analyse de ces œuvres dans la *Nouvelle bibliothèque des auteurs ecclésiastiques*, et Nicole avait écrit, en juillet 1697, un « Parallèle du système de saint Augustin et de saint Thomas touchant les décrets de Dieu, la prédestination, la grâce et la liberté » (ms. Mazarine 2499, n° 8).

des premiers, de saint Augustin.

rale n'est pas celle des jésuites. Pour l'étouffer, ils employèrent leur égide ordinaire, qui les a toujours si bien servis : le livre, selon eux, étoit tout janséniste ; ils l'attaquèrent[1] ; les bénédictins répondirent : ils s'échauffèrent fort de part et d'autre. Les jésuites, à bout de preuves et de raisons, mais non d'injures et d'assertions plus que hardies, ne purent venir à bout de ternir cette édition, ni de la faire supprimer. A ce défaut, qui leur fut amer[2], ils eurent au moins le crédit de faire cesser le combat, quand ils se virent les plus foibles, par une défense de la part du Roi, aux uns et aux autres, de plus écrire ni parler en aucune sorte sur cette édition[3]. Ce fut Pontchartrain[4] qui l'écrivit aux uns et aux autres[5]. Les jé-

1. Quoique saint Augustin eût déjà prêté à de fausses interprétations des hérésiarques, les bénédictins, peu hostiles au jansénisme, ne se méfiaient point des textes : dans le tome X, à propos du pélagianisme, ils eurent l'imprudence de se montrer presque favorables aux propositions que l'Église venait de condamner solennellement, et malgré une préface de Mabillon, Fénelon lui-même dut signaler aux éditeurs leurs fautes.

2. A défaut de ce succès, qu'il leur fut amer de ne pas obtenir.

3. Vers le milieu de septembre 1699, le P. le Valois et les deux recteurs de Paris allèrent chez l'archevêque de Reims, désavouer les libelles lancés contre Saint-Maur, comme provenant d'une troupe de jeunes jésuites dont on ne savait pas les noms, et l'archevêque leur fit promettre de tout apaiser ; sinon, Monsieur de Paris et lui se rangeraient du côté des bénédictins. La guerre ayant repris avec plus d'aigreur encore, le Roi donna ordre que Monsieur de Paris fit venir les supérieurs et leur enjoignît expressément, sous peine d'encourir l'indignation du souverain, de ne plus parler ni écrire, et de veiller à ce que, de part et d'autre, leurs subordonnés ne continuassent pas une polémique contraire à la charité, et qui pouvait scandaliser l'Église même.

4. Jérôme de Pontchartrain, fils du Chancelier, entré en pleine possession de la secrétairerie d'État de la maison du Roi.

5. Cette lettre fut écrite le 11 novembre, et, de plus, les autres secrétaires d'État eurent avis d'envoyer pareille injonction aux maisons qui se trouvaient dans leurs départements : Arch. nat., O[1]43, fol. 363 v° et 375 v° ; comparez les Papiers de Vallant, Bibl. nat., ms. Fr. 17044, fol. 46-48, où se trouvent en outre les lettres du supérieur général des bénédictins, Claude Boistard, et du Père provincial, et les Papiers du P. Léonard, Arch. nat., M 243, fol. 112 v°, 126 v°, 152 et 153.

suites[1] eurent bientôt après le déplaisir de voir cette édition solennellement approuvée à Rome[2].

Il faut réparer les oublis quand on s'en aperçoit; d'autres matières m'ont emporté. Les premiers jours d'avril[3], Ticquet[4], conseiller au Parlement, et même de la grand chambre[5], fut assassiné[6] chez lui, et, s'il n'en est pas

Exécution de Mme Ticquet pour avoir fait assassiner son mari.

1. Cette phrase a été ajoutée après coup à la fin du paragraphe.

2. *Journal de Dangeau*, tome VII, p. 332. — L'*Histoire universelle de l'Église catholique*, par Rohrbacher, tome XI, p. 134-140, a donné un résumé de cette affaire, avec une bibliographie des ouvrages publiés de part et d'autre (p. 635-636). La bibliothèque Mazarine possède un manuscrit, n° 2493, intitulé : *Véritable motif de la querelle des jésuites contre les bénédictins.*

3. Voyez le *Journal de Dangeau*, tome VII, p. 61-62, 69-70, 93-94 et 99-100. C'est dans la nuit du 8 au 9 avril que le crime fut commis. — Le procès de Mme Ticquet a pris place dans les tomes IV, p. 1-57, et V, p. 419-477, des *Causes célèbres et intéressantes*, de Gayot de Pitaval (1735). De notre temps, on le publie encore, et Charles Rabou en a fait un roman intitulé : *le Pauvre de Montlhéry*, mais en transportant l'action sous Louis XV et en défigurant les noms, sauf celui de l'héroïne, ainsi que la plupart des circonstances, et même le dénouement.

4. Claude Ticquet, fils d'un riche drapier de la rue Saint-Antoine originaire de Beauvais et doyen de sa corporation (Papiers du P. Léonard, Arch. nat., MM 818, p. 307, et 828, fol. 36)

5. Ayant débuté comme substitut du procureur général, il n'était que conseiller à la quatrième des enquêtes, depuis le 30 août 1675, et n'aurait pas même eu l'ancienneté nécessaire pour monter à la grand'-chambre.

6. On doit remarquer ici que le verbe *assassiner* ou *assassigner* s'employait pour toute tentative de meurtre faite avec préméditation, par surprise, alors même que la victime ne succombait pas (comparez *Dangeau*, tome X, p. 114)[a], tandis qu'aujourd'hui nous en restreignons l'emploi à ce dernier cas exclusivement. — M. Ticquet ne fut pas attaqué chez lui[b], mais dans la rue, au moment où il revenait d'une maison amie, vers onze heures du soir. Voyez le récit des *Mémoires de Sourches*, tome VI, p. 144, celui des *Lettres de Mme Dunoyer*, lettre xxiv, tome I, p. 282-294, celui de Madame, dans le recueil Jaeglé, tome I,

[a] Cependant Saint-Simon s'en est servi pour Savary : ci-dessus, p. 200-201.

[b] Il possédait une maison à l'angle des rues Saint-Père et de l'Université, dans le voisinage très proche de l'hôtel de Saint-Simon : *Topographie historique du vieux Paris*, tome IV, p. 272.

conseiller au Parlement.

mort, ce ne fut pas la faute du soldat aux gardes et de son portier[1] qui s'étoient chargés de l'exécution, et qui le laissèrent, le croyant mort, sur du bruit qu'ils entendirent. Ce conseiller, qui, en tout, étoit un fort pauvre homme, s'étoit allé plaindre l'année précédente au Roi, à Fontainebleau, de la conduite de sa femme[2] avec Montgeorges[3], capitaine aux gardes fort estimé, à qui le Roi défendit de la plus voir[4]. Cela donna du soupçon contre lui et contre la femme, qui étoit belle, galante, hardie, et qui prit sur le haut ton ce qu'on en voulut dire[5]. Une femme fort de mes amies et des siennes[6] lui conseilla de prendre le large,

p. 222-223, les gazettes de la Haye et de Leyde, etc., et les procès-verbaux du commissaire de Barry conservés aux Archives nationales, Y 11126.

1. Claude Desmarques et Jacques Moura ou Moras.

2. Angélique-Nicole Carlier, fille d'un correcteur des comptes (1653-1665) qui avait été commis de M. le Tellier après avoir fait le métier de libraire à Metz, avait été mariée en avril 1676, à l'âge de vingt ans, belle et riche de plus de trois cent mille livres, avec M. Ticquet, qui avait près de cinq cent mille livres; mais leurs deux fortunes avaient été dissipées, ou tout au moins compromises.

3. Gilbert Gaulmin de Montgeorges, fils d'un conseiller au Grand Conseil, enseigne aux gardes en 1674, lieutenant en 1678, aide-major en 1680, capitaine en 1689, capitaine d'une des deux compagnies de grenadiers depuis 1692, fut promu au grade de brigadier d'infanterie en 1702, à celui de maréchal de camp en 1704. Il quitta les gardes en 1706, eut le commandement du comté de Nice de 1707 à 1711, mais fut forcé de se retirer en Espagne à la suite d'un duel avec M. de Marcilly, et y resta jusqu'à la mort du Roi. Il mourut le 13 décembre 1735, sans enfants du mariage qu'il avait contracté le 4 janvier 1710 avec la veuve de M. de Courances.

4. Tout cela est tiré du *Journal de Dangeau*, tome VII, p. 61. Mme Dunoyer raconte que le mari avait obtenu une lettre de cachet pour faire enfermer sa femme, mais qu'il la lui laissa jeter au feu, et qu'ils se bornèrent depuis lors à vivre chacun dans son appartement, avec séparation de biens.

5. M. Ticquet, atteint de plusieurs blessures, déclara ne se connaître d'ennemis que sa femme et le portier, qu'il venait de chasser. Par précaution, il se fit reporter dans la maison où il avait passé la soirée et où il prenait ses repas, ne vivant plus à la table conjugale.

6. Cette dame doit être la « comtesse de Senonville (*sic*) », qui,

et lui offrit de quoi le faire, prétendant qu'en pareil cas on se défend mieux de loin que de près. L'effrontée s'en offensa contre elle et contre plusieurs autres amis, qui, avec les mêmes offres, lui donnèrent même conseil[1]. En peu de jours, la trace fut trouvée, le portier et le soldat reconnus par Ticquet, arrêtés et mis à la question[2], auparavant laquelle Mme Ticquet fut assez folle pour s'être laissé arrêter et n'être pas déjà en pays de sauveté[3]. Elle eut beau nier, elle eut aussi la question, et avoua tout[4]. Montgeorges avoit des amis, qui le servirent si bien, qu'il ne fut aucune mention juridique de lui[5]. La femme con-

selon Mme Dunoyer, était la meilleure amie de Mme Ticquet. Elle lui tenait compagnie le soir de l'assassinat, et elle l'assista également lorsqu'on vint l'arrêter. Madeleine le Rebours, sœur de l'intendant des finances, était mariée depuis 1693 à Nicolas-Charles Huguet de Sémonville, collègue de M. Ticquet, et nous verrons leur fille épouser, avec une dot énorme, en 1714, le fils du comte de Roucy, cousin de Mme de Saint-Simon : *Mémoires*, tome X, p. 312.

1. Mme Dunoyer parle beaucoup des avis charitables venus de tous côtés, entre autres d'un théatin qui, au dernier moment, proposa à Mme Ticquet de prendre sa robe et sa chaise à porteurs pour se sauver et gagner l'étranger. Son frère, capitaine aux gardes comme Montgeorges, mit tout en mouvement pour la dérober à la justice. On prétendit même que la duchesse de Bourgogne avait voulu intervenir. « Mme Ticquet regarda tout cela comme des pièges que son mari lui tendoit pour se défaire d'elle et l'obliger à lui abandonner son bien. »

2. Dénoncé par un autre scélérat à qui Mme Ticquet avait proposé de se charger de l'affaire trois ans auparavant, le portier avoua ce fait ancien, qui suffit pour obtenir la condamnation sans qu'on eût aucune preuve que l'accusée principale avait eu part à la nouvelle machination. Le dénonciateur fut envoyé aux galères.

3. « Terme vieilli, mais qui serait à remettre en usage, » dit Littré. Furetière donne cette définition : « Lieu où l'on met en assurance. »

4. Le Châtelet la condamna, le 3 juin, pour avoir machiné la mort de son mari et avoir soudoyé des assassins, à être décapitée, et ses biens confisqués pour le Roi, après prélèvement de cent mille livres de réparation et d'intérêts civils au profit de son mari, et de leurs enfants après lui. Suivant l'usage, elle devait subir la question : au second pot d'eau, elle dit « tout ce qu'on voulut. »

5. Lorsque les juges demandèrent à Mme Ticquet si son amant n'avait point trempé dans ses desseins, elle répondit que Montgeorges était trop

damnée à perdre la tête, et ses complices à être roués[1], Ticquet vint avec sa famille pour se jeter aux pieds du Roi et demander sa grâce : le Roi lui fit dire de ne se pas présenter devant lui[2], et l'exécution fut faite à la Grève[3] le mercredi 17 juin, après midi[4]. Toutes les fenêtres de

honnête homme, et qu'elle aurait eu peur de perdre son estime en lui communiquant ses projets criminels. On remarqua que, pendant l'exécution, il se promenait dans le parc de Versailles. Le Roi, en l'assurant qu'il ne l'avait jamais soupçonné, lui donna un congé pour voyager à l'étranger.

1. La sentence du Châtelet ayant été soumise à la revision du Parlement, six des conseillers de la Tournelle criminelle demandèrent un sursis jusqu'à ce que le portier eût subi la question; mais sept furent pour l'exécution immédiate et portèrent le chiffre des intérêts civils à cent vingt mille livres (17 juin). Présentée à la question le 19, Mme Ticquet avoua son crime et ses complices. Quand on lui eut lu sa condamnation à mort, et que le lieutenant criminel l'eut prévenue qu'elle ne devait plus désormais espérer de grâce, elle se disposa courageusement à la mort. Trois cents archers du guet la conduisirent à l'échafaud le soir même.

2. Une première fois, avant la confirmation de la sentence, « M. Ticquet vint ici, avec sa famille, se jeter aux pieds du Roi pour demander la grâce de sa femme; le Roi loua son procédé, et ne promit rien là-dessus. » (*Dangeau*, p. 94.) Selon la *Gazette de la Haye*, n° 48, le Roi répondit avec bonté : « Il est bien généreux à vous de faire ce que vous faites; nous y songerons. » Selon Mme Dunoyer, le Roi refusa la grâce, et M. Ticquet « se retrancha à demander la confiscation du bien, ce qui fit dire au Roi que M. Ticquet avoit gâté le mérite de son action. » D'autres personnes charitables sollicitaient en faveur de la condamnée; mais l'archevêque de Paris fit savoir que les confesseurs recevaient constamment l'aveu de machinations pareilles, et qu'il fallait faire un exemple. Une seconde fois, M. Ticquet se présenta; mais le Roi refusa de le recevoir (*Dangeau*, p. 99; *Sourches*, tome VI, p. 164).

3. On ne sait pourquoi les auteurs de la *Topographie historique du vieux Paris* (tome IV, p. 272, note 3) ont dit que l'exécution eut lieu dans le quartier même des Ticquet, au carrefour de la Croix-Rouge, qui était comme la place de Grève de la justice abbatiale de Saint-Germain-des-Prés.

4. Le mercredi 17 juin est le jour où Dangeau a enregistré la condamnation par le Parlement; mais c'est le soir du vendredi 19 (*ibidem*, p. 100) que l'exécution eut lieu : voyez les *Mémoires de Sourches*, tome VI, p. 165. L'exécuteur ordinaire étant en prison, un remplaçant

l'hôtel de ville, toutes celles de la place et des rues qui y conduisent, depuis la Conciergerie du Palais, où elle étoit, furent remplies de spectateurs, hommes et femmes, et de beaucoup de nom[1], et de plusieurs de distinction[2]. Il y eut même des amis et des amies[3] de cette malheureuse qui n'eurent pas honte et horreur d'y aller. Dans les rues, la foule étoit à ne pouvoir passer. En général, on en avoit pitié et on souhaitoit sa grâce, et c'étoit, avec cela[4], à qui l'iroit voir mourir. Et voilà le monde, si peu raisonnable et si peu d'accord avec soi-même[5].

inexpérimenté eut besoin de cinq ou six coups de hache pour séparer la tête. La *Gazette de Leyde* (correspondance de Paris, 6 juillet 1699; comparez la *Gazette de la Haye*, n° 52) dit que le Parlement, voulant éviter le renouvellement de pareils faits, estima « qu'il seroit plus à propos de faire poser la tête sur un billot, et de lui faire tomber sur le cou un fer fort tranchant, chargé d'un grand poids, à peu près comme il se pratique en Italie et ailleurs. » Le portier fut pendu, et le dénonciateur n'eut que les galères, « pour son droit d'avis. »

1. On lirait volontiers : *noms*. Le mot est très mal écrit.

2. Mme Dunoyer dit que certaines maisons rapportèrent, ce jour-là, plus qu'elles n'avaient coûté à bâtir. Selon Madame, les fenêtres se payèrent jusqu'à cinquante louis d'or. En outre, des échafaudages avaient été dressés sur la place. On évalua le nombre des curieux à plus de soixante mille; comme toujours en pareille circonstance, il y eut des écroulements d'échafaudages, des carrosses renversés, des gens tués ou blessés.

3. Le manuscrit porte : *amis et amis.*

4. *Avec cela* est en interligne.

5. Ce reproche est-il pour Mme Dunoyer, qui voyait Mme Ticquet chez Mme d'Aulnoy? Voici ce qu'elle raconte dans sa lettre, certainement connue de Saint-Simon : « Toute la cour et la ville étoient accourues à ce spectacle. J'étois aux fenêtres de l'hôtel de ville, et je vis arriver, sur les cinq heures du soir, la pauvre Mme Ticquet, vêtue de blanc. Son portier, qui devoit être pendu, étoit dans la même charrette, et le curé de Saint-Sulpice, qui l'exhortoit, étoit à côté d'elle. » La pluie ayant produit un retard, un dialogue s'engagea entre Mme Ticquet et son portier. Elle fit tout d'ailleurs avec beaucoup de grâce, de fermeté et de correction. « On auroit dit qu'elle avoit étudié son rôle, car elle baisa le billot et fit toutes les autres cérémonies comme s'il ne s'étoit agi que de jouer la comédie. Enfin on n'a jamais marqué tant de confiance, et le curé de Saint-Sulpice dit qu'elle étoit morte en héroïne

Mort du fils unique de Guiscard.

Tout à la fin de l'année[1], Guiscard perdit son fils unique[2], de la petite vérole, à Vienne; il l'avoit envoyé voyager en ce temps de paix[3]: ce qui rendit sa sœur une riche héritière[4].

chrétienne. Le bourreau étoit si troublé, qu'il la manqua et revint cinq fois à la charge avant de pouvoir lui ôter la tête. » « Ainsi finit, dit Mme Dunoyer, ainsi finit la belle Mme Ticquet, qui avoit fait l'ornement de Paris.... On n'a jamais rien vu de si beau que sa tête, lorsqu'elle fut séparée de son corps. On la laissa quelque temps sur l'échafaud, pour la faire voir au peuple. Elle avoit le visage tourné du côté de l'hôtel de ville, et je vous assure qu'elle m'éblouit. » La spectatrice amie ajoute d'ailleurs : « Le Roi a trouvé fort mauvais que les dames aient été voir cette exécution; il en a même dit son sentiment à quelques-unes.... » M. Ticquet avait fait préparer des obsèques splendides à Saint-Sulpice, où le corps fut mené à quatre chevaux : voyez les *Remarques historiques sur l'église Saint-Sulpice*, p. 266-270. Il se retira ensuite à Nogent-le-Rotrou, et son fils en Normandie, pour quelque temps. Par égard pour eux, on ne publia pas l'arrêt. Le maître des requêtes Maboul, cousin paternel, avait été nommé tuteur honoraire des enfants. Le père resta au Parlement jusqu'en 1710, et ne mourut qu'en juin 1714; le fils habita à l'étranger et y occupa plus tard des postes diplomatiques en sous-ordre. Il y avait aussi une fille, qui se mit au couvent et mourut en 1754, à soixante-seize ans. Voyez les papiers conservés au Cabinet des titres, dans le dossier TICQUET, vol. 2842 des *Pièces originales*.

1. *Journal de Dangeau*, tome VII, p. 224.

2. Louis-Auguste, dit le marquis de Guiscard, né le 10 mai 1680, sous-lieutenant au régiment du Roi en 1695, avait eu, à la fin de la même année, un régiment d'infanterie levé en Flandre.

3. Il avait suivi M. de Tallard se rendant à Londres, l'année précédente, puis avait dû accompagner son père, nommé en août 1698 ambassadeur à Stockholm, nomination que Saint-Simon a oublié d'annoncer, quoiqu'elle soit dans le *Journal de Dangeau*, tome VI, p. 390 et 402. M. de Guiscard fit son entrée le 24 décembre 1699, tandis que son fils, qui se rendait alors à Rome, mourait à Vienne de la petite vérole, dont furent atteints en même temps le fils du comte de Kaunitz et l'archiduc Charles.

4. Nous verrons Catherine de Guiscard épouser le marquis de Villequier en 1708, après deux négociations rompues avec le duc de Mortemart et avec un fils de Monsieur le Grand. Elle était née le 12 juin 1688, et mourut le 9 juillet 1723. Par la mort de son frère, dit Dangeau, elle devint un des plus beaux partis de la France, devant avoir tout le bien du père et celui de Langlée.

Mort de Barrin.

Barrin[1] mourut aussi[2]. Il étoit premier maître d'hôtel de Monsieur. C'étoit, je pense, un homme d'assez peu[3], mais de très bonne mine, et fort[4] grand et bien fait, quoique déjà vieux, ce qui lui avoit fort servi auprès des dames. Il avoit de l'esprit, du sens, de l'adresse, de l'intrigue, de la conduite, de l'honneur, et un grand attachement et une grande fidélité pour ses amis. Il avoit été fort avant dans les affaires de Mademoiselle, de M. de Lauzun et de Mme de Montespan, et j'en ai vu quantité de lettres fort curieuses à M. de Lauzun, sur tout cela, vers la fin de sa prison[5]. Les ministres d'alors en faisoient cas, et il a tou-

1. Henri Barrin, seigneur et vicomte de Boisgeffroy et de Chambellay, en Bretagne, ancien conseiller au parlement de Bretagne (1660), avait acheté, en 1688, du marquis de Barbanson que nous avons vu mourir en 1695 (tome II, p. 282), une moitié de la charge de premier maître d'hôtel de Monsieur, ou plutôt une espèce de survivance réciproque avec la jouissance des émoluments et un brevet de retenue de vingt mille écus. Depuis 1695, il avait fait un arrangement analogue avec M. de Matharel, ces sortes de partages étant d'un usage presque général chez Monsieur. En mars 1689, peut-être pour raffermir son crédit, il avait marié sa fille au comte de Mornay-Montchevreuil, que nous avons vu périr à Nerwinde. Voyez les *Mémoires de Sourches*, tome III, p. 52.

2. Dangeau annonce cette mort le 2 janvier 1700 (tome VII, p. 224).

3. C'était une famille du parlement de Bretagne, où son père avait été doyen. Il était probablement frère de l'abbé Jean Barrin, poète et collaborateur de d'Urfé, qui mourut en 1718, et cousin du chantre du *Lutrin*. De la même famille sortit aussi, sous Louis XV, l'amiral de la Galissonnière.

4. *Fort* surcharge *très*.

5. Il dira plus tard (tome XIX, p. 182) que ce Barrin, « ami de Lauzun et qui se mêloit de toutes ses affaires, » alla de la part du Roi à Pignerol, pour obtenir la renonciation du prisonnier au don énorme que Mademoiselle lui avait fait. Nous ne trouvons pas le nom de Barrin dans la partie des *Mémoires de Mademoiselle* qui correspond à cette époque, mais bien celui de du Barail (ou plutôt Barrailh), qui joua exactement le même rôle, dans les mêmes circonstances, entre Mademoiselle, M. de Lauzun et Mme de Montespan. La concordance paraît si frappante, qu'on croirait volontiers qu'il y a confusion dans les souvenirs de Saint-Simon : voyez les *Mémoires de Mademoiselle*, tome IV,

jours été dans le monde sur un bien meilleur pied que son état. Il n'étoit point marié, et mourut fort peu riche, rangé et tout à fait désintéressé, et, longtemps avant sa mort, assez retiré, et fort homme de bien.

p. 227, 279-280, 289, 302, 318, 319, 324, 325, 369, 376, 384, 387, 390, 402, 415, 416, 425-427, 442-445, 451-452, 456, 460-461, 462, 465, 467-472 et 481. Barraillh avait été mis par Lauzun dans les gardes du corps, puis fait lieutenant du gouverneur de la Bastille, où on l'appelait le « bon major » (*Port-Royal*, par Sainte-Beuve, tome II, p. 349; voyez aussi une lettre de M. de Besmaus, dans le vol. 129 des *Mélanges Colbert*, fol. 277, 9 mai 1665), et il avait perdu ses charges lors de la disgrâce du comte. La correspondance de Louvois avec Saint-Mars (Arch. nat., K 120, liasse 1re) renferme des renseignements sur les efforts réitérés qu'il fit pour obtenir la liberté de Lauzun. C'était alors un grand homme, assez pâle et menu de corps, d'environ trente-cinq ans. Selon des pièces conservées dans les Papiers du contrôle général (Arch. nat., G7 988 et 991), Barraillh, comptant vingt années de service à l'armée, sept ans à la Bastille, et trois ans comme exempt des gardes du corps, avait pris sa retraite sous prétexte d'infirmités, et il recevait deux mille livres de pension depuis le 19 juin 1682.

APPENDICE

PREMIÈRE PARTIE

ADDITIONS DE SAINT-SIMON AU *JOURNAL DE DANGEAU*

270. *Le duc de Guise et les princes lorrains.*

(Page 19.)

2 août 1699. — L'auteur des *Mémoires*, toujours favorable à la maison de Lorraine, a oublié ici qu'il a vu M. de Guise, le mari de la petite-fille de France, ne jamais donner la main chez lui à pas un prince lorrain, tandis qu'en leur présence il la donnoit sans difficulté aux ducs.

271. *La couronne du duc de Lorraine.*

(Page 21.)

17 octobre 1698. — Ce duc de Lorraine est le premier qui se soit avisé de fermer sa couronne, et cela lui a été souffert sans qu'on en ait seulement parlé. Son père, si grand capitaine, beau-frère de l'empereur Léopold, dont il étoit généralissime, et si considéré, mari d'une reine, n'y avoit pas pensé non plus qu'aucun de ses prédécesseurs, non pas même le gendre de Catherine de Médicis, qu'elle fit tant d'efforts pour faire roi de France. Mais, en fermant sa couronne, il le fit d'une manière singulière et répugnante, même à la souveraineté : pour imiter celle du Dauphin, qui ne l'est pas par des cercles, mais par quatre dauphins dont les queues se joignent en haut, il ferma la sienne par quatre bars, avec leurs queues de même jointes en haut, et ne prit pas garde que les bars sont les armes du duché de Bar, relevant en plein de la couronne, érigé en duché par les rois de France et ressortissant en entier du parlement de Paris, qui y use pleinement de ce droit dans toute son étendue. Les armes des ducs de Lorraine sont en grand et en pierre sur les portes de Nancy, avec la couronne ordinaire de duc et le manteau ducal comme duc de Bar; alors ces princes ne pensoient pas à plus[1].

1. Comparez ci-après l'appendice II.

272. *Le duc de Lorraine prend le titre* d'Altesse Royale.

(Page 21.)

31 octobre 1698. — M. de Lorraine prend le premier l'*Altesse Royale*, dont Monsieur son père, ni pas un autre de ses prédécesseurs, ne s'étoit avisé, et que ses sujets seulement lui donnent.

273. *L'abbé d'Effiat.*

(Page 32.)

18 octobre 1698. — L'abbé d'Effiat étoit riche de bénéfices et de patrimoine, avoit été fort galant[1], fort du monde et fort magnifique, et l'étoit encore, quoique fort vieux et depuis longtemps aveugle, avec cette manie de se faire avertir des meubles, des habits, des mets, car il donnoit fort à manger, et à fort bonne compagnie, et parloit de tout cela pour ne paroître pas aveugle. C'étoit un fort bon homme, très généreux, qui avoit des amis et de l'esprit. Son nom étoit Coiffier; il étoit fils du maréchal d'Effiat favori du cardinal de Richelieu, qui le fit ambassadeur en Angleterre pour le mariage de la sœur de Louis XIII et chevalier du Saint-Esprit en 1625, seul, pendant cette ambassade, à la prière du roi d'Angleterre, surintendant des finances en 1626, maréchal de France en 1631, et gouverneur d'Anjou, Bourbonnois et Auvergne, puis général d'armée; et il mourut dans cette fonction à la Petite-Pierre, en Alsace, au fort de sa fortune, en 1632. Il avoit pris le nom de Ruzé et les armes de son grand-oncle Beaulieu, secrétaire d'État, qui le fit son héritier à ces conditions. Le grand-père du maréchal étoit trésorier de France et maître des comptes en Piémont, et son père fut gentilhomme du duc d'Anjou. De sa femme, qui s'appeloit Moreau[2], il eut Cinq-Mars, grand écuyer, si connu par sa faveur et par la catastrophe qui lui fit perdre la tête, en 1642, sans avoir été marié, l'abbé d'Effiat et la maréchale de la Meilleraye, mère du duc Mazarin qui épousa cette nièce du cardinal Mazarin fameuse par ses vingt-deux millions qu'elle lui apporta en mariage. L'aîné de tous les enfants du maréchal d'Effiat[3] fut lieutenant général d'Auvergne et gendre de Sourdis Escoubleau chevalier du Saint-Esprit, dont il laissa une fille, mariée en Allemagne, et un seul fils, le marquis d'Effiat, premier écuyer de Monsieur et chevalier du Saint-Esprit, qui n'a point eu de postérité d'une Leuville Olivier, et dont les grands-biens ont passé au duc Mazarin[4].

1. *Galand* corrigé en *galant*.
2. La femme du maréchal s'appelait, comme on l'a vu p. 32, note 7, Marie de Fourcy, mais était fille d'une Marie Moreau.
3. Il oublie une fille cadette, qui fonda le monastère de la Croix, au faubourg Saint-Antoine, et mourut en 1692.
4. Comparez la suite des *Mémoires*, tome XI, p. 238 et 239.

274. *Le baron de Breteuil.*
(Pages 36-38.)

3 mars 1697. — Ce baron de Breteuil étoit frère de Breteuil conseiller d'État, intendant des finances, père de celui qui a été secrétaire d'État de la guerre pendant la disgrâce de M. le Blanc. Sa baronnie étoit d'être né à Toulouse pendant que son père y étoit intendant, et la vieille chimère que ceux qui y naissent ont le titre de barons. Il avoit été[1] ordinaire du Roi et envoyé à Mantoue. C'étoit un homme à qui le goût de la cour, des seigneurs, et surtout des ministres, avoit donné une sorte de science du monde par un usage continuel et la familiarité qu'il y avoit usurpée. Il se fit après lecteur du Roi pour avoir les entrées, et s'attacha comme il put à quelques gens considérables; le Roi le traitoit assez bien, et il se fourroit partout, et souvent où l'on n'en vouloit point, ou sans s'en apercevoir, ou sans en faire semblant. Il changea sa charge de lecteur, dont il conserva les entrées, contre celle d'introducteur des ambassadeurs, qu'il faisoit bien parce qu'il étoit fort rompu au monde, et s'enrichit extrêmement par la protection de M. de Pontchartrain tandis qu'il eut les finances, qui se moquoit de lui toute la journée, et tout ce qui étoit chez lui, mais qui ne lui refusoit rien. Le ver de la qualité le rongeoit, sans pourtant se déplacer, et il mourut fort vieux et fort riche. Ses enfants n'ont ni paru ni prospéré. Il avoit marié sa fille à un homme de la maison du Châtelet. Il y a des contes de lui sans fin. Un jour, à table chez M. de Pontchartrain devenu chancelier, qu'on le plaisantoit sur son ignorance, la Chancelière lui demanda s'il savoit qui avoit fait le *Pater*. Le voilà à se scandaliser et à demander pour qui on le prenoit; et la Chancelière à pousser sa pointe. Pendant le débat, il sortit de table, et, en rentrant dans la pièce où l'on se tenoit, son ami M. de Caumartin se mit à marcher derrière lui, et, comme pour le soulager dans son embarras, lui dit tout bas : « Moïse. » Voilà le baron bien soulagé, qui, dès que la compagnie fut rentrée, remet la question sur le tapis, et après plusieurs gentillesses d'un homme sûr de son fait et qui fait semblant de ne l'être pas, dit à la fin, puisqu'on le poussoit à bout, qu'il falloit donc montrer qu'il n'ignoroit pas ce que les enfants savoient, que Moïse étoit l'auteur du *Pater*. La risée universelle le mit bien en un autre état; mais il avoit tous les jours besoin de Caumartin aux finances, et sa cruauté fut aisément tournée en plaisanterie.

275 et 276. *L'abbé de Fleury, évêque de Fréjus.*
(Page 45.)

24 décembre 1691. — Cet abbé Fleury est devenu évêque de Fréjus,

1. Ici manque un mot, peut-être *gentilhomme*, quoique M. de Breteuil n'ait point fait partie des gentilshommes ordinaires parmi lesquels on choisissait presque toujours les envoyés diplomatiques.

précepteur de Louis XV[1], ministre d'État, cardinal et premier ministre, au moins.

1er novembre 1698. — L'abbé Fleury, fils d'un receveur des tailles de Lodève, fort attaché au cardinal Bonsy, archevêque de Narbonne et grand aumônier de la Reine, avoit été fait, en 1678, aumônier de la Reine par sa protection, et, quelque temps après la mort de la Reine, il devint aumônier du Roi. Il vécut à Paris et à la cour avec la meilleure compagnie, et eut beaucoup d'amis en hommes et en femmes, et, parmi cela, la plupart considérables. Soit que le Roi le trouvât trop répandu dans le monde, ou par quelque mauvais office secret, il ne lui donna presque point de bénéfices, et ne se pouvoit résoudre à le faire évêque. Enfin, ce traitement devenant honteux à son âge, et après vingt ans de service, il étoit prêt à se retirer, lorsque Monsieur de Paris[2] l'en empêcha et fit tant auprès du Roi, qu'il en arracha cet évêché désert et si éloigné, avec ces paroles devenues depuis si remarquables, après s'être longtemps défendu : « Hé bien! Monsieur, vous le voulez ; mais souvenez-vous que vous vous en repentirez[3]. »

277. *Mme de Barbezieux, née d'Alègre.*

(Page 55.)

3 décembre 1698. — D'Alègre, longtemps depuis maréchal de France en 1724, avoit épousé une belle femme, d'esprit très-romanesque, fille d'un riche président de Toulouse, dévote et minaudière à l'extrême, qui lui meubla une fois une maison de campagne des plus superbes brocarts d'or en tapisseries et en chaises; qui, une autre fois, lui mit un remboursement de deux cent mille livres en tableaux de dévotion; que le cardinal de Coislin rattrapa ayant passé à pied à Orléans, allant, disoit-elle, à la Thébaïde; toujours mise à ravir et magnifique à tout, hors à payer ses dettes. D'Alègre la laissoit faire, et étoit fou des ministres et des emplois. Il avoit cru se donner des ailes bien fortes en mariant sa fille aînée à Barbezieux ; mais M. d'Elbeuf les lui coupa. Mal content de Barbezieux, qui tournoit trop à son gré autour de Mlle d'Armagnac, il tourna autour de sa femme sans se soucier d'elle, et elle s'en requinqua sans se soucier de lui, par la belle politique de piquer son mari de jalousie et de l'obliger de revenir à elle ; mais elle se trompa avec l'un et avec l'autre. Barbezieux étoit fort bien fait, avec le passe-partout de sa place, vouloit être à la mode et ne trouver de résistance nulle part ; et il est vrai qu'il en trouvoit rarement. Il vivoit très bien avec sa femme ; mais il ne vouloit pas tomber dans le mépris du bel air en n'ayant des yeux que pour elle. Elle, de son côté, croyoit mériter tous ceux de son mari, et, flattée de M. d'Elbeuf, trop neuve pour connoître ni lui ni les

1. *XV* corrigé en *15*.
2. Au-dessus d'un des deux derniers mots, une main étrangère a écrit : « l'arch. de Paris de Noaille (*sic*) ».
3. Comparez ci-après l'appendice III.

hommes, elle crut qu'en ne faisant rien de véritablement mal, le reste lui étoit permis, et lui seroit même utile; mais elle trouva un galant qui ne vouloit que du bruit, des aventures, des éclats, pour se venger de Barbezieux avec des hauteurs du maître au valet, qui, bien loin de le rapprocher de sa femme, comme elle y avoit compté, le mirent en fureur contre elle et au désespoir contre lui. Ces scènes arièrent[1] et amusèrent longtemps la cour : tant qu'à la fin Mme de Barbezieux, séparée de son mari et fort malheureuse, en mourut à la fin. Son père fut fort maltraité, parce que le Roi se mit de la partie. Le rare fut que M. de Barbezieux n'oublia rien pour se déclarer cocu, et qu'il ne le put jamais persuader à personne; mais tout cela dura longtemps.

278. *Transmission du duché de Brissac.*

(Page 68.)

27 mars 1700. — Cossé et le duc de Brissac étoient fils des deux frères. M. de Brissac étoit frère de la maréchale de Villeroy, et n'avoit point eu d'enfants de la fille d'un premier lit du duc de Saint-Simon, de qui il avoit été séparé, ni de la sœur de Verthamon, premier président du Grand Conseil, qu'il avoit épousée ensuite pour son bien, qu'il avoit fricassé, et au delà, avec le sien. Les créanciers, qui étoient sans nombre, poursuivirent la vente des biens et du duché de Brissac, ainsi que du reste. La maréchale de Villeroy, héritière, renonça, et les lettres, qui comprenoient les collatéraux, étoient enregistrées avec réjection formelle de cette clause. C'est tout cela qu'il y avoit à vaincre pour être duc, qui retint Cossé si longtemps, et qui fut enfin le germe de l'édit de 1711 pour prévenir ces inconvénients et assurer la dignité aux issus de mâle en mâle des impétrants. Le duc de Saint-Simon, sans amitié pour Cossé, mais dans l'esprit d'équité et d'avantage de retenir les dignités tant qu'il y a des mâles issus des impétrants, fut celui qui arrêta[2] les principaux ducs en sa faveur, qui arrêta ceux qu'un vain intérêt de rang, et en cette occasion très mal entendu, avoit assemblés pour s'opposer à Cossé; celui qui hasarda une dette de deux cent mille francs, et celui qui conduisit toute son affaire, et à qui il en eut toute l'obligation, que les maréchales de la Meilleraye et de Villeroy n'oublièrent jamais, mais que Cossé paya d'un procès le lendemain, et de tous les plus étranges procédés, qui alloit à cinq cent mille livres. Il le perdit avec infamie, et en fut bien honteux après[3].

1. Ce mot a été écrit sur un grattage, et la première lettre est accompagnée d'une tache d'encre, qui cache peut-être une autre lettre. Serait-ce une mauvaise lecture du copiste, pour *arrirent*, verbe qui s'employait anciennement avec un complément direct, au sens de faire rire, et qui, dit-on, est encore usité dans le Midi?

2. Le manuscrit porte bien ici : *arrêta*, quoique ce mot n'ait guère de sens et fasse double emploi avec le même verbe qui vient à la ligne suivante.

3. Comparez ci-après l'appendice IV.

279. *Dispute de rang entre princesses et duchesses.*

(Page 72.)

6 janvier 1699. — L'auteur des *Mémoires*, très partial en tout pour tout ce qui est prince, glisse fort doucement ici, et se garde bien d'expliquer cette querelle, et encore moins d'en rapporter la fin.

Du temps de la Reine, il y avoit des dames du palais de toutes sortes, qui n'eurent jamais de dispute, quoique les occasions en fussent continuelles, si ces disputes avoient été alors en usage. Il y avoit des duchesses, Mmes de Chevreuse, Beauvillier, Noailles, et bien d'autres ; la princesse de Bade, fille de Mme de Carignan princesse du sang, sœur du comte de Soissons, tante paternelle du célèbre prince Eugène, mère du prince Louis de Bade général des armées impériales, grand mère paternelle de la dernière duchesse d'Orléans ; Mlle d'Elbeuf, Mme d'Armagnac, etc.[1]. Duchesses et princesses ne se disputoient rien et se mêloient comme elles arrivoient; non qu'à des cérémonies d'obsèques, d'entrées, de mariages, de baptêmes, elles ne se disputassent ; mais, à l'ordinaire de la cour et de la vie, ni aux audiences, jamais. La princesse d'Harcourt commença ces disputes sur la fin de la vie de Mme la Dauphine de Bavière, fière de la protection de Mme de Maintenon, excitée par le chevalier de Lorraine, sûr de celle de Monsieur, dans l'espérance de fatiguer le Roi, qui renvoyoit volontiers à Monsieur sur le cérémonial, et que, par Monsieur et par Mme de Maintenon, ils l'emporteroient de guerre lasse : à quoi toutefois ils se sont trompés. Ces querelles arrivoient donc tous les jours avec la princesse d'Harcourt et avec Mme d'Armagnac, à quoi les autres ne se mêloient ou point ou guère. Cette fois, la princesse d'Harcourt déplaça la duchesse de Rohan, comptant sur la défaveur de son mari et d'elle, et en même temps Mme d'Armagnac passa très adroitement au-dessus de la duchesse de Saint-Simon. Mais, le lendemain, le Roi, informé des faits, blâma Mme d'Armagnac, et dit à Monsieur le Grand qu'il ne vouloit plus que cela arrivât, et à la princesse d'Harcourt, d'aller demander pardon à la duchesse de Rohan, parce qu'il y avoit eu plus que de l'adresse ; et, par composition, elle alla chez la Chancelière, où la duchesse de Rohan se trouva avec beaucoup de dames, à heure donnée, où elle lui demanda pardon nettement, et l'honneur de ses bonnes grâces. Cela fit grand bruit, et donna repos aux querelles pour quelque temps.

280. *La princesse de Bade, dame du palais.*

(Page 72, note 6.)

8 juillet 1689. — C'est la même princesse de Bade qui avoit été dame du palais de la reine Marie-Thérèse, sans aucune distinction des autres duchesses et princesses qui l'étoient. Elle étoit mère du prince Louis

1. *Etc.* a été biffé, et une autre main a écrit : *et autres*, en interligne.

de Bade mort généralissime des armées impériales, et grand mère de la dernière duchesse d'Orléans. Le Roi n'en prit le deuil qu'à cause de Mme de Carignan, sa mère, dernière de la branche de Bourbon-Soissons, et ce fut pour cette raison qu'elle fit part de cette mort à la maison royale.

281. *Les princesses du sang au cercle.*

(Page 90.)

14 janvier 1699. — A propos de la première audience de la comtesse de Jersey, ambassadrice d'Angleterre, où le Roi la vint saluer selon la coutume, il est remarqué que Madame la Princesse étoit à la droite, à la tête des duchesses, et Madame la Duchesse à la gauche, à la tête des princesses de Lorraine, parce que le Roi ne vouloit pas qu'au cercle les princesses du sang fussent à côté de Mme la duchesse de Bourgogne, c'est-à-dire ni en retour, ni autrement, mais tournées comme les dames assises et joignant leurs tabourets.

282. *Le chevalier Temple.*

(Page 116.)

6 mai 1689. — Ce chevalier Temple avoit beaucoup d'esprit et une érudition fort vaste; avec cela, de fort bonne compagnie. Plusieurs ouvrages qu'il a laissés l'ont beaucoup fait connoître. Causant un jour avec M. de Chevreuse dans une embrasure de fenêtre de la galerie de Versailles et raisonnant sur les mécaniques et les machines, Temple, qui vouloit dîner et qui s'apercevoit que la conversation le menoit fort tard, s'écria tout d'un coup: « Oh! la belle machine, Monsieur, qu'un tournebroche! c'est la plus parfaite que je connoisse à l'heure qu'il est. » Et là-dessus, lui fit la révérence et le quitta. Il en fit le conte à dîner, qui réjouit bientôt toute la cour, qui connoissoit M. de Chevreuse pour un homme qui aimoit bien plus à raisonner qu'à manger et qui n'avoit jamais su en sa vie quelle heure il étoit.

283. *Le chevalier de Coislin.*

(Page 120.)

13 février 1699. — Le chevalier de Coislin étoit un fort honnête homme, mais atrabilaire[1] et fort extraordinaire, qui ne bougeoit de Versailles sans jamais voir le Roi, dont il étoit anciennement mécontent et avoit quitté le service. Le Roi souffroit cette folie par considération pour le cardinal de Coislin, chez qui il logeoit au château, et dont il chassoit quelquefois la compagnie, quand quelqu'un lui déplaisoit, sortoit de table brusquement, ou se tenoit enfermé dans sa chambre. Il ne laissoit pas d'avoir des amis.

1. *Atratilaire*, dans le manuscrit.

284. *Le* Monseigneur *refusé au prince de Monaco.*

(Pages 123-124.)

13 février 1699. — Les secrétaires d'État écrivoient *Monseigneur* aux ducs et aux princes, jusqu'à la grande élévation de M. de Louvois, qui leur écrivoit de même, ainsi que M. Colbert, dont plusieurs ducs ont encore des lettres de ce style. M. de Louvois l'abolit; mais M. de Turenne lui parut trop difficile à attaquer : tellement que MM. de Bouillon l'ont conservé, et, à plus forte raison qu'eux, MM. de Lorraine et de Savoie. MM. de Rohan ne l'ont jamais eu, et M. de Soubise y a échoué toute sa vie. M. de Louvois, cessant d'écrire *Monseigneur* aux ducs, se le fit donner par les militaires; et peu à peu le Roi ordonna à tout ce qui n'étoit pas duc ou officier de la couronne d'écrire *Monseigneur* aux secrétaires d'État. Cela est demeuré ainsi jusqu'à leur courte décadence à la mort du Roi; mais, en reprenant le dessus, le *Monseigneur* ne leur est pas revenu. Pour M. de Monaco, il obtint le *Monseigneur* des secrétaires d'État; mais M. de Torcy, sur qui il tomboit le plus par sa correspondance nécessaire avec l'ambassadeur du Roi à Rome, cria si haut, que le Roi, qui l'avoit près et M. de Monaco loin, consentit qu'il ne fût rien innové; et M. de Monaco n'eut point le *Monseigneur*. Cela ne mit pas d'onction entre lui et M. de Torcy. Il prétendit à Rome l'*Altesse*, qu'il n'y avoit jamais prétendue, ni pas un des siens; personne aussi ne la lui voulut donner. Cela le mit de travers avec beaucoup de gens et en quantité de choses; et tout cela ensemble nuisit fort aux affaires du Roi, et fit enfin mourir M. de Monaco de chagrin à Rome.

285. *Disparition de Reneville.*

(Page 145.)

19 juin 1699. — Ce Reneville[1] étoit une espèce de Caton pour les autres, et rien moins pour lui. Longues années après, il fut retrouvé servant dans les troupes de Bavière.

286. *La disgrâce de Racine*[2].

(Page 170.)

15 mars 1699. — Racine s'étoit avancé à la cour par ses tragédies, et s'y étoit fait des amis considérables par son esprit. Devenu homme de bien, Port-Royal, à qui il étoit attaché, l'y gâta fort; ses amis le raccrochèrent par *Esther* et *Athalie*, qu'il fit pour Saint-Cyr, et dont le Roi s'amusa beaucoup. L'ancienne familiarité revint, qu'il avoit d'abord contractée par ses pièces de théâtre et entretenue après par l'histoire du Roi, à la composition de laquelle il avoit été associé à Despréaux après M. Pel-

1. Le manuscrit porte : *Renainville*.
2. Comparez ci-après l'appendice VIII.

lisson, et à laquelle Despréaux ni lui ne travaillèrent jamais sérieusement. Mais, sur la fin de ses jours, une distraction énorme le perdit, et il n'y put survivre. Le Roi, l'entretenant en tiers avec Mme de Maintenon, sur son *Athalie*, tourna la conversation sur le théâtre en général, et lui demanda des nouvelles de celui de Paris, et pourquoi il entendoit dire que la Comédie étoit si fort tombée à Paris. « C'est, répondit Racine, le mauvais goût du siècle qui décourage les auteurs. Depuis qu'ils se sont avisés de remettre sur le théâtre ces mauvaises comédies de Scarron, où il n'y a que du burlesque et du bas comique, tout y court ; et cela a fait tomber les autres par une dépravation dont, à la fin, on reviendra. » Il est aisé de concevoir l'étonnement et l'embarras des deux remariés au nom de ce premier mari. Leur visage, et plutôt encore leur silence subit et profond, tira Racine de sa distraction, pour le jeter dans un état plus aisé à comprendre qu'à décrire. Un moment après, il fût congédié ; et oncques depuis ne put-il approcher ni l'un ni l'autre, ni en avoir une parole. De remède à cela, aucun, ni d'excuse encore moins. Il espéra du temps, des absences et des retours. Tout fut inutile : le désespoir le jeta dans une mélancolie qui se tourna en jaunisse, dont il mourut bientôt après à Versailles, d'où il se fit porter à Port-Royal-des-Champs. Cela ne fit pas sa cour ; mais un mort ne s'en soucie guère.

287. *Le duc de la Force et sa fille.*

(Page 177.)

8 juillet 1686. — C'est le premier exemple d'une fille de duc en pareil emploi[1]. M. de la Force étoit un très pauvre homme, fort ruiné et fort vexé pour sa religion.

288. *Le duc de Vendôme se remet dans les grands remèdes.*

(Page 198.)

10 mai 1699. — Cette impudence, qui réussit avec un si prodigieux éclat à M. de Vendôme, et qui, à son retour de ses remèdes, en reçut encore un plus grand par l'accueil que le Roi et tous les princes et princesses, à cet exemple, lui firent, fut l'époque qui fit perdre terre à M. de Vendôme.

289 et 290. *Assassinat de Savary.*

(Page 200.)

8 mai 1699. — Ce Savary étoit un homme à son aise, bien nippé, et qui n'avoit presque point de domestiques. Il vivoit en épicurien, et recevoit chez lui des parties de plaisir choisies, mais resserrées, de toutes débauches de gens de considération ; on y étoit sur un pied de secret

1. Voyez notre tome II, p. 136-138, sur cette fille, la comtesse du Roure, qui avait été fille d'honneur.

et de liberté entière, et la politique n'en étoit pas bannie à qui en vouloit traiter. On n'a jamais su la cause nette de cet assassinat; mais on en a fort soupçonné un petit homme du plus haut parage qui y alloit souvent, et ce soupçon fut tel, qu'on n'osa approfondir davantage, de peur de trouver vrai ce qui n'étoit que trop soupçonné.

15 mai 1699. — Cet assassin de Savary a bien fait le coup[1]; mais la vengeance, c'est sur quoi le rideau a été tiré avec soin.

291. *Mort de l'abbé de la Chastre.*

(Page 203.)

22 mai 1699. — C'est cet abbé de la Chastre qui avoit calomnié l'abbé de Coëtelez lors de sa nomination à l'évêché de Poitiers, qu'il lui fit ôter. C'étoit un homme abominable en tout genre, qui commençoit fort à être connu pour tel, et qui en fut convaincu après sa mort. Il étoit frère du marquis de la Chastre gendre du marquis de Lavardin.

292. *Le prince Vaïni vient recevoir l'Ordre.*

(Page 213.)

13 avril 1699. — Les Vaïni sont des gentilshommes romains, et rien plus. Le cardinal de Bouillon, qu'on a vu, dans ces *Mémoires*, partir pour Rome dans la plus brillante faveur et intimement lié avec Monsieur de Cambray, alors si florissant, et avec tous ses puissants amis, voulut en profiter pour sa maison, qui étoit toujours l'objet auquel, chez lui, se rapportoient tous les autres. Il avoit souvent tenté l'*Altesse* en ses divers voyages, et n'y avoit pas été heureux. Vaïni la lui avoit donnée au dernier, et lui en avoit attiré d'autres. Le cardinal fit accroire, au retour, des merveilles de Vaïni en tout genre, et, de retour à Rome dans sa brillante faveur, il redoubla ses offices, et obtint l'Ordre pour lui, et le titre de prince du Pape. Il le portoit déjà dans Rome, par permission du Roi, lorsque les affaires du cardinal commencèrent à se brouiller à la cour, et Vaïni fut heureux d'avoir alors les siennes si avancées. Il vint donc recevoir l'Ordre à Versailles, et, soit qu'on y fût dupe encore à son égard, ou que, la chose étant faite, on crût la devoir soutenir de bonne grâce, il fut très bien reçu, et reçut du Roi une belle croix du Saint-Esprit de diamants. Il s'en retourna assez promptement à Rome, et on ne tarda pas à découvrir la faute qu'on avoit faite, dont on eut, après tout, lieu de se repentir par les mauvaises aventures qui arrivèrent à Vaïni, et que l'honneur de l'Ordre engagea le Roi pour lui fort à contre-temps, fort mal à propos et fort désagréablement.

1. Dangeau annonçait l'arrestation d'un marchand de chevaux qu'on prétendait être le seul auteur du crime et avoir tout confessé.

293. *Disgrâce de la comtesse de Gramont.*

(Page 216.)

28 juin 1699. — La comtesse de Gramont étoit fort goûtée du Roi; Mme de Maintenon n'en étoit pas sans quelque petite jalousie. La comtesse étoit allée à Port-Royal-des-Champs, à la procession de la Fête-Dieu, et cela lui fit une affaire cruelle.

294. *Rang du Chancelier aux conseils.*

(Page 220.)

10 septembre 1699. — En tous les conseils, le Chancelier a la première place, quand il y assiste, après les princes du sang, depuis la fin d'Henri III. On n'entend pas ce que veut dire ici M. de Dangeau[1].

295. *M. Boucherat choisi pour chancelier.*

(Page 251.)

31 octobre 1685. — Boucherat, qui fut chancelier, n'en avoit que la figure, mais telle qu'à peindre un chancelier exprès, on n'auroit pu mieux réussir. Il avoit été le conseil de M. de Turenne et son ami intime, et cela l'avoit fort avancé; du reste, pesant et de fort peu d'esprit et de lumières. Cette alternative sembloit fatale aux Chanceliers: Séguier, un des grands hommes de la robe en tout genre, l'avoit été entre les deux Aligre, père et fils, choisis pour être nuls, et dont la postérité n'a pas été plus espritée; le Tellier fut délié, adroit, souple, rusé, modeste, toujours entre deux eaux, toujours à son but, plein d'esprit, de force, et en même temps d'agrément, de douceur, de prévoyance, moins savant que lumineux, pénétrant et connoisseur; avoit fait et fondé la plus haute fortune. Boucherat délassa de tant de talents, et, s'il en avoit montré quelques-uns dans le degré de conseiller d'État, ils demeurèrent étouffés dans les replis de sa robe de chancelier. Il ne fut point ministre. Pussort, oncle maternel de feu M. Colbert, avoit le premier vol au Conseil et aux commissions extraordinaires, mais dur et glorieux à l'excès, et trop porté pour les Colberts, qui, avec lui, eussent emporté toute balance. Le contrôleur général le Peletier, moins pesant, avec aussi peu d'esprit et tout autant de pédanterie, eût été aussi bon ou meilleur dans ce genre d'alternative; nous lui verrons faire deux retraites qui l'illustreront à jamais. Harlay, procureur général, vendu à la fortune sous un extérieur de Caton le censeur, et plus corrompu en effet que l'extérieur n'en étoit austère, quoiqu'il le fût jusqu'à effrayer, avoit tous les talents, si une humeur cynique, et que rien ne pouvoit arrêter que la crainte, ne l'eût rendu aussi intraitable et inabordable que sa

1. Dangeau avait dit : « Au conseil d'État, il faut être ministre pou y assister, et souvent les Chanceliers ne le sont pas. »

corruption suprême, jointe à tant de talents et à tant d'art en fausseté, le rendoit redoutable. Il devint premier président au grand malheur des juges, dont il se rendit le tyran, et des parties, dont il fut le fléau, et nous le verrons mourir de regret d'avoir manqué une seconde fois les sceaux après avoir tout sacrifié pour se les assurer, et achever de se déshonorer après avoir quitté sa place. Le premier président Potier de Novion, rusé, délié, couvert, quoique insolent, habile dans son métier et courtisan, ne put même conserver longtemps sa place, comme nous le verrons, de laquelle il abusoit en toutes les façons. L'avarice, l'extravagance, et enfin la folie de son petit-fils a longtemps depuis éclaté dans la même place, et les a promptement précipités. Harlay, archevêque de Paris, né avec tous les talents du corps et de l'esprit, et, s'il n'avoit eu que les derniers, le plus grand prélat de l'Église, devoit être content de s'être fait tout ce qu'il étoit; mais de tels talents poussent toujours leur homme, et, quand les mœurs n'y répondent pas, ils ne font qu'aigrir l'ambition. Sa faveur et sa capacité le faisoient aspirer au ministère; les affaires du clergé, d'une part, et du Roi, de l'autre, avec Rome lui en avoient donné des espérances; il comptoit que les sceaux l'y porteroient et combleroient son autorité en attendant. C'eût été un grand chancelier; il ne pouvoit être médiocre en rien, et cela même étoit redouté par le Roi, pour son cabinet, et encore plus par ses ministres.

296. *Les prétendants à la succession du chancelier Boucherat.*

(Page 255.)

5 septembre 1699. — M. Boucherat, qui avoit eu quelque réputation conseiller d'État, la perdit entièrement dès qu'il fut chancelier. La confiance de M. de Turenne lui avoit acquis du lustre et l'avoit fort avancé, et sa figure, faite exprès pour un chancelier, n'y avoit pas été inutile.

Lorsque M. [le] Peletier se retira, il étoit sûr d'être chancelier, et ce qui le hâta fut de voir vieillir et diminuer M. Boucherat. Il craignit que sa mort ne le trouvât encore à la cour, et de n'être plus son maître. Le Roi y résista tant qu'il put, et céda à la fin, mais lui conserva plus d'estime, d'amitié et de crédit que jamais.

Le premier président avoit eu parole d'être fait chancelier lors des avancements des bâtards, dont il donna l'invention, étant procureur général, pour la légitimation, et la dernière main à leur rang, étant premier président. Mais l'affaire de M. de Luxembourg sur la préséance, qui le brouilla sans ménagement avec les ducs opposants, lui valut tant de coups d'estramaçon de la part de M. de la Rochefoucauld, qui s'en fit une application continuelle qui le perdit enfin à temps, et ne s'en cacha pas non plus que tous les autres ducs, quand ils le virent frustré de son espérance; le dépit qu'il en conçut fut si extrême, qu'il devint tout à fait intraitable, et qu'il s'écrioit souvent qu'on le laisseroit mourir dans la poussière du Palais. Il ne se consola point, et ce ver rongeur, qui le poursuivit jusqu'à la mort, attaqua sa santé et sa tête, et le tua à la fin, après l'avoir abruti et forcé de quitter sa place.

M. [le] Peletier, en quittant le contrôle général des finances et demeurant ministre d'État, parla au Roi sur M. [le] Peletier de Souzy, son frère, par un motif rare de conscience, de manière à l'éloigner pour toujours de la place qu'il quittoit, et pour laquelle il proposa M. de Pontchartrain, qui l'accepta si bien malgré lui, qu'outre qu'il la voulut quitter plus d'une fois, surtout depuis qu'il fut secrétaire d'État, qu'il en eut toujours une dent contre M. [le] Peletier, qui le fit même soupçonner d'ingratitude.

M. de Caumartin, cousin germain et ami confident de M. de Pontchartrain, étoit de longue main suspect au Roi pour un amas de blés et diverses autres choses, dont il se justifia bien; mais les nuages restèrent. Un extérieur fort insolent, quoique bon homme, serviable et fort capable, lui avoit aliéné le gros du monde, quoique avec beaucoup d'amis, et une dépense très recherchée en tout nuisit encore à son avancement. Il avoit beaucoup d'autre savoir que son métier, et beaucoup d'élévation dans l'esprit.

M. Daguesseau. La vertu, la candeur même, la simplicité pleine d'esprit, la capacité la plus consommée, la justesse, le travail, l'équité la plus scrupuleuse, la gravité la plus douce, la modération de l'ancienne magistrature et l'humilité encore plus répudiée par celle d'aujourd'hui le rendoient digne de tout, et l'y portoient sur les vœux de tout le monde; mais il étoit scrupuleux, exact, ferme, non sans quelque soupçon de jansénisme, et intimement uni à sa femme, qui avoit autant d'esprit et de vertu que lui, qui étoit même à l'égard de cette [1] au delà du soupçon.

M. de Pomereu étoit un aigle, mais fantasque, et qui avoit des temps dans l'année où on ne le voyoit point, et où sa tête n'étoit pas bien libre. C'étoit un homme droit, ferme et transcendant, qui avoit et méritoit des amis.

M. de la Reynie, usé d'âge et de travail, est celui qui a mis la place de lieutenant de police sur le pied où on l'a vue depuis, et où elle seroit desirable, s'il avoit pu ne point vieillir, ni mourir, et l'exercer toujours; mais, noyé dans les détails et dans une Inquisition qu'il établit comme saint Dominique, qu'il exerça comme lui, et qui, comme celle de saint Dominique, est dégénérée après eux en plaie mortifère et en fléau d'État et de religion, il n'étoit plus d'âge à revenir au grand et à un travail de nature supérieure. Du reste, esprit, capacité, probité, travail, tout y étoit respectable.

M. Chamillart a fait une si prodigieuse figure avec si peu de fonds, qu'il ne peut être inconnu. On parlera de lui en son temps, et de M. Voysin au sien.

1. Ici, le manuscrit porte un blanc.

297. *Le chancelier Pontchartrain*[1].

(Page 268.)

30 juin 1714. — Pontchartrain étoit un très petit homme sec, d'une physionomie exquise et qui tenoit tout ce qu'elle promettoit. Il petilloit d'esprit et de lumières, et il en avoit d'autant plus qu'il ne se piquoit point de celles-ci, et que jamais il ne vouloit avoir d'esprit. Libre, ouvert, poli, gai, d'une conversation charmante et d'un tour toujours nouveau, et tout en lui coulant de source; tout nerf, tout esprit, tout sentiment, tout délicat et fin, tout noble, et tout avec justesse et précision; de la grâce à tout, tout naturel, tout simple, vif, hardi, assemblant tout son conseil, et quelquefois trop tôt, entendant à demi-mot, et souvent trop aisément, parce que souvent il suffoquoit son homme, qui toujours vouloit expliquer son fait, qu'il croyoit savoir comme lui; et ce défaut eut son inconvénient plus d'une fois, sans qu'il pût se corriger de cette impatience. Il ne laissoit pas de peser, et quelquefois de consulter; mais, quand il s'étoit une fois prévenu, il étoit bien rare qu'il en pût revenir. Il aimoit la justice et les règles, et, si celles-ci s'opposoient au vrai et au juste, comme il n'arrive que trop souvent, il les franchissoit tant qu'il lui étoit possible, chose bien rare à un magistrat. Il étoit ami, et, pour certains amis intimes, il l'étoit jusqu'au bout des ongles, et savoit servir mieux que personne. Il avoit été fort galant, et en avoit conservé l'air avec les dames, mais avec tant de grâce, de plaisanterie et de tour, que cela ne messeyoit ni à son âge ni à sa robe. Du reste, l'homme du monde de la plus grande sobriété, et le plus indifférent à la bonne chère. Il soupira longtemps et inutilement après la charge de son père, président en la Chambre des comptes, qu'il lui vouloit donner, et dont il ne put avoir l'agrément pour avoir été un des commissaires au procès de M. Foucquet et n'avoir pu être gagné contre lui. Ce fils fut premier président au parlement de Bretagne sans s'y être attendu, par la difficulté du choix, y eut de grands démêlés avec le duc de Chaulnes, gouverneur de la province, où il n'y avoit point alors d'intendant, dont le premier président remplissoit les fonctions sans en avoir le titre; mais, quand il fut en fortune, il força M. de Chaulnes, à force de prévenances, de soins et de services malgré lui, à lui rendre, malgré lui aussi, son amitié. M. [le] Peletier, qui l'avoit fort connu, se trouvant fort chargé de sa place de contrôleur général des finances, obtint du Roi qu'il le viendroit aider, et il quitta sa place en Bretagne pour être intendant des finances, contre son goût, en 1687; et, lorsque le Peletier les voulut absolument quitter à l'ouverture de la guerre, et que le Roi voulut qu'il se donnât un successeur à lui-même, il préféra Pontchartrain à son propre frère et à tous les autres intendants des finances, sans lui en avoir rien laissé entendre, en sorte qu'il fut nommé

1. Comparez ci-après les appendices XIV et XV.

contrôleur général sans s'en être seulement pu douter. Il s'en défendit d'abord; mais le Roi voulut absolument qu'il acceptât, et lui apprit que c'étoit le Peletier qui l'avoit choisi : il en fut si outré, qu'il eut peine à se contenir dans les reproches qu'il lui en fit, et il n'en put jamais revenir à son égard. Rare exemple d'une sincère fuite de ce qui auroit comblé les plus ardents desirs de tant d'autres; mais il faut avouer aussi que les meilleures choses, portées trop loin, se souillent de quelques défauts, et que l'éloignement que Pontchartrain conserva pour le bienfait porta trop jusque sur le bienfaiteur, qui ne l'avoit préféré que comme le croyant le plus capable et le plus digne. Il ne s'y trompa pas. Tout le poids de la guerre de 1688 tomba sur ce contrôleur général, qui fournit à tout avec un travail et des ressources incomparables, mais qui coûtèrent tant à son cœur, que vingt fois il voulut quitter, et qu'il l'auroit fait sans l'adresse de sa femme, qui le retenoit, et qui quelquefois étoit réduite à lui demander encore un mois, puis une semaine, enfin jusqu'à vingt-quatre heures, et à l'amuser ainsi. L'un et l'autre, dans cette place, plu rent infiniment à Mme de Maintenon, et le mari au Roi, qui ne balança pas de lui donner, à la fin de 1690, la charge de secrétaire d'État de la maison du Roi et de la marine, vacante par la mort de Seignelay. Alors il demanda avec instance d'être déchargé des finances; mais il ne le put obtenir, et il essuya la famine de 1693. Il fut ministre d'État, et eut la survivance de sa charge pour son fils, qui lui donna bien des déplaisirs dans la suite. Enfin, excédé des finances, et voyant Boucherat fort mal, il souhaita d'être chancelier et garde des sceaux, et il sentit moins la joie de ce comble d'honneur que celle de n'avoir plus les finances. Son fils, alors, fut seul titulaire de sa charge de secrétaire d'État, et le goût du Roi pour Chamillart le fit contrôleur général; ce fut sur la fin de 1699. On vit alors un spectacle tout à fait[1] singulier : la cour en foule chez Chamillart, et la maison de Pontchartrain déserte comme celle d'un disgracié, lui, chancelier, garde des sceaux, ministre, et son fils, secrétaire d'État, logeant avec lui. Le Chancelier en rit, sa femme y fut plus sensible; mais tous deux s'en moquèrent avec leurs amis, dont ils avoient assez. Déchargé d'un grand travail, il ne changea point sa vie, se leva également à cinq heures du matin, et se coucha à dix. C'étoit un homme propre et rangé en tout au dernier point, à la minute pour tout, et fidèle à ses heures, aisé en ses manières et jusque dans son travail, exact à le bien faire et à tout revoir par lui-même dans tous les emplois qu'il a eus, et toujours en état de rendre compte à soi et aux autres de tout ce qui avoit passé par ses mains. A toute bienséance près, ennemi de toute cérémonie, et tellement de toute louange, qu'il ne mit guère à les bannir, et que, tant qu'il a vécu en place et depuis sa retraite, personne n'a été assez hardi pour le louer en face ni par aucun écrit; et il congédia Tourreil, quoique neveu de M. Fieubet et de la présidente de Maisons et distingué aux Académies par son savoir, qui avoit bien voulu

1. Les deux derniers mots sont en interligne.

être comme le gouverneur de son fils, pour l'avoir loué dans un livre. On trouvera peut-être moins d'exemples encore de cette sage sorte d'austérité de mœurs, que [de] cette répugnance à se charger des finances; elles raccommodèrent pourtant bien sa fortune, toute des plus courtes du côté des biens, quand il les reçut. Le prodigieux nombre de traités et d'affaires extraordinaires où la guerre l'obligea d'avoir recours, et qui tous payoient des droits fort gros à sa place de contrôleur général, lui valurent des biens véritablement immenses, et dont, en parlant de sa femme, on verra les grands usages qu'ils en firent. Dès lors, Bâville, intendant de Languedoc, avoit inventé et proposé la capitation; mais Pontchartrain la rejeta avec une fermeté que rien ne put vaincre. Il en sentit toute la commodité, avec la facilité de l'augmenter tant qu'il voudroit d'un trait de plume; cela même lui en fit horreur. Il en prévit toutes les conséquences, et d'augmentation arbitraire, et d'injustice irrémédiable, et de continuité après la guerre, en un mot tout ce qu'on en éprouve encore; et jamais rien ne le put ébranler à y consentir. Ce ne fut que longtemps depuis que, du temps de Chamillart, Bâville se fit l'affreux mérite de la remettre sur le tapis et de la faire établir[1]. Sa maison de Pontchartrain, à quatre lieues de Versailles, où il alloit dès qu'il avoit un jour ou deux, étoit ses délices : il en fit une grande et riche terre, et une aimable demeure; mais sa modestie, aidée de politique, l'empêcha de tomber dans aucun excès pour les promenades, et le fit rester, pour la maison, fort au-dessous du médiocre, en n'épargnant aucune sorte de simples commodités, tant les dépenses et le sort de Meudon et de Sceaux avoient fait d'impression sur lui. Sa souplesse, qui n'alloit ni jusqu'à la bassesse ou l'injustice, n'avoit pu, à la fin, satisfaire Mme de Maintenon; il se brouilla fortement avec son directeur, l'évêque de Chartres, Godet des Marais[2], sur l'extension abusive des droits des évêques d'imprimer leurs ouvrages sans permission. Il résista fortement à d'Aubigné, évêque de Noyon, parent putatif et ouvertement protégé de la même avec chaleur, sur ses prétentions contre le chapitre de Saint-Quentin. Il s'opposa fort à diverses entreprises et à diverses prétentions des jésuites, qui comblèrent leur haine pour lui. Il eut souvent des prises dans le Conseil sur les matières de Rome et des libertés de l'Église gallicane, qu'il soutint toujours avec grande fermeté. Toutes ces choses le brouillèrent avec Mme de Maintenon et refroidirent le Roi pour lui, sans qu'il s'en mît en peine. Il avoit toujours résolu de mettre un intervalle entre la vie et la mort, et sa femme l'avoit toujours arrêté. Les affaires de la Constitution, dont il voyoit les desseins, et dont il prévit les suites, la grandeur effrénée, et non jamais imaginée, des bâtards, délivrés de tout frein par la mort de tous nos fils de France et de tous nos princes du sang d'âge à les contenir, furent deux puissants et nouveaux motifs de hâter sa retraite, pour éviter des oppositions inutiles

1. On a démontré la fausseté de toute cette anecdote.

2. *Godet Desmarets* a été ajouté en interligne, par une main étrangère.

et l'infamie de sceller malgré lui, ou des suites d'un plein et déterminé refus. Sa femme, qui prévit que la douleur de la perdre précipiteroit sa retraite, lui avoit fait promettre de se donner six semaines après sa mort sans y penser. Il fut fidèle à elle et à lui : il laissa passer les six semaines ; mais, dès qu'elles furent écoulées, il parla au Roi[1]. Sa surprise fut d'autant plus grande qu'il ignoroit qu'un chancelier pût se démettre ; quoique refroidi, il continuoit d'en faire un grand cas, et conservoit pour lui un fond d'amitié, entretenu par l'habitude et par l'agrément de ses manières et de ses façons d'exprimer. Il s'y opposa donc avec force ; mais, le Chancelier étant revenu vivement à la charge, le Roi se retrancha à lui demander du temps. Cependant le Chancelier hâtoit la préparation de la retraite qu'il avoit choisie, qui se trouva presque en état de le recevoir, quand il obtint enfin son congé. Ce fut avec peine que le Roi le lui accorda, et ce ne fut pas sans attendrissement de sa part ; il le combla de louanges, d'estime, d'amitié, de regrets, et, sans[2] qu'il demandât quoi que ce fût pour soi, le Roi lui donna trente-six mille livres de pension et un brevet de conservation du rang et de tous les honneurs de chancelier de France, et il lui fit promettre qu'il le viendroit voir de temps en temps par les derrières, dans son cabinet. Comme le Chancelier avoit été impénétrable et, depuis peu de jours qu'on s'étoit aperçu de ce qui se faisoit à l'Institution, inébranlable à ses plus intimes amis, il ne fut que touché des bontés du Roi, sans en être ému ; il ne parut rien dans son visage ni dans sa contenance, lorsqu'il entra et sortit d'avec le Roi, lorsqu'il en obtint son congé après le Conseil. Le lendemain, dès que le Roi fut rentré de la messe dans son cabinet, il arriva dans une chaise à porteurs, avec la cassette des sceaux, droit au petit salon le plus proche de la chambre du Roi ; il traversa l'un et l'autre, saluant ce qui s'y trouva, et qui ne put douter, par la vue de la cassette, de ce qui alloit arriver. Au bout d'une demi-heure, il sortit avec un visage tranquille et un maintien ordinaire, et, sans la moindre contrainte, glissa sans s'arrêter au milieu de tout ce qui s'étoit rassemblé là, saluant à droit et à gauche d'un air ouvert et content, rentra dans sa chaise où il l'avoit laissée, et, en arrivant à son pavillon, monta dans son carrosse, qui l'attendoit. L'institution de l'Oratoire étoit le lieu où, depuis son retour de Bretagne, il se retiroit à toutes les bonnes fêtes, dans un petit appartement qu'il louoit au dedans, et qu'il occupa quelques jours jusqu'à ce que la maison que la mort de M. du Charmel avoit laissée encore plus libre que n'avoit fait son long exil fut prête à le recevoir, avec une communication de plain-pied à une tribune sur le chœur. Il avoit donné quelques jours, dans sa maison de Paris, à ce qu'il n'avoit pu éviter de voir, et y déclara qu'à l'Institution il ne vouloit plus voir personne. Il ne laissa pas d'y être forcé dans les premiers temps ; mais

1. Comparez la suite des *Mémoires*, tome X, p. 199-203.
2. *Et sans*, écrit par mégarde au bas d'un feuillet et au haut du suivant, a été biffé la première fois.

il montra si nettement que réellement il étoit peiné des visites, et il les abrégeoit si exactement au son de la cloche, qu'enfin il s'en délivra[1]. Peu d'amis intimes continuèrent à l'y voir; mais, peu à peu, il les réduisit avec adresse à un si petit nombre, qu'il se pouvoit dire qu'il ne voyoit plus personne. Il se levoit à quatre heures du matin et se couchoit à neuf du soir, et avoit tellement distribué sa journée, qu'il n'y avoit pas un moment de vide. Il assistoit fidèlement à tous les exercices de la maison; il bannit toute autre lecture que spirituelle. Il n'en sortit jamais que pour aller à Pontchartrain, et une fois pour aller voir le Roi, se promenoit même très rarement dans son petit jardin, et plus rarement encore dans celui des Pères, et ne donna jamais à manger qu'à ses enfants et à MM. Bignon, ses propres neveux, et à ceux-là encore rarement, et quelquefois à MM. de Bagnols et de Harouys, retirés à l'Institution. Là, tout occupé de son salut et de bonnes œuvres, il reprit une santé nouvelle, fit sans incommodité tous les carêmes, qu'il ne faisoit plus depuis longtemps, étoit gai et d'aussi bonne compagnie que jamais avec le peu de ceux qui, de loin à loin, l'alloient voir, et qu'il renvoyoit dès que la cloche sonnoit, avec une précision de minute. Il vivoit à Pontchartrain dans la même solitude, et bien plus grande encore, qu'il soutenoit par des promenades réglées à pied ou à cheval et par une audience à tous venants, et jusqu'aux plus vils paysans, qui le prioient de juger leurs affaires pour éviter les procès. Il est infini combien il en termina chaque année, et la paix et le bien que cette charité fit dans tout le pays. Chaque année, il resserroit sa vie et sa solitude, et jamais il n'y a éprouvé ni ennui ni langueur; toujours gai, toujours content, toujours goûtant le parti qu'il avoit pris, et bénissant Dieu de le lui avoir fait prendre, mais jamais ne prêchant ni ne moralisant; mais, si on le mettoit là-dessus, quelque mot vif et court d'édification, sans s'y étendre le moins du monde. Le Roi, les deux seules fois qu'il le vit, le reçut avec joie, l'entretint près d'une heure, lui parla même avec confiance de ses affaires, et lui témoigna toute l'estime, l'amitié et le regret possible. Achevons ce récit par un trait qui caractérise si parfaitement et l'homme dont on parle ici et sa véritable retraite. Il avoit, dans la Régence et dans la confiance de M. le duc d'Orléans, régent alors, un ami intime[2], quoique d'âge fort disproportionné du sien, et qui l'étoit depuis bien des années. Le Chancelier, du temps du Roi, s'ouvrit à lui des choses les plus importantes, et souvent les plus secrètes; lui et sa femme étoient de ce très petit nombre d'amis à qui l'Institution étoit ouverte, et peut-être les seuls à qui elle le fût avec un certain plaisir. Il s'agissoit alors de quelque chose d'également important et curieux; comme il se faisoit un plaisir de rendre au Chancelier ce qu'il en avoit reçu en son temps, il l'alla voir, et se mit à lui raconter cette affaire. Le Chancelier, vif, attentif, l'écoutoit de toutes ses oreilles, et, comme l'affaire étoit longue et avoit bien des replis, midi sonna au point le plus

1. Ce qui suit n'est pas entré dans les *Mémoires*. — 2. Saint-Simon lui-même.

intéressant : aussitôt, le Chancelier, en pied, interrompt son homme, déplore l'heure de son dîner, et le conjure de venir le plus tôt qu'il pourra lui conter le reste. Sa curiosité fut telle, qu'il excéda ce midi, ainsi debout, presque d'un demi-quart d'heure, à raisonner, mais le récit arrêté, et l'empressement tel pour le reste que, de son bureau à sa porte, il reprit à trois fois parole d'un prompt retour. Le lendemain matin, entre neuf et dix, on annonce un valet de chambre du Chancelier à son ami, qui travailloit seul dans son cabinet : le valet de chambre lui présente une lettre, et l'ami ne douta pas que ce ne fût une recharge pour l'aller trouver. Mais quelle fut sa surprise et son admiration ! « Il faut, lui disoit le Chancelier, vous avouer ma foiblesse : ce que vous me contâtes hier m'a occupé tout le jour et m'a donné tant de distractions, que ma raison n'en a pu venir à bout ; prières, lectures sans attention, et toujours la curiosité dans la tête. Je ne suis pas venu ici pour m'y occuper du monde ni d'affaires. Si vous voulez que notre commerce continue, et je le desire fort, ce sera, s'il vous plaît, à condition que nous mettrons un point où nous en sommes de l'affaire que vous me commençâtes hier, et que vous ne m'en direz jamais un mot, ni de pas une autre ; moyennant cela, mais bien exactement à la lettre, j'aurai le plaisir de vous voir sans troubler ma solitude. » En effet, jamais depuis ils ne se sont parlé de cette affaire entamée, ni de pas une autre comme récit ou amusement. Son ami, qui le consultoit sur les affaires d'État et sur celles des finances majeures qui venoient au Conseil, ou dont il ne pouvoit éviter d'ouïr parler et d'avoir à en dire son avis dans le cabinet du Régent, continua à le consulter de même, et le Chancelier le trouvoit bon ; mais consultations dénuées de tout ce qui n'alloit pas nécessairement au but, sans y mêler rien pour la curiosité ou l'amusement ; et de même pour ce qui pouvoit le regarder en particulier pour ses affaires. Cela se passa tout au commencement du retour du Roi à Paris, et a continué de la sorte jusqu'à la mort du Chancelier. Voilà une fidélité bien rare et bien coupant dans le vif, et qui seule forme un grand éloge. Ces deux amis ne s'en virent pas moins souvent, et le Chancelier n'en fut pas moins gai et moins libre.

On ne comprend pas comment la mort de la chancelière de Pontchartrain a été omise dans les *Mémoires*[1]. Elle étoit Maupeou et peu riche, très laide, mais de bonne mine, et bon parti pour son mari lorsqu'elle l'épousa. C'étoit peut-être la femme du monde qui tenoit le mieux une maison, qui en savoit éviter les inconvénients avec le plus d'attention et d'art, qui, dans ses divers états, a conservé la sienne la plus pure, qui a joint plus de dignité à plus d'aisance et de politesse, et plus d'ordre dans sa maison avec plus de magnificence. Elle avoit beaucoup d'esprit et d'adresse dans l'esprit, et du souple, encore plus de sens, et une justesse à se connoître en gens, et une sagacité dans ses choix et dans sa conduite, que peu de femmes, et peu même d'hommes, égalèrent de

1. C'est-à-dire dans le *Journal de Dangeau*. Comparez le tome X de nos *Mémoires*, p. 158-161.

son temps. Il est surprenant qu'une femme de la robe, qui n'avoit vu de monde qu'en Bretagne, fut, en si peu de temps, faite[1] aux manières, à l'esprit et au langage de la cour, et devenir un des bons conseils pour y vivre qu'on y pût trouver : aussi y fut-elle, dans tous les temps, d'un grand secours à son mari, qui, tant qu'il la crut, n'y fit jamais de fautes, et ne se trompa en ce genre que quand il s'écarta de ses avis. Parmi tout cela, elle avoit trop longtemps trempé dans le bourgeois pour qu'il ne lui en fût pas resté quelque petite odeur qui lui étoit innée ; et cependant la femme du monde qui s'entendoit le mieux à donner des fêtes, et qui ne les donnoit qu'avec mesure et à propos : elle avoit dans l'esprit une galanterie naturelle et raffinée qui étoit charmante, et une libéralité si fort accompagnée de grâces, qu'on ne s'en pouvoit défendre ; et tout cela sans sortir de son âge, de sa place, ni de son état. La meilleure amie et la plus solide qui fût au monde ; une conversation amusante et instructive, douce, aimable, qui ne tarissoit point ; dangereuse à table pour la prolonger, pour se connoître en bonne chère sans presque y tâter, et pour faire crever ses convives, quand on étoit en liberté. Quelquefois plaisante, et presque toujours gaie, quoique non exempte d'humeur. La piété et la vertu avoient été de toute sa vie, et crut en elle avec sa fortune. Ce qu'elle donnoit de pensions, ce qu'elle marioit de filles, ce qu'elle en faisoit de religieuses, ce qu'elle en déroboit aux inconvénients, ce qu'elle mettoit de gens en état de subsister, ne se peut nombrer. Outre cela, ses aumônes réglées étoient abondantes ; les extraordinaires les surpassoient. Elle avoit toute une communauté de trente ou quarante jeunes filles à Versailles, qu'elle[2] élevoit à la piété et à l'ouvrage, qu'elle nourrissoit et entretenoit de tout, et qu'elle pourvoyoit, quand elles étoient en âge. Elle avoit fondé, avec le Chancelier, un hôpital à Pontchartrain, où tout le temporel et le spirituel abondoit, et qui lui coûtoit plus de deux cent mille livres, et de l'entretien duquel elle n'étoit pas quitte à huit ou dix mille livres par an. De tout cela, il n'en paroissoit rien ; tous ses ordres se donnoient tous les matins. Excepté son hôpital et sa communauté de Versailles, qui ne se pouvoit cacher, et dont encore on ne voyoit que l'écorce, tout le reste étoit enseveli dans le plus profond secret. Mais l'année 1709 la trahit ; la disette et la cherté fit une espèce de famine : elle redoubla ses aumônes ; mais, comme tout mouroit de faim dans les campagnes, elle établit des fours à Pontchartrain, des marmites et des gens pour distribuer des pains et du potage à tous venants, et de la viande cuite à la plupart. Tant que le soleil étoit sur l'horizon, l'affluence y étoit énorme ; personne ne s'en alloit sans emporter du pain de quoi nourrir plusieurs jours deux ou trois personnes, et du potage pour se nourrir une journée. Ce concours a eu des jours de trois mille personnes, avec tant

1. Avant ce mot, on a biffé deux lettres illisibles, et *te* de *faite* semble avoir été ajouté après coup sur une autre lettre.
2. Avant *qu'elle*, on a biffé *indépendamment de ce qui a esté dit.*

d'ordre, que personne ne se pressoit, ni ne passoit son tour d'arrivée, et avec tant de paix, qu'on n'eût pas dit qu'il y vînt plus de cinquante personnes. Plus la donnée avoit été nombreuse, plus elle étoit aise; et cela dura six ou sept mois de la sorte. Son mari, ravi de faire ces bonnes œuvres, l'en laissoit entièrement la maîtresse, et leur union et leur estime réciproque étoit infinie. Ne se séparant que par une rare nécessité, et couchant toujours dans la même chambre, ils avoient mêmes amis, même société, et, en tout, n'étoient qu'un. Ils le furent bien aussi dans les regrets de leur première belle-fille, dont jamais ils ne se purent consoler. Telle étoit la chancelière de Pontchartrain, que Dieu épura de plus en plus par de longues et pénibles infirmités, qu'elle porta avec une patience, un courage, une piété qui fut l'exemple de la cour et du monde, dont, au milieu de Versailles, elle se sépara plusieurs mois entièrement pour ne s'occuper plus que de son salut. Elle y mourut, au milieu de sa plus étroite famille et de ses plus intimes, regrettée universellement de toute la cour, qui l'aimoit et la respectoit, et pleurée des pauvres presque avec désespoir.

298. *M. de Pontchartrain fait contrôleur général malgré lui.*

(Page 280.)

21 septembre 1689. — M. de Pontchartrain refusa longtemps la place de contrôleur général, dont il sentoit les difficultés à l'entrée d'une grande guerre, et n'a jamais bien pardonné à M. [le] Peletier, qui la quittoit par cette même raison, de l'avoir proposé et engagé le Roi à le forcer de l'accepter. Ce fut pourtant sa fortune.

299. *Le mariage Dreux et Chamillart.*

(Page 306.)

21 avril 1698. — Dreux et Chamillart étoient conseillers de même chambre, et y devinrent amis intimes, Dreux riche pour un homme de son état, et Chamillart fort pauvre. L'amitié conclut le futur mariage de leurs enfants, qui étoit une fortune que Chamillart n'auroit osé espérer, par l'entière disproportion des biens. Chamillart, devenu intendant des finances, une espèce de favori, et très prochain des premières places, comme il parut bientôt après, auroit pu différer à marier sa fille, qui étoit très jeune; et, pour peu qu'il eût attendu, il eût choisi à la cour: dès lors, il l'auroit pu dans un ordre moins éclatant, mais, sans proportion, au-dessus de Dreux; mais il n'oublia point la fortune que son ami avoit voulu faire à sa fille dans le temps que c'en étoit une pour elle: il l'alla trouver, et lui demanda son fils, et de faire le mariage. Dreux, aussi vertueux que l'autre, ne voulut plus de sa fille, et lui représenta la sottise de ce mariage dans la situation où il se trouvoit; qu'il ne l'avoit voulu que par amitié et pour son avantage, lorsque c'en étoit un, mais qu'à présent que ce seroit fortune pour son fils et grand désavan-

tage pour lui et pour sa fille, il ne vouloit que son amitié, et n'entendre plus parler d'alliance. Cette générosité alluma de plus en plus celle de Chamillart, qui ne quitta point prise que le mariage ne fût conclu, et qui fut célébré peu de jours après. Ce qu'il a fait de plus beau encore, c'est que, se trouvant, bientôt après, accablé de la plus prodigieuse fortune et des alliances les plus éclatantes, il n'eut jamais de regret à la première, et vécut avec Dreux et son fils avec la même intimité et les mêmes empressements.

300. *Le tabouret de la Chancelière.*

(Page 315.)

19 septembre 1699. — M. le cardinal de Richelieu se servit de la faveur de M. de Saint-Simon pour faire donner le tabouret à la femme du chancelier Séguier, n'osant pas lui-même le demander. Ce n'est pas qu'il n'emportât des choses bien autrement considérables; mais celle-ci étoit de nature tout à fait opposée à l'humeur de Louis XIII : aussi ne l'accorda-t-il qu'avec peine à son favori, et pour la seule toilette, parce qu'alors la toilette n'étoit point heure de cour, mais de privance, où fort peu de gens étoient admis. Mme de Pontchartrain est la première chancelière qui ait étendu l'usage du tabouret à la matinée, le dîner excepté; et, jusqu'à présent, il en est demeuré là. A la dernière régence, la femme d'Argenson, garde des sceaux, l'obtint de même à cet exemple, et depuis la garde des sceaux Chauvelin.

301. *Privilèges usurpés par les Chanceliers.*

(Page 322.)

4 novembre 1699. — On ne comprend pas sur quel fondement M. Séguier fit de la cour de son logis comme de celle du Louvre, ni comment M. Boucherat l'imita sans qu'il paroisse qu'aucun des chanceliers qui ont été entre deux[1] en ait usé de même. M. Séguier étoit un homme fort ambitieux, et qui, par ses hauteurs avec tout ce qui avoit besoin de lui, se dédommageoit des bassesses non pareilles qui le maintinrent en crédit auprès des cardinaux premiers ministres et en autorité à la cour. Il ne fut pourtant jamais ministre d'État. Il profita de la confusion et de la prostitution du temps pour obtenir un brevet de duc en 1650, après avoir imaginé un tabouret pour sa femme, à la toilette. C'est de là qu'il prit une couronne de duc, que les Chanceliers n'avoient jamais portée jusqu'au brevet de duc de celui-ci; et, outre tous les autres monuments qui restent de cette vérité, on voit aux deux côtés du grand autel des Carmes déchaussés, à Paris, les armes de M. Séguier en marbre blanc, avec toutes les marques de chancelier, sans aucune couronne.

M. Boucherat ne fut point ministre d'État, et n'eut aucune part aux

1. MM. d'Aligre et le Tellier.

affaires, succédant à M. le Tellier, qui en eut tant toute sa vie, qui étoit ministre, et M. de Louvois, son fils, aussi dans la puissance dont on se souvient encore, sans que M. le chancelier le Tellier ait pensé à refuser sa cour; et néanmoins M. Boucherat réveilla et soutint cette prétention. M. de Pontchartrain, qui la modéra d'abord, la laissa tomber après par l'usage. Jamais les princes du sang, même dans les derniers temps qu'ils se sont si haut guindés, n'ont fermé leur cour à aucun carrosse.

302. *Villacerf, surintendant des bâtiments.*

(Page 324.)

28 juillet 1691. — On rencontre trop souvent dans ces *Mémoires* les noms de Villacerf et de Saint-Pouenge, son frère, pour ne pas expliquer ce que c'étoit. Leur père et celui de M. Colbert étoient fils des deux frères, et eux fils d'une sœur de M. le Tellier qui est mort chancelier de France. Lors du mariage de ces gens-là, ils étoient bien éloignés d'imaginer la fortune de leurs familles, et que la jalousie et la haine qui en naîtroient seroient si importantes et si fatales à la France et à toute l'Europe. Villacerf et Saint-Pouenge étoient donc Colbert de leur nom, et cousins germains de M. Colbert par eux-mêmes, et cousins germains de M. de Louvois par leur mère. Ils s'étoient attachés à leur oncle le Tellier, dont ils prirent les livrées, et tout à fait à lui et à M. de Louvois, contre MM. Colbert et de Seignelay. Ils travaillèrent dans les bureaux de M. le Tellier et de Louvois, moins en commis qu'en neveux de toute confiance. Villacerf acheta la charge de premier maître d'hôtel de la Reine, et se fit estimer par sa probité et sa bonté. Il eut part, en plusieurs occasions, à la confiance du Roi personnellement, avec lequel il avoit acquis de la familiarité. On n'en aura jamais oublié une de lui jouant à la paume en partie contre le Roi. Il fit un coup douteux : le Roi voulut qu'il fût jugé par la galerie. La Reine, qui y étoit, prononça pour le Roi: sur quoi, Villacerf, en colère, s'écria, mais de la meilleure foi du monde et en jurant, que, s'il ne tenoit qu'à faire venir leurs femmes, il feroit aussi venir la sienne. Son fils aîné fut tué à un fourrage, et avoit un régiment fait royal pour lui; un autre est mort riche en bénéfices, dans une honteuse vie; le troisième acheta la charge de premier maître d'hôtel de Mme la Dauphine de Savoie, à son arrivée en France, et l'a été ensuite de la Reine[1]. Il a des enfants de la sœur de Senneterre chevalier de l'Ordre en 1724[2]....

303. *Le justaucorps de Villacerf.*

(Page 326, note 1.)

9 septembre 1694. — Le justaucorps à brevet du maréchal d'Humières à Villacerf, et les entrées chez Monseigneur au fils de Saint-

1. Ce second marquis de Villacerf mourut le 3 mars 1733.

2. La suite de cette Addition ne regarde que Saint-Pouenge.

Pouenge furent un grand mélange de courtisans et de commis, et le premier, de bien loin, de cette sorte si distinguée.

304. *La comtesse de Fiesque.*

(Page 326.)

16 octobre 1699. — Cette comtesse de Fiesque étoit tante paternelle[1] du marquis de Beuvron, père d'Harcourt. Elle avoit été fort du grand monde, et tellement attachée à Mademoiselle, qu'elle l'avoit suivie dans tous les temps et été de toutes ses intrigues, et comme sa dame d'honneur un temps. Les *Mémoires de Mademoiselle* parlent fort de leurs querelles. C'étoit la meilleure femme du monde, la plus gaie, la plus rare, et qui, morte à plus de quatre-vingts ans, ne chemina jamais qu'entre quinze et dix-huit ans. Il y a mille contes d'elle, plus plaisants l'un que l'autre. Toujours dans la bonne compagnie, mais toujours incapable de figurer.

305. *Le munitionnaire Jacquier.*

(Page 328.)

15 avril 1684. — Jacquier étoit ce fameux commis des vivres dont M. de Turenne disoit qu'avec lui il n'étoit jamais en peine de mener une armée partout où il vouloit. Cela l'avoit rendu considérable, et en même temps fort riche.

306. *Simon Arnauld, marquis de Pomponne*[2].

(Page 331.)

30 juillet 1686. — M. de Pomponne étoit fils du célèbre Arnauld d'Andilly et neveu du fameux Arnauld et de l'évêque d'Angers, et frère d'un abbé de Chaumes qui a vécu en retraite auprès de Monsieur d'Angers, son oncle, de M. de Luzancy, célèbre par sa prodigieuse solitude à Port-Royal-des-Champs, et des religieuses du même monastère, toutes illustres par leur vertu et leur savoir, dont l'aînée étoit un prodige de l'un et de l'autre. Mais cette famille est si connue par les affaires de la religion, qu'il est inutile de s'y arrêter. M. d'Andilly, qui avoit toujours eu des amis illustres, avant sa retraite aussi bien qu'après, étoit fort bien avec le comte d'Harcourt, et lui envoya le jeune Pomponne en Italie, où il commandoit l'armée du Roi en faveur de Mme de Savoie, sœur de Louis XIII, à qui ses beaux-frères, soutenus des Espagnols, disputoient la régence les armes à la main. Le comte d'Harcourt, qui avoit la con-

1. Non pas tante, mais cousine germaine : ci-dessus, p. 326 et note 3. Cette erreur est causée par la répétition d'un n° XIX de la filiation d'Harcourt dans l'*Histoire généalogique*, tome V, p. 151-152.

2. Dans la table originale des Additions, celle-ci a pour titre : « M. de Pomponne, ses disgrâces, sa fortune; mariage singulier de sa fille; mot sensé du chancelier le Tellier. »

fiance du cardinal de Richelieu, dont il avoit épousé une nièce, et qui ne l'eut que trop après du cardinal Mazarin pour le bien de l'État, avoit aussi le secret des négociations d'Italie : il y employa le jeune Pomponne, qui y réussit si bien, que ce fut lui qui conclut avec plusieurs princes ce qu'on appela la *ligue de Lombardie*. Cela le fit connoître et lui procura les intendances des armées d'Italie et de Catalogne.

La chute de M. Foucquet, à qui il s'étoit attaché, l'éloigna des emplois, jusqu'à ce qu'en 1665, on eut tant besoin d'envoyer quelqu'un d'habile en Suède, que cela fit penser à lui. Il y fut trois ans ambassadeur, puis à la Haye, et retourna en Suède, où il fit, en 1671, un traité important, qui lui valut, à la mort de Lionne, sa charge de secrétaire d'État des affaires étrangères, du mouvement du Roi et sans que personne en sût rien, et lui moins que personne, qui étoit à Stockholm. Il fut ministre d'État en arrivant, et réussit au gré du Roi et avec une estime générale; mais, en 1679, M. de Louvois ayant mis beaucoup de troupes en quartier chez l'électeur palatin, ce prince en écrivit des plaintes amères à Pomponne, qui avoit fait avec lui et avec d'autres princes une ligue secrète connue depuis sous le nom de *ligue du Rhin*[1], infiniment importante et utile au Roi, dont un des principaux articles se trouvoit expressément violé par ces quartiers. Pomponne eut donc là-dessus, au Conseil, devant le Roi, une dispute avec Louvois, qui devint en un moment une prise de la part du dernier, qui ne vouloit pas être contredit, et qui, outre qu'il ne comptoit que les troupes, parce qu'il en étoit maître, ne cherchoit que les occasions de dégoûter nos alliés pour se frayer le chemin à la guerre, qui, à peine finie, l'impatientoit à recommencer. Mais Pomponne parla avec tant de raison et de force, que le Roi imposa à Louvois et lui ordonna d'aller à Paris chez Pomponne pour ajuster ces quartiers, de concert avec lui, de manière que l'électeur palatin, ni pas un prince de la ligue du Rhin n'eût à s'en plaindre. Louvois obéit, et dès ce moment jura la perte de Pomponne. Cela ne fut pas long par les conjonctures, et parce qu'une haine surmontant[2] l'autre, il se rallia Colbert dans ce dessein. Les mouvements du jansénisme, où les plus proches de Pomponne avoient tant de part, et ce que deux aussi puissants et rusés ministres surent employer, ébranlèrent le Roi, retenu toutefois par l'estime de Pomponne; mais un paquet important, arrivé par un courrier très impatiemment attendu de Bavière[3], ayant trouvé celui-ci à Pomponne, on fut obligé de l'y aller chercher, et les deux ministres, profitant de ce contre-temps d'impatience et de colère du Roi, en tirèrent un ordre à Pomponne de rester chez lui et d'envoyer le paquet avec sa démission. Tout aussitôt Lou-

1. Ce n'est pas Pomponne, mais Lionne, qui avait conclu la ligue du Rhin, comme Saint-Simon lui-même le dit dans une Addition suivante.

2. *Surmontant* remplace en interligne *se concilia tant*, et cette correction paraît être de la main de Saint-Simon.

3. *De Bavière*, en interligne, remplace *d'Espagne;* mais cette correction semble plus moderne que la précédente.

vois, qui, contre son ordinaire, n'en avoit rien dit à son père, alla lui faire confidence de la disgrâce de Pomponne et de la part qu'il y avoit. « J'entends bien cela, lui répondit froidement le fin chancelier; mais avez-vous qui mettre en sa place dont vous soyez sûr? » Et sur ce que son fils lui dit que non : « Allez, lui répliqua le père; vous n'avez donc fait qu'une sottise, et il se trouvera que vous serez pris pour dupe et aurez pis que vous n'aviez. » Le Chancelier rencontra juste. Colbert saisit les moments pour Croissy, son frère, qui avoit été longtemps ambassadeur en Angleterre, et qui ne faisoit que revenir de Nimègue[1]; et ce fut alors que Louvois se repentit bien d'avoir fait cette augmentation de crédit à Colbert, son rival, par la disgrâce de Pomponne. Celui-ci eut une grosse pension, liberté d'être à Paris, et même d'aller voir le Roi de temps en temps, qui toujours le distinguoit. Un an ou deux avant son retour, le Roi le fit entrer dans son cabinet, et lui dit qu'il avoit eu tort à son égard, qu'il lui demandoit de l'oublier et de lui promettre de recommencer à le bien servir quand il en seroit temps. Pomponne se jeta à ses genoux, et, après les propos convenables à cette bonté du Roi, lui allégua son âge. Le Roi ne s'en paya point, lui dit qu'il n'étoit pas encore temps, mais qu'il lui demandoit le secret et sa parole de ne l'en pas refuser quand le temps en seroit venu. C'est que dès lors il songeoit à ôter Louvois. Aussi, dès l'instant de sa mort, il écrivit un mot de sa main à Pomponne, qui étoit lors à Pomponne, pour le sommer de sa parole et lui mander de partir aussitôt pour venir reprendre sa place dans le Conseil. Pomponne obéit, et, après avoir vu le Roi par les derrières, comme il le lui avoit mandé, il l'assura qu'il n'avoit jamais eu rien sur le cœur contre Croissy, qui avoit eu sa charge sans avoir eu part à sa disgrâce, et que, pour ne point embarrasser le Roi en rien, il s'en alloit de ce pas chez Croissy lui demander son amitié; et il le fit. Et il arriva après que le salut de la famille de Croissy, revêtue des dépouilles de Pomponne, fit le mariage de celui qui en étoit héritier avec la fille de Pomponne, pour avoir sa protection et sa tutelle dans des affaires dont l'âge le rendoit encore peu capable, et dont la mort de son père, arrivée trop tôt, le laissoit trop peu instruit, et pour ainsi dire à découvert. Tels sont les jeux de ce que le monde appelle fortune, et de ce qui en effet est une providence bien marquée.

307. *M. et Mme de Cheverny.*

(Page 358.)

4 octobre 1716. — Mme de Cheverny étoit Joanne[2], sœur de Saumery sous-gouverneur de Mgr le duc de Bourgogne, puis du Roi son fils.

1. Les sept derniers mots ont été remplacés en interligne par : *Depuis le congrès de Nimègue avoit négocié à Munich le mariage du Dauphin.* Cette correction est du même temps que la précédente.

2. Ainsi, au lieu de *Johanne*, dans le manuscrit.

Son bisaïeul étoit venu de Béarn, où il étoit jardinier du roi de Navarre, que Henri IV, parvenu à la couronne, mit à Chambord, dont le fils devint concierge, et le petit-fils capitaine. C'étoit un homme de mérite dans son état, et qui avoit servi avec honneur. Il avoit épousé une sœur de M[1]. Colbert avant sa fortune, dont il eut ce sous-gouverneur, Mme de Cheverny et d'autres enfants. M. Colbert maria cette fille à Cheverny, qui étoit Clermont-Gallerande, et dont le père, maître de la garde-robe du Roi et chevalier de l'Ordre, s'étoit ruiné. M. de Beauvillier, devenu gouverneur des enfants de France, en fit Saumery un des sous-gouverneurs, puis fit mettre Cheverny comme menin auprès de Mgr le duc de Bourgogne, avec d'O et Gamaches. Il l'avoit auparavant aidé à être menin de Monseigneur et à aller envoyé à Vienne, puis ambassadeur en Danemark. C'étoit un homme que la misère de ses premières années avoit abattu, et que la richesse des dernières ne put relever; homme d'honneur, de mérite pourtant, et de bonne compagnie. M. de Saint-Simon, qui étoit de ses amis, le fit mettre dans le conseil des affaires étrangères et le poussa auprès de M. le duc d'Orléans, qui le fit gouverneur de son fils et conseiller d'État d'épée, et, par convenance ensuite, sa femme gouvernante de ses filles, lorsque Mme de Marey se retira tout à fait. C'étoit une femme qui avoit de l'esprit, mais qui, en place, en voulut trop avoir. Ce couple, en gros, parut plus digne d'être employé avant de l'être, qu'il ne répondit à ses emplois après qu'on les leur eut donnés[2]. Ils moururent sans enfants, riches de successions tardives et d'une épargne à laquelle leur longue pauvreté les avoit accoutumés, et de laquelle ils ne se purent défaire. Resnel, de même nom que le mari, hérita de tout ce qu'il put lui donner; c'étoit un homme bien reçu partout, et qui avoit des amis.

308 et 309. *Les Johanne de Saumery*[3].

(Pages 360 et 364.)

13 mars 1713. — Dangeau est libéral en *maisons*. De jardinier d'Henri IV à Pau, puis à Chambord, Saumery devint concierge et riche,

1. Ainsi, au lieu de *Me*. — 2. *Donnée* corrigé en *donnés*.

3. Les récits de Saint-Simon sur l'origine de la famille Johanne de Saumery, répétés jusqu'à trois fois, en 1699, en 1709 et en 1714, ont provoqué, de la part des représentants actuels de ce nom, ou de leurs auteurs immédiats, trois notes ou protestations insérées successivement dans l'édition des *Mémoires* donnée en 1829-1830 (tome XXI, p. 375-379) et dans l'édition de 1856 (tomes II, p. 452-455, et VII, p. 448-449). Elles reproduisent à peu près le fond d'un article généalogique inséré au *Mercure* de mai 1726, p. 1069 (comparez mai 1709, p. 332-335), et répété dans le *Dictionnaire de la Noblesse*, par la Chenaye des Bois (comparez le ms. 2308 du catalogue de la bibliothèque de Rouen, qui est une généalogie de cette famille : ci-après, Additions et corrections). Selon ces textes, les Johanne, originaires de Mauléon, au pays de Soule, seraient venus s'établir en Blaisois vers la fin du règne

son fils capitaine, et son petit-fils épousa une sœur de Mme Colbert avant sa fortune ; de là, la leur.

6 mai 1709. — Le grand-père de ce vieux Saumery étoit venu dans les bagages d'Henri IV ; on prétend que ce fut en qualité de jardinier[1]. Il devint concierge de Chambord, s'y accommoda, et son fils, qui lui succéda dans cet emploi, l'élargit et l'augmenta. Le fils de celui-là, dont il s'agit ici[2], servit en de petits emplois avec valeur ; il eut le bonheur d'épouser une sœur de Mme[3] Colbert, très petit garçon encore alors, et de s'accrocher par lui[4], ensuite, au cardinal Mazarin. C'étoit un fort honnête homme et de vieille roche, qui se fit aimer et estimer, et pour qui le Roi eut de la bonté. M. de Colbert le protégea tant qu'il put, mais selon la portée de cette nouvelle famille. Son fils étoit un grand homme de bonne mine, qui avoit servi en petits emplois à la guerre, et qui, à un de ces combats de M. de Turenne, avoit été estropié à un genou. Il étoit retiré en Blaisois, recrépi d'une charge de maître des eaux et forêts, lorsque M. de Beauvillier fut gouverneur des enfants de France et le proposa au Roi pour en être sous-gouverneur. Jamais

d'Henri III, auprès d'un oncle maternel, l'abbé de la Carre, dont ils héritèrent tout à la fois le nom de la Carre et la terre de Saumery, acquise par lui en 1583. La légende racontée par Saint-Simon vient évidemment de Gaignières, dont il utilise si souvent les dires, car nous trouvons la note qui suit, écrite de la main de d'Hozier, dans le dossier bleu JOHANNE, n° 9724, fol. 16, au Cabinet des titres : « Le père de cet Arnaud Johanne (voyez la note suivante) étoit basque d'origine, qui servit Guy du Faur, sieur de Pibrac, au voyage qu'il fit en Pologne. On dit qu'il étoit son laquais. On l'appeloit *Joannes*. Il devint son valet de chambre, et depuis il fut valet de chambre du Roi, et ce nom de *Joannes*, qui étoit son nom de baptême, fut changé depuis en celui de *Johanne*, qui veut toujours dire Jean, soit en basque ou en françois. C'est M. de Gagnières (*sic*) qui m'a appris cela le 26 septembre 1696, et il m'a dit l'avoir appris des mémoires du feu abbé le Laboureur, qui en avoit des preuves, outre qu'il y a un livre particulier qui marque que ce Johanne servoit M. de Pibrac. » — Quant aux familiarités de langage reprochées à M. de Saumery par Saint-Simon, particulièrement (p. 366) à l'égard des ducs de Beauvillier et de Chevreuse, les auteurs des protestations indiquées ci-dessus ont fait observer qu'elles étaient bien admissibles, ou tout au moins excusables, chez un homme qui se trouvait, par sa propre mère, cousin germain des deux duchesses ; on a en effet une lettre de lui, assez familière, du 2 octobre 1680, à Colbert lui-même. De même, pour les « galanteries » de Mme de Saumery (p. 307), ils ont opposé à cette insinuation de notre auteur l'amitié que des femmes comme les duchesses de Beauvillier et de Navailles marquaient à cette dame, et la bienveillance que, plus tard, la reine Marie Leszczynska lui aurait témoignée publiquement.

1. Voyez, sur ce personnage, qui s'appelait Arnaud de Johanne, la note 7 de notre page 360 et le dossier 36334 des *Pièces originales*, au Cabinet des titres.

2. L'Addition est faite à propos de sa mort.

3. Le manuscrit porte *M^e^*; mais l'*e* semble avoir été ajouté après coup.

4. Saint-Simon avait donc écrit ici, comme plus haut : *M.*, et non : *Me Colbert.*

homme ne fit tant d'usage d'une vieille blessure, et ne signala mieux son impudence et son ingratitude, et n'eut plus d'outrecuidance. Ces qualités, avec peu d'esprit, mais de l'adresse et une belle représentation, imposèrent longtemps au monde, et mirent beaucoup de grâces et de biens dans sa famille. On a parlé de sa femme à propos du maréchal duc de Duras[1].

310. *Cheverny et l'empereur Léopold.*

(Pages 368-369.)

16 mai 1705. — Cet empereur Léopold[2], qui n'avoit jamais été à la guerre, la fit heureusement par ses généraux, et eut toujours le meilleur Conseil de l'Europe, qu'il eut le discernement de bien composer et de croire. Son humeur peu guerrière émoussa la frayeur que ses prédécesseurs avoient inspirée, tandis que, par la sagesse de son Conseil, il usurpa peu à peu plus d'autorité solide dans l'Empire que pas un d'eux n'avoit fait. La terreur et la jalousie de la France et la haine que les hauteurs affectées de M. de Louvois, qui ne vouloit que guerres, excita contre elle, et qui bâtit la ligue d'Augsbourg, celle du Roi si personnelle et si implacable pour le prince d'Orange, qui éleva sa grandeur, formèrent la dictature de Léopold dans l'Europe. Sa simplicité extérieure, qui ne tenoit guère de la pompe de la majesté impériale, jointe à une mine basse et à une laideur ignoble, fit tomber Cheverny, envoyé de France à Vienne, dans une ridicule aventure. Il attendoit au palais sa première audience, sur les sept ou huit heures du soir, l'hiver, lorsqu'un chambellan de jour lui vint dire d'entrer dans le cabinet, dont la porte fut aussitôt fermée sur lui. Il trouva une assez grande pièce, longue, mal meublée, et encore plus mal éclairée, un poêle, et point de cheminée, et au fond, vis-à-vis de la porte par où il étoit entré, une longue table le long de la muraille, deux bougies jaunes dessus, pour toute lumière dans la chambre, et un homme vêtu de noir, appuyé le dos à la table, qui couvroit encore plus la lumière, et, vers un bout de cette table, une petite porte fermée. Cheverny, averti de rien, sinon d'entrer, se crut dans une antichambre plus intérieure, au peu d'appareil qu'il y remarqua, d'où il s'attendoit qu'on le feroit passer ailleurs quand l'Empereur voudroit lui donner son audience. Il se mit donc à examiner cette pièce, puis à se promener d'un bout à l'autre, jusque tout auprès de cet homme noir appuyé contre la table, qu'il crut être quelque valet de chambre, dont il ne fit aucun cas. Quand il eut fait cinq ou six tours de la sorte, ce prétendu valet lui demanda avec civilité, et en françois, s'il étoit l'envoyé de France, et après, ce qu'il faisoit là. « On m'y a

1. Addition du 28 août 1690, placée dans notre tome II, p. 412. Elle n'est pas relative particulièrement au maréchal de Duras, mais bien aux personnages nommés à cette époque dans la maison du duc d'Anjou, et dont M. de Saumery faisait partie.

2. Comparez son portrait dans la suite des *Mémoires*, tome IV, p. 269-270.

fait entrer, répondit-il, et j'attends à être appelé pour avoir l'audience de l'Empereur. » — « C'est moi qui le suis, répliqua l'homme noir, et je suis tout prêt à vous entendre. » On peut juger de la surprise et de l'embarras de Cheverny, à qui il faisoit bon entendre raconter cette histoire.

L'Impératrice, sa dernière femme, étoit fort impérieuse, maîtresse de beaucoup de petites choses, qui aimoit peu son fils aîné Joseph, et beaucoup l'Empereur d'aujourd'hui[1], et si attachée à son mari, qu'elle faisoit elle-même son pot et ses remèdes quand il étoit malade, et ne le quitta jamais. Ce qui est étrange d'un prince qui, pour sa vie privée et ce qui n'étoit point d'État, avoit toujours montré une piété fort soutenue, c'est que, se voyant sans ressource depuis plusieurs jours, ayant donné ordre à tout et reçu les derniers sacrements, s'étant encore entretenu avec son confesseur jésuite, et se sentant tout à fait défaillir, il demanda de la musique, et mourut au son des voix et des instruments.

311. — *L'ambassadeur Castel dos Rios.*

(Pages 372-373.)

20 décembre 1700. — .... Il[2] est étonnant que l'auteur des *Mémoires* ait omis que, dès les premiers jours de la déclaration du roi d'Espagne, il fit grand d'Espagne l'ambassadeur qui étoit ici. Ce fut le Roi qui lui valut cet honneur. C'étoit un gentilhomme catalan en son nom, qui s'appeloit le marquis de Castel dos Rios, pauvre et sans protection à la cour, qu'il n'avoit jamais vue. C'étoit un très bon, honnête et galant homme, qui étoit, devant et après, aimé et estimé de tout le monde. Il fut destiné ambassadeur en Portugal en même temps qu'on en voulut envoyer un en France; mais, cet emploi étant éloigné, et alors bien plus ingrat que celui de Portugal, par l'alliance des deux rois resserrée par l'Empereur, à la grande différence de la position des cours de France et d'Espagne, celui qui fut nommé pour Paris eut le crédit d'y faire envoyer Castel dos Rios, et d'aller, lui, à Lisbonne. L'événement inattendu lui donna lieu à un cuisant repentir. Outre les agréments et les distinctions sans nombre, Castel dos Rios, qui mouroit de faim à Paris, y paya toutes ses dettes, eut beaucoup d'argent et des présents précieux de toutes sortes, lui et ses fils la grandesse, dont il étoit infiniment éloigné, et, en finissant bientôt après le temps de son ambassade, il eut la vice-royauté du Pérou, où il s'enrichit et mourut au bout de quelques années[3]....

1. Charles VI, mort le 20 octobre 1740.

2. Le premier paragraphe de cette Addition est relatif au traitement de cousin accordé aux grands d'Espagne par le roi de France, dans les lettres qu'il leur écrivait.

3. Le dernier paragraphe de cette Addition se rapporte au même sujet que le premier, et à la place que le duc d'Harcourt occupa dans la junte.

312. — *Le trésorier Harouys.*

(Page 375.)

7 novembre 1687. — Ce M. de Harouys se ruina dans la charge de trésorier des états de Bretagne, qui enrichit tous ceux qui la possèdent; sa déroute éclata, et il fut à la Bastille; beaucoup de gens y perdirent, la province y perdit, M. de Chaulnes y fut fort embarrassé. Il n'y eut en son fait ni luxe, ni débauche, ni friponnerie, mais beaucoup de malhabileté, de désordre et d'envie de faire plus de plaisir qu'il ne pouvoit. Sa probité et sa réputation ne reçurent pas la moindre atteinte; la province et ses créanciers le plaignirent et le secoururent de tout leur pouvoir, et il ne fut pas longtemps prisonnier[1]; mais il ne put survivre longtemps à sa ruine. Son fils fut intendant[2] en Champagne, fort honnête homme et fort aimé. Lui et sa femme se retirèrent longtemps après à la Doctrine chrétienne, à Paris, et, quand il fut veuf, il alla à l'Institution de l'Oratoire. Ils n'eurent point d'enfants, toujours beaucoup d'amis, et ont fini dans une grande piété.

313. — *Les prétentions de la maison de Lorraine.*

(Page 382.)

22 décembre 1697. — Les prétentions des princes étrangers et la facilité qu'on a sur cela en France méritent ce petit récit[3]. Toutes les deux fois qu'Henri IV a vu M. de Savoie, le célèbre Charles-Emmanuel, nulle difficulté avec les princes du sang, ni à Lyon, ni à Paris. Monsieur le Prince et lui se trouvant tous deux, à Lyon, à la porte de la chambre où le Roi s'habilloit, et s'arrêtant tous deux pour entrer, il éleva la voix et dit à Monsieur le Prince : « Entrez donc, mon cousin; M. de Savoie sait trop ce qu'il vous doit. » Monsieur le Prince entra, M. de Savoie suivit. Cela fut toujours de la sorte entre eux et avec les autres princes du sang, sans que Monsieur de Savoie en fût peiné, ni qu'il les évitât. Il donnoit aussi la chemise à défaut de princes du sang, qui la donnoient en sa présence, sans lui en faire d'honnêteté, à Lyon et à Paris[4].

M. de Lorraine, Charles IV, et d'autres avant lui sont venus en France, celui-là plusieurs fois, et de longs séjours : il n'a jamais été question de rien prétendre à l'égard des princes du sang, ni à la duchesse Nicole, sa femme. M. de Lorraine, mari de la reine de Pologne sœur de l'empereur Léopold et généralissime de ses armées en Hongrie, n'y prétendit jamais passer en aucun lieu, et dans sa propre armée, avant MM. les princes de Conti, qui y étoient allés sans aveu et volon-

1. Erreur, puisqu'il ne mourut dans sa prison que douze ans plus tard.
2. Ce mot est en interligne.
3. Comparez la suite des *Mémoires*, tome III de 1873, p. 170-171.
4. Les cinq derniers mots ont été ajoutés après coup.

taires; et l'électeur de Bavière, qui prétendoit l'égalité avec eux, passoit presque toujours partout et se plaçoit après eux.

Lorsque M. le duc de Rohan-Chabot[1], frère de Mme de Soubise, alla voyager étant fort jeune, mais déjà duc et pair par la mort de son père, M. de Lionne lui donna, par ordre du Roi, une instruction signée de lui, à laquelle il ne pensoit pas, qui lui défendoit de voir aucun prince, même électeur de l'Empire, qu'il ne lui donnât la main, et en outre l'égalité entière, à l'exception du seul duc de Savoie, dont il ne prétendroit que la parfaite égalité en tout, et non la main. M. de Chevreuse, fils du duc de Luynes, eut le même ordre. Ils[2] l'exécutèrent tous deux, sans trouver de difficulté nulle part que chez deux électeurs, dont l'un se mit au lit; l'autre alla à une maison de chasse, et du reste toutes sortes d'honneurs pareils aux leurs, faits par leurs fils aînés, qui les visitèrent, et toutes sortes d'excuses de l'électeur palatin de ce que sa maladie, vraie ou feinte, l'empêchoit.

On verra un électeur[3] prétendre le *Monseigneur* de bouche et par écrit des ducs et maréchaux commandant les armées, l'obtenir par ignorance, puis le conserver avec le repentir du Roi; de là, prétendre l'*incognito* à la cour; puis, dans cet *incognito*, prétendre l'égalité avec Monseigneur; enfin, à force de prétendre, en obtenir l'équivalent très marqué de la main, tout *incognito* qu'il étoit, et cela[4] en plein public.

Pour M. de Lorraine, on verra bientôt ses prétentions surprenantes et les appuis de ces[5] prétentions plus surprenants encore. Il fut le premier qui quitta la couronne de duc à ses armes, que son père et tous ses prédécesseurs avoient portée. Il en composa une tout à fait singulière : il mêla les trèfles de croix de Lorraine, et la couvrit de quatre bars à la manière de la couronne de notre Dauphin, et en surmonta les queues d'un globe croisé; mais, le duché de Bar étant mouvant de droit et de fait de la couronne de France, les bars, qui sont les armes de ce duché, furent mal choisis pour se faire une couronne à la royale. Je ne sais si son père portoit le manteau ducal à ses armes; mais il est encore bien distinctement éployé aux armes de Lorraine, en pierre, sur les portes de Nancy[6].

314. *Habile manœuvre du chevalier de Lorraine.*

(Page 385.)

6 novembre 1699. — Il n'y avoit aucune difficulté de M. de Lorraine

1. Comparez la suite des *Mémoires*, tome V, p. 11.
2. Ce mot, écrit d'une main étrangère, surcharge un autre mot illisible.
3. L'électeur de Bavière, en 1706 : tomes V des *Mémoires*, p. 10-13, et VII, p. 121.
4. Le manuscrit semble porter *valut*, dont le *t* aurait été ajouté plus tard; mais ce doit être *et cela*.
5. *Ses* corrigé en *ces* par une autre main.
6. Comparez le texte ci-dessus, p. 24.

aux princes du sang[1] : l'exemple des séjours différents du duc Charles IV à Paris et à la cour avoit été vu du Roi et de Monsieur, qui n'avoit jamais prétendu la moindre compétence avec eux, et, en dernier lieu, MM. les princes de Conti, étant en Hongrie contre le gré du Roi, y avoient eu l'égalité, et même quelque chose de supérieur, avec l'électeur de Bavière frère de Mme la Dauphine vivante et gendre actuel de l'Empereur, et la supériorité en tout marquée sur M. de Lorraine père de celui-ci, quoique commandant seul l'armée impériale dans laquelle ils étoient, et beau-frère de l'Empereur. Aussi ne fut-ce pas le tour que le chevalier de Lorraine lui fit prendre pour arriver de biais et par l'événement à une compétence qui n'avoit jamais été; mais, gouvernant Monsieur au point qu'il faisoit, il s'en servit pour faire valoir ce respect de M. de Lorraine de ne prétendre rien et d'accepter tout ce qu'il plairoit au Roi, pour le toucher par là, et puis lui faire représenter au Roi qu'il étoit bien le maître, dans son royaume, d'élever ses enfants naturels au niveau des princes du sang, mais qu'il seroit bien dur d'exiger d'un souverain neveu de l'Empereur, qui ne vouloit que lui plaire aveuglément, de vivre avec MM. du Maine et de Toulouse comme avec des princes du sang. Cela réussit en effet comme le chevalier de Lorraine s'en étoit flatté. Le Roi fut touché; il fut embarrassé de Monsieur, qui n'avoit jamais approuvé l'élévation des bâtards, et qui, de plus, avoit toujours sur le cœur le gouvernement de Bretagne et de Guyenne. Il trouva tout court un *incognito* parfait, sans en sentir la nouveauté et la conséquence contre les princes du sang et les rangs du Royaume inférieurs au leur, avec qui le duc Charles avoit vécu sans difficulté ni prétentions; et la parole lâchée fut incontinent affichée. Après cela, il ne fut plus question que d'en profiter, et c'est ce qui ne manqua pas, avec toute l'adresse et la hardiesse que le chevalier de Lorraine, maître de Monsieur, sut parfaitement conduire.

315. *Épée, chapeau et gants du vassal qui rend hommage*[2].

(Page 401.)

7 novembre 1699. — C'est que prendre l'épée, les gants et le chapeau à qui va prêter foi et hommage, c'est le dépouiller des marques de dignité; aussi le premier gentilhomme de la chambre ne les garde pas pendant l'hommage, ni ne les rend après, dès qu'il les a pris, à celui qu'il en dépouille : il les donne au premier valet de chambre, des mains duquel, après l'hommage, le vassal les reprend. C'est ce qui fut ainsi pratiqué à cet hommage de M. de Lorraine, et qui fut expliqué de la sorte.

1. C'est-à-dire en ce qui concernait les questions de préséance entre les princes du sang et le duc de Lorraine.

2. Dangeau dit qu'on n'a pas trouvé dans les registres antérieurs à 1661 qui devait prendre les gants, le chapeau, etc.

316 et 317. — *Origine de la couverture et de la conduite des ambassadeurs par un prince étranger.*

(Page 416.)

9 mars 1698. — L'usage qui a fixé dans les maisons de Lorraine et de Savoie la conduite des ambassadeurs à leur première audience ne peut être rapporté qu'au temps où ces maisons s'étoient rendues puissantes, et celle de Lorraine nombreuse. L'assiduité de plusieurs à la cour, et l'éloignement des plus grands seigneurs, l'intérêt de la maison de Lorraine de se lier avec les puissances étrangères, l'opinion de faire plus d'honneur à leurs ambassadeurs de préférer ces princes pour les conduire à l'audience, l'habitude qui, de l'un à l'autre, s'en prit, en fixa l'usage; mais ce qui acheva de l'établir en droit exclusif fut celui du *chapeau*. Jusqu'à François Ier, tous les seigneurs indistinctement paroissoient couverts devant le Roi, et, quand quelqu'un d'eux mettoit la main au bonnet et l'ôtoit, c'étoit signe qu'il vouloit parler au Roi, qui le faisoit approcher. Le passage des bonnets aux chapeaux changea cette coutume, on ne sait pourquoi, et personne ne se couvrit plus devant le Roi. Après la paix de Vervins, il vint un ambassadeur d'Espagne qui étoit grand, et, comme tel, accoutumé à se couvrir dès qu'il voyoit le roi d'Espagne couvert. Se promenant à Monteeaux, à la suite d'Henri IV, avec Monsieur le Prince, M. de Mayenne et M. d'Épernon, cet ambassadeur, voyant Henri IV couvert, se couvrit. Le Roi en fut choqué, et néanmoins ne voulut pas lui faire d'affront : il prit un milieu, qui fut de faire couvrir les trois autres. De là, uniquement, le chapeau des princes aux audiences des ambassadeurs, qui fut commun à M. d'Épernon pour s'être heureusement trouvé à l'origine, et à ses enfants comme à lui, sur ce que toute la maison de Lorraine l'obtint sous le prétexte de mener les ambassadeurs à l'audience, et de ce que M. de Mayenne s'étoit couvert. La maison de Savoie, qui avoit le même, obtint aussi la même grâce, et ils en ont joui jusqu'à l'audience du légat Chigi : comme ils étoient demeurés découverts à celle-là parce que les ducs y étoient mandés comme ducs, ils ne surent plus si cet honneur leur seroit rendu; et en effet, ils furent du temps sans le reprendre. Ceux qui ont obtenu le rang de prince sans l'être ont souvent tenté d'obtenir la conduite des ambassadeurs à leur première audience; mais ils n'y ont pu encore parvenir. Pour ce qui est du maréchal de France pour la conduite à l'entrée, cela ne s'est établi que depuis que MM. de Lorraine et de Savoie ont eu la conduite exclusive à la première audience, pour donner, par un officier de la couronne, le plus grand honneur qu'on pût faire en cette occasion aux ambassadeurs; et, jusque vers la fin du dernier règne, on a toujours affecté, autant qu'on l'a pu, de ne nommer à cette fonction que des maréchaux de France[1] qui ne fussent pas ducs.

1. Le texte porte : *des ambassadeurs;* une autre main a biffé ce dernier mot, et l'a remplacé par *maux de France* en interligne.

Mais, l'absence et la nécessité y ayant employé des maréchaux qui étoient ducs à brevet, et la plupart un long temps l'étoient, a accoutumé à y en employer qui étoient ducs vérifiés et pairs; et comme il est bien établi qu'il ne s'agit point là d'autre chose que de l'office de maréchal de France, on y est devenu moins scrupuleux, comme, aux premières audiences, les ducs qui s'y trouvent sont uniquement premiers gentilshommes de la chambre ou capitaines des gardes, et uniquement en cette qualité et par la fonction de ces charges.

25 novembre 1699. — M. de Dangeau, toujours favorable aux princes étrangers, glisse fort légèrement sur cet hommage : il ne dit point que l'épée, les gants et le chapeau de M. de Lorraine lui furent rendus par le premier valet de chambre[1], et néanmoins cela fut ainsi, sans que le duc de Gesvres en fît ni semblant, ni honnêteté aucune; et il ne dit point non plus pourquoi les ducs et les princes étrangers ne se trouvèrent point : le voici. Le rang des princes étrangers, inconnu avant la Ligue, ne s'est formé que d'usurpations pièce à pièce. C'est ainsi que l'accompagnement d'un prince de la maison de Lorraine est devenu nécessaire pour la première audience d'un ambassadeur, à quoi MM. de Rohan, de Bouillon, n'ont pu encore parvenir. Après la paix de Vervins, il vint un grand d'Espagne ambassadeur vers Henri IV : cet ambassadeur le suivant un jour dans ses jardins de Montceaux, le Roi se couvrit, et l'Espagnol, accoutumé à se couvrir dès que le roi d'Espagne se couvre, se couvrit en même temps. Le Roi, qui le trouva mauvais et ne le voulut pas témoigner, fit couvrir Monsieur le Prince, M. de Mayenne et M. d'Épernon, qui étoient seuls de grands alors avec lui. M. de Mayenne, par la nécessité de l'accompagnement aux audiences de cérémonie, y obtint de s'y couvrir; à plus forte raison, Monsieur le Prince, et, par l'heureux hasard de s'être trouvé avec eux dans le jardin, M. d'Épernon aussi, à qui le rang entier de prince étranger en est venu et demeuré à ses enfants. Telle fut la première origine de ce que l'on appelle le *chapeau*, qui s'étendit après à tous les princes de maison souveraine alors établis en France, à cause de M. de Mayenne et de la conduite des ambassadeurs. Mais, comme dès lors il fut réduit à leurs audiences, ils ne se couvrent en nulle autre occasion, et c'est pour cela qu'ils s'abstinrent de se trouver à cet hommage. Il y auroit bien à dire encore là-dessus; mais ce n'est pas l'occasion précise. On se contentera de dire qu'ils furent obligés d'assister à l'audience du cardinal-légat Chigi et d'y être découverts, parce que les ducs y étoient mandés par le Roi, et nul prince du sang ni fils de France, à cause du fauteuil du légat. Pour ce qui est des ducs, ils ne se trouvent jamais, non seulement où les princes étrangers se couvrent, mais encore où les princes du sang se couvrent quand ils ne se couvrent pas eux-mêmes, et l'archevêque de Reims s'excusa du mieux qu'il put, et dit qu'il s'étoit trouvé pris sans savoir comment sortir. Ce que dit M. de Dangeau est vrai de leur présence

1. Voyez ci-dessus l'Addition 315.

nécessaire en ces actes. Il devoit y ajouter celle des officiers de la couronne : tout en est monument; mais le Roi s'est mis au-dessus de tout droit et de toute forme.

318. *Le cardinal Delfini.*

(Page 427.)

26 août 1704. — Ce bon Delfini, étant ici nonce, alloit franchement à l'Opéra et entretenoit une maîtresse. Le Roi le souffrit quelque temps; mais, comme il étoit alors dans une grande dévotion pour lui et pour les autres, il lui en fit parler, et de sa part. Le Nonce, sans s'embarrasser, répondit qu'il étoit bien obligé au Roi, mais qu'il n'avoit jamais songé à être cardinal par la France. Il continua comme s'il n'eût point été averti, fut cardinal en partant, et reçut des mains du Roi sa barrette.

APPENDICE

SECONDE PARTIE

I

LES CONSEILS SOUS LOUIS XIV.

(Suite[1].)

LE CONSEIL DES FINANCES.

Un historique complet du conseil des finances, ou plutôt de la section du Conseil qui, avant Louis XIV, s'occupait des affaires de finances, a d'autant moins lieu de prendre place ici que c'est une des parties les plus intéressantes de l'Introduction que M. Noël Valois a jointe au premier volume de l'*Inventaire des arrêts du conseil d'État*. Cette étude magistrale allant jusqu'à la mort d'Henri IV, je me bornerai à indiquer les principales modifications faites sous le règne de Louis XIII, pour montrer ensuite comment la véritable organisation fut l'œuvre de Louis XIV et de Colbert : œuvre si solide, qu'elle dura à peu près intacte jusqu'à la fin du régime monarchique[2].

La mort tragique d'Henri IV ne permit pas à Sully de réaliser les réformes qu'il projetait de faire encore dans le conseil des finances, réformes fondamentales, portant et sur la composition et sur les attributions[3]. Bientôt même il lui fallut céder la conduite du conseil des finances aux princes que la Régente favorisait[4], d'abord au comte de Soissons, puis au prince de Condé, aux ducs de Nevers et de Mayenne,

1. Voyez les tomes IV, p. 377-439, et V, p. 437-482.
2. Je supprime donc deux pages de préliminaires historiques, qu'on pourra retrouver dans le tirage à part des *Conseils sous le roi Louis XIV* fait en 1885, mais qui n'ont plus de valeur à côté du travail de M. Valois.
3. Voyez le projet publié par P. Clément dans ses *Portraits historiques*, p. 95, 498-500 et 502-503, note 4, les *Œconomies royales*, tome II, p. 185-186, et un règlement de janvier 1610, dans le ms. Fr. 16218.
4. *Mémoires de Fontenay-Mareuil*, p. 35; P. Clément, *Portraits historiques*, p. 103; *Richelieu et la monarchie absolue*, par M. le vicomte d'Avenel, tome I, p. 51. Voyez notre tome V, p. 465, CONSEIL DES DÉPÊCHES.

au maréchal de Bouillon, etc. Mais aussi, dès le 26 janvier 1611, pour préparer les affaires, on créa une direction des finances, composée de M. de Châteauneuf, du président de Thou, du contrôleur général Jeannin et d'un certain nombre de membres du Conseil renouvelable chaque année. Telle doit être l'origine de ce conseil des finances au petit pied, qui ne cessa plus de fonctionner depuis lors[1], soit qu'il y eût ou non un surintendant, et que nous avons étudié dans son dernier état, mais sous le même nom de direction, en parlant du conseil privé et des bureaux ou commissions du Conseil[2].

Le chancelier Sillery, « qui avoit attiré à lui seul toute l'autorité dans les affaires d'État et des finances[3], » présidait la direction.

En décembre 1614[4], « la Reine, qui avoit toujours le gouvernement de l'État, pour donner contentement à Monseigneur le Prince sur les plaintes qu'il faisoit que les choses résolues dans le conseil ordinaire des finances se rapportoient au conseil de la direction, et après chez M. le Chancelier, se résolut de supprimer et casser entièrement la direction, et, au lieu de ce, établir un conseil particulier des finances qui se tiendroit une fois la semaine, qui étoit le samedi après dîner, et à qui seul se rapporteroient tous les états de la recette et dépense des finances et autres affaires plus particulières et importantes touchant lesdites finances ; lequel se tiendroit au Louvre, en présence de Leurs Majestés, où assisteroient Monseigneur le Prince, M. de Guise, M. de Nevers, le plus ancien cardinal, le plus ancien maréchal de France, le plus ancien duc ou officier de la couronne, avec M. le Chancelier et ceux qui étoient de la direction, y compris M. de Bouillon. »

Le nouveau conseil tint d'ordinaire séance dans l'appartement d'entresol de la Reine mère, en présence de celle-ci ; il recevait les affaires préparées au préalable chez le Chancelier ou chez le surintendant Jeannin[5].

« Ce conseil, dit André d'Ormesson[6], étoit fort célèbre. Les conseillers d'État et les maîtres des requêtes y rapportoient les grandes affaires, et [cet ordre] fut introduit par M. le Chancelier, lequel, pour empêcher que Monsieur le Prince, qui se rendoit ordinaire aux conseils, n'y prît trop d'autorité, conseilla le Roi et la Reine de s'y trouver ; et, à leur

1. Voyez mon mémoire sur *Semblançay et la Surintendance des finances* (1882), p. 42 et suivantes, et l'*Histoire de l'administration monarchique*, par M. Chéruel, tome I, p. 359.

2. Tome IV, p. 434-439.

3. André d'Ormesson cité par M. Chéruel, *ibidem*, tome I, p. 359.

4. *Mémoires de Pontchartrain*, p. 337 ; comparez le *Journal inédit d'Arnauld d'Andilly*, publié par M. Halphen, p. 15 : « Conseil de la direction changé ; ordonné que la *semaine* (rôle des dépenses de l'exercice) se lira et les principales affaires concernant les finances se traiteront tous les samedis, etc. » On trouve ce règlement du 21 mai 1615 dans le ms. Fr. 16 218 (Harlay), fol. 186-190.

5. *Journal inédit d'Arnauld d'Andilly*, p. 31-34, 62 et 67. C'est le conseil d'entresol mentionné dans notre second article, tome V, p. 438, note 4.

6. M. Chéruel, *Histoire de l'administration monarchique*, tome I, p. 359.

suite, tous les princes et grands seigneurs prenoient à faveur d'y assister. » On peut voir, par les listes qui nous sont parvenues[1], quelle « confusion, » quelle « cohue » c'était alors[2] ; mais encore les gens de robe l'emportaient-ils en nombre, par le fait des ministres, tandis que la Régente eût donné volontiers la préférence aux gens d'épée[3]. Le prince de Condé, qui protestait contre un pareil encombrement, finit par déserter les conseils[4] ; ému de ses plaintes et de celles qui s'étaient produites aux états de 1614, le gouvernement de Marie de Médicis fit étudier un nouveau règlement, dont les bases furent arrêtées en août 1616 comme il suit[5] : le mardi et le jeudi, conseil des finances tenu au Louvre, à huit heures du matin, « tout semblable à celui qui avoit accoutumé d'être tenu auparavant, et auquel la même confusion est demeurée,... et où Monsieur le Prince se trouveroit, comme il a toujours fait, et signeroit les arrêts ; » le mercredi et le vendredi matin[6], conseil de direction, composé uniquement de Monsieur le Prince, du président Jeannin, du contrôleur général Barbin et des quatre intendants. « Quant au samedi, ce jour fut destiné pour lors, le matin la *semaine* en un conseil de direction, après le faire arrêter à la Reine ; et le reste du jour devoit être employé au conseil des dépêches, c'est-à-dire pour les affaires d'État, auquel assistoient les princes et officiers de la couronne. »

Le gouvernement montra quelque vigueur pour maintenir les réformes contenues dans ce règlement[7], et, lorsque vint l'assemblée des

1. M. Chéruel, dans le tome I de l'*Histoire de l'administration monarchique*, p. 358-361.

2. Telle qu'on y pouvait « couper la bourse. » (*Journal inédit d'Arnauld d'Andilly*, p. 41.) Et cependant, chaque année, le gouvernement déclarait que les porteurs de brevets de conseiller d'État non encore reçus à serment ne pourraient y être admis que l'année suivante. (Brevets originaux de 1611 à 1615, dans le ms. Fr. 16 218, fol. 182-185 et 198.)

3. *Mémoires de Bassompierre*, tome II, p. 65-66.

4. Le 30 avril 1615, il déclare qu'il ne viendra plus au Conseil, si l'on n'en expulse beaucoup de monde, et en effet il manque, le 12 mai suivant, à une séance plénière tenue au Louvre. Le 11 juillet 1615, il demande que, « dans le conseil des affaires d'État, qui se tient les matins à dix heures, il ait la part que son rang requiert; que l'on se serve, pour les finances, de ceux dont le feu Roi se servoit, et, entre autres, de M. de Sully; que les arrêts et autres expéditions du conseil soient signés de sept personnes, savoir : de lui, de M. de Sully, M. le Chancelier, M. le Contrôleur général des finances, du rapporteur et des deux plus anciens du conseil. » (*Journal inédit d'Arnauld d'Andilly*, p. 72, 73 et 89.)

5. *Ibidem*, p. 75, 83 et 183-184. Voyez, dans le ms. Fr. 16 218, fol. 192-196 le projet arrêté à Loudun, de concert avec Monsieur le Prince.

6. Trois mois plus tard, on substitua à ces deux jours, pris par les secrétaires d'État pour conférer avec les ministres et de là aller chez la Reine, l'après-midi du mardi et du jeudi.

7. Le cardinal de Guise ayant voulu être du conseil de direction, la Reine, poussée par Concini, déclara « qu'elle avoit fait deux fois la guerre pour empêcher que le prince de Condé ne fût de la direction, et qu'elle la

Notables, sans nier le droit des grands à prendre part aux délibérations politiques, on essaya de ne laisser dans le conseil d'État et des finances que le moindre nombre de membres possible, de les choisir avec soin dans le clergé, dans la noblesse, ou dans les personnages de « qualité, prud'homie, expérience et capacité » qui « avoient été employés aux principales charges et affaires du Royaume, » et de ne faire venir aux séances les princes, cardinaux, ducs, officiers de la couronne, gouverneurs, prélats, etc., et même les secrétaires d'État, surintendants, commissaires et intendants des finances, qu'en cas de nécessité, et s'ils connaissaient déjà le service du Conseil[1].

On arrêta aussi les bases d'une délimitation d'attributions[2] : au conseil d'État et des finances devaient être réservés les requêtes, cahiers, articles et remontrances des provinces, les affaires relatives à l'observation des édits et ordonnances d'intérêt public, les affaires du clergé, les suppressions et remboursements d'offices, les adjudications de fermes, de travaux, d'ouvrages publics et de fournitures militaires, les rabais et diminutions sur les fermes, tailles et subventions, le brevet de la taille et des impositions, les états du Roi de chaque généralité, les états des fermes, l'état général des finances, etc.[3]. C'était, comme on le voit, un mélange d'affaires de finances et d'administration intérieure.

Mais cette première moitié du règne de Louis XIII « engendra » un nombre infini d'ordonnances relatives au Conseil, sans qu'aucune aboutît, à ce qu'il semble, sans qu'il en restât rien ou presque rien[4]. Ainsi, presque au lendemain de l'assemblée des Notables de 1617 et de l'édit de 1618 qui avait réduit leurs propositions en forme de loi, nous trouvons, sous la date du 5 août 1619, un nouveau règlement pour « apporter quelque ordre dans le conseil de la direction des finances. » Il répartit entre les membres du conseil et les intendants des finances toutes les provinces du Royaume, « afin que chacun d'eux ait à recevoir et rapporter les cahiers, articles et remontrances et requêtes qui viendront des provinces, » et ce « département » changera tous les deux

feroit encore deux fois plutôt que d'y laisser entrer le cardinal. » Condé fut arrêté quelques jours plus tard, au sortir du conseil des finances. (*Journal inédit d'Arnauld d'Andilly*, p. 192 et 194; *Mercure françois*, année 1616, p. 148 et 195.) On voit le maréchal d'Ancre aller plusieurs fois à la direction, et la séance se tenir une fois chez Barbin, avec les huissiers à chaîne d'or (*ibidem*, p. 222 et 233).

1. *Mémoires de Mathieu Molé*, tome I, p. 167-169; comparez tome IV, p. 389-390.

2. Voyez, dans notre tome V, p. 466, ce qui a déjà été dit des réformes ou projets de réformes de 1617.

3. *Mémoires de Mathieu Molé*, tome I, p. 170-173.

4. « Chaque siècle y apporte sa règle; chaque chancelier et garde des sceaux veut être obéi et méprise les règlements de ses prédécesseurs, sinon en tant qu'ils lui sont agréables et conformes à son desir, et lui servent de prétexte pour refuser les importuns. » (André d'Ormesson, cité dans l'*Histoire de l'administration monarchique*, tome I, p. 361.)

ans, « afin que ceux du conseil soient mieux informés de l'état des affaires desdites provinces. » De même pour les fermes. Le nombre des conseillers titulaires est réduit à quinze[1]. Onze mois plus tard, dans un projet revêtu de la signature de Marie de Médicis et du contreseing de Bouthillier, mais qu'on sait être l'œuvre de Richelieu[2], il est dit que le troisième conseil devrait être composé du Chancelier et du Garde des sceaux, du Surintendant des finances et des intendants, des secrétaires des commandements et des « anciens et expérimentés conseillers d'État, devant lesquels on agira de la direction et maniement de toutes les finances de l'État, en sorte toutefois que les résolutions qui se prendront, tant en ce conseil que ès deux dessusdits, seront apportées au Roi, en présence des princes de son sang et autres grands, pour être autorisées ainsi qu'il lui plaira. » Le projet de 1620, non plus que celui que j'ai déjà cité comme étant attribué à Richelieu, vers l'année 1625, n'eurent point de suites; mais Marillac, qui n'était pas encore garde des sceaux, fit adopter alors (règlement de Compiègne, 1er juin 1624) le système de division des conseillers d'État titulaires en ordinaires, au nombre de huit, en semestres, au nombre de dix, et en quatrimestres, au nombre de treize. Deux ans plus tard, le règlement de Châteaubriant (26 août 1626) porta le nombre des ordinaires à douze[3]. Ni cette exclusion d'une partie des membres du Conseil pendant les deux tiers ou la moitié de l'année, ni les autres efforts de Marillac, « esprit porté à faire des règlements dans le Conseil, » nous dit André d'Ormesson, ne purent maintenir un semblant de bon ordre : ordinaires, semestres ou autres furent bientôt en nombre double de celui que fixaient les règlements, et, plus que jamais, on distribua sans compter les brevets de conseiller aux seigneurs de la cour[4], aux premiers présidents, ou même aux simples présidents des Parlements, des Chambres des comptes, des Cours des aides ou du Grand Conseil, à des magistrats de tout rang, sous prétexte d'ancienneté, et enfin à des personnages quelconques qui avaient rendu un service ou versé une finance au Trésor royal[5]. A peine

1. Ms. Marillac U 945, fol. 149-150; Guillard, *Histoire du Conseil*, p. 48.

2. Arch. nat., KK 1355, fol. 70 v° et 71; cité par M. le vicomte d'Avenel, dans *Richelieu et la monarchie absolue*, tome I, p. 43.

3. Citations d'André d'Ormesson, dans l'*Histoire de l'administration monarchique*, tome I, p. 363-364 et 368-372. Voyez notre tome IV, p. 399.

4. Encore la noblesse réclamait-elle contre certaines velléités d'exclusion, et le cardinal de Richelieu songea à lui donner satisfaction en intercalant, comme commissaires par quartier, quelques « sages gentilshommes » entre les gens de robe longue (M. d'Avenel, *Richelieu et la monarchie absolue*, tome I, p. 124-125). C'est vers ce temps-là, en décembre 1629, que le père de Saint-Simon, en pleine faveur, reçut un brevet, « distinction qui se donnoit déjà à presque tous les seigneurs, et qui n'avoit plus guère dès lors que le nom. »

5. *Journal d'Ol. d'Ormesson*, tome I, p. 64, 65, 70, 120, 152, 178-180, 424 et 474; M. Chéruel, *Histoire de l'administration monarchique*, tome I, p. 367; M. le vicomte d'Avenel, *Richelieu et la monarchie absolue*, tome I, p. 52-53.

entrés au Conseil, la plupart des maîtres des requêtes briguaient et obtenaient ce brevet; tout au plus osait-on le leur faire attendre quelques années et ne leur donner rang à côté des conseillers titulaires qu'au bout de quelques autres années[1]. De là cet engouement pour les charges de maîtres des requêtes qui les faisait monter à des prix excessifs, « par l'espérance, dit le règlement de la Rochelle (janvier 1628)[2], que plusieurs ont de parvenir à la dignité de conseiller en des conseils et se préparer par ce moyen une honorable retraite, avec la commodité des appointements qu'ils en reçoivent,... faisant état que ce n'est qu'une avance de quelques années, laquelle ils retireront avec intérêt, revendant plus chèrement les mêmes offices après qu'ils auront obtenu des brevets et la faculté de seoir auxdits conseils[3]. »

Au commencement de 1643, ou peu avant la mort de Louis XIII, on ne comptait pas moins de vingt-trois conseillers ordinaires, vingt-deux conseillers du semestre d'hiver, et quinze du semestre d'été[4]. J'ai déjà dit, en parlant du conseil privé, combien la régence d'Anne d'Autriche fut pernicieuse et nuisible au bon ordre[5]; on passa pourtant près d'une année à préparer le règlement du 16 juin 1644[6].

Quant au personnel, ce règlement ne remédia encore à rien; la Régente même, dès les premiers temps, augmenta le corps des conseillers ordinaires de onze membres nouveaux. On voyait alors, selon l'expression du chancelier Séguier[7], « chaque jour produire un conseiller d'État, comme après un naufrage, que la mer jetoit quelque ballot sur terre, » et, si les membres de droit ou les porteurs de brevets éprouvaient quelque scrupule à siéger au conseil des parties, il n'en était pas de même au conseil de direction, « célèbre pour le grand nombre, »

1. *Journal d'Ol. d'Ormesson*, tome I, p. 166 et 169; *Histoire de l'administration monarchique*, tome I, p. 364. On trouvera un répertoire des brevets et commissions, ainsi qu'une partie des textes, dans les mss. Fr. 16 218, fol. 330-337, et 18 152, fol. 115-121 et 138-276, avec des listes du Conseil de 1615, 1630, 1637 (Fr. 18 152, fol. 113, 127 et 128).

2. *Histoire de l'administration monarchique*, tome I, p. 372-373.

3. M. d'Avenel a fait ressortir la singularité de cette situation dans *Richelieu et la monarchie absolue*, tome I, p. 73-76, où il cite des vers de la satire XVI de Regnier, sur les maîtres des requêtes siégeant en finances.

4. *Journal d'Ol. d'Ormesson*, tome II, p. 635-637. On peut voir comment ce conseil fonctionnait dans les fragments de mémoires d'André d'Ormesson insérés à la fin de ce même volume, p. 812 et 833-880. Olivier, assidu alors aux directions, grande et petite, du mercredi et du samedi, en parle avec beaucoup de détails.

5. Tome IV, p. 390-391.

6. Guillard, *Histoire du Conseil*, p. 51-56. La minute originale du chancelier Séguier est dans le ms. Fr. 18 156, fol. 164; comparez le ms. Fr. 16 218, fol. 203-207, et voyez les renseignements que d'Ormesson donne sur la préparation de certains articles, dans son *Journal*, tome I, p. 111, 113, 115, 117, etc., et, sur le règlement même, p. 166-167, 175 et suivantes.

7. *Journal d'Ol. d'Ormesson*, tome I, p. 152.

et au conseil des finances, dont les listes venues jusqu'à nous portent cinquante, soixante-quinze, et jusqu'à cent vingt noms, gens d'épée, gens d'Église et gens de robe, hauts fonctionnaires et dignitaires, conseillers titulaires ou maîtres des requêtes brevetés[1].

Une des premières pensées du surintendant d'Hémery, en 1647, fut de « ne plus tenir de conseils de direction, ôter aux maîtres des requêtes les affaires de finances et les régler toutes dans la petite direction, retrancher le grand nombre des conseillers d'État, enfin rétablir l'ordre des affaires qui étoit du temps de M. de Sully[2]. » Mais les troubles de la Fronde survinrent, à la faveur desquels le corps des maîtres des requêtes fit interdire aux conseillers d'État qui n'avaient pas été maîtres des requêtes ou présidents à mortier de rapporter devant le conseil des parties, et dépouilla les intendants des finances, au conseil des finances même, de tout ce qui était affaires de particuliers[3].

Pour établir où en était définitivement le partage des attributions entre les diverses formes ou séances de conseil des finances au moment où Louis XIV prit le pouvoir, je n'ai, ici encore comme je l'ai fait pour les autres conseils, qu'à citer quelques-uns des textes de l'époque.

Dans le tableau que Guillard a reproduit en le rapportant à la régence d'Anne d'Autriche[4], et dont j'ai déjà détaché divers fragments, les matières du conseil de finance (*sic*) sont divisées en deux catégories :

« La première, où l'intérêt du Roi et de ses finances est mêlé ; à laquelle se rapportent les contestations d'entre le Roi et les traitants, les traitants entre eux, et les particuliers ; le fait des charges des trésoriers de l'Épargne, des parties casuelles, des deniers extraordinaires, trésoriers de l'ordinaire et extraordinaire des guerres, trésoriers de la maison du Roi, des menus, de la grande écurie, des gardes du corps, des gardes françoises et suisses, quant à ce qui est des états du Roi, billets, mandements, rescriptions et quittances de l'Épargne et de finances, dons, pensions, payements de gages, appointements, et assignations tirées sur les recettes, fermes, clergé, dons gratuits des États, petits traités et affaires extraordinaires du Roi ; édits, déclarations, arrêts du Conseil, et leurs exécutions ; exécution des articles accordés par les fermes, baux.... et traités, sociétés, avis donnés au Conseil ; le règlement des taxes arrêtées au Conseil en conséquence d'édits et arrêts, spécialement

1. *Journal d'Ol. d'Ormesson*, tome I, p. 58-62, 76-80, 117, 175-177, etc. Il y avait parfois des réunions plénières, pour recevoir des remontrances ou des plaintes du Parlement, pour juger de grands procès, etc. (*Mémoires d'Omer Talon*, p. 64-67.)

2. *Journal d'Ol. d'Ormesson*, tome I. p. 389.

3. Voyez notre tome IV, p. 409-410. C'est seulement après les réformes de 1661 que les intendants reconquirent le terrain perdu (*ibidem*, p. 436), et Olivier d'Ormesson écrivait d'un ton navré, en janvier 1667 : « De conseil des finances pour les maîtres des requêtes, il ne s'en donne plus. » (*Journal*, tome II, p. 498.)

4. *Histoire du Conseil du Roi*, p. 87. Ce texte est bien informe.

ceux qui n'ont été vérifiés ès Cours ; amirautés, marine, déprédations, représailles, rançons, échanges ; domaine du Roi, aliénations faites sur le Roi aux engagistes, appellations des commissaires du domaine, commissaires départis dans les provinces, et tous commissaires extraordinaires non souverains ; et généralement de toutes les finances du Roi, et de la contrariété des jugements et arrêts rendus par les commissaires établis souverains, et de l'homologation des ordonnances de MM. les maréchaux de France sur le fait et droit contentieux.

« La seconde, qui regarde nûment l'intérêt des particuliers. — A la seconde tombe la préséance des officiers, et le règlement de leurs fonctions, pour être l'une et l'autre attribuées par édit ; les différends entre traitants et associés où le Roi semble avoir quelque intérêt ; toutes exécutions d'édits, déclarations et arrêts qui attribuent quelques droits que l'on conteste, dont les appellations des commissaires départis font partie ; payements de gages, droits, montres, appointements, emplois dans les états ; règlements des exercices des charges de finance, et toutes les attributions de connoissance faites au conseil de finance ; les décrets des offices des comptables saisis pour dettes du Roi ; les oppositions au titre des offices èsquels le Roi, les apanagistes et engagistes ont intérêt. »

C'est à peu près la division faite par les règlements de 1630. Dans celui que prépara en 1644 le chancelier Séguier[1], les séances sont partagées ainsi : 1° le mardi et le vendredi, conseil privé ou des parties, pour les affaires de justice entre particuliers et communautés ; 2° le mercredi et le samedi, conseil de direction pour les affaires des particuliers avec les traitants ou avec le Roi, jugées au rapport du Contrôleur général, des intendants des finances et des maîtres des requêtes le mercredi, et des conseillers d'État et maîtres des requêtes le samedi ; 3° le jeudi, conseil des finances, pour lequel sont réservées les affaires de particulier à particulier, de communauté à communauté, et même de traitant à traitant, pourvu qu'il ne soit question de droits du Roi, et que le jugement ne donne recours au traitant contre S. M. En outre, dans l'après-dînée du mercredi, il se doit tenir un conseil où le Contrôleur général et les intendants des finances rapporteront les traités ou autres affaires concernant les finances ou les droits du Roi, et où viendront seulement « ceux qui y ont entrée jusqu'à présent. »

Un autre règlement du 7 octobre 1645[2] s'exprime en ces termes sur la manutention des affaires de finances :

« Premièrement, en chacune semaine, tous les vendredis au matin, tous les Surintendants des finances du Roi[3] et Contrôleur général d'icelles s'assembleront afin de voir et examiner les moyens de soutenir les dé-

1. Ci-dessus, p. 482. Comparez le *Journal d'Olivier d'Ormesson*, tome I, p. CV, 106, 189, 295, et tome II, p. 843 et 855.
2. Arch. nat., registres de la maison du Roi, O¹ 12, fol. 532.
3. Ils étaient trois alors.

penses de l'État et celles qui seront commandées par S. M.; lesquels moyens seront par après rapportés et examinés aux directions particulières, et ensuite au Conseil, tous les mercredis après dîner; et, auxdites assemblées des vendredis, il sera dressé un état contenant toutes les dépenses qui seront à faire, tant par comptables que par ordonnances de comptant, que pour intérêts, remboursements de dettes, prêts ou droits domaniaux, pensions et appointements du Conseil, et généralement de tout ce qui se paye par les trésoriers de l'Épargne, à la réserve des voyages et menus dons, ensemble des fonds sur lesquels lesdites dépenses devront être payées ou assignées : lequel état sera résolu, arrêté et signé par lesdits sieurs Surintendants et Contrôleur général, et sera donné copie d'icelui audit Contrôleur général en chacune assemblée.

« Nulles assignations ne seront changées qu'en l'assemblée qui sera tenue le vendredi d'après celle où lesdits payements et assignations auront été résolus, et il sera fait mention dudit changement dans ledit état de dépenses qui sera arrêté.

« Aucunes lettres de pensions, acquits patents, appointements, dons et gratifications ne seront contrôlées, et les sommes y contenues ne seront acquittées qu'à la fin de chaque année.

« Et nul payement ou remboursement de dettes, droits et rentes ne pourra être fait qu'en vertu des arrêts du Conseil. »

Enfin l'*État de la France* de 1648, reproduit dans la seconde série des *Archives curieuses de l'histoire de France*[1], donne quelques détails intéressants sur le conseil des finances :

« Après le conseil étroit, qui est proprement le conseil privé et d'État, est le plus grand et le plus étendu, comme étant composé de plus de vingt-cinq ou trente personnes, qui prennent tous la qualité de conseillers du Roi dans ses conseils d'État et privé. Ce conseil s'assemble ordinairement au Palais-Royal, et est composé de la Reine, de M. le duc d'Orléans, de M. le prince de Condé, quand il est à la cour, de M. le Chancelier, de M. le Surintendant des finances, des quatre intendants des finances, de plusieurs conseillers d'État, de trois trésoriers de l'Épargne, de trois trésoriers des parties casuelles, de quatre secrétaires ou greffiers du Conseil, servant par quartier. En ce conseil, aussi bien qu'au conseil étroit, il y a toujours une chaire vide, de velours violet, pour le Roi, qui s'y met quand il s'y veut trouver présent pendant sa minorité ; à main droite, une place vide ; après, se met le Chancelier, et ensuite les conseillers d'État suivant l'ordre de leur réception. A main gauche se mettent MM. les princes du sang. MM. les Surintendants des finances se mettent derrière, sur un banc à part, le secrétaire ou greffier au bout de la table, et les maîtres des requêtes se tiennent debout tout à l'entour. Les matières qui s'y traitent sont

1. Tome VI de la deuxième série, p. 436-437. Nous avons déjà constaté que ce texte est en partie répété dans l'*État des Conseils du Roi* imprimé en 1658 (notre tome IV, p. 411), et même dans l'*État de la France* de 1663.

toutes de finance, en sorte que, quand les affaires touchent le Roi ou des personnes qui ont immédiatement traité avec lui, les intendants en font le rapport; et si ce sont des particuliers qui demandent des [dé]-charges ou qui aient quelque différend avec les traitants ou partisans, ce sont les maîtres des requêtes de l'hôtel[1], lesquels, avant que d'en faire leur rapport, communiquent les affaires entre eux, en une assemblée qu'ils font au Palais, et qu'on appelle la jurisprudence des requêtes du Roi. En faisant leur rapport au conseil, ils disent qu'ils ont communiqué les affaires entre eux et qu'ils sont de tel avis, suivant lequel le conseil donne souvent les arrêts; mais, quelquefois aussi, le conseil suit son sentiment particulier et des avis tous contraires. Les affaires des finances sont auparavant digérées dans un autre conseil particulier, qui se tient tous les mardis, et quelquefois aussi les vendredis, chez le Surintendant des finances, lequel conseil s'appelle *direction*, et on dispose toutes les affaires des finances en sorte que, quand on fait rapport au conseil, il ne s'y trouve plus aucune difficulté pour les faire passer[2]. Ce petit conseil est composé du Surintendant des finances, du Contrôleur général et des intendants des finances, et du greffier du conseil qui est en quartier. Quelquefois s'y trouve aussi le trésorier de l'Épargne, le trésorier des parties casuelles, qui sont en exercice. Les conseils des finances se tiennent le mercredi et le samedi, et quelquefois le jeudi, selon la volonté de M. le Chancelier, qui donne conseil quand il lui plaît.... »

Dans les derniers temps du ministère de Mazarin, le personnel du Conseil (c'est-à-dire du conseil des finances et de celui des parties) comportait encore, d'après les états[3], une soixantaine de membres titulaires, sans compter les princes, ducs et pairs, maréchaux de France et autres grands seigneurs; mais, en fait, comme le jeune roi n'y prenait séance que très rarement[4], « quand il lui plaisoit » et pour la forme, les courtisans se dispensaient aussi d'y venir[5], et le surintendant Foucquet avait réduit l'assistance ordinaire à deux contrôleurs généraux,

1. Le règlement de 1644 dit aussi que les affaires de comptabilité, de gages, de parties rayées ou mises en souffrance dans les comptes, seront rapportées par le Contrôleur général ou les intendants, à moins que, l'instance étant réglée, elles ne puissent être rapportées par un maître des requêtes après communication à l'intendant compétent.

2. Le conseil de direction, dit François Duchesne (*Nouveau style du Conseil*, 1662, p. 483), « se devroit aussi nommer, ce semble, conseil de finances, puisque, dans icelui, il ne se parle que de finances. »

3. Règlement de 1657; *État des Conseils du Roi* de 1658, p. 9-10, et *État de la France* de 1663, tome I, p. 491. Les pièces originales de 1657, avec listes et départements d'attributions, se trouvent aux Archives nationales, carton K 118, dossier 88, n°s 3 et suivants.

4. Il y était entré pour la première fois le 7 octobre 1649.

5. L'*État* de 1648 dit que le conseil des parties est « tout de même que le conseil des finances, si ce n'est que Messieurs les princes du sang et Messieurs des finances ne s'y trouvent point s'ils ne veulent, ce qui arrive fort rarement. »

deux directeurs et deux intendants des finances. Encore « régloit-il tout à sa fantaisie, se contentant de payer aux autres de bons appointements[1]. »

L'organisation définitive du conseil royal des finances fut une des premières et des principales œuvres de Colbert; elle suivit à dix jours de distance la chute du Surintendant et consomma la prise de possession de Louis XIV. Celui-ci a lui-même raconté, dans ses *Mémoires*[2], quel était l'état des choses lorsque Foucquet fut frappé, et quelles mesures lui parurent nécessaires pour mettre fin aux dilapidations de la surintendance[3] : « Outre les conseils de finances et les directions qui s'étoient tenus de tout temps, je voulus, pour m'acquitter avec plus de précaution de la surintendance, établir un conseil nouveau, que j'appelai *conseil royal*.... » On a aussi un discours d'ouverture, rédigé par Colbert, et prononcé par le Roi dans la première séance[4]. Enfin le règlement du nouveau conseil (15 septembre 1661), préliminaire de quinze ou vingt années de prospérité qui seront à jamais l'honneur des noms réunis de Louis XIV et de Colbert, se trouve dans une grande quantité de recueils et d'histoires financières[5]. Je me bornerai donc à indiquer ici les principales attributions du conseil royal des finances ; elles restèrent les mêmes jusqu'à la fin de l'ancien régime.

Ce conseil fixe le montant total des impositions directes, puis le contingent respectif de chaque généralité, et, enfin, dans chaque généralité, le contingent de chaque élection. Avec le conseil des dépêches, il arrête les termes des contrats à intervenir entre le Roi et les états provinciaux. Il dresse les baux des fermes, dirige leur adjudication et en surveille l'exécution, ainsi que le recouvrement, par régie ou par traité, des taxes indirectes dont la création est préalablement soumise à son examen. De lui relèvent aussi la gestion du domaine royal et l'administration forestière, les concessions ou autorisations industrielles. Il a la haute main sur la comptabilité des caisses royales et sur le service monétaire, règle les créations d'offices nouveaux ou leur suppression, les émissions de rentes et les augmentations de gages ou de finances. La signature de toutes les ordonnances comptables est réservée au Roi seul[6]; mais le conseil examine les projets de distribution

1. *Mémoires de l'abbé de Choisy*, p. 577-578.

2. Partie des *Mémoires* rédigée par Pellisson sur les notes du Roi, tome II de l'édition Dreyss, p. 526-529; *Œuvres de Louis XIV*, tome I, p. 104-113.

3. « De toutes les fonctions souveraines, dit-il à cette occasion, celle dont un prince doit être le plus jaloux est le maniement des finances; c'est la plus délicate de toutes. »

4. *Lettres de Colbert*, publiées par P. Clément, tome II, p. CCII.

5. L'*État de la France* le publia pour la première fois en 1663, tome II, p. 482. Il est reproduit aussi dans le recueil des *Anciennes lois françaises* d'Isambert (tome XVIII, p. 9), où cependant manquent la plupart des règlements relatifs aux Conseils.

6. Voyez l'introduction de Dreyss aux *Mémoires de Louis XIV*, tome I,

des fonds, et, l'exercice fini, il vérifie les états au vrai et les comptes des receveurs et trésoriers. Il a même une juridiction contentieuse, en ce sens qu'un particulier peut toujours, selon le *Traité des droits* de Guyot, se pourvoir devant lui en opposition aux arrêts rendus par les autres conseils sur des questions de finance[1].

Le conseil royal *de* finance, *de* ou *des* finances[2], que souvent on désigne simplement du nom de conseil *royal*, ou même de Conseil tout court[3], est présidé par le Roi en personne[4], qui a successivement appelé ou appellera à y siéger avec lui le Dauphin[5], le duc de Bourgogne[6] et le duc de Berry[7], tous ayant préalablement pris part aux travaux du conseil des dépêches et devant, après un stage suffisant, monter au conseil d'État, ainsi que nous l'avons vu plus haut. Quant au bavard Monsieur, il n'entra jamais aux Finances, où la discrétion la plus absolue était de rigueur. « La première chose, avait dit le Roi en 1661, la première chose que je desire de vous est le secret, et, comme je l'estime important et nécessaire pour la bonne conduite de mes affaires, je suis bien aise de vous dire que, si j'apprends que l'on dise quelque chose de ce qui se sera passé ici, je suivrai l'avis qui m'en sera

p. xxv-xxxi, et le rapport de l'ambassadeur vénitien Alvise Grimani (1664), dans les *Relazioni*, série Francia, tome III, p. 85-86.

1. P. Clément, *Histoire de Colbert*, tome I, p. 150-152; comte de Luçay, *les Secrétaires d'État*, p. 436-445; Dreyss, *Mémoires de Louis XIV*, tome I, p. xxi-xxvi.

2. Saint-Simon emploie les trois façons d'écrire à quelques lignes de distance : tome X, des *Mémoires*, p. 116, XII, p. 174, XXI, p. 200.

3. *Journal de Dangeau*, tome X, p. 503; *Correspondance des Contrôleurs généraux*, tome I, n° 765, et tome II, n°s 921 *n*, 1055 *n*, 1123, etc.

4. « C'est dans ce conseil, disait Louis XIV, que j'ai travaillé continuellement.... à démêler la terrible confusion qu'on avoit mise dans mes affaires. » (*Œuvres*, tome I, p. 108.)

5. Le Dauphin entra à ce conseil en avril 1682 (ms. Fr. 10265, fol. 11); le Roi ne commença à lui donner voix délibérative et à prendre son avis qu'en juillet 1688 (le 2 selon Dangeau, tome II, p. 152, avec Addition de Saint-Simon; le 6 selon les *Mémoires de Sourches*, tome II, p. 183).

6. Le duc de Bourgogne, appelé à ce conseil en décembre 1702 (tome V, p. 444), n'y entra qu'après la mort de son père, lorsque le Roi commença à « se décharger sur lui du gros et du plus pesant des affaires. » (*Éloge inédit du duc de Bourgogne par Saint-Simon*, p. 9-10; *Mémoires*, tome VIII, p. 431-438; *Journal de Dangeau*, tomes IX, p. 300, X, p. 504, et XIV, p. 72.) Il ne cachait pas sa répugnance pour toutes les « turpitudes » financières; mais, une fois contraint de prendre sa place d'héritier de la couronne, il ne manqua plus aucun conseil, quel qu'il fût, afin de « se rendre capable d'affaires de guerre et de paix. » Son père, au contraire, n'avait guère pris part aux travaux (*Dangeau*, tome X, p. 504; *Saint-Simon*, tome VIII, p. 267).

7. Le duc de Berry entra au conseil des finances le 3 février 1714, mais n'y figura jamais que pour la forme, ainsi que partout ailleurs, sauf au jeu et à la chasse (*Journal de Dangeau*, tome XV, p. 75-76; *Mémoires de Saint-Simon*, tomes IX, p. 469, et X, p. 115, 116 et 131).

donné jusqu'à son origine, pour ôter de mon Conseil celui qui aura été capable de cette foiblesse[1]. »

Ni princes du sang, ni bâtards non plus, dans ce conseil.

Les ministres et secrétaires d'État n'y ont point place, quoique les règlements anciens leur aient donné entrée dans les conseils où se doivent traiter « toutes matières concernant les finances de S. M., le repos et soulagement de ses provinces. »

Chef-né de tous les conseils, le Chancelier prend rang dans celui-ci immédiatement après le Roi[2]; c'est lui qui dirige les travaux de la grande direction des finances, comme nous le verrons plus loin; c'est même lui qui a remplacé le Roi, comme président, en 1674[3]. Mais, en face du Chancelier, et devant le suppléer au besoin[4], siège un chef du conseil royal des finances, « pour, en cette qualité, et conjointement avec les autres conseillers du Roi en icelui, lui donner ses bons avis, tant sur la levée et distribution des finances, que sur tout ce qui concerne le gouvernement, économie et bonne administration d'icelles[5].... »

On était, dit notre auteur, au lendemain de la chute de Foucquet. Avant de « glisser en la place de contrôleur général, suffoquée jusqu'alors par celle de surintendant, » Colbert voulait persuader au Roi que toutes les fonctions de la charge supprimée lui reviendraient. « Le Roi crut

1. Discours d'ouverture et prestation de serment des conseillers, dans le tome II des *Lettres de Colbert*, p. CCI-CCIII.

2. *Journal de Dangeau*, tome VII, p. 148. — Le Chancelier prétendait seul être traité de *Monsieur* dans ce conseil, et voulait qu'on lui adressât la parole (*Journal d'Ol. d'Ormesson*, tome II, p. 336). Voyez ci-après, p. 501, note 3.

3. Le règlement du 10 avril 1674 porte que le conseil royal des finances se tiendra chez le Chancelier, et que toutes les matières ordinaires et accoutumées y seront traitées, savoir : conclusion et exécution des affaires extraordinaires; signature des rôles de taxation, états au vrai, états de finances, etc.; résolution des diminutions demandées par les fermiers. Le Roi se réserve d'arrêter à son retour de l'armée les rôles, états de menus de comptant et états au vrai du Trésor royal; mais le conseil lui enverra chaque semaine un compte rendu des affaires, et, chaque mois, les calculs de recettes et de dépenses. « S. M. recommande particulièrement à ceux qu'elle a fait l'honneur d'appeler audit conseil de maintenir le bon ordre qu'elle a établi dans ses finances, sans s'en départir pour quelque cause que ce soit. » (Arch. nat., E 1775.)

4. Boucherat fut longtemps empêché par la maladie de siéger au conseil des finances : ci-dessus, p. 219-220.

5. Commission de M. de Villeroy, dans le registre de la maison du Roi O[1] 11, fol. 37. — Feu M. Pierre Clément a publié, au tome II des *Lettres de Colbert*, p. CXCVI, la minute d'une instruction que Colbert avait faite pour le Roi. Dans ce nouveau conseil, y est-il dit, « S. M. fera la distribution entière et absolue de toutes ses finances,... et ensuite ledit conseil fera toutes les autres fonctions des finances. Et après que S. M. aura expliqué ses intentions en deux ou trois différents rencontres, elle se déclarera au maréchal de Villeroy en particulier, et ensuite en public, qu'elle a fait choix de sa personne pour être chef de ce conseil, après lui avoir expliqué sa réso-

les faire par les *bon* et les signatures dont Colbert, souple[1] commis, l'accabla, tandis qu'il saisit toute l'économie et tout le pouvoir des finances, et qu'il s'en rendit le maître plus qu'aucun surintendant; mais, ne se trouvant pas d'aloi à exercer cette autorité sans voile, il en imagina un de gaze en persuadant au Roi de créer une charge toute nouvelle de chef du conseil des finances, qui auroit l'entrée dans ceux que le Roi tiendroit, dans les grandes directions, qui présideroit chez lui aux petites[2], qui feroit des signatures d'arrêts en finances, et qui, avec un nom et une représentation, ne feroit rien en effet dans les finances et lui laisseroit l'autorité entière d'y tout faire et d'y tout régler.... Cela valoit quarante-huit mille livres de rente, avec d'autres choses encore[3]. »

Nommé à cette place, le maréchal de Villeroy, qui avait été gouverneur du Roi et chef de son éducation, reçut le compliment suivant du maréchal de la Meilleraye, ancien surintendant[4] : « Petit maréchal mon ami, tu seras le chef des finances, mais en idée, comme je l'ai été[5], moi qui te parle, et Colbert en sera le chef véritable. Mais que t'importe! tu auras de gros appointements, et n'est-ce pas assez? » Ce « bon valet, » comme l'appelait Mazarin[6], était ministre d'État depuis douze ou treize ans[7], et l'on avait cru que, s'il ne succédait pas au cardinal, tout au moins aurait-il la surintendance; mais Mazarin, en mourant, ne l'avait point désigné parmi ceux qui devaient prendre la direction des affaires[8], et le jeune roi se borna à reconnaître ses services par une vaine dignité. « Sa destinée, dit Mme de Motteville[9], étoit d'être toute sa vie proposé pour les premières places sans les avoir, et d'avoir les titres les plus honorables... sans en faire les fonctions, quoiqu'il fût très habile et très capable de les faire. » En effet, nous avons vu que le maréchal, bien que chef du nouveau conseil, ancien gouverneur du Roi, et même ministre d'État, n'eut jamais que ce simple titre

lution de se réserver la distribution, et elle lui fera lire le règlement qu'elle aura résolu. En même temps, il faudra lui donner ses provisions. »

1. Ou *simple?*

2. Tome IV, p. 435 et 438-439.

3. *Mémoires*, tome X, p. 280; comparez l'article du maréchal de Villeroy dans les Gouverneurs du Roi, tome IV des *Écrits inédits de Saint-Simon*, p. 439, et un passage du *Parallèle des trois premiers rois Bourbons*, p. 216.

4. Voyez les *Mémoires de l'abbé de Choisy*, p. 590, et comparez le rapport, déjà cité, de l'ambassadeur vénitien Alvise Grimani, en 1664 (*Relazioni*, série Francia, tome III, p. 85).

5. Sous Mazarin, en 1649.

6. M. Chéruel, *Histoire de France pendant la minorité de Louis XIV*, tome IV, p. 267.

7. Il avait pris séance au conseil des ministres le 28 décembre 1648 (*Gazette* de 1649, p. 24).

8. *Mémoires de Monglat*, p. 350 et 351, et lettre de Pomponne, publiée par Monmerqué à la suite des *Mémoires de Coulanges*, p. 381.

9. *Mémoires*, tome IV, p. 310.

de ministre, sans en faire les fonctions ni prendre part aux travaux du conseil d'en haut[1]. L'auteur des *Mémoires du marquis de Sourches* parle de lui en ces termes, dans son préambule daté du 25 septembre 1681[2] : « On pouvoit encore mettre au nombre des ministres M. le maréchal duc de Villeroy, qui avoit été gouverneur du Roi. Il étoit chef de son conseil de finance, il entroit dans le conseil des dépêches, et il étoit commissaire dans toutes les affaires que le Roi jugeoit en personne et où il y alloit de l'intérêt de l'État et de la religion. C'étoit avec une grande justice que le Roi l'employoit : il avoit toute la probité et toute la droiture dont un homme est capable, et conservoit, à l'âge de quatre-vingt-quatre ans, toute la netteté d'esprit et toute la mémoire d'un habile homme qui n'en auroit eu que trente. Je ne parle point de son expérience, et je dirai seulement qu'il avoit été, dès sa jeunesse, dans les plus grandes affaires. »

Lorsque Villeroy mourut, en 1685, sa succession fut vivement convoitée, comme le rapporteront les *Mémoires*[3]. Le duc de Créquy, premier gentilhomme de la chambre, se mit en campagne, presque assuré du succès ; d'autres courtisans portaient le maréchal de Bellefonds et vantaient ses capacités financières. Mais, après une semaine d'hésitation, le crédit de Mme de Maintenon fit nommer celui des premiers gentilshommes de la chambre que l'on considérait comme chef du parti « dévot. » « Le Roi, raconte Dangeau, dit le soir à M. le duc de Beauvillier qu'il l'avoit choisi pour remplir la place de chef du conseil des finances. M. de Beauvillier représenta à S. M. qu'il n'avoit nulle connoissance de ces affaires-là, et que peut-être S. M. se repentiroit de son choix, et qu'il la prioit de vouloir encore y faire réflexion. Le Roi lui répliqua qu'il y avoit bien pensé, et qu'il y songeât lui-même pour lui rendre demain matin réponse positive. » Et le lendemain (6 décembre 1685) : « M. de Beauvillier accepta l'emploi dont le Roi l'avoit honoré, disant toujours à S. M. qu'il s'en croyoit pourtant incapable. Le Roi lui répondit : « Vous me faites plaisir de l'accepter de bonne vo-« lonté, car, si vous vous y étiez opposé, je me serois servi de mon « autorité pour vous le faire accepter[4]. »

1. Tome V, p. 448. — Quoi que dise Saint-Simon du « crédit et de la considération infinie » dont le maréchal jouissait, on voit, par un passage du *Journal d'Ol. d'Ormesson*, tome II, p. 421-422, qu'il ne pouvait même pas faire nommer un intendant de son choix dans son gouvernement de Lyon, et qu'en dépit des promesses du Roi, qui s'était engagé à prendre un des trois candidats présentés par lui, on lui envoya l'intendant de Caen.

2. Tome I, p. 17.

3. Tome X, p. 280-283 ; Addition à Dangeau, 1685, tome I, p. 263.

4. *Journal de Dangeau*, tome I, p. 262-263. Saint-Simon s'est servi de ce texte pour faire d'abord une première rédaction, celle des *Ducs créés par Louis XIV*, que feu M. Faugère a reproduite au tome IV des *Écrits inédits*, p. 441, puis celle de l'article CRÉQUY-POIX (*ibidem*, tome VI, p. 155-156 et 159-160), celle de l'Addition à Dangeau, tome XV, p. 221-222, et enfin celle des *Mémoires*, tome X, p. 281. La commission de M. de Beauvillier fut expédiée

A la même date, nous lisons dans les *Mémoires de Sourches :* « La cour fut dans un extrême étonnement lorsqu'elle apprit que le Roi avoit nommé... M. le duc de Beauvillier... ; et c'étoit, à la vérité, une chose surprenante que de voir un homme de trente-sept ans dans cette importante place, qui n'avoit jamais été occupée que par des vieux seigneurs. Mais, d'un autre côté, la vertu et le mérite de M. de Beauvillier étoient si généralement reconnus de tout le monde, qu'il y eut peu de gens qui ne se réjouirent de son élévation, et qu'il ne se trouva personne qui osât trouver à redire au choix que le Roi avoit fait[1]. » Mme de Sévigné se hâta d'apprendre cette importante nouvelle à Bussy-Rabutin : « Je sais que mon cousin votre fils est à Paris ; il vous aura mandé le choix très exquis que le Roi a fait du duc de Beauvillier pour remplir la place du maréchal de Villeroy. C'est un mérite et une vertu qui ne sont pas contestés[2]. Il a bien de l'esprit, et « la capacité « n'attend pas le nombre des années ».... En un mot, tous les gens désintéressés sont contents de ce choix. Vous devez l'être plus qu'un autre, puisque c'est le fils de votre fidèle ami qui est à la tête du conseil, et qui sera bien avant dans les affaires[3]. » Comme on peut le penser, Bussy, toujours vigilant, n'avait pas attendu cet avis pour adresser ses félicitations au nouveau chef du conseil des finances ; mais, lorsqu'il voulut mettre celui-ci à contribution, le duc lui échappa, déclarant qu'intervenir pour le payement d'une ordonnance, « ce seroit empiéter sur la charge de contrôleur général, » et « qu'ils s'étoient fait une loi absolue de ne rien usurper l'un sur l'autre[4]. »

Ce n'était qu'un premier échelon pour Beauvillier, qui bientôt devint gouverneur du duc de Bourgogne et de ses frères, puis ministre d'État (1691)[5]. Quelle fut sa valeur comme personnage principal de l'administration financière ? Esprit spéculatif plutôt que laborieux, plus capable de contemplation que d'action, il dirigeait à merveille sur le papier, nous dit Ézéchiel Spanheim[6], qui critique à plusieurs reprises

le jour même que Dangeau indique, 6 décembre (Arch. nat., O^1 29, fol. 539).

1. *Mémoires du marquis de Sourches*, tome I, p. 338.

2. Ce sont exactement les termes dont se servent les *Mémoires de Sourches.*

3. Lettre du 15 décembre 1685, tome VII, p. 480-481.

4. *Correspondance de Bussy*, tome V, p. 483 et 511.

5. Tome V, p. 448 et 453 ; *Mémoires de Saint-Simon*, tome X, p. 283.

6. *Relation de la cour de France*, p. 414. L'ambassadeur P. Venier, en 1695 (*Relazioni*, série FRANCIA, tome III, p. 513), dit que le duc a gagné tout le monde par une bonté rare, des manières affables, des discours agréables, mais que l'étude a médiocrement développé chez lui l'intelligence et les autres qualités naturelles, que le bon sens l'inspire plutôt que la connaissance des choses, et que, dans le Conseil, il opine selon son sentiment, mais ne sait point aller contre le courant. « *Se non buono per ideare, bastante per conoscer l'ottimo.* » Quatre ans plus tard (*ibidem*, p. 593), Erizzo s'exprime de même : le duc vote toujours dans le sens du bien et contre les procédés violents, ne peut souffrir que la force prime les droits de la raison, et

ce choix de Louis XIV[1]. Néanmoins, l'estime bien justifiée du Roi pour celui qu'il appelait « un des plus sages hommes de la cour et du Royaume, » et surtout sa grande et digne fermeté dans toutes les affaires importantes, soit qu'elles regardassent les droits de la justice ou l'intérêt de l'État, firent une situation exceptionnelle à ce représentant unique de l'aristocratie titrée dans les Conseils, plus encore lorsque la disparition de Monseigneur eut laissé le duc de Bourgogne seul héritier de la couronne[2].

M. de Beauvillier mort, la charge revint au fils du premier titulaire, au second maréchal de Villeroy, qui fut nommé chef du conseil par commission du 2 septembre 1714[3] et ministre le 19 du même mois[4]. La régence de 1715 ne put enlever à ce maréchal son titre, alors même que le nouveau conseil des finances créé en septembre 1715 eut M. de Noailles pour président[5] et pour véritable administrateur des finances ; et plus tard, disgracié et exilé à Lyon, il demeura encore chef du conseil[6]. C'était comme un titre viager, qui ne se perdait que par la mort ; mais, dans la seconde partie du dix-huitième siècle, il resta quelquefois vacant[7].

Saint-Simon, en revenant à plusieurs reprises sur le troisième chef du conseil des finances[8], « valet à tout faire, » comme son père, n'aura pas d'expressions assez méprisantes pour caractériser son incapacité, sa futilité, son ineptie, qui l'eussent perdu sans ressource, si Mme de Maintenon ne l'avait soutenu quand même, et qui embarrassaient souvent le Roi « au point d'en baisser la tête, d'en rougir, et de perdre sa peine à le redresser et à tâcher de lui faire comprendre le point dont il s'agissoit. »

On a vu plus haut, dans une citation des *Mémoires*, que le produit officiel de la charge de chef du conseil royal était de quarante-huit mille livres, « avec d'autres choses encore[9]. » Le duc de Luynes porte ce chiffre à cinquante-quatre mille[10] ; mais, en fait, les documents de comptabilité fournissent un total beaucoup plus considérable. De ce chef seulement, M. de Beauvillier touchait : pour les trois quarts de ses

mérite, par ses manières douces et sincères, par une bienveillance constante, la haute faveur et la confiance complète que le Roi lui a accordées, etc.

1. C'est ce qui ressort aussi du *Journal de Torcy* que M. Frédéric Masson vient de publier.
2. *Mémoires de Saint-Simon*, tome X, p. 270, 280 et 283.
3. Arch. nat., O[1] 58, fol. 201.
4. *Journal de Dangeau*, tome XV, p. 236 et 244.
5. Saint-Simon dit avoir refusé ce poste.
6. *Mémoires de Saint-Simon*, tome XIX, p. 95.
7. J'ai donné la liste des chefs du conseil royal, parallèlement avec celle des Contrôleurs généraux, à la suite du mémoire sur *Semblançay et la Surintendance des finances* (1882). C'était une bonne retraite pour un grand personnage : *Mémoires du baron de Besenval*, tome II, p. 116.
8. *Mémoires*, tomes X, p. 304, 305 et 314, et XI, p. 219, 255 et 267.
9. Dangeau dit (tome I, p. 260) : « Quarante-huit mille deux cents livres. »
10. *Mémoires*, tome VI, p. 365.

appointements, trente mille livres; pour le quartier retranché[1], dix mille livres; pour son commis, six mille livres; pour ses domestiques (en raison des séances de la petite direction), mille livres; pour ses valets de chambre, douze mille livres, et pour sa gratification extraordinaire, trente-six mille livres. Soit ensemble: quatre-vingt-quatre mille deux cents livres[2].

Le conseil royal créé en 1661 comportait trois conseillers, dont un intendant des finances. Cette dernière place, réservée pour Colbert[3], lui resta naturellement lorsqu'il eut échangé son titre provisoire d'intendant[4] contre celui de contrôleur général[5].

Je n'ai pas à insister ici sur le grand rôle qu'il joua pendant vingt-deux ans dans les conseils de Louis XIV; c'est matière trop connue de tout le monde[6]. Sa place au conseil royal passa, après lui, aux Contrôleurs généraux ses successeurs; mais chaque nouveau pourvu était obligé de se faire délivrer des lettres de commission en forme[7].

Les titulaires des deux autres places furent toujours pris parmi les membres du conseil d'État les plus expérimentés, sans que l'ancienneté constituât un droit exclusif, car l'on vit, par exemple, des conseillers moins anciens être préférés au doyen Marillac ou à l'ambassadeur Amelot de Gournay, qui cependant avait parole du Roi[8]. Aussi les convoitises étaient-elles grandes. « Ces deux places, dit quelque part le chan-

1. J'ai expliqué qu'on indemnisait ainsi le fonctionnaire ou dignitaire privé d'un quartier par la loi générale sur les gages et appointements.

2. L'ambassadeur Venier parle de cent mille livres, chiffre rond.

3. Il avait pris séance au conseil dès le 16 mars 1661 (*Gazette*, p. 271; *Muse historique* de Loret, tome III, p. 334).

4. Ses attributions en cette qualité, de 1661 à 1665, sont exposées dans le recueil des *Lettres de Colbert*, tome II, p. 749-750.

5. Nous avons vu que les anciens contrôleurs généraux, du temps de la surintendance, avaient séance dans le conseil. Ils siégeaient au bas bout de la table vis-à-vis du Roi. Un arrêt du 12 décembre 1665 fixa les places pour Colbert et pour les deux autres contrôleurs qu'on n'avait pu encore rembourser (Arch. nat., E 1726, fol. 389). On trouvera une notice sur le rang et les fonctions du Contrôleur général au conseil dans le manuscrit Lancelot 104, fol. 273-277.

6. Entre autres témoignages contemporains, voyez les relations vénitiennes, dans le tome III de la série Francia, p. 85, 95-97, 126-127, 153, 183-188, 213, 215, 274, 379-381.

7. J'ai publié celles de Claude le Peletier (7 septembre 1683) et de Pontchartrain (20 septembre 1689) dans le tome I de la *Correspondance des Contrôleurs généraux*, Appendice, p. 542 et 558. Voyez ce que les *Œconomies royales* (tome I, p. 225-226) disent des formules de provisions usitées sous Henri IV, pour le conseil de 1595.

8. *Mémoires de Villars*, p. 279. Amelot de Gournay, employé depuis 1705 en Espagne et très apprécié pour les services qu'il rendait dans ce poste difficile, sollicita longtemps comme récompense une place de conseiller au conseil royal des finances; mais il avait le tort irrémissible d'être ou de passer pour être janséniste, et, quoique le Roi eût fini par lui promettre, en

celier Daguesseau[1], excitoient l'ambition de tous les conseillers d'État. Elles les tiroient de pair, pour ainsi dire, et les approchoient fort près du ministre par l'honneur d'assister deux fois la semaine à un conseil où le Roi étoit présent avec le Chancelier, le chef du conseil et le Contrôleur général. M. de Breteuil, grand-père de celui qui est aujourd'hui secrétaire d'État, disoit que ceux qui remplissoient ces deux places étoient comme de petits dieux placés entre le conseil ordinaire[2], qu'il comparoit à la nature humaine, et les ministres, qu'il regardoit comme les dieux de la terre. »

Dans le langage courant, il arrivait encore qu'on donnât à ces deux conseillers l'ancien titre de directeur[3], comme au temps où le Surintendant avait deux ou trois assistants ainsi qualifiés[4]. Ils ne prêtaient point de serment particulier, ayant déjà rempli cette formalité en entrant au conseil d'État[5], mais recevaient des lettres de commission spéciales[6]. Conformément à l'édit de création du conseil, ils prenaient rang entre eux deux du jour de leurs brevets de conseiller d'État. Le produit de leurs places équivalait à la gratification des ministres d'État, ou même la dépassait, si l'on compte ce que leur rendaient les bureaux et commissions extraordinaires du Conseil[7]. Sur les rôles de la capitation, les deux conseillers au conseil royal étaient placés dans la deuxième classe et taxés à quinze cents livres, comme les princes, ducs, maréchaux de France, gouverneurs, officiers de la couronne, etc.,

1707, la place qu'il demandait, on se contenta, quand il revint de Madrid, de le nommer conseiller ordinaire à titre de plus ancien semestre. « Il... demeura... réduit au simple emploi de conseiller d'État et confondu avec les manteaux, après avoir régné en effet en Espagne et fait trembler tous les ministres. » Cette disgrâce dura jusqu'en 1715. (*Mémoires de Saint-Simon*, tome VII, p. 58; *Revue des Sociétés savantes*, 7e série, tome V, p. 214; *Lettres inédites de Mme des Ursins*, publiées par M. Geffroy, p. 253.)

1. Vie de son père, dans le tome XIII de ses *Œuvres*, p. 71.

2. Le conseil privé des parties.

3. Ci-dessus, p. 267, note 1, et *Journal de Dangeau*, tome VI, p. 75-77, à propos du refus de Courtin, en février 1697, d'accepter la place de conseiller devenue vacante par la mort de Pussort.

4. Ci-dessus, p. 478-483; voyez mon étude sur *Semblançay et la Surintendance*, p. 42-46.

5. *Journal de Dangeau*, tome VI, p. 82. Colbert aurait voulu un serment, ne fût-ce que pour assurer la discrétion : voyez les *Lettres*, tome II, p. CCIII.

6. Commission pour Pussort, 25 avril 1672, dans le registre O[1] 16, fol. 295.

7. Tome IV, p. 432. Les appointements étaient de dix mille livres, à quoi s'ajoutaient les appointements de conseiller d'État (cinq mille cent livres), trois mille livres de secrétaire, quinze cents livres de commis. Si les bureaux (et non le bureau) valaient six à sept mille livres, comme le dit Dangeau (tome I, p. 251; comparez tome IX, p. 7), le total réel approchait plutôt de trente mille livres que de vingt mille, comme le dit encore le *Journal* (tome VI, p. 75). M. de Luynes, en donnant le chiffre de quinze à seize mille livres (*Mémoires*, tome V, p. 456), ne compte évidemment que les produits directs de la place.

tandis que les simples conseillers d'État payaient trois fois moins dans la quatrième classe[1].

Quand Claude le Peletier quitta les finances, il eut une commission pour garder sa place, en surnombre, au conseil des finances[2], et il y resta jusqu'en 1697; mais Chamillart refusa la même faveur en 1708[3].

Comme le donne à entendre un contemporain qui devait être bien informé[4], le rôle des conseillers était plus important en apparence qu'en réalité. Si le Contrôleur général, véritable maître de ce conseil, y laissait arriver quelque affaire, il était bien rare que les deux conseillers ne fussent pas acquis d'avance à son opinion, alors même que celle-ci se trouvait plus conforme à l'esprit de finance qu'à la justice et au bien public. De son côté, dans le conseil royal comme dans les autres, Louis XIV s'était fait une loi de suivre l'avis du Contrôleur général dès qu'il réunissait la pluralité des suffrages.

Parmi les conseillers au conseil royal qui se succédèrent de 1661 à 1715[5], le plus honorable, autant par son labeur que par l'indépendance de son caractère, fut sans contredit Henri Daguesseau, qui ne craignit jamais de manifester et de soutenir ses opinions personnelles[6]. Ayant été nommé en 1695, de préférence à plusieurs prétendants, et venant remercier le Roi, celui-ci lui dit : « Je connois votre mérite et votre probité, et j'apprends que votre fils[7] se porte fort au bien, et qu'en cela il suit vos conseils. Beaucoup de gens me disent du bien de plusieurs personnes; mais je ne les crois pas : ce qu'on m'a dit de votre fils vient d'une bonne part, en sorte que je ne puis que je ne le croie. » Quand il se présenta également chez le Contrôleur général : « Vous avez toute l'obligation au Roi, lui dit Pontchartrain; quant à moi, je n'y ai eu aucune part. » Et il ajouta : « Vous trouverez dans le conseil une grande division; mais vous y mettrez la paix par votre douceur[8]. »

De 1701 à 1708, on y fit entrer les deux directeurs des finances créés à la demande de Chamillart. Leur fonction « fut de faire au conseil des finances tous les rapports dont le Contrôleur général étoit chargé, après le lui avoir fait en particulier, tellement que cela le déchargea de l'examen et du rapport d'une infinité d'affaires, et de travailler avec

1. *Correspondance des Contrôleurs généraux*, tome I, Appendice, p. 568.
2. *Ibidem*, p. 558.
3. *Journal de Dangeau*, tome XII, p. 83.
4. *Vie d'Henri Daguesseau*, dans les *Œuvres du Chancelier*, tome XIII, p. 73.
5. Première charge: Alexandre de Sève (1661), Pierre Poncet de la Rivière (1673), Louis Boucherat (1681), François d'Argouges (1685), Henri Daguesseau (1695-1715). Deuxième charge : Étienne d'Aligre (1661), Henri Pussort (1672), Auguste-Robert de Pomereu (1697), Michel le Peletier de Souzy (1702-1715). Voyez le ms. Lancelot 104, fol. 266-277, et le ms. Fr. 7654 (abbé de Dangeau), fol. 37-43.
6. Ci-dessus, p. 259, et ci-après, p. 500. — 7. Alors avocat général.
8. Papiers du P. Léonard, Arch. nat., MM 824, fol. 99; *Œuvres du chancelier Daguesseau*, tome XIII, p. 73; *Mémoires de Sourches*, tome V, p. 41-42.

lui (?). » Les intendants des finances, à qui échéait jusque-là le travail préparatoire, « de garçons du Contrôleur général qu'ils étoient, le devinrent des directeurs, chez qui il leur fallut aller porter le portefeuille[1]. » Mais ces directeurs[2] furent supprimés lorsque Desmaretz, pourvu en 1703 d'une des deux charges, devint contrôleur général ; l'autre titulaire, Armenonville, se trouva donc réduit à « la sèche fonction de simple conseiller d'État, » et il n'eut même pas l'avancement que son ancienneté lui permettait d'espérer. « Ce pauvre homme, si entêté du monde et de la cour, vit disparoître en un moment celle qui remplissoit ses antichambres, congédia ses bureaux, et nettoya son cabinet de papiers de finance pour y faire place aux factums des plaideurs[3]. » Tout le maniement des affaires revint alors aux intendants des finances, qui « en avoient fait un grimoire pour qu'il ne pût être connu que d'eux[4]. » Nous avons vu que ceux-ci, ayant le titre de conseiller d'État, avec entrée soit au conseil privé, soit dans les bureaux, soit dans les grande et petite directions, s'étaient fait attribuer, au détriment des maîtres des requêtes, le droit exclusif de rapporter les affaires de finance[5], et qu'ils avaient en outre toutes facilités pour faire donner à ces affaires, par le Contrôleur général, le tour qui leur plaisait le mieux. Desmaretz prit même l'un d'eux pour le suppléer au conseil des finances lorsqu'il ne pourrait aller aux séances[6].

D'après un document qui paraît être exact[7], toute la dépense du conseil des finances, appointements, gages du Conseil[8], pensions des officiers et membres du conseil, y compris le Chancelier, le chef du conseil, le Contrôleur général, avec ses commis, et les intendants des finances, s'élevait, en 1703, à la somme de sept cent mille livres. Il y avait en outre des gratifications sous forme d'acquits patents.

Le conseil des finances fut profondément modifié, comme les autres, par la régence du duc d'Orléans, en 1715[9] ; mais il retrouva en 1722 les attributions que lui avait données le règlement de 1661[10].

1. *Mémoires de Saint-Simon*, tome III, p. 53-54 ; *Journal de Dangeau*, tome X, p. 503-504. Par suite, Chamillart put se dispenser souvent de venir au conseil (*ibidem*, tome XI, p. 403).

2. Armenonville et Rouillé du Coudray, ce dernier remplacé en 1703 par Desmaretz. L'édit de création de juin 1701 est imprimé dans l'Appendice du tome II de la *Correspondance des Contrôleurs généraux*, p. 508, ainsi que les provisions de Desmaretz, p. 510.

3. *Mémoires*, tome V de 1873, p. 394.

4. *Ibidem*, tome XI, p. 255.

5. Tome IV, p. 387-388 et 409, et ci-dessus, p. 483, note 3.

6. Édit de mars 1708 : Guillard, *Histoire du Conseil*, p. 752-755.

7. Arch. nat., Papiers du contrôle général, G[7] 973, états de dépenses dits *États du Roi*.

8. Tome V, p. 417.

9. *Mémoires*, tome XII, p. 232-233. On trouve un état de répartition des affaires du conseil des finances (1715) dans le ms. Lancelot 9, fol. 101-112.

10. M. de Luçay, *les Secrétaires d'État*, p. 242 et suivantes.

A l'époque où le conseil des finances ne faisait qu'un avec celui des parties, il siégeait au Louvre, dans la salle ou chambre du Conseil[1], le mercredi, le samedi, et quelquefois le lundi, s'il plaisait au Chancelier[2]. De notre temps, Louis XIV ne tient plus de séances que le mardi et le samedi matin, après la messe ; encore celle du samedi est-elle supprimée quand la cour séjourne à Marly[3]. A Versailles ou à Fontainebleau, on se réunit dans le cabinet du Conseil, comme pour les séances du conseil d'en haut ; il y a aussi des séances à Marly ou à Trianon[4].

Aucune affaire n'arrive directement au conseil des finances. Celles que le Contrôleur général ne se réserve pas de traiter seul avec le Roi, comme nous allons le voir, sont d'abord communiquées à un des bureaux (ou commissions) du conseil d'État dont il a été parlé plus haut[5], pour passer devant un certain nombre de conseillers d'État et de maîtres des requêtes, et aller de là à la grande ou à la petite direction des finances[6]. Selon leur importance, elles y reçoivent une solution, ou bien sont renvoyées au conseil des finances, quelquefois au conseil des parties.

Saint-Simon estime que le travail du conseil lui-même était plus fictif que réel. « Il se passoit, dit-il[7], presque entier en signatures et en bons que le Roi mettoit et faisoit au lieu du Surintendant, en jugement d'affaires entre particuliers que leur nature ou la volonté du ministre y portoit[8], et en appel du jugement du conseil des prises des vaisseaux ennemis, mais marchands.... Toutes les autres (affaires) y étoient rapportées par le Contrôleur général.... Rien autre n'y étoit agité ni délibéré. Tout ce qui s'appelle *affaires de finances*, taxes, impôts, droits, impositions de toute espèce, nouveaux [droits], augmentation des anciens, régies de toutes les sortes, tout cela est fait par le Contrôleur général, seul chez lui, avec un intendant des finances dont la fonction est d'être son commis, quelquefois avec le traitant seul. Si la chose est considérable à un certain point, elle est rapportée au Roi par le Contrôleur général seul, dans son travail avec lui tête à tête, tellement qu'il sort des arrêts du Conseil en finance qui n'ont jamais vu que le cabinet du Contrôleur général, et des édits bursaux les plus ruineux qui, de même, n'ont pas été portés ailleurs, que le secrétaire d'État

1. Dans le pavillon du Dôme : tome IV, p. 417, note 5, et *Mercure françois*, année 1616, p. 195.

2. *État des Conseils du Roi* de 1658, p. 5, et *État de la France*.

3. *Mémoires de Saint-Simon*, tome VIII, p. 139; *Journal de Dangeau*, tomes XV, p. 276 et 441, XVI, p. 96 et 109. La séance est mise une fois au lundi, pour cause de départ (*Journal*, tome XV, p. 164).

4. Pendant la campagne de 1672, la Reine a présidé les séances dans sa propre chambre; en 1674, c'est le Chancelier qui a fait cette fonction, comme nous l'avons vu plus haut (Arch. nat., O¹ 16, fol. 51 et 246 v°, et E 1775, 18 avril 1674).

5. Tome IV, p. 424. — 6. Tome IV, p. 427 et suivantes.

7. *Mémoires*, tome VIII, p. 139-140.

8. Ci-après, p. 500 et suivantes.

ne peut refuser de signer, ni le Chancelier de viser et sceller sans voir, sur la simple signature du Contrôleur général ; et ceux qui entrent au conseil des finances n'en apprennent rien que par l'impression de ces pièces devenues publiques, comme tous les particuliers les plus éloignés des affaires. Cela se passoit ainsi alors, et s'est toujours continué de même depuis jusqu'à aujourd'hui. »

Dans sa *Lettre anonyme au Roi*, qui est datée de 1712[1], il disait déjà : « Il est très ordinaire que les ministres qui assistent au conseil royal des finances avec Votre Majesté n'apprennent les édits et les déclarations qui en portent le nom et sont censées en émaner que par les entendre crier sous leur fenêtre et les envoyer acheter, comme le plus commun des gens.... Tout s'y réduit au mécanique manuel et trompeur de la surintendance, ou à l'examen léger et court de quelque procès particulier, par quoi le conseil des finances n'est plus qu'un vain fantôme, comme la Chambre des comptes, et tous ceux qui y sont d'autres fantômes, qui (à commencer par Votre Majesté même) ignorent si, pourquoi, quand et comment les choses les plus principales et les plus légères se passent en matière de finance, qui est uniquement en la main despotique du seul Contrôleur général. »

Forbonnais s'exprime de même[2] : « Il ne faut pas imaginer... que l'établissement seul du conseil royal eût été capable de produire ce bon effet (l'unité de système et de vues).... Dans un conseil, les choses ne peuvent être vues que par extrait, et celui qui rapporte une affaire se rend aisément le maître de la décision par la manière dont il expose les raisons respectives. Des conseils ou bureaux inférieurs, où les affaires seroient auparavant discutées en commun, formeroient une sûreté de plus du côté de l'examen et de la surprise : encore ces avis seroient-ils éludés ou négligés, si ceux qui ont l'autorité en main en faisoient un mauvais usage.... Il paroît que des bureaux bien composés pour la discussion des affaires, et dont il sortiroit des avis motivés, seroient une barrière de plus contre ces passions particulières, un grand soulagement pour les personnes chargées des diverses parties du ministère, un dépôt de lumières propre à perpétuer les bons principes, à former des sujets, et que ce moyen ne devroit pas être négligé ; mais le choix des supérieurs peut seul porter l'administration à sa perfection. »

Effectivement, si les affaires contentieuses, dont il sera question plus loin, étaient approfondies, discutées et délibérées, non seulement avec un grand soin, mais avec une remarquable indépendance de la part des juges, il semble en revanche que les grandes questions de gouvernement et d'administration financière ne faisaient guère que passer pour la forme devant le conseil. Voici un exemple, entre beaucoup, que je prendrai dans Saint-Simon. Chacun se souvient du récit de cette séance où

1. *Écrits inédits* publiés par M. Faugère, tome IV, p. 32-33.
2. *Recherches et considérations sur les finances*, éd. in-4°, tome I, p. 284.

fut décidée l'imposition du dixième[1] : « Sans dire mot à personne, Desmaretz fit son projet, qu'il donna à examiner et à limer à un bureau qu'il composa exprès.... Ce fut donc à ces gens si bien triés à digérer l'affaire, à en diriger l'exécution et en dresser l'édit. » Le mardi 30 septembre 1710, le Contrôleur général entra au conseil avec l'édit dans son sac, tandis que, d'autre part, les membres du conseil ne savaient si l'affaire, dont on parlait beaucoup dans le public, « baiseroit ou non le bureau. » Après un discours du Roi et un autre de Desmaretz, Daguesseau père, premier à opiner, ayant demandé à en être dispensé faute d'un examen suffisant du texte qu'on soumettait au conseil, tous se turent, sauf M. de Beauvillier, lequel dit quelques mots pour appuyer le projet du ministre, que, comme neveu du grand Colbert, « il croyoit un oracle en finance.... » « Ainsi fut bâclée cette sanglante affaire, et immédiatement après signée, scellée, enregistrée parmi les sanglots suffoqués, et publiée parmi les plus douces, mais les plus pitoyables plaintes. »

La même chose, au dire de Saint-Simon, s'était passée pour la capitation de 1695[2], et je crois volontiers, avec lui, qu'il en était ordinairement ainsi pour la plupart des édits, règlements ou déclarations en matière de finance, qui portaient la mention obligatoire : « De l'avis de notre Conseil, » mais dont la manutention était complètement accaparée par le contrôle général, les intendants, les premiers commis, etc. Cette tradition subsistait encore dans son entier lorsque finit l'ancien régime[3].

Par contre, le jugement des litiges de finance où le Roi avait intérêt revenait de droit au conseil, à moins que les affaires n'eussent été vidées préalablement à la grande ou à la petite direction[4]. C'est ce que notre auteur a appelé tout à l'heure « l'examen court et léger de quelque procès particulier, » et nous avons vu qu'un maître des requêtes désigné par le Contrôleur général entrait alors au conseil, pour faire le rapport[5].

D'autres affaires difficiles et délicates exigent le concours du bureau de

1. *Mémoires*, tome VIII, p. 136-142, et *Lettre anonyme au Roi*, dans le tome IV des *Écrits inédits*, p. 32-33.

2. Voyez notre tome II des *Mémoires de Saint-Simon*, Appendice, p. 461-464, et le *Journal de Dangeau*, tome V, p. 102, 105, 110, 116, 121, 136.

3. Voyez les citations du *Compte rendu* de Necker et des remontrances de la Cour des aides, par M. de Luçay, dans *les Secrétaires d'État*, p. 442-443.

4. Article LXXVI du règlement de 1673. — Selon le mémoire sur les Conseils dressé par les trois abbés d'Estrées, de Thésut et de Longepierre, et que j'ai déjà cité (tome IV, p. 378, note 1), comme ayant été transcrit par Saint-Simon (Dépôt des affaires étrangères, vol. *France* 1195), le conseil des finances, la grande et la petite direction étaient redevenus de simples « conseils de justice, » et ne jugeaient plus que les cas contentieux, depuis que Colbert s'était réservé de régler les questions administratives en tête à tête avec le Roi. A la petite direction, on rapportait les affaires où le Roi se trouvait intéressé avec des particuliers ; à la grande direction, les affaires de finances entre particuliers; au conseil, les affaires les plus importantes, retirées de l'une ou l'autre direction.

5. Tome IV, p. 407, 409, 411.

conseillers d'État qui les a examinées, ou d'une commission nommée *ad hoc* par arrêt du Conseil. Ces commissaires entrent aux Finances, comme nous les avons vus entrer aux Dépêches, avec le maître des requêtes rapporteur[1], et s'assoient sur des chaises sans bras, coupant, par ancienneté d'entrée au Conseil, les ministres, les secrétaires d'État, le Contrôleur général, mais non pas les ducs et officiers de la couronne, s'il s'en trouve autour de la table. Ils opinent immédiatement après le rapporteur.

Olivier d'Ormesson parle de plusieurs séances de ce genre pour y avoir pris part dans les derniers temps de sa vie. Le jeudi 26 mars 1665, « après le dîner, conseil des finances, où je vis M. Colbert : M. le Pelletier de la Houssaye[2] rapporta plusieurs affaires, et une de M. le président de Chevrières, pour des francs-alleux de Dauphiné. Durant qu'il parla, il tourna toujours la tête du côté du maréchal de Villeroy et de M. Colbert, sans adresser la parole à M. le Chancelier, sans néanmoins qu'il le fît avec affectation[3]. »

Le jeudi 18 mars 1666, d'Ormesson lui-même rapporta un procès des courtiers de Bordeaux, en présence des intendants des finances, de Colbert et des deux autres contrôleurs généraux des finances, dont les charges n'étaient pas encore remboursées[4]. Le jeudi 17 septembre suivant, il fit un autre rapport sur la même affaire, le conseil des finances siégeant chez le Chancelier[5]. Le jeudi 19 novembre 1665, il avait déjà rapporté une affaire entre le sénéchal et le juge mage de Montpellier[6]. Il parle aussi du jugement qui fut prononcé, le 17 décembre 1666, contre M. de Verthamon-Villemenon, pour factum injurieux à l'endroit de l'archevêque de Paris, jugement rendu par le Roi lui-même[7].

Pour ces différents cas, il n'y a pas de doute, car les indications d'Olivier d'Ormesson sont précises. Il arrive au contraire qu'en examinant quelques autres séances « de justice[8], » on ne distingue pas si c'est conseil des finances ou conseil des dépêches, et, quoique j'aie déjà insisté sur ce point en parlant du second de ces conseils, il ne sera pas

1. *Journal de Dangeau*, tomes VIII, p. 272, et X, p. 504; *Mémoires de Saint-Simon*, tomes V, p. 146, et XII, p. 174 et 258-259.

2. Maître des requêtes de 1660 à 1674.

3. *Journal d'Ol. d'Ormesson*, tome II, p. 336. Le lendemain, sur ce que le Chancelier en faisait ses reproches au rapporteur, disant qu' « il n'y avoit que lui de *Monsieur* au Conseil, » le rapporteur s'excusa d'inadvertance. Le Roi était à Chartres ce jour-là.

4. *Ibidem*, p. 452. Il n'est pas dit si le Roi présidait.

5. *Ibidem*, p. 473. Ce doit être une séance « en direction. »

6. *Ibidem*, p. 408. — 7. *Ibidem*, p. 478-480; Arch. nat., E 173, n° 296.

8. On trouve souvent cette expression de conseil de *justice* appliquée à l'ancien conseil d'État et finances, pour dire qu'il siège au contentieux : ci-contre, p. 500, note 4. Ne pas confondre avec le « conseil de justice » de 1639, ni avec celui de 1665, qui était une commission de conseillers d'État choisis pour réformer l'administration de la justice (*Lettres de Colbert*, tome VI, p. 5-9, 369, 371, 377, etc.; discours prononcé par M. de Royer à la Cour de cassation, le 4 novembre 1856; Papiers de Séguier, ms. Fr. 17 408, fol. 57, 94 et 149).

inutile de citer encore quelques mentions prises dans nos chroniqueurs.

Dangeau écrit, à la date du 9 avril 1715[1] : « Le Roi tint le conseil de finances, et, avant le conseil, le Roi se fit rapporter une affaire pour un bénéfice que M. de Bouillon prétendoit pouvoir donner comme seigneur de Château-Thierry ; et le Roi croyoit que c'étoit à lui de le donner comme les comtes souverains de Champagne l'avoient toujours donné. M. Gilbert rapporta l'affaire devant le Roi, et la rapporta à merveille : il l'avoit fort approfondie, et dit-même, dans son rapport, qu'il avoit cru le devoir faire plus exactement que jamais, connoissant le penchant que le Roi avoit à se condamner toujours lui-même. Le Roi gagna le procès tout d'une voix. Après le jugement de cette affaire, M. Desmaretz entra, et le conseil de finances commença. »

Nous devons donc avoir affaire ici à un conseil des dépêches réuni extraordinairement avant la séance de Finances, et où le Contrôleur général n'entrait pas. L'arrêt, qui se retrouve, comme tous ceux de même catégorie, non pas dans les liasses du conseil des finances, mais dans la série des registres d'arrêts expédiés en commandement[2], porte, outre la signature du chancelier Voysin, celles du rapporteur Gilbert de Voisins et des quatre conseillers d'État Marillac, Harlay, Rouillé et Trudaine.

Mais, une autre fois, le 29 mars 1689, Dangeau dit : « Le Roi fut longtemps au conseil de finances, pour terminer l'affaire de Bretagne[3]. » Il s'agissait de liquider la banqueroute du trésorier des états de Bretagne, Harouys, et de colloquer les créanciers par classes[4]. Cette fois encore, quoique rendu en finance, l'arrêt, avec le rôle des créances, se retrouve dans les registres de M. de Croissy, secrétaire d'État de la province[5], et il porte les signatures : 1° du Chancelier ; 2° du chef du conseil et du Contrôleur général ; 3° des maîtres des requêtes de la Briffe et du Buisson (celui-ci intendant des finances), rapporteurs.

Le mardi 6 mai 1692, « le Roi jugea dans son Conseil le procès intenté entre la duchesse de Nemours, héritière présomptive du duc de Longueville, le prince de Condé..., le prince de Conti..., et un nommé Porlier, légataire du défunt chevalier de Longueville, au sujet de sa succession ; et le Roi déclara par son arrêt que la succession de ce bâtard lui étoit dévolue par droit de déshérence[6]. »

Le samedi 14 avril 1708, « le Roi, après le Conseil, travailla avec M. Desmaretz, comme il fait présentement après tous les conseils de finances.... L'après-dînée, il jugea une grande affaire du cardinal de

1. *Journal*, tome XV, p. 397.
2. Arch. nat., E 1979, fol. 548.
3. *Journal*, tome II, p. 362. Comparez les *Mémoires de Sourches*, tome III, p. 65.
4. Ci-dessus, p. 375-377. — 5. Arch. nat., E 1852, fol. 41.
6. *Mémoires de Sourches*, tome IV, p. 32. L'arrêt (E 604, n° 70) est signé du Chancelier, du Contrôleur général, du rapporteur (frère de M. de Pontchartrain), de trois conseillers d'État et des six intendants des finances. Le Roi était alors à l'armée.

Bouillon contre les moines réformés de Cluny, qui dura quatre grosses heures. Le Roi voulut que cette affaire fût jugée devant lui et par ceux qui sont du conseil de finances; il y avoit, outre cela, le rapporteur, qui étoit M. Turgot, et les commissaires étoient M. de Ribeyre, M. Voysin et M. de Harlay. Il y eut trois voix pour M. le cardinal de Bouillon, qui furent celles de MM. de Harlay, [le] Peletier et Desmaretz. Il y en eut cinq contre, qui furent celles du rapporteur, de MM. Voysin, de Ribeyre, de Beauvillier, du Chancelier; et le Roi, dans les affaires des particuliers, se range toujours au plus de voix. Ainsi l'arrêt du Grand Conseil qui avoit déjà condamné le cardinal de Bouillon subsiste dans son entier[1]. » L'arrêt du 14 avril est classé, comme celui de Harouys, dans la série des registres des secrétaires d'État[2]; il porte les signatures du maître des requêtes rapporteur, Turgot, et celles des conseillers d'État commissaires, MM. le Peletier de Souzy, de Ribeyre, Voysin, de Harlay.

Le mardi 10 août 1700, après dîner, on jugea dans un conseil extraordinaire l'affaire de l'évêque de Chartres, Godet des Marais, contre son chapitre : « Le Roi, fort sollicité par Mme de Maintenon, et on peut ajouter par la raison et la religion, usa de son droit, ce qu'il n'a pas fait six fois en tout son règne, qui est de faire l'arrêt par son avis, sans égard à ceux du Conseil. Le Chancelier, qui n'aimoit pas Monsieur de Chartres, et qui craignoit que le Roi, en certaines affaires, ne s'accoutumât à l'exercice de ce droit, s'y opposa tant qu'il put, mais inutilement, et n'y gagna que défiance et ordre de lui apporter l'arrêt. Il le fit le lendemain, et osa l'adoucir en faveur du chapitre. Le Roi écouta ses raisons, puis le biffa, et lui en fit refaire un autre tel qu'il l'avoit décidé, et qui donna entier gain de cause à Monsieur de Chartres[3]. »

Le mardi 9 juin 1705, à Trianon, « le Roi tint conseil de finances et jugea une affaire dont il s'étoit réservé la connoissance sur un jugement rendu au Grand Conseil. M. le cardinal de Bouillon et M. l'abbé d'Auvergne, son coadjuteur à Cluny, prétendent que M. de Verthamon, le premier président du Grand Conseil, a fait expédier l'arrêt fort différemment de ce que les juges avoient jugé; et cette affaire faisoit beaucoup de bruit, et il y avoit beaucoup de division dans le Grand Conseil sur cela. Le Roi a réglé que l'arrêt demeureroit tel qu'il avoit été expédié ; mais il y a des voies ouvertes au cardinal de Bouillon et à l'abbé d'Auvergne pour revenir contre : si bien que les parties paroissent contentes[4]. »

Dans une Addition à ce passage du *Journal* et dans ses *Mémoires*[5], Saint-Simon dit, contrairement à Dangeau, que l'affaire fut jugée au conseil des dépêches ; cependant le mardi était jour de Finances. L'arrêt

1. *Journal de Dangeau*, tome XII, p. 118. — 2. Arch. nat., E 1943, fol. 149-176.
3. Addition de Saint-Simon au *Journal de Dangeau*, tome VII, p. 354.
4. *Journal de Dangeau*, tome X, p. 343.
5. Tome IV de 1873, p. 273.

ne porte que la seule signature du Chancelier, et il a été classé dans la série des registres[1]. En 1710, dit-il encore[2], le cardinal ayant renouvelé ses plaintes contre le Grand Conseil, « la chose alla si loin, qu'elle fut longtemps devant le Roi, et lui en espérance qu'elle seroit évoquée pour être jugée au conseil de dépêches. » Mais le chancelier Pontchartrain la fit renvoyer devant la grand'chambre du Parlement.

En 1702, puis en 1715, une affaire de haute importance pour les jésuites fut portée devant le conseil des finances : il ne s'agissait de rien moins que de faire rendre les droits de famille et d'hérédité aux novices renvoyés de la Compagnie avant qu'ils eussent prononcé des vœux définitifs. La première fois, l'affaire fut discutée trois mardis de suite, dans de longues séances extraordinaires d'après-dînée[3], avec l'assistance de plusieurs conseillers d'État et du maître des requêtes Camus de Pontcarré, qui devint premier président du parlement de Rouen l'année suivante. Les jésuites, dit Saint-Simon[4], « eurent le crédit de faire évoquer l'affaire devant le Roi, où ils crurent mieux trouver leur compte ; en effet, ils ne se trompoient pas : le Roi fut tout à fait favorable aux jésuites, et voulut bien que les juges s'en aperçussent. Pontcarré.... ne remplit pas leur attente : ni lui ni la pluralité ne chercha point, en cette occasion, à plaire.... Le Chancelier parla si fortement, qu'Aubercourt[5] et les jésuites furent condamnés.... Le Roi ne voulut pas user d'autorité sur le fond d'un jugement si important à l'état des familles, mais ne put s'empêcher d'en montrer son déplaisir à plusieurs reprises, et, à la fin, de succomber au moins en quelque chose à son affection pour les jésuites, en faisant ajouter en prononçant, et de sa pleine puissance, que les jésuites renvoyés de la Compagnie auront une pension viagère de leur famille.... » Cet arrêt fut rendu dans un conseil extraordinaire tenu après dîner, le mardi 30 mai 1702. Il révoquait l'édit accordé à la Compagnie par Henri IV (septembre 1603), et décidait, en effet, qu'après deux ans de noviciat, le jésuite qui rentrerait dans le monde ne pourrait réclamer autre chose qu'une pension de sa famille[6]. En 1715, le P. Tellier, craignant la mort prochaine du Roi, revint à la charge : « La demande fut, comme l'autre fois, portée devant le Roi, qui, comme l'autre fois, admit quelques conseillers d'État pour être juges avec ses ministres, en sa présence. Il y eut en tout douze juges, qui n'imitèrent pas tous les premiers. Grisenoy[7], maître des requêtes fort jeune,... fut rapporteur. » Quoique les jésuites eussent compté sur lui, Grisenoy « fit le plus

1. Arch. nat., E 1932, fol. 284. — 2. *Mémoires*, tome VIII, p. 56.

3. *Journal de Dangeau*, tome VIII, p. 409, 410 et 423.

4. *Mémoires*, tome III, éd. 1873, p. 278-279; comparez l'Addition au passage de Dangeau du 30 mai 1702, tome VIII, p. 423.

5. Le profès qui avait donné lieu à l'affaire en réclamant une part du patrimoine de sa famille.

6. Arrêt du 30 mai 1702 : *Mémoires de Sourches*, tome VIII, p. 264 et 285.

7. Chauvelin de Grisenoy, plus tard garde des sceaux et secrétaire d'État des affaires étrangères.

beau rapport du monde, mais le plus fort contre eux et le plus nerveux.... Six furent de son avis, six contre. Le Roi fut pour ces derniers, et l'arrêt passa presque comme le P. Tellier le vouloit[1]. » Ce jugement fut rendu le mardi 4 juin 1715, en séance d'après-dînée, le Roi ayant déjà tenu le conseil des finances le matin, puis travaillé avec Desmaretz. Est-ce un conseil des finances extraordinaire, comme l'indiquent le jour de mardi et le texte de Dangeau, ou un conseil d'État, plutôt même qu'un conseil de dépêches, ainsi que l'expression de Saint-Simon : « avec ses ministres, » nous porterait à le croire, ou bien une jonction de tous les trois? En tout cas, la décision ne fut pas promulguée sous la forme d'un arrêt, mais sous celle d'une déclaration royale, qui ne parut que six semaines plus tard[2].

Un autre procès des jésuites, porté également devant le conseil des finances, à la fin de 1705, fit grand bruit à ce que rapportent Dangeau et Saint-Simon lui-même[3]. Les Pères avaient pour adversaires les habitants de Brest, et la cure de cette ville était l'objet du litige. Le samedi 28 novembre, « le Roi, outre le conseil de finances qu'il avoit tenu le matin à son ordinaire, tint conseil encore l'après-dînée.... Les jésuites gagneront (*ou* gagnèrent) les principaux articles; mais toutes les parties paroissent contentes. » Selon Saint-Simon, cet « étrange et grand procès » fut gagné par les jésuites de la « seule voix unique du Roi, » c'est-à-dire sur partage des opinions[4].

Le 1er octobre 1712, le conseil fut assemblé après dîner, sur convocation extraordinaire, pour juger l'affaire de Madame la Duchesse contre ses cohéritiers de la maison de Condé[5]. L'arrêt est signé du Chancelier et de MM. d'Ormesson, le Peletier (de Souzy), Daguesseau, Amelot et Rouillé, rapporteur et commissaires[6].

Ainsi, dans certains cas, il n'est guère possible de discerner s'il s'agit du conseil des finances ou du conseil des dépêches : en effet, la délimitation, la séparation entre les deux conseils était si insuffisante, ou, pour mieux dire, si arbitraire, qu'on pouvait, sans scrupule, porter une affaire de l'un à l'autre. Peut-être même était-ce la règle ordinaire de les réunir ensemble dans ces séances d'après-dînée du mardi et du samedi, comme nous avons vu le fait se produire, au témoignage

1. *Mémoires de Saint-Simon*, tome XI, p. 147-148.

2. Déclaration du 16 juillet 1715, imprimée.

3. *Journal*, tome X, p. 481, avec annotation de Saint-Simon dans sa table manuscrite du *Journal*.

4. Arch. nat., E 1933, fol. 266-281. L'arrêt est rendu sur le rapport du maître des requêtes Bosc du Bouchet, avec l'assistance des conseillers d'État Daguesseau, de Ribeyre, de Pontchartrain, Voysin et Rouillé.

5. *Journal*, tome XIV, p. 228 et 233. Je remarque que ce fut aussi, sous Louis XV, le conseil des finances qui délibéra sur les conditions du mariage de M. le prince de Condé, en avril 1753 (*Mémoires du duc de Luynes*, tome XII, p. 422).

6. Arch. nat., E 1965, fol. 10-26.

de Saint-Simon, pour l'affaire du duc de Rohan contre les Guémené[1].

D'autre part, une affaire passait parfois du conseil des finances au conseil des dépêches[2], ou bien à celui des parties. « M. de Broust le père, écrit le duc de Luynes, m'a dit qu'il avoit vu M. Orry mettre en délibération à ce conseil un arrangement proposé pour les Finances[3]. »

Lorsqu'il y avait à juger en appel sur un arrêt du conseil des prises maritimes dont il sera parlé plus loin[4], l'Amiral, comme chef de ce conseil, entrait aux Finances, après la séance ordinaire, pour assister au rapport de l'affaire, et il prenait rang immédiatement à la droite du Roi, au-dessus de M. de Beauvillier[5].

On conçoit que ces attributions contentieuses étaient une lourde surcharge pour un conseil dont le caractère eût dû être plutôt administratif : c'est seulement dans les derniers jours de l'ancien régime qu'il en fut soulagé. Ayant constaté par sa propre expérience que le Contrôleur général était incapable de veiller seul à la marche d'une « machine devenue immense, » et en outre à « toutes les décisions contentieuses et à tous les arrêts qui, censés rendus au conseil royal des finances, émanoient cependant de la simple disposition du Contrôleur général ; » que, par suite, les plaintes sur ces arrêts étaient fréquentes, et que « leur discrédit auprès des Cours étoit une source continuelle de difficultés, » Necker créa en 1777 un comité de trois conseillers d'État, sous la présidence de M. de Beaumont, avec des maîtres des requêtes, pour donner son avis sur toutes les affaires contentieuses[6].

On trouve plusieurs formules dans les arrêts rendus en finance : « Le Roi s'étant fait représenter l'arrêt rendu... ; ouï le rapport du sieur ***, contrôleur général[7]..., S. M., en son Conseil, a ordonné.... » — « Sur la requête présentée au Roi en son Conseil... ; le Roi, en son Conseil, ayant égard à ladite requête, a ordonné.... » — Ou bien : « Vu au conseil d'État du Roi... ; le Roi, étant en son conseil royal des finances[8].... » — Tandis que les deux premières formules ne peuvent appartenir qu'à des arrêts rendus sous la présidence du Chancelier, dans les bureaux de direction des finances[9], la dernière, dont il existe

1. Tome V, p. 476. Voyez encore un cas cité par Dangeau, tome VII, p. 368-369. En 1744, pendant l'absence de Louis XV, les deux conseils ne firent qu'un et se tinrent ensemble à la Chancellerie : voyez tome V, p. 471.

2. *Mémoires du duc de Luynes*, tome XII, p. 422-423 et 454 : affaire du maréchal de Belle-Isle contre ses vassaux du comté de Gisors.

3. *Mémoires du duc de Luynes*, tome XVI, p. 209 ; Luçay, *les Secrétaires d'État*, p. 450.

4. Dans notre prochain volume, et ci-dessus, p. 498.

5. *Journal de Dangeau*, tomes V, p. 211, et XV, p. 96, 265.

6. *Œuvres de Necker*, éd. 1786, tome III, p. 73-75.

7. Ou d'un directeur des finances, de 1703 à 1708.

8. On trouve aussi : « Fait au conseil du Roi, S. M. y étant, tenu pour les finances, à Versailles. »

9. Est-ce aussi le cas des séances du jeudi citées plus haut, p. 501, d'après Olivier d'Ormesson ?

d'ailleurs bien des variantes, implique la présence du Roi en personne au conseil des finances ou son intervention directe par entretien tête à tête avec le Contrôleur général. Dans ce cas-là, ce sont les bureaux de la Chancellerie ou ceux d'un des secrétaires d'État qui expédient « en commandement. » L'expression est expliquée par ce billet de Colbert joint à un arrêt du 19 février 1665, et daté du 20 : « Le Roi m'ordonne de dire de sa part à M. de la Vrillière qu'il prenne, s'il lui plaît, la peine de signer l'arrêt ci-joint, et de lui en parler au premier jour[1]. » Saint-Simon, dans les *Projets de gouvernement du duc de Bourgogne*[2], dit : « S'il y a choses à signer en commandement, un des secrétaires (du conseil de dépêches), toujours le même, les portera à signer au secrétaire d'État des finances.... A cette vue, le secrétaire d'État sera tenu de signer sur-le-champ, sans difficulté quelconque.... Ceci n'est guères que pour ce qui regarde finances dans ce conseil [3]. »

Tous les arrêts doivent recevoir la signature du Chancelier, alors même qu'il n'a pas assisté à la séance; le Contrôleur général n'y appose son nom què comme rapporteur[4]. Jadis, au contraire, les Surintendants avaient eu tout à la fois, avec le maniement des deniers et la conduite des affaires, le droit de signer en commandement, comme les secrétaires d'État, et celui d'expédier les arrêts; mais on a vu plus haut que Louis XIV, en supprimant la Surintendance, n'avait pas voulu donner aux Contrôleurs généraux l'ordonnancement et l'expédition. « Il est singulier, dit à ce propos un mémoire de l'année 1773[5], que le département le plus chargé, celui auquel le secret et la célérité sont le plus nécessaires, soit le seul où l'expédition se trouve séparée de l'administration. Il a même fallu, par un abus notable, établir comme principe que les secrétaires d'État signeroient sans examen, et sur simple présentation, les expéditions préparées par le contrôle général. Cette formalité, ainsi réduite, n'est donc plus qu'une source de retards, qui peuvent s'aggraver par le défaut de concorde entre les uns et les autres. »

Il est certain que nombre d'arrêts ainsi envoyés à l'expédition par le contrôle général n'avaient point passé préalablement au conseil. Ainsi, le mercredi 12 juin 1697, à minuit, c'est-à-dire par le courrier qui arrivera à Paris entre le 13 et le 14, l'intendant de Soissons demande un arrêt général d'attribution pour juger en dernier ressort des émeutiers arrêtés sur plusieurs points de son département. En recevant cette lettre,

1. Arch. nat., E 1728. L'arrêt, relatif aux restes de gabelles, est précédé de longs considérants et porte, avec les signatures des membres du conseil des finances, « commissaires à ce députés, » celle du rapporteur Rouillé.

2. Page 55.

3. Voyez aussi, dans le registre E 1946, fol. 348, un billet de Desmaretz qui prouve combien la distinction était arbitraire, ou subtile tout au moins.

4. Arch. nat., U 945, fol. 49 v° à 50; Fr. du Chesne, *les Chanceliers de France*, p. 794; Tolozan, *Règlement du Conseil*, p. 24.

5. Arch. nat., K 899, n° 41.

le contrôleur général Pontchartrain écrit sur la marge une apostille ainsi conçue : « Expédier l'arrêt incessamment, pour que je lui envoie aujourd'hui par un courrier. » L'arrêt fut expédié et envoyé le jour même où la dépêche avait pu être soumise par le commis à Pontchartrain, le samedi 15 juin ; mais encore avait-il dû passer par les bureaux de la chancellerie ou d'une des secrétaireries d'État[1]. Les papiers du contrôle renferment une grande quantité de dossiers de ce genre, où le *bon* officiel et l'annotation mise au-dessous : « J'expédie l'arrêt, » indiquent que la procédure a été ainsi réduite à sa plus simple expression.

Il était d'usage aussi que le Contrôleur général envoyât *recta* aux intendants les arrêts qu'ils devaient faire exécuter, sans y joindre, selon la règle, une commission scellée. Le collège des secrétaires du Roi protestait contre cet abus.

En dehors des arrêts, nous avons encore les édits, déclarations, ordonnances, lettres patentes, rôles de finance, etc., qui étaient délibérés et arrêtés dans les séances du conseil ou des directions, et qui s'expédiaient, sur les minutes du contrôle général, en forme directe, avec la signature du Roi, ou plutôt d'un commis de secrétairerie imitant le seing royal[2]. De ce nombre étaient les « résultats, » c'est-à-dire les contrats par lesquels le Roi, acceptant la proposition d'un traitant, fermier, ou autre particulier, lui attribuait une régie, un recouvrement de finance, un débit d'offices nouveaux à vendre[3]. Les résultats, revêtus de la signature royale, se remettaient au secrétaire d'État, après avoir été contresignés du Contrôleur général, comme rapporteur, du Chancelier et du Garde des sceaux, s'ils étaient en commandement, ou bien au secrétaire du conseil de quartier, s'ils n'étaient pas en commandement. Dans le premier cas, le secrétaire d'État en délivrait une expédition sur parchemin, comme d'un arrêt, et une copie collationnée de lui, sur papier, était déposée au greffe du conseil, pour recevoir les soumissions ou cautions du traitant. Dans le second cas, le résultat même se déposait au greffe, qui délivrait l'expédition en parchemin et recevait les soumissions[4].

C'est encore au conseil des finances que le Roi arrêtait certains comptes, ceux de l'armée par exemple[5].

1. L'arrêt est signé, « le Roi étant en son Conseil, » par le Chancelier et le Contrôleur général (Arch. nat., E 1899).

2. Le duc de Luynes dit, sous Louis XV, que les plus nombreuses signatures du Roi sont par rapport à la finance et aux bâtiments (comme surintendant de l'un et l'autre département), mais qu'une grande quantité de provisions, brevets, commissions, etc., sont signés par des commis qui imitent l'écriture du Roi (*Mémoires du duc de Luynes*, tome XII, p. 374-375).

3. On a vu (tome IV, p. 437-438) comment se faisaient ces adjudications en grande direction.

4. Mémoire des greffiers, dans le carton des Papiers du contrôle général coté G^7 1841, qui renferme des états, extraits, délibérations, etc.

5. Séance du 30 septembre 1697 : *Journal de Dangeau*, tome VI, p. 200.

Il y avait quatre « secrétaires ordinaires du conseil et direction des finances[1] » dont les offices, vénaux et très productifs, valurent jusqu'à un million sous Louis XV[2]. Le document de 1658 que j'ai déjà cité plusieurs fois s'exprime ainsi sur ces officiers[3] : « Les secrétaires du conseil se tiennent derrière les conseillers d'État, et couverts ainsi que MM. les maîtres des requêtes, et celui desdits secrétaires qui est en quartier, et, en son absence, l'un des autres secrétaires, se tient aussi debout et couvert derrière la chaise de M. le Chancelier, avec un portefeuille de velours noir, écrivant sur son plumitif les délibérations et résolutions du conseil sur les affaires qui s'y traitent, après avoir lu les avis des opinants. Et, à la fin du conseil, il apporte les arrêts qui ont été auparavant dressés suivant les délibérations du conseil et signés des rapporteurs, et se met au bout de la table, joignant la chaise du Roi, de l'autre côté de M. le Chancelier : desquels arrêts il lit le dispositif (se tenant debout et découvert) ; et, après qu'ils ont été signés de M. le Chancelier et de M. le Surintendant, il les prend pour en faire faire les expéditions, lesquelles il signe, et garde les minutes. »

Le nombre des décisions rendues sous le couvert du conseil des finances suffirait, par lui seul, à faire comprendre qu'il y eût une impossibilité absolue de suivre toujours la filière et les formalités de rigueur. Pour le dix-septième et le dix-huitième siècle, il nous reste de trois à quatre cent mille minutes originales d'arrêts, sans compter les édits, déclarations et lettres patentes[4]. Comme les arrêts eux-mêmes faisaient loi, la conservation des minutes et originaux, ainsi que celle des procès-verbaux des séances, aurait dû être, de tout temps, organisée et maintenue soigneusement. A différentes reprises, des mesures furent adoptées en ce sens; mais elles restèrent longtemps inefficaces, et de là provinrent des dilapidations regrettables. En 1730, le financier Paris de la Montagne disait : « Il faut pénétrer dans les bibliothèques particulières

1. Comte de Luçay, *les Secrétaires d'État*, p. 12-13 et 445. Ces secrétaires, de même origine que les secrétaires d'État, mais séparés et distingués d'eux depuis 1564, ne doivent pas être confondus avec le collège des secrétaires du Roi et des finances, qui avaient le droit de signer en chancellerie, sous cette mention : « Par le Roi, » toutes sortes d'expéditions et de copies authentiques. Avant même la séparation des conseils, et de tout temps, même au quinzième siècle, il y eut des secrétaires particuliers pour celui des finances.

2. Plusieurs financiers célèbres, comme Cornuel, Béchameil, Berryer, Foucault, Catelan, Bossuet, Gourville, eurent de ces offices sous Louis XIV.

3. *État des Conseils*, 1658, p. 7, et dans l'*État de la France* de 1663, p. 499. Gourville ayant acheté la charge onze cent mille livres en 1658, la revendit quatre cent cinquante mille vers 1671.

4. J'établis ce chiffre d'après un calcul moyen fait sur des cartons pris au hasard. Celui de M. Rodolphe Dareste donnerait un chiffre double. M. d'Avenel compte quarante-huit mille arrêts pour une période de dix-neuf ans (*Richelieu et la monarchie absolue*, tome I, p. 46, note 3, et p. 49).

pour trouver le peu qu'il nous reste d'originaux ou de copies d'anciennes pièces depuis le règne de Charles VIII jusqu'à la minorité de Louis XIV, comme de règlements des conseils d'État du Roi, de règlements de secrétaires d'État et des finances, de registres du conseil d'État et des finances[1]. » Et en effet les registres de résultats ou procès-verbaux (on ne faisait pas alors de minutes) du seizième siècle, abandonnés aux soins des secrétaires du conseil, s'étaient éparpillés dans certaines bibliothèques de familles parlementaires : les plus anciens, de 1563 à 1626, parmi les manuscrits du chancelier Séguier[2]; d'autres dans les collections de Mesmes, Colbert[3] ou Clairambault[4]. Mais les minutes d'arrêts avaient beaucoup moins souffert; Colbert, et surtout son successeur Claude le Peletier, s'efforcèrent de mettre fin aux détournements que commettaient soit les secrétaires du conseil des finances, soit les commis, et, en 1684, un dépôt unique du conseil des finances, comprenant les minutes d'arrêts depuis Henri IV, ainsi que celles des règlements, traités, baux, etc., passés par les conseils ou les directions, fut créé au Louvre, « pour la sûreté d'icelles et pour donner moyen aux particuliers qui y avoient intérêt et qui pouvoient avoir besoin, d'y avoir recours. » Là aussi furent réunis les papiers de la Chambre de justice de 1661, ceux des commissions extraordinaires du Conseil[5], ceux de l'administration de Foucquet et de plusieurs trésoriers, et beaucoup d'autres documents de même genre : le tout sous la surveillance d'un commis du contrôle général et d'un fonctionnaire qualifié du titre de garde héréditaire des anciennes minutes du conseil des finances et des commissions extraordinaires[6]. Des tentatives d'inventaire partiel furent faites de 1691 à 1696 par l'intendant du Buisson, et, à la fin de 1716, par M. de Baudry. A cette dernière époque, sous la Régence, le désordre était toujours fort grand, beaucoup de liasses étant rentrées tardivement et se trouvant encore dans l'état où les héritiers des

1. Arch. nat., KK 1005[c]. Voyez l'Avant-propos du tome I de la *Correspondance des Contrôleurs généraux*, p. XXI.

2. Soixante-deux volumes, recouverts en veau ou cuir fleurdelisé, estimés douze cents livres à la mort du Chancelier (L. Delisle, *le Cabinet des manuscrits*, tome II, p. 91). Le plus ancien de ces registres (1563-1567) avait été retiré par le Roi, en 1629, des mains de l'évêque de Belley, petit-fils de M. de Saint-Bonnet, secrétaire du Conseil; c'est aujourd'hui le ms. Fr. 18156, anc. Saint-Germain 440.

3. Mss. Fr. 4004 à 4009, résultats de 1591 à 1593, et ms. 4010, résultats de 1581; *Mélanges Colbert* 87, résultats de 1582 à 1588, etc.

4. Mss. Clairambault 655 et 1097, fol. 87 (original du procès-verbal du 22 février 1595).

5. Tome IV, p. 424.

6. *Correspondance des Contrôleurs généraux*, tome I, Avant-propos, p. XII. Cet office, créé en août 1691, fut remplacé en février 1710 par un office de secrétaire ordinaire, garde et dépositaire des archives des Conseils et des commissions extraordinaires, que l'édit de mars 1716 supprima aussi.

secrétaires ou des greffiers les avaient versées[1] : les gardes du dépôt (l'office avait été dédoublé), le Fèvre et Arrault, firent accepter par le commissaire général des finances le Pelletier de la Houssaye un plan de classement chronologique, ainsi qu'un projet d'inventaire à exécuter sous la direction du maître des requêtes Angran[2].

Je ne puis faire ici l'historique de ce dépôt, en ayant déjà indiqué quelques points ailleurs[3] : il suffira de dire que la Révolution le trouva en très bel ordre dans le vieux Louvre, et qu'il fut transféré aux Archives nationales. Cet établissement possède aujourd'hui (série E)[4] dix-huit cent neuf cartons de minutes d'arrêts rangés dans l'ordre chronologique, de 1593 à 1791[5], sans compter les rôles de taxes domaniales du règne de Louis XIV[6] et une série de recueils divers. En outre, les Papiers du contrôle général renferment la suite des projets d'arrêts préparés pour le conseil ou pour les directions, de 1700 à 1747[7] et de 1748 à 1790[8]. On a encore une série d'édits, déclarations, etc., en matière de finances, rendus de 1696 à 1747[9], et même quelques fragments du plumitif du conseil et des directions[10].

D'autre part, le Cabinet des manuscrits de la Bibliothèque nationale possède certains articles qui proviennent évidemment du dépôt du Louvre. Ainsi, on trouve dans les manuscrits de Clairambault[11] une série de minutes originales du temps même de Louis XIV ; dans le fonds Français[12], les tables d'enregistrement des arrêts rendus entre 1699 et 1708. Il était urgent pour le Contrôleur général d'avoir sous sa main des répertoires raisonnés, tenus bien au courant, de tous les édits et arrêts rendus en matière de finance. Le fonds du Conseil et celui du

1. Les plus anciens documents remontaient à 1583.

2. Arrêt du 10 février 1722, résumant tout l'historique du dépôt. On devait laisser à part les papiers des chambres de justice, de la réformation de la noblesse, de la taxe des francs-fiefs, des liquidations de la chambre de charité chrétienne. (Arch. nat., E 2036, à la date.)

3. *Correspondance des Contrôleurs généraux*, tome I, Avant-propos, p. XXXIII, XXXVI, note 2, XXXIX et XL.

4. *Inventaire méthodique*, col. 37-42.

5. On s'occupe depuis quelques années de relier ces minutes en volumes, mais sans changer le numérotage des articles. Les arrêts sont réunis par séance, cotés et numérotés avec soin.

6. Principalement sous le ministère de Pontchartrain. Ces documents sont dans la série Q^5.

7. G^7 1852 à 1888.

8. H 1541 à 1569.

9. G^7 1913 à 1928. Voyez aussi un autre carton du même fonds du contrôle général, G^7 1841, contenant des états, extraits, délibérations, etc. Une série d'édits et déclarations de même nature fut remise par le premier commis Villiers du Terrage, en l'an VI (*Correspondance des Contrôleurs généraux*, Avant-propos, tome I, p. XXXV et XLII).

10. E 1683.

11. Vol. 338 et suivants.

12. Mss. Fr. 10 845-10 852.

contrôle général en renferment plusieurs, remontant jusqu'au temps de Colbert[1].

L'importance des archives du conseil des finances, à tous les points de vue de l'histoire générale ou particulière, financière, législative ou judiciaire, n'a jamais été méconnue, même depuis la chute de l'ancien régime. Il y a un demi-siècle, Augustin Thierry fit entreprendre un dépouillement des arrêts de ce conseil et de celui des dépêches relatifs aux privilèges des communautés et des corporations d'arts et métiers. Maintenant que l'administration des Archives nationales a commencé la publication des arrêts du conseil des finances depuis l'année 1591, quelques difficultés que présente une entreprise de cette nature, il est à espérer qu'on la mènera aussi loin et aussi vite que possible, pour la satisfaction des historiens à venir.

(Sera terminé au tome VII.)

1. *Inventaire sommaire et tableau méthodique*, col. 39-42 et 161.

II

LA COURONNE DU DUC DE LORRAINE[1].

(Fragments inédits de Saint-Simon[2].)

« Cette couronne est de l'invention de Léopold, duc de Lorraine, depuis son mariage avec Mademoiselle, ainsi que les titres de *Madame Royale* pour elle, et d'*Altesse Royale* pour lui, par imitation[3] de la Savoie. C'est le premier duc de Lorraine qui s'en soit avisé, malgré[4] l'exemple du héros son père, mari de reine et beau-frère de l'Empereur. Celui-ci donc a quitté sa simple et accoutumée couronne de duc pour substituer deux croix de Lorraine à deux feuilles d'ache[5] et pour la fermer de quatre bars, chargés chacun d'une croix de Lorraine et dont les queues sont surmontées d'une croix[6] de Jérusalem et entortillées d'une couronne d'épines, ripopée étrange et imitation aussi nouvelle que burlesque de celle de Dauphin. »

« Couronne[7] de Léopold, duc de Lorraine et de Bar, chevalier de l'ordre de la Toison d'or, fils du fameux Charles de Lorraine, généralissime des armées de l'Empire sur le Danube et sur le Rhin, et de [Éléonore][8] d'Autriche, reine douairière de Pologne et sœur de Léopold-Ignace, empereur d'Allemagne, roi d'Hongrie et de Bohême, etc. ; laquelle couronne ce prince a inventée aussitôt après son mariage avec [Élisabeth-Charlotte][9] d'Orléans, fille de Monsieur, duc d'Orléans, frère

1. Ci-dessus, p. 21 et Addition 271.
2. Ces deux fragments, écrits sur des feuilles volantes, ont été intercalés dans un précis historique des Grands fiefs, vol. 44 des Papiers de Saint-Simon (aujourd'hui *France* 199), fol. 41 et 42.
3. Après ce mot, qui termine une ligne, il y a un dessin à la plume, très finement fait, de la couronne en question, et on y distingue non seulement les croix de Jérusalem alternant avec les feuilles d'ache, mais aussi la couronne d'épines d'où sort la croix centrale.
4. La première lettre de ce mot surcharge les deux premières lettres de *quoique*, effacées du doigt.
5. Les derniers mots, depuis *substituer*, ont été ajoutés en interligne, et les deux mots qui suivent, *et pour*, ont été écrits après coup entre le premier *pour* et *la*.
6. Ce mot est écrit en interligne au-dessus de *couronne*, biffé.
7. Cet article aussi est écrit autour d'un dessin figurant la couronne nouvelle, mais moins bien exécuté que l'autre.
8. Le nom est laissé en blanc dans le manuscrit.
9. *Idem*.

unique de Louis quatorze[1], roi de France et de Navarre, célébré par procureur à Fontainebleau, le [13][2] d'octobre 169[8][3], puis consommé à Bar le [25] novembre suivant[4] : tellement que Léopold est le premier duc de Lorraine qui ait quitté la couronne ordinaire de duc, composée de cinq quintefeuilles, sans apparences d'être fermée, telle que l'ont portée tous[5] ses ancêtres et prédécesseurs, et son père même, que ses qualités de mari de reine et de beau-frère très considéré d'un puissant empereur, outre qu'il étoit un héros lui-même, n'en avoient pas avisé, non plus que de l'*Altesse Royale* que son fils a prise en faisant appeler la duchesse son épouse *Madame Royale* dans son État, par imitation de la cour de Savoie, nom que ne prétendit jamais la duchesse de Bar, sœur d'Henri quatre. »

1. Ainsi dans le manuscrit.
2. Date en blanc dans le manuscrit.
3. Date incomplète.
4. La date de jour est en blanc, et le mot *novembre* est écrit par mégarde *ponovembre*. C'est en outre une erreur, pour *octobre*.
5. *Tous* surcharge un premier *ses*.

III

LE CARDINAL DE FLEURY[1].

« M. le cardinal de Fleury étoit fils d'un receveur des décimes du diocèse de Glandèves[2]. Il étoit connu et fort aimé de M. le cardinal de Bonsy, grand aumônier de la Reine ; il avoit une figure agréable. M. le cardinal de Bonsy lui procura un canonicat de l'église de Montpellier ; peu de temps après, il le fit venir à la cour, où il lui fit acheter une charge d'aumônier de la Reine, qui se vendoit alors. Après la mort de la Reine, M. de Fleury obtint, par la même protection, une charge d'aumônier du Roi. Il étoit aimable dans la société, voyoit bonne compagnie, et y étoit d'autant mieux reçu que l'on étoit sûr de sa discrétion : de sorte qu'il étoit lié d'amitié également avec les gens même les plus brouillés ensemble. La compagnie des femmes étoit celle avec laquelle il étoit dans la plus grande liaison ; il avoit la sorte d'esprit convenable pour cette compagnie, mais nullement l'esprit d'affaires. On lui faisoit confidence de chaque société ; il y entroit avec plaisir et curiosité, et n'en faisoit jamais mauvais usage. Ces talents agréables n'étoient pas ceux qui convenoient au Roi, et M. de Fleury, parvenu à être un des plus anciens aumôniers de S. M., n'avoit pu obtenir aucun évêché. Comme il étoit ami intime de Mme la maréchale de Noailles et de toute sa famille, elle engagea M. le cardinal de Noailles à en parler au P. de la Chaise, et même au Roi. M. de Fleury avoit une grande attention, dans tous les temps, de faire sa cour à ceux qu'il croyoit pouvoir lui rendre service : s'étant flatté que le crédit de M. l'abbé de Fénelon, depuis archevêque de Cambray, pourroit lui être de quelque utilité, il lui rendit des devoirs assidus ; il trouva même plusieurs fois moyen d'être de quelques soupers que M. de Fénelon donnoit alors. Mais tout cet empressement lui fut inutile : il ne put jamais gagner la confiance, ni même l'estime de M. de Fénelon. Il ne songea donc plus qu'à faire son chemin par M. de Noailles et par Mme de Caylus, nièce de Mme de Maintenon, dont il étoit fort ami, et qui parloit souvent avec vivacité, à sa tante, de la douleur où étoit M. de Fleury de n'obtenir aucune grâce du Roi. Il étoit encore en grande liaison et commerce de lettres avec M. de Valin-

1. Ci-dessus, p. 45-52. — Selon les éditeurs qui ont donné ce fragment dans le tome V des *Mémoires du duc de Luynes*, p. 237, et qui l'avaient tiré des archives de la maison de Luynes, il porte la date du 12 juillet 1745. Nous y retrouvons, dans la première partie, le même récit que Saint-Simon fait, en 1699, des origines et débuts de l'évêque de Fleurus ; dans la deuxième partie, d'autres références qui indiquent avec vraisemblance que, si ce morceau ne vient pas de Saint-Simon lui-même, ses souvenirs ont inspiré directement l'auteur, M. de Luynes ou quelqu'un de la maison.

2. Pour *Lodève*.

cour, secrétaire de M. le comte de Toulouse, homme d'esprit et qui avoit beaucoup d'amis. Le P. de la Chaise avoit plusieurs fois parlé au Roi pour M. de Fleury, mais sans succès : M. de Fleury l'alla trouver un jour, et lui dit, les larmes aux yeux, qu'il étoit déshonoré sans ressources, si le Roi n'avoit la bonté de songer à lui ; qu'il se trouvoit le doyen des aumôniers de S. M., qu'il croyoit n'avoir point démérité, mais que le public ne pouvoit s'empêcher de penser autrement. Le P. de la Chaise, rebuté des refus qu'il avoit essuyés, ne voulut pas hasarder d'en parler ; mais M. le cardinal de Noailles eut plus de courage, il parla au Roi, et enfin le Roi, fatigué de tant d'importunités, dit : « Eh bien ! je lui « donnerai un évêché ; mais il aura le temps de s'y ennuyer. » D'autres prétendent que le Roi répondit à M. le cardinal de Noailles : « Vous le « voulez ; vous vous en repentirez ! » Prédiction qui s'est accomplie, non pas dans le sens que le Roi entendoit.

« Dans ce même temps, M. d'Aquin, frère du premier médecin, qui étoit évêque de Fréjus, donna sa démission au Roi. Ce bénéfice, chargé de beaucoup de réparations, étoit une source presque certaine de procès avec le successeur : le Roi crut les éviter en donnant cet évêché à l'abbé d'Aquin, neveu de celui qui venoit de quitter. S. M. venoit de nommer M. de Fleury évêque de Séez ; mais l'abbé d'Aquin, ayant trouvé dans l'esprit de son oncle des difficultés insurmontables, et se voyant obligé de plaider avec lui, aima mieux ne point accepter la grâce que le Roi venoit de lui faire. Le Roi, fort en colère contre l'ancien évêque de Fréjus, dit : « Je lui donnerai un homme qui saura bien lui tenir « tête ; » et sur cela nomma M. de Fleury évêque de Fréjus.

« Le Roi n'étoit point revenu de ses prétentions contre M. de Fleury ; cependant le maréchal de Villeroy, qui étoit de ses amis intimes, et Mme de Maintenon, qui y prenoit intérêt depuis les fortes recommandations de Mme de Caylus, parloient souvent au Roi de M. de Fleury de la manière la plus avantageuse. L'irruption de M. de Savoie en Provence donna quelque embarras aux amis de M. de Fleury[1]. M. de Savoie fut reçu à Fréjus avec le plus grand empressement ; il goûta le caractère et l'esprit de M. de Fleury, et fit ce qu'il put pour l'engager à s'attacher à lui. Quoique M. de Fleury eût refusé constamment les offres de ce prince, on blâma cependant, à la cour, le zèle et l'attachement qu'il lui avoit montrés dans cette occasion, et, si le ministère avoit voulu profiter de ces moments pour le perdre, l'ouvrage n'étoit pas difficile. M. de Fleury avoit conservé toujours depuis des sentiments de reconnoissance pour M. le duc de Savoie, dont il a donné des marques au feu roi Victor, et depuis à son fils[2], dans des occasions importantes. Cependant une visite qu'il fit de son diocèse, et dont toutes les circonstances furent rapportées de la manière la plus favorable, et un mandement qu'il donna pour accepter la constitution *Unigenitus*, détermina

1. En 1707 : voyez la suite des *Mémoires*, tome V, p. 306 et suivantes.
2. Victor-Amédée II, mort en 1732, et son fils Charles-Emmanuel III.

le Roi à le choisir pour précepteur du Dauphin. Le Roi crut ne pouvoir mieux faire que de nommer à cette place celui que le maréchal de Villeroy désignoit comme le plus propre à concourir avec lui au bien de cette éducation[1]. La douceur, l'insinuation, les grâces qui faisoient le caractère de M. de Fleury gagnèrent peu à peu la confiance du jeune roi, et l'habitude que donne l'autorité de l'éducation sur un enfant fut un titre qui conduisit M. de Fleury à la première place dans le ministère; ce ne fut qu'après la mort de M. le duc d'Orléans et après qu'il eut fait exiler son successeur, Monsieur le Duc. M. le duc d'Orléans, pendant tout le temps de sa régence, travailloit seul avec le Roi; mais Monsieur le Duc ne put jamais obtenir cette même distinction, et Monsieur de Fréjus fut toujours présent au travail. Monsieur de Fréjus étoit dans la liaison la plus intime, et depuis longues années, avec Mme de Levis, et ensuite avec Mme de Dangeau. Il avoit eu aussi beaucoup d'amitié pour Mme de Chevreuse; mais Mme de Levis, sa fille, étoit celle de toutes pour laquelle il a toujours conservé le plus d'estime, de goût et de confiance. Mmes de Levis et de Dangeau ne venant plus à la cour depuis la mort du Roi, M. de Fleury alloit dîner avec elles assez souvent, dans une maison de campagne à Vaugirard. Mme de Levis avoit un esprit sage et éclairé, et un secret impénétrable, capable d'entrer dans les plus grandes et importantes affaires; elle ne donnoit aucun soupçon qu'elle en eût la moindre connoissance. Elle pensoit noblement, vivement, et donnoit des conseils très utiles. Mme de Dangeau avoit un esprit sage, elle étoit capable de secret; mais ses lumières étaient bornées; elle étoit toujours en tiers dans ces dîners particuliers, peut-être seulement pour éviter ce qu'on auroit pu dire d'un tête-à-tête si souvent répété. Mme de Levis prétendoit que M. de Fleury faisoit tout ce qu'il lui étoit possible pour engager le Roi à parler davantage, qu'il le pressoit souvent d'annoncer ses grâces à ceux à qui il les accordoit. On prétendoit qu'à la mort de M. le duc d'Orléans, il ne tint qu'à M. de Fleury d'empêcher Monsieur le Duc d'être premier ministre et d'avoir cette place pour lui-même. Il est vrai que, lorsque Monsieur le Duc se présenta devant le Roi pour lui demander de le mettre à la tête des affaires, le Roi regarda M. de Fleury, et qu'une seule parole, peut-être même un seul coup d'œil, auroit fait échouer le projet de Monsieur le Duc. Reste à savoir si ce fut manque de volonté de Monsieur de Fréjus, ou manque de courage : ce qui est certain, c'est qu'un homme considérable[2], ayant été lui proposer de former un Conseil après la mort de M. le duc d'Orléans, un premier mouvement de vivacité fit répondre à M. de Fleury : « Que deviendrois-je donc? « Ces gens-là m'écraseroient. » Paroles dont il sentit l'indiscrétion, et qu'il voulut essayer de raccommoder dans la suite de la conversation. L'habitude qu'il acquit aisément de décider souverainement de tout

1. Comparez la suite des *Mémoires*, tome XI, p. 68-69.
2. Ce serait Saint-Simon lui-même : tome XIX, p. 161-163.

lui avoit fait prendre, dans les dernières années, le ton de maître. Il disoit : « Je ferai, je donnerai, j'ai donné. » Mais, lorsqu'il se trouvoit dans le cas d'un refus embarrassant, il disoit : « J'en rendrai compte « au Roi ; » défaites dont le frivole étoit si connu, que ceux qui vouloient lui parler avec liberté lui en faisoient des reproches, dont il profitoit pour ne leur plus tenir le même langage. Sa retraite à Issy, pendant le ministère de Monsieur le Duc, fut la suite d'une cabale de cour mal arrangée, et qui ne servit qu'à augmenter sa gloire et son crédit; son véritable triomphe fut la conduite de Monsieur le Duc. Ce prince, dont les lumières étoient très bornées, l'esprit peu juste et le caractère dur, fit tant de fautes par les mauvais conseils de la femme la plus haute, la plus frivole et la plus dangereuse qui fut jamais[1], qu'enfin le parti fut pris de l'exiler à Chantilly. Ce projet fut conduit avec le plus grand secret. M. de Fleury, devenu de ce moment premier ministre, entra dans une carrière fort au-dessus de ses forces. Le caractère de M. de Fleury étoit, comme je viens de le dire, la douceur, la politesse, le ton de galanterie, la mémoire heureuse et remplie de faits, d'anecdotes curieuses, et qu'il contoit bien. Il avoit l'esprit orné; mais ce qui fait un homme aimable dans le monde est bien éloigné de ce qu'il faut pour un premier ministre. Un ministre du temps de Louis XIV, et qui avoit avec grande raison la confiance de ce prince, m'a dit qu'il avoit beaucoup vécu avec M. de Fleury, mais qu'il ne lui avoit jamais parlé d'affaires sérieuses. Il avoit en effet trop peu d'élévation d'esprit pour y réussir, et n'employoit jamais que la moitié des moyens qui auroient été nécessaires. Il craignoit les lumières supérieures aux siennes. Quelques années avant sa mort, les conseils de ses amis auxquels il se rendit peut-être, peut-être aussi le desir d'acquérir un peu de repos sans perdre rien de l'autorité suprême, qu'il vouloit conserver, le déterminèrent à jeter les yeux sur un homme capable de le soulager du travail le plus pénible, et dont il crut le caractère incapable de manquer à la reconnoissance qu'il lui devroit : il le fit donc secrétaire d'État[2]. Ce nouveau ministre répondit parfaitement, pendant les premiers temps, aux idées que M. de Fleury s'étoit formées de lui : il travailloit assidûment et avec facilité, et, tout occupé de plaire à son bienfaiteur, il lui rendoit compte de tout exactement, lui laissant la gloire et l'honneur en entier des affaires auxquelles il avoit eu cependant la principale part, et ne craignant point d'essuyer des reproches et des désagréments qu'il auroit pu éviter aisément avec un peu moins de ménagement. Cette conduite séduisit M. de Fleury, et, soit qu'il se laissât entraîner aux sollicitations adroites et souterraines du nouveau ministre, soit qu'il crût en effet faire le bien en assurant la forme du gouvernement après lui, il adjoignit au principal ministère celui qu'il en croyoit digne. Ce fut là l'époque de la perte du nouvel adjoint. Il comptoit n'avoir que peu de temps, pour ainsi dire même peu de mois, à attendre l'exercice de la

1. Mme de Prie. — 2. M. Chauvelin, ci-dessus, p. 321.

première charge : il trouva les jours de M. de Fleury trop longs, et voulut s'élever de son vivant et à son insu. L'entreprise fut découverte ; M. de Fleury le fit arrêter et envoyer en exil[1].

« Lorsque M. de Fleury employoit des gens dont les talents pouvoient être réellement utiles, il les mettoit, pour ainsi dire, dans l'impossibilité d'exécuter l'entreprise dont il les avoit chargés. Cet esprit de jalousie le déterminoit à agir souvent, dans les grandes affaires comme dans les petites, sans consulter personne. Il avoit une véritable intention de nommer de bons sujets pour remplir les premières places de l'Église ; mais un bon prêtre est souvent un mauvais évêque : il ne pouvoit les connoître par lui-même ; demander conseil, ç'auroit été, en quelque manière, diminuer son autorité. Mme de Dangeau lui demanda un bénéfice de deux mille livres pour un prêtre rempli de piété, mais qui n'étoit pas capable d'une grande élévation : il ne répondit rien ; mais, peu de temps après, il le fit évêque. Il vouloit traiter par lui-même les négociations les plus importantes, et, au lieu d'y employer cette bonne foi et cette droiture qui concilient les esprits en gagnant les cœurs, il se ménageoit souvent quelque négociation par-dessous main, contraire à celle qu'il traitoit directement. Ses lettres à M. de Königseck qui ont été rendues publiques et imprimées[2] sont une preuve de cette duplicité dont il faisoit souvent usage. Il avoit l'esprit souple et faux lorsqu'il se trouvoit embarrassé. Je suis témoin d'une affaire qui se passa entre lui et deux autres personnes. Cette affaire étoit, pour ainsi dire, terminée : M. de Fleury y avoit consenti, il ne s'agissoit plus que d'en parler au Roi, ce qui n'étoit qu'une pure forme. En conséquence, M. de Fleury dit à l'un de ceux qui traitoient avec lui de mander au tiers que l'affaire étoit finie. Le lendemain, il survint un incident qui fit échouer cette négociation ; sa lettre cependant avoit été écrite dans les propres termes prononcés par Monsieur de Fréjus. Celui qui l'avoit écrite jugea qu'on pouvoit l'accuser de s'être avancé indiscrètement. Il alla trouver Monsieur de Fréjus, et le pria d'écrire au tiers que ce qui lui avoit été mandé étoit entièrement conforme à la vérité. Monsieur de Fréjus lui promit, et lui lut quelques jours après copie de la lettre qu'il avoit écrite en conséquence. Cette lettre disoit précisément ce qu'il falloit pour justifier celui qui avoit écrit la première ; mais, dans l'originale, écrite de la main de Monsieur de Fréjus, et que j'ai lue, il n'y avoit pas un mot de la justification qu'il y avoit dans la copie. Un caractère aussi foible étoit aisé à effrayer : les représentations du Parlement, même

1. Disgrâce du 20 février 1737.

2. Les éditeurs des *Mémoires de Luynes* en ont inséré deux dans leur tome IV, année 1742, p. 322 et 336, au milieu de la correspondance de M. de Puysieulx relative à la campagne d'Allemagne. Elles avaient paru sur le moment même dans les gazettes de Hollande, et ont été reproduites depuis dans les *Pièces intéressantes et peu connues pour servir à l'histoire*, dans l'*Histoire de la diplomatie française*, par Flassan, etc. Voyez *Frédéric II et Louis XIV*, par M. le duc de Broglie, tome I, p. 22-24 et 44-46.

celles des avocats, les sollicitations d'un prince ou d'une princesse du sang, qui lui prenoit quelquefois deux et trois heures de temps au milieu de ses plus grandes affaires, une réponse ferme et hardie, tout l'intimidoit. La difficulté qu'il avoit à se déterminer pour les grâces les moins considérables augmentoit les importunités, et multiplioit par conséquent ses incertitudes. La crainte que l'on ne pût pénétrer dans ses idées lui faisoit souvent prendre le parti de ne pas faire la moindre question à un ministre ou à un homme principal qui revenoit d'une cour étrangère. On a loué sa modestie et son désintéressement. Il est vrai qu'il auroit pu avoir des revenus plus considérables que ceux dont il jouissoit; il n'aimoit pas la dépense : celle qu'il faisoit pour lui étoit médiocre, et il désapprouva celle que faisoient les autres. Il donnoit tous les jours un assez mauvais dîner, et permettoit même que ceux qui étoient en familiarité avec lui en fissent des plaisanteries[1]. Il a été longtemps sans rien faire pour sa famille. Un duché-pairie à son neveu, un gouvernement considérable, de grands biens pourroient faire juger qu'il n'avoit pas toujours conservé ces vues désintéressées. Je ne parle point de la charge; il prétendoit qu'elle étoit venue du pur mouvement du Roi, et cela peut être. Le tempérament de M. de Fleury étoit doux et tranquille : au milieu des plus grands sujets d'inquiétude, il dormoit sans aucune agitation. Lorsqu'il se plaisoit à la conversation de quelqu'un qui l'alloit voir, il sembloit qu'il n'eût rien à faire. Un bon mot, une plaisanterie, lui rendoient sa gaieté ordinaire; il a conservé ce caractère jusqu'au dernier moment de sa vie. M. l'archevêque de Paris[2] et lui étoient à peu près du même âge; Monsieur de Paris avoit environ trois ans moins que lui; ils avoient étudié ensemble. M. de Fleury prétendoit que M. l'abbé du Luc lui avoit volé un *Cicéron*, et c'étoit une source de badinage entre eux. Monsieur de Fréjus étoit malade à Issy depuis longtemps : M. l'archevêque de Paris alla le voir deux ou trois jours avant sa mort. Il n'avoit presque plus la force de parler; Monsieur de Paris s'approcha de lui, et prit un moment une tabatière d'or qui étoit près de son lit. L'idée du *Cicéron* vint à cet homme mourant; il fait signe à un valet de chambre d'approcher, et lui dit d'une voix qu'on pouvoit à peine entendre : « Faites ce « qu'il vous dira; mais prenez garde qu'il n'emporte quelque chose. » C'étoit ce même ton de plaisanterie qui avoit mis, quelques années auparavant, M. l'archevêque de Paris à portée de lui faire la réponse que l'on sait. Il lui demandoit avec empressement un régiment pour son petit-neveu, M. de Vintimille; il lui représentoit qu'il étoit pressé d'obtenir cette grâce, qu'à son âge il ne pouvoit pas espérer de la solliciter longtemps. M. de Fleury lui répondit que, s'il venoit à man-

1. Comparez les tomes XV des *Mémoires*, p. 323-324, et XVII, p. 281.

2. Charles-Gaspard-Guillaume de Vintimille, abbé du Luc, transféré de l'archevêché d'Aix à celui de Paris, en 1729, après la mort du cardinal de Noailles, et mort en 1746, à quatre-vingt-dix ans passés.

quer, il auroit soin de son neveu. Ce fut sur cela que Monsieur de Paris lui dit en le quittant : « Monseigneur, je me recommande à Votre « Immortalité. » Une réponse que j'aurois dû placer ailleurs, et qui est une nouvelle preuve de la foiblesse du caractère de M. de Fleury, est celle qu'il fit à un homme considérable au sujet d'une affaire qui avoit un rapport immédiat aux affaires de l'Église. M. de Fleury refusoit constamment de consentir à ce qu'on lui proposoit; cet homme lui dit : « Mais, Monseigneur, je ne vous demande que ce que vous avez signé « vous-même en telle année. » — « Il est vrai, répondit M. de Fleury, « que je l'avois signé; mais ce n'étoit que par complaisance, et ce ne « fut jamais mon sentiment. » Au milieu de tous ces défauts, M. de Fleury avoit un véritable attachement pour la personne du Roi, un desir sincère de faire le bien, et surtout le bien de la religion. Il savoit refuser sans dureté ; quoique les représentations, souvent, ne fissent point d'effet, cependant on étoit à portée de les faire. En un mot, ayant passé du frivole aux affaires des plus importantes, on peut dire qu'il a fait plus qu'on ne devoit espérer de lui.

« Il étoit né en 1653 ; quelques-uns disent en 1650. Il mourut à Issy, au commencement de 1743. »

IV

HENRI-ALBERT DE COSSÉ, DUC DE BRISSAC[1].

(Fragment inédit de Saint-Simon[2].)

« ....Henri-Albert de Cossé, duc de Brissac, mena toute sa vie une vie obscure étrangement débauchée, à laquelle il se ruina radicalement, quoique ce fût un des hommes du monde qui eût le plus d'esprit et qui sût davantage. Il n'aimoit point les femmes. La rare beauté de la sienne ne s'y put apprivoiser. Il se passa même des choses qui alloient à lui faire perdre la tête : de sorte que Monsieur le Prince le héros, cousin germain de la duchesse de Saint-Simon, enfants du frère et de la sœur, s'interposa entre eux, fit leur séparation de corps et de biens, la fit homologuer au Parlement, prit en dépôt tous les papiers de preuves, que Monsieur le Prince, son fils, garda après sa mort, pour les rendre, si jamais la séparation venoit à être troublée. M. de Brissac fut un des trois ducs exclus de l'Ordre en 1688, dont on a vu les excuses et les raisons que le Roi voulut bien en alléguer, titre de LUYNES, page [3]. Il ne parut presque jamais dans le monde, ni à la cour, se ruina de[4] très bonne heure, se confina les dernières années de sa vie à Brissac, et y mourut, 29 décembre 1698, à cinquante-trois[5] ans. »

1. Ci-dessus, p. 58-59; comparez notre tome I, p. 22.
2. Extrait des *Notes sur tous les duchés-pairies existant*, vol. 58 des Papiers de Saint-Simon (aujourd'hui *France* 213), duché de BRISSAC, fol. 31 v°.
3. En blanc dans le manuscrit. Même volume, fol. 29 : « Sur M. de Ventadour, le Roi dit qu'il n'avoit pu se résoudre à exposer son Ordre à tous les cabarets et les mauvais lieux de Paris; sur M. de Brissac, qu'il lui feroit hanter encore plus mauvaise compagnie; sur M. de Rohan, etc. » Comparez ci-dessus, p. 60, note 6.
4. *De* corrige *tr*[*ès*].
5. *53* corrige *42*.

V

LE DUCHÉ DE BRISSAC[1].

Mémoire pour faire voir la perpétuelle suite et continuation de possession du duché-pairie de Brissac de mâles en mâles[2].

« Les duchés-pairies ne peuvent être éteintes qu'en deux cas : le premier, s'il ne se trouve point de mâles venant de celui pour qui la duché-pairie auroit été érigée, et qu'elle passât à des filles; le second, quand même il y auroit des mâles, s'ils n'avoient point la terre érigée en duché-pairie, alors elle seroit éteinte. Mais, dans le duché de Brissac, pas un de ces cas ne s'y trouve, et les lettres d'érection sont entièrement favorables au comte de Cossé; car, lorsque le défunt roi, en 1611, voulut faire la grâce au maréchal de Brissac de le faire duc et pair de France, pour montrer qu'il vouloit bien être content de ses services qu'il auroit tâché de rendre au défunt roi Henri le Grand, son père, dont après avoir fait un long narré, et de plusieurs de ceux que ses ancêtres avoient rendus aux Rois ses prédécesseurs, il dit, dans les lettres d'érection, qu'il « érige la terre et comté de Brissac en duché et pairie « en faveur dudit Charles de Cossé, comte de Brissac, maréchal de « France, pour jouir dudit titre de duc et pair pour lui, ses hoirs et « successeurs mâles, à toujours, seigneurs de Brissac, demeurant ledit « comté de Brissac perpétuellement, audit titre et dignité de duché-« pairie, l'héritage des enfants et autres héritiers mâles d'icelui, jusques « à ce que, arrivant le défaut de mâles, les dignités de duc et pair « demeureront entièrement éteintes. » Or, le comte de Cossé se trouve dans le cas marqué par les lettres, venant également de père en fils dudit maréchal comme le duc de Brissac d'à présent, et au même degré, puisqu'il étoit, à tous deux, leur bisaïeul, et le duc de Brissac abandonnant ledit duché, avec tous ses autres biens, à ses créanciers, entre lesquels se trouve ledit comte de Cossé pour son partage, lequel prenant pour sondit partage ledit duché, ce n'est point une vente, ni aucune aliénation; mais, y joignant la démission du duc de Brissac, c'est une cession volontaire, comme celle d'un père pour son fils, que le duc de Brissac veut bien faire de son droit à celui à qui il appar-

1. Ci-dessus, p. 65.
2. Arch. nat., Papiers de la Pairie, KK 600, fol. 693. Ce morceau est écrit de la main de Clairambault lui-même, et peut-être rédigé par lui. Il prouve que le beau-frère de Saint-Simon avait pensé à se démettre au profit du cousin qui lui semblait naturellement appelé à relever le titre, et qu'il voulait faire ensuite un arrangement avec ses créanciers.

tiendroit après sa mort, n'ayant point d'enfants, les lettres d'érection étant en faveur de tous les mâles provenus dudit Charles de Cossé, maréchal de France.

« Cette suite des duchés-pairies de mâles en mâles a toujours été observée, quand les cas en sont arrivés, comme on le peut voir en la personne de M. le duc de Chaulnes, pair de France, dont le frère aîné étant mort, il a repris la duché, quoique son frère eût laissé des filles qui héritoient de ses biens[1].

« L'on pourroit dire encore que, les duchés-pairies étant autrefois réversibles à la couronne, c'étoit une substitution qui les empêchoit d'être vendues ni aliénées; et quoique, dans la suite, les Rois aient dérogé à cette réversion, ce n'est qu'en un certain cas, c'est-à-dire en faveur des filles avenant faute de mâles. Et ainsi, tant qu'il n'arrive point faute de mâles, il n'y a point de dérogeance, et par conséquent les duchés-pairies ne peuvent être vendues ni aliénées du vivant des ducs et pairs, comme, en effet, il n'y en a encore jamais eu d'exemple.

« Par toutes [ces] raisons, on espère de la bonté de S. M. qu'elle aura pitié des malheurs du duc de Brissac et voudra bien conserver l'ouvrage du Roi son père dans les restes d'une maison toujours si fidèle aux Rois depuis tant de siècles. »

1. Le mémoire est donc antérieur à la mort du duc de Chaulnes, septembre 1698.

VI

CHAMARANDE, PREMIER MAÎTRE D'HÔTEL DE LA REINE[1].

(Fragment de Saint-Simon[2].)

« M. DE CHAMARANDE, du nom de [Ornaison][3], étoit gentilhomme à ce qu'on a cru. C'étoit un des plus sages, des plus honnêtes et des plus vertueux hommes qui, en aucun degré, ait mis le pied à la cour de Louis XIV. Il acheta la charge de premier valet de chambre du Roi de Beringhen[4], lorsque celui-ci devint premier écuyer par une fortune si surprenante[5]. Villacerf, chargé de beaucoup de détails particuliers par M. de Louvois, et, très souvent, de choses secrètes par le Roi, s'ennuya de sa charge, et, comme il n'étoit pas riche, la voulut vendre : Chamarande, bien aise de tirer son fils et soi-même de l'état de premier valet de chambre, acheta cette charge, et vendit celle de premier valet de chambre à la Vienne, qui n'étoit que baigneur du Roi. Jamais personne n'a mieux fait les honneurs de sa nouvelle charge que Chamarande. Il eut toujours à la table de la Reine la meilleure compagnie de la cour, qui, d'ordinaire, fuit ces sortes de tables, et sans mélange de la mauvaise, qui toujours les recherche, et il la tint avec toute la délicatesse et la magnificence possible. La Reine mourut bientôt après. »

1. Ci-dessus, p. 92.
2. Extrait des *Premiers maîtres d'hôtel de la Reine*, vol. 45 des Papiers de Saint-Simon (aujourd'hui *France* 200), fol. 193 v°. M. Chéruel a publié ce fragment dans le tome III des *Lettres du cardinal Mazarin*, p. 526, note.
3. Le nom est resté en blanc dans le manuscrit.
4. Le mot *de* et la lettre *B* surchargent un premier *lorsque*.
5. Voyez notre tome I, p. 194.

VII

LA SURINTENDANCE DES BÂTIMENTS[1].

Lettre de M. de Pontchartrain, secrétaire d'État, à M. de Villacerf[2].

« 11 janvier 1699.

« Le Roi vient, Monsieur, de me montrer la lettre que vous avez eu l'honneur d'écrire hier à S. M., et elle m'a ensuite ordonné de vous dire, en réponse de cette lettre, que, votre santé ne vous permettant plus de travailler, il n'étoit pas juste d'employer le peu qui vous en reste à autre chose qu'aux soins de votre propre conservation, à laquelle il a la bonté d'avoir toujours attention, et d'ailleurs qu'ayant nommé un autre surintendant de ses bâtiments, à qui la commission vient d'être expédiée, il est plus dans les règles qu'il entre en fonctions dès le jour même qu'il a son brevet. Il faudra un arrêt particulier qui le commette pour arrêter les comptes et les états des années de vos exercices; mais, comme il vous en faudroit à présent un à vous-même, le Roi juge qu'il est plus des règles que cet arrêt s'expédie au nom de celui qui entre en fonction, qu'au nom de celui qui en sort. Ainsi, Monsieur, vous ferez remettre entre les mains de M. Mansart tous les papiers et mémoires qui regardent l'affaire de Mme la duchesse de Verneuil, et vous ferez aussi la même chose, s'il vous plaît, pour tout ce qui regarde les comptes au vrai des années 1697 et 1698 dont vous parlez, et généralement de tout ce qui est encore entre vos mains, et qui n'est pas entièrement parfait ni consommé. L'idée avantageuse que vous donnez à S. M. [des fonds?] qui se trouveront entre les mains des trésoriers ne la surprend point; c'est l'effet de votre vigilance et de votre bonne économie, dont le Roi a toujours été pleinement persuadé. C'est, Monsieur, ce que S. M. m'a commandé vous écrire en réponse de votre lettre; à quoi elle veut bien ajouter les assurances de la continuation de ses bontés pour vous et pour votre famille, et du souvenir qu'elle aura toujours de vos services. Vous voulez bien que, comme votre ami et votre serviteur, je vous marque la joie particulière que j'ai de voir des sentiments si honorables et si avantageux pour vous dans le plus puissant et meilleur maître qui fut jamais, et qui se trompe moins dans le jugement de ceux dont il se sert. »

En sortant des mains de Louvois, la surintendance des bâtiments, arts et manufactures avait perdu une partie de ses attributions[3] : le contrôleur

1. Ci-dessus, p. 93.
2. Arch. nat., registres de la maison du Roi, $O^{1}43$, fol. 6.
3. Sur Louvois surintendant, voyez le chapitre vi du tome III de son *Histoire*, par M. Camille Rousset.

général Pontchartrain avait pris les manufactures autres que royales, et le Roi s'était réservé pour lui-même et pour le secrétaire d'État de sa maison la Bibliothèque royale, le Cabinet des médailles, l'Imprimerie et le Balancier du Louvre, la direction des ouvrages d'argenterie et des meubles destinés à ses palais, celle aussi des deux Académies des sciences et des devises et inscriptions. Mais il restait encore au surintendant la direction et l'ordonnancement des travaux de tous les bâtiments du Roi, plants, jardins, parcs, canaux et aqueducs des maisons royales, y compris les travaux de l'église des Invalides, de l'Observatoire et de la place de Vendôme. C'est lui qui commandait aux officiers et autres employés de ces bâtiments, qui dressait l'état des dépenses à faire en chaque lieu et passait les marchés. C'est lui aussi qui avait toute autorité sur les artisans logés au Louvre, sur les peintres, sculpteurs, dessinateurs et tapissiers des Gobelins et de la Savonnerie, sur les Académies de peinture et sculpture et d'architecture, sur l'Académie de Rome, sur le Jardin royal des Plantes établi au faubourg Saint-Victor, sur la pépinière du Roule, les cygnes de la Seine, le jardin d'oignons à fleurs de Toulon[1].

Pour diriger une administration aussi complexe, le surintendant avait un personnel assez nombreux, dont l'*État de la France* donne le tableau[2], et en tête duquel étaient un premier architecte, un ou plusieurs architectes ordinaires, trois intendants et ordonnateurs des bâtiments, trois contrôleurs généraux, deux trésoriers, un premier commis, un contrôleur des bâtiments, tableaux, gravures et statues commis au département de Paris, un historiographe des bâtiments, arts et manufactures de France, etc. Son budget, qui, en temps de paix, sous Louvois, alla jusqu'à quinze millions (année 1685)[3], avait été réduit, pendant la guerre, à un million et demi, deux millions tout au plus. Personnellement, le surintendant touchait cinquante ou cinquante-deux mille livres d'appointements[4]; mais il avait en outre une somme annuelle de huit mille livres comme équivalent du

1. Comparez les provisions données à Colbert en 1664, dans le tome V des *Lettres*, p. 449-450, et voyez, dans le tome VIII des documents relatifs à l'Exposition universelle de 1851, p. 90-133, un rapport du feu marquis de Laborde sur la surintendance depuis François Ier jusqu'à la mort de Louis XIV.

2. Comparez les *Comptes des bâtiments du Roi*, publiés par M. J. Guiffrey, tome I, p. XXVII.

3. Sans compter les neuf ou dix millions que coûtèrent les maisons royales. Les chiffres obtenus par M. Guiffrey (tome II, p. 1317) sont un peu moins forts que ceux de l'*État par abrégé* dressé par ordre de M. de Pontchartrain, et reproduit dans le tome Ier de la *Correspondance des contrôleurs généraux*, p. 598 et 599.

4. *Journal de Dangeau*, tomes VII, p. 6, et XII, p. 134. Ces appointements se décomposaient en plusieurs articles : gages anciens, six mille livres;

droit d'entrée sur les tapisseries étrangères, puis les logements, le chauffage, des droits et des commodités de toute sorte, la libre disposition de beaucoup d'emplois secondaires, et c'est avec quelque vraisemblance que Saint-Simon évalue le produit total à plus de cent cinquante mille livres[1]. Enfin il ne faut pas oublier que le surintendant avait un commerce continuel et intime avec le Roi : surtout quand le titulaire de la charge s'appelait Mansart, il trouvait là mille occasions de faire de bonnes affaires pour lui-même, ou bien pour des amis, qui reconnaissaient libéralement son intervention.

gages nouveaux, six mille livres; pension, neuf mille livres; surintendance des travaux de Fontainebleau et de Montceaux, six mille deux cents livres; douze cent cinquante livres sur les bois de Melun et une moitié du revenu du parc de Fontainebleau; cent trente moules de bois et quarante sous par jour pendant le séjour de la cour en ce lieu, etc. D'après un état de 1706, le personnel de la surintendance s'élevait à cent quarante-cinq personnes, et les appointements à trois cent quarante mille livres.

1. *Mémoires*, tome V de 1873, p. 465.

VIII

RACINE ET LA COMÉDIE[1].

Le récit de la prétendue disgrâce de Racine est absolument propre à Saint-Simon, et son invraisemblance a été démontrée sans peine, depuis trente ou quarante ans, aussi bien que celle de l'autre version (de Voltaire, dans *le Siècle de Louis XIV*, chap. xxvii, d'après les mémoires de L. Racine sur son père) qui donne pour cause de cette disgrâce un mémoire très violent que le poète, par ordre de Mme de Maintenon, aurait présenté ou fait présenter au Roi, en 1698, sur la misère des peuples[2].

Après le feu duc de Noailles[3], après M. James Gordon[4], après les éditeurs du *Journal de Dangeau*[5], M. Paul Mesnard a repris la question à fond[6], et, tout en se défendant de rien « trancher sans réplique, » tout en formulant des réserves par respect pour les souvenirs de Louis Racine, il a définitivement fait justice du « conte » de Saint-Simon. On doit considérer comme bien établi maintenant : 1° qu'il y eut, non pas une disgrâce, mais un simple refroidissement du Roi à l'égard de son historiographe ; 2° que ce refroidissement, comme tant d'autres que nous aurons à constater au passage, ne put avoir pour motif que les amitiés jansénistes de Racine, noblement, mais imprudemment affichées en mainte circonstance[7] ; 3° que la funeste « distraction » sur laquelle nous reviendrons tout à l'heure fut commise, non par Racine, mais par Boileau, coutumier du fait et qui d'ailleurs ne tomba pas malade de dépit, et même récidiva[8] ; 4° que le mémoire présenté au Roi en 1698[9] était tout simplement une demande en dégrèvement de la taxe extraor-

1. Ci-dessus, p. 174-176, et Addition 286, p. 448-449.
2. Il semble que Sainte-Beuve (*Port-Royal*, tome VI, p. 153-154) eût cru volontiers à cette seconde version. Un peu plus loin dans le même volume (p. 247-257), il a raconté les derniers mois de la vie de Racine.
3. *Histoire de Mme de Maintenon*, tome IV, p. 635-649.
4. *L'Athénæum français*, 6 août 1853, p. 751.
5. Tome VII, p. 47-48, note.
6. *Œuvres de J. Racine*, nouvelle édition (1886), tome I, p. 153-159.
7. Voyez une conversation avec Boileau, dans la *Correspondance de Boileau et Brossette*, p. 534.
8. Notice de M. Mesnard, p. 292.
9. On voit dans les gazettes de Hollande, en 1699 (*Gazette d'Amsterdam*, correspondance de Paris du 5 juin, et *Gazette de Leyde*, correspondance du 8 juin), que le Roi se plaignit à l'archevêque de Paris que le P. Piny, dominicain bien réputé pour sa science et sa piété (il a son article dans le *Moréri*), lui eût écrit des lettres sur la prétendue misère du peuple, et qu'il lui fit recommander de ne plus s'en aviser.

dinaire imposée à la compagnie des secrétaires du Roi, et que le tort de Racine fut probablement d'avoir fait appuyer ce placet par l'archevêque de Noailles et par la comtesse de Gramont, si suspecte alors en matière de jansénisme[1]; 5° que, pendant la période de deux années visée par Saint-Simon, 1697-1699[2], Racine continua à jouir de toutes les faveurs dont il avait pris la douce habitude, et qu'il ne cessa de suivre la cour que contraint par les progrès d'un mal contracté en avril 1698; que, jusqu'à la mort, il conserva son logement, dont hérita après lui une princesse, Mlle de Charolais; que, le 30 janvier 1699, il se préparait encore à aller à Marly, lorsque commença la dernière crise; que, le 27 février, Mme de Maintenon fit jouer *Athalie* chez elle; que, le 15 mars, Dangeau écrivait[3]: « Racine est à l'extrémité; on n'en espère plus rien; il est fort regretté par les courtisans, et le Roi même paroît affligé de l'état où il est, et s'en informe avec beaucoup de bonté; » que le rédacteur des *Mémoires du marquis de Sourches* s'exprime de même[4], et qu'enfin le Roi parla à Boileau de la perte qu'il venait de faire « d'une manière à donner envie aux courtisans de mourir, s'ils croyoient que S. M. parlât d'eux de la sorte après leur mort[5]. »

Passons donc condamnation sur le fond du récit de notre auteur, qui, sans doute, ayant un vague souvenir de la « distraction » telle qu'elle a été racontée dans le *Bolæana*[6], en a fait l'attribution à Racine avec cette légèreté dont il donne des preuves si fréquentes, même lorsque les livres sont sous ses yeux. Nous n'en retiendrons que ce détail qui n'a pas été discuté jusqu'ici : « On tomba sur la Comédie. Le Roi s'informa des pièces et des acteurs, et demanda à Racine pourquoi, à ce qu'il entendoit dire, la Comédie étoit si fort tombée de ce qu'il l'avoit vue autrefois. Racine lui en donna plusieurs raisons, et conclut par celle qui, à son avis, y avoit le plus de part, qui étoit que, faute d'auteurs et de bonnes pièces nouvelles, les Comédiens en donnoient d'anciennes, et, entre autres, ces pièces de Scarron qui ne valoient rien et qui rebutoient tout le monde[7]. »

Faisons d'abord remarquer que, dans les versions sur Boileau, il n'est pas parlé de l'état de la Comédie réduite au répertoire de Scarron. La première fois, Boileau et Racine causant poésie avec Mme de Maintenon, non avec le Roi, Boileau se mit à déclamer contre le goût de la

1. Ci-dessus, p. 215.
2. Dans l'Addition 286 (ci-dessus, p. 449), il dit que la « distraction » se serait produite au cours d'une conversation sur *Athalie*.
3. *Journal*, tome VII, p. 46.
4. Tome VI, p. 138, 16 mars : « Comme c'étoit un homme qui avoit un grand nombre d'amis parmi les seigneurs de la cour, on ne parloit d'autre chose à Marly. »
5. *Correspondance de Boileau et Brossette*, p. 8.
6. Ce recueil, qu'on attribue à Monchesnay, fut publié pour la première fois en 1740, pour la seconde en 1742. La rédaction de l'année 1699 par Saint-Simon doit être aussi de 1740.
7. Comparez le discours tout différent de l'Addition 286.

poésie burlesque, et dit, dans sa colère : « Heureusement, ce misérable goût est passé, et on ne lit plus Scarron, même dans les provinces!... » La seconde fois, c'était au lever, en 1690, comme on parlait de la mort du comédien Poisson, et que le Roi regrettait cette perte d'un acteur de talent : « Il était bon, dit Boileau, pour faire un don Japhet ; il ne brillait que dans ces misérables pièces de Scarron. » Telle est du moins la double version de Louis Racine, qui, chaque fois, fait jouer à son père un rôle diamétralement opposé à celui que lui prête Saint-Simon. Dans le *Bolæana* et dans les notes de Mathieu Marais, c'est le duc de Chevreuse, et non Racine, qui aurait fait sentir à Boileau sa sottise de parler ainsi devant le Roi.

Quelle était donc, en 1697, la situation de la Comédie? Despois est très affirmatif sur ce point[1] : « Le théâtre prospère ; les représentations sont suivies. Elles se composent surtout de l'ancien répertoire, celui de Corneille, de Racine et de Molière, sans cesse redemandé. En dehors des tragédies de Campistron, Boyer, la Grange-Chancel et autres, ils (?) ont les comédies plus attrayantes de Dancourt, Regnard, Dufresny, Lesage : ce ne sont pas des modèles de morale ; mais elles ont souvent, avec beaucoup d'esprit, le mérite de l'à-propos, et les recettes se soutiennent longtemps à un taux assez élevé. » On voit que, tout en faisant une part à la nouveauté, les Comédiens restaient fidèles aux auteurs qui avaient fait leur succès et leur gloire[2]. Il est vrai que plusieurs pièces de Scarron, *Don Japhet*, *l'Héritier ridicule* et *Jodelet maître et valet*, conservaient leur droit de cité sur le théâtre de la rue des Fossés et à la cour ; Despois même fait remarquer[3] que Louis XIV persista dans le goût qu'il avait eu si vif et si marqué pour cet auteur[4], et que, jusqu'aux dernières années, il se fit jouer les pièces indiquées plus haut, en dépit des protestations indignées et maladroites de Boileau, en dépit aussi des gazettes de Hollande, qui lui jetaient toujours à la tête le nom du premier mari de Mme de Maintenon. Ce goût, qu'on peut trouver contestable, mais qui n'excluait pas une sincère et ancienne admiration pour Racine[5], ce goût était évidemment partagé par les Comédiens et par le public, dans une certaine mesure et avec des exceptions[6]. Donc, quoi que Saint-Simon en

1. *Le Théâtre français sous Louis XIV*, p. 52. Despois parle de la Comédie depuis 1689.

2. En 1732, l'Académie française disait à une députation des Comédiens : « Ce sont les bonnes pièces qui forment les bons acteurs,... et les ouvrages du grand Corneille, de Racine et de plusieurs autres académiciens qui ont fait changer de face au théâtre françois, grossier auparavant. » (*Bulletin du Comité d'histoire et de philologie*, 1886, p. 155.)

3. *Le Théâtre français sous Louis XIV*, p. 344-345.

4. Au temps de sa jeunesse, on l'avait vu se faire jouer *l'Héritier ridicule* deux ou trois fois dans la même journée.

5. De tout l'œuvre de Racine, c'est *Mithridate* qu'il préférait ; mais il fit, à lui tout seul contre le public, le succès des *Plaideurs*.

6. L'intendant et collectionneur Bégon écrivait, en 1689 : « J'ai les ouvrages

dise (p. 175), il est certain que le nom de Scarron était bien souvent prononcé, et ses pièces jugées, devant Louis XIV et dans son entourage immédiat; comment eût-il pu en faire un crime, soit à Racine, soit à Boileau? La première place n'en restait pas moins réservée aux chefs-d'œuvre qui s'y maintiennent encore aujourd'hui. Despois a fait une statistique des représentations de pièces de Racine et de Corneille[1], qui est absolument concluante pour l'ensemble du règne de Louis XIV. J'ai pensé que, voulant répondre à la question qui fait l'objet particulier de cet appendice, c'est-à-dire déterminer la part de chaque catégorie d'auteurs dans le répertoire joué pendant les dernières années de la vie de Racine, à compter du temps où se serait produite la prétendue disgrâce, il convenait de recourir au seul document infaillible et irrécusable, le registre des recettes de la Comédie-Française, et je me suis adressé, pour cet effet, à l'érudit archiviste-bibliothécaire, M. Georges Monval, l'auteur de tant d'heureux travaux sur Molière, sur sa troupe et sur ses contemporains. Avec une obligeance dont je ne saurais assez exprimer ma gratitude, M. Monval a bien voulu faire le dépouillement des registres pour les années 1696, 1697, 1698 et 1699, et c'est grâce à lui que je puis donner ici un tableau des principales représentations de cette période, particulièrement de celles où figurèrent des œuvres de Molière, Corneille, Racine et Scarron, et du produit de chaque soirée. La démonstration est concluante : à part les nouveautés de chaque année, qui avaient parfois quelques représentations assurées, ce sont toujours Racine, Corneille et Molière, ce dernier surtout, qui tiennent le premier rang; Scarron vient bien loin derrière. *Don Japhet* a une seule représentation en 1697; *Jodelet maître et valet*, une en 1697 (à la cour) et trois en 1698 (autant, il est vrai, que *Cinna* et que *Phèdre*, qu'*Amphitryon*, que *les Fourberies de Scapin*, et que *M. de Pourceaugnac*), dont deux à la cour et une seule à Paris; toutefois, en 1699, *Jodelet maître et valet* en a neuf à Paris et une à la cour, tandis que *Phèdre* n'atteint qu'au chiffre de sept. On voit à quoi se réduit le prétendu accaparement du théâtre par le répertoire de Scarron.

Quant aux acteurs, la retraite de Baron et la mort de la Grange et de Raisin cadet n'empêchaient point que l'ensemble ne restât encore remarquable dans une troupe où la Champmeslé fut, jusqu'en mai 1698, l'interprète admirable des œuvres de Corneille et de Racine.

ANNÉE 1696.

JANVIER. — 1. *Le Bourgeois gentilhomme* (Molière), 533[lt] 10[s]. — 2. *Mithridate* (Racine), *le Cocu imaginaire* (Molière), à Versailles. —

de Scarron, je n'ai pas son portrait; mais je ne suis pas encore bien résolu de lui donner place, ne faisant pas grand cas de son badinage. J'estime Molière plus que lui, et ni l'un ni l'autre ne doivent pas passer pour des illustres du siècle. » (*Dictionnaire critique* de Jal, p. 874.) Bégon faisait une collection de portraits, dont M. Georges Duplessis a écrit l'histoire.

1. *Le Théâtre français*, p. 289.

3. *Rodogune* (Corneille), *les Vendanges de Suresnes* (Dancourt), 648lt. — 6. *Tartuffe* (Molière), *la Foire de Bezons* (Dancourt), 889lt. — 7. *Héraclius* (Corneille), *les Vendanges*, 531lt 15s. — 8. *Cinna* (Corneille), *le Souper mal apprêté* (Hauteroche), à Versailles. — 9. *Andromaque* (Racine), 556lt 15s. — 11. *Cinna, la Sérénade* (Regnard), 561lt 15s. — 12. *Le Menteur* (Corneille), *le Médecin forcé* (Molière), 806lt. — 13. *Georges Dandin* (Molière), *Crispin médecin* (Hauteroche), 537lt 5s. — 14. *Mithridate, le Florentin* (la Fontaine), 565 10s. — 15. *Le Menteur*, 978lt 15s. — 16. *Le Cid* (Corneille), 554lt 5s. — 17. *Le Menteur*, 532lt 15s. — 18. *L'Avare* (Molière), 623lt 15s. — 21. *Sésostris* (Longepierre), *les Plaideurs* (Racine), à Versailles. — 23. *Britannicus* (Racine), *la Foire de Bezons*, 647lt 5s. — 24. *Tartuffe*, 442lt 5s. — 25. *Les Femmes savantes* (Molière), *la Foire*, 914lt. — 26. *Rodogune, la Foire*, 933lt 13s.

Février. — 8. *L'École des femmes* (Molière), *la Foire*, 418lt 15s. — 10. *Les Femmes savantes, la Foire*, 387lt 5s. — 13. *Tartuffe, les Plaideurs*, 652lt 15s. — 14. *Jodelet prince* (Thomas Corneille), 566lt 5s. — 16. *L'Avare*, 370lt 10s. — 20. *Jodelet prince*, 825lt 10s. — 28. *Le Menteur, les Plaideurs*, 444lt 5s.

Mars. — 3. *Le Bourgeois gentilhomme*, 864lt 17s. — 4. *Amphitryon* (Molière), *M. de Pourceaugnac* (Molière), 1737lt 10s. — 23. *Phèdre* (Racine), *Georges Dandin*, 525lt 17s. — 31. *Les Femmes savantes*, à Versailles; à Paris, *Mithridate, le Deuil* (Hauteroche), 563lt.

Avril. — 3. *Le Menteur*, 429lt 15s. — 4. *L'École des femmes*, 610lt 15s. — 5. *Venceslas* (Rotrou), 560lt. — 6. *Venceslas*, 433lt. — 7. *Polyeucte* (Corneille), 954lt. — 30. *Iphigénie* (Racine), 1028lt 19s.

Mai. — 2. *Rodogune*, 385lt. — 4. *Nicomède* (Corneille), 275lt 15s. — 6. *Les Horaces* (Corneille), 503lt 5s. — 7. *Le Menteur*, 374lt 10s. — 12. *Bérénice* (Racine), *le Maréchal médecin* (***), 1171lt. — 14. *Les Femmes savantes*, 180lt. — 15. *Cinna*, 336lt. — 17. *Britannicus*, 333lt 5s. — 18. *Tartuffe*, 126lt 5s. — 24. *Le Misanthrope* (Molière), *le Deuil*, 310lt. — 26. *L'Étourdi* (Molière), 189lt 10s. — 28. *L'Étourdi*, 394lt 15s. — 29. *Bajazet* (Racine), 378lt 5s. — 30. *Jodelet prince*, 198lt 10s.

Juin. — 2. *Phèdre* (Racine), 197lt 15s. — 3. *L'Étourdi*, 303lt 15s. — 6. *Le Cid*, 365lt 10s. — 7. *L'École des femmes*, 83lt. — 9. *Polyeucte*, 121lt. — 15. *L'Avare*, 155lt 5s. — 17. *Bajazet, le Bourgeois de Falaise* (Regnard), 573lt. — 25. *Le Menteur*, 276lt. — 27. *Le Dépit amoureux* (Molière), 213lt. — 29. *Le Dépit amoureux*, 473lt 5s.

Juillet. — 7. *Britannicus, le Moulin de Javelle* (Dancourt), 847lt. — 12. *Le Misanthrope, le Moulin*, 569lt 5s. — 13. *Phèdre*, 193lt 15s. — 14. *Les Horaces*, 293lt 15s. — 22. *Cinna, le Moulin*, 1008lt 15s. — 29. *Andromaque*, 684lt. — 31. *Mithridate*, 203lt 15s.

Août. — 5. *Andromaque, le Moulin*, 1064lt 10s. — 6. *Bajazet*,

432₶ 5s. — 9. *Les Femmes savantes*, 465₶ 5s. — 12. *Le Cid*, 667₶ 15s. — 13. *Iphigénie*, 292₶ 5s. — 14. *Tartuffe*, 153₶ 10s. — 22. *Les Horaces*, 101₶ 15s. — 27. *Le Misanthrope*, 350₶. — 30. *Bérénice, les Petits maîtres d'été* (***), 761₶ 5s.

Septembre. — 5. *Andromaque*, 368₶ 15s. — 7. *Britannicus*, 221₶ 15s. — 9. *Phèdre*, 444₶ 15s. — 12. *L'Étourdi*, 422₶ 5s. — 15. *Tartuffe*, 243₶ 15s. — 17. *L'Avare*, 193₶ 5s. — 21. *Les Femmes savantes*, 495₶ 10s. — 23. *L'École des femmes*, 368₶. — 26. *L'Étourdi*, 507₶ 10s. — 27. *Le Cid*, 517₶ 10s. — 28. *Bérénice*, 214₶ 10s. — 29. *Le Menteur, le Moulin*, 1104₶ 10s.

Octobre. — 1. *Rodogune*, 404₶. — 4. *Phèdre, les Eaux de Bourbon* (Dancourt), 788₶ 5s. — 6. *Le Misanthrope, les Eaux de Bourbon*, 561₶ 15s. — 11. *Andromaque, les Eaux de Bourbon*, 429₶ 15s. — 12. *L'École des femmes, les Plaideurs*, 178₶ 5s. — 13. *Tartuffe*, 309₶. — 17. *Les Femmes savantes*, 311₶ 15s. — 18. *Phèdre*, 314₶ 15s. — 20. *L'Avare*, 438₶ 5s. — 21. *Le Menteur*, 717₶ 10s. — 22. *Mithridate*, 299₶ 15s. — 26. *L'École des femmes*, 198₶. — 30. *Tartuffe*, 220₶ 5s. — 31. *Britannicus, les Vacances* (Dancourt), 552₶ 10s.

Novembre. — 2. *L'Avare*, 459₶ 5s. — 4. *Le Misanthrope, les Vacances*, 836₶ 10s. — 9. *Cinna*, 347₶. — 12. *L'Avare*, 616₶. — 14. *Le Cid, les Vacances*, 1230₶ 5s. — 16. *Les Horaces*, 434₶ 5s. — 17. *Andromaque*, 577₶.

Décembre. — 3. *L'École des femmes*, à Versailles. — 10. *L'École des femmes, le Grondeur* (Brueys et Palaprat), 1001₶ 5s. — 19. *Le Joueur* (Regnard), 1386₶ 15s. — 22. *Iphigénie, les Vacances*, 538₶ 15s. — 31. *Venceslas*, 508₶.

Année 1697.

Janvier. — 5. *Les Horaces*, 801₶ 10s. — 6. *Le Dépit amoureux*, à Versailles; à Paris, *Andromaque, les Plaideurs*, 819₶ 15s. — 8. *L'Avare*, 580₶ 15s. — 10. *Cinna*, 414₶ 5s. — 14. *Jodelet prince*, à Versailles; à Paris, *Rodogune*, 547₶ 5s. — 16. *Le Cid*, 778₶. — 21. *Bajazet*, à Versailles; à Paris, *le Misanthrope*, 977₶ 5s. — 22. *Nicomède*, 457₶ 10s. — 24. *Les Femmes savantes*, 398₶ 5s. — 26. *Amphitryon, M. de Pourceaugnac*, 1175₶ 15s. — 28. *M. de Pourceaugnac, l'École des maris* (Molière), 625₶ 10s. — 30. *Tartuffe*, 1237₶ 10s.

Février. — 1. *Les Femmes savantes*, à Versailles; à Paris, *Mithridate*, 501₶ 5s. — 4. *Rodogune, les Précieuses ridicules* (Molière), à Versailles; à Paris, *Don Japhet d'Arménie* (Scarron), *le Cocu imaginaire*, 364₶ 10s. — 6. *Le Dépit amoureux, les Plaideurs*, 445₶ 5s. — 8. *Le Menteur*, 335₶ 15s. — 9. *Iphigénie, le Moulin de Javelle*, 877₶ 5s. — 10. *Le Bourgeois gentilhomme*, 1258₶. — 12. *L'Avare*, 404₶ 5s. — 17. *Le Malade imaginaire* (Molière), 1676₶ 5s. — 18. *Amphitryon, le Grondeur*, 1835₶ 5s.

— 19. *Le Bourgeois gentilhomme*, 1394^{lt} 5^{s}. — 23. *Le Malade imaginaire*, 792^{lt} 5^{s}.

Mars. — 1. *L'Étourdi, la Comtesse d'Escarbagnas* (Molière), 509^{lt} 10^{s}. — 2. *Jodelet maître et valet* (Scarron), à Versailles. — 3. *Le Grondeur, M. de Pourceaugnac*, 1177^{lt} 5^{s}. — 5. *Le Misanthrope, le Cocu imaginaire*, 484^{lt} 10^{s}. — 7. *Le Malade imaginaire*, 543^{lt} 19^{s}. — 11. *Phèdre*, 527^{lt}. — 14. *Tartuffe*, 247^{lt} 15^{s}. — 15. *Iphigénie*, 422^{lt} 10^{s}. — 21. *Polyeucte*, 341^{lt} 10^{s}. — 23. *Amphitryon, le Florentin*, 1331^{lt} 10^{s}.

Avril. — 15. *Andromaque*, 1087^{lt} 5^{s}. — 16. *Tartuffe*, 349^{lt} 10^{s}. — 18. *Le Menteur*, 785^{lt} 5^{s}. — 20. *L'Avare*, 411^{lt}. — 21. *Britannicus*, 714^{lt} 15^{s}. — 27. *Phèdre*, 389^{lt} 5^{s}. — 29. *Le Cid*, 183^{lt} 5^{s}.

Mai. — 1. *Cinna*, 805^{lt} 5^{s}. — 2. *Le Misanthrope*, 568^{lt}. — 4. *L'École des femmes*, 293^{lt} 10^{s}. — 6. *Les Femmes savantes*, 385^{lt} 10^{s}. — 12. *Mithridate*, 219^{lt}. — 14. *Bajazet*, 226^{lt}. — 18. *L'Étourdi*, 255^{lt} 5^{s}. — 20. *Le Menteur, les Précieuses ridicules*, 219^{lt}. — 21. *Polyeucte*, 343^{lt}. — 24. *Le Misanthrope*, 125^{lt}. — 30. *Tartuffe*, 294^{lt}.

Juin. — 3. *L'Avare*, 321^{lt} 15^{s}. — 5. *Les Femmes savantes*, 124^{lt} 10^{s}. — 9. *Les Horaces*, 279^{lt}. — 11. *Cinna*, 636^{lt} 5^{s}. — 14. *L'École des femmes*, 147^{lt}. — 20. *L'Étourdi*, 357^{lt} 10^{s}. — 21. *Britannicus*, 363^{lt} 15^{s}. — 22. *Le Menteur*, 334^{lt}. — 24. *Jodelet prince*, 648^{lt} 15^{s}. — 27. *Andromaque*, 489^{lt} 5^{s}. — 28. *Tartuffe*, 187^{lt}. — 29. *Iphigénie*, 627^{lt} 15^{s}.

Juillet. — 2. *Les Femmes savantes*, 131^{lt} 5^{s}. — 7. *Le Cid*, 234^{lt} 10^{s}. — 12. *Britannicus*, 826^{lt} 10^{s}. — 13. *Le Misanthrope*, 822^{lt} 10^{s}. — 14. *Rodogune*, 849^{lt} 5^{s}. — 15. *Sertorius* (Corneille), 553^{lt} 10^{s}. — 16. *L'Avare*, 184^{lt} 5^{s}. — 17. *Othon* (Corneille), 672^{lt} 5^{s}. — 18. *Héraclius*, 479^{lt}. — 21. *Le Menteur*, 823^{lt} 15^{s}. — 23. *L'École des femmes*, 101^{lt}. — 24. *Iphigénie*, 324^{lt} 15^{s}. — 26. *L'Étourdi*, 145^{lt}. — 27. *Phèdre*, 633^{lt} 10^{s}. — 31. *Les Femmes savantes*, 326^{lt}.

Août. — 1. *Bajazet*, 493^{lt}. — 3. *Mithridate*, 398^{lt}. — 5. *Tartuffe*, 337^{lt}. — 7. *Le Misanthrope, le Mariage forcé* (Molière), 447^{lt} 5^{s}. — 13. *Cinna*, 366^{lt} 5^{s}. — 14. *Jodelet prince*, 322^{lt} 15^{s}. — 16. *Les Horaces*, 480^{lt} 10^{s}. — 20. *Iphigénie*, 631^{lt} 15^{s}. — 21. *L'École des femmes*, 331^{lt} 10^{s}. — 25. *Andromaque*, 729^{lt} 8^{s}. — 31. *Les Femmes savantes*, 159^{lt} 10^{s}.

Septembre. — 2. *L'Avare, le Cocu imaginaire*, 353^{lt} 15^{s}. — 3. *Britannicus*, 248^{lt} 15^{s}. — 4. *Jodelet prince, le Mariage forcé*, 174^{lt}. — 7. *Le Cid*, 325^{lt} 15^{s}. — 10. *Le Misanthrope*, 128^{lt} 10^{s}. — 13. *Phèdre*, 184^{lt} 10^{s}. — 19. *Le Misanthrope, le Charivari* (Dancourt), 1067^{lt}. — 21. *Les Femmes savantes, le Charivari*, 1506^{lt}. — 22. *Britannicus, le Charivari*, 697^{lt} 5^{s}. — 24. *L'École des femmes, le Cocu imaginaire*, 277^{lt}. — 25. *Tartuffe, le Charivari*, 646^{lt} 15^{s}.

Octobre. — 3. *L'École des femmes, le Charivari*, 398^{lt} 15^{s}. — 4. *Le*

Misanthrope, 79tt. — 6. *L'Avare*, 981tt 10s. — 7. *Les Femmes savantes*, 282tt 15s. — 12. *Tartuffe*, 457tt 5s. — 19. *L'École des femmes*, *le Retour des officiers* (Dancourt), 1223tt 5s. — 20. *Le Menteur*, *le Retour des officiers*, 1217tt. — 26. *Le Misanthrope*, *le Retour des officiers*, 700tt 10s. — 28. *Iphigénie*, *le Retour des officiers*, 1270tt. — 30. *Cinna*, *le Retour des officiers*, 561tt 15s.

Novembre. — 2. *Les Horaces*, *le Retour des officiers*, 811tt 10s. — 6. *Andromaque*, *le Retour des officiers*, 730tt 10s. — 21. *Œdipe* (Corneille), à Versailles; à Paris, *l'École des femmes*, *la Comtesse d'Escarbagnas*, 238tt 15s. — 23. *Les Femmes savantes*, *les Fourberies de Scapin* (Molière), 717tt 10. — 24. *Le Misanthrope*, à Versailles; à Paris, *Bajazet*, *le Médecin malgré lui* (Molière), 780tt 10s. — 25. *Tartuffe*, *le Florentin*, 677tt 5s. — 26. *Britannicus*, *le Mariage forcé*, 246tt 5s. — 27. *Le Dépit amoureux*, *les Fourberies de Scapin*, 854tt 5s. — 28. *Mithridate*, *le Cocher supposé* (Hauteroche), 265tt. — 29. *L'Étourdi*, *le Deuil*, 268tt 5s. — 30. *Bajazet*, à Versailles; à Paris, *Tartuffe*, *Georges Dandin*, 912tt 15s.

Décembre. — 2. *Le Distrait* (Regnard), 1681tt 15s. — 4. *L'Étourdi*, à Versailles. — 11. *Oreste et Pylade* (la Grange-Chancel), 1049tt 15s. — 23. *Tartuffe*, 926tt 5s. — 27. *Le Malade imaginaire*, 1709tt. — 29. *Le Malade imaginaire*, 1371tt 10s.

ANNÉE 1698.

Janvier. — 3. *L'Étourdi*, *Georges Dandin*, 945tt. — 4. *Le Bourgeois gentilhomme*, 1387tt. — 6. *Le Bourgeois gentilhomme*, 1573tt 10s. — 7. *Iphigénie*, *la Comtesse d'Escarbagnas*, 301tt 10s. — 8. *Le Bourgeois gentilhomme*, 881tt 16s. — 10. *Les Femmes savantes*, *le Charivari*, 513tt. — 13. *Iphigénie*, *le Médecin malgré lui*, à Versailles; à Paris, *l'École des femmes*, *le Cocu imaginaire*, 727tt 15s. — 16. *Bajazet*, *les Fourberies de Scapin*, 565tt 15s. — 18. *Manlius* (la Fosse), 1429tt. — 19. *Les Femmes savantes*, à Versailles; à Paris, *Amphitryon*, *les Plaideurs*, 1316tt 5s. — 21. *Jodelet prince*, 426tt 10s. — 26. *Le Malade imaginaire*, 1032tt 15s. — 28. *Jodelet prince*, à Versailles; à Paris, *l'École des femmes*, *le Cocu imaginaire*, 403tt.

Février. — 3. *Le Misanthrope*, 636tt. — 5. *Manlius*, *les Plaideurs*, 1782tt 5s. — 6. *Jodelet prince*, *Georges Dandin*, 835tt 10s. — 8. *Amphitryon*, *le Charivari*, 1494tt. — 10. *Crispin musicien* (Hauteroche), *les Plaideurs*, 1669tt 15s. — 11. *Le Bourgeois gentilhomme*, 1267tt 15s. — 14. *Jodelet maître et valet*, à Versailles. — 22. *L'Amour médecin* (Molière), *M. de Pourceaugnac*, 989tt 10s. — 28. *Jodelet prince*, 580tt.

Mars. — 1. *Pompée* (Corneille), *le Médecin malgré lui*, à Versailles; à Paris, *l'École des femmes*, 692tt 10s. — 6. *Tartuffe*, 564tt. — 8. *Jodelet prince*, *M. de Pourceaugnac*, 914tt 5s. — 10. *L'École des femmes*, à Versailles; à Paris, *Cinna, le Médecin malgré lui*, 895lt 5s. — 15. *Polyeucte, le Cocher*, 1882lt.

Avril. — 8. *Iphigénie, les Plaideurs*, 862lt 5s. — 9. *L'Avare*, 912lt 15s. — 17. *Bajazet, le Médecin malgré lui*, 438lt. — 19. *Le Cid*, 704lt 5s. — 22. *Tartuffe*, 431lt. — 24. *Jodelet prince*, 461lt 5s. — 27. *Le Cid, le Sicilien* (Molière), 1300lt 10s.

Mai. — 2. *Le Misanthrope*, 455lt 15s. — 3. *Les Horaces*, 1023lt 10s. — 5. *Britannicus*, 1052lt. — 7. *Mithridate*, 800lt. — 9. *Le Bourgeois gentilhomme*, 956lt 10s. — 11. *Le Bourgeois gentilhomme*, 1136lt. — 14. *Le Cid, le Charivari*, 1334lt 10s. — 15. *Les Femmes savantes*, 367lt 5s. — 20. *Cinna*, 601lt 15s. — 26. *Iphigénie, les Vendanges de Suresnes*, 1067lt. — 27. *Tartuffe*, 392lt 10s. — 31. *Mithridate, les Vendanges de Suresnes*, 429lt 5s.

Juin. — 5. *Les Fourberies de Scapin, M. de Pourceaugnac*, 1362lt 10s. — 7. *Iphigénie*, 793lt 5s. — 8. *Tartuffe*, 331lt 15s. — 9. *Polyeucte, le Sicilien*, 441lt 5s. — 11. *Les Horaces*, 596lt 1s. — 12. *L'Étourdi*, 772lt 15s. — 15. *Bajazet, l'Ombre de Molière* (Brécourt), 644lt 15s. — 16. *L'École des femmes*, 385lt 10s. — 18. *Jodelet prince*, 508lt 10s. — 19. *Rodogune, les Plaideurs*, 418lt 10s. — 22. *Le Malade imaginaire*, 1211lt 10s. — 30. *Le Misanthrope*, 365lt.

Juillet. — 5. *Andromaque*, 563lt 5s. — 7. *Le Cid, la Comtesse d'Escarbagnas*, 491lt 15s. — 11. *Cinna*, 319lt, 5s. — 13. *Andromaque*, 473lt. — 19. *Cinna*, 369lt. — 23. *Britannicus, le Moulin de Javelle*, 1071lt. — 24. *Tartuffe*, 532lt. — 29. *Mithridate*, 230lt.

Août. — 1. *Les Femmes savantes*, 146lt 15s. — 6. *Iphigénie, le Mariage forcé*, 731lt 5s. — 13. *Jodelet prince*, 639lt 15s. — 19. *Le Cid*, 372lt. — 24. *L'Étourdi*, 220lt 5s. — 28. *Le Misanthrope*, 454lt 10s. — 31. *Les Horaces*, 621lt 10s.

Septembre. — 2. *Cinna*, 326lt. — 4. *Britannicus, les Plaideurs*, 584lt. — 9. *Andromaque*, 492lt 5s. — 10. *Les Femmes savantes*, 330lt. — 17. *Bajazet*, 1635lt. — 22. *Jodelet prince*, 645lt 15s. — 23. *Mithridate, le Médecin malgré lui*, 472lt 15s. — 25. *Cinna*, 869lt 5s. — 29. *Le Cid*, 1855lt 15s.

Octobre. — 5. *Le Misanthrope, le Curieux* (? *les Curieux de Compiègne*, de Dancourt), 1562lt. — 6. *Les Femmes savantes, le Curieux*, 1058lt 15s. — 7. *Amphitryon, Georges Dandin*, 352lt 10s. — 17. *Les Plaideurs, Georges Dandin*, 218lt 15s. — 29. *L'École des maris, le Mari retrouvé* (Dancourt), 1213lt 5s.

Novembre. — 7. *Les Fâcheux* (Molière), *les Plaideurs*, 230lt 10s. — 16. *Britannicus, le Mari retrouvé*, 1414lt 15s. — 17. *Britannicus, les Précieuses ridicules*, à Versailles. — 24. *Andromaque, le Curieux*, 678lt.

— 28. *Bajazet*, *le Mari retrouvé*, à Versailles. — 29. *Mithridate*, *le Mari retrouvé*, 877lt. — 30. *Iphigénie*, 1172lt 10s.

Décembre. — 11. *Jodelet maître et valet*, à Versailles. — 13. *Phèdre*, *le Curieux*, à Versailles; à Paris, *l'École des femmes*, 605lt. — 18. *Le Bourgeois gentilhomme*, 1228lt 10s. — 20. *Phèdre*, *les Vendanges de Suresnes*, 1080lt 5s. — 21. *Le Bourgeois gentilhomme*, 1259lt 13s. — 22. *Rodogune*, *le Deuil*, à Versailles; à Paris, *l'Avare*, *les Fourberies de Scapin*, 1138lt 10s. — 26. *Jodelet prince*, 1289lt. — 27. *Jodelet prince*, à Versailles; à Paris, *Phèdre*, *le Médecin malgré lui*, 1488lt. — 28. *Bajazet*, 907lt 10s. — 31. *Jodelet maître et valet*, 803lt 10s.

Année 1699.

Janvier. — 1. *Le Cid*, 831lt. — 3. *Les Horaces*, 1557lt. — 4. *Jodelet maître et valet*, 1478lt 15s. — 8. *Jodelet maître et valet*, 779lt 15s. — 12. *Venceslas*, *les Plaideurs*, à Versailles; à Paris, *Tartuffe*, *le Cocu imaginaire*, 1046lt 1s 3d. — 14. *Venceslas*, *les Plaideurs*, 904lt 12s. — 19. *Le Misanthrope*, *les Plaideurs*, 743lt. — 22. *Iphigénie*, 542lt 10s. — 24. *Mithridate*, 987lt 5s. — 26. *Cinna*, 828lt 18s. — 29. *Jodelet maître et valet*, 487lt 5s.

Février. — 3. *L'École des femmes*, 586lt. — 10. *L'Avare*, à Versailles; à Paris, *l'Avare*, *le Médecin malgré lui*, 659lt 10s. — 13. *Jodelet maître et valet*, 464lt 5s. — 18. *Tartuffe*, *le Charivari*, 1019lt 18s. — 22. *Le Bourgeois gentilhomme*, 1252lt 15s.

Mars. — 1. *Le Malade imaginaire*, 1251lt 10s. — 7. *Les Femmes savantes*, *les Plaideurs*, 1352lt 15s. — 8. *Phèdre*, *le Ballet extravagant* (Palaprat), 1193lt 16s. — 9. *Andromaque*, 678lt. — 10. *Les Femmes savantes*, *les Plaideurs*, 674lt 8s. — 11. *Bajazet*, 1078lt 12s. — 20. *Jodelet prince*, *le Mari retrouvé*, 774lt 18s. — 23. *Jodelet maître et valet*, 685lt 10s. — 29. *Le Bourgeois gentilhomme*, 540lt. — 30. *Amphitryon*, *les Plaideurs*, 989lt 14s.

Avril. — 2. *Le Malade imaginaire*, à Versailles. — 4. *Gabinie* (Brueys), *M. de Pourceaugnac*, 1814lt 10s. — 27. *Nicomède*, 1683lt. — 28. *Le Misanthrope*, 242lt 8s.

Mai. — 3. *Andromaque*, *le Médecin malgré lui*, 182lt 2s. — 5. *Cinna*, 160lt 16s. — 6. *Phèdre*, 1800lt 12s. — 7. *Jodelet maître et valet*, 199lt 4s. — 8. *Phèdre*, 598lt 10s. — 10. *Phèdre*, 934lt 16s. — 11. *Jodelet prince*, 425lt 8s. — 13. *Les Femmes savantes*, 581lt 8s. — 16. *Le Cid*, 682lt 4s. — 20. *Britannicus*, 348lt 6s. — 22. *Iphigénie*, 417lt. — 24. *Les Horaces*, 396lt 18s. — 27. *Tartuffe*, 235lt 16s.

Juin. — 1. *Gabinie*, *les Plaideurs*, 637lt 4s. — 16. *Cinna*, 232lt 16s. — 19. *Le Misanthrope*, 108lt 6s. — 23. *Jodelet maître et valet*, 201lt 12s.

— 24. *Mithridate, le Médecin malgré lui*, 1261^{lt} 16^{s}. — 26. *Bajazet*, 206^{lt} 14^{s}. — 29. *Le Malade imaginaire*, 1273^{lt} 10^{s}.

JUILLET. — 1. *Jodelet prince*, 195^{lt}. — 3. *L'Avare*, 131^{lt} 14^{s}. — 6. *Pénélope* (Genest), *les Plaideurs*, 318^{lt}. — 7. *Tartuffe*, 185^{lt} 8^{s}. — 8. *Le Cid, le Médecin malgré lui*, 313^{lt} 16^{s}. — 16. *Les Horaces, le Cocu imaginaire*, 1380^{lt} 18^{s}. — 17. *Les Femmes savantes*, 67^{lt} 4^{s}. — 18. *Les Horaces*, 273^{lt}. — 20. *Mithridate, Crispin médecin*, 293^{lt} 16^{s}.

AOÛT. — 1. *Iphigénie, la Veuve* (Champmeslé), 576^{lt} 12^{s}. — 4. *Le Misanthrope*, 199^{lt} 16^{s}. — 5. *Britannicus, la Veuve*, 504^{lt}. — 7. *Phèdre, la Veuve*, 391^{lt} 16^{s}. — 10. *Les Fourberies de Scapin, M. de Pourceaugnac*, 1205^{lt} 14^{s}. — 11. *Andromaque, le Mariage forcé*, 250^{lt} 4^{s}. — 24. *Tartuffe*, 516^{lt} 12^{s}. — 26. *Jodelet maître et valet*, 297^{lt} 6^{s}.

SEPTEMBRE. — 11. *La Femme juge et partie* (Montfleury), *les Plaideurs*, 155^{lt} 2^{s}. — 15. *Jodelet prince, Crispin médecin*, 217^{lt} 4^{s}.

OCTOBRE. — 9. *Amphitryon, les Fourberies de Scapin*, 627^{lt} 18^{s}. — 13. *La Femme juge et partie, les Plaideurs*, 195^{lt} 12^{s}. — 24. *Britannicus, l'Entêtement ridicule* (***), 602^{lt} 8^{s}. — 25. *Le Grondeur, M. de Pourceaugnac*, 1088^{lt} 2^{s}. — 26. *Mithridate, l'Entêtement ridicule*, 553^{lt} 16^{s}. — 29. *Les Fées* (Dancourt), 1529^{lt} 14^{s}.

NOVEMBRE. — 8. *Phèdre, Merlin dragon* (Desmares), 1007^{lt} 14^{s}. — 12. *Le Cid, la Veuve*, 1019^{lt} 14^{s}. — 16. *Britannicus, la Veuve*, à Versailles. — 19. *Jodelet maître et valet*, à Versailles. — 21. *Tartuffe, le Médecin malgré lui*, 1081^{lt} 16^{s}. — 25. *Jodelet prince, la Noce interrompue* (Dufresny), 880^{lt} 10^{s}. — 27. *La Malade sans maladie* (Dufresny), 1252^{lt} 10^{s}. — 29. *Amphitryon, les Fourberies de Scapin*, 1528^{lt} 16^{s}.

DÉCEMBRE. — 3. *Jodelet maître et valet*, 580^{lt} 4^{s}. — 7. *L'École des maris, les Plaideurs*, 821^{lt} 8^{s}. — 13. *Cinna, les Vendanges de Suresnes*, 1231^{lt} 4^{s}. — 14. *La Femme juge et partie, les Plaideurs*, 830^{lt} 14. — 15. *Phèdre, Merlin dragon*, 492^{lt}. — 17. *Cinna, le Ballet extravagant*, 938^{lt} 14^{s}. — 18. *La Famille à la mode* (Dancourt), 2085^{lt} 6^{s}. — 19. *Venceslas, les Vacances*, 876^{lt} 6^{s}. — 23. *Les Horaces, les Vendanges de Suresnes*, 1755^{lt} 12^{s}. — 27. *Iphigénie, les Vendanges de Suresnes*, 1911^{lt} 18^{s}. — 29. *Mithridate, le Ballet extravagant*, 502^{lt} 16^{s}.

IX

CONVERSION DU DUC DE LA FORCE[1].

Rapport de l'archevêque de Sens à M. de Pontchartrain, secrétaire d'État[2].

(Mars 1691.)

« Il m'a paru que M. le duc de la Force avoit le visage bouffi et enflammé et les jambes enflées; il se plaint en effet d'une hydropisie qui commence à se former, n'ayant plus d'exercice. A l'égard de ses dispositions pour le cœur et l'esprit, elles me paroissent assez bonnes; je ne vois point que sa détention ait mis un nouvel obstacle à sa conversion. Il paroît chercher à s'instruire, il a des livres catholiques qu'il lit; il m'a même annoncé qu'il sent moins de difficultés sur deux ou trois points controversés qu'il ne faisoit quand il est entré à la Bastille[3]; mais il m'a marqué, en même temps, qu'il s'y trouvoit si agité, et si peu secouru pour le corps et pour l'esprit, je veux dire par rapport à ses maladies et aux doutes qu'il peut avoir sur la religion, qu'il lui étoit impossible de s'appliquer et d'y faire aucun progrès : ce qui vient, pour le moins, autant de la créance qu'il a que le lieu où il est ruine sa santé, que de la fausse honte qu'il a peut-être qu'on n'attribuât les bonnes résolutions qu'il pouvoit prendre à l'envie de recouvrer sa liberté.

« Il paroît souhaiter fortement que S. M. le mette ou aux Pères de l'Oratoire[4] (dont il se loue fort et où il a déjà été[5]), ou dans quelque autre communauté, à Paris, ou dans quelque ville voisine; il ajouta même, en répandant bien des larmes, qu'il aimeroit mieux que ce fût à Versailles que partout ailleurs[6], pour être sous les yeux de S. M. et avoir le plaisir de la voir quelquefois, et qu'elle fût témoin des efforts qu'il feroit pour se persuader de notre religion. Et comme je lui dis qu'il y avoit plusieurs personnes, de qualité même, qui avoient abusé des bontés de S. M. et de la liberté qu'il leur avoit donnée pour sortir du Royaume, il me répondit qu'il blâmoit fort leur conduite, et qu'il regardoit comme déshonorés et indignes des grâces du Roi tous ceux qui avoient ainsi manqué à leur parole, et que, pour sa vie, il ne feroit rien de semblable.

1. Ci-dessus, p. 178.
2. Arch. nat., Papiers du contrôle général, G⁷ 542. En marge : « R. le 14 mars 1691. » L'auteur de ce rapport est M. Fortin de la Hoguette, dont Saint-Simon fera un si bel éloge en 1701, et qu'il se vantait de compter parmi ses amis.
3. Le 26 juin 1689.
4. En marge, de la main de M. de Pontchartrain : « Non. »
5. En 1686 : *Dangeau*, tome I, p. 323. — 6. En marge : « Encore moins. »

« Tout ce qu'il m'a dit m'a paru sans fard et sans affectation, et je l'ai trouvé bien plus touché d'avoir déplu au Roi que de la perte de sa liberté. Je crois devoir ajouter qu'il m'a paru avoir un fond de soumission et d'attachement tendre et respectueux pour S. M., qui me fait bien augurer des suites, et je n'ai remarqué, ni sur son visage, ni dans ses paroles, un certain dépit noir et envenimé qui n'est que trop ordinaire dans ceux de cette religion qui se trouvent dans un état pareil au sien.

« Il s'est attendri et a pleuré toutes les fois qu'il m'a parlé du desir sincère qu'il avoit de s'instruire pour plaire au Roi, et que, depuis le moment qu'il avoit signé, il n'avoit conservé aucun commerce avec leurs ministres, et avoit fait son possible pour se persuader de notre religion[1].

« Il convient que sa femme est entêtée, et m'en a peu parlé ; ç'a été un point capital de les séparer, car elle a de l'ascendant sur son esprit.

« Si S. M. trouve à propos qu'il demeure à la Bastille, il souhaiteroit bien avoir quelquefois l'usage de la cour pour s'y promener en présence d'un officier[2], et de voir de temps en temps M. et Mme de Courtomer[3], qui, je crois, ne lui donneront que de bons conseils, étant très bien convertis et comblés des bienfaits de S. M.[4]. »

Lettres de M. le duc de la Force à M. de Pontchartrain.

« A la Boulaye, le 23 oct. 1691[5].

« Monsieur,

« Le miserable estat ou ie suis reduit depuis trois mois par une defluction sur les deus genous et sur un pied quy m'empesche de pouvoir bouger du lict me fait avoir recours a cette bonté que vous mavez fait lhonneur de m'acorder de vouloir bien agreer que ie m'adressasse a vous. Je prens donc cette liberte Monsieur pour vous suplier tres humblement et selon que vous le iugerés a propos de tesmogner au Roy que sy ie ne suis pas aupres de sa personne ou mon devoir et mon inclination m'appellent cest lestat ou ie suis qui m'en empeschent. La derniere fois que ie fus a Versaille mes enfans eurent lhonneur de saluer Sa Maiesté laquelle me permit de les mener icy pandant les vacations, et comme mon fils aisné est desia bien grand, et le second

1. En marge : « Le Roi est persuadé du contraire. »

2. En marge : « Non ; sur la tour seulement. »

3. En marge : « Non ; mais Monsieur de Sens, tant qu'il le voudra bien. » Mme de Courtomer, comme Mme du Roure, étaient les filles issues d'un premier mariage de M. de la Force.

4. Le 28 avril suivant, le prisonnier eut permission de s'installer à Saint-Magloire, c'est-à-dire chez les Oratoriens, comme il l'avait souhaité.

5. Papiers du contrôle général, G⁷543. Nous conservons scrupuleusement l'orthographe de cette lettre, qui est écrite de la main du duc.

presque de mesme eage qui est tres robuste ayant assez bien estudié puis qu'ils sont prets a monter en philosophie, je vous demande encore la grace de vouloir tesmogner au Roy la passion quils auroyent quil plust a Sa Maiesté de vouloir qu'ils fussent mis a presant a lacademie ou apres avoir un peu commancé a monter a cheval sy le Roy le vouloit agreer ils entreroyent dans ses mousquetaires afin que dans la suite ils pussent bientot aller a la guerre. Pour moy Monsieur vous croiez bien que ie souhaitte qu'il plaise au Roy de le vouloir ne desirant rien tant au monde que de pouvoir ou que ma famille puisse donner a Sa Maiesté jusques au dernier soupir de nos vies des marques de nostre zelle, fidelité et obeissance. Jose esperer Monsieur que vous macorderez les suplications que ie vous fais et celle de croire que personne du monde n'est avec plus de verité,

« Monsieur,

« Vostre tres humble et tres obeissant serviteur.

« Le duc de la Force. »

« A Paris, le 25 may 1694[1].

« Monsieur,

« Les deus filles que iay dans le couvant des filles Ste Marie du fausbourg Saint Anthoine ont une telle passion de voir la ceremonie de la grande procession qui se doit faire jeudy[2] que ie nay peu leur refuser de vous suplier de leur accorder cette grace et pour cela un billet a la superieure de cette maison, afin quelle permette que ces deus enfans sortent ce jour la. Mme la comtesse de Nogean voudra bien avoir la bonté de les prendre et les y ramenera. Cest de quoy, Monsieur, ie vous asseure et que personne du monde nest sy veritablemant que moy, Monsieur, vostre tres humble et tres obeissant serviteur.

« Le duc de la Force. »

« A la Boulaye, ce premier février 1698[3].

« Monsieur,

« Je ne reçus que hier au soir la lettre que vous m'avez fait l'honneur de m'écrire, du 27 du passé[4], et je serois parti dans le moment

1. Original autographe, ms. Clairambault 1184, fol. 286.

2. La descente de la châsse de Sainte-Geneviève, pour obtenir de la pluie (*Journal de Dangeau*, tome V, p. 17-18; *Gazette d'Amsterdam*, 1698, n°s XLIII et XLIV).

3. Original non autographe, ms. Clairambault 1184, fol. 287.

4. Par cette lettre (Arch. nat., O[1] 42, fol. 16 v°), le ministre annonçait

pour aller rendre compte au Roi de ma conduite sur le contenu d'icelle, si mon état me l'eût pu permettre; mais, depuis quatre mois, je n'ai presque pas quitté le lit, et ne fais encore que de sortir d'une fièvre continue très violente, qui m'a quasi réduit à l'extrémité. C'est ce qui me fait, Monsieur, vous supplier de vouloir bien, à mon défaut, avoir la bonté de représenter à S. M. que les délais que ma fille a apportés à sa prise d'habit ne sont point assurément venus de ma part, puisque je vous puis protester sincèrement que, depuis qu'elle demanda, il y a six mois, à aller passer quelque temps chez ma fille de Courtomer, elle ne m'a parlé ni fait parler, directement, ni indirectement, sur ce sujet, et qu'il n'y a qui que ce soit au monde qui puisse dire m'en avoir fait la moindre proposition. Ainsi, Monsieur, je n'ai eu garde de m'y opposer, puisque personne ne me l'a demandé; mais ce n'est pas d'aujourd'hui qu'on a pris à tâche, dans son couvent, d'avancer contre nous beaucoup de choses qui seroient bien difficiles à prouver. Mais, Monsieur, puisque j'apprends par la lettre que vous me faites l'honneur de m'écrire la résolution ferme où ma fille paroît être présentement, je vais, dès aujourd'hui, ne pouvant y aller moi-même, lui envoyer dire de ma part que, suivant les ordres de S. M., je suis prêt à lui donner, quand elle voudra, les mille livres qu'elle m'a fait dire autrefois qu'il lui faudroit lorsqu'elle prendroit l'habit, et autres mille livres lorsqu'elle voudra faire profession; et je vous assure, Monsieur, que cela ne lui servira plus de prétexte pour l'empêcher de satisfaire, quand elle voudra, à ce que l'on desire d'elle dans cette maison[1].

« A l'égard de ce que vous me faites l'honneur de me mander sur les visites que Mme de la Force lui a rendues dans le couvent, elle et moi avons bien du malheur que S. M. ait pu penser qu'elle ait entrepris de les lui faire contre ses intentions, et que j'aie été capable de le souffrir. Je la supplie très respectueusement de vouloir bien se ressouvenir que, lorsque j'eus l'honneur de lui parler, il y a quinze mois, pour mettre ma fille dans le couvent de Saint-Sauveur, j'eus aussi celui de lui demander en même temps la permission que sa mère la pût voir dans ce lieu-là, et qu'il eut la bonté de me l'accorder à condition que ce ne seroit qu'au parloir et qu'elle ne passeroit point par la Boulaye. J'eus l'honneur, Monsieur, de vous le dire en même temps, et le dis de même à Mme l'abbesse de Saint-Sauveur, lorsque je lui menai ma fille, et il faudroit que j'eusse perdu le sens pour avoir laissé faire à Mme de la Force une telle démarche sans en avoir la permission expresse de S. M.,

que le Roi continuerait à Mlle de la Force sa pension de sept cents livres, et qu'il ne restait plus qu'à s'entendre avec l'abbesse de Saint-Sauveur pour sa prise d'habit, mais que sa mère ne devait plus la voir.

1. Mlle de la Force prit le voile à Saint-Denis, au mois de juin suivant, trois jours après le mariage de son frère; elle s'était convertie en mars 1686, à la suite d'un séjour au couvent (ms. Fr. 10265, fol. 103 v° et 116 v°; *Gazette d'Amsterdam*, 1698, n° LIV).

et je vous assure que, d'elle-même, bien loin de passer les ordres qui lui sont prescrits, elle ne profite pas même de toute la liberté que le Roi a la bonté de lui accorder. Je vous dirai encore, Monsieur, qu'elle n'a pas vu sa fille, et ne lui a pas écrit, depuis le mois de septembre, parce qu'elle a toujours été, et est encore malade depuis ce temps-là, et même qu'elle ne l'avoit que très peu vue auparavant. Je vous demande pardon, si je m'étends si fort sur ce sujet; mais il m'est bien douloureux de voir que l'on tâche toujours de donner quelque mauvaise interprétation à nos plus innocentes actions. Je vous demande en grâce, Monsieur, de vouloir bien informer le Roi de tout ceci, et d'assurer S. M. que tout ce que j'ai l'honneur de lui faire dire est la pure et sincère vérité. Je suis très parfaitement, Monsieur, votre très humble et très obéissant serviteur.

« De Caumont, duc de la Force.

« Je vous suplie d'agreer que ie me serve d'une main estrangere, la foiblesse ou ie suis ne me permettant pas de vous escrire de la mienne[1]. »

Le 16 novembre 1698[2], le Roi fit écrire à l'intendant de Rouen, par M. de Pontchartrain, que, très sensible à la conversion de M. de la Force et ayant toujours professé pour lui beaucoup d'amitié et d'estime[3], il avait pris soin de l'éducation de ses enfants, pensionné les fils, doté les filles qui voulaient être religieuses, laissé même leur mère en pleine liberté malgré son état d' « endurcissement en la R. P. R., » sur la parole d'honneur donnée par son mari de ne jamais sortir de la droite voie et d'empêcher qu'elle ne parlât religion; que cependant, depuis un an, Mme de la Force travaillait à pervertir toute sa maison, et qu'il serait bien juste de la mettre en un lieu où on n'eût plus à craindre ses mauvais conseils; mais que, par estime pour son mari et ne voulant pas le priver des secours nécessaires à sa santé, encore qu'on n'eût pu jamais s'attendre à un tel manque de parole, on permettrait à la duchesse de voir M. de la Force, pour le soigner et pour diriger leurs affaires domestiques, mais non plus de lui parler de religion, et qu'un lieutenant de la prévôté de l'hôtel resterait constamment auprès de lui à cet effet. Quant aux domestiques pervertis par Mme de la Force, ils devaient être conduits au château de Pont-de-l'Arche et remplacés par d'anciens catholiques très sûrs[4].

1. Ce post-scriptum est autographe.
2. *Correspondance administrative*, publiée par Depping, tome IV, p. 422.
3. Comparez une lettre du Roi à Mme de la Force, *ibidem*, p. 464.
4. Comparez les instructions pour le lieutenant de la prévôté et pour le P. Bordes, *ibidem*, p. 478-487.

X

LE MARÉCHAL DE SALON[1].

Dangeau, chose étonnante, n'a pas parlé de cet événement mystérieux, dont toute la France, sinon l'Europe entière, se préoccupa pendant deux mois. Est-ce pour cela que notre auteur n'en a rien dit à l'époque même, en 1697? Mais comment le souvenir lui en est-il revenu au milieu des événements de 1699? Sa version est d'ailleurs assez conforme à celle qu'on trouve dans les *Mémoires de Sourches* (tome V, p. 260-261 et 263), et sauf quelques détails, elle concorde aussi avec les articles des gazettes de Hollande, qui ne manquèrent pas de faire grand bruit de l'affaire et d'en annoncer, semaine par semaine, les diverses péripéties, depuis le mois de mars jusqu'au mois de mai. On lira plus loin les articles d'une de ces gazettes. Les récits du *Theatrum Europæum* (tome XV, p. 359-360), des *Annales de la cour et de Paris* (tome II, p. 204-219), des *Lettres de Mme Dunoyer* (lettre XXVI), écrits après coup, doivent avoir été empruntés, soit aux publications journalières, soit aux récits qui coururent la cour et la ville, soit aux pièces volantes du temps comme la Bibliothèque nationale en possède deux (Imprimés, Lb³⁷ 4087 et 4088) : l'une, composée d'une lettre datée de Salon le 26 février 1697 et d'un article daté de Paris le 17 avril; l'autre, donnant le portrait grossier du maréchal-prophète en route pour Versailles, avec une longue complainte dans le genre populaire[2].

Beaucoup plus tard, sous Louis XV, on trouve deux autres récits rétrospectifs, dans les *Mémoires du duc de Luynes* (tome X, p. 410-412) et dans la *Vie du duc de Bourgogne*, par l'abbé Proyart (éd. 1782, tome II, p. 149-159). Ceux-là, bien entendu, diffèrent considérablement des récits contemporains, et n'ont plus la même valeur; néanmoins, il est bon d'en rapprocher les principaux traits des articles de la *Gazette d'Amsterdam*.

De notre temps, l'historien de *Mme de la Vallière et Marie-Thérèse d'Autriche*, M. l'abbé Duclos, s'est borné à reproduire, dans un appendice (p. 978-981), le récit de la prétendue apparition de Marie-Thérèse au maréchal de Salon et la légende de la Mauresse de Fontainebleau dont Saint-Simon nous a parlé en 1697.

1. Ci-dessus, p. 222-231.

2. En 1697, Bernier de Saint-Honoré, dans son *Jugement sur la vie et les œuvres de Rabelais*, cita (p. 292) ces vers, dont le sens m'échappe :

> Si le maréchal de Provence
> N'avoit été prompt délateur,
> Messieurs les maréchaux de France
> N'auroient pas joué de bonheur.

Gazette d'Amsterdam, nº XXIV.

« De Marseille, le 8 mars 1697.

« ....On apprend qu'il y a dans cette province un maréchal qui assure avoir vu certains spectres à Salon, qui est le lieu où le fameux Nostradamus est né et a été enterré, et qu'il est parti de ce lieu-là pour aller rendre compte au Roi de ses visions, qui paroissent aux uns de conséquence, et les autres y ajoutent peu de foi[1]. »

Extraordinaire du nº XXIV.

« Des lettres de Paris confirment l'histoire du maréchal de Provence.... Ce maréchal est arrivé à Paris, où l'on a d'abord traité de fable ce qu'il a dit de la vision du spectre de Selon[2]. Mais, la personne à qui il étoit adressé ayant vu pendant quelques jours que cet homme persistoit à soutenir la même chose de sens rassis, sans marquer aucun égarement d'esprit, et qu'il assuroit qu'il avoit à dire au Roi des choses importantes pour le bien de l'État et pour la personne de S. M., on en a donné avis à la cour, et on a reçu ordre de l'y envoyer. Voilà en substance ce qu'on en écrit. La suite fera connoître le jugement qu'on en doit faire, si l'examen de cet homme est rendu public. »

Nº XXV.

« De Paris, le 22 mars 1697.

« ....L'affaire du maréchal ferrant... fait beaucoup de bruit parmi le peuple, qui ne manque pas d'en raisonner avant qu'on soit bien instruit du fait. Cet homme est habitant originaire de Selon, petite ville près d'Aix en Provence, où est le tombeau de Nostradamus. Il se nomme Michel de nom et de surnom. On dit qu'il a rapporté que, se retirant un soir chez lui, il fut rencontré, et quelques-uns disent enlevé, par un spectre ou fantôme, qui lui dit de ne rien craindre et lui commanda d'aller à Paris pour parler au Roi, le menaçant que, s'il n'obéissoit pas, il mourroit, et ajoutant que, lorsqu'il seroit à une lieue de Versailles, il ne manqueroit pas de lui dire les choses dont il devroit entretenir S. M., et que, pour cet effet, il eût à s'adresser à l'intendant de la province, qui donneroit les ordres nécessaires pour son voyage[3]. L'intendant fit d'abord peu de cas de la demande du maréchal; mais, s'étant informé des magistrats de Selon sur la conduite et la famille de cet homme, et

1. Voyez la lettre imprimée en feuille volante, du 26 février, Bibl. nat., Lb[37] 4087.
2. Ainsi dans la gazette, quoiqu'il y ait *Salon* dans le premier article.
3. La lettre indiquée plus haut donne tout au long le discours du fantôme.

n'en ayant eu que de bons témoignages, il prit soin du maréchal, et le mit entre les mains d'un officier qui conduit ici des recrues, de sorte qu'il partit de Selon le 25 février, après avoir fait ses dévotions chez les Capucins, qui ont aussi assuré qu'ils n'avoient remarqué en lui aucun dérèglement[1]. Voilà ce qu'on en dit en attendant une plus exacte information, et la curiosité de cet événement a déjà donné lieu d'y appliquer une centurie de Nostradamus, sans attendre que la suite ait éclairci ce fait[2]. »

Extraordinaire du nº XXX.

« De Paris, le 8 avril 1697.

« ....L'histoire du maréchal de Selon, en Provence, reste encore à être éclaircie. Cet homme doit être présentement arrivé à Versailles, c'est-à-dire dans une cour où l'on saura bien démêler ce qui en est, et où il ne sera pas cru légèrement sur les apparitions du spectre. Il suffit du bruit qu'a fait cette histoire pour rendre tout le monde curieux d'en savoir le dénouement. C'est le 28ᵉ quatrain de la seconde centurie de Nostradamus qu'on applique à cet événement[3]. »

Extraordinaire du nº XXXI.

« ....Le maréchal de Provence, dont la venue étoit traitée de fable, aussi bien que ses visions, est effectivement arrivé à la cour, où il a déclaré qu'il ne pouvoit s'expliquer à personne qu'au Roi même. Ainsi il doit parler ou écrire à droiture à S. M. Le premier ne lui a pas encore été accordé. Cet homme marque avoir du bon sens, et il assure qu'il dira au Roi des choses si particulières pour témoignage de sa mission, que S. M. en sera surprise. Voilà de quoi se faire écouter et exciter la curiosité. La suite donnera à connoître le jugement que la cour en fera. Ce pas est délicat, si la vision ne se trouve pas au goût de la cour[4]. »

1. Il dit à son confesseur que son voyage amènerait pour la France un bien dont on parlerait pendant plus de deux cents ans.

2. La lettre donne le texte de cette centurie :

> Le pénultième du surnom du prophète
> Prendra Diane pour son jour et repos;
> Loin vaguera par frénétique tête,
> Et délivrera un grand peuple d'impôts,

avec cette explication : 1º Michel est le prénom du prophète et le nom du maréchal, qui est le pénultième de quatre frères; 2º Diane est le nom de sa mère; 3º on prendra toutes ses actions pour frénésie et rêverie; 4º néanmoins, les peuples retireront un grand profit de son voyage.

3. On avait publié en 1693 une *Concordance des prophéties de Nostradamus avec l'histoire depuis Henri II jusqu'à Louis le Grand*, etc.

4. Voyez les *Mémoires de Sourches*, tome V, p. 260-261, 9 avril 1697 :

N° XXXII.

« De Paris, le 15 avril 1697.

« ....Le maréchal de Provence dont on parle tant, et que l'on dit se nommer François Michel, fut conduit à Versailles la semaine dernière, et, de là, au château de Meudon, où il a eu l'honneur de voir S. M. et de lui parler pendant plus d'une heure[1]. Comme le Roi en fait un secret, on ne sait rien de ce qui a été dit; mais on assure que S. M. témoigne être fort satisfaite de ce qui lui a été déclaré, et que ce maréchal a fait ressouvenir S. M. d'un fait qui ne pouvoit être su que d'elle et d'une autre personne dans le Royaume, et que cette circonstance a fait ajouter beaucoup de foi à tout le reste qu'il a révélé. On le renvoie en son pays, et le Roi lui fait donner l'argent nécessaire pour son voyage. Cet événement fait à présent l'entretien de toute la ville[2]. »

Extraordinaire du n° XXXII.

« Les lettres de Paris ne conviennent pas toutes que le nommé François Michel, maréchal, que l'on dit avoir eu des révélations, ait parlé au Roi. Quelques-unes disent qu'on ne sait pas s'il a parlé effectivement à S. M., ou si on lui a permis simplement d'écrire ce qu'il avoit à dire, quoiqu'il y ait d'autres lettres qui assurent positivement qu'il a

« Toutes les nouvelles de ce temps-là étoient étouffées par celle de l'arrivée du célèbre François Michel, maréchal de Salon en Provence, qu'on attendoit depuis si longtemps.... » Suit le récit de l'apparition, avec des détails qu'on retrouve dans le *Theatrum Europæum;* mais il y est dit que le spectre ordonna au maréchal de vendre tout son « petit fait » pour fournir aux frais du voyage, à défaut d'aide de la part des magistrats, et que, en route, il se joignit à des recrues, dont l'officier conducteur l'amena à M. de Barbezieux. « La question étoit de savoir si le Roi le verroit ou non : les uns disoient que le Roi le verroit *incognito;* les autres, que, s'il ne vouloit pas répondre aux ministres, le Roi le renverroit d'où il étoit venu. » M. de Barbezieux le reçut le 10 avril et tenta de lui tirer son secret; mais François Michel se contenta « de lui dépeindre si vivement ce qu'il avoit vu, que le marquis de Barbezieux crut reconnoître ce qu'il lui avoit dépeint. » .

1. Le Roi partit pour Meudon le mercredi 10, après dîner, et en revint le samedi 13, aussi après dîner.

2. Les *Mémoires de Sourches* n'ont que cette dernière mention (p. 263) : « Le 18 (avril), on continuoit toujours de parler de François Michel, qu'on ne nommoit plus que *le Prophète*, et le bruit qu'on en faisoit étouffoit toutes les autres nouvelles. Il avoit vu les princes et la Princesse, et avoit paru à tout le monde fort ingénu, mais nullement fol comme beaucoup de gens l'avoient voulu faire croire. » Mais l'abbé Proyart dit : « Le Roi eut avec lui un fort long entretien,... et il le vit encore deux autres fois, toujours en particulier; mais jamais il ne donna rien à connoître de ce que cet homme lui avoit dit. »

eu l'honneur de voir S. M. et de l'entretenir pendant plus d'une heure. Mais, soit qu'il ait parlé ou écrit, il demeure pour constant que ce maréchal, qui dit avoir eu des visions et apparitions pour les communiquer au Roi, et qui est venu exprès de Provence pour ce sujet, s'est acquitté de sa commission, et que, bien loin d'être traité de fou et de visionnaire, il est répandu dans le public que le Roi a témoigné d'en être satisfait, et qu'il lui a fait donner de l'argent pour retourner en son pays. Cela ne suffit pas sans doute pour borner la curiosité du public : on veut diviner (*sic*) le reste, et chacun se mêle d'appliquer cet événement aux choses qu'il souhaite. On voudroit bien savoir, en particulier, quel est ce fait dont on dit qu'il a fait ressouvenir S. M., et qui ne pouvoit être su que d'elle et d'une autre personne dans le Royaume; mais le Roi en fait un secret, et il n'y a pas d'apparence que ce maréchal ose s'en vanter. On dit même que quelques-uns de ceux avec lesquels il a fait le voyage, par la route d'une recrue qu'ils conduisoient, ayant voulu le faire enivrer en chemin pour tirer son secret, en ont été sévèrement réprimandés. On dit d'ailleurs qu'à la cour on a entendu dire au Roi que cet homme a marqué, dans tout ce qu'il a dit, beaucoup de bon sens et de discrétion. Ainsi, quoique ce silence ne laisse pas d'être diversement interprété suivant la disposition de ceux qui en jugent, il ne donne pas néanmoins assez d'ouverture pour fonder aucun des raisonnements qu'on fait sur ce sujet, et il semble qu'on doit suspendre son jugement jusqu'à ce qu'on en sache davantage et que le temps fasse connoître si cet événement est destiné à quelque usage, ou s'il sera confondu avec plusieurs autres faits qui s'évanouissent dans l'oubli après avoir fait beaucoup de bruit. »

N° XXXIV.

« De Paris, le 22 avril 1697.

« ....Comme l'affaire du nommé François Michel, maréchal de Selon en Provence, a fait beaucoup de bruit, et que les récits qui en ont été répandus dans le public varient présentement, on doit ajouter ici, pour l'éclaircissement d'un fait aussi curieux, ce qu'on en publie à la cour, pour rectifier quelques circonstances. On dit donc que ce maréchal, à son arrivée à la cour, eut audience du marquis de Barbezieux, secrétaire d'État, pendant deux heures, et qu'il insista beaucoup à obtenir la permission de parler au Roi; mais ce ministre lui dit de revenir quelques jours après, et cependant lui donna de l'argent pour sa dépense. A son retour, il apprit que le Roi ne vouloit pas le voir, et que S. M. lui ordonnoit de dire à M. de Barbezieux ce qu'il avoit à lui communiquer de ses apparitions. Il découvrit alors son scapulaire, et en tira un écrit qu'il y tenoit enfermé, lequel il donna à ce ministre pour le remettre au Roi. Ensuite il demanda par grâce qu'il pût avoir l'honneur de voir S. M. avant que de s'en retourner : ce qui lui fut accordé. On le présenta donc au Roi dans le temps que S. M. montoit en carrosse pour aller à la promenade. Le Roi lui a fait donner de l'argent pour son voyage, avec une ordonnance pour en recevoir encore sur les lieux, et une exemption de taille et de logement de gens de guerre. Il y a eu tant de presse à voir cet homme, pendant son séjour à Versailles, qu'il a fallu le tenir enfermé dans le couvent des Récollets. Mme la princesse de Savoie[1] et plusieurs autres princesses et seigneurs de la cour ont eu la curiosité de le voir et lui ont fait libéralités. On lui a fait diverses questions; mais il a toujours gardé le silence sur le principal sujet qui l'a fait venir à la cour, et l'on ne sait rien, sinon qu'il dit avoir eu la vision d'un spectre en sortant, un soir, de la ville de Selon, dont il fut fort épouvanté, et qu'il avoit ordre de déclarer au Roi ce qui lui avoit été commandé, ou à ses ministres, ainsi qu'on le dit présentement. Ceux qui lui ont parlé disent qu'ils n'ont rien remarqué dans ses discours qui ne fût de bon sens. »

N° XLII.

« De Paris, le 20 mai 1697.

« ....Quelqu'un s'étant avisé de faire une taille douce du maréchal de Provence qui est venu parler au Roi, elle a été aussitôt supprimée par les soins de M. d'Argenson. On veut que ce soit à cause du dernier vers de la centurie de Nostradamus mise au bas du portrait : *En retirant un grand peuple d'impôts*, ces sortes d'expressions n'étant en aucune manière du goût de la cour. Plusieurs, ayant eu la curiosité de s'informer si ce maréchal étoit de retour en sa ville de Selon, n'en ont pu rien apprendre; cela fait conjecturer qu'il a été arrêté en chemin, et qu'on a pourvu à ce qu'il ne puisse rien découvrir des mystères qu'on soupçonne dans cette aventure. »

N° XLV.

« De Paris, le 31 mai 1697.

« ....On a reçu nouvelle de Salon, en Provence, que le maréchal qui dit avoir eu la vision dont on a tant parlé y est enfin arrivé avec un bon cheval et quelques hardes, qui n'ont point été visitées dans les bureaux des fermes par où il a passé. »

Le récit du duc de Luynes[2] présente une tout autre explication, et, quoique rempli d'erreurs et d'inconséquences, il en faut tenir compte, comme se rapprochant de l'explication donnée par Saint-Simon. C'est M. Rouillé, secrétaire d'État de la marine, qui lui raconta, en avril 1750, que cet évé-

1. La future duchesse de Bourgogne.
2. *Mémoires de Luynes*, tome X, p. 410-412.

nement était arrivé au temps où Louis XIV, accoutumé à la conversation de Mme de Maintenon, voulait en faire sa maîtresse; mais Mme de Maintenon le repoussait, soit par « les principes de vertu et de piété qui étaient très réels en elle, » soit avec l'idée de se faire épouser. Une femme de chambre dévouée (sans doute Nanon) se chargea de combiner une machination qui déterminât le Roi à renoncer à toute idée de galanterie, ou du moins à « ne porter ses vues que sur un objet qui pouvoit les rendre légitimes. » Pour trouver un intermédiaire des volontés du ciel, elle s'adressa à un prêtre de ses parents qui habitait Salon, et celui-ci choisit le maréchal ferrant comme « une bonne et sainte âme, et remplie de soumission à la volonté de Dieu. » Par son ordre, et en guise de pénitence, le maréchal dut aller faire ses prières à une petite chapelle isolée, où « une voix douce, forte et distincte » lui ordonna, sous des menaces effrayantes, d'aller annoncer au Roi qu'il eût à renoncer pour toujours à sa vie scandaleuse, en lui rappelant l'apparition d'un spectre dans la forêt de Fontainebleau, qu'il n'avait confiée qu'à Mme de Maintenon. Le fait merveilleux s'étant renouvelé plusieurs fois, le confesseur finit, comme contraint, par ordonner à son pénitent de partir pour Versailles, et l'adressa à l'intendant de Paris; celui-ci mena le maréchal à M. de Louvois (*sic*), et le ministre prit note de la chose, quoique n'y attachant aucune importance. Lorsque même le Roi voulut savoir ce qui en était, Louvois répondit que c'était certainement la demande d'un fou, d'ailleurs simple et de bonne foi. Néanmoins, le Roi voulut donner une audience au maréchal, chez Mme de Maintenon; le seul capitaine des gardes en quartier assista à l'entrevue, hors de portée de la voix. « Lorsqu'elle fut finie, quelqu'un dit au Roi qu'il avoit bien dû s'ennuyer, parce que sûrement c'était un fou; le Roi répondit : « Pas si fou que vous pensez; » parole qui fut remarquée. Le sujet de cette audience, ajoute M. de Luynes, a toujours été tenu fort secret.... On croit que cette conversation fut la première circonstance qui décida le Roi pour le mariage secret que les gens bien instruits ne révoquent point en doute, et qui fut fait dans la chapelle de Versailles par le curé de la paroisse, en présence du maréchal de Noailles, de Blouin, et, je crois, de Bontemps. » — Est-il nécessaire de faire remarquer que, l'événement s'étant produit douze ans après l'époque où l'on s'accorde pour placer ce mariage secret, il ne reste rien, ni du récit de M. Rouillé, ni des conjectures du duc de Luynes.

Dans notre siècle, l'apparition à la cour du roi Louis XVIII d'un paysan de Gallardon, nommé Thomas-Ignace Martin, rappela ce qui s'était passé en 1697. Comme le maréchal de Salon, Martin prétendait avoir eu des visions et avoir reçu l'ordre de révéler certaines choses que personne ne sut jamais au juste. Il vit le Roi le 2 avril 1816, retourna ensuite dans son pays, et finit par déclarer qu'il avait été chargé d'aller déclarer l'existence d'un

Louis XVII seul souverain légitime. Quoique personne, à la cour, n'eût tenu compte de ses révélations, une petite secte de *Martinistes* se forma autour de lui, et ce sont eux, sans doute, qui firent imprimer en 1831 (Marseille, H. Bousquet) une pièce intitulée : « Concordance singulière de deux prétendues apparitions qui ont fait beaucoup de bruit en France pendant les dix-septième et dix-neuvième siècles : la première ayant occasionné, en avril 1697, l'entrevue de François Michel, maréchal ferrant de Salon, avec Louis XIV, roi de France ; la seconde ayant occasionné, en avril 1816, l'entrevue de Thomas Martin, laboureur de Gallardon, avec Louis XVIII. » L'année suivante, en septembre 1832, on fit intervenir Martin en faveur de l'aventurier Nauendorff, et il le reconnut à première vue pour l'héritier de Louis XVI dont il avait annoncé l'existence. Ce fut une scène d'enthousiasme dans l'entourage du prétendu prince et du prophète. Martin vécut jusqu'en mai 1834, et mourut d'une façon assez mystérieuse.

XI

LE COMTE ET LA COMTESSE DE SAINT-VALLIER[1].

(Fragment inédit de Saint-Simon[2].)

« M. DE SAINT-VALLIER. C'étoit un bon gros homme, qui ne manquoit point d'esprit, et que tout le monde aimoit assez; il étoit de la robe de Grenoble, et des plus nouveaux, de ces riches paresseux qui ne veulent rien faire, et qui cherchent pour cela quelque état honnête qui ne les asservisse point au métier de juger, et qui les empêche de retomber dans le néant. Il trouva une fille d'honneur de Madame à épouser, grande, bien faite et parfaitement belle; avec cela, bien de l'esprit, de l'intrigue et de la galanterie; qui, comme on fait tout ce qu'on veut en France, s'appeloit Mlle de Rouvroy et vouloit être parente du duc de Saint-Simon, sans ombre ni trace de preuves, et sans avoir aussi jamais été reconnue d'aucune des branches de cette maison, malgré les différentes tentatives qui en ont été faites. Elle a encore une sœur[3] de tous métiers et maîtresse intrigante, qui a aussi été à Madame, et qui a épousé un M. d'Oisy, de Flandre, dont le fils est devenu fou et enfermé. Leur frère[4] vit encore, lieutenant général des armées navales, que, nonobstant son ancienneté, on n'a pas voulu laisser aller plus loin.

« A la faveur de ce mariage avec rien, Saint-Vallier eut donc cette charge; il eut des enfants, qui sont maintenant avancés et estimés à la guerre[5], et, en homme qui a compris ce qu'il faisoit en se mariant comme il fit, vécut en repos, s'amusa de la cour et du monde, et ne voulut rien voir ni savoir de ce qui se passoit chez lui. Après y avoir passé plus de vingt ans, averti, par la grosseur dont il étoit et par des maladies, de ne pas laisser perdre sa charge, il la vendit et se retira chez lui, où il ne vécut pas longtemps. Sa femme est morte il y a cinq ou six ans, dans une grande vieillesse, après avoir régné longtemps en Dauphiné, et, touchée plusieurs années avant sa mort, elle a fini sa vie dans une grande pénitence. »

1. Ci-dessus, p. 232-233.
2. Extrait des *Capitaines des gardes de la porte*, vol. 45 des Papiers de Saint-Simon (aujourd'hui *France* 200), fol. 195.
3. Marie-Antoinette de Rouvroy, fille d'honneur de Madame, mariée le 10 novembre 1694 à Jean-Eustache de Tournai d'Assigny, comte d'Oisy.
4. Jean-Baptiste, fait marquis de Rouvroy en 1714, lieutenant général des armées navales en 1720, commandeur de l'ordre de Saint-Louis en 1728. Il ne mourut que le 23 mars 1744.
5. Le comte de Saint-Vallier, colonel d'infanterie, et le chevalier de Saint-Vallier, maréchal de camp en 1738, tué le 25 septembre 1742.

XII

LE CHANCELIER BOUCHERAT[1].

(Fragment inédit de Saint-Simon[2].)

« 1er novembre 1685. — M. BOUCHERAT, le plus parfait et le plus accompli[3] de tous les chanceliers, si on se contentoit d'un chancelier en cire ; le visage, la taille, le port, la démarche, tout cela fait exprès ; la vieillesse vigoureuse, la blancheur parfaite de la barbe et des cheveux, la calotte de satin, la gravité, tout y étoit complet. Mais aussi n'en falloit-il pas demander davantage. Du reste, bon homme et honnête homme, mais en proie aux siens et à ses domestiques, et n'entendant rien. Il ne fut point ministre.

« Cette famille, des plus communes de Paris, n'a guère eu que des avocats, des correcteurs et des auditeurs des comptes, pour omettre de moindres emplois, jusqu'au Chancelier, qui fut aussi correcteur[4] des comptes ; mais il est vrai qu'un frère de son grand-père et un autre Boucherat, neveu de celui-là, ont tous deux été abbés de Cîteaux.

« De correcteur des comptes, le Chancelier devint conseiller au Parlement, puis maître des requêtes, enfin conseiller d'État, en 1661, et conseiller d'honneur au Parlement, en 1671 ; il eut aussi plusieurs commissions et intendances en différentes provinces. Mais ce qui le releva beaucoup fut la confiance entière que M. de Turenne prit en lui, dont il conduisit toutes les affaires domestiques tant qu'il vécut. Il se trouvoit à la tête du Conseil à la mort de M. le Tellier : l'embarras des prétendants, cette réputation que M. de Turenne lui avoit laissée, une prestance si faite exprès pour un chancelier, chose, en tous états, où le Roi se prenoit beaucoup, le déterminèrent à faire ce bonhomme.

« Il mourut à Paris, 2 septembre 1699, à quatre-vingt-quatre ans, et ne laissa que trois filles, mariées à trois magistrats qu'il fit faire conseillers d'État, Fourcy, Barrillon de Morangis, et Harlay, qui a été premier plénipotentiaire à la paix de Ryswyk, et dont le fils, qui n'a point d'enfants, est conseiller d'État, intendant de Paris, et le dernier des Harlay[5]. M. Boucherat eut le râpé de chancelier de l'Ordre à la mort de M. de Louvois, juillet 1691, et M. de Barbezieux eut cette charge de son père. »

1. Ci-dessus, p. 248-255, et Addition 295, p. 451-452.

2. Extrait des *Chanceliers de France*, vol. 45 des Papiers de Saint-Simon (aujourd'hui *France* 200), fol. 144 v°.

3. Saint-Simon avait d'abord écrit *accomplis ;* il a corrigé l'*s* en *y*, mais sans biffer l'*i*.

4. Ce mot est en interligne, au-dessus d'*auditeur*, biffé.

5. Louis-Auguste-Achille de Harlay, comte de Cély et de Compans, trans-

XIII

LES PHÉLYPEAUX ET LA TERRE DE PONTCHARTRAIN[1].

Les continuateurs du P. Anselme se sont dispensés, par exception, de joindre la généalogie de la famille Phélypeaux à leur notice sur le Chancelier (tome VI, p. 586-587), sous prétexte qu'elle était établie dans « divers ouvrages. » C'est seulement de nos jours que M. Pol Potier de Courcy a comblé cette lacune, dans son Supplément de l'*Histoire généalogique*, tome IX, 2ᵉ partie, p. 441. Les continuateurs de Moréri ne s'étaient pas astreints à la même réserve; mais, sur les origines de la famille, il faut voir les dossiers PHÉLYPEAUX du Cabinet des titres et le *Dictionnaire véridique* de Laisné, tome II, p. 315-316, plutôt que de s'en rapporter aux premiers degrés de la filiation reproduite par le *Moréri*[2]. Saint-Simon racontera en 1711 (tome IX, p. 13) que le fils du Chancelier, « d'une vérité à surprendre sur sa naissance, n'en disoit pas le tout, mais bien qu'ils étoient de petits bourgeois de Montfort-l'Amaury. » Il semble plutôt qu'ils étaient de Blois ou des environs. Guillaume Phélypeaux aurait été, suivant les uns, un paysan, suivant d'autres, un distillateur ou un receveur des grains du domaine, et serait mort en 1527, laissant de Perrette Cottereau un fils nommé Raymond, qui eut une charge de secrétaire du Roi dès le temps de Louis XII (Tessereau, *Histoire de la Grande Chancellerie*, tome I, p. 80), puis fut commis au payement des travaux de Blois en 1516, et, en 1525, se fit pourvoir d'un office d'élu nouvellement créé à Blois (ms. Fr. 5779, fol. 68). M. de Courcy le dit grenetier de cette ville en 1527. Raymond ne pouvait guère être le fils d'un paysan; mais, comme la généalogie du *Moréri* dissimule même ses fonctions de secrétaire du Roi et d'élu, les trois degrés antérieurs qu'elle donne, avec la qualité de seigneur de Villesablon ou d'autres lieux, sont plus que suspects. Raymond eut pour fils un Louis Phélypeaux, que l'on dit avoir été seigneur de la Vrillière en 1553, et qui fut conseiller au présidial de Blois. Son portrait se trouvait dans la sacristie de Neauphle-le-Vieux. C'est le père du premier des secrétaires d'État dont parle Saint-Simon et des auteurs des autres branches. A la même époque que lui vivaient un Florimond Phélypeaux, simple contrôleur des traites et aides à Angers, et un Pierre Phélypeaux,

féré de l'intendance d'Alsace à celle de la généralité de Paris en 1728, mort le 27 décembre 1739.

1. Ci-dessus, p. 203, 322 et 378, note 2.

2. Charles Perrault, dans ses *Hommes illustres qui ont paru en France pendant ce siècle* (tome I, p. 35), l'avait fait remonter jusqu'à 1365.

commis de financiers. Sous Louis XIV, il y avait encore un Gabriel Phélypeaux contrôleur au grenier à sel de Saumur.

La terre de Pontchartrain, située à quatre kilomètres N. E. de Montfort-l'Amaury, et à trois de Maurepas, entre Neauphle-le-Château et Jouars, avait été apportée, dit-on, au premier secrétaire d'État qui en prit le nom par sa femme Anne de Beauharnais, mariée en 1605, morte en 1653, et tante paternelle de M. de Miramion[1]. En août 1644, elle obtint de la Régente don de la justice haute, moyenne et basse (Arch. nat., K 1243, 7e liasse; renouvellement en 1655 et 1656, et enregistrement en 1676). Son fils acheta en 1653 la baronnie et châtellenie de Maurepas, toute contiguë à Pontchartrain, mais qui faisait partie intégrante du duché de Chevreuse; le Parlement cassa la vente, et ce ne fut qu'en 1691 que notre contrôleur général put consommer l'acquisition, par contrat du 27 août. Immédiatement, par lettres datées du même mois, il fit ériger en comté de Pontchartrain cette baronnie et les seigneuries de Pontchartrain, de Jouars, d'Ergal, de Chambor, de Chennevières, des Bordes, de la Maisonneuve, etc., qui se trouvaient comme entremêlées dans le duché de Chevreuse et le marquisat de Grignon (minute des lettres au Dépôt des affaires étrangères, vol. *France* 274). Le contrôleur général, qui, après avoir eu sa dot assignée sur la terre de Pontchartrain, en avait racheté de son frère la jouissance entière par contrat du 28 décembre 1674, donna le comté en dot à son fils et survivancier, lorsqu'il le maria à Mlle de Roye-Chefboutonne (voyez notre tome IV, p. 47-58), et le substitua à l'aîné des enfants à venir, de mâle en mâle. Depuis 1691, il l'avait considérablement agrandi par des acquisitions incessantes (Arch. nat., Papiers du P. Léonard, MM 827, fol. 18), qui continuèrent encore après 1697 (réunion des terres de Villepreux et de la Hébergerie au comté, novembre 1698; échange de justices et de seigneuries avec le duc de Chevreuse, avril 1704), et, en outre, il y avait bâti un bel hôpital dont Saint-Simon parlera, et doté une école. Les mouvances, très considérables, s'appelaient Jouars, Maurepas, Plaisir, Neauphle-le-Châtel, Élancourt, la Couarde, le Mousseau et Chavenay. Le Chancelier fit ses délices de cette grande et riche terre, où on pouvait aller facilement de Versailles, la distance n'étant que de quatre lieues, et il finit même par y passer une moitié de la semaine, du mercredi au samedi. Le château, auquel on dit que Mansart travailla, devint une « aimable demeure ; » mais, soit modestie, soit politique, le Chancelier tint à ce qu'elle restât « au-dessous du médiocre » (Addition au *Journal de Dangeau*, tome XV, p. 179). On n'en peut guère juger aujourd'hui, tant les remaniements ont été considérables et nombreux,

1. Au siècle précédent, la terre appartenait à François Coignet, oncle de M. de la Tuilerie et député de la noblesse du comté de Montfort aux états de Blois. Ce fut lui qui fit bâtir et orner de ses armes un portail qu'on voyait encore à l'entrée du château, au temps du Chancelier. Pierre de l'Estoile (*Journal*, tome II, p. 3) rapporte une aventure qui arriva à ce seigneur de Pontchartrain, en 1581, avec le seigneur de Saint-Léger.

surtout dans ces derniers temps, où Pontchartrain est passé entre les mains d'un très riche étranger; mais le parc et les promenades, qui sont plus belles que jamais, en devaient faire le principal agrément. C'est ce que dit aimablement la Bruyère, dans une lettre de 1695 au fils du ministre, la dernière qu'on ait retrouvée : « Les beaux plants et les belles eaux que celle d'une maison que j'ai vue dans un vallon en deçà de la tour de Montfort! La belle, la noble simplicité qui règne jusqu'à présent dans ses bâtiments! Voudroit-on bien ne s'en point ennuyer? Il faut l'avouer nettement et sans détour : je suis fou de Pontchartrain, de ses tenants et aboutissants, circonstances et dépendances; si vous ne me faites entrer à Pontchartrain, je romps avec vous, Monseigneur, avec M. de la Loubère, avec les jeux floraux, et, qui pis est, avec M. et Mme de Pontchartrain, avec celle que vous épouserez, avec tout ce qui naîtra de vous, avec leurs parrains et leurs marraines, avec leurs mères nourrices. C'est une maladie, c'est une fureur. » (*Œuvres de la Bruyère*, tome III, 1re partie, p. 239.) Il y a une plaisante historiette sur l'acquisition du comté par le contrôleur général et sur la passation du bail à ferme, dans le libelle de 1707 qui a pour titre : *les Partisans démasqués*, p. 174-183. Après le Chancelier et son fils, le nom de Pontchartrain fut continué, non par l'aîné des petit-fils, qui fut le célèbre ministre Maurepas, mais par un cadet, qui, sous les titres de chevalier, puis de marquis de Pontchartrain, fit une belle carrière et devint lieutenant général en 1745.

XIV

LE CHANCELIER PONTCHARTRAIN[1].

(Fragment inédit de Saint-Simon[2].)

« Septembre 1699. — M. DE PONTCHARTRAIN. On se dispensera de parler d'une famille illustrée de tant de secrétaires d'État, et on viendra tout court à celui dont il s'agit.

« Son père, président en la Chambre des comptes à Paris, fut un des commissaires de M. Foucquet; il ne le crut pas coupable, et les promesses ni les menaces ne le purent ébranler. De là, il demeura perdu et fixé à sa magistrature. Son fils, dont toute l'ambition étoit de la remplir, n'en put jamais obtenir l'agrément, ni de pas une autre charge, et demeura seize ou dix-sept ans conseiller aux requêtes du Palais. Il s'y fit beaucoup de réputation, et beaucoup de gens considérables étoient peinés de l'y voir ainsi embourbé, lorsque les troubles de Bretagne rendirent le choix d'un premier président pour ce parlement fort difficile. M. Colbert en étoit fort embarrassé, lorsqu'un jour, en parlant à M. Pussort[3], il eut le courage de lui proposer Pontchartrain, et M. Colbert l'accepta sur-le-champ sur son témoignage, et sur ce qu'il en avoit ouï dire, malgré le levain du procès de M. Foucquet.

« Pontchartrain étoit un très petit homme et maigre, d'une physionomie agréable, perçante et de furet, pétillant d'esprit et de vivacité, comprenant tout à demi-mot, et, pour cela même, allant quelquefois trop vite; gai, affable, prévenant, galant, et pétri de toutes sortes de grâces; écrivant en quatre lignes nettes, claires, précises, ce que tout autre n'auroit pas mis en quatre feuilles de papier; fort instruit, fort laborieux, avec toute l'aisance et la facilité possible; d'une conversation charmante, mais coupée et toujours pleine de traits, et[4] de traits justes, naturels, et tels qu'il vous sembloit les avoir pensés, quoique souvent ils surprissent; sobre au dernier point, vigilant de même, exact et précis en tout au delà de la cloche d'un monastère. Avec tout cela, de l'art, du tour, des expédients, et sachant plaire, mais, sur certaines choses, inflexible au Roi même. En tout, franc, bon, juste, honnête, droit[5], et toujours de la religion; très instruit sur les maximes de France et les libertés de son Église, et très opposé aux entreprises de Rome, et à

1. Ci-dessus, p. 268-291, et Additions 297 et 298, p. 454-461.

2. Extrait des *Chanceliers et Gardes des sceaux*, vol. 45 des Papiers de Saint-Simon (aujourd'hui *France* 200), fol. 144 v°.

3. Dans les *Mémoires*, ci-dessus, p. 276-277, c'est l'intendant Hotman.

4. *Et* est en interligne au-dessus de *mais*, biffé.

5. Ce mot est en interligne.

celles des prélats et des ecclésiastiques ; extrêmement ami de la règle, jusque dans les désordres de la finance ; plus ami qu'ennemi, et généreux et courageux ; aisé aussi à dégoûter et prêt[1] souvent à abdiquer les premières places ; un caractère singulier dans un homme qui, par de si hauts degrés, est parvenu au plus haut de son état ; ennemi de toute louange, jusqu'à avoir rompu pour cela seul avec les gens, et irrévocablement. Tel fut l'homme qu'on envoya premier président en Bretagne, et qui mania le parlement et la province comme il voulut, et s'y fit adorer.

« M. [le] Peletier, ministre d'État, qui avoit succédé à M. Colbert au contrôle général des finances, fit revenir, en 1687, M. de Pontchartrain de Bretagne, et le fit faire intendant des finances. Cet emploi lui plut médiocrement ; mais c'étoit le chemin de devenir conseiller d'État, qui étoit le comble de ses desirs, et, dans cette vue, il l'accepta. Deux ans après, la grande guerre qui s'éleva en Europe fit peur à [le] Peletier pour son administration des finances : il demanda à en être déchargé, et il l'obtint avec peine. Le Roi le retint dans le Conseil, et voulut prendre un contrôleur général de sa main. Pontchartrain avoit si bien réussi dans l'intendance des finances, que [le] Peletier le crut le plus capable et le plus propre, et le préféra à son propre frère [le] Peletier de Souzy, ancien conseiller d'État et intendant des finances. Le Roi l'agréa ; et le tout, non seulement à l'insu du proposé, mais sans qu'il s'en pût douter. Quand [le] Peletier le lui dit, il refusa, se fâcha, et n'accepta que par force. Ce fut sa fortune, et toutefois il ne l'a jamais pu pardonner à [le] Peletier. Le dégoût prévalut à la reconnoissance, le procédé s'en ressentit toujours : en quoi il ne peut être excusé.

« Incontinent après, il fut ministre d'État, et la grâce de la nouveauté et celles des finances ajoutèrent tellement aux siennes naturelles auprès du Roi et auprès de Mme de Maintenon, qu'aucun ministre ne fut jamais tant à leur goût. M. de Seignelay mourut à la Toussaints 1690 : dans l'instant, le Roi donna sa charge à Pontchartrain, qui, se voyant ministre et secrétaire d'État avec le département de Paris, de la cour, de la maison du Roi et de la marine, demanda instamment à être déchargé des finances, auxquelles il ne pouvoit s'accoutumer, quoiqu'il les fît avec grande supériorité. Il eut, dans ces deux grandes charges, d'étranges contretemps à soutenir : une guerre universelle, la destruction de la marine par la perte de la bataille de la Hogue en 1692, la famine de 1693 ; il y montra un courage et une capacité peu commune, et, de plus en plus en faveur, il obtint la survivance de sa charge de secrétaire d'État pour son fils, qui sera ici peint en deux paroles, mais d'après nature, en disant qu'il étoit en tout et par tout le contradictoire parfait de son père.

« Tant de talents, de services et de goût pris pour lui ne purent arrêter l'inconstance naturelle et la légèreté de Mme de Maintenon. Le

1. *Près*, dans le manuscrit.

ministre le sentit, et, de sa part, n'eut plus aussi la même correspondance. Mme de Pontchartrain, qui, en tout genre, valoit pour le moins son mari, et que Mme de Maintenon aimoit toujours, les raccommodoit, mais sans durée. Elle retenoit son mari, et souvent, avec art, l'empêcha de quitter. Le froid qui, à la fin, s'étoit mis, et quelque chose de plus encore, entre Mme de Maintenon et lui, mit le comble à sa fortune et à ses vœux, tant il est vrai qu'il est des gens à qui le poison même tourne à bien. Boucherat mourut; Pontchartrain, qui voyoit son fils secrétaire d'État, et qui ne pouvoit plus durer aux finances, desiroit à l'excès d'être chancelier et d'échanger cette grande place, le comble de son état, contre celle des finances, qu'il avoit toujours abhorrée. Cela se fit tout seul. Mme de Maintenon en eut encore plus d'envie que lui pour s'en défaire et mettre en sa place un homme qui fût tout à elle, et qu'elle étoit sûre d'y placer par le goût que le Roi avoit pris pour lui. Ainsi, tout résolu dès la mort de Boucherat et les candidats avertis à l'oreille, en arrivant à Fontainebleau, Pontchartrain fut déclaré chancelier et garde des sceaux, son fils secrétaire d'État en titre, et Chamillart contrôleur général des finances. Six mois après[1], Châteauneuf, secrétaire d'État et greffier de l'Ordre, étant mort en sa maison de Châteauneuf-sur-Loire, allant aux eaux de Bourbon, qui étoit Phélypeaux ainsi que le Chancelier, celui-ci eut le râpé de greffier de l'Ordre, et en fit donner la charge à la Vrillière, qui, en épousant Mlle de Mailly, aujourd'hui duchesse Mazarin[2], fut secrétaire d'État à la place de son père.

« L'amour de sa famille, et qui, pour le sujet, pouvoit être mieux placé, fit à la[3] dignité du conseil des parties une plaie qui s'est toujours approfondie depuis[4]. Jusqu'alors, les trois places ecclésiastiques du Conseil n'avoient été remplies que par des prélats très distingués, et jamais que par des archevêques et des évêques ou des plus grands sièges, ou des talents les plus reconnus, ou dans les emplois les plus considérables, et souvent plusieurs de ces choses à la fois. Le Chancelier avoit tendrement aimé Mme Bignon, sa sœur, femme du conseiller d'État, et servoit de père aux enfants de cette sœur. L'abbé Bignon, riche en savoir, en talents, en bénéfices, ne l'étoit qu'en cela; il avoit prêché fort bien, et ses sermons eussent fort édifié dans la bouche d'un autre, et, quoi qu'il eût fait dans le chemin de l'Église, il étoit hors d'espérance de l'épiscopat. Un abbé qui vieillit, un maître des requêtes demeuré, un ancien mousquetaire, un vieux page, une fille ancienne, deviennent de tristes personnages. Ce fut un opprobre, que le Chancelier voulut ôter à son neveu. Monsieur de Noyon, dont il a été tant parlé ci-devant[5], mourut,

1. Tome II des *Mémoires*, éd. 1873, p. 328 et 343.
2. Ce second mariage est du 14 juin 1731.
3. *A la* surcharge *au*.
4. Comparez le tome II des *Mémoires*, éd. 1873, p. 438, deux Additions au *Journal de Dangeau*, tomes IV, p. 208, et VIII, p. 39, et la notice sur ce conseil, dans l'Appendice de notre tome IV, p. 393.
5. M. de Clermont-Tonnerre.

et l'abbé Bignon eut sa place de conseiller d'État. Le contraste étoit extrême : aussi en cria-t-on beaucoup. Le pis fut qu'après aucun évêque ne voulut être conseiller d'État, parce qu'au Conseil l'abbé Bignon cédoit bien aux deux qu'il y trouvoit avant lui, mais auroit précédé sans difficulté ceux qui y seroient entrés après lui, à moins qu'ils n'eussent été pairs et précédant par là le doyen du Conseil. Ainsi ces places ecclésiastiques si illustrées ne furent plus que pour le second ordre, et sont tombées depuis on ne peut pas plus bas dans ce second ordre, au grand scandale de l'abbé de Pomponne, qui, n'ayant nulle autre exclusion à l'épiscopat, de l'aveu même du Roi, que de s'appeler Arnauld, reçut, onze ans après, la même consolation après son ambassade de Venise.

« La place de chancelier ne fut[1] pas plus favorable à Pontchartrain auprès de Mme de Maintenon[2]. Godet, évêque de Chartres, diocésain et supérieur de Saint-Cyr, étoit aussi son directeur : il fit imprimer un livre à Chartres sans permission; le Chancelier fit saisir les exemplaires et poursuivre l'imprimeur. Monsieur de Chartres remua les évêques, et prétendit avec eux que c'étoit attenter sur leurs droits, qui n'en reconnoissoient point d'autres en matière de doctrine. Le Chancelier convenoit qu'ils pouvoient faire imprimer dans leurs diocèses des mandements, des instructions, des catéchismes, des livres d'Église à l'usage de leurs diocèses, sans permission, quoique par abus et usurpation, mais que, d'en étendre la licence sur tous les livres de dispute et de doctrine générale par toute l'Église et par tout le Royaume, c'étoit un désordre qui n'avoit pas encore été prétendu, beaucoup moins entrepris, et dont les inconvénients alloient directement contre l'autorité du Roi et contre le repos de l'État et de l'Église. Cela fit une grande affaire, et qui dura des années. Mme de Maintenon s'en aigrit d'autant plus qu'elle-même, non plus que Monsieur de Chartres, n'oublièrent rien pour rendre le Chancelier plus flexible, sans avoir pu en venir à bout. Monsieur de Chartres étoit tout sulpicien; le Chancelier n'étoit rien moins, et se retiroit aux grandes fêtes à l'Institution de l'Oratoire. Il étoit toujours fort opposé aux entreprises[3] de Rome et aux tentatives des ultramontains françois : à la cour, et dans le langage des jésuites et de Saint-Sulpice, unis en ce seul point, c'étoit être janséniste, et il ne fut pas difficile d'en donner au Roi de fâcheux soupçons. Au bout de quelques années, le Chancelier accorda quelque bagatelle en ce genre d'impression, mais personnellement à Monsieur de Chartres, et l'affaire finit ainsi sans qu'au fond ce prélat fût content, et ses confrères beaucoup moins encore. Il se présenta au conseil des dépêches différentes affaires des jésuites et une autre d'Aubigny, évêque-comte de Noyon, contre le chapitre de Saint-

1. Avant *fut*, Saint-Simon a biffé *luy*, et il a ajouté *à Pontchartrain* en interligne.

2. Comparez le tome III des *Mémoires*, éd. 1873, p. 357-360.

3. *Entreprise*, au singulier, dans le manuscrit.

Quentin[1], où le Chancelier n'opina point à leur gré, et l'emporta; mais le Roi, qui toujours se rendoit à la pluralité, modifia de sa pleine autorité ce qui regardoit les jésuites, et fit gagner en plein Monsieur de Noyon, qui avoit perdu en plein de toutes les voix. Cela mit de la froideur entre le Roi et le Chancelier, qui se tenoit toujours à sa place et ne couroit après rien. De fois à autre, le Roi revenoit par l'habitude de son ancien goût, et assez souvent trouvoit du respect au lieu de ce badinage fin et léger qui le mettoit à son aise. Les temps coulèrent parmi ces variations du dedans du cabinet, peu perceptibles au dehors, et affermissoient le Chancelier dans le dessein formé qu'il avoit eu de tout temps de mettre un intervalle entre la vie et la mort[2]. Il sentit de loin deux orages qui se formoient, auxquels il voulut se dérober : la grande affaire de la constitution *Unigenitus*, dont il prévoyait les suites violentes et destructives, et l'apothéose des bâtards. Il ne vouloit prêter son ministère à l'une ni à l'autre, et, pour cela, méditoit sa retraite. La Chancelière[3], violemment attaquée d'une hydropisie de poitrine, où elle montra un courage et une piété peu communes[4], mit tout son crédit à l'en détourner. Elle craignoit tout pour son fils, qui s'étoit attiré, c'est peu dire, la haine publique, et sentoit de quelle protection lui étoit un père de ce mérite, si généralement bien voulu, et dans la grande place qu'il occupoit; et elle fit tant, qu'elle en tira parole qu'il ne penseroit point à se retirer tant qu'elle vivroit, et qu'il resteroit en place six semaines après sa mort, pour donner le temps aux réflexions. A sa mort, elles se trouvèrent toutes faites. L'affaire de la Constitution s'étoit aigrie cependant de plus en plus, et tendoit aux extrémités où la cour se porta bientôt après. Celle des bâtards mûrissoit et commençoit à montrer quelques étincelles dans l'intérieur. Le Chancelier alla passer les premiers jours de la mort de sa femme à l'Institution, où, partagé entre la prière et sa douleur, qui fut juste et grande, mais avec force et piété, [il] trouva le temps de faire tout l'arrangement de sa retraite, et, le jour de l'expiration des six semaines, en demanda la permission au Roi. La surprise de Louis XIV fut extrême : il y avoit longtemps qu'il traitoit le Chancelier comme autrefois, et que celui-ci, dans la méditation de son dessein, y répondoit de même. Le Roi comprenoit difficilement qu'on se pût retirer, et quitter surtout de grandes places. Il étoit prévenu, de plus, que cela étoit impossible de celle de chancelier, parce qu'en effet elle ne se pouvoit ôter que juridiquement et pour crime, et que tous les chanceliers disgraciés en avoient été quittes pour les sceaux et pour l'exil, et y étoient morts revêtus de cet office de la couronne. Il opposa cette raison, avec beaucoup d'autres, au Chancelier,

1. Cette anecdote ne se retrouvera pas dans les *Mémoires;* mais elle est aussi dans l'Addition 297, ci-dessus, p. 456.

2. Sur cette retraite de 1714, comparez les *Mémoires*, tome X, p. 199-203.

3. *Mémoires*, tome X, p. 158-161.

4. Ainsi, au féminin pluriel, dans le manuscrit.

qui répondit à toutes, tint ferme et ne demanda rien. Le Roi exigea qu'il prît un mois à y penser, et fit tout ce qu'il put pour le retenir. À la fin du mois prescrit, le Chancelier retourna à la charge. C'étoit à Marly : le Roi s'épuisa encore en raisons et en prières, et accorda enfin ce qu'il ne put empêcher. Les amis les plus intimes du Chancelier, qui l'avoient pénétré par ce qui leur revenoit des ajustements d'une maison joignant l'Institution, ne purent le détourner d'une résolution prise, et, tout à la fin du terme, elle transpira, en sorte qu'une grande partie de ce qui étoit à Marly, curieuse de ce qui alloit peut-être arriver ce jour-là, demeura à voir entrer les ministres au Conseil, où le Chancelier parut tout dans son pur ordinaire. Le Conseil fini, il resta le dernier, et demeura seul avec le Roi assez longtemps pour faire redoubler la curiosité, en sorte qu'en traversant la chambre du Roi, et au coin du petit salon, pour aller se mettre en chaise à la porte, il passa à travers tout ce qui s'étoit là assemblé presque en foule, et y passa avec un air serein, et tellement dans l'ordinaire, qu'il ne donna rien du tout à penser que par ce tête-à-tête dont il sortoit, et qui ne lui étoit pas ordinaire. Moins d'un demi-quart d'heure après, on le vit, du grand salon, mettre pied à terre à l'entrée du petit et aller chez le Roi, précédé de son exempt portant la cassette des sceaux. Alors on accourut, et la retraite fut évidente. Il ne fit presque qu'entrer et sortir de chez le Roi. Il regarda cette foule de gens distingués accourus pour l'examiner, pressa le pas avec son même air gai et tranquille, répondit très court, toujours cheminant, à qui il ne s'en put empêcher, gagna sa chaise, et, en arrivant à son appartement, n'y entra point, et monta dans son carrosse, qui l'attendoit et qui le mena à Paris, chez lui, où il fut dix ou douze jours jusqu'à ce que sa maison de l'Institution le put recevoir; et là se barricada tant qu'il put contre tout le monde.

« Le Roi en fit l'éloge, en témoigna son regret, déclara qu'il lui avoit laissé le rang, les honneurs, l'habit et toutes les marques et prérogatives de chancelier pour toute sa vie, qu'il lui donnoit une pension de soixante mille livres[1], et qu'il en avoit tiré parole qu'il le viendroit voir par les derrières dans son cabinet, une ou deux fois l'année. Il ne l'a jamais revu qu'une fois, où il en reçut toutes sortes de marques d'amitié, d'estime et de confiance. Le Roi ne vécut pas assez pour redoubler la visite.

« Jamais homme accoutumé de toute sa vie au grand monde, aux grandes occupations, au grand crédit, n'en abdiqua la totalité plus sans la moindre réserve, n'a plus continuellement resserré sa retraite, quoique, dès le commencement, la plus étroite, et ne l'a porté avec tant de gaieté, de fidélité, de contentement, ne voyant que ce qui étoit purement indispensable de la plus proche parenté ou des amis vraiment intimes, les quittant à la minute de tous les exercices de la maison, et

1. Trente-six mille seulement : voyez le *Journal de Dangeau*, tome XV, p. 185. Cette erreur ne se retrouve ni dans l'Addition, ni dans les *Mémoires*.

partageant son temps, depuis quatre heures du matin qu'il se levoit jusqu'à dix qu'il se couchoit, entre la prière publique ou particulière et des lectures purement spirituelles, sans mélange d'aucune autre. Il étoit aussi solitaire à Pontchartrain, et il y remplissoit le vuide du manque d'offices de l'Institution en jugeant toutes les affaires que tout le voisinage de toute espèce lui vouloit apporter, jusqu'aux simples paysans, ce qu'il regardoit avec raison comme une bonne œuvre. On ne peut nier qu'il ne se fût extrêmement enrichi dans les places qu'il avoit occupées; mais il faut dire aussi que, dans ces mêmes places, il n'est sorte de bonnes œuvres que lui et sa femme n'aient embrassées, et que les aumônes qu'ils faisoient chaque année, et avec un singulier discernement, sont incroyables d'un particulier. C'est ainsi qu'ils surent[1] se faire des protecteurs et des amis qui les reçussent dans les tabernacles éternels, où vraisemblablement il fut appelé, dans Pontchartrain, au milieu de sa famille, le 22 décembre 1727, à quatre-vingt-cinq ans, sa maladie ne lui ayant pas permis de retourner à Paris[2]. »

1. *Sceurent* corrige *sceut;* mais *il* a été laissé au singulier.
2. Il n'est pas fait mention de la mort du Chancelier dans les *Mémoires :* on en trouve seulement un mot dans l'Addition, ci-dessus, p. 459.

XV

PONTCHARTRAIN D'APRÈS SES CONTEMPORAINS.

Ce n'est pas, à proprement parler, l'administration de Pontchartrain qu'il s'agit d'étudier, ni même de caractériser ici : cette tâche doit être réservée pour un autre temps et un autre lieu, et, en attendant que quelque historien l'entreprenne à l'aide des documents et des correspondances mis au jour depuis une vingtaine d'années, je puis me borner à renvoyer le lecteur aux études antérieures de Depping[1], de Pierre Clément[2], de M. Chéruel[3], du marquis de Pastoret[4], etc.[5]. A cette place, en ce moment, je n'ai d'autre intention que de réunir un certain nombre de textes, inédits ou non, qui nous donnent l'opinion des contemporains sur le successeur de le Peletier aux finances, de Seignelay à la marine, de Boucherat à la chancellerie, et qui fassent revivre, s'il est possible, sa figure, sa personnalité et son caractère. Je me contenterai de placer ces portraits divers à peu près dans l'ordre chronologique de rédaction, et, par suite, on y trouvera une grande diversité d'appréciations, non moins grande que celle qui sépare les éloges de Depping et de Pastoret des jugements sévères de feu M. Pierre Clément et de M. Clamageran[6] : est-il besoin de faire remarquer que contemporains ou écrivains modernes se sont placés à des points de vue très différents, qui étaient propres à chacun d'eux, et aussi que les plus favorables ou les plus indulgents d'entre les premiers écrivaient en un temps où Pontchartrain administrait les finances et la marine, luttait à coups d'expédients très hardis contre des difficultés sans cesse renaissantes, parvenait, Dieu sait comment! à fournir le pain de chaque jour, et disposait des ressources les plus essentielles? Au contraire, d'autres ont pu le juger plus librement alors que, retiré dans un poste tranquille et moins en vue, quoique plus élevé en dignité, il n'était plus le dispensateur suprême des charges et des deniers, se consacrait entièrement à l'administration de la justice, et déployait dans cette tâche nouvelle des qualités qui, malheureusement, ne pouvaient pas faire oublier les dix années de son précédent ministère.

1. *Correspondance administrative sous Louis XIV*, tome II, p. XVIII et suiv.
2. *Revue des Deux Mondes*, tome XLVI, 15 août 1863, p. 916-945.
3. *Histoire de l'administration monarchique*, tome II, p. 376 et 392-412. M. Chéruel s'est servi presque exclusivement des *Mémoires de Foucault*.
4. Éloge de Pontchartrain, comme promoteur de la publication des *Ordonnances des rois de France*, en tête du tome XX publié en 1840.
5. Je passe sous silence les histoires générales de France, telles que celle d'Henri Martin, tome XIV, p. 119-124.
6. *Histoire de l'impôt en France*, tome III, p. 3-65.

Relation de l'ambassadeur vénitien P. Venier, en 1695[1].

« Pontchartrain est le ministre le plus nécessaire pour fournir aux besoins du moment, non seulement à l'aide du ressort inépuisable de la France, mais par son habileté à trouver sans cesse tant de nouveaux moyens de faire argent.... Les emplois qu'il avoit eus, tous dans la sphère parlementaire (le plus relevé fut la première présidence du parlement de Bretagne), sa capacité éprouvée, son zèle, son application, son désintéressement lui ont assuré la faveur par-dessus tous les autres ministres. Il parle bien, saisit ce qu'on lui dit avec une merveilleuse compréhension, répond et conclut en quelques mots, toujours plein de désinvolture, et expéditif à tel point que, dans la masse incroyable d'affaires qui l'accable, et au milieu d'occupations infinies, il lui arrive parfois de prendre trop prestement une décision pour pouvoir examiner l'affaire suffisamment[2]. Dans les questions d'État, il conseille avec sa raison, et, ne se trouvant pas dans son élément, il ne va pas au delà du médiocre. Jaloux de son département, il ne s'ingère pas dans celui d'autrui. Quand la secrétairerie d'État de la maison du Roi, du clergé et de la marine lui fut donnée à la mort de Seignelay, son premier soin fut de reléguer à l'ambassade de Danemark, tout à fait en dehors de sa sphère, l'intendant général du même département, Bonrepaus, qui l'aurait gêné pour faire passer la charge à son fils. Après la mort de Louvois, il eut les fortifications maritimes, les manufactures et les haras. En outre, son département comprend la surintendance du commerce des compagnies des Indes. Quand les besoins de la guerre obligent à faire des approvisionnements et à tirer des deniers du Trésor, tout passe par ses mains. Aussi ne pourrait-il suffire à tant de charges, s'il n'était assisté de ministres subordonnés d'une grande expérience : le commerce est attribué à M. Daguesseau, conseiller d'État; qui examine seul les affaires et lui en fait le rapport; pour la marine, il s'adresse à des subalternes, par la bouche desquels il s'exprime souvent; pour les finances, il y a six intendants : Peletier de Souzy, Breteuil, Buisson, Caumartin, Chamillart et d'Armenonville, tous sujets de qualité et d'une grande capacité, qui se répartissent entre eux les différentes natures d'affaires et de finances, correspondent avec les intendants des provinces, et rendent compte de tout à M. de Pontchartrain, dont le but n'est pas d'imposer les peuples

1. *Relazioni*, série Francia, tome III, p. 516-518. Je traduis aussi littéralement que possible.

2. Au milieu des éloges officiels que Daguesseau fils lui prodigua en présentant ses lettres de chancelier, et dans lesquels il eut soin de dire que « le sentiment avait plus de parti que la réflexion, » il insista sur l' « intrépidité de ce ferme génie » qui « perçait les plus profondes affaires d'un seul de ses regards » et se trouvait « plus instruit des affaires, qu'il avait à peine eu le loisir d'entrevoir, que ceux qui croyaient les avoir épuisées par une longue méditation. »

selon ce qu'ils peuvent porter, mais d'en tirer de l'argent selon la nécessité, persuadé qu'au sortir de la guerre, le temps guérira leurs plaies et leur apportera du soulagement. Quand est arrivée la disette, on l'a accusé de manquer de vigilance et de prévoyance ; mais, au contraire, ce fut à cette époque que, pour bien marquer qu'il possédait la faveur royale, il obtint la survivance de la marine pour son fils, qui s'y élève et en administre quelques petites parties.... »

Relation de l'ambassadeur vénitien N. Erizzo, en 1699[1].

« Après le duc de Beauvillier vient M. de Pontchartrain, ci-devant surintendant des finances de tout le royaume, et actuellement chancelier de France. L'habileté avec laquelle il a pourvu aux nécessités absorbantes de la guerre et la protection distinguée dont Mme de Maintenon l'honore lui ont concilié, plus qu'à tout autre, les grâces et l'estime du Prince. Très grande est son autorité dans le ministère qui lui est confié ; mais, en dehors des matières de sa compétence, dans lesquelles il est très versé, il s'ingère peu aux affaires des princes, ayant l'habitude de se ranger d'ordinaire, dans le Conseil, à l'avis de M. de Beauvillier et de M. de Pomponne, quand celui-ci vivait. »

Mémoires de Gourville[2].

« Il m'a souvent passé par l'esprit que les hommes ont leurs propriétés à peu près comme les herbes, et que leur bonheur consiste d'avoir été destinés, ou de s'être destinés eux-mêmes aux choses pour lesquelles ils étoient nés : c'est pour cela que j'ai pensé que, le bonheur de M. de Pontchartrain l'ayant conduit dans les finances, il y a si bien réussi, que je ne crois pas que jamais homme ait eu plus de talents et de meilleures dispositions que lui pour le maniement des affaires des finances. J'eus le bonheur d'en être connu aussitôt qu'il commença de s'en mêler, et j'oserois quasi croire que j'étois né avec la propriété de me faire aimer des gens à qui j'ai eu affaire, et que c'est cela proprement qui m'a fait jouer un assez beau rôle avec tous ceux à qui j'avois besoin de plaire. Mais je me suis proposé de faire, en quelque façon, le portrait de M. de Pontchartrain, et non pas le mien. Il me sembla qu'il avoit bientôt pris des notions dans les finances, qui ne seroient venues qu'avec peine à un autre. Il savoit distinguer ceux qu'il croyoit plus habiles que lui, et je m'apercevois bientôt qu'il en savoit autant et plus qu'eux ; mais cela n'a pas empêché qu'il n'en ait toujours eu un petit nombre avec qui il étoit bien aise de s'entretenir. Il les invitoit à

1. *Relazioni*, volume cité, p. 593.
2. Édition de la collection Michaud et Poujoulat, p. 590-591.

lui parler de tout ce qui leur venoit dans l'esprit sur le fait des affaires dont il étoit chargé. Il donnoit tout le temps nécessaire au travail ; mais, après cela, dans la conversation, il conservoit une grande gaieté, et, à mon avis, avoit peu de souci[1]. Je ne crois pas devoir m'étendre davantage sur ses bonnes qualités.... »

Mémoires de l'abbé de Choisy[2].

« M. de Pontchartrain étoit bien un autre génie (que M. le Peletier), aussi fidèle, et, pour le moins, aussi désintéressé, infatigable au travail, qui voit tout, qui peut tout, qui a trouvé le moyen de fournir, depuis huit ans, cent cinquante millions par an, avec du parchemin et de la cire, en imaginant des charges et faisant des marottes qui ont été bien vendues ; modeste dans sa fortune, n'ayant reçu du Roi aucune gratification, hors peut-être une charge de conseiller au Parlement pour son fils ; décisif, faisant plus d'affaires en un jour que l'autre n'en faisoit en six mois ; ayant pour maxime qu'il faut toujours aller en avant, quand même on devroit se tromper quelquefois, sauf à revenir sur ses pas et réparer sans rougir les fautes qu'on auroit faites par un peu trop de précipitation : et je suis témoin que cela lui est arrivé une fois ou deux, sans qu'il en fût embarrassé, ce qui me paroît héroïque à un ministre, qui d'ordinaire n'aime pas avoir tort. Il est pourtant vrai qu'on se plaint ; car, quoiqu'il soit mon ami, *magis amica veritas*, j'en dirai le bien et le mal. On se plaint qu'il n'entre pas assez dans l'affliction des particuliers, et que, quand un pauvre homme, ruiné par une taxe, vient lui demander quelque modération, il lui dit, avec un visage riant : « Monsieur, il faut payer ; » au lieu qu'il diminueroit le mal du patient en témoignant y prendre part par un visage triste, ou seulement en haussant les épaules. J'ai ouï dire à un homme qui sortoit de son audience : « J'aimois encore mieux les plis du front de Colbert[3]. »

Remarques sur l'état de la France attribuées à Spanheim[4].

« M. de Pontchartrain, à présent chancelier de France, a passé du médiocre à toute l'élévation qu'il pouvoit espérer, sur le rapport qu'un de

1. Il semblait « se jouer de la charge de contrôleur général des finances, » disent en 1690 les *Mémoires de Sourches*, tome III, p. 324.
2. Éd. Michaud et Poujoulat, p. 603.
3. L'abbé de Saint-Pierre, dans ses *Annales politiques*, tome I, p. 297, rapporte que le Peletier trouvait des difficultés partout, et Pontchartrain nulle part, disant « qu'il falloit quelquefois être injuste pour éviter un plus grand mal. » Aussi a-t-on appliqué à Pontchartrain le mot de J.-B. Say, qu'il « aurait dû, pour le bien de l'État, être plutôt contrôlé que contrôleur. »
4. Appendice de la *Relation de la cour de France*, p. 407-409. Nous

ses amis a fait de sa capacité sans en avoir qu'une connoissance fort légère. La suite n'a pas répondu au bien qu'il en a dit, et a développé la personne en question. On ne le trouve bon que pour les affaires du droit. Il a besoin, pour l'invention, de plusieurs personnes [1] qui lui fournissent tous les moyens d'avoir de l'argent. Il est bon pour le rapport, soit qu'il entende ou qu'il n'entende pas une affaire; il a le don de la faire connoître aisément à son prince, et d'y glisser de la passion avec un air simple qui impose et qui cache ses vues. Il ne fait rien sans en avoir d'intérêt, et il met tout en usage pour y parvenir, jusqu'à la douceur même, qu'il a toujours affectée. Elle a surpris le Prince pendant longtemps; mais il s'est aperçu, sur les fins, que M. de Pontchartrain étoit très passionné et beaucoup secouru : ce qui fait que son crédit balance extrêmement. A prendre les choses très sérieusement, ce [2] est déplacé, et, de tous ceux qui travaillent sous lui dans les différents emplois dont il est honoré, il n'y en a pas un qui n'en soit plus digne que lui. Il n'est pas propre pour approfondir et pour le détail, et il aime (pour l'examen) mieux s'en rapporter à d'habiles gens qui sont attachés à lui, que passer son temps à s'instruire à fond d'une affaire de conséquence. Un petit chien, un oiseau, sa famille, un valet, font le plus souvent ses occupations, lorsque le public croit qu'il en a de fort sérieuses. Son abord est très facile, gracieux même, ne rebutant jamais personne qu'il n'y soit forcé par des outrages ou par des demandes tout à fait injustes. Si ses dehors étoient soutenus par un bon cœur, on lui passeroit son petit mérite; mais il est réservé pour sa haine et pour sa vengeance. Il a trouvé l'art de satisfaire tous les grands seigneurs, soit qu'il accorde, soit qu'il refuse, ne s'étant jamais fait un ennemi personnel à la cour[3]; mais, en récompense, il est bien

avons déjà eu l'occasion de dire qu'on ne peut affirmer que Spanheim soit l'auteur de ces portraits des principaux personnages qui composaient la cour de France en 1699-1700.

1. Un blanc au manuscrit. — 2. *Ibidem.*

3. Donnons à ce sujet une lettre inédite et autographe qu'il écrivait, le 9 août 1693, de Marly, à son cousin l'ambassadeur Phélypeaux (ci-dessus, p. 355), et qui va être reproduite avec son orthographe et sa ponctuation exactes : « Je me resiouis avec vous, Monsieur, de la nouvelle gloire que vous venes d'acquerir et de l'heureuse santé que vous aves conservée au milieu des perils que vous aves essuiés et dou lon ne sort point entier ou en vie sans une espece de miracle. Ce que vous me mandes de M. le Duc ne m'est point nouveau, mais il ne m'en est pas moins sensible. Il dit la mesme chose et plus encore a qui veut l'entendre, cela me revient de tous endroits, mon malheur en est plus grand et ie n'en suis pas plus coupable. Il ny a rien que ie n'aie fait pour meriter lhonneur des bonnes graces de M. le Prince et de M. le duc. Cest un des premiers obiets que ie me sois formé en les aprochant. Si ien estois demeuré au respect qui est du a leur naissance, si leur merite et leur vertu qui est audessus de cette naissance mesme n'avoient pas excité dautres sentiments en moi et ne m'avoient pas fait rechercher avec ardeur et avec empressement tous les moiens de leur plaire, ce qui

haï du peuple. En un mot étendu pour les affaires du dedans et du dehors, on peut dire que c'est un médiocre ministre, mais très habile courtisan. Sa fortune seroit assurée avec un prince peu éclairé; mais elle est douteuse avec celui-ci. Il aime sa famille jusqu'à faire des injustices perpétuelles pour l'avancer. Ces sentiments, à la vérité, lui sont suggérés par sa femme, qui est d'un très mauvais caractère, dure, injuste et méchante : elle n'a jamais fait du bien à personne seureté[1]. Ses domestiques sont fort doucement et fort heureusement placés chez lui. Il en a reçu des reproches de son prince, parce que le moindre de ses gens attire des sommes considérables de tous ceux qui ont affaire au maître. »

Dans ses notes cryptographiques de 1700 sur les « Qualités bonnes et mauvaises, » Spanheim dit encore (*ibidem*, p. 416) : « M. d'Argouges, premier président du parlement de Bretagne, le proposa au Roi pour être à sa place. M. [le] Peletier le proposa aussi pour être à la sienne, dont le Roi l'a tiré pour être chancelier. Il sait bien les finances ; mais il juge encore mieux. Il

m'arrive aujourdhui ne m'arriveroit pas. On ne mimputeroit rien, on n'exigeroit point de moi l'impossible, jaurois rempli dans touttes leur etendue les devoirs de respect et de soumission qui sont deus aux Princes du sang, ie les scais mieux quun autre et suis plus incapable dy manquer que quiquecesoit. Jai desiré quelque chose de plus, iai voulu leur plaire, et par les bontés dont ils m'ont honoré, iai cru pendant quelque temps y avoir reussi. Dans tout ce qui ma passé daffaires par les mains où ils ont eu interest, jai fait audela de ce qui dependoit de moi, je nai rien obmis de tout ce qui estoit praticable, jai esté audevant de tout, et ie le ferai tousiours avec la mesme ardeur. Il me sieroit mal de mestendre ladessus, leurs gens d'affaires ne le peuvent avoir oublié. Je dirai seulement que la derniere affaire a loccasion de laquelle M. le duc vous a parlé, a esté faitte comme il la souhaitté aussitost quelle la pu estre, que ie n'y ay pas perdu un moment, et que si ie lavois voulu faire plustost ie l'aurois gastée. Il est vrai quil y a eu dautres affaires dans lesquelles ie n'ai pu rien faire à leur goust non plus qu'au mien, mais c'est dans ces natures daffaires generales, tristes, et telles que les conionctures du temps les attirent que i'espererois trouver de la compassion pour moi dans des personnes de leur rang et aussy interessées au bien de l'estat qu'ils le sont, bien loing de me voir imputer tout le mal que ie ne fais point, bien loing dessuier des reproches et des plaintes, bien loing de me voir regarder comme autheur de choses dont mon cœur me rend la premiere victime. Voila Monsieur en deux mots la situation ou ie suis et la conduitte que iai tousiours tenue. Si M. le duc mordone de la changer, ie pourois dire (sans hasarder) que ie la changerois, car ie ne crainds pas quil ne lordone, ie connois trop ses principes de droitture et d'elevation. Je lui demande seulement en grace un moment de reflexion sur ce portrait que ie fais de mon estat a son esgard, apres quoi iespere de lui les sentiments de iustice et de bonté que ie crois en meriter. Faittes de cecy lusage que vous iugeres apropos. Vous pouves mesme montrer ma lettre a M. le duc, je ne crainds point de perdre aupres de lui en me monstrant tel que iai lhonneur d'estre pour lui. Adieu Monsieur ie suis tout a vous. PONTCHARTRAIN. »

1. Mot très lisible dans le manuscrit, mais qui ne présente pas de sens.

aime fort la chasse[1]. (Beaucoup d'esprit. Riche. Extrêmement avare. Dur, cruel.) »

Caractères de la famille royale, des ministres d'État, etc.[2].

« M. de Pontchartrain a volé de charge en charge, ce qui le rend incapable d'en exercer parfaitement aucune. Sa portée ne va point jusqu'à ses emplois, et, sans un habile secours, il auroit éclaté par ses défauts. Tourné tout entier vers son maître et vers soi-même, sans jamais donner un regard au public ; heureux pour le succès, pouvant entreprendre hardiment, ayant un rempart contre la disgrâce. Est-il dépouillé d'une charge, on ne trouve personne qui égale son impitoyable exaction, et, à cause de cela seul, on le rétablit. La tête toute pleine de maltôtes, dont il doit l'invention à des gens inconnus, il a renchéri sur tous ses prédécesseurs pour mériter la haine publique. »

Caractères inédits du Musée Britannique[3].

« M. de Pontchartrain n'a rien de grand, ni dans la taille, ni dans la physionomie. Il a le visage et le poil brun. C'étoit un homme aussi propre à remplir la charge de président au parlement de Bretagne, qu'il étoit incapable et indigne d'exercer celle de contrôleur général des finances. Tout son mérite consiste à être actif, hardi, fier, intéressé. On a connu, depuis qu'il n'est plus dans les finances, son ignorance et ses malversations ; mais la charge où il est le met à l'abri de toutes recherches, et l'appui de Mme de Maintenon lui donne encore quelque accès dans les conseils qui sont de sa compétence. Tout son chagrin et celui de sa femme est de ne pouvoir s'enrichir comme il faisoit étant à la tête des financiers, dont il étoit bien payé pour en tolérer les concussions[4]. Sa charge est si facile à exercer, qu'on n'y met que des gens de peu de capacité. Il n'importe guère au public comment il s'y comporte, peu de personnes y ayant intérêt. »

1. Ce qui suit entre parenthèses est la traduction des signes cryptographiques.
2. Édition de 1702, p. 50, et nouvelle édition donnée par M. le comte Édouard de Barthélemy, d'après l'édition de 1706, p. 36.
3. Ms. Addit. 29 507, fol. 61. Ces caractères sont de 1703.
4. Comparez l'Addition 297, p. 456. L'abbé le Gendre dit de même, dans ses *Mémoires* (p. 134) : « M. Phélypeaux de Pontchartrain, d'homme de robe qu'il avoit été jusque-là, devint bientôt grand financier, parce qu'il avoit beaucoup d'esprit, grande envie de réussir, et bien autant de s'enrichir. Il y parvint d'assez bonne heure : aussi étoit-il regardé comme un des hommes du Royaume qui a les plus grands biens, quoiqu'il ne paroisse pas les avoir. » Du reste, nous avons vu plus haut (p. 564) Saint-Simon recon-

Essais dans le goût de ceux de Montaigne, par le marquis d'Argenson[1].

« Des trois derniers chanceliers de Louis XIV, M. de Pontchartrain étoit, sans contredit, le plus capable. Il avoit été assez longtemps conseiller au parlement de Paris, abandonné par ses parents les Phélypeaux de la Vrillière, dont la branche végétoit dans la place de secrétaire d'État, et étoit cependant jalouse des Phélypeaux de Pontchartrain, qui descendoient du premier qui avoit rempli cette charge par la faveur de Marie de Médicis. M. de Pontchartrain fut ensuite, pendant vingt ans[2], premier président du parlement de Bretagne. Non seulement il s'étoit fait estimer dans cette province par son équité et ses lumières, mais il y avoit donné des preuves d'habileté et d'adresse en ménageant les têtes bretonnes, de tout temps si difficiles à conduire. L'on juge bien qu'il eut encore d'autres affaires quand il fut ministre des finances. Mais, encore une fois, il fut débarrassé dès qu'il ne fut plus que ministre de la justice. Le métier de chancelier étoit très aisé de son temps : le chef de la magistrature, trop occupé de faire passer des édits bursaux et des créations de charges, n'avoit pas le temps de faire de sages règlements ; aussi, s'il n'avoit pas de peine, il n'avoit pas de gloire....

« Le Roi et le Chancelier prenoient également le change sur les défauts de M. [le] Peletier. Il y parut lorsque M. de Pontchartrain lui eut succédé en 1690[3]. Celui-ci n'étoit pas doux, quoiqu'également équitable dans l'application des moyens qu'il fut aussi forcé d'employer, sans doute à regret, et qui lui parurent d'autant plus cruels qu'il fallut les multiplier, pour ainsi dire, à l'infini. On cria, mais on obéit, car l'autorité du Roi étoit constamment et généralement établie. M. de Pontchartrain fut assez heureux pour se débarrasser des finances en 1690[4], et elles furent données à M. de Chamillart, que le Roi aimoit et estimoit, et qui le méritoit à certains égards. »

Vers satiriques sur M. de Pontchartrain.

Lorsqu'à Colbert, laborieux génie,
On mit jadis les finances en main,
Il y remit et l'ordre et l'harmonie.
Son successeur[5], indolent, incertain,
Les laissa presque aller le même train ;
Puis, quand il eut la main assez garnie,

naître que son ami s'était « extrêmement enrichi dans les places qu'il avoit occupées. » Quand vinrent, après 1715, les poursuites contre les financiers, on exagéra encore ces bruits d'une énorme fortune ; on ne prêtait pas moins de deux millions de rente au Chancelier et sept cent mille livres à son fils (*Journal de Buvat*, tome I, p. 129 et 144).

1. Éd. Jannet, p. 190-192.

2. Lisez : *Dix ans*. — 3. Lisez : *1689*.

4. Lisez : *1699*. — 5. Claude le Peletier.

Il les remit sans peine à Pontchartrain,
Qui, d'un esprit propre à tout entreprendre,
Et d'un coup d'œil sachant tout pénétrer,
Et se faisant à demi-mot entendre,
Se fit un jeu de les administrer.
Si ce jeu fut favorable à la France,
Je m'en rapporte au sentiment d'autrui;
Quoi qu'il en soit, il est sûr que la chance
Jusqu'à présent a bien tourné pour lui.

Sous Foucquet, qu'on regrette encore,
On jouissoit du siècle d'or :
Le siècle d'argent vint ensuite,
Qui fit contre Colbert concevoir du chagrin;
L'indolent Peletier, par sa sotte conduite,
Amena le siècle d'airain,
Et la France aujourd'hui, sans argent et sans pain[1],
Au siècle de fer est réduite
Par le turbulent Pontchartrain.

Pontchartrain, plein de modestie,
Répondit à l'Académie[2] :
« Messieurs, faites un meilleur choix.
Bien loin d'avoir de l'éloquence,
Je n'écorche que le François,
Et c'est là toute ma science. »

(Chansonnier, ms. Fr. 12 642, p. 9; ms. Clairambault 1101, fol. 235.)

Si plutôt le bon Ponchartrain
Eût réglé la finance,
Il eût, marchant ainsi bon train,

1. Disette de l'année 1693.

2. Il y a une variante de ce couplet, avec la date de 1693, dans les Papiers du P. Léonard, Arch. nat., MM 827, fol. 19. Le même curieux a consigné en un autre endroit (portefeuille ACADÉMIES, M 763, fol. 2) qu'à la mort de Benserade, l'Académie offrit la place vacante au contrôleur général, qui refusa, puis à son fils (??), qui refusa également, enfin à son neveu bien-aimé l'abbé Bignon, qui fit de même, et ce fut Mme de Pontchartrain qui fit élire son cousin germain Pavillon, contre la Loubère et la Bruyère (17 avril 1691). L'année suivante, les deux époux firent de même l'élection de Jacques de Tourreil, qui était le précepteur de leur fils (14 février 1692), et, pour la même raison, sous le même patronage, la Loubère fut élu le 25 août 1693, quoiqu'il eût un bagage bien léger. Quant à l'abbé Bignon et à la Bruyère, ils étaient académiciens depuis quatre mois, grâce aussi à l'appui du ministre (14 mai 1693), dont l'intervention si fréquente ne laissait pas d'inquiéter l'Académie, et même de scandaliser le public, car M. de Pontchartrain était alors l'arbitre des destinées de l'illustre compagnie et le dispensateur des jetons de présence, à dix-huit sols pièce. C'est sur quelqu'une de ces élections que la Fontaine ou Chaulieu firent l'épigramme qui finit ainsi, par allusion aux affaires extraordinaires :

C'est un impôt que Pontchartrain
Veut mettre sur l'Académie.

Plutôt ruiné la France
Et fait regretter les tyrans
Qui nous ont écorchés du temps
De Jean de Vert.

(*Nouveau siècle de Louis XIV*, tome III, p. 5.)

On s'imaginoit que la paix
Dans le sein de la France
Alloit ramener pour jamais
Une heureuse abondance :
La voilà faite ! Cependant,
Grâces au ministère,
Tout va plus mal qu'auparavant :
On ne voit que misère.

Grand Pontchartrain, c'est là le fruit
De tes ardentes veilles ;
C'est ton cœur droit qui nous produit
De si rares merveilles !
L'honnête homme, l'homme de bien
Près de toi n'ont que faire ;
Est-on scélérat ou vaurien,
On est sûr de te plaire.

Je ne suis point un révoqué,
Je parle sans colère,
Et fais de ton portrait croqué
Une ébauche légère.
Ne voit-on pas les partisans,
Sous tes heureux auspices,
Plus fripons et plus insolents,
Faire mille injustices ?

Quel malheur de voir ces coquins
Désoler nos provinces,
Et faire haïr par leurs larcins
Le plus juste des princes !
Qu'il ait donc soin de ses sujets,
Le maître de la terre,
Ou l'on dira que cette paix
Est pire que la guerre.

(*Nouveau siècle de Louis XIV*, tome III, p. 1-2 [1].)

J'ai dit, en commençant l'appendice XIII, que la généalogie des Phélypeaux de Pontchartrain n'avait pas trouvé place, à côté de celles des autres chancelièrs, dans la continuation du P. Anselme. De même, la notice de Louis de Pontchartrain n'est représentée que par deux pages de dates dans le recueil de J. du Castre d'Auvigny : *les Vies des hommes illustres de la France*[2], tandis que Louvois, Pomponne, Seignelay, Barbezieux même, et Chamillart surtout, y sont racontés et loués longuement. L'auteur s'excuse de n'avoir

1. L'éditeur a placé dans le commentaire de cette chanson un fragment du portrait de Pontchartrain par Saint-Simon.
2. Tome VI, p. 286-287.

pu mieux faire, ayant échoué dans toutes ses démarches pour réunir des « mémoires exacts. » Il y a quelque lieu de croire que le Chancelier, tout à la piété et à l'humilité à partir de 1714, avait recommandé à ses héritiers de faire le silence sur son passé ministériel et sur sa propre personne. C'est du moins ce que nous pouvons inférer de la lettre suivante que son petit-fils le ministre Maurepas écrivit à M. d'Auvigny le 24 janvier 1740[1] : « Je suis très sensible, Monsieur, au zèle qui vous fait desirer de donner au public l'histoire d'un homme dont la mémoire m'est aussi respectable et aussi chère que celle de M. le chancelier de Pontchartrain ; mais, après y avoir sérieusement réfléchi, une pareille augmentation dans une édition nouvelle ne pourroit paroître que sollicitée de ma part : cette juste délicatesse me défend de faire usage de votre bonne volonté, et je ne pourrois en profiter que dans le seul cas que l'édition de Hollande ne lui rendît pas toute la justice qu'on lui doit. Je suis, Monsieur, parfaitement à vous. » — En effet, la publication se faisait concurremment à Paris et à Amsterdam, et les six premiers volumes furent réimprimés deux ou trois fois en 1739 et 1740; mais l'auteur, n'ayant pu avoir satisfaction[2], fit disparaître des dernières éditions les deux pages consacrées à Pontchartrain[3].

Nous connaissons cinq portraits peints de Louis Phélypeaux de Pontchartrain : l'un est venu par héritage à MM. de Mortemart, et on l'attribue à Robert de Tournières, qui fut membre de l'Académie à partir de 1702; le second, appartenant au musée de Rennes, a figuré à l'Exposition du Trocadéro, en 1878, sous le n° 224; les trois derniers sont au musée de Versailles, n°s 3605 (venant de l'hôtel de la Marine), 3648 et 4371.

Dans le ms. Clairambault 1170, fol. 42-43, il y a un dessin d'un portrait peint et gravé par J. Patigny, en 1662, alors que M. de Pontchartrain avait une vingtaine d'années, plus une gravure en manière noire de J. Sarrabat, d'après une peinture de Pierre Cavin, où il porte le costume de chancelier[4]. On connaît aussi un portrait publié chez Voligny en 1699, et des gravures de Habert, Crespy, Bonnart et Trouvain, postérieures à 1700. Mais, si nous en croyons M. de Pontchartrain lui-même[5], aucun des portraits qui circulaient dans le public n'approchait de la ressemblance.

1. Minute conservée dans les papiers inédits de M. de Maurepas.
2. D'Auvigny, qui servait dans la compagnie des chevau-légers de la garde, fut tué à la journée désastreuse d'Ettingen, le 27 juin 1743. Il n'avait que trente et un ans.
3. Bibl. nat., Ln[1] 10 ᵃ, réserve.
4. Cavin, peintre ordinaire du Roi, travailla beaucoup et longtemps pour Saint-Simon, qui avait pu le connaître chez le Chancelier. Un second exemplaire de cette planche se trouve dans le ms. 1239, fol. 13.
5. Depping, *Correspondance administrative*, tome II, p. XXI.

XVI

LES ORIGINES DE LA FAMILLE CHAMILLART[1].

Lettre de M. d'Hozier à M. Chamillart.

« Le 5 janvier 1703.

« Monseigneur,

« L'obligation où je me suis trouvé d'attendre chez Mme d'Armagnac le retour de Monseigneur le Grand, qui n'est arrivé de Royaumont qu'à deux heures, m'a empêché d'avoir l'honneur de vous aller dire que j'ai reçu depuis peu de jours une lettre de Nüremberg, par laquelle un homme célèbre appelé M. Imhof me prie de lui envoyer votre généalogie et des mémoires exacts de ce qui vous regarde. C'est à l'occasion du mariage de Mme la duchesse de Quintin[2]. Comme je n'ai pas cru devoir répondre à cette demande sans savoir auparavant, Monseigneur, s'il vous plaît et comme il vous plaît que je fasse, je vous supplie de vouloir me donner vos ordres pour cela, afin que je les suive.

« J'ai votre généalogie fort exacte jusqu'au père de feu M. Chamillart. Le R. P. de Chamillart-Vilatte, qui me fit l'honneur de me venir voir au mois de septembre dernier, me promit de me donner tout ce que je lui demandai pour la perfectionner. Je n'en ai pas entendu parler depuis, et c'est à vous, Monseigneur, à me prescrire maintenant la conduite que vous trouverez bon que je tienne pour instruire M. Imhof. Comme c'est un homme considérable à Nüremberg, où il est intendant des finances, et qu'au milieu de ses emplois il a eu le loisir de donner à l'Allemagne[3] un volume in-folio, en latin, de toutes nos races[4], avec la maison royale et toutes les autres maisons[5] qui tiennent rang de princes en France[6], il travaille présentement à rechercher les autres races[7] éle-

1. Ci-dessus, p. 292, note 7. Les trois pièces qui vont suivre proviennent du ms. Clairambault 1071, fol. 224-225. La minute originale de la lettre de d'Hozier et la copie de la réponse du ministre et des notes du généalogiste se trouvent au Cabinet des titres, dans le dossier CHAMILLART de l'Ancien fonds d'Hozier. Il y a de nombreuses différences entre la minute et la copie de la lettre de d'Hozier; nous ne relevons que les principales.

2. La fille de Chamillart avait épousé, le 14 décembre 1702, le duc de Quintin, second fils du maréchal de Duras et cousin de Mme de Saint-Simon.

3. *Au public*, dans la minute.

4. *Races ducales*, dans la minute.

5. *Les autres races*, dans la minute.

6. C'est le livre publié en 1687 : *Excellentium familiarum in Gallia genealogiæ*. La minute porte ici : « et cela avec plus d'exactitude que n'auroit fait le François le plus habile. »

7. *Amasser les familles*, dans la minute.

vées du Royaume par le ministère et les grandes charges. Voilà pourquoi il m'a demandé la vôtre pour la faire connoître à son pays ; mais je ne dirai rien, Monseigneur, jusqu'à ce que vous m'ordonniez de parler. J'ai l'honneur d'être, avec le plus profond respect, etc. »

Réponse de la main de M. Chamillart[1].

« Je crois, Monsieur, qu'il ne me convient point, ni à mon caractère, qui a toujours été vrai, de me donner pour aïeuls ceux qui ne l'ont pas été. Ce que je connois des derniers temps n'est pas assez bon pour le donner au public. Mon père étoit fils d'un avocat au parlement de Paris, homme habile et estimé dans sa profession ; mon bisaïeul étoit receveur des tailles et du taillon à Sens. Ses enfants renoncèrent à sa succession ; sa femme étoit bien damoiselle. Si j'en savois davantage, je vous le dirois. Le Roi m'a élevé dans des places qui ne demandent point une naissance distinguée : j'ai tâché, jusqu'à présent, à les remplir avec honneur ; c'est tout ce que je desire qui accompagne mon épitaphe, et de laisser après moi une bonne réputation. Je ne crois point mériter d'être mis dans les mémoires de M. Imhof, à moins qu'il ne se contente de ce qui m'environne présentement, qui est si éclatant que j'en suis quelquefois ébloui[2]. »

Lettre de M. Chamillart à M. d'Hozier.

« Courcelles, 4 mai 1710.

« Je vous avouerai, Monsieur, que j'ai eu les provisions de Maurice et Guillaume Chamillart, tous deux maîtres des requêtes, de la même maison, et qui l'ont été à peu près dans le même temps. C'étoit des commissions en parchemin, avec un sceau. Je les ai négligées, et même, pour ne point succomber à la tentation, je les ai déchirées. Autant qu'il peut m'en souvenir, il n'y a point quarante ans de distance entre l'un et l'autre. Les idées de cette maison sont éteintes dans ce pays-ci[3]. J'ai

1. Selon la copie de l'Ancien fonds d'Hozier, cette réponse était écrite sur le blanc de la lettre du généalogiste, et elle portait la date du 12 janvier 1703.

2. Cette réponse fut connue à la cour et fit grand honneur au ministre, à ce que dit le P. Léonard (Arch. nat., MM 824, fol. 27). Tallemant rapporte de même (*Historiettes*, tome I, p. 424, note) que le président de Chevry ne voulait rien voir au delà des deux médecins Duret, son père et son aïeul.

3. C'est des Chamaillart, seigneurs de Sourches au treizième siècle, qu'il veut parler : voyez *le Château de Sourches, au Maine, et ses seigneurs*, par M. le duc des Cars et M. l'abbé Ledru (1887), p. 53-58. Il y avait en effet, en 1349, un Maurice Chamaillart, maître des requêtes et doyen de Saint-Martin de Tours, et Clairambault a relevé des pièces émanées de lui dans les archives

peine à croire que l'homme de Grenoble ait travaillé solidement à l'ouvrage dont je vous ai parlé[1]. Nous sommes de Sens, notre origine n'en doit pas être éloignée[2]. La chapelle qui en est à huit lieues, fondée par un de nos ancêtres, est la seule chose qui pourroit donner quelque curiosité.

« J'ai parlé à M. le Rebours ; il est bien disposé ; il ne perdra aucune occasion de vous faire plaisir, ni moi de vous faire connoître, Monsieur, que je suis très absolument tout à vous.

« CHAMILLART. »

de la Chambre des comptes de Paris; mais les armoiries de cette famille, un écu vairé, n'ont aucune analogie avec celles des Chamillart : d'azur à la levrette passante d'argent, colletée de gueules, au chef d'or chargé de trois étoiles de sable.

1. Serait-ce Guy Allard, qui ne mourut qu'en 1716? Cependant il ne s'occupait que de généalogies dauphinoises.

2. D'Hozier, dans ses notes de 1706 sur les membres des Conseils et sur les ministres, dit que la famille était originaire du Blanc, en Berry (ms. Clairambault 664, p. 725).

XVII

VILLACERF, SURINTENDANT DES BATIMENTS[1].

(Fragment inédit de Saint-Simon[2].)

« M. DE VILLACERF. Il étoit Colbert, pas fort proche de M. Colbert, au delà des issus de germains; mais il étoit fils d'une sœur du chancelier le Tellier, et lui et Saint-Pouenge, son frère, dans toute la confiance de M. le Tellier et de M. de Louvois, dont ils avoient pris la livrée, et étoient sans nul commerce avec les Colberts[3]. Saint-Pouenge étoit homme bien fait et galant, suffisant, et l'air fort insolent. Il étoit à la tête de tous les bureaux de la guerre; dans les absences de M. de Louvois, il travailloit avec le Roi à sa place, et avoit le commerce direct entre le Roi et ce ministre. C'étoit un homme d'esprit, qui connoissoit les troupes et les officiers parfaitement, qui étoit obligeant quand il vouloit, et il le vouloit souvent. Il étoit compté à la cour et un sous-ministre, qui, à la mort de M. de Louvois, fut le conducteur de M. de Barbezieux dans sa charge, et fut après, avec lui, comme il avoit été avec son père. Il avoit des amis. Les dames et le vin l'avancèrent : n'étant plus en état de travailler, le Roi lui donna une grosse pension, et, comme M. de Barbezieux mourut presque en même temps, le Roi récompensa Saint-Pouenge de l'agrément d'acheter[4] de M. de Torcy la charge de grand trésorier de l'Ordre, que celui-là quittoit pour celle de chancelier, qu'avoit Barbezieux. Il mourut fort riche en 1706, à soixante-quatre ans, ayant marié son fils unique à la fille unique et héritière de son ami intime M. de Sourdis, chevalier de l'Ordre et lieutenant général, qui lui devoit grande reconnoissance de tous les mauvais pas dont il l'avoit tiré, mais non pas celle de lui sacrifier sa fille, très riche et la dernière Escoubleau. Ce fils est mort jeune et maréchal de camp, et en a laissé un autre, qui a un régiment et qui est gendre de M. de Croissy frère de M. de Torcy[5]. Ainsi les Colberts se sont réunis.

« Villacerf étoit un bon et honnête homme, plein de sens et de modestie, très bien avec le Roi et fort considéré à la cour, et souvent chargé de plusieurs affaires secrètes. Étant jeune, il jouoit bien à la

1. Ci-dessus, p. 324-326 et Additions 302 et 303.

2. Extrait des *Premiers maîtres d'hôtel de la Reine*, vol. 45 des Papiers de Saint-Simon (aujourd'hui *France* 200), fol. 193 v°.

3. Comparez notre tome III, p. 27-28 et Addition 141.

4. Le *d'* qui précède ce mot, écrit à la fin de la ligne, a été répété par mégarde au commencement de la ligne suivante.

5. Ce fils, qui portait le titre de marquis de Chabanais, fut marié en 1731, et mourut en 1765. Le père était mort dès 1719.

paume et il étoit souvent des parties du Roi, et ils ne laissoient pas quelquefois d'y jouer gros. Un jour qu'il jouoit contre le Roi et que la Reine et les dames les voyoient faire, le Roi disputa un coup à Villacerf. Celui-ci ne se rendit point. Le Roi dit : « Il n'y a qu'à demander « à la Reine ; » et Villacerf à répondre brusquement : « Parbleu ! Sire, « s'il n'y a qu'à demander à nos femmes, je vais envoyer querir la « mienne, j'aurai bientôt gagné. » Le Roi rit beaucoup de cette brusquerie, et ne la trouva point mauvaise. Il eut quelque temps les bâtiments, et les faisoit avec intégrité et capacité. Son fils aîné fut tué brigadier de cavalerie, sans alliance[1]. Le second fut prêtre et eut des bénéfices ; ses mœurs l'arrêtèrent tout court, et il n'y a pas longtemps qu'il est mort[2]. Le troisième, on en parlera à son tour[3]. Le père mourut en octobre 1699. L'archevêque de Toulouse[4] étoit aussi son frère. »

1. Les deux aînés, et non un seul, furent tués, l'un à la bataille de Cassel (1677), l'autre au siège de Furnes (1693) ; mais le premier n'était que capitaine de cavalerie, et l'autre mestre de camp.

2. Charles-Maurice, abbé de Saint-André-en-Goufern et de Saint-Pierre de Neauphle-le-Vieux, agent général du clergé, mourut le 26 octobre 1731.

3. Comme premier maître d'hôtel de la Reine ; mort le 3 mars 1733. Les *Mémoires* ont déjà parlé de son mariage, et le mentionneront encore plusieurs fois.

4. Jean-Baptiste-Michel, évêque de Montauban, puis archevêque de Toulouse, mort le 11 juillet 1710.

XVIII

LE MARQUIS ET LA MARQUISE DE VINS[1].

(Fragment inédit de Saint-Simon[2].)

« M. DE VINS, du nom de la Garde[3]. C'est une famille peu ancienne de robe en Provence, qui a pourtant donné des présidents au parlement d'Aix. La[4] Provence gémit longtemps, lors de la Ligue, sous un de Vins, qui étoit brave, et capitaine vendu aux Guises et forcené ligueur. Du reste, rien de remarquable.

« M. de Pomponne et M. de Vins épousèrent les deux sœurs, Mlles Ladvocat, sœurs d'un maître des requêtes fort du grand monde, toujours amoureux, toujours ridicule, et pourtant aimé et au fond considéré, parce que c'étoit un homme d'honneur et le meilleur homme du monde, et le plus serviable, mais dont jusqu'à ses amis se permettoient de se moquer. Cette alliance poussa M. de Vins, et, après la disgrâce de M. de Pomponne, se trouvant en chemin, il alla de lui-même. C'étoit un homme plein d'honneur, de vertu, de religion, d'un génie médiocre, qui faisoit semblant de ne se pas connoître sur sa naissance, pour essayer de la faire méconnoître aux autres. Il parvint, à son tour d'officier, à commander les mousquetaires noirs[5], devint lieutenant général, et eut un gouvernement. Sa femme, bien plus jeune que sa sœur, avoit été une beauté charmante, pleine d'esprit, de savoir, et surtout de vertu. Ils perdirent leur fils unique au combat de Steinkerque, à sa première campagne, à dix-neuf ou vingt ans, beau, bien fait, appliqué, sage, brave, et qui promettoit infiniment; il n'étoit point marié et devoit être très riche. Jamais le père ni la mère ne purent s'en consoler, lui sans sortir de son froid de glace, elle à pleurer en sorte que cela a fort contribué à la rendre aveugle. Ils ont vécu bien des années dans une grande retraite, tout occupés de piété et de bonnes œuvres, et, sur la fin, le mari sourd comme un pot et la femme aveugle. Ils sont morts extrêmement âgés, lui en[6] 1730, elle en 1736. »

1. Ci-dessus, p. 352.
2. Extrait des *Capitaines des mousquetaires*, vol. 45 des Papiers de Saint-Simon (aujourd'hui *France* 200), fol. 189 v°.
3. La terre de Vins était venue en 1463 dans la famille de Gaspard Garde (et non *la* Garde), président au parlement d'Aix, père d'Hubert, qui fut chef de la Ligue en Provence. François, fils d'Hubert, obtint l'érection de Vins en marquisat, en 1641, et eut pour petit-fils notre marquis, qui releva les vieux noms d'Agoult et de Montauban par suite d'une alliance avec les la Baume-Montrevel, héritiers eux-mêmes de ces familles provençales.
4. Le manuscrit porte : *Le*.
5. *Noirs* est en interligne, sur *gris*, biffé. — 6. *En* est répété deux fois.

XIX

AVENTURE MYSTÉRIEUSE DU COMTE DE CHEVERNY[1].

(Fragment inédit de Saint-Simon[2].)

« .... La fille aînée[3] mourut sans enfants de ses deux maris, le premier Daillon, le second marquis d'Aumont, frère cadet du maréchal duc d'Aumont[4]. Sa seconde fille épousa le marquis de Monglat, maître de la garde-robe du Roi, où il se ruina, et elle, au jeu. Le mari fut chevalier de l'Ordre en 1661, et la femme gouvernante des filles de Gaston, frère de Louis XIII. C'étoit une femme extrêmement du monde, et avec qui il ne faisoit pas bon se brouiller. Son fils[5], que j'ai fort connu, et dont on parlera à l'occasion de son père[6], m'a conté une histoire ou un conte de famille de son grand-père[7], fort singulier. Une femme inconnue et de peu alla un matin demander à lui parler en particulier, et, comme il étoit jeune et galant, il la crut messagère de quelque femme. Elle lui demanda s'il avoit bien envie de faire fortune, de plaire aux dames et de gagner tout ce qu'il joueroit. Ce dernier point le surprit et lui fit connoître qu'il s'agissoit d'autre chose que de galanteries. Il lui fit plusieurs questions, à pas une desquelles elle ne voulut répondre, et se ferma toujours en son premier propos, et, pour le confirmer, lui dit qu'il seroit heureux en tout pendant quatre ou cinq jours, que ce seroit l'échantillon du bonheur qu'on lui promettoit, qu'elle le reviendroit voir, et qu'ils s'expliqueroient ensemble[8]. En effet, M. de Cheverny trouva des dames faciles à ses vœux, qui y avoient jusqu'alors été cruelles, il gagna beaucoup au jeu, et le Roi le traita avec une distinction qui le surprit. La femme inconnue revint au bout de ces quatre

1. Ci-dessus, p. 359, note 3.
2. Extrait de la notice du CHANCELIER DE CHEVERNY, dans les *Légères notions des... chevaliers... du Saint-Esprit*, vol. 34 des Papiers de Saint-Simon (aujourd'hui *France* 189), fol. 81. Cette historiette ne se retrouve pas dans les *Mémoires*.
3. La fille du fils aîné du chancelier de Cheverny.
4. Les sept derniers mots, depuis *frère*, sont en interligne.
5. Louis de Clermont-Monglat, comte de Cheverny, menin du Dauphin, etc. : ci-dessus, p. 358.
6. C'est-à-dire dans la notice qu'il a consacrée ensuite au marquis de Monglat, auteur des *Mémoires*, comme maître de la garde-robe : ci-après, n° XX. A son article comme chevalier de l'Ordre, fait postérieurement, il n'y a qu'un renvoi en quelques mots.
7. Henri Hurault, comte de Cheverny (1564-1648), fils du Chancelier, chevalier des ordres, etc.
8. La première lettre d'*ensemble* surcharge un *d*.

ou cinq jours, et lui demanda des nouvelles de ses prospérités. Il en convint, et enfin il tira d'elle qu'il avoit plu à un génie, que ce génie le vouloit voir; que ce seroit deux jours après, en un lieu du bois de Vincennes qu'elle lui désigna; que ce seroit en plein jour et à telle heure de l'après-dînée; qu'il falloit être là seul et à pied, et surtout n'avoir ni ne marquer aucune frayeur, parce que le génie ne lui vouloit que tout bien, et répondre à l'affection qu'il lui portoit; que de là dépendoit sa fortune; que tout sans exception lui réussiroit à la guerre, à la cour et en toutes ses affaires, s'il savoit profiter de ce bonheur, ou que tout aussi, sans exception, lui tourneroit à mal. Cheverny[1] fut bien en peine; mais il n'étoit plus temps de reculer après avoir accepté et joui de l'essai. Il se trouva donc au rendez-vous, dans une grande agitation de ce qu'il verroit et de ce qui lui seroit demandé; il ne fut pas longtemps dans l'allée et au lieu indiqué, où il se promenoit en attendant, qu'il vit à cent ou cent vingt pas une petite figure d'environ[2] demi-pied de haut. Dès qu'il l'aperçut, il la vit, sans courir ni s'élever de terre, venir à lui rasant la terre avec une extrême agilité, et entendit un son de voix très claire et enfantine, mais forte. A cet aspect, la peur lui prit et le fit reculer, et, dans l'instant, cette petite figure retourna quelques pas et disparut. Demeuré seul, il rappela ses esprits, se repentit de sa frayeur, et en craignit les suites. Il s'avança vers le lieu où il avoit vu le génie; mais il eut beau faire, il ne revint plus. Le reste du jour se passa en mille réflexions. Il résolut d'essayer la fortune; mais il ne reconnut plus les dames qui l'avoient si bien reçu, et qui le congédièrent, le Roi ne fit aucune contenance de s'apercevoir de lui, il joua, et perdit gros : enfin, tout alla de travers dans sa fortune, dans ses affaires, dans son domestique[3], et il n'eut de sa vie aucun jour heureux. Je ne commenterai rien de ce conte ou de cette histoire, et je la rapporte telle que me l'a dite le petit-fils de ce comte de Cheverny, qui, en ayant eu la terre, en portoit aussi le nom. »

1. *Cheverny* ici, et plus haut *Cheverni*.
2. *Environ* corrige *un*.
3. *Domestiques*, par mégarde, dans le manuscrit.

XX

MONGLAT ET CHEVERNY[1].

(Fragment inédit de Saint-Simon[2].)

« M. DE MONGLAT, maître de la garde-robe[3] de Louis XIII à sa mort, du nom de Clermont, de la province d'Anjou, et que, du nom de terres ou d'alliances, on distingue des autres maisons de Clermont par nommer celle-ci Gallerande ou d'Amboise. Ils prétendent remonter jusqu'en 1100. Ce qui est certain, c'est que cette maison est bonne et ancienne; mais il faut se contenter ici de les trouver déjà grands en alliances beaucoup plus tard, mais peu en fiefs et en emplois[4].

. . . .

« Georges II, fils d'Henri Ier, se maria aussi mal que lui, et, d'une terre au Maine, se fit appeler comte de Saint-Aignan. Son fils, très mal marié aussi, et tué maréchal de camp en Italie, 1702[5], sous le nom de comte de Clermont, a laissé des enfants. Enfin Georges[6] épousa l'héritière de Loudon, et si ne fut guère à son aise. Son fils épousa la fille de Saint-Hilaire qui eut le bras emporté du même coup de canon qui tua M. de Turenne; et ce sont les père et mère de M. de Clermont-Gallerande à qui son mariage avec une fille de M. d'O, qui n'avoit rien, a fait la fortune[7]. L'attachement de M. d'O à M. le duc du Maine et à M. le comte de Toulouse, dont il avoit été gouverneur, a tellement charmé Mme la duchesse d'Orléans leur sœur, qu'elle a fait leurs filles, l'une après l'autre, ses dames d'atour, et Clermont premier écuyer de M. le duc d'Orléans son fils, à qui, comme demandé par le premier prince du sang, cette lucrative charge a valu l'Ordre en 1724, en ayant à peine l'âge. C'est un homme bien fait, qui se [le] croit extrêmement, qui dépense fort en habits, et qui porte un cordon bleu dans de belles calèches de son maître, qui se va promener en Angleterre faute de trouver à qui parler ici.

. . . .

« M. de Monglat, François-de-Paule de Clermont, cause de cet article..., fut maître de la garde-robe, chevalier de l'Ordre 1661, et il

1. Ci-dessus, p. 368-370 et Addition 310.

2. Extrait des *Maîtres de la garde-robe*, vol. 45 des Papiers de Saint-Simon (aujourd'hui *France* 200), fol. 185 v° et 186.

3. Ici, Saint-Simon a biffé *à la nom* [*ination*] et surchargé *du mesme roy* en *de Louis XIII*.

4. Ici vient la paraphrase de la filiation donnée par le *Moréri*, art. CLERMONT, et beaucoup moins complète dans l'*Histoire généalogique*, tome IX, p. 195 et 282.

5. Cette date est ajoutée en interligne. — 6. Lisez : *Louis*.

7. Comparez la suite des *Mémoires*, tome XIII, p. 383.

épousa, en février 1645, Cécile-Élisabeth Hurault, fille du fils du chancelier de Cheverny[1], dont elle lui apporta la terre. On a de lui d'excellents mémoires en forme[2] d'annales. C'étoit un homme de guerre et de cour fort estimé. Ces mémoires, qui le font suffisamment connoître, dispenseront de s'étendre sur lui. Il mourut mal dans ses affaires, en 1675, et sa femme en 1695, qui n'étoit propre qu'à les ruiner. C'étoit une femme de beaucoup d'esprit et de grand monde, à qui il ne faisoit pas bon de plaire, fort attachée à Mademoiselle, chez qui elle logeoit. Elles ne se pouvoient passer l'une de l'autre, et avoient souvent des prises fort plaisantes. Elle maria[3] fort mal sa fille en Provence, et fit à son fils une triste alliance. Ce fils fut le comte de Cheverny, menin de Monseigneur et de Mgr le duc de Bourgogne, envoyé extraordinaire à Vienne et ambassadeur en Danemark. La première fois qu'il fut admis à l'audience de l'empereur Léopold, c'étoit un soir d'hiver, et, comme toujours, à heure marquée. Le chambellan de jour ouvrit une porte, lui dit d'entrer, sans autre chose, et la ferma. Cheverny se trouva dans une grande pièce longue mal meublée, une cheminée au milieu d'un des côtés, où il fut se chauffer, et, pour toute lumière[4], deux bougies jaunes sur une table dans le bout de la pièce opposé à celui où il étoit entré. Il alla droit à la cheminée et se chauffa à son plaisir, puis se mit à se promener d'un bout à l'autre de cette pièce, en attendant d'être introduit chez l'Empereur. Il y avoit un homme vêtu de noir et appuyé le dos à la table, que Cheverny[5] crut être un valet de chambre qui l'avertiroit de la venue de l'Empereur, ou qui lui ouvriroit une autre porte qui étoit là près, quand il en seroit temps. Il y avoit bien un bon quart d'heure qu'il se promenoit ainsi, et, à chaque tour, allant tout contre cet homme, lorsqu'à la fin il lui demanda ce qu'il desiroit. « J'attends, répondit Cheverny, pour avoir l'honneur de faire la révé« rence à l'Empereur, qui m'a fait avertir de cette heure-ci pour l'au« dience. — C'est moi, répliqua l'homme, qui suis l'Empereur. » A ce mot, Cheverny pensa fondre dans le plancher, et son désordre et sa surprise firent rire l'Empereur malgré sa gravité. En Danemark, il gagna le scorbut, que les mauvaises eaux rendent là très commun ; il y perdit toutes ses dents, et n'eut plus qu'une santé délicate. C'étoit un fort homme d'honneur, qui, avec de l'esprit et beaucoup de monde, savoit mille choses, étoit sûr, et de fort bonne compagnie. On le croyoit plus capable qu'il n'étoit en effet, par une superficie qui sembloit cacher des trésors, et qui, en effet, ne cachoit rien. Il étoit idolâtre de la cour et du monde. Sa femme étoit sœur de Saumery[6] sous-gouverneur des

1. Ici *Chiverny*, et plus loin *Cheverny*.
2. *Formes*, dans le manuscrit.
3. Après *maria*, Saint-Simon a biffé *avec*, et ensuite *leur* est corrigé en *sa*.
4. *Lumières* au pluriel, et *toutte* au singulier.
5. Ici, *Chiverni*.
6. *Saumeri*, dans le manuscrit.

enfants de France, et après du Roi, dont la mère étoit sœur de Mme[1] Colbert, que le père[2] avoit épousée avant la fortune de ce ministre. C'est ce qui poussa ses enfants par M. Colbert et par M. de Beauvillier, son gendre, dans la suite, envers qui ils furent étrangement ingrats après sa mort. Le duc de Saint-Simon fit mettre, à la mort du Roi, Cheverny du conseil des affaires étrangères. Il fut aussi gouverneur de M. le duc de Chartres et conseiller d'État d'épée. Il mourut sans enfants, dans ces emplois, en 17[22][3], à soixante-quinze ou seize ans[4], et laissa tout ce qu'il put au marquis de Resnel[5]. Il avoit un meuble que Mme la duchesse de Bourgogne et toutes les dames familières de sa cour lui firent très complet, avec leur nom écrit chacune sur leur pièce d'ouvrage[6]. C'est une très plaisante singularité[7].... »

1. *M.*, par erreur, comme ci-dessus, p. 467.
2. *Le père* est écrit en interligne sur *il*, non biffé.
3. Les deux derniers chiffres ont été laissés en blanc.
4. En sa soixante-dix-huitième année, disent le *Moréri* et le registre mortuaire de Saint-Roch.
5. Jean-Baptiste-Louis de Clermont d'Amboise, qui fut fait lieutenant général en 1744 et mourut en 1761.
6. Ce détail ne se retrouve pas dans les *Mémoires*.
7. Suit la branche des marquis de Resnel, issue de celle de Saint-Georges.

XXI

LE MARQUIS ET LA MARQUISE DE MONTCHEVREUIL[1].

(Fragment de Saint-Simon[2].)

« Le marquis DE MONTCHEVREUIL, Henri de Mornay, gouverneur et capitaine de Saint-Germain-en-Laye, étoit la meilleure, mais la plus lourde et stupide pâte d'homme qu'on eût su trouver nulle part : grand et gros tout d'une venue, avec le visage d'un enfant en maillot; accouplé de la plus funeste fée qui se puisse lire dans les romans, si toutefois fée et dupe sans esprit ni lumière se pouvoient trouver ensemble; une longue créature sèche et livide à boire dans une ornière, jaune comme un coing, avec un rire niais qui montroit de longues dents de cheval. C'étoit pourtant la reine de la cour, qui tenoit la sienne, et où n'abordoit pas qui vouloit; la dispensatrice de la réputation des femmes, des agréments, des dégoûts, des exils, des retours; l'Argus sans yeux de Mme de Maintenon, qui croyoit et qui exécutoit tout sur sa parole; dévote empesée, embéguinée, qui ne parloit que par monosyllabes, avec un air dur, sec, sévère, qui se radoucissoit par effort de charité; toujours austère, sentencieuse, et, si elle eût eu quelque esprit, tout à fait propre à épouser Rhadamante.

« Ces gens-là mouroient de faim. Elle étoit sœur de Boucher d'Orsay, conseiller au Parlement, que sa faveur fit, dans la suite, prévôt des marchands et conseiller d'État. Pour lui, on a vu sa maison, p. 48, à l'occasion de M. de Buhy chevalier de l'Ordre en 1595[3], et par qui[4] il étoit de la même que MM. de Villarceaux, quoique fort éloignés. Ceux-ci étoient riches. Le marquis de Villarceaux[5] du temps dont je veux parler étoit un homme de beaucoup d'esprit, ainsi que son frère l'abbé, qui tous deux avoient renoncé à la fortune et passoient leur vie la plupart en débauche, dont ils ne faisoient point mystère, l'autre à voir fort bonne compagnie de la cour, où ils n'alloient point ou peu, et de la ville. Villarceaux rencontra Mme Scarron dans les maisons où il alloit. Il en

1. Ci-dessus, p. 370; comparez notre tome I, p. 106-110.
2. Extrait des *Légères notions des .... chevaliers ... du Saint-Esprit*, vol. 34 des Papiers de Saint-Simon (aujourd'hui *France* 189), fol. 132 v°. J'ai publié ce fragment en 1880, dans l'*Annuaire-Bulletin de la Société de l'Histoire de France*, p. 120-132, et dans le tirage à part intitulé : *Fragments inédits de Saint-Simon*, p. 13-16.
3. La notice de Pierre de Mornay-Buhy, lieutenant général de l'Ile-de-France, se trouve en effet dans le même volume, p. 48, aujourd'hui fol. 86 v°.
4. Le manuscrit porte *que*.
5. Tome I, p. 107-108.

devint amoureux ; il profita de sa gueuserie et de sa beauté ; le marché fut bientôt fait : il l'entretint. Mais, comme il vouloit chasser et être à sa campagne, il fallut que Mme Scarron y passât les temps qu'il y étoit. Mme de Villarceaux[1], qui s'appeloit Denise de la Fontaine, mariée en 1643, étoit une femme pleine de la plus solide vertu, et dont la patience et la douceur étoient à toute épreuve. Villarceaux, malgré la vie qu'il menoit, la respectoit, et, à la fin, ne put soutenir, à la longue, le vis-à-vis de la Scarron et de sa femme dans sa maison de Villarceaux. Il proposa à son cousin Montchevreuil, dont la terre n'en étoit pas éloignée, de les recevoir chez lui, à condition qu'il y mèneroit ses gens et sa cuisine, et qu'il ne lui en coûteroit rien. Montchevreuil et sa femme, qui toute l'année mangeoient des croûtes, furent ravis de trouver à se faire bien nourrir : tellement que ce bagage se transporta à Montchevreuil, où Villarceaux et la Scarron ont bien passé des saisons entières pendant plusieurs années. Pendant ces temps-là, Montchevreuil et sa femme, qui trouvoient doux de vivre aux dépens de leur cousin, faisoient leur cour à sa dame, qui les prit en compassion de leur gueuserie, par retour sur elle-même, et de là en amitié. En effet, c'étoient d'ailleurs des gens d'honneur, sûrs et fidèles, malgré ce à quoi leur pauvreté les réduisoit à souffrir chez eux.

« La Scarron, ayant depuis escaladé les cieux, eut ce mérite que l'apothéose ne lui fit point oublier les vrais amis de son néant. Elle fit venir[2] M. et Mme de Montchevreuil à la cour ; et, comme ses choix n'étoient que par goût, sans égard au mérite ni aux talents, elle fit le mari gouverneur de M. du Maine, et la femme gouvernante des filles d'honneur de Mme la Dauphine : chétifs emplois pour gens de qualité ; mais il falloit les introduire et leur donner du pain. De là, pour les débarbouiller de ces infimes places, elle leur fit avoir la capitainerie de Saint-Germain. Elle fit bien davantage, et ce qu'elle fit consolida leur fortune et l'assura : elle fit en sorte que Montchevreuil fut un des trois témoins de son mariage. Cette marque insigne de la plus entière confiance mit M. et Mme de Montchevreuil hors de pair pour l'intérieur, et, comme elle étoit parvenue par la réserve et la dévotion au sublime où elle se voyoit, et qu'elle continua toujours sur les mêmes errements, l'un et l'autre voulurent réformer la cour, et Mme de Montchevreuil en devint la surveillante en titre. Cela produisit[3] des hypocrisies, des mascarades et des tours de souplesse[4], qui se multiplièrent à mesure que la bêtise et la duperie de cette maîtresse d'école fut reconnue. On se les disoit, et on en mouroit de rire ; et telle femme dont personne n'ignoroit les galanteries étoit de tout, et de plus proposée en exemple aux autres, parce qu'elle avoit su percer jusqu'à elle sans rouge, lui parler devoirs,

1. Tome I, p. 107-108.
2. Ce mot est répété deux fois dans le manuscrit.
3. Ce verbe est en interligne, à la suite de *con[duisit]*, biffé, et au-dessus de *fit*, biffé.
4. *Souplesses*, au pluriel, dans le manuscrit.

ménage, desirs de piété, et, sortant de là, lui tiroit la langue et s'alloit moquer d'elle. Mais ce qui ravit d'aise le monde malin, c'est que sa propre fille[1] et Mme de Caylus, nièce de Mme de Maintenon, qu'elle aimoit comme sa fille[2], et qui toutes deux étoient sous la conduite la plus immédiate de la fée, ne laissèrent pas d'être prises sur le fait sans qu'elle se fût aperçue de rien, et chassées avec scandale. Mme de Montchevreuil avoit été aussi quelque temps comme gouvernante de Mme la duchesse de Chartres, avant son mariage. La porte de Mme de Maintenon en nul temps fermée pour elle, même le Roi y étant, qui l'alla voir à la mort de son fils, et Mme de Maintenon fort souvent, M. de Montchevreuil avoit les entrées par les derrières et voyoit le Roi à toutes heures. Ils étoient de tous les voyages et ne quittoient point la cour. Il faut dire à leur louange que, dans la considération où ils étoient, les accès, les privances les plus familières, et les ministres en respect devant eux, ils auroient pu[3] s'enrichir mieux que beaucoup d'autres, qui, avec moins de moyens, ne s'y sont pas épargnés; et ils ne l'ont pas fait. La fée même, hors par bêtise et parce qu'on lui faisoit accroire, n'étoit pas méchante par elle-même; mais son enfermerie[4] et sa sottise étoient telles, qu'elle en faisoit infiniment, croyant faire le bien. Elle mourut enfin à Versailles, au grand soulagement de la cour et au grand regret de ses maîtres.

« M. de Montchevreuil conserva tout son crédit, ses privances, sa considération, et le Roi et Mme de Maintenon, qui continua à l'aller voir, se firent un devoir de le consoler et d'en prendre un soin particulier. Il mourut enfin à Versailles, 2 juin 1706, à quatre-vingt-six ans; et, tout bête qu'il étoit, mais poli, bon homme et honnête homme, il fut fort regretté, et Saint-Germain le pleura, où il faisoit mille biens.

« Leur fils aîné[5] fut tué devant Mannheim, en 1688, sans enfants d'une Coëtquen, qui se retira toute jeune au Calvaire du Marais, à Paris, où elle s'est bâtie auprès de sa sœur religieuse, qui en a été depuis générale. Son frère unique[6], non marié, se noya abreuvant son cheval dans l'Escaut, sans alliance, et la rendit une puissante héritière. Elle fut sourde aux plus grands partis qui se présentèrent, et y a toujours mené jusqu'à présent une vie soutenue, toujours la même, austère et cachée, pleine de bonnes œuvres[7], et toute solitaire[8].

« Le second fils de M. de Montchevreuil, qui eut après son frère la survivance de Saint-Germain, se maria richement à une du Gué-Bagnols;

1. Les *Mémoires* ne nous disent pas s'il s'agit de Mme de Manneville ou de Mme de Pracomtal: ci-après, p. 590, fin de la notice.

2. Sur Mme de Caylus, voyez le tome IV, éd. 1873, p. 197.

3. *Pus*, au pluriel, dans le manuscrit.

4. Nous retrouverons ce mot au même sens de manie de fuir le monde, d'affectation à s'enfermer. Au moyen âge, il se disait pour *infirmerie*.

5. Tome I, p. 57. — 6. *Ibidem*.

7. *Œuvre*, au singulier, dans le manuscrit.

8. Mme de Mornay, née Coëtquen, ne mourut que le 9 mai 1743, âgée de soixante-treize ans.

il est mort lieutenant général en 1717[1], et elle depuis peu[2], fort retirée. Leur postérité est demeurée fort obscure.

« Un troisième[3], abbé, fort bien fait, et trop pour être évêque dans l'idée du feu roi, instruit et d'esprit, fut ambassadeur en Portugal, et, depuis la mort du Roi, archevêque de Besançon; mais il devint aveugle, mourut bientôt après aux eaux de Banières[4], en 1721, revenant en France, et n'a jamais été sacré.

« Les deux filles ont épousé : l'une, M. de Manneville, gouverneur de Dieppe, et a été quelque temps dame d'honneur de Mme la duchesse du Maine, et est morte en 1716[5]; l'autre épousa Pracomtal, lieutenant général et gouverneur de Menin, tué à la bataille de Spire, 15 avril 1703[6], et elle en Lyonnois, en 1729, à cinquante-un ans[7]. »

1. Léonor, comte de Mornay et marquis de Montchevreuil, mourut le 18 octobre 1717 : voyez le tome XIV des *Mémoires*, p. 187 et 292.

2. Cette seconde comtesse de Mornay mourut le 5 novembre 1734. La notice doit avoir été écrite vers 1736.

3. René de Mornay : tome XVII des *Mémoires*, p. 238 et 239.

4. Cette orthographe du nom de Bagnères prouve que notre auteur se sert de la généalogie de Mornay insérée au tome VI de l'*Histoire généalogique*, p. 286, ou plutôt du texte modifié du *Dictionnaire de Moréri*, éd. 1732, tome V, p. 147, qui écrit aussi : « Banières, » et ajoute que l'archevêque de Besançon mourut aveugle « sans avoir été sacré. »

5. *Mémoires*, éd. 1873, tomes III, p. 242, et XIII, p. 132. La date a été ajoutée ici en interligne.

6. *Ibidem*, tome IV, p. 20 et 21. La bataille de Spire est, non pas d'avril, mais de novembre 1703. Nous avons vu Pracomtal figurer à Nerwinde, dans l'expédition contre l'Angleterre, etc.

7. La marquise de Pracomtal mourut en effet à Senevas, en Lyonnais, le 23 avril 1729. On ne voit pas où Saint-Simon a pu prendre ce renseignement, si ce n'est dans la *Gazette*; le *Moréri* ne le donne point.

XXII

MÉMOIRE FAIT A L'OCCASION DU VOYAGE DU DUC DE LORRAINE[1].

« Quoique la maison de Lorraine aït toujours tenu un rang très considérable, il est cependant très vrai qu'elle tire bien moins de lustre de sa prétendue souveraineté, qu'on lui a toujours disputée, que des alliances qu'elle a eues avec les maisons d'Anjou, de Bourbon et de France. Je range ainsi ces alliances, non seulement parce qu'elles se sont faites dans cet ordre, mais parce que la maison d'Anjou est la base et le fondement de toute la grandeur et de toutes les prétentions de celle de Lorraine; que c'est par la maison d'Anjou que les ducs de Lorraine chargent leur écu des armes de Jérusalem, d'Aragon, de Naples, de Sicile; que c'est par la maison d'Anjou qu'ils possèdent le duché de Bar, qu'ils ont augmenté leur duché de Lorraine, et qu'ils se sont rendus considérables à la cour de France.

« René d'Anjou, second fils de Louis II, roi de Sicile, fut tendrement aimé du cardinal de Bar, son oncle, qui lui donna, en 1419, le duché de Bar, et, l'année suivante, il ménagea pour lui le mariage d'Isabelle de Lorraine, fille aînée et héritière de Charles Ier, duc de Lorraine. Le comte de Vaudémont, neveu de Charles, duc de Lorraine, et fils de Ferry, indigné de voir sortir le duché de sa maison et poussé par le duc de Bourgogne, qui lui fournit et hommes et argent, déclara la guerre à René, le battit près de Bulgnéville, 1431, le prit prisonnier, et le remit entre les mains du duc de Bourgogne, qui le traita assez durement. Louis III, roi de Sicile, mourut pendant la prison de René : ce qui fit perdre à ce dernier ses royaumes de Naples et de Sicile, car René demeura prisonnier jusqu'en 1437 et ne put recouvrer sa liberté qu'à des conditions très dures. Il stipula, entre autres choses, de donner sa fille Yoland en mariage à Ferry, fils d'Antoine, comte de Vaudémont, et c'est ce mariage (1444) qui a fait la principale grandeur de la maison de Lorraine; car, Nicolas, marquis du Pont, fils de Jean, duc de Calabre, et petit-fils de René d'Anjou et d'Isabelle de Lorraine, étant mort sans avoir été marié, Yoland, sa tante, recueillit sa succession et reporta le duché dans la maison d'où il étoit sorti. Marguerite, sœur d'Yoland et reine d'Angleterre, étoit alors prisonnière

1. Arch. nat., Papiers de la Pairie, KK 600, p. 627-635. — Ce mémoire est écrit en entier de la main de Clairambault, à qui on peut en attribuer la rédaction, comme celle d'un premier mémoire analogue, fait au mois de février précédent et établi sur les mêmes données historiques (*ibidem*, p. 537-544). Voyez ci-dessus, p. 21, note 7, et p. 384, note 2.

d'Édouard IV, et ne fut délivrée que quelques années après, que Louis XI paya cinquante mille écus pour sa rançon, et ce même prince lui assigna six mille livres de pension, moyennant quoi, et les dépenses faites en 1470 pour son passage en Angleterre, elle céda au Roi tous les droits qu'elle pouvoit avoir sur la succession de René, roi de Sicile, et d'Isabelle de Lorraine, ses père et mère. Le même roi Louis XI demandoit encore un remboursement de deux cent mille écus d'or donnés au duc de Calabre pour le mariage de Madame Anne de France, qui ne fut point accompli, et, de plus, la somme de quatre cent mille livres que le duc de Calabre et le marquis du Pont avoient reçue en accroissement de dot, à raison de quarante mille livres par an, dont ils avoient joui pendant dix ans (ms. du Roi coté 2.0.[1]). René, roi de Sicile, avoit cédé le duché de Bar, en 1479, à ce prince, pour six ans, et l'en avoit mis en possession au mois de février 1480; et, au mois de juin de la même année, Louis XI remit entre les mains de l'ambassadeur de Venise le mémoire dont tout ceci est tiré, et prétendit la moitié de la Lorraine et le duché de Bar. Ce mémoire est des plus curieux, et porte que M. de Lorraine a plus de bien relevant du Roi que ne vaut la Lorraine. Il ne jouissoit pas encore du duché de Bar, qui ne lui fut cédé que par Charles VIII et par les intrigues de quelques particuliers qui gouvernoient le jeune roi et qui vouloient se servir du duc de Lorraine pour chasser le duc d'Orléans, comme ils firent. Néanmoins, René, duc de Lorraine, après avoir assuré par ses lettres qu'il ne se sépareroit des intérêts du Roi, ne laissa pas d'entrer dans le parti des mécontents, et il fallut, pour l'apaiser, lui donner la charge de grand chambellan[2].

« C'est là le commencement de l'élévation des ducs de Lorraine. Ils avoient eu auparavant des alliances considérables; mais on les traitoit si peu comme souverains, que le parlement de Paris fit le procès, en 1412, à Charles Ier, duc de Lorraine, et le condamna au bannissement; Charles VI lui fit grâce à la prière du duc de Bourgogne, qui l'appuyoit et vouloit se servir de lui pour fortifier son parti. Cet exemple seul suffit pour prouver combien on considéroit peu leur souveraineté. En effet, ils faisoient hommage également à l'Empereur et au roi de France; nous en avons un acte authentique dans le registre bleu de Philippe-Auguste, qui est entre les mains de M. le procureur général de la Chambre des comptes. Aussi Vicquefort, qui, à la vérité, n'est pas fort exact, voulant prouver la souveraineté des ducs de Lorraine et le pouvoir qu'ils ont d'envoyer des ambassadeurs, s'explique en ces termes (section IV, liv. i) : « Charles IX, roi de France, s'obligea d'une manière « assez extraordinaire, par-devant deux notaires du Châtelet de Paris, à « céder au duc de Lorraine tous les droits de souveraineté que les Rois « ses prédécesseurs avoient eus sur le duché de Bar : ce que le roi « Henri III confirma incontinent après son retour de Pologne, et le fit « vérifier au Parlement. Il y avoit longtemps qu'Antoine avoit obtenu

1. Lisez : *Béthune* 19; aujourd'hui ms. Fr. 2907. — 2. Ci-dessus, p. 380.

« du roi François Ier les droits de régale pour lui et pour son fils; « et, par l'accord qui fut fait à Nüremberg entre l'empereur Charles V « et les États de l'Empire, d'un côté, et Antoine, duc de Lorraine, de « l'autre, elle fut déclarée libre et franche principauté, et exempte de « l'hommage de l'Empereur et de la souveraineté de l'Empire, sinon en « de certains cas. Depuis ce temps-là, les ducs de Lorraine ont été « considérés comme souverains; comme tels, ils ont été connus dans les « traités que les couronnes ont faits entre elles, et, comme tels, ils ont « fait des traités avec les couronnes. »

« Si M. de Vicquefort avoit été bien instruit, il auroit su, en ce qui regarde le duché de Bar, que l'avocat général Pibrac fit une espèce d'opposition en déclarant qu'il ne savoit raison, si ce n'étoit la prochaine alliance qui étoit entre le Roi et le duc de Lorraine; que la Chambre des comptes, qui conserve si religieusement les droits du Roi, ne vouloit laisser passer les concessions, et, pour ce qui regarde l'accord passé entre Charles V et le duc Antoine de Lorraine, la Chambre de Spire, en vérifiant ce traité, ajouta cette clause : « Sans préjudice « du droit de souveraineté appartenant à l'Empire audit duché. » De sorte que, selon Vicquefort, la souveraineté des ducs de Lorraine n'est établie que sur les accords passés entre les rois Charles IX et Henri III, d'une part, et Charles II, duc de Lorraine, de l'autre; entre Charles V et Ferdinand, d'une part, et Antoine, duc de Lorraine. Elle paroît bien mal fondée; mais supposons qu'il y ait quelque petite portion de la Lorraine qui soit indépendante : elle ne peut passer tout au plus que pour un franc-alleu. Mais, si l'on veut que ce soit une souveraineté, ne me sera-t-il point permis de répéter ici ce que dit un savant espagnol en parlant des grands d'Espagne : « Les grands et les *titrés* de ce « royaume n'estiment pas si peu leur qualité de sujet et ne font pas un « si grand cas de la liberté de ces princes, toujours subordonnés à la « volonté de l'Empereur ou de quelque autre monarque »? Les Espagnols agissent comme ils parlent, et toute la prééminence qu'a eue le duc de Lorraine, lorsqu'il a été en Espagne, ç'a été de s'asseoir sur le même banc que les grands d'Espagne et conjointement avec eux.

« A la vérité, les ducs de Lorraine ne prétendent pas tirer tous leurs avantages uniquement du duché de Lorraine, qui est un fief peu considérable; et c'est ici la propre affaire du Roi. C'est à S. M. à voir si elle veut renoncer aux droits qu'elle a sur les royaumes d'Aragon, de Naples, de Sicile, et même de Jérusalem; si elle veut renoncer aux comté de Provence et duché d'Anjou, si elle veut casser les arrêts que les lui ont adjugés, si elle veut enfin acquiescer aux prétentions des ducs de Lorraine sur sa propre couronne. Ce n'est point la Ligue qui a enfanté ces chimériques prétentions, ou, si elle les a enfantées, elles ne sont pas péries avec elle, puisque, sous la fin du règne de Louis XIII, d'heureuse mémoire, le duc François-Nicolas de Lorraine écrivoit (1641) à la diète de Ratisbonne une lettre qui commence ainsi : « La « très illustre royale maison de Lorraine a cru être superflu de repré-

« senter son ancienne origine et extraction en cette très notable assem-
« blée, qui est pour le bien commun et le rétablissement du Saint-
« Empire et de ses voisins et alliés, d'autant qu'il est notoire à tout
« le monde, et un chacun le doit confesser, que son origine et parenté
« provient des plus grands et illustres monarques, empereurs, rois et
« princes de l'Europe. Et moins a-t-elle jugé nécessaire de déduire plus
« amplement comme plusieurs royaumes, duchés, comtés et autres
« seigneuries lui appartiennent, tels que sont les royaumes de Jéru-
« salem, *France*, Naples, Sicile, Aragon, et les duchés de Calabre et de
« Gueldre, la Provence, et autres pays que de plus puissants princes
« se sont appropriés. »

« Tous les bons François peuvent faire leurs réflexions sur cette demande. Il est constant qu'avant la Ligue la maison de Lorraine n'avoit formé aucune prétention sur la couronne de France. On ne parlera point des médailles qui furent frappées de ce temps-là, des discours qui furent imprimés et répandus, des attentats sacrilèges dont on ne peut se souvenir sans horreur. Mais, dès le temps de René II, duc de Lorraine, ils avoient formé leurs demandes, et, comme ce duc prit dans sa requête la qualité de roi de Sicile et comte de Provence, le procureur général y forma opposition, attendu que Charles, dernier comte de Provence, avoit institué le Roi, le 10 décembre 1481, pour son héritier universel en tout, et, après lui, tous ses descendants et successeurs à la couronne de France. Nonobstant ce testament, confirmé par arrêt du Parlement, les ducs de Lorraine, et même tous les cadets de cette maison, n'ont pas laissé de porter les armes d'Aragon, de Naples, de Sicile et de Jérusalem, quoique l'Aragon eût été cédé au roi Charles VII par son contrat de mariage avec Marie d'Anjou, sœur de René, et qu'en effet il l'eût demandé avec le royaume de Sicile. Quant au royaume de Naples et de Jérusalem, les rois Charles VIII, Louis XII et François Ier en ont poursuivi la conquête, fondés sur le testament de Charles d'Anjou.

« Dans tous ces temps et sous tous ces rois, on a vu les ducs René et Antoine à la cour de France, et, quoiqu'ils eussent ces grandes prétentions, sur le royaume de Naples particulièrement, que le duc Antoine, du vivant de son père, se fit appeler duc de Calabre, ils ont toujours conservé pour les princes du sang le respect qu'ils leur devoient. Il est vrai que, dans ces temps, souvent on avoit plus d'égard encore à la qualité de duc qu'à celle de prince du sang : ce qui causoit, dans toutes les cérémonies, beaucoup de disputes et de brouilleries. Les ducs de Guise furent les premiers qui voulurent abuser de cette qualité. Le roi Henri III, qui les avoit favorisés en beaucoup de rencontres, voyant qu'ils offensoient tous les jours les princes de son sang, fit ce sage règlement en 1576, et ordonna que les princes du sang précéderoient à l'avenir tous les ducs. Mais, avant ce temps, tous les princes du sang ducs précédoient incontestablement les ducs de Lorraine, comme ils ont tous fait depuis. Au sacre de Louis XII, le duc d'Alençon précéda le duc de Lorraine. Dans la marche du roi François Ier, le jour de son sacre, incontinent après derrière le Roi, marchèrent les princes du sang, en tel ordre (*Cérémonial françois*, tome I) : « Monseigneur d'Alen-« çon, gouverneur de Normandie ; à sa dextre, Monseigneur de Bourbon, « connétable ; à sa senestre, Monseigneur de Vendôme, tous trois de « rang. Après, marchèrent plusieurs autres princes et grands seigneurs « par rang, comme Monseigneur l'infant d'Aragon, fils du roi de Naples, « Monseigneur le duc de Lorraine, Monseigneur d'Albanie. » Le duc de Lorraine, dont il est parlé en dernier lieu, étoit Antoine, qui avoit été élevé à la cour de Louis XII, et qui épousa, en 1515, Renée de Bourbon, fille de Gilbert, comte de Montpensier. François, fils d'Antoine, épousa Chrétienne de Danemark, fille de Christiern II, roi de Danemark, et d'Élisabeth d'Autriche, sœur de Charles V. Ce fut elle qui fit appeler Charles, son fils, le *Royal enfant*, et, comme le roi Henri II sut que cette princesse, veuve de son second mari, inspiroit à son fils de sentiments contraires au bien de ce royaume, il l'amena avec lui, lorsqu'il revint de Lorraine, le fit élever avec ses enfants, et lui donna Mme Claude de France en mariage. Tout cela ne le rendit pas meilleur François. Ce fut de son temps que François de Rozières fit imprimer le livre qui a pour titre : *Stemmatum Lotharingiæ ac Barri ducum tomi septem*, qui fut brûlé par arrêt du Conseil comme contenant plusieurs choses répugnantes à la vérité, tant contre l'honneur et réputation des rois de France prédécesseurs de S. M., que même contre la dignité et honneur d'icelle. Henri, fils de Charles, épousa Madame, sœur d'Henri IV, et vint se marier à Paris, où S. M. lui fit tous les honneurs possibles ; mais elle ne permit pas qu'il précédât les princes du sang. Enfin, Charles III étant venu demander pardon au Roi, en 1641, de tout ce qu'il avoit fait contre S. M., non seulement il ne prétendit pas précéder les princes du sang, mais le duc de Longueville ne voulut pas lui rendre visite qu'il ne fût convenu qu'ils se traiteroient d'égal : ce qui fut fait. Enfin ce même duc, étant venu en France et croyant profiter du besoin que feu Monsieur le Prince pouvoit avoir de lui, voulut ménager quelque chose sur le traitement. Monsieur le Prince ne se relâcha sur rien. Voici ce qu'en dit M. de la Rochefoucauld : « D'abord, il y eut quelque froideur « entre Monsieur le Prince et lui pour le rang ; mais, voyant que Mon-« sieur le Prince tenoit ferme, il se relâcha de ses prétentions[1]. »

« Comme tout le monde sait de quelle manière les choses se sont passées en Flandres entre feu Monsieur le Prince, l'Archiduc et le duc de Lorraine, et en Hongrie, entre MM. les princes de Conti et le feu duc de Lorraine, il est inutile de le rapporter. »

1. Voyez tome II, p. 396, de l'édition des Grands écrivains.

XXIII

LES ORIGINES DES NEUFVILLE ET DES POTIER[1].

I

[*Le duc de Villeroy, pair et maréchal de France, et chevalier du Saint-Esprit*[2].

« Richard de Neuville, vendeur de poisson de mer ès halles de Paris, étoit ainsi qualifié dans son épitaphe, qui se voyoit encore l'an 1645 sous le charnier des Saints-Innocents, et elle porte qu'il mourut le 18 février de l'an 1401[3].

« On prétend que Nicolas de Neuville, clerc de la cuisine du roi Philippe le Long l'an 1317, étoit son grand-père[4]; mais il est certain que :

« Nicolas de Neuville, fils de Richard, fut, comme lui, vendeur de poisson de mer[5]; qu'en cette qualité il fit hommage, le 21 mai de l'an 1470, du fief de Hellebec, assis ès halles de Paris, et mouvant du Roi à cause du Châtelet (c'est ce qu'on appelle *le Pilori*)[6], et que Simon

1. Ci-dessus, p. 410 et 412-415.

2. Extrait des mémoires sur les Ducs et pairs faits par Ch.-R. d'Hozier, en 1707, pour le Roi et pour Mme de Maintenon : ms. Clairambault 719, p. 61-63.

3. *Note du mémoire :* « Celui qui écrit a le recueil des épitaphes de ce charnier, avec les épitaphes des autres églises de Paris, contenant trois volumes in-folio. Ce recueil, que son père fit faire l'an 1645, est un recueil rare, parce que, depuis ce temps-là, on a fait ôter partout toutes les épitaphes qui pouvoient faire connoître les divers métiers et emplois de la plupart des familles de Paris qui se sont élevées depuis ce temps. » Voyez les textes de ces épitaphes dans le ms. Fr. 8217; celles des Neufville sont au folio 576. Nous conservons l'orthographe *Neuville* adoptée à tort par d'Hozier.

4. Selon un tableau conservé au Cabinet des titres, dossier Neufville 12 752, fol. 63 v°, les vendeurs de poisson de ce nom venaient de Dieppe.

5. Leur maison était rue Comtesse-d'Artois, à l'Image Saint-Martin. Était aussi poissonnier Nicolas ou Colin de Neufville, qui, banni à la suite de la conspiration cabochienne, puis rentré avec les Bourguignons, prêta serment à Jean sans Peur le 5 septembre 1418, fut échevin en 1429 et 1436, eut la recette des aides de Paris de 1433 à 1442, et fut inhumé aux Innocents. (*Journal d'un bourgeois de Paris*, 1405-1449, éd. Tuetey, p. 240, note 1.)

6. Les histoires et descriptions de Paris disent que ce nom de Hellebec, ou plutôt Hallebic, venait des premiers possesseurs du terrain (aujourd'hui l'entrée de la rue Rambuteau et les Halles) sur lequel saint Louis fit établir un marché pour le poisson de mer. Tout à côté, au milieu du « carreau » où se vendaient le pain, le beurre et le fromage, était le bâtiment du Pilori, sur lequel on exposait les banquiers, concussionnaires, etc. Les Hallebic, en

de Neuville, son frère, fut institué dans l'office de receveur et voyer de Paris le 7 février 1469[1].

« Entre les enfants qui sortirent de son mariage, Hugues de Neuville, l'aîné, aussi vendeur de poisson de mer, fut taxé en cette qualité à la somme de huit écus, pour sa part de l'emprunt que le roi Charles VIII fit, le 5 mars de l'an 1495, sur les bourgeois de Paris, pour les frais de la guerre de Naples[2];

« Charles de Neuville, le second, comme marchand épicier, fut taxé à deux écus pour sa part du même emprunt;

« Jeanne de Neuville, leur sœur, femme d'honorable homme Laurent de Larche, bourgeois de Paris, fut la mère de Henri de Larche, notaire au Châtelet de Paris l'an 1520[3];

« Et Nicolas de Neuville, leur frère, IIIe du nom, receveur des aides et des tailles à Beauvais l'an 1506, secrétaire du Roi l'an 1507, secrétaire des finances l'an 1514, grand audiencier de France l'an 1518, trésorier de France et général des finances l'an 1524[4], et conseiller au conseil privé l'an 1544, échangea, le 12 février de l'an 1518, sa maison des Tuileries, à Paris, pour la seigneurie de Chanteloup, que le roi François Ier lui donna; et, comme il épousa Geneviève le Gendre, fille de Jean le Gendre, trésorier des guerres, anobli l'an 1496 et fils d'un marchand de vin[5],

« Nicolas de Neuville, son fils, IVe du nom et secrétaire du Roi l'an 1539, ayant été institué héritier testamentaire de Pierre le Gendre, son oncle maternel, seigneur de Villeroy, d'Alincourt et de Magny[6], à con-

échange de leur fief, avaient reçu le droit de lever une taxe sur chaque panier de poisson vendu par les marchands forains, et ce droit était attaché à un petit manoir encore subsistant sur place. Une partie du droit avait été rachetée en 1404 par le corps des poissonniers; le reste fut cédé à l'Hôtel-Dieu, en 1531, par Marguerite de Neufville, veuve de Pierre Frayer.

1. Ce Simon est encore qualifié vendeur de poisson de mer en 1506, et son frère Nicolas est quartenier en 1507: *Registres du bureau de la ville de Paris*, tome I, p. 116 et 141. Simon était marguillier de Saint-Eustache et prenait la qualification de « noble homme. »

2. Ce même Hugues fut échevin de Paris, avec Nicolas Séguier, et, en cette qualité, posa la première pierre du pont Notre-Dame, le 10 juillet 1507.

3. Les tombes des de Larche sont décrites à côté de celles des Neufville.

4. Les provisions sont du 16 février 1525; elles se trouvent enregistrées dans le Mémorial de la Chambre des comptes.

5. Voici une autre légende sur ce mariage : « La maison de Villeroy vient d'un paysan du comté de Mantes et de Meulan qui avoit [du] bien, et même un fief. Ce paysan fit étudier un fils qu'il avoit, qui ensuite épousa la fille d'un marchand de miroirs nommé le Gendre, qui l'obligea de prendre son nom.... » (*Généalogies du sieur Guillard*, publiées dans *le Cabinet historique*, tome V, p. 188.) Nicolas III de Neufville eut pour page Clément Marot, avant que le poète ne passât au service de Marguerite de Valois.

6. Villeroy, près Corbeil, érigé en châtellenie en 1610, en marquisat en 1615, en duché-pairie en 1651. Alincourt, aujourd'hui Hallaincourt, était une

dition de porter son nom et ses armes, il prit, l'an 1554, des lettres de mutation du nom de *Neuville* en celui de *le Gendre*[1].

« Nicolas le Gendre, son petit-fils, porta toujours le surnom de *le Gendre* jusqu'en 1582, ensuite de quoi il reprit le nom de *Neuville*. Ce fut lui qui, après avoir épousé, l'an 1559, la fille de Claude de l'Aubespine, secrétaire d'État[2], fut fait lui-même secrétaire d'État l'an 1567, et éprouva diverses fortunes pendant son ministère. Il entra dans le parti de la maison de Guise et de la Ligue, contre la fidélité qu'il devoit au roi Henri III. Il fut destitué de sa charge l'an 1588. Le roi Henri IV l'y rétablit, et il mourut en l'exerçant encore, l'an 1617, ayant servi sous quatre règnes. Voici les vers qu'on fit après sa mort, pour lui servir d'épitaphe :

Ci-gît, dont il se faut taire,
Villeroy, ce bon secrétaire,
Qui ne sut latin ni demi[3],
Oubliant, de fière nature,
Tôt un plaisir, tard une injure.
Il fut à la cour cinquante ans,
Tantôt dehors, tantôt dedans,
Tantôt content, tantôt en transe.
Il a fort bien servi la France.
Comme ici reposent ses os,
Son âme soit en bon repos.

« Charles de Neuville, son fils, marquis d'Alincourt, grand maréchal des logis de la maison du Roi, et gouverneur de Lyonnois, Forez et Beaujolois, ne laissa pas d'être fait chevalier du Saint-Esprit à la promotion de l'an 1597 quoique son père n'eût été que trésorier, et son grand-père greffier du même ordre, après l'avoir été de celui de Saint-Michel.

« Le feu maréchal duc de Villeroy étoit le fils du marquis d'Alincourt. »

C'est dans les registres du Châtelet que d'Hozier et ses prédécesseurs avaient relevé ces renseignements très authentiques sur les ancêtres des Villeroy; on le constate facilement par les notes conservées au Cabinet des titres, dossiers Neufville, et qui sont comme les minutes premières ou les matériaux du mémoire de 1707. On y voit aussi comment les premiers de-

seigneurie du Vexin français, à une lieue N. O. de Magny, et Magny, un chef-lieu d'élection à deux lieues S. O. de Chaumont et onze E. S. E. de Rouen.

1. Ces lettres de mutation se trouvent dans le Mémorial de la Chambre des comptes. A propos de la mort du « bonhomme » de Villeroy, « homme de grands biens et moyens, » en novembre 1598, Pierre de l'Estoile dit (*Journal*, tome VII, p. 151) : « Son grand-père, selon le bruit commun, étoit vendeur de marée. »

2. Madeleine de l'Aubespine (morte le 17 mai 1596), qui fut aussi illustre par son esprit que par sa beauté, femme poète, chantée par Ronsard, fut mère du bisaïeul maternel de Saint-Simon.

3. Un vers manquant.

grés furent travestis noblement, lorsqu'en 1688 la fille du premier maréchal dut épouser un Souza, comte de Pardo en Portugal.

Le maître des comptes Godet de Soudé, mort en 1686, c'est-à-dire vingt ans avant que Ch.-R. d'Hozier n'écrivît son mémoire sur l'origine des familles ducales, avait établi cette même filiation dans son *Dictionnaire des Ennoblissements*, qui ne fut mis au jour qu'en 1788.

On la retrouve aussi, plus ou moins exacte, dans le commentaire du Chansonnier de Gaignières, ms. Fr. 12 691, p. 527, et dans le libelle du Parlement contre les ducs et pairs (1716); mais ni les continuateurs de l'*Histoire généalogique des grands officiers*, ni ceux du *Dictionnaire de Moréri*, ni l'auteur du *Dictionnaire de la Noblesse* ne se sont aventurés à remonter plus haut que le Nicolas de Neufville marié à Geneviève le Gendre.

La filiation authentique a reparu de notre temps, dans le *Dictionnaire véridique des origines des maisons nobles ou anoblies*, etc., par L. Laisné (1819), tome II, p. 272, et dans le tome V (1825) de l'*Histoire généalogique des pairs de France*, par le chevalier de Courcelles.

II

M. de Novion, président à mortier[1].

« Nicolas Potier, marchand fourreur et bourgeois de Paris l'an 1443 et 1479, fils de Simon Potier et de Catherine Aubry, fut père d'un autre Nicolas Potier, qui fut un des quatre notables que le roi Louis XI établit le 2e de novembre de l'an 1475 pour être généraux de ses monnoies.

« Jacques Potier, son fils, secrétaire du Roi l'an 1528, eut, entre autres enfants, Nicolas et Louis Potier.

« Nicolas Potier, seigneur de Blancmesnil, etc., président à mortier l'an 1585, fut le père du sieur d'Ocquerre, secrétaire d'État, et du sieur de Novion, aussi président à mortier. Celui-ci fut le père du feu premier président de Novion, et le premier président est le grand-père du président de Novion d'aujourd'hui.

« Louis Potier, seigneur de Gesvres et de Sceaux, receveur des consignations, puis secrétaire d'État l'an 1592, fut le père du sieur de Sceaux, aussi secrétaire d'État, et du duc de Tresmes, capitaine des gardes du corps du Roi et commandeur de ses ordres. C'est de son mariage avec Marguerite de Luxembourg, fille de Diane de Lorraine, qu'est issu le duc de Tresmes, son petit-fils, gouverneur de Paris, etc. »

1. Extrait des mémoires sur le PARLEMENT faits par Ch.-R. d'Hozier, en 1706, pour le Roi et pour Mme de Maintenon : ms. Clairambault 754, p. 278.

III

Le duc de Tresmes, pair de France[1].

« Comme on a déjà parlé de cette famille dans le Mémoire sur les familles du Parlement, au sujet du président de Novion, président à mortier, on peut seulement ajouter à cela les vers qu'on fit sur René Potier, premier duc de Tresmes et capitaine des gardes du corps du feu roi, lorsqu'il fut fait chevalier du Saint-Esprit à la promotion de 1619, pour faire juger de la bonté et de la vérité des preuves qu'il présenta au chapitre à cette occasion :

De Tresmes, dans ces titres, baille,
Pour marque de son noble sang,
Un tombeau de pierre de taille
Du charnier de Saint-Innocent :
« Un chacun m'appelle Potier,
« Arrière-fils d'un pelletier;
« De plus loin je ne sais ma race.
« De Mars ne proviennent mes biens;
« Si poltrons furent tous les miens,
« Je desire suivre leur trace. »

« C'est que, comme sa famille n'avoit pas encore alors fait ôter toutes les épitaphes qu'elle avoit sous ce charnier[2], et qui marquoient tous les petits offices qu'elle avoit exercés depuis Mahé Potier, marchand fourreur vivant l'an 1366 et demeurant dans la rue des Fourreurs, à l'enseigne de l'Échiquier, symbole qu'elle a retenu pour ses armes, on fut surpris qu'un homme qui, quoique fils d'un secrétaire d'État, avoit commencé par être receveur des consignations, et dont le frère, quoique aussi secrétaire d'État, n'étoit que greffier du même ordre du Saint-Esprit, eût fourni des titres pour justifier une noblesse qu'il ne pouvoit avoir comme fils de secrétaire du Roi, car alors cet office n'ennoblissoit, et ainsi ne pouvoit pas fournir les quatre degrés au moins que demandent les statuts de l'ordre du Saint-Esprit; car ce statut veut qu'on soit gentilhomme de nom et d'armes, et d'une noblesse militaire d'extraction, qui n'étoit pas bien commencée en la personne d'un fourreur vivant en 1366, dont le descendant, duc et pair de France, prit néanmoins une alliance dans la maison impériale et ducale de Luxembourg, en épousant Marguerite de Luxembourg, fille de François, duc de Piney, et de Diane de Lorraine-Aumale.

« Voilà de ces prodiges qui étonnent toujours les hommes, lorsqu'une aveugle fortune les élève. »

1. Extrait des mémoires sur les DUCS ET PAIRS faits par Ch.-R. d'Hozier, en 1707, pour le Roi et Mme de Maintenon : ms. Clairambault 719, fol. 68-69.

2. Les Séguier firent disparaître de même de Saint-Séverin la tombe d'un procureur de leur nom : *Tallemant des Réaux*, tome VII, p. 386 et 396.

Comme les Neufville, les Potier avaient leurs titres de bourgeoisie marchande dans le fameux cimetière parisien. Voici ce que les *Annales de la cour et de Paris pour 1697 et 1698* rapportent à propos de la vanité du président de Novion (tome II, p. 368-369) : « On voyoit encore, il n'y a pas longtemps, c'est-à-dire avant qu'on eût mis les charniers de Saint-Innocent (*sic*) en l'état qu'ils sont aujourd'hui, un (*sic*) épitaphe qui marquoit assez qu'il n'y a point tant de noblesse ni de grandeur à leur race (des Potiers) qu'ils voudroient bien le faire accroire. Il étoit bien différent de celui qu'on voit maintenant dans les Célestins, où le duc de Gesvres, qui est de cette famille, voudroit presque nous faire accroire qu'il sort de la côte de saint Louis[1]. Ils ne sont pourtant que de celle d'un marchand fourreur, qui ayant fait son fils avocat, cet avocat donna commencement à cette prétendue grandeur.... »

La tradition commune était que les descendants du fourreur, en devenant nobles, avaient conservé comme armoiries, sur un fond échiqueté, les trois gants ou mains fourrées qui lui servaient d'enseigne, et qui, plus tard, par l'alliance du premier duc de Tresmes avec une Luxembourg, se trouvèrent accolés aux blasons de tant d'illustres familles[2].

1. C'était une très belle chapelle en l'honneur des Dix mille martyrs, élevée en 1622 par Charles, duc de Luxembourg-Piney, mais que le duc de Gesvres, en la faisant reconstruire en 1702, mit sous l'invocation de son propre patron saint Léon. Piganiol de la Force décrit les magnifiques tombeaux du premier duc de Tresmes, de sa femme, du duc de Gesvres, et de plusieurs autres personnages de la famille, qu'on admirait dans cette chapelle, et il donne le texte des épitaphes démesurément longues et pompeuses, qui justifient les reproches ironiques de l'auteur des *Annales*. Plus simples de beaucoup étaient celles de Nicolas Potier (1501) et de son frère Denis (1502), tous deux clercs et greffiers de la ville, du conseiller Jacques Potier de Blancmesnil (1555), etc., qu'on voit encore dans les anciens épitaphiers. La plus vieille inscription était ainsi conçue (ms. Fr. 8214, p. 119-120) : « L'an de grâce 1397 fut fondé ce charnier, et le fit faire Pierre Potier, pelletier et bourgeois de Paris, en l'honneur de Dieu et de la vierge Marie, à tous les benoits saints et saintes du Paradis, pour mettre les ossements des trépassés. » On sait que les charniers des Innocents furent fondés par divers bienfaiteurs de la bourgeoisie parisienne (Malingre, *Antiquités de Paris*, p. 536 et 546-549). Pierre Potier perdit sa femme, Pernelle *la Potière*, le 8 juin de cette année-là, 1397, et lui-même mourut le 7 juin 1410. Le ms. Fr. 8217, fol. 590, lui attribue des armes différentes de celles de la famille, ci-dessous, note 2. — En 1787, par suite de la réunion de l'église des Saints-Innocents à celle de Saint-Jacques-de-la-Boucherie, MM. de Novion firent transporter dans une nouvelle chapelle les sépultures des Potier du quinzième siècle : on fit cette cérémonie en grande pompe, avec un discours du curé de Saint-Jacques.

2. De là ce mot de l'ancien archevêque d'Embrun, Georges d'Aubusson de la Feuillade, que nous avons vu mourir en 1697 : « Les voilà, ces petites mains qui les ont dérobées ! » (Papiers du P. Léonard, Arch. nat., MM 827, fol. 43 v°.)

D'après Blanchard, auteur de la première généalogie des Potier[1], c'étaient les destructions de titres survenues pendant la guerre des Anglais qui empêchaient qu'on pût remonter au delà de Simon Potier, seigneur de Groslay et de Blancmesnil, qui vivait sous le règne de Charles VI, et qui même aurait prêté neuf mille livres à ce prince.

Voici comment il semble qu'on doive établir les premiers degrés de la filiation[2] :

I. Pierre Potier, marchand pelletier, mort le 7 juin 1410; ci-dessus, p. 601, note 1.

II. Simon Potier, aussi marchand pelletier.

III. Nicolas Potier, longtemps marchand comme ses pères, parvint à l'échevinage de Paris en 1466, fut pourvu d'une charge de général des monnaies en 1475, et acquit en outre l'office de clerc-greffier et contrôleur de la Ville[3]. C'est celui dont notre auteur a dit[4] qu' « on ne voyoit rien au delà. » Mais Saint-Simon, comme les généalogistes, paraît avoir omis un degré, et, si je ne me trompe, il faut rectifier la filiation à l'aide des registres de l'hôtel de ville de Paris[5]. C'est ce premier Nicolas Potier, aïeul, et non père du conseiller au Parlement, qui, étant ancien échevin et général des monnaies, fut choisi par le Parlement, le 26 octobre 1499, pour présider une commission municipale en remplacement des prévôt des marchands et éche-

1. *Les Présidents au mortier du parlement de Paris* (1647), p. 307.

2. Comparez le *Dictionnaire véridique* de Laisné, tome II, p. 336-337. Selon la généalogie donnée dans le tome VI de l'*Histoire des Pairs*, par le chevalier de Courcelles, Pierre était fils d'un Mathurin Potier qui possédait quelques arpents de terre à Eaubonne, près Paris, en 1369.

3. On trouve encore en 1479 un Nicolas Potier, bourgeois marchand, vendant du plomb à Louis XI, de même qu'un Jean Pasquier : Bibl. nat., ms. Fr. 20 685, p. 692. Ce peut bien être le général des monnaies, puisque ses lettres de nomination du 2 novembre 1475 (et non du 12 novembre, comme l'ont imprimé les éditeurs des *Ordonnances*, ni du 23 décembre, comme on le lit dans l'*Histoire généalogique*) le qualifient marchand et bourgeois de Paris et lui donnent toute licence de « soi mêler et entremettre du fait de marchandise. » Ce serait lui aussi qui, en 1484, figure en tête des marchands « s'entremettant de la marchandise de vins » appelés par Charles VIII comme arbitres (*Ordonnances des rois de France*, tomes XVIII, p. 144 et 150, et XIX, p. 393), c'est-à-dire des courtiers en vin, qui ne pouvaient vendre eux-mêmes qu'au pot, comme hôteliers, et non en gros. En janvier 1491, par lettres datées du Bois-de-Vincennes, le même roi lui donna un office de monnayeur du duché nouvellement réuni de Bretagne, « pour jouir, par lui et sa postérité légitime, des droits et privilèges des autres ouvriers et monnoyers du Royaume, comme s'ils étoient nés et extraits de droit estoc et ligne de monnoyer. » (Trésor des chartes, registre JJ 226[b], n° 595.)

4. Tome II, p. 28.

5. Tome I de l'édition donnée par l'Administration municipale, en 1883, p. 13, 61-62, 69 et 312.

vins rendus responsables de la chute du pont Notre-Dame. Nicolas Potier et les notables qui lui étaient adjoints dans la commission durent accepter ces fonctions bon gré mal gré, sous peine, s'ils hésitaient, d'y être contraints « par toutes voies et manières dues et raisonnables. » Ce qui rend singulier le choix de « sire Nicolas Potier » pour chef de la commission, c'est qu'il était propriétaire de l'office de clerc et greffier de la Ville. Sans doute il jugea convenable de le passer à Nicolas Potier *le Jeune*, lequel, dès l'année suivante, obtint permission de résigner au profit d'un frère cadet, Denis Potier, licencié ès lois, et celui-ci resta peu en fonctions, car, pourvu le 6 novembre 1501, il mourut en novembre 1502. Quant au père, élu prévôt des marchands, par ordre du Roi, le 16 août 1500, réélu le 16 août 1501, il fut remplacé en 1502 par son beau-père et collègue au généralat des monnaies, Germain de Marle, et mourut en mars 1504. Cette date résulte d'un article du registre du bureau de la Ville[1], tandis que la date du 11 novembre 1501, donnée à la fois comme celle de la mort de Nicolas Ier et de la mort d'un Nicolas III, fils de Nicolas II et seigneur de Groslay, s'applique à Nicolas *le Jeune*, qui mourut quelques jours après avoir résigné l'office de clerc-greffier de la Ville, et dont la tombe figure dans l'épitaphier du charnier des Innocents.

IV. Nicolas II succéda à son père comme général des monnaies. C'est de celui-là que l'*Histoire généalogique* dit à tort[2] : « Nicolas II, aussi général des monnoies, fut élu deux fois prévôt des marchands de la ville de Paris par lettres du Roi en 1499, et ensuite continué par deux arrêts du parlement de Paris du 16 mars 1500 et 16 août 1501. Il refusa cette charge ; mais, comme on ne jugeoit personne plus digne de l'exercer que lui, il fut contraint de l'accepter. » Doit-on voir dans ce Nicolas II le général des finances dont parle Tallemant des Réaux comme ayant combattu vaillamment à la bataille de Ravenne (1512), sous les ordres de Gaston de Foix[3]?

Il faudrait donc, en s'appuyant sur les registres de la Ville maintenant publiés, reporter à Nicolas Ier tout ce que les généalogistes, et Saint-Simon après eux (dans notre tome II, p. 28), ont dit de la prévôté des marchands[4].

Dès la génération suivante, le nom de Potier brilla aux premiers rangs du Parlement, avec un éclat qui suffirait à justifier toutes les faveurs dont il fut l'objet au dix-septième siècle.

Dans une Addition déjà placée au tome II[5], Saint-Simon a parlé d'un

1. Tome I, p. 90. — 2. Tome IV, p. 763.

3. *Historiettes*, tome VI, p. 501 : « M. de Blérancourt est Potier, d'une bonne famille de la robe; ils viennent d'un général des finances qui, à la bataille de Ravenne, demanda une pique à Gaston de Foix et se battit en homme de cœur. »

4. M. G. de la Morandière veut bien, au dernier moment, m'indiquer une pièce du Cabinet des titres, CARRÉS D'HOZIER, vol. 508, fol. 283, qui paraît favorable à cette thèse.

5. Addition 87, tome II, p. 302.

« étrange monument » que les courtisans pouvaient voir au lieu le plus apparent de l'abbaye de Saint-Corneille de Compiègne, et qui portait mention d'un Potier bailli de Monchy-Humières et *attourné*, c'est-à-dire échevin, ou à peu près, de la ville de Compiègne en 1684. Comment, dit-il, les Gesvres, ou même les Novion, souffraient-ils qu'un Potier, « ni méconnu d'eux, ni méconnoissable, » blessât leurs yeux et offensât leur orgueil de parvenus ? — Le monument existait en effet, comme on peut le voir dans la *Description historique.... de Saint-Corneille de Compiègne* (1770)[1]. Nous savons de plus que le Jean Potier qui y était dénommé dans l'épitaphe du jeune marquis d'Humières, était prévôt forain et premier gouverneur-attourné de Compiègne[2]; mais ne serait-il pas superflu de faire remarquer que ce nom patronymique est fort répandu dans toutes les provinces de la France, aussi bien qu'à Paris, et qu'aucune des généalogies que nous possédons ne nous indique la nécessité de rattacher les Potier de Compiègne à la tige commune des Gesvres et des Novion ? D'ailleurs, cette historiette n'est point passée de l'Addition dans les *Mémoires*.

Plus tard, ceux-ci raconteront que le premier président de Novion, piqué de voir un cadet de sa famille passer duc et pair par-dessus sa tête, se plut toujours « en des respects amers et ironiques pour les Gesvres, et à se dire des bourgeois pour leur faire dépit[3]. » Rappelons en outre que le petit-fils de ce premier président, André III Potier de Novion, qui devait avoir la même fonction que lui pendant quelques mois, sous Louis XV, se chargea, en 1716, de présenter au Régent un très mordant libelle contre les ducs et pairs[4], où il y avait beaucoup de vrai à côté de méchancetés gratuites et fausses. Si on lit dans cette pièce que les Neufville-Villeroy sortent d'un marchand de poisson contrôleur de la bouche de François Ier, puis d'un greffier de l'hôtel de ville, et que la morgue du maréchal de Villeroy a peine à s'accommoder d'une si basse extraction, en revanche, et cela s'explique aisément par l'origine du libelle, les Potier, ducs de Tresmes et de Gesvres, et aussi présidents de Novion, n'ont que cette mention très indulgente : « Sortent du sein du Parlement, et ne sont pas des meilleures maisons[5]. »

1. Reproduit par M. de Magnienville dans : *le Maréchal d'Humières*, p. 224-225; comparez p. 9, 11 et 115.
2. *Ibidem*, p. 11 et 115.
3. *Mémoires*, tome X, p. 422-423.
4. Voyez notre tome I, Appendice, p. 402.
5. *Revue rétrospective*, 2e série, tome VI, p. 98, 110 et 112.

ADDITIONS ET CORRECTIONS

Page 21, note 4. Ajoutez : « Sur les édits imprimés du duc Léopold (Dépôt des Affaires étrangères, vol. *Lorraine* 48), la couronne ducale n'est ornée que de feuilles d'ache, avec les quatre bars sommés de la croix à double branche. »

Page 26, note 10. Ajoutez : « Walckenaer faisait remonter l'emploi de cette qualification jusqu'au temps de Louis le Gros, et on la trouve certainement dans des bulles de la fin du quatorzième siècle. M. Noël Valois me communique plusieurs pièces de ce genre émanées de cardinaux et du pape Clément VII. »

Page 37, note 3, ligne 4. Avant « p. 433 », ajoutez : « p. 39 ».

Page 39, note 1. Ajoutez : « Le *Mercure galant* du mois de juin 1677 (2e édition, p. 142) dit, à propos de la nomination du baron de Breteuil comme lecteur, qu'il a servi sous Colbert et Seignelay, que c'est un homme bien fait, avec de l'esprit et « des lettres, » qu'il a toujours pris un fort grand plaisir à rendre service à ses amis, etc. Le *Livre commode* (éd. Édouard Fournier, tome I, p. 218) le range dans les collectionneurs ou curieux et donne son adresse rue de Paradis, au Marais; sa maison correspondait aux nos 14 et 16 du numérotage supprimé depuis l'union de la rue de Paradis à celle des Francs-Bourgeois. Il habita ensuite à la place Royale un hôtel décoré par le Brun, aujourd'hui n° 14. »

Page 41, note 6, ligne 10. Selon la *Gazette de Leyde* du 2 décembre 1683, on disait que le comte de Vermandois était mort d'avoir pris trop de *coffé* et de *chocolate*.

Page 42, note 4. Ajoutez : « On considérait comme l'égal de ce *Portement de croix* le *Crucifix aux Anges* que le Brun avait fait pour Anne d'Autriche et que le Roi prit pour lui. Ce tableau fut décrit dans le *Mercure* de septembre 1685, et Edelinck le grava. Le Brun fit aussi pour Versailles une *Élévation en croix*. Est-ce le *Crucifix*, si admirable d'expression, que l'on porta à Saint-Cyr? (*Mémoires inédits... de l'Académie de peinture*, tome I, p. 21, 64, 65 et 72, et tome II, p. 96.)

Page 44, note 1. Ajoutez : « Le volume des Affaires étrangères coté *France* 1730 contient (fol. 152-155) une lettre pastorale imprimée de l'oncle contre son neveu, 8 septembre 1697, et (fol. 188-197) un mémoire manuscrit de 1698 sur cette affaire. »

Page 49, note 5. Ajoutez : « Mme de Maintenon écrit, le 16 septembre 1715 : « Quelque accoutumée que je sois à être bien servie, je « ne l'ai jamais été si promptement que je le suis sur la sonnette; le « son en est un peu cassé, je ne l'en aime pas moins. » (*Lettres*, éd. 1806, tome V, p. 102.)

Page 54, note 3, ligne 7. Il est question de ce marché de l'année 1685 dans le *Journal du P. Léonard*, ms. Fr. 10 265, fol. 43 v°, et Florent le Comte, dans le *Sommaire historique d'architecture* joint au tome I de ses *Singularités*, parle élogieusement du même projet d'autel octogonal, d'ordre composite, avec colonnes torses.

Ibidem, ligne 12. La *Gazette de la Haye* du 16 mars 1699 (n° 22) recommanda de faire faire les dessins par le P. de Creil.

Ibidem, ligne 16. Les *Mémoires de Sourches* (tome VII, p. 65 et 161) et le *Journal de Dangeau* (tome VIII, p. 105) racontent que le Roi alla voir sur place, le 20 mai 1701, ce modèle d'autel, et qu'il le trouva trop à l'étroit dans le fond du chœur, mais déclara s'en rapporter aux chanoines pour en déterminer la position. Le 1er décembre suivant (*Sourches*, p. 161), Mansart présenta au Roi un troisième modèle, qui fut agréé, et le Roi décida qu'il serait mis à la place du jubé. On fit faire alors, par J. Mauger, un jeton représentant d'un côté le buste royal, de l'autre l'autel projeté, avec cette légende : *Sic solvit vota parentis.*

Page 58, note 5. Ajoutez : « Le jeune prince avait fait sa première communion le 14 août précédent. »

Page 60, note 1. Ajoutez : « Nous retrouverons *grosset*, en 1700. »

Ibidem, note 6, ligne 9. L'Italien dont parle Madame était sans doute un Bartolomeo Camerini que les registres de l'église de Brissac qualifient de secrétaire du duc en 1681, de gentilhomme romain et écuyer du même duc en 1688, de capitaine des chasses du duché et gouverneur de la ville et du château en 1691, époque où, âgé de trente-neuf ans, il épousa la fille du procureur général du duché. (*Inventaire sommaire des archives du département de Maine-et-Loire*, Supplément, E 375.)

Page 79, note 4. Ajoutez : « Le *Grand dictionnaire français-anglais et anglais-français* de Flemming et Tibbins dit (tome II, p. x) que la lettre H est aspirée dans *Hollande* et *Hongrie*, mais muette dans les locutions *toile* ou *fromage d'Hollande*, *reine* ou *point d'Hongrie*. Notre auteur a écrit jusqu'ici : *de Hollande*, excepté pour les locutions *gazettes d'Hollande* et *ambassadeur d'Hollande*, et partout, sauf ici même, il a respecté l'*h* aspirée de *Hongrie*, mais non celle des noms *Hanovre*, *Harlay*, *Hautefort*. »

Page 86, note 1. Comparez le même emploi de *sur* dans les *Œuvres du cardinal de Retz*, tome VIII, p. 325, et dans les *Lettres de Mme de Sévigné*, tome II, p. 422.

Page 91, note 7. Ajoutez : « Le *Mercure galant* de mai 1690 contient (p. 105-125) le texte d'un bref accordé par le pape Alexandre VIII à la duchesse de Chaulnes. C'est le « poulet apostolique » dont Mme de Sévigné parle dans ses lettres des 27 novembre et 18 décembre 1689. »

Page 94, note 2 Ajoutez : « Il y a également des pièces sur cette affaire, en 1684, dans le registre de la maison du Roi O[1] 28, fol. 5 v° et 11. On y voit la Reynie chargé de poursuivre un contrôleur-inspecteur des bâtiments qui avait « pris parti » dans la construction de la grande écurie et retenu de grosses sommes sur les expropriations des alentours du Louvre. »

Page 96, première note de note. L'historien Henri Martin, qui met Hardouin-Mansart bien au-dessus de son oncle et l'appelle le « le Brun de l'architecture, » lui attribue la charge de premier architecte dès la mort de le Vau, 11 octobre 1670. Mais, outre que les documents connus ne permettent pas plus d'admettre cette date que la date, très récente au contraire, donnée par Lance, comment un premier architecte n'aurait-il pas été compris dans la première promotion de l'Académie d'architecture, faite en décembre 1671? Le titre de membre de cette Académie donnait celui d'architecte du Roi.

Page 105, note 5. Ajoutez : « La lettre autographe suivante du prince de Conti au marquis d'Harcourt, datée de Paris, le 20 janvier, a passé dans une vente d'autographes faite par M. Étienne Charavay, le 17 mars 1881, n° 45 du catalogue :

« Il y a tres longtemps que je ne vous ay ecrit, mon cher monsieur, « mais j'ay esté si occupé de mes affaires, que je vous avoue que je n'ay « pas eu le temps de songer a autre chose. Enfin j'ay gagné mon procès « et cela me jette dans de nouvelles peines. Je pars demain pour m'en « aller en Suisse faire, si je puis, valoir mes pretentions sur Neufchastel. J'y trouveray sans doute beaucoup de dificultés. Mais la demarche « que je fais dans cette occasion ne peut que m'estre utile de quelque « maniere que l'affaire tourne. Comme je sçay que ce qui me regarde « ne vous est pas indiferend, je vous en manderay des nouvelles. On « dit que vous reviendrez bientost en ce pais ci. Je le desire ardament « pour vous doner a souper dans ma maison dissy qui n'est pas tout a « fait si grande que l'Escurial, mais ou vous ne laisserés pas de vous « amuser quelques momens. Je ne vous parle point de l'estime et de « la tendre amitié que j'ay pour vous. Je croy que vous en estes assez « persuadé.

« FRANÇOIS LOUIS DE BOURBON. »

Page 114, note 2. Ajoutez : « En 1702, Digulleville fut chargé de discipliner les milices de Normandie, et les *Mémoires du marquis de Sourches*, qui l'appellent *d'Egulville*, disent (tome VII, p. 280) que c'était un homme d'esprit qu'on « mettait à toutes sauces. »

Page 117, note 5. A propos du goût de sir William Temple ou de son fils pour la mécanique, on peut rappeler que Colbert se servit d'un mathématicien anglais, le chevalier Morland, pour faire les jets d'eau de la terrasse de Saint-Germain (P. Clément, *Histoire de Colbert*, tome II, p. 210).

Page 120, note 9. Ajoutez : « Tallemant des Réaux parle d'un *atrabilaire* qui « sue de l'encre toutes les nuits. » (*Historiettes*, tome III, p. 390, note, et p. 399.)

Page 130, ligne 14. On voit, en 1667, Louvois écrire au marquis de Courcelles : « A quoi songez-vous de mettre le nom de *Monseigneur* à la tête des lettres que vous m'écrivez?... De grâce, ne me mettez point sur le pied de celui qui se scandalise quand on ne le traite point de *Monseigneur*. » Il est vrai que Louvois avait toutes sortes de raisons pour se familiariser avec le mari de la belle Sidonia de Lenoncourt; mais quel est le personnage plus exigeant à qui sa seconde phrase fait allusion?

Page 130, note 4. Ajoutez : « Tallemant (*Historiettes*, tome I, p. 113) dit que les surintendants ne se faisaient pas encore donner le *Monseigneur* au temps de Sully. »

Ibidem, note 6. Ajoutez : « Louvois finissait ses lettres aux maréchaux de France par la formule : « Je suis tout à vous. » Barbezieux souscrivait de même. (*Mémoires de Catinat*, tome II, p. 133.) »

Page 145, note 6. Ajoutez : « A propos de Permillac, la *Gazette journalière* de la Haye de 1699 (n° 44) publia cet article : « Les exemples « récents du désespoir où quelques personnes dont on a parlé se sont « abandonnées après avoir perdu des sommes considérables au jeu, « sont cause que le Roi a ordonné à M. de Pontchartrain de travailler « à un règlement qui est déjà fort avancé. Il sera fort sévère contre les « joueurs, et doit porter entre autres choses qu'un particulier ne pourra « être obligé, en quelque manière que ce puisse être, à payer ce qu'il « aura perdu sur sa parole, et qu'en cas qu'il soit appelé par-devant « MM. les maréchaux de France pour ce sujet, ils ne pourront plus mo- « dérer la somme dont il sera question, comme ils ont fait jusqu'à pré- « sent, mais qu'ils en déchargeront entièrement le débiteur, avec défenses « expresses aux parties d'en venir aux voies de fait, sous peine de la « vie et de quelque marque d'ignominie. Certains jeux, comme le lans- « quenet, la bassette, le pharaon, etc., doivent aussi être supprimés « en tous lieux par le même règlement, et S. M. a non seulement dit, « en présence des princes du sang, qu'elle ne croyoit pas qu'ils dus- « sent permettre d'y jouer chez eux, mais elle a aussi défendu de jouer « dans sa garde-robe, et l'on a remarqué depuis ce temps-là que, dans « les Appartements, on étoit beaucoup plus réservé qu'auparavant. »

Page 146, note 2. Une lettre de Permillac, sur la campagne de 1694, est citée dans l'Appendice de notre tome II, p. 456, note.

Page 157, note 2. Le réquisitoire de Daguesseau a été publié dans ses *Œuvres*, tome I, p. 233-243, et il en parle dans son mémoire sur *les Affaires de l'Église*, tome XIII, p. 184-192. Selon ce dernier mémoire, c'est le premier président Harlay qui avait conseillé d'assembler les évêques par provinces, mesure à laquelle il ne manquait, pour la rendre entièrement canonique, que de convertir ces réunions en de véritables conciles provinciaux, ou bien en un concile national, par l'adjonction du second ordre. C'est M. de Harlay aussi qui prépara la circulaire aux évêques, assez incorrecte, et qui rédigea les lettres patentes pour l'enregistrement.

Page 159, note 3. Ajoutez : « Daguesseau parle aussi, dans le mémoire sur *les Affaires de l'Église* (p. 182-183), des « indignes tracasse« ries » de l'évêque de Saint-Omer, « homme d'esprit, mais chaud « comme un Provençal qu'il étoit, et chicaneur comme un Normand, » de la conduite plus modérée des autres évêques, et des justes réclamations de Monsieur d'Arras. »

Page 168, note 1. Voici le texte de cette notice sur M. de Frontenac, qui forme comme une première rédaction de nos *Mémoires :*

« M. DE FRONTENAC, Antoine de Buade, capitaine du château et des « chasses de Saint-Germain-en-Laye et premier maître d'hôtel du Roi, « étoit de vers l'Agenois, tout au plus d'une noblesse fort commune, « et il faut que j'avoue que je ne sais par où il étoit si parvenu à la « cour. Sa femme étoit la Roque Secondat. Son père n'avoit jamais « paru, ni sa mère, qui s'appeloit Carbonnier. Il maria son fils à une « fille de Raymond Phélypeaux, lors trésorier de l'Épargne, depuis se« crétaire d'État, et, de ce mariage, Mme de Saint-Luc, dont nous ver« rons le mari chevalier du Saint-Esprit, fils du maréchal de Saint-Luc, « et Mme Habert de Montmort, dont le mari, mort doyen des maîtres « des requêtes, se fit fort considérer par ses amis et par son esprit et « fut un des principaux de ceux dont le cardinal de Richelieu se servit « pour l'établissement de l'Académie françoise, et Louis de Buade, « comte de Frontenac, deux fois gouverneur du Canada, en 1672 et en « 1689, mort à Québec à la fin de 1698, à soixante-dix-huit ans, après « y avoir, toutes les deux fois, extrêmement réussi. Il avoit épousé une « fille du sieur de la Grange, seigneur de Trianon, maître des comptes « à Paris, qui, par son esprit, se fit beaucoup d'amis et d'amies consi« dérables, eut du duc du Lude, grand maître de l'artillerie, un loge« ment à l'Arsenal, y logea avec elle sa bonne amie Mlle d'Outrelaize, « qui avoit encore plus d'esprit et de liaisons considérables qu'elle, « s'inquiéta peu d'aller en Canada, et, peu à peu, parvint à s'ériger un « tribunal chez elle, qui décidoit du mérite et des affaires du monde, « et avec qui il falloit compter. On les appeloit *les Divines*, et ces di« vines devinrent, en vieillissant, des fées, à qui on ne pouvoit échap« per. Elle perdit de bonne heure un seul fils qu'elle avoit, tué sans « alliance en Allemagne, et n'a pas eu d'autres enfants. »

Page 170, note 8. Ajoutez : « Mme de Sévigné disait que son futur gendre était, « non le plus joli homme, mais un des plus honnêtes « hommes du Royaume. »

Page 172, note 1, ligne 5. Voltaire a dit, dans le chapitre XXVII du *Siècle de Louis XIV*, que la pièce d'*Esther*, tout au contraire, n'eut plus que de la froideur en 1721, et qu'elle ne put reparaître, parce que les allusions ne portaient plus, et qu'il ne restait qu'une aventure sans intérêt et sans vraisemblance.

Page 173, fin de la note 4. Le conseiller Ph. de la Mare raconte ceci dans ses *Mélanges* (ms. Fr. 23251, n° 1625) : « M. Pellisson-Fontanier, maître des requêtes, et MM. Boileau-Despréaux et Racine avoient charge d'écrire l'histoire du Roi chacun séparément, à la réserve des deux derniers, qui y travailloient conjointement; le comte de Bussy, d'office et sans en être requis, y travailloit aussi de son côté, par forme de mémoires, en 1682. Le Roi se fit apporter les écrits des trois premiers, et le comte de Bussy lui porta les siens. Le Roi, tous les jours, après que les ministres sont sortis de son cabinet, y fait venir, par le moyen de la Vienne, la marquise de Maintenon, avec laquelle il les examine, et en dresse son histoire ou des mémoires pour son histoire. »

Page 178, note 2. Le P. Léonard, qui a recueilli quelques nouvelles de 1682, 1685 et 1686 sur la conversion du duc de la Force, prétend qu'il espérait recevoir, en récompense, le gouvernement de Guyenne (ms. Fr. 10 265, fol. 42 v°, 97 v°, 103 v°, 105 v° et 109 v°).

Page 188, note 1. Ajoutez : « On trouve aux Affaires étrangères, vol. *Autriche* 72, fol. 107, la lettre écrite par l'Empereur, en italien (11 juillet 1699), pour annoncer l'envoi de l'ambassadeur Sinzendorf. Elle commence par ces mots : *Ser^mo re di Francia, sig^r fratello et cugino mio amatissimo. Per dimostrare a S. M^tà il desiderio mio*, etc. Dans une réponse écrite de la main de Louis XIV, le 8 janvier 1700 (vol. 73, fol. 133), il emploie cette formule équivalente : « Monsr mon frère et « très aimé cousin, je partage avec V. M., etc. »

Page 203, note 8. Aux documents indiqués sur le haras de Saint-Léger ajoutez le *Mémoire de la généralité de Paris*, publié en 1881, p. 385-386, et les *Comptes des bâtiments du Roi*, publiés par M. J. Guiffrey, *passim*. Sur Garsault voyez *l'Ombre du grand Colbert* (1749), p. 54.

Page 204, note 4. Garsault avait un autre frère, ancien commissaire de marine, qui, marié à une protestante, voulut faire instruire ses enfants dans la foi réformée, et fut, pour ce fait, emprisonné pendant deux mois, en 1700 (*Archives de la Bastille*, tome X, p. 233 et 254-257).

Page 235, note 7. Le mariage de Pierre-Charles de Levis était récent et avait été célébré, non en Alsace, mais à Pont-à-Mousson, selon Dangeau (tome VII, p. 120-121), et Dangeau ajoute : « C'est un homme que nous ne voyons point en ce pays ici et qui n'est point à portée d'avoir aucune des charges de son frère. »

Page 238, note 5. Ajoutez : « C'est en 1805 que le tombeau de Mazarin fut enlevé de la chapelle funéraire : *Archives du Musée des monuments français*, tome I, p. 321-322. »

Page 240, note 8. Aux documents indiqués ajoutez les *Fragments historiques* de Racine, dans le tome V de ses *Œuvres*, p. 162-163.

Page 252, ligne 3. Ce « chancelier de cire » ne serait-il pas une allusion au cabinet de figures d'Antoine Benoist, le célèbre peintre du Roi et son unique sculpteur en cire, dont la vogue était alors si grande?

Ibidem, note 3. Une médaille frappée en 1685, avec le portrait de Boucherat, figure à sa date dans le recueil de *Médailles des principaux événements*, etc., de 1702.

Page 253, note 1. Ajoutez : « Daguesseau, qui a comparé les qualités et les défauts de Boucherat dans son *Mémoire sur les affaires de l'Église* (tome XIII de ses *Œuvres*, p. 193), lui applique cette phrase de Tacite sur Galba : *Major privato visus dum privatus fuit, et omnium consensu capax imperandi nisi imperasset.* »

Page 255, note 2, ligne 4. Ajoutez : « On avait donné le nom de Boucherat, en 1697, à une voie ouverte entre l'extrémité de la rue Saint-Louis et le rempart ou cours, et cette dénomination a subsisté jusqu'en 1851. »

Page 258, note 5. Ajoutez : « On lit dans les *Mémoires de Monglat*, p. 258, que le vieux M. de Senneterre « ne manquoit jamais de se « trouver chez la Reine quand elle sortoit de table, pour l'entretenir; « c'est pourquoi on l'appeloit l'*anis* ou la *coriandre* de la cour. »

Page 269, note 3. Ajoutez : « On imprima alors une *Lettre de consolation à M. d'Herbault sur la mort de M. de Pontchartrain son frère*, dont un exemplaire se trouve dans le ms. Clairambault 1101, fol. 241-252. Clairambault, ayant eu communication des papiers de ce secrétaire d'État, s'en était approprié une partie. »

Page 270, note 5. Quand on passa au procès des trésoriers de l'Épargne, Guy Chamillart, en qualité de procureur général (voyez p. 292, note 7), récusa très habilement MM. Voysin, Catinat, de la Toison et de Pontchartrain. Ce dernier était parent de Jeannin de Castille. Voyez une lettre du 11 mai 1655, dans le volume des *Mélanges Colbert* 129, fol. 381, et comparez le *Journal d'Olivier d'Ormesson*, tome II, p. 357-358.

Page 277, note 6. Ajoutez : « L'abbé de Choisy rapporte que, plu tard, quand Pontchartrain se trouva contrôleur général et ministre, Mme Foucquet étant venue à son audience dans la foule des solliciteurs ordinaires, il alla droit à elle et la fit entrer dans son cabinet au détriment de plusieurs duchesses qui n'avaient pas daigné la regarder. »

Page 287, note 7. M. H. Monin, dans son *Essai sur l'histoire administrative du Languedoc*, p. 147-150, a parlé assez longuement du dixième, d'après les documents du contrôle général et des archives de la province, mais avec une erreur sur la lettre de Bâville, qui est du 11 octobre 1705, et non du 10 novembre 1703. Il s'est étendu encore plus sur la capitation que sur le dixième.

Page 309, note 3. Ajoutez : « Dès 1677, Gabriel de Chamillart, grand prévôt de Normandie, prenait la particule : Cabinet des titres, *Pièces originales*, dossier 15 446, fol. 4. »

Page 311, note 3. Ajoutez : « Les *Cris de Paris* de 1545 disent :

> Ce sont des sacs pour plaideurs,
> Pour demandeurs et défendeurs.
> Tenez, pour mettre vos procès;
> Il vaut deux sols, sans point d'excès.

Voyez d'ailleurs le mot SAC dans le *Dictionnaire de l'Académie*.

Page 314, note 2. Ajoutez : « Gaignières rapporte, dans son Chansonnier, ms. Fr. 12691, p. 255, que le jeune prince de Rohan (Hercule-Mériadec), fils du prince de Soubise, disait à tout propos, suivant l'usage des princes : « Monsieur mon père, Madame ma mère, Mon-« sieur mon frère. » D'autre part, d'après Tallemant des Réaux (*Historiettes*, tome IV, p. 482, note), un autre Rohan, le prince de Guémené, prétendait que « le prince de Tarente devroit dire *le Roi mon père*, et « non pas *Monsieur mon père*, et que M. le Dauphin ne diroit pas *Mon-« sieur mon père*. » On trouve un long article sur l'emploi de *Monsieur*, *Madame* et *Mademoiselle*, dans l'*Intermédiaire*, année 1875, p. 362-368. »

Page 323, note 3. Ajoutez : « Le gouvernement resta aux Villeroy jusqu'à sa suppression, en 1791, et le dernier représentant du nom, après avoir essayé de se couvrir de dehors républicains, fut guillotiné le 28 avril 1794, avec le dernier intendant de la province. A l'exemple de Brossette, qui, en 1711, dédia son *Histoire abrégée de Lyon* au second de nos maréchaux, avec une préface laudative, plusieurs Lyonnais de ce temps-ci, M. Morin-Pons (1862), M. Grisard (1887), M. Aimé Vingtrinier (1888), ont fait sur les Villeroy des études qui prouvent que le souvenir de ce nom est encore en faveur dans leur ancien gouvernement.

Page 326, note 5. Ajoutez : « Voici une lettre de Mme de Fiesque au contrôleur général Pontchartrain qui peut être intéressante aussi bien aux points de vue de la langue et de l'orthographe que des détails financiers, et qui, sous ce dernier rapport, confirme les dires de notre auteur. Elle n'est point datée, mais appartient au dossier des « Pièces justificatives des états de distribution » que Pontchartrain approuva le 11 janvier 1695 (Arch. nat., G^7 993). Je la reproduis aussi fidèlement que possible : « Je mestois atendue que vous auries la bonté « de vous souvenir de moy monsieur mais vous maves encorre oubliee « car ie veus croire que ce nest que cela ie vous proteste monsieur que « ie suis bien pressee et bien contrainte quant il faut que ie vous in-« portune la somme est si petite de ma penssion que cela me donne « ceste hardiesse ie suis la personne du monde qui aime le moins à « faire la gueuze ce pandant ie vous proteste que ie ne scay ou doner « de la teste ni ou prendre un sou si vous mabandonnes faite y un « peu de reflection monsieur ie vous en suplie et me croyes plus que « perssonne du monde vostre tres humble et tres obeisente servente.

« La comtesse de Fiesque. »

Page 327, note 3, ligne 10. Ajoutez : « Il y a aussi des prix de grands miroirs ou de glaces à fournir pour les maisons royales dans les *Comptes des bâtiments du Roi*, publiés par M. Guiffrey, tome I, p. xix, et tome II, col. 866 et 1088. »

Page 341, note 4. Ajoutez : « Le volume des Affaires étrangères coté *Bavière* 30 contient les instructions données à Croissy le 18 octobre 1679 et ses pouvoirs, puis ses dépêches des 8, 11, 15 novembre, etc.; mais on ne distingue pas laquelle de ces dépêches annonçait la « conclusion, avec le détail de tous les articles du traité et du mariage. » Les minutes de réponses sont corrigées par Colbert, comme faisant l'*intérim*, à partir du 22 novembre, ainsi que le projet d'articles de mariage envoyé en cour le 5 décembre. »

Page 343, note 2. Ajoutez : « Le jeune Brienne a reproduit d'abord, puis réfuté, dans ses *Mémoires* (éd. 1828, tome II, p. 265-272), la version de cette disgrâce donnée par Courtilz de Sandras dans le *Testament politique de M. Colbert*, et, comme l'historien moderne M. Gérin, il l'attribue aux projets du Roi sur la religion. »

Page 372, note 1. Ajoutez : « Lorsque le comte de Mornay avait épousé Mlle de la Marzelière, en 1685, Mme de Maintenon avait fait la noce, et le Roi, non content de payer cinquante mille écus de dettes, avait dégagé le père et le fils du brevet de retenue de cent mille livres dont le gouvernement de Saint-Germain était grevé. (*Journal du Pe Léonard*, ms. Fr. 10265, fol. 61 v°.) »

Page 373, note 4. Saint-Simon, parlant, en 1721-22, du fils de M. de Castel dos Rios, dans son *Tableau de la cour d'Espagne* (Affaires étrangères, vol. *Espagne* 92, fol. 166 v°), dit : « Son père n'avoit jamais été à Madrid, et néanmoins destiné à l'ambassade de Portugal. Mais, celle de France ayant bientôt après à être remplie, et n'étant de nulle considération auprès des ministres, ils donnèrent celle de Portugal à leur gré, dont ils dédommagèrent le nommé par celle de France, qui n'osa s'en plaindre. C'étoit un Catalan d'ancienne noblesse, sans distinction, mais bon et honnête homme, etc. » La *Gazette*, comme je l'ai annoncé, détruit toute l'anecdote que raconte Saint-Simon. Elle annonce d'abord, le 30 janvier 1698 (de Madrid) : « Le Roi a nommé pour ambassadeur à la cour de France D. Manuel de Samenat, marquis de Castel dos Rios, Catalan, ci-devant vice-roi de Majorque, présentement ambassadeur en Portugal. » Puis, le 27 février, elle dit que le marquis a accepté et se rendra en France par mer; le 24 avril, que le duc Molez, ambassadeur à Venise, est nommé à Lisbonne, mais qu'on ne sait s'il acceptera; le 19 juin, que Castel dos Rios est empêché de partir; le 2 août (de Lisbonne), qu'il a pris congé de la cour portugaise le 18 juin; le 14 août, qu'on ne sait encore si, « ayant plusieurs prétentions à faire régler, » il acceptera d'aller à Paris, et qu'en cas de refus, on y enverra le duc Molez; le 4 décembre, qu'il réclame le reliquat de ses appointements échus, et qu'on lui en promet une partie, s'il part pour la France; le 15 janvier 1699, qu'il a obtenu en effet une partie de ses assignations, et qu'on le croit bientôt en état de partir; le 26 mars, de même; le 9 avril, que le duc Molez ne paraît pas disposé à aller à Lisbonne, quoique nommé depuis longtemps (en effet, il fut remplacé par le marquis de Villagarcias); enfin, le 18 juin, que M. de Castel dos Rios est parti pour son poste, ayant obtenu et négocié une assignation de sept mille pistoles sur la recette de Cadix. Ces longueurs incroyables et ces difficultés sans cesse renaissantes expliquent l'erreur où est tombé Saint-Simon.

Page 394, ligne 8. Saint-Simon, dans son mémoire de 1733 sur les *Degrés du sang royal* (vol. *France* 200, fol. 67 v°), dit que jamais, sous Louis XIV, on n'ouvrit à deux battants les portes de l'appartement des fils et filles du Roi que pour leurs pareils, et non point pour les petits-fils et petites-filles, encore moins pour les princes et princesses du sang.

Page 398, note 1. Ajoutez : « Quand le fils du duc vint rendre un pareil hommage en janvier 1730, il reçut aussi une tapisserie rehaussée d'or et faite sur les dessins de Raphaël. Voir la relation du séjour de ce prince et des cérémonies d'hommage, avec le texte du serment, dans le *Mercure* de février suivant, p. 408-415. Barbier (*Journal*, tome II, p. 90) prétend que Louis XV empêcha son vassal de s'agenouiller réellement, en lui disant : « Monsieur, en voilà assez. »

Page 445, note 1. Ajoutez : « On ne saurait penser au verbe *arriérer*, quoique notre auteur en fasse quelquefois un usage singulier, au moins pour l'apparence : voyez la suite du tome II, éd. 1873, p. 334. »

Page 467, note 2, ligne 9-10. Le manuscrit de la bibliothèque de Rouen, porté sous le n° 651 dans le fonds Montbret, et sous le n° 2508 dans le catalogue publié en 1887, est postérieur de trente ou quarante ans au second article du *Mercure*, et l'on y voit que le jésuite Athanase Kircher avait imprimé dès 1672, à Amsterdam, un ouvrage intitulé : *Splendor et gloria domus* JOHANNIAE. C'est évidemment le même auteur que le *Mercure* de 1709 appelle à tort Quinquet; mais son livre était consacré aux Johanne d'outre-monts, et plus particulièrement à Honorat de Johanne, évêque d'Osma ou Osmo, en Vieille-Castille, et précepteur de don Carlos. Le manuscrit de Rouen commence par un « Mémoire historique, chronologique et généalogique pour la maison de JOHANNE, appelée vulgairement dans le royaume de Navarre et pays de Basques, d'où elle tire son origine : *Johannes*, *Johannes vel Johannius*, ou *Johanni;* en espagnol : *Juanes*, *Joanes* ou *Yuanes*, et *Ybanes* et *Juanez* ou *Joanez;* en françois : *Johanne*, et, en italien : *Ghiuani*, connue en France sous le nom de SAUMERY. » En ce qui concerne les personnages que cite Saint-Simon ou auxquels il fait allusion, le manuscrit concorde exactement avec la généalogie donnée par le *Mercure* en 1726, et il la copie même en plus d'un passage; mais il prolonge la filiation jusqu'au delà de 1750. Il porte sur un de ses plats l'ex-libris armorié du marquis de Saumery, Jean-Nicolas de Johanne, et de Marguerite-Charlotte de Barjot, sa femme. (Communication de M. N. Beaurain, conservateur adjoint de la bibliothèque municipale de Rouen.)

Page 529. On peut rappeler, à propos de cette « funeste distraction » de Racine, que certains auteurs ont prétendu que, bien plus anciennement, en 1670, il avait voulu critiquer Louis XIV baladin sous les traits du Néron de *Britannicus*, et que le coup avait porté juste, sans provoquer aucun ressentiment de la part de celui qui en était l'objet, ni entraver aucunement le succès de la pièce. Le Roi dansa son dernier ballet deux mois après la première représentation; mais il y avait un an qu'on pressentait son intention de renoncer à ce genre d'exhibitions.

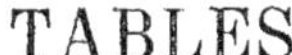

TABLES

I

TABLE DES SOMMAIRES

QUI SONT EN MARGE DU MANUSCRIT AUTOGRAPHE.

Fin de 1698.

1699.

II

TABLE ALPHABÉTIQUE
DES NOMS PROPRES
ET DES MOTS OU LOCUTIONS ANNOTÉS DANS LES *MÉMOIRES*

N. B. Nous donnons en italique l'orthographe de Saint-Simon, lorsqu'elle diffère de celle que nous avons adoptée.

Le chiffre de la page où se trouve la note principale relative à chaque mot est marqué d'un astérisque.

L'indication (Add.) renvoie aux Additions et Corrections.

A

B

C

E

F

H

M

N

O

P

Q

R

S

T

U

V

W

III

TABLE DE L'APPENDICE

PREMIÈRE PARTIE

ADDITIONS DE SAINT-SIMON AU *JOURNAL DE DANGEAU.*

(Les chiffres placés entre parenthèses renvoient au passage des *Mémoires* qui correspond à l'Addition.)

SECONDE PARTIE

I

II

III

IV

V

VI

VII

VIII

IX

X

XI

XXI

XXII

XXIII

TABLE DES MATIÈRES

CONTENUES DANS LE SIXIÈME VOLUME.

FIN DU TOME SIXIÈME.

13 483. — IMPRIMERIE A. LAHURE.
rue de Fleurus, 9, à Paris.